编委会名单

主　　编　邱　峰（天津中医药大学）

主　　审　赵长琦（北京师范大学）

副 主 编　马骁驰（大连医科大学）

编　　委（按照姓氏拼音排序）

邓雁如（天津中医药大学）

冯　锋（中国药科大学）

高慧媛（沈阳药科大学）

郭远强（南开大学）

韩　光（河南大学）

梁　鸿（北京大学）

马建苹（兰州理工大学）

马骁驰（大连医科大学）

毛水春（南昌大学）

裴　刚（湖南中医学大学）

邱　峰（天津中医药大学）

邱　莉（广西医科大学）

盛习锋（湖南师范大学医学院）

孙隆儒（山东大学）

汤海峰（空军军医大学）

王莉宁（天津中医药大学）

张　宇（佳木斯大学）

赵　烽（烟台大学）

赵芬琴（河南大学）

周洪雷（山东中医药大学）

编写秘书　王莉宁（天津中医药大学）

普通高等教育“十三五”规划教材
全国高等医药院校规划教材

天然药物化学

（第2版）

邱峰 主编

清華大學出版社
北京

内容简介

天然药物化学是运用现代科学理论和方法研究天然药物中的化学成分，寻找防治疾病的活性物质或有效成分的一门学科。本书主要内容包括各类天然药物化学成分的结构特征，物理、化学性质，提取、分离和纯化方法，结构鉴定方法和生物合成途径等。本书适于高等医药院校药学、制药工程、中药学等专业的学生使用。

图书在版编目（CIP）数据

天然药物化学/邱峰主编. —2版. —北京：清华大学出版社，2021.9
普通高等教育"十三五"规划教材　全国高等医药院校规划教材
ISBN 978-7-302-57074-5

Ⅰ. ①天…　Ⅱ. ①邱…　Ⅲ. ①生物药-药物化学-医学院校-教材　Ⅳ. ①R284

中国版本图书馆CIP数据核字(2020)第251132号

责任编辑：罗　健
封面设计：刘艳芝
责任校对：王淑云
责任印制：曹婉颖

出版发行：清华大学出版社
网　址：http://www.tup.com.cn，http://www.wqbook.com
地　址：北京清华大学学研大厦A座　**邮　编**：100084
社 总 机：010-62770175　**邮　购**：010-62786544
投稿与读者服务：010-62776969，c-service@tup.tsinghua.edu.cn
质量反馈：010-62772015，zhiliang@tup.tsinghua.edu.cn
印 装 者：三河市天利华印刷装订有限公司
经　销：全国新华书店
开　本：185mm×260mm　**印　张**：33　**字　数**：887千字　**彩色插页**：1
版　次：2013年8月第1版，2021年9月第2版　**印　次**：2021年9月第1次印刷
定　价：89.80元

产品编号：080979-01

第2版前言

PREFACE

天然药物化学是高等院校药学、制药工程等专业的必修核心专业课程，其涵盖的专业知识涉及天然药物主要类型化学成分的生物合成途径、结构特征、物理化学性质、提取分离方法、波谱特征和生物活性，是天然药物研发、生产和监管等环节不可缺少的专业知识，特别是在创新药物分子的发现、中药或民族药物现代化等领域发挥着不可替代的作用。

本教材是在清华大学出版社出版的普通高等教育“十二五”规划教材《天然药物化学》基础上修订而成的。在保持原教材内容的系统性和特色的基础上，编委们对部分章节内容进行了修改补充。如对天然药物研究与开发内容进行了补充并单独设置第13章，使之更加合理；在部分章节概述中增加了化学成分的发展历史简介，突出此类化学成分的重要性，以此引发学生的学习兴趣；结合《中国药典》和执业药师考试内容，在部分章节中增加了研究实例，突出本教材的实用性；对个别章节的结构研究实例进行了更新，增加和更换了高质量的波谱图；同时对原教材的部分结构式错误和不妥之处进行了更正。这些调整使本教材表述更完备，内容更丰富，更适于相关专业学生学习。

本教材由邱峰担任主编，马骁驰担任副主编，王莉宁（天津中医药大学）担任本书编写秘书。根据各位老师的科研背景，本教材编写任务分工如下：邱峰（天津中医药大学，第1章），王莉宁（天津中医药大学，第1章，附录），高慧媛（沈阳药科大学，第2章），毛水春（南昌大学，第2章），冯锋（中国药科大学，第3章），马建苹（兰州理工大学，第3章），赵烽（烟台大学，第4章），邓雁如（天津中医药大学，第5章），盛习锋（湖南师范大学医学院，第5章），马骁驰（大连医科大学，第6章），韩光（河南大学，第7章），赵芬琴（河南大学，第7章），张宇（佳木斯大学，第8章），梁鸿（北京大学，第9章），孙隆儒（山东大学，第10章），邱莉（广西医科大学，第11章），汤海峰（空军军医大学，第12章），郭远强（南开大学，第13章），裴刚（湖南中医药大学，第13章）。

本书的编写得到清华大学出版社领导和罗健编辑以及兄弟院校有关同行的热情鼓励和支持，他们提出了许多宝贵的意见和建议，在此一并表示衷心的感谢！

因编者能力有限，本书不当之处在所难免，敬请广大师生和读者不吝赐教，批评指正。

邱峰

2021年5月

目　录

CONTENTS

第1章　总论 …… 1
学习要求 …… 1
第1节　绪论 …… 1
一、天然药物化学研究的内容及意义 …… 1
二、天然药物化学发展概况 …… 5
第2节　天然产物化学成分的生物合成 …… 9
一、一次代谢与二次代谢 …… 9
二、主要生物合成途径 …… 10
第3节　天然药物的提取分离方法 …… 15
一、天然药物有效成分的提取方法 …… 15
二、天然药物有效成分的分离精制方法 …… 22
第4节　天然化合物的结构研究方法 …… 39
一、结构研究的一般程序 …… 39
二、波谱分析在结构测定中的应用 …… 42
参考文献 …… 58
学习重点 …… 59
思考题 …… 60

第2章　糖和苷 …… 61
学习要求 …… 61
第1节　单糖的立体化学 …… 61
一、Fischer 投影式 …… 62
二、Haworth 透视式 …… 62
三、优势构象式 …… 65
第2节　糖和苷的分类 …… 67
一、单糖类 …… 67
二、低聚糖类 …… 70
三、多聚糖 …… 72
四、苷类 …… 75
第3节　糖和苷的理化性质 …… 79
一、一般性质 …… 79
二、旋光性 …… 79
三、溶解性 …… 79
四、糖的化学性质 …… 79
第4节　苷键的裂解 …… 84
一、酸催化水解 …… 85
二、乙酰解反应 …… 87
三、碱催化水解反应 …… 87
四、过碘酸裂解反应 …… 88
五、酶催化水解反应 …… 89
六、糖醛酸苷的选择性水解反应 …… 90
第5节　糖的核磁共振性质 …… 90
一、糖的 ^{1}H-NMR 性质 …… 90
二、糖的 ^{13}C-NMR 性质 …… 91
三、端基碳-氢偶合常数与苷键构型 …… 95
四、苷化位移 …… 96
五、酰化位移 …… 97
第6节　糖苷的提取分离及结构测定 …… 98
一、糖苷的提取分离 …… 98
二、糖苷的鉴定 …… 102
三、多糖结构研究实例 …… 109
参考文献 …… 110
学习重点 …… 111
思考题 …… 111

第3章　苯丙素类化合物 …… 112
学习要求 …… 112
第1节　简单苯丙素类 …… 113

一、简单苯丙素类的结构与分类 …… 113
二、简单苯丙素类的提取、分离与分析方法 …… 114
第2节 香豆素类 …… 117
一、香豆素的结构类型 …… 117
二、香豆素的理化性质 …… 119
三、香豆素的提取分离 …… 121
四、香豆素的波谱特征 …… 122
五、香豆素的生物活性 …… 125
六、香豆素研究实例 …… 126
第3节 木脂素类 …… 127
一、木脂素类化合物的主要结构类型 …… 127
二、木脂素类化合物的理化性质 …… 132
三、木脂素类化合物的提取分离 …… 134
四、代表性木脂素类化合物的结构修饰 …… 135
五、木脂素的生物活性 …… 137
六、木脂素研究实例 …… 139
参考文献 …… 141
学习重点 …… 142
思考题 …… 142

第4章 醌类化合物 …… 144
学习要求 …… 144
第1节 醌类化合物的结构类型 …… 144
一、苯醌类 …… 144
二、萘醌类 …… 146
三、菲醌类 …… 147
四、蒽醌类 …… 148
第2节 醌类化合物的理化性质 …… 151
一、物理性质 …… 151
二、化学性质 …… 151
第3节 醌类化合物的提取分离 …… 153
一、提取方法 …… 154
二、游离羟基蒽醌的分离 …… 154
三、蒽醌苷与蒽醌苷元的分离 …… 156
四、蒽醌苷的分离 …… 156
第4节 醌类化合物的结构研究 …… 156
一、醌类化合物的紫外光谱 …… 156
二、醌类化合物的红外光谱 …… 158
三、醌类化合物的核磁共振氢谱 …… 158
四、醌类化合物的核磁共振碳谱 …… 159
五、醌类化合物的质谱 …… 161
第5节 醌类化合物的衍生物制备 …… 162
一、甲基化反应 …… 162
二、乙酰化反应 …… 162
第6节 醌类化合物结构研究实例 …… 163
第7节 醌类化合物的生物活性 …… 165
参考文献 …… 165
学习重点 …… 167
思考题 …… 167

第5章 黄酮类化合物 …… 169
学习要求 …… 169
第1节 生物合成及生源关系 …… 169
第2节 黄酮化合物的基本结构类型 …… 170
第3节 黄酮类化合物的理化性质 …… 174
一、性状 …… 174
二、溶解性 …… 175
三、酸碱性 …… 176
四、颜色反应 …… 176
第4节 黄酮类化合物的提取分离 …… 178
一、黄酮类化合物的提取 …… 178
二、黄酮类化合物的分离 …… 179
第5节 黄酮类化合物的结构研究 …… 182
一、黄酮类化合物鉴定中常用的色谱法 …… 182
二、黄酮类化合物的紫外-可见光谱 …… 183
三、黄酮类化合物的核磁共振氢谱 …… 187
四、黄酮类化合物的核磁共振碳谱 …… 191
五、黄酮类化合物的质谱 …… 192
第6节 黄酮类化合物的结构研究实例 …… 195
一、木犀草素-7-O-β-D-葡萄糖醛酸甲酯苷的结构鉴定 …… 195
二、双氢杨梅素的结构鉴定 …… 196
第7节 黄酮类化合物的生物活性 …… 197

参考文献 …… 198
学习重点 …… 200
思考题 …… 200

第6章　萜类 …… 202
学习要求 …… 202
第1节　概述 …… 202
一、萜的定义与分类 …… 202
二、萜类成分的生源途径 …… 203
第2节　萜类的结构类型 …… 206
一、单萜 …… 206
二、倍半萜 …… 214
三、二萜 …… 218
四、二倍半萜 …… 223
第3节　萜类的理化性质 …… 225
一、萜类化合物的物理性质 …… 225
二、萜类化合物的化学性质 …… 225
第4节　萜类化合物的提取分离 …… 228
一、萜类的提取 …… 228
二、萜类的分离 …… 229
三、提取分离实例 …… 230
第5节　萜类化合物的结构研究 …… 233
一、萜类化合物的紫外光谱 …… 234
二、萜类化合物的红外光谱 …… 234
三、萜类化合物的核磁共振谱 …… 234
四、萜类化合物的质谱 …… 234
五、萜类化合物的结构鉴定实例 …… 235
第6节　萜类化合物结构改造举例 …… 237
一、青蒿素的结构改造 …… 237
二、紫杉醇的合成与结构改造 …… 238
三、斑蝥素的结构改造 …… 239
四、甜叶菊苷的结构修饰 …… 240
第7节　挥发油 …… 240
一、概述 …… 240
二、挥发油的组成 …… 241
三、挥发油的性质 …… 242
四、挥发油的提取分离 …… 242
五、挥发油的鉴定 …… 246

参考文献 …… 253
学习重点 …… 254
思考题 …… 254

第7章　三萜及其苷类 …… 255
学习要求 …… 255
第1节　概述 …… 255
第2节　三萜类化合物的结构类型 …… 256
一、四环三萜 …… 256
二、五环三萜 …… 261
三、无环、单环、双环和三环三萜 …… 265
第3节　三萜类化合物的生物合成途径 …… 266
第4节　三萜类化合物的理化性质 …… 267
一、性状 …… 267
二、溶解性 …… 267
三、表面活性 …… 267
四、溶血作用 …… 268
五、化学性质 …… 268
第5节　三萜类化合物的提取分离 …… 272
一、三萜类化合物的提取与分离 …… 272
二、三萜皂苷的提取与分离 …… 272
第6节　三萜类化合物的结构研究 …… 274
一、三萜类化合物的紫外光谱 …… 274
二、三萜类化合物的红外光谱 …… 274
三、三萜类化合物的核磁共振氢谱 …… 274
四、三萜类化合物的核磁共振碳谱 …… 275
五、三萜类化合物的质谱 …… 276
六、三萜类化合物研究实例 …… 277
第7节　代表性三萜类化合物的结构修饰 …… 281
第8节　三萜类化合物的生物活性 …… 282
参考文献 …… 284
学习重点 …… 286
思考题 …… 286

第8章 甾体及其苷类 ………………… 287

学习要求 ……………………………… 287

第1节 概述 ………………………… 287

第2节 强心苷 ……………………… 290

一、强心苷的结构与分类 …………… 290

二、强心苷的理化性质 ……………… 295

三、强心苷的提取分离 ……………… 299

四、强心苷的波谱特征 ……………… 301

五、强心苷的构效关系与结构修饰 … 307

第3节 甾体皂苷 …………………… 309

一、甾体皂苷的结构与分类 ………… 309

二、甾体皂苷的理化性质 …………… 313

三、甾体皂苷的提取与分离 ………… 314

四、甾体皂苷元的波谱特征 ………… 315

五、甾体皂苷研究实例 ……………… 318

第4节 其他甾类成分 ……………… 320

第5节 代表性甾体化合物的结构修饰 ……………………………… 324

参考文献 ……………………………… 326

学习重点 ……………………………… 327

思考题 ………………………………… 328

第9章 生物碱 ……………………… 329

学习要求 ……………………………… 329

第1节 概述 ………………………… 329

第2节 生物碱的生源途径与结构分类 ……………………………… 331

一、来源于鸟氨酸的生物碱 ………… 332

二、来源于赖氨酸的生物碱 ………… 333

三、来源于烟酸的生物碱 …………… 335

四、来源于苯丙氨酸和酪氨酸的生物碱 ……………………………… 336

五、来源于色氨酸的生物碱 ………… 341

六、来源于邻氨基苯甲酸的生物碱 … 345

七、来源于组氨酸的生物碱 ………… 346

八、来源于氨基化反应的生物碱 …… 346

九、嘌呤类生物碱 …………………… 350

十、肽类生物碱 ……………………… 351

第3节 生物碱的理化性质 ………… 351

一、性状 ……………………………… 351

二、旋光性 …………………………… 352

三、溶解性 …………………………… 352

四、沉淀反应 ………………………… 352

五、显色反应 ………………………… 352

六、生物碱的碱性 …………………… 353

第4节 生物碱的提取与分离 ……… 362

一、生物碱的提取 …………………… 362

二、生物碱的分离 …………………… 363

三、提取分离方法对生物碱结构的影响 ……………………………… 367

第5节 生物碱结构研究 …………… 369

一、生物碱类化合物的紫外光谱 …… 369

二、生物碱类化合物的红外光谱 …… 370

三、生物碱类化合物的核磁共振氢谱 … 371

四、生物碱类化合物的核磁共振碳谱 … 372

五、生物碱类化合物的质谱 ………… 372

六、生物碱结构鉴定方法及实例 …… 374

第6节 代表性生物碱类化合物的结构修饰 ……………………………… 375

第7节 生物碱的生物活性 ………… 382

第8节 生物碱研究实例 …………… 386

一、石杉碱甲的发现 ………………… 386

二、石杉碱甲的生物活性 …………… 387

三、石杉碱甲资源 …………………… 387

参考文献 ……………………………… 391

学习重点 ……………………………… 392

思考题 ………………………………… 392

第10章 芪类化合物 ………………… 393

学习要求 ……………………………… 393

第1节 芪类化合物的主要结构类型 ……………………………… 394

一、单芪类化合物 …………………… 394

二、低聚芪类化合物 ………………… 398

第2节 芪类化合物的理化性质 …… 404

一、对紫外光敏感 …………………… 404

二、对酸碱不稳定 …………………… 405

三、可被金属盐催化而聚合 ………… 406

第3节 芪类化合物的提取与分离 … 407

一、芪类化合物的提取 ………………… 407
二、芪类化合物的分离 ………………… 407
第 4 节 芪类化合物的结构研究 …… 411
一、芪类化合物的紫外光谱 ………… 411
二、芪类化合物的红外光谱 ………… 411
三、芪类化合物的质谱 ………………… 411
四、芪类化合物的核磁共振氢谱和碳谱 ……………………………… 411
五、芪类化合物的立体构型测定 …… 415
六、芪类化合物结构研究实例 ……… 417
第 5 节 芪类化合物的生物活性 …… 418
参考文献 ……………………………… 419
学习重点 ……………………………… 420
思考题 ………………………………… 420

第 11 章 鞣质 ……………………… 421
学习要求 ……………………………… 421
第 1 节 鞣质的化学结构及分类 …… 421
一、可水解鞣质………………………… 421
二、缩合鞣质 ………………………… 424
三、复合鞣质 ………………………… 425
第 2 节 鞣质的主要生物合成途径 ……………………………………… 427
一、可水解鞣质的生物合成途径 …… 427
二、缩合鞣质的生物合成途径 ……… 428
第 3 节 鞣质的理化性质 …………… 432
一、物理性质 ………………………… 432
二、化学性质 ………………………… 432
第 4 节 鞣质的提取分离及化学检识 ……………………………………… 432
一、鞣质成分的预检测 ……………… 432
二、鞣质成分提取条件的选择 ……… 433
三、鞣质类成分分离与纯化方法 …… 434
四、鞣质的含量测定 ………………… 435
五、鞣质结构类型的化学检识 ……… 436
第 5 节 鞣质的结构研究 …………… 436
一、鞣质类化合物的紫外光谱 ……… 436
二、鞣质类化合物的红外光谱 ……… 436
三、鞣质类化合物的核磁共振氢谱 … 436
四、鞣质类化合物的核磁共振碳谱 … 438
五、鞣质类化合物的质谱 …………… 439
六、鞣质类化合物的立体化学研究 … 440
七、鞣质类化合物结构研究实例 …… 440
第 6 节 鞣质的生物活性 …………… 441
参考文献 ……………………………… 442
学习重点 ……………………………… 444
思考题 ………………………………… 444

第 12 章 海洋药物 ………………… 445
学习要求 ……………………………… 445
第 1 节 概述 ………………………… 445
一、海洋药物的发展历史 …………… 446
二、海洋药物研发的优、劣势 ……… 447
三、海洋药物的来源 ………………… 448
第 2 节 海洋天然产物的结构类型 … 449
一、大环内酯类化合物 ……………… 450
二、聚醚类化合物 …………………… 452
三、肽类化合物………………………… 455
四、生物碱类化合物 ………………… 458
五、C_{15} 乙酸原化合物………………… 460
六、前列腺素类似物 ………………… 461
七、甾体及其苷类 …………………… 462
八、萜类化合物………………………… 466
第 3 节 海洋药物的生物活性 ……… 468
第 4 节 海洋药物的研究实例 ……… 472
一、红树海鞘中的抗肿瘤物质 ……… 472
二、总合草苔虫中的抗肿瘤物质 …… 478
参考文献 ……………………………… 483
学习重点 ……………………………… 485
思考题 ………………………………… 485

第 13 章 天然药物研究与开发 ……… 486
学习要求 ……………………………… 486
第 1 节 天然药物研发的基本过程 ……………………………………… 487
一、天然药物、中药注册管理办法 … 487
二、中药、天然药物研究开发的方式 ……………………………………… 488
三、药物发现的途径 ………………… 491

四、天然药物研究开发需要注意的问题 …………………………………… 494
第 2 节 天然药物中生物活性成分的研究方法 …………………… 496
一、原生活性成分研究思路 ………… 496
二、前体活性成分研究思路 ………… 497
三、活性成分的结构优化 …………… 498
四、天然药物和中药有效部位的研究 …………………………………… 499
第 3 节 天然药物研究与开发实例 ……………………………… 500
一、青蒿素 ………………………… 500
二、喜树碱 ………………………… 500
三、吗啡 ……………………………… 501
四、长春碱类 ……………………… 502
五、鬼臼毒素 ……………………… 503
六、强心苷类化合物 ……………… 504
七、达格列净 ……………………… 505
八、阿维菌素 ……………………… 505
九、海洋药物类…………………… 507
参考文献 ………………………………… 507
学习重点 ………………………………… 508
思考题 …………………………………… 509

附录 药用天然化合物 ………………… 510

第1章 总论

学习要求

1. 掌握常用的天然药物有效成分提取方法、分离方法及各类色谱填料的特点。

2. 熟悉天然药物化学研究范围和课程的学习重点、各类化合物的生物合成途径、天然化合物的结构研究方法。

3. 了解天然药物化学的发展概况。

第1节 绪论

一、天然药物化学研究的内容及意义

天然药物是药学学科发展的基石，人类应用天然药物有着悠久的历史。自古以来，在人类获取食物和与疾病做斗争的过程中，通过以身试药以及历代经验积累，逐渐发展形成了具有各民族和区域特色的天然药物，天然药物为人类的繁衍昌盛做出了巨大的贡献。在人类日益倡导“回归自然”和“绿色运动”的今天，天然药物在世界范围内更加受到关注。

（一）天然药物化学的概念和研究内容

天然药物通常指来源于自然界中具有防治疾病作用的物质，可以是单一化学成分，也可以是多组分物质，其来源包括植物、动物、微生物和矿物。天然药物化学（medicinal chemistry of natural products）是运用现代科学理论和方法研究天然药物中的化学成分、寻找防治疾病的活性物质或有效成分的一门学科。其研究内容主要包括各类天然药物化学成分（主要是生理活性成分或药效成分）的结构特征，物理、化学性质，提取、分离和纯化方法，结构鉴定，生物合成途径，有效成分的半合成或全合成，结构修饰改造和构效关系等。

天然药物是一个广义的概念，具有悠久用药历史的中药、植物药均属于天然药物的范畴。天然药物是药物的重要组成部分，它之所以能够防治疾病，其物质基础在于所含的有效成分。然而天然药物的化学成分多数极其复杂，一种天然药物往往含有结构、性质不尽相同的多种成分，但并不是所有成分都具有防治疾病的作用。天然药物中所含有的化学成分通常被划分为有效成分、有效部位和无效成分或杂质。有效成分（effective constituent）一般指天然药物中经动物实验验证或临床上能够起到防治疾病作用的化学成分；有效部位（effective fraction）一般指天然药物中经动物实验验证或临床上具有防治疾病作用的一类或几类化学成分组成的混合物，它们可以是诸如总生物碱、总皂苷等某一大类成分，也可以是经提取分离得到的某个极性部分；而与有效成分共

存的其他成分则一般视为无效成分。如中药甘草（*Glycyrrhiza uralensis* 的根及根茎）含有甘草酸等多种皂苷以及黄酮类、淀粉、纤维素、草酸钙等成分。甘草酸（glycyrrhizin）具有抗炎、抗过敏、治疗胃溃疡等作用，被认为是甘草的代表性有效成分。在以甘草为原料的制剂中，应以有效成分甘草酸为指标性成分进行质量控制，而甘草中含有的淀粉、纤维素、草酸钙等则是无效成分或者杂质，在加工过程中应设法除去，以得到有效成分。

需要强调指出的是：

第一，在中草药及其他天然药物中，真正搞清有效成分的品种并不多，多数情况下获得的只是经过体内或体外生物活性试验证明对机体具有一定生理活性的成分，它们并不一定是真正代表天然药物临床疗效的有效成分。

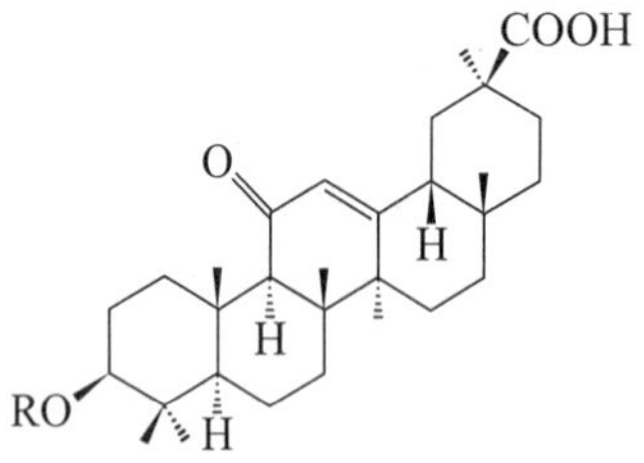

甘草次酸R=H
甘草酸　R=–*β*–*D*–GluA$\overset{2}{-}$*β*–*D*–GluA

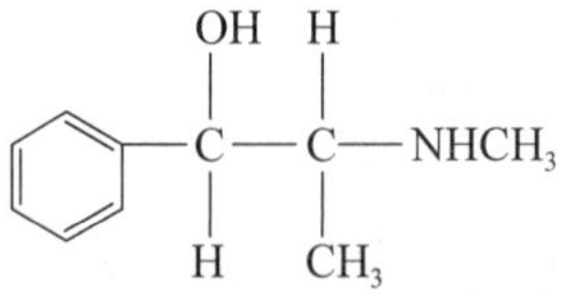

l-麻黄素（1*R*，2*S*）
d-伪麻黄素（1*S*，2*S*）

第二，一种天然药物往往含有多种有效成分，故可有多种临床用途。例如中药麻黄中含有麻黄碱（*l*-ephedrine）、伪麻黄碱（*d*-pseudoephedrine）等多种有机胺类生物碱，其中麻黄碱具有平喘、解痉作用，而伪麻黄碱则有升压、利尿作用，它们是麻黄中具有不同药理作用的有效成分。又如中药鸦片中的吗啡（morphine）具有镇痛作用，罂粟碱（papaverine）具有解痉作用，而可待因（codeine）具有止咳作用，这三种作用不同的有效成分分别代表了鸦片不同的临床用途。

第三，有效成分和无效成分的划分是相对的，“有效”的概念针对的是某种特定疾病的治疗作用，同类成分在不同中药中的情况可能完全不同。例如鞣质，在多数中药中被认为是无效成分，尤其在中药注射剂中，因其能聚合产生沉淀使患者疼痛难忍而属于毒副作用成分，在生产中应尽量除去。但在地榆、大黄、五倍子等中药中，它们又是具有收敛、止血和抗菌消炎作用的有效成分。而且，随着研究的不断深入，一些原来认为的无效成分的药理作用被不断发现，如鹧鸪菜中的氨基酸具有驱虫活性，天花粉中的蛋白质具有引产活性，香菇多糖具有协同抗肿瘤活性。

第四，天然药物中的一些无效成分，虽然本身没有特定的疗效，但有的可能起到减毒增效的作用，有的可能有利于有效成分的溶出或中药制剂的稳定，在研究中同样不可忽视。

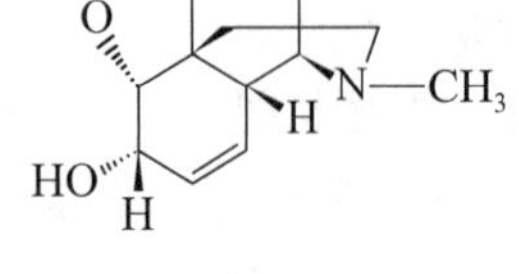

吗啡 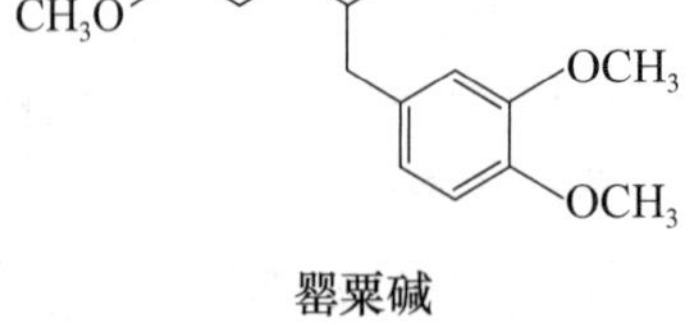　　罂粟碱 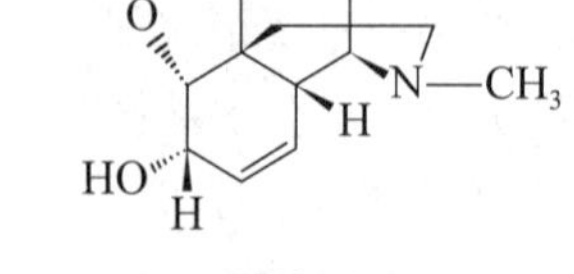　　可待因

（二）天然药物化学在药学研究中的作用与地位

1. 寻找药物分子或先导化合物，研究开发新药　天然药物是人类预防和治疗疾病的重要物质

来源，不仅世界各国传统医学中使用的药物均属于天然药物，而且现代医学临床应用的许多化学药物最初也是从药用植物中开发出来的，如吗啡、奎宁、利血平、青霉素、长春碱、紫杉醇等。从国内外创新药物的研制历史可以看出，既可以从天然药物中寻找有效成分，直接开发成新药；也可以以活性成分作为先导化合物（leading compound），经过结构修饰制备有效衍生物，从中发现新药；还可以根据活性成分的结构进行人工设计和（或）人工合成。如青蒿素（qinghaosu，arteannuin，artemisinin）是我国科学家屠呦呦从菊科植物黄花蒿（*Artemisia annua* Linn.）中分离得到的抗恶性疟疾的有效物质，具有高效低毒的特点，但在水和油中均难溶解，生物利用度低，影响其临床应用，经过结构修饰和改造，相继开发成功双氢青蒿素（dihydroartemisinin）、蒿甲醚（artemether）和青蒿琥酯（artesunate），现已有多种制剂用于临床，为人类健康做出了重要贡献。我国天然药物化学家屠呦呦教授也因为在青蒿素研究方面的卓越贡献而获得2015年诺贝尔生理学或医学奖。又如早期由南美洲古柯树叶中分离得到的可卡因（cocaine）具有局部麻醉作用，但毒性大且有成瘾性，其水溶液在制剂过程中常因加热灭菌导致水解而失效，经过结构改造后，人们获得了优良的局部麻醉药物普鲁卡因（procaine）。

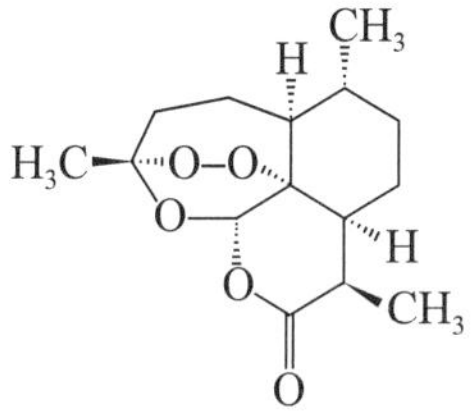

青蒿素 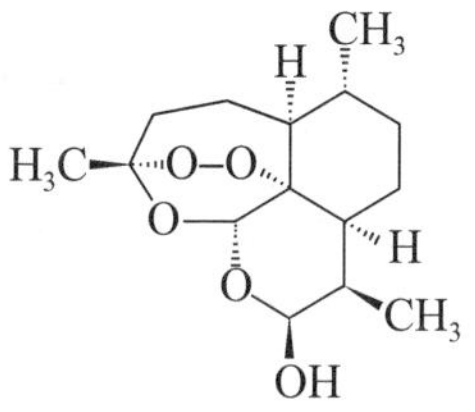　　双氢青蒿素 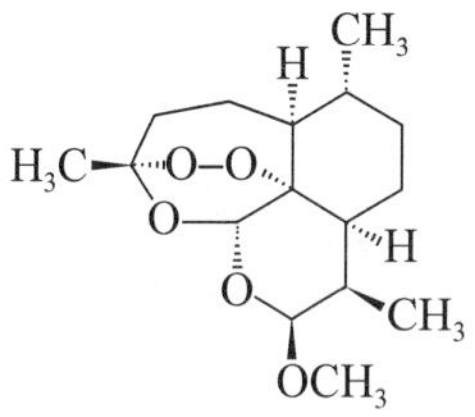　　蒿甲醚 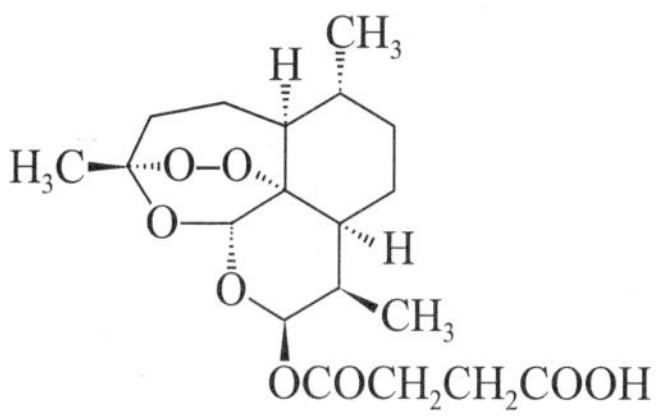　　青蒿琥酯

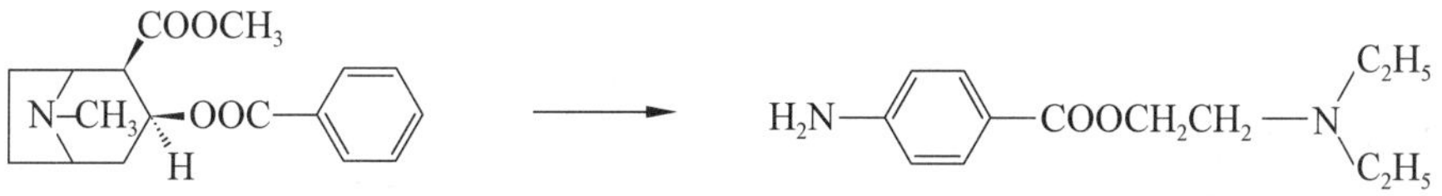

可卡因　　普鲁卡因

在寻找新的先导化合物或开发新药的过程中，植物依然是天然药物化学研究者主要的研究对象。世界上的高等植物有近50万种，药用植物约14 500种，其中仅约5%的高等植物进行过药理筛选。我国幅员辽阔，复杂的地形、地貌特征和气候条件孕育生长了大量珍贵的生物资源，已证实的药用植物约11 800种，其中不少为我国特有植物，为发现生物活性成分、筛选先导化合物提供了极其有利的自然条件。我国各民族在长期与疾病作斗争的过程中，积累了宝贵的医学经验，传统中药、民族药、民间药是祖国医药学的重要宝库，从中研究开发新药前景广阔。

海洋占地球表面积的71%，其中蕴藏着极为丰富的生物资源。海洋生物生存在高压、高盐、低温、缺氧、低营养、弱光照的生长环境中，其次生代谢产物往往具有不同于陆生生物的独特新颖的化学结构，并表现出各种各样的生物学活性，成为一个潜在的巨大药物宝库。近年来，对海洋生物活性物质的研究日益增加，已逐渐成为天然药物研究的热点领域。此外，从菌类、微生物及其发酵产物等天然资源中寻找生物活性成分或先导化合物也是天然药物化学研究者关注的热点。

除了从天然药物中发现生物活性成分或先导化合物，开发成单一成分的药物外，从天然药物，特别是中药中开发有效部位新药也是天然药物化学工作者重要的研究任务和方向。有效部位药物不仅仍然具有传统中药多成分、多靶点、多途径协同作用发挥药效的特点，而且经过精制，除去无效成分，药理作用和临床疗效增强，服用剂量降低，达到了化学成分相对清楚、质量稳定可控的目的，符合中药现代化的发展趋势。

2. 探索天然药物防治疾病的物质基础及作用机制 应用天然药物化学的研究方法与技术可以探索包括中药在内的天然药物预防和治疗疾病的物质基础，即相应的生物活性成分。研究方法有很多，目前较为常用的是针对某种疾病选择合适的生物活性筛选体系，在其指导下，综合运用现代提取分离和结构鉴定技术追踪分离获得药效成分，进而用药理实验或体外分子生物学实验阐明药效成分的作用机制。在此基础上，可以进一步研究有效成分的化学结构和生物活性之间的相关性，还可以应用现代科学技术，观察有效成分在体内的吸收、分布、代谢和排泄过程。中药和天然药物中的成分，由于具有比化学药更好的生物顺应性，在体内更易发生代谢，在一些情况下，其代谢产物才是真正的活性成分。如黄芩苷在体内水解成黄芩素后才可被吸收，番泻苷在体内真正发挥作用的是代谢产物大黄酸蒽酮。上述工作不仅对探索中药、天然药物防治疾病的作用基础和作用机制具有重要意义，还将有助于推动拥有自主知识产权的新药研究与开发。

中药复方是中医药防治疾病的主要手段，是在中医理论的指导下配伍组合而成的，强调整体调节作用，其疗效在长期临床实践中已得到充分验证。研究复方中的药效物质是中药复方研究的核心，采用现代细胞、分子和基因水平的研究方法探索中药复方不同化学层次的配伍规律、药效和作用机制，将有助于揭示中药复方多成分、多靶点、多途径协同作用防治疾病的科学内涵，使其达到安全、有效和质量可控。

3. 开发中药和植物药新资源 随着我国医疗卫生事业的发展，中药的需求量日益增大，供需矛盾导致的过度采伐造成一些中药材资源严重匮乏，甚至一些中药材有濒临灭绝的危险。通过天然药物化学的研究方法，确定某种中药材所含的有效成分，就可以根据有效成分的化学结构和性质，在其他植物中寻找该成分，从而获得临床用药和工业生产的代用品，开发新的药用资源。如具有抗菌消炎作用的小檗碱（其盐酸盐称黄连素），最初是从毛茛科植物黄连中发现的，但黄连资源较为紧缺，供不应求，后来发现小檗科的三颗针、芸香科的黄柏等植物中也含有此成分。因此，三颗针等成为制药工业上提取小檗碱的主要原料。

4. 解决中药现代化的关键问题 我国中药材拥有量居世界之首，但目前主要以原药材为主，高附加值的制剂在国际市场上占有率不高，究其原因，我国传统中药药效成分复杂、制剂质量不稳定、剂型服用不便等问题有待解决。天然药物化学的学科知识在与上述问题相关的中药质量控制、中药炮制、中药制剂、中药资源开发及品质评价、中药材规范种植等领域的研究中发挥着举足轻重的作用。

天然药物发挥防病治病的作用，取决于有效成分的存在及其含量的多少，而含量又受其品种、产地、采收季节、储存条件等因素的影响，其结果就会影响到临床疗效。例如汉防己中的有效成分生物碱的含量与产地有关，北京地区出产的汉防己中生物碱的含量为1%，而浙江出产的汉防己中生物碱的含量可达2%～3%。若仅以药材的重量作为标准，而不考虑有效成分的含量，必然难以保证制剂质量和临床疗效。如果从天然药物中分离出有效成分作为对照品，对药材进行定性和定量分析，则可有效控制制剂的质量，确保临床疗效。如银黄口服液，由金银花和黄芩两味中药提取的有效部位配制而成，其质量控制方法就是测定制剂中绿原酸（金银花中的有效成分之一）和黄芩苷（黄芩中的有效成分之一）的含量。

中药炮制是根据中医临床用药理论和药伍的需要，将药材进一步加工的传统技术，是祖国医药遗产的组成部分，其目的是消除和降低药物的毒性和副作用，改变药性，提高疗效。但传统炮制法没有客观标准可循，往往不同操作的人有不同的经验和方法，所得产品很难一致。例如中药黄芩，因其有小毒，需炮制后再作药用，炮制方法有冷浸法和热蒸法两种。药理实验表明，热蒸法的疗效优于冷浸法。其原因为有效成分黄芩苷在冷浸法炮制时容易被存在于同一植物中的酶水解为苷元，水解后苷元又容易被氧化变为带有绿色的物质，使其药理作用降低。因此黄芩的炮制以热蒸为宜，可破坏其共存酶的活性，使药材保持黄色为佳，并使药材软化容易切片，天然药物化学的研究结果为黄芩的炮制提供了科学依据。

中药的传统剂型如丸、散、膏、丹、汤剂等，虽然几千年来在保障我国人民健康方面发挥了巨大的作用，但已不能完全适应现代临床应用的需要。应在研究天然药物有效成分的基础上，对其进行提取分离、去粗取精，加工成现代药物剂型，如片剂、胶囊剂、注射剂等，从而满足临床用药安全、高效、便携、易服的需要。

二、天然药物化学发展概况

早在公元前，四大河流域文化发达地区的人民就开始了应用天然药物的漫长历史，经过不断的尝试和世代的积累、发展，在天然药物应用方面获得了丰富的经验，保留下来很多宝贵的医药学遗产。

（一）天然药物化学的产生和发展

人类应用天然药物的历史可谓源远流长。早在公元前 2600 年，两河流域的苏美尔人最早以楔形文字记载了用作药物的 30 种动物、植物和矿物。欧洲草药医学的创立者之一戴奥斯柯瑞迪（Pedanius Dioscorides）出版的《药物学》一书，收载了 600 种药用植物并记录了相应的采集、储存和使用方法，成为欧洲早期重要的医药经典著作。我国数千年前就有神农尝百草的传说；汉代的《神农本草经》记载了 365 种药物，其中主要是植物药、动物药和矿物药；明代李时珍整理编写的《本草纲目》共 52 卷，收载了 1892 种草药；清代赵学敏的《本草纲目拾遗》又补充了 1021 种，对东南亚、日本等国的草药研究产生了深远的影响。传统医药学的产生和发展对天然药物化学的产生起到了关键作用。

18 世纪后期，瑞典化学家舍勒从多种植物中分离得到酒石酸等多种有机酸，促成了天然有机化学和植物化学的形成。19 世纪初德国药剂师泽尔蒂纳（Sertürner）从鸦片中首次分离出单体化合物吗啡，开创了从天然药物中寻找活性成分的先河，也是天然药物化学初级阶段开始形成的标志。随着有机化学和天然药物化学的逐步发展，吐根碱、马钱子碱、士的宁、奎宁、麻黄碱、咖啡因、阿托品、洋地黄毒苷和苦杏仁苷等具有生物活性的单体化合物陆续从植物中被发现并应用于临床。

20 世纪 50 年代，磺胺类化合物等合成药物得到爆发性发展，这一时期成为化学合成药物的黄金时代，而天然药物化学研究进入低潮。然而，一些较严重的药源性损害不断涌现，其中影响最大的是 20 世纪 60 年代初震惊世界的德国“反应停”事件，造成万例以上的短肢畸胎。当年的“反应停”是沙利度胺（thalidomide）的外消旋化合物，用以治疗妊娠呕吐，随后的研究发现其 *R* 型异构体具有良好的镇静和止吐作用，而 *S* 型异构体则具有强烈的致畸作用。由此，各国纷纷加强药品监管，对新药研究中毒性实验严格要求，导致新药上市数量急剧减少，研究费用增加，于是人们开始重新重视经千百年临床实践检验的天然药物。而青霉素的偶然发现和成功上市不但扩大了天然药物的研究范围，同时也加快了其发展速度。

1952 年从印度民间草药蛇根木（*Rauwolfia serpentina*）的根中发现了具有较高治疗指数的降压药利血平（reserpine），1954 年确定其结构，1956 年完成全合成，这被认为是现代天然药物化学研究兴盛的开始。1958 年美国科学家从长春花（*Catharanthus roseus*）中发现具有抑制肿瘤细胞微管聚合活性的长春碱（vinblastine），随后又发现了长春新碱（vincristine），1963 年投入市场，给美国制药企业带来了 3000 万美元的年销售收入。1972 年从非洲的卵叶美登木（*Maytenus hook-*

eri）中首先分离得到具有抗肿瘤作用的美登碱（maytansine），临床对肺癌较有效。1969 年美国科学家从太平洋红豆杉（*Taxus brevifolia*）中分离得到紫杉醇（taxol），1971 年确定其结构，1992 年美国 FDA 批准其用于卵巢癌和乳腺癌的临床治疗，紫杉醇被誉为 20 世纪最令人瞩目的抗肿瘤药物。

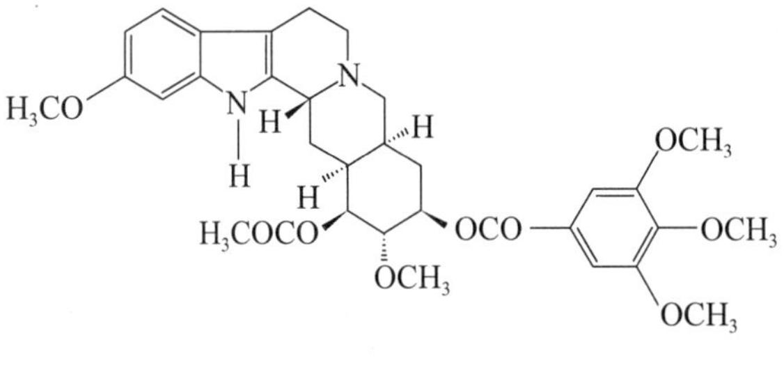

利血平

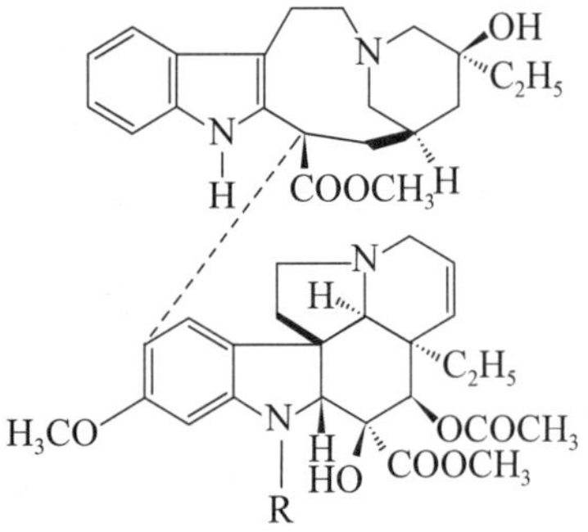

长春碱　R=CH_3
长春新碱 R=CHO

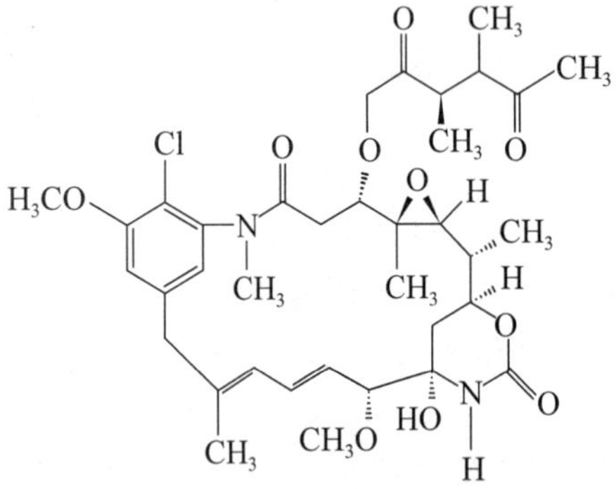

美登碱

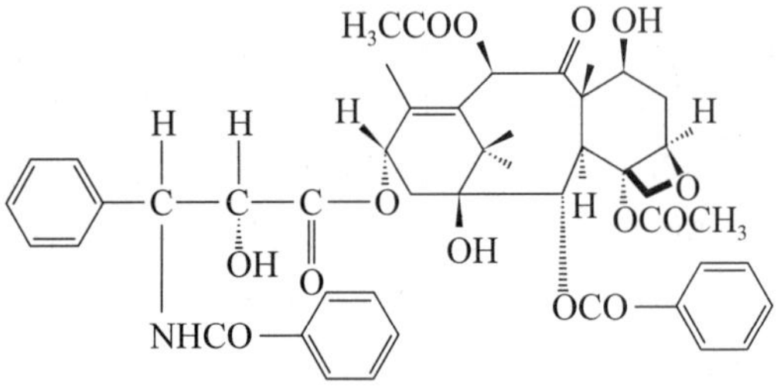

紫杉醇

（二）我国天然药物化学发展概况

我国古代本草著作中记载着许多关于中药、天然药物化学成分研究的描述。例如，明代李梴的《医学入门》（1575 年）记载了用发酵法从五倍子中制备没食子酸的全过程，是世界上最早制得的有机酸，比瑞典化学家舍勒的发明早了二百多年。关于樟脑的记载在我国最早见于 1170 年洪遵的《集验方》一书，《本草纲目》中很详细地描述了用升华法制备、纯化樟脑的过程，后由马可·波罗传到欧洲，而欧洲直到 18 世纪下半叶才提取出樟脑纯品。由此可见，古代中国的医药化学与其他自然科学一样，在世界处于领先地位，故有“医药化学源于中国”的高度评价。

尽管我国中医药理论博大精深、蕴涵丰富并且有着悠久的历史，但直到 20 世纪 20 年代，我国天然药物化学先驱赵承嘏先生等科学家才开始运用近代化学方法研究中药、天然药物，先后对延胡索、防己、贝母等多种中药中的有效成分进行研究，其中成就最大的是对麻黄碱的研究。1923 年，我国现代药理学先驱陈克恢先生从麻黄（*Ephedra sinica*）中分离出麻黄碱纯品，并通过药理作用和临床疗效的研究证实其具有平喘作用，使麻黄碱成为世界范围治疗哮喘病的常用药物，同时奠定了我国天然麻黄碱制药工业的基础。在最初的三四十年中，我国科学家虽然在中草药有效成分和药理作用方面开展了一些艰苦的工作，但突破性成果不多。

中华人民共和国成立后，“中西医药结合创造新医学、新药学”和“中药现代化”的号召推动天然药物化学进入了蓬勃发展的新时代。一方面，我国科学家利用丰富的药用植物资源生产出麻黄素、芦丁、洋地黄毒苷、小檗碱等天然化学药物；另一方面，逐步实现了地高辛、阿托品、长春碱、长春新碱等依赖于进口的药物的自给自足；对于合成激素的原料药薯蓣皂苷元，则不仅满足了国内需求，还有大量出口。在天然创新药物的研发方面，从民间草药中开发出岩白菜素、川楝素、鹤草酚、羟基喜树碱等；利用我国传统中草药研制出青蒿素、三尖杉酯碱、山莨菪碱、齐墩果酸、石杉碱甲等；还通过结构修饰和改造生产出常咯啉、联苯双酯等，对我国创新药物的发展产生深远的影响。此外，我国的小檗碱、延胡索乙素、山莨菪碱、天麻素、咖啡因等一些天然药物已经能够实现工厂半合成、全合成供药。

（三）天然药物化学研究的发展趋势

随着现代科学技术的进步，天然药物化学得到了长足的发展。过去，一个天然化合物从天然药物中分离、纯化，到确定结构需要很长的时间，测定一个化合物的结构时，往往需要用化学方法进行降解或制成适当衍生物进行比较才可能确认，因此对样品的需求量较大，一般需要至少几百毫克甚至几克的纯化合物，十几毫克乃至几十毫克的物质往往难以确定结构。以吗啡为例，1804—1806 年由德国学者发现，1925 年提出结构，1952 年人工合成，其间经历了约 150 年的时间。近几十年来，随着各种新的色谱学分离技术和光谱学分析鉴定方法的不断发现和利用，天然药物化学的研究速度和水平得到了很大的提高。仅以生物碱类成分为例，从第一个生物碱吗啡分离出来到确定其结构的 150 年间，发现生物碱的总数为 950 种，1952—1962 年 10 年间发现的新生物碱的数目为 1107 种，而 1962—1972 年发现新生物碱 3443 种，又是前 10 年的 3 倍多，1972—1987 年发现新生物碱 4500 多种，目前生物碱总数已超过 1 万种。

色谱技术的发展极大地推动和加快了复杂天然产物的分离纯化进程，过去由于技术手段限制研究甚少的水溶性成分、不稳定成分、微量成分以及生物体内源性生理活性物质的研究方法日趋成熟，一些具有较强生物活性的物质逐渐被发现。如从药用植物瑶山润楠（*Machilus yaoshansis*）茎枝的乙醇提取物中分离得到 1 个与腺苷偶联的微量三萜苷类成分，体外抗炎活性试验显示其具有显著的抑制大鼠巨噬细胞释放 TNF-α 活性（IC_{50} 0.1μmol/L）。而蚕蛾醇（bombykol，10*E*，12*Z*-hexadiene-1-ol）的分离鉴定可以作为超微量生理活性物质研究的一个典型例子，研究者从 50 万只蚕蛾中才得到 12mg 的蚕蛾醇 NABS 衍生物，这种雌性信息素 10^{-10} μg/mL 的超微量浓度即对蚕的雄性成虫具有明显的诱引活性。

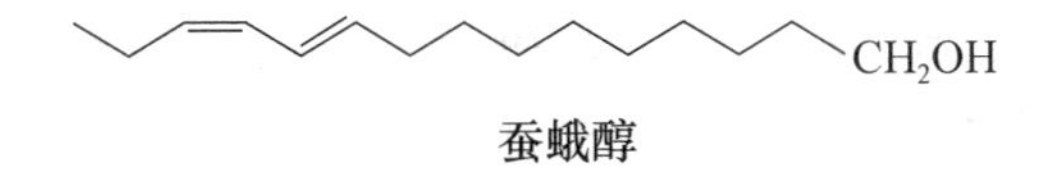

蚕蛾醇

在天然化合物的结构鉴定中，随着高分辨质谱（HR-MS）、二维核磁共振（2D-NMR）、X 射线单晶衍射等在仪器性能和测试技术方面的不断完善，化学方法已降至次要地位，成为辅助手段，只需要几毫克的样品量就可以借助仪器完成结构测定工作。相对分子质量在 1000 以下的大多数天然化合物甚至单用 NMR 技术就可以确定其结构；有的微量成分，相对分子质量虽然很大，结构也相当复杂，但如果能够培养好的单晶，单独采用 X 射线单晶衍射的方法就可以确定其分子结构。沙海葵毒素（palytoxin）的结构确定就是一个典型的例子，沙海葵毒素分子式 $C_{129}H_{223}N_3O_{54}$，平均相对分子质量高达 2680，含有 64 个不对称碳原子，如此复杂的庞大分子，从 1974 年分离得到纯品（从 60kg 原料中分离得到几毫克）到 1981 年确定其平面结构仅用了不到 10 年的时间。

在自然界蕴涵的生物资源中寻找天然药物分子或先导化合物始终是天然药物研究的重点领域，结构新颖的活性天然化合物一直是创新药物先导化合物的主要来源之一。色谱-波谱联用技术［液相色谱-质谱（HPLC-MS、HPLC-MS^n）、液相色谱-核磁共振（HPLC-NMR）等］的发展为复杂混合样品的快速在线分离、分析创造了条件，可以在微克级水平高效、快速的识别、鉴定并有针对性地获取复杂天然产物样品中的新型结构化合物，配以高通量活性筛选技术，可以达到高效快速地从天然资源中发现微量新型结构活性天然产物的目的，为新药先导化合物的发现提供物质基础。现代分离纯化和结构鉴定技术与高通量活性筛选技术相结合应用于天然药物化学研究，改变了传统的天然药物化学研究模式，加快了天然药物的研究步伐。

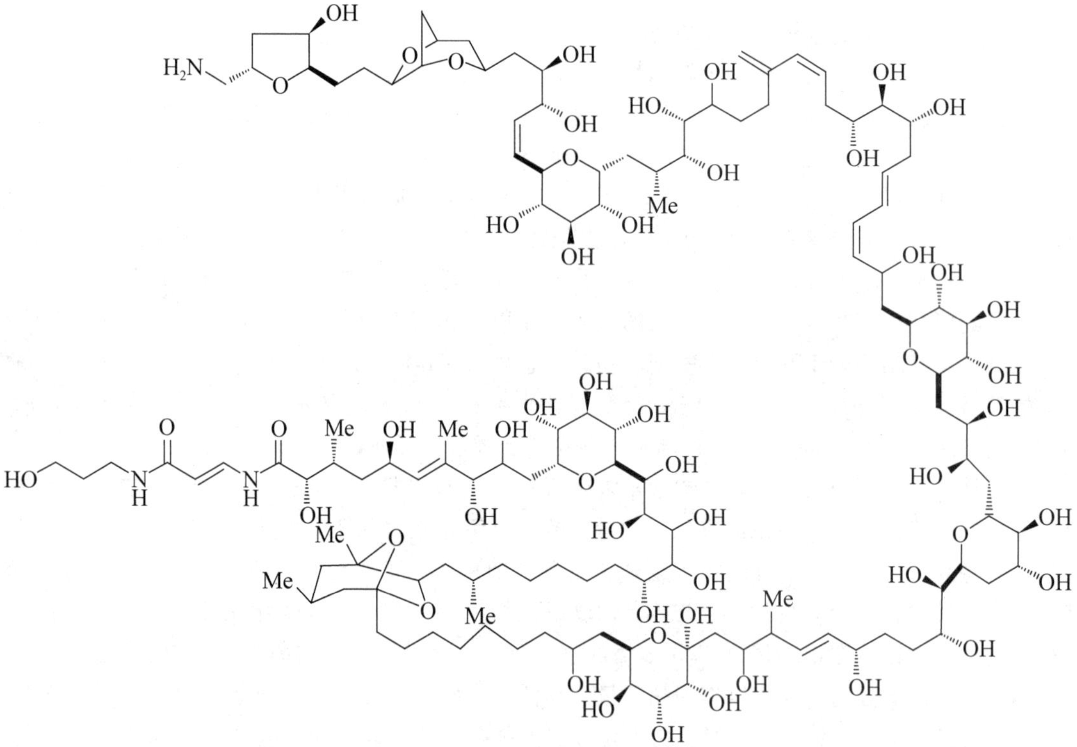

沙海葵毒素

天然药物与生物体的相互作用具有其特殊性和复杂性，有的天然药物是以单体原形形式在体内直接作用于特定靶点，有的则是进入体内经代谢后产生新的代谢物再作用于特定靶点而发挥作用，有的进入体内后通过调控内源性物质间接地发挥药理活性，还有不同天然药物作用于不同的靶点并发生协同作用，因而在活性筛选时应尽量采用体外和体内筛选模型相结合的方法，并且应加强对体内代谢过程的研究。从代谢产物中发现新药一直是国际上非常重视的领域，可以大大提高新药发现的概率，降低研发成本。中药和天然药物中的成分，由于具有比化学药更好的生物顺应性，在体内更易发生代谢，其代谢产物往往才是其真正的活性成分。

对活性天然化合物进行结构修饰、改造和构效关系研究是创新药物研究的重要环节。通过化学和生物学等方法，根据疾病的病因、发病机制、细胞生物学特点、受体的结构等寻找活性化合物尤其是有特殊作用机制的先导化合物，利用适当的药理模型研究分子的活性和毒性作用机制，在此基础上进行分子结构改造，研究分析不同活性分子的结构和构象差异，确定结构中的活性和毒性部位及官能团，据此进行结构优化，使毒性降低、活性和生物利用度提高。临床上应用的许多药物都是以新颖结构的活性天然产物为先导物，经过结构改造获得的结构优化产物。例如，氢化可的松经结构修饰发展出了一系列弱、中、高和强效的甾体激素药物；喜树碱副作用较大，其衍生物10-羟基喜树碱则毒性降低，临床用来治疗肝癌和头颈部肿瘤等。

天然化合物的全合成和半合成也是天然药物化学研究的重要内容。在天然药物化学研究的早期，全合成主要是结构测定过程中的一种辅助手段。随着分离和结构鉴定技术的发展，目前天然化合物的全合成和半合成研究的主要目的是解决具有潜在应用价值的微量活性天然化合物的来源，以保护天然生物资源。以金属有机化合物为主，许多特殊的合成试剂和合成技术的发展，尤其是立体选择性合成的进步，含有多个不对称碳原子的天然化合物的全合成、半合成研究得到了快速发展。近年来较热门的紫杉醇的研究便是一个很好的例子，紫杉醇最初是从太平洋红豆杉的树皮中分离得到的，为解决其资源严重匮乏的问题，目前在生产上主要采用10-去乙酰基巴卡亭Ⅲ半合成的方法，紫杉醇的全合成也已有文献报道。

除了采用常规化学方法进行合成或结构改造获得先导化合物外，广泛应用于生物制药领域的生物转化（biotransformation）技术近年来被引入到天然药物的研究中，以期能够充分利用生物体对外源底物进行生物转化而获得活性成分。生物转化是利用生物体或生物组织培养体系对外源化合物进行结构修饰，完成常规化学方法难以实现的化学反应，进行有机化合物结构的衍生化合成而获得有价值产物的研究，具有专一性强、反应条件温和、副产物少、产量高等优点。如以微生物（肠道细菌或真菌）对甾体、萜类成分的转化，可以实现某些化学惰性位置的结构修饰，同时也可以实现某些活性转化产物的定向制备，为活性天然产物的结构改造开辟了新的途径。

现代科学技术的进步和多学科理论方法的交叉渗透、综合运用，促使目前天然药物化学的研究速度明显加快，研究水平迅速提高，研究深度和广度日益加强。天然药物化学主要的发展趋势有：研究对象从传统的陆生动植物向海洋生物、微生物、生物体内源性生理活性物质等延伸，从单一中药或天然药物向中药复方扩展，从主成分向微量、超微量成分深入；研究范围从传统的萜类、生物碱类、甾体类等小分子结构的化合物向聚醚类、大环内酯类、多肽类等结构复杂的大分子化合物延伸，从脂溶性成分向水溶性成分拓展；研究方向由单纯化学成分的分离鉴定转变为以生物活性为导向的天然生物活性物质或先导化合物的发现。相信随着现代分离、结构鉴定和生物活性测试技术的飞速发展以及国家、地区、民族间文化交流的扩大，我国的天然药物化学研究必将取得更加丰硕的成果，为我国的新药创制和中药现代化做出更大的贡献。

第2节 天然产物化学成分的生物合成

天然产物所含化学成分复杂多样，随着研究的不断深入，人们发现天然化合物的结构之间具有一定的规律性，各类天然产物在生物体内是经几种共同的生物合成途径代谢而成的。探讨和研究天然产物化学成分的生源途径和形成规律对整理天然药物化合物类群、发现先导化合物和天然药物资源的可持续发展都具有重要的意义。下面以植物中的有机化合物为例进行介绍。

一、一次代谢与二次代谢

植物体内的部分物质代谢与生物合成过程如图1-1所示。在代谢过程中，绿色植物中的叶绿素可以通过光合作用将二氧化碳和水合成为糖类，并释放氧气。生成的糖类进一步通过不同的途径（五碳糖磷酸途径及糖分解途径）代谢，产生三磷酸腺苷（ATP）及辅酶Ⅰ（NADPH）等维持植物机体生命所必需的物质，以及丙酮酸（pyruvic acid）、磷酸烯醇丙酮酸（PEP）、赤藓糖-4-磷酸、核糖等。核糖为合成核酸的重要原料；磷酸烯醇丙酮酸和赤藓糖-4-磷酸可进一步合成莽草酸（shikimic acid）；丙酮酸经过氧化、脱羧后生成乙酰辅酶A（acetyl CoA），再进入三羧酸TCA循环，生成一系列的有机酸及丙二酸单酰辅酶 A（malonyl CoA，合成脂质的重要原料）等，并通过反应得到一系列氨基酸（合成含氮类化合物的重要原料）。上述过程几乎存在于所有绿色植物中，对维持植物生命活动来说是不可缺少的，习惯称为一次代谢过程。糖、蛋白质、脂质、核酸等对植物机体生命活动来说是不可缺少的物质，则称为一次代谢产物（primary metabolites）。

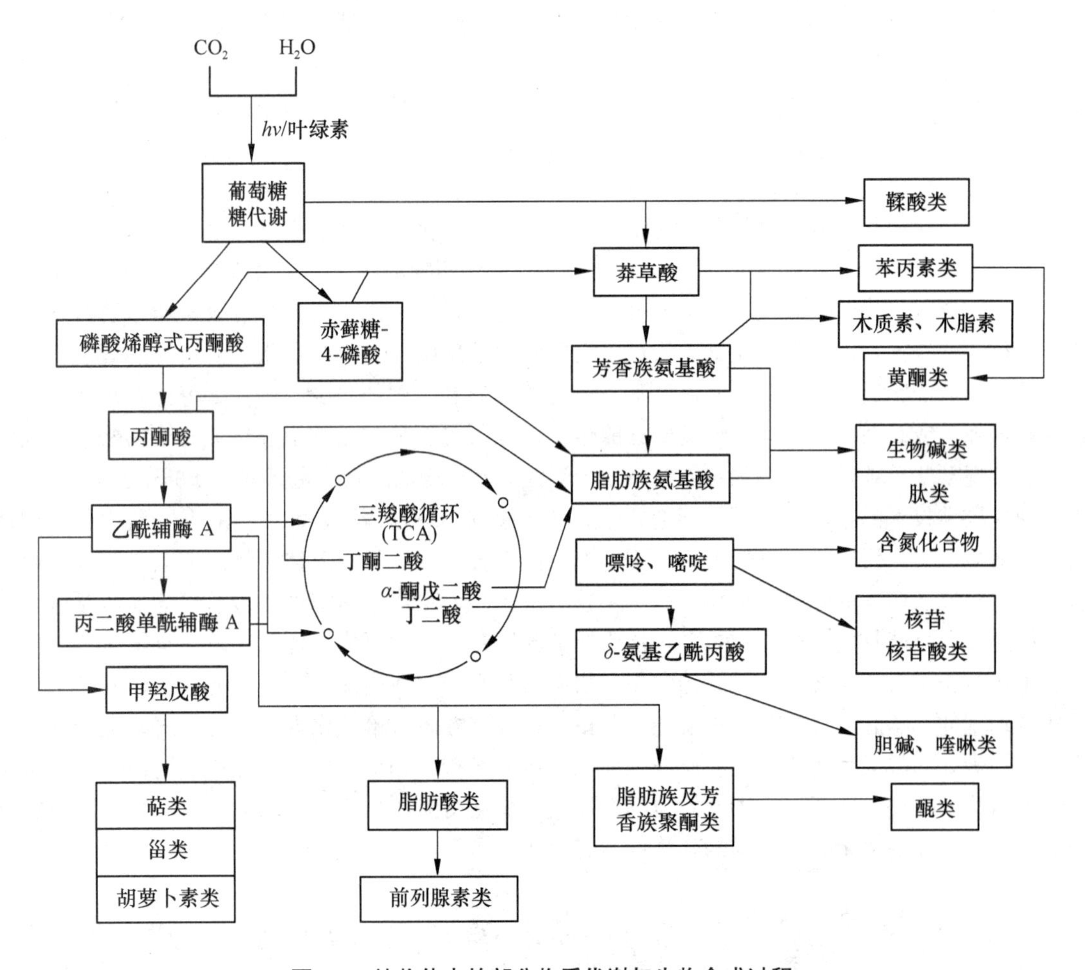

图 1-1　植物体内的部分物质代谢与生物合成过程

代谢过程到此并没有停止，在特定的条件下，一些重要的一次代谢产物，如乙酰辅酶 A、丙二酸单酰辅酶 A、莽草酸及一些氨基酸等作为原料或前体物，又进一步经不同的代谢过程，生成如生物碱、黄酮、萜类等化合物。这一过程并非在所有的植物中都能够发生，对维持植物生命活动来说不起重要作用，故称为二次代谢过程。生物碱、黄酮、萜类等化合物则称为二次代谢产物（secondary metabolites）。二次代谢产物不仅具有维系植物形态特征的作用，而且由于它们的结构千变万化，又多具有明显的生物活性，因而成为天然药物化学的主要研究对象，也是活性先导化合物的主要资源。

二、主要生物合成途径

尽管从自然界得到的化合物数目众多，结构复杂多样，但仔细分析后可以发现它们均是由一定的基本单位按不同方式组合而成的。

常见的基本单位类型如下：

C_2单位（乙酸单位）：如脂肪酸类、酚类、醌类等化合物。

C_5单位（异戊烯单位）：如萜类、甾体类等化合物。

C_6单位：如香豆素、木脂素等苯丙素类化合物。

氨基酸单位：如生物碱类化合物。

复合单位：由上述单位复合构成。

下面介绍几种天然产物的主要生物合成途径，这些途径大多数已采用同位素示踪试验得到了证实。

（一）乙酸-丙二酸途径

乙酸-丙二酸途径（acetate-malonate pathway，AA-MA 途径）是生物合成的主要途径之一，脂肪酸类、酚类、蒽酮类等物质均由这一途径生成。

1. 脂肪酸类　天然饱和脂肪酸类均由 AA-MA 途径生成。这一过程的出发单位是乙酰辅酶 A，起延伸碳链作用的是丙二酸单酰辅酶 A，碳链的延伸由缩合和还原两个步骤交替而完成，得到的饱和脂肪酸均为偶数（图 1-2）。碳链为奇数的脂肪酸，起始物质不是乙酰辅酶 A，而是丙酰辅酶 A（propionyl CoA）。不饱和脂肪酸的主要生物合成途径为饱和脂肪酸碳链经环氧化、羟基化后脱水形成，主要过程如下：

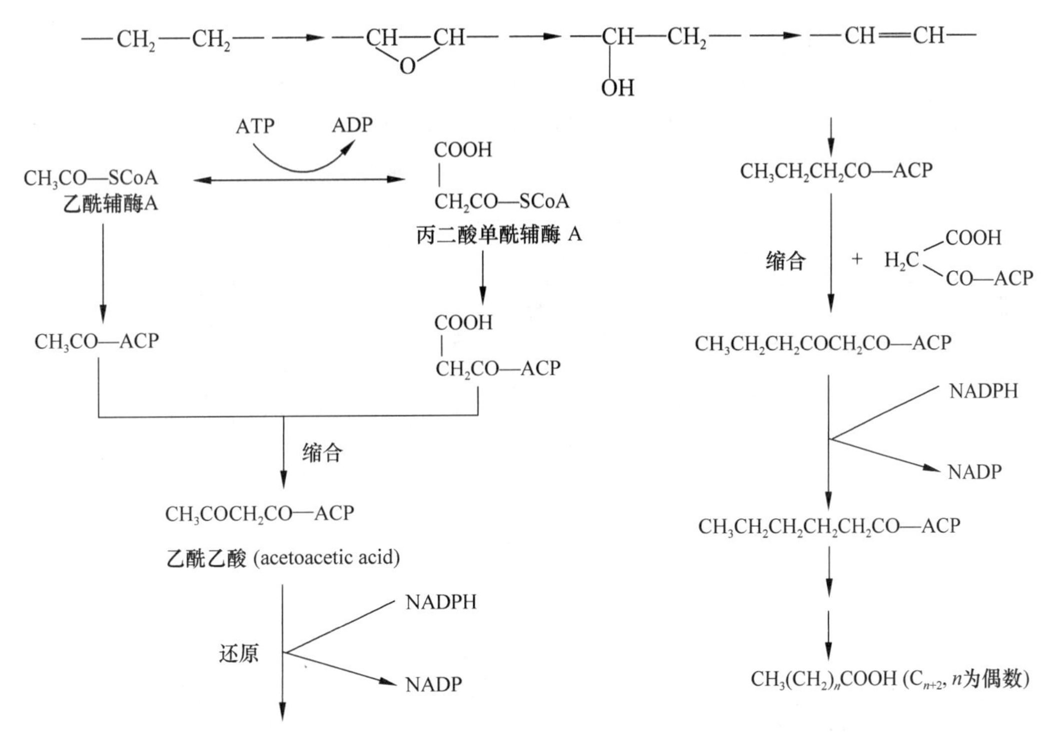

图 1-2　饱和脂肪酸的生物合成途径

2. 酚类和蒽醌类　天然酚类和蒽醌类化合物主要由乙酰辅酶 A 和不同比例的丙二酸单酰辅酶 A 缩合形成聚酮，再环合形成酚类和蒽醌类化合物（图 1-3、图 1-4）。与脂肪酸生物合成途径不同的是碳链延伸过程中只有缩合过程，没有还原过程，生成的聚酮链的大小与丙二酸单酰辅酶 A 的比例有关。聚酮类化合物根据分子结构中乙酸单位的数目可以分为聚戊酮类（pentaketide）、聚己酮类（hexaketide）、聚庚酮类（heptaketide）等。

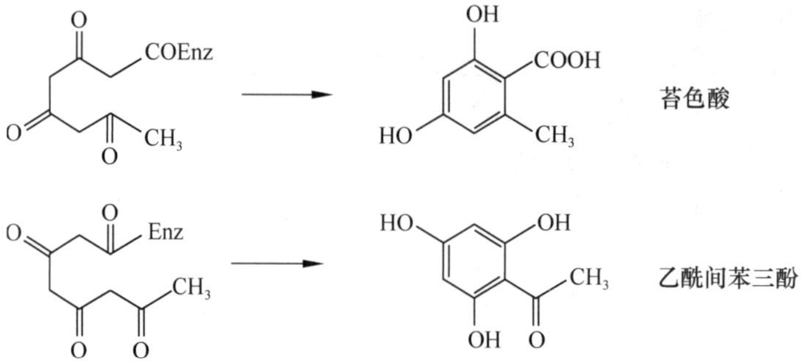

苔色酸

乙酰间苯三酚

图 1-3　酚类化合物的生物合成途径

大黄素甲醚

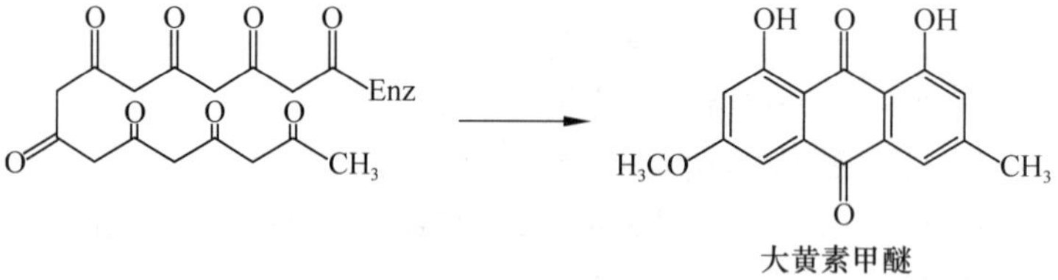

图 1-4　蒽醌类化合物的生物合成途径

（二）甲戊二羟酸途径

甲戊二羟酸途径（mevalonic acid pathway，MVA 途径）是由乙酰辅酶 A 出发，经甲戊二羟酸形成焦磷酸二甲烯丙酯（DMAPP）及其异构体焦磷酸异戊烯酯（IPP），进而以不同方式形成萜类化合物的途径（图 1-5），详细介绍可参见萜类相关章节。各种萜类分别经由对应的焦磷酸酯得来；三萜及甾体则由反式角鲨烯（*trans*-squalene）转变而成，它们再经氧化、还原、脱羧、环合或重排，生成种类繁多的三萜（triterpenoids）和甾体（steroids）类化合物。

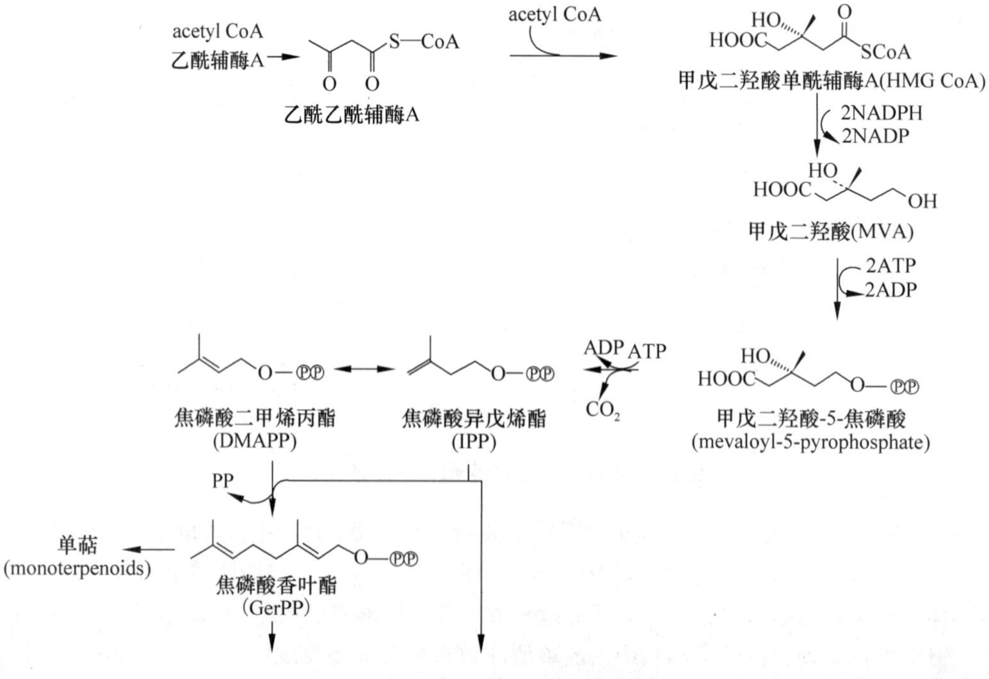

acetyl CoA 乙酰辅酶A → 乙酰乙酰辅酶A → (acetyl CoA) 甲戊二羟酸单酰辅酶A(HMG CoA) → (2NADPH/2NADP) 甲戊二羟酸(MVA) → (2ATP/2ADP) 甲戊二羟酸-5-焦磷酸 (mevaloyl-5-pyrophosphate) → (ATP/ADP, CO_2) 焦磷酸异戊烯酯 (IPP) ↔ 焦磷酸二甲烯丙酯 (DMAPP) → (PP) 焦磷酸香叶酯 (GerPP) → 单萜 (monoterpenoids)

图 1-5　甲戊二羟酸途径

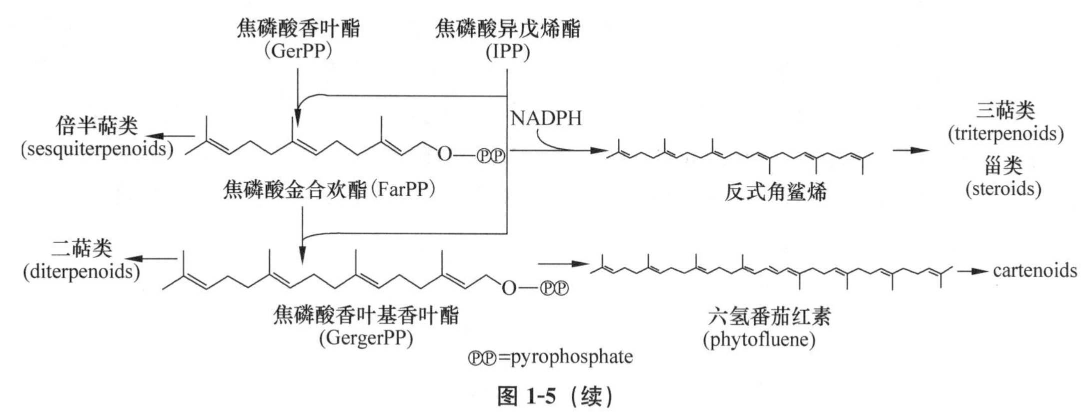

图 1-5（续）

（三）莽草酸途径

莽草酸途径（shikimic acid pathway）是由赤藓糖-4-磷酸经环合、还原形成莽草酸，进一步转化成苯丙氨酸、色氨酸、酪氨酸等化合物的生物合成途径（图 1-6）。

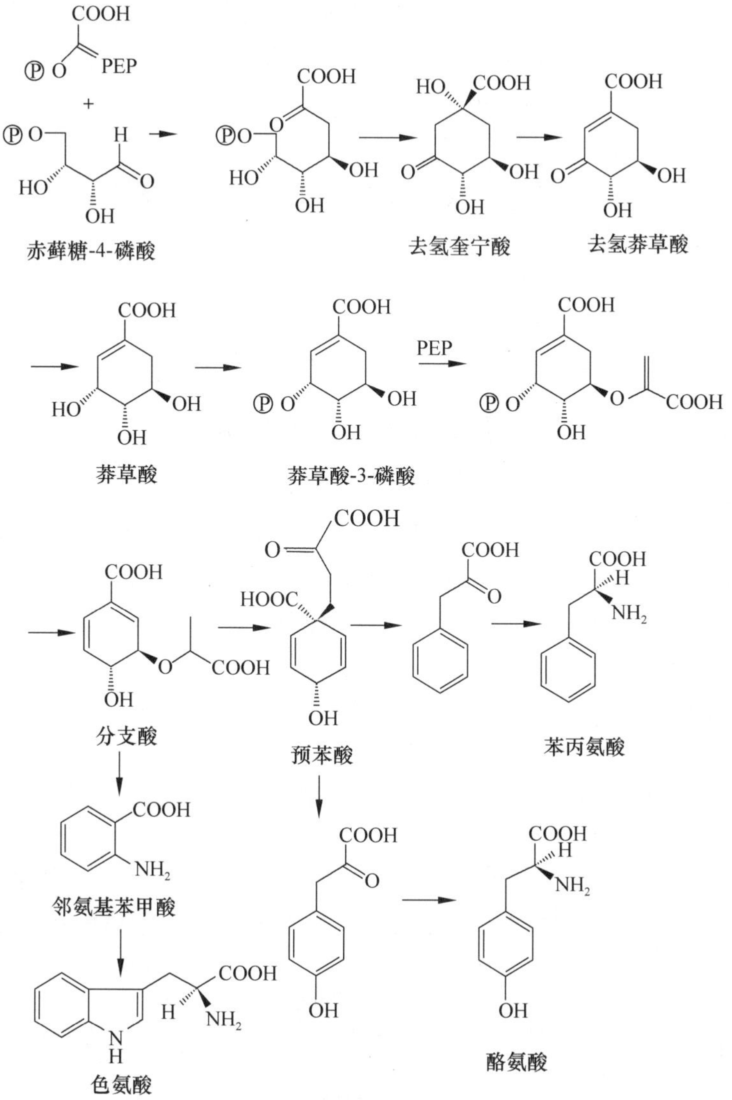

图 1-6　莽草酸途径

由莽草酸转化得到的苯丙氨酸是桂皮酸的前体，故莽草酸是桂皮酸的前体。但莽草酸也是色氨酸、酪氨酸等其他芳香氨基酸的前体，这些芳香氨基酸与生物碱的生物合成密切相关，而对天然苯丙素类化合物的生物合成贡献相对较少，因此现在通常用桂皮酸途径定义苯丙素类化合物的生物合成途径。桂皮酸途径（cinnamic acid pathway）是由苯丙氨酸（phenylalanine）经苯丙氨酸脱氨酶（phenylalanine ammonialyase，PAL）脱去氨后生成的桂皮酸，再经环化、氧化和还原等多种反应形成苯丙素类化合物的生物合成途径（图 1-7）。

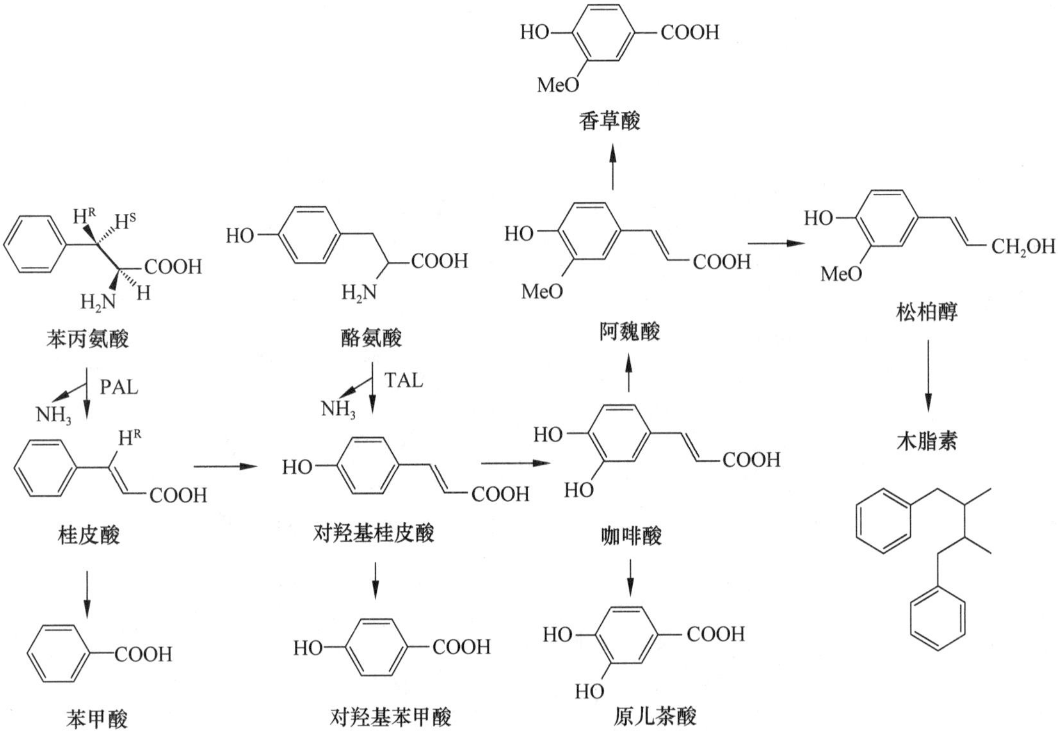

图 1-7　桂皮酸途径

天然化合物中具有 C_6-C_3 骨架的苯丙素类（phenylpropanoid）、香豆素类（coumarin）、木脂素类（lignan）、木质素类（lignin）以及具有 C_6-C_3-C_6 骨架的黄酮类化合物（flavonoid）在自然界极为多见。其中的 C_6-C_3 骨架多由桂皮酸途径而来，桂皮酸还可经氧化、还原等反应生成具有 C_6-C_2、C_6-C_1 及 C_6 等骨架的化合物。

（四）氨基酸途径

氨基酸途径（amino acid pathway）是以氨基酸为前体，脱羧形成有机胺中间体，再经环合、氧化、还原和重排等反应形成以生物碱为主的天然产物的生物合成途径（图 1-8）。

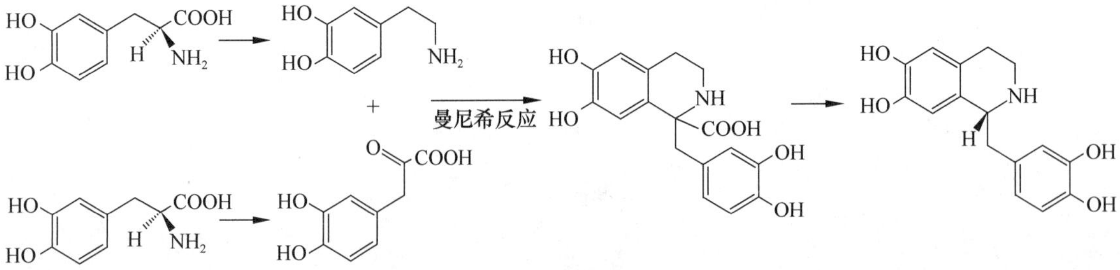

图 1-8　氨基酸途径

并非所有的氨基酸都能转变为生物碱。已知作为生物碱前体的氨基酸，在脂肪族氨基酸中主要有鸟氨酸（ornithine）、赖氨酸（lysine）；芳香族氨基酸中有苯丙氨酸（phenylalanine）、酪氨酸（tyrosine）及色氨酸（tryptophane）等，由这些芳香族氨基酸衍生的生物碱类占绝大多数。

（五）复合途径

复合途径（combination pathway）是指天然化合物的生物合成途径中包括两种或两种以上的不同的生物合成途径。在复杂天然化合物的形成过程中，经常涉及多种途径共同完成，不同途径构成不同的结构片段，经环合、缩合、氧化还原等过程形成最终产物。

常见的复合生物合成途径有以下几种：

（1）乙酸-丙二酸-莽草酸途径（桂皮酸途径）；

（2）乙酸-丙二酸-甲戊二羟酸途径；

（3）氨基酸-甲戊二羟酸途径；

（4）氨基酸-乙酸-丙二酸途径；

（5）氨基酸-莽草酸途径。

例如查耳酮（chalcone）或二氢黄酮（flavanone）的生物合成途径是乙酸-丙二酸-桂皮酸途径（图 1-9）。

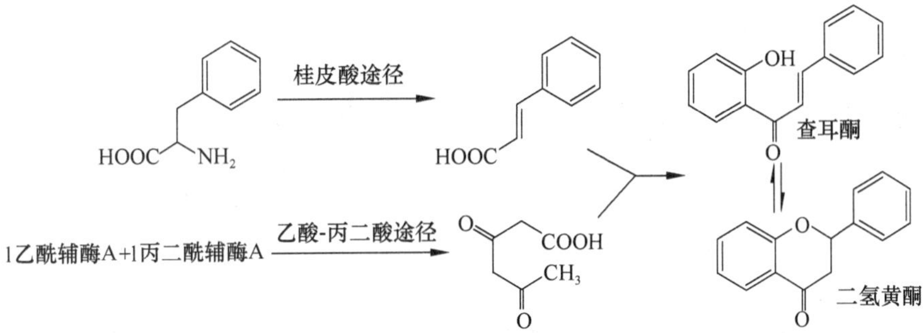

图 1-9　复合途径

第3节　天然药物的提取分离方法

天然药物的有效成分提取分离是用适当的方法将植物、动物等生物体中的有效成分或生物活性物质分离出来的过程。只有将有效成分或生物活性物质提取出来并加以分离纯化，才能够开展深入的研究工作，因而天然药物的提取和分离在天然药物化学研究中始终占有重要的地位。在进行提取之前，应考察所用材料的基源（如动、植物的学名）、产地、药用部位、采集时间与方法等信息，并系统地查阅文献，以便充分了解和利用前人的经验。

如果目标物为已知成分或已知化学结构类型，如从麻黄中提取麻黄碱，或从植物中提取某类成分，如总皂苷、总生物碱或总酸性成分，工作比较简单，一般通过查阅有关资料全面了解该种或该类成分的各种提取方案，尤其是工业生产方法，再根据具体情况加以选用。如果从中药或天然药物中寻找未知有效成分或有效部位，情况就要复杂得多，一般是根据预先选定的目标，在适当的活性测试体系指导下，进行提取、分离，并通过体外和体内模型进行筛选，或经临床验证，才能达到目的。

一、天然药物有效成分的提取方法

天然药物有效成分的提取方法可分为经典提取方法和现代提取方法。经典提取方法有溶剂提取法、水蒸气蒸馏法和升华法等，其中溶剂提取法最为常用。现代提取法包括超临界流体萃取法、超声波辅助溶剂提取法、微波辅助溶剂提取法等。

在提取前，首先要对待提取的药材进行预处理，应根据选择的提取方法对药材进行干燥和适当的破碎，通过增大样品的表面积使溶剂更易于渗入细胞以提高提取效率。种子类药材常含有大量油脂，通常采用压榨法或有机溶剂萃取脱去大量油脂；叶或花中的蜡、树脂和叶绿素也可先用石油醚处理除去；苷类成分的提取，为防止酶的水解，可用乙醇或沸水处理，抑制或杀灭酶的活性，但若要提取苷元或次生苷，则要保留酶的活性。

（一）溶剂提取法

1. 基本原理 溶剂提取法是根据天然药物中各种化学成分的溶解性能，选择对有效成分溶解度大而对其他成分溶解度小的溶剂，用适当的方法将所需化学成分尽可能完全地从药材组织中溶解提出的过程。具体操作方法：根据所要提取物质的性质，选择合适的溶剂，加入到经适度破碎的药材中，溶剂在渗透、扩散作用下渗入药材组织细胞内部，溶解可溶性物质，造成细胞内外溶质的浓度差，从而带动溶质做不断往返的运动，直至细胞内外溶液中被溶解的化学成分的浓度达到平衡，将此溶液滤出，即提出所需化学成分。为使提取更加充分，可向过滤后的药渣中再加入新溶剂，重复上述过程多次。

采用溶剂提取法从天然药物中提取所需成分遵循“相似相溶”原理，即天然药物中的成分在溶剂中的溶解度与溶剂的性质直接相关。溶剂根据极性的不同，可分为水、亲水性有机溶剂和亲脂性有机溶剂。常用的甲醇、乙醇是亲水性比较强的溶剂，它们的分子较小，并且存在羟基与水分子的结构近似，可和水以任意比例混溶。正丁醇分子中虽有羟基，但分子中的碳链较长，与水分子性质逐渐疏远，与水仅能部分互溶，在与水互溶达到饱和状态后，能与水分层，常用来从水中萃取极性较大的物质，如皂苷等。石油醚、三氯甲烷等为烃类或卤代烃类，属于亲脂性强的有机溶剂。

常见溶剂的极性强弱顺序可表示如下：

石油醚（低沸点→高沸点）＜二硫化碳＜四氯化碳＜苯＜二氯甲烷＜三氯甲烷＜乙醚＜乙酸乙酯＜正丁醇＜丙酮＜乙醇＜甲醇＜水＜吡啶＜乙酸。

被溶解的成分由于分子结构的差异也有亲水性和亲脂性程度的不同。一般来说，两种基本母核相同的成分，其分子中官能团的极性越大或极性官能团的数目越多，则整个分子的极性越大，亲水性越强，亲脂性越弱；其分子中非极性部分越大或碳链越长，则整个分子的极性越小，亲脂性越强，亲水性越弱；如果两种成分的结构相似，则分子的平面性越强，亲脂性越强。

依据相似相溶的原理，天然药物中的亲水性成分易溶于亲水性溶剂，亲脂性成分则易溶于亲脂性溶剂，因此，在实际工作中可针对天然药物化学成分的性质，选择相应的溶剂进行提取。例如，甾体、萜类等脂环类及芳香类化合物，因极性较小，易溶于三氯甲烷、乙醚等亲脂性有机溶剂；糖苷、氨基酸等类成分极性较大，易溶于水及含水醇中；酸性、碱性及两性化合物，其存在状态（分子或离子形式）随溶液 pH 变化，溶解度随之改变；生物碱盐类因能够离子化，极性加大而易溶于水，不溶或难溶于有机溶剂；而多数游离生物碱是亲脂性化合物，易溶于三氯甲烷等亲脂性有机溶剂，难溶或不溶于水。

然而天然药物化学成分十分复杂，各成分间相互影响，存在增溶现象或发生化学作用，使溶解性能有所改变，因此，从天然药物中提取活性成分很难有一个固定的模式，需根据多方面的因素进行综合考虑。

2. 溶剂的选择 溶剂提取法的关键是选择适当的溶剂。选择溶剂时应考虑：①溶剂对所需成分的溶解度要大，对杂质溶解度要小，或反之；②溶剂不能与天然药物成分发生包括可逆反应在内的任何化学反应；③溶剂要经济、易得、使用安全；④沸点适中，便于回收。

在具体操作中，可根据不同的提取方式选择适当的溶剂。

（1）单一溶剂提取

1）水：水是一种强极性的溶剂，对药材细胞穿透力大。天然药物中，如糖类、氨基酸、蛋白质、鞣质、生物碱盐、有机酸盐、大多数苷类、无机盐等亲水性成分都可被水溶出。对于碱性、酸性等成分，为了增加其溶解度，也常用酸水或碱水作为提取溶剂。例如多数生物碱是亲脂性化合物，在水中溶解度低，但与酸结合成盐后可离子化，极性增大，成为亲水性物质，故常用酸水提取生物碱；而有机酸、黄酮、蒽醌等酸性及酚性成分，则常用碱水提取。使用水作为提取溶剂具有廉价易得、安全无毒等优点，但是也存在不少不足：水提取液（尤其是含糖及蛋白质者）易霉变，难以保存；某些含果胶、黏液质较多的药材，水溶液常呈胶状，很难过滤；含淀粉多的药材，加热过程中易于糊化，过滤困难；水提取液中若含有皂苷、黏液质类成分，在减压浓缩时会产生大量气泡，造成浓缩困难，需要通过加入少量戊醇或辛醇消泡等方式来克服。

2）亲水性有机溶剂：指甲醇、乙醇、丙酮等极性较大且能与水相互混溶的有机溶剂，其中乙醇最为常用。乙醇能与水以任意比例混溶，溶解极性成分，同时具有较强的穿透能力，对一些亲脂性成分也有很好的溶解性能，因此提取范围较广，效率较高，且提取液易于保存、过滤和回收，毒性小，价格相对便宜，来源方便，但易燃问题需要注意。甲醇具有与乙醇相似的性质，但因为有毒性，使用较少。

3）亲脂性有机溶剂：指石油醚、三氯甲烷、乙醚、乙酸乙酯等极性较小，与水不能混溶的有机溶剂。这些溶剂具有较强的选择性，天然药物中的亲脂性成分如油脂、挥发油、脂溶性色素、某些游离生物碱及一些苷元等均可被提出。此类溶剂穿透力较弱，常需长时间反复提取。这类溶剂容易挥发，故易于浓缩回收，但多易燃、毒性大、价格较贵、对设备要求高，使用时应注意安全，应用具有一定的局限性。

4）酸性、碱性有机溶剂：如果有效成分是酸性或碱性化合物，常可加入适当的酸或碱，再用有机溶剂提取。如生物碱在植物体内一般与酸结合成盐存在，在药材中加入适当的碱液，拌匀，使生物碱游离出来，再用有机溶剂（如三氯甲烷）提取。同样，加酸可使有机酸类成分游离，再用有机溶剂提取。

5）反应溶剂：通常内酯类化合物不溶于水，其内酯环遇碱水解成为羧酸盐而溶于水，再加酸酸化，可重新形成内酯环不溶于水，从而与其他杂质分开。但有些内酯类化合物用这种方法处理会发生异构化而难以恢复原来的结构，应引起注意。

（2）不同极性溶剂分步提取：除了选择某种单一溶剂提取出药材中的大部分成分外，还可以选择3～4种不同极性的溶剂，由低极性到高极性分步进行提取，使各成分依据其在不同极性溶剂中的溶解度的差异而得到分离。一般先采用低极性、与水不互溶的有机溶剂，如石油醚、三氯甲烷、乙酸乙酯等进行提取；然后再用能与水互溶的有机溶剂，如丙酮、乙醇、甲醇等进行提取；最后用水提取。这样可以使药材中的非极性成分与极性成分得到初步分离，本法常用于制备供前期生物活性筛选的样品。

需要强调指出的是，在新药开发和药品生产中，除要根据待提取物质和溶剂的性质选择溶剂外，还要充分考虑药品中残留溶剂的安全性问题。所谓药品中的残留溶剂系指在原料药或辅料的生产中，以及在制剂制备过程中使用的，但在工艺过程中未能完全去除的有机溶剂。根据人用药品注册技术要求国际协调会（International Conference on Harmonization of Technical Requirements for Registration of Pharmaceuticals for Human Use，ICH）颁布的残留溶剂研究指导原则将溶剂分为 4 类：第一类溶剂是指人体致癌物、疑为人体致癌物或环境危害物的有机溶剂，因其具有不可接受的毒性或对环境造成公害，应避免使用，如苯、四氯化碳等；第二类溶剂是指有非遗传毒性致癌（动物实验）、或可能导致其他不可逆毒性（如神经毒性或致畸性）、或可能具有其他严重的但可逆毒性的有机溶剂，此类溶剂应限制使用，如三氯甲烷、环己烷、二氯甲烷、甲醇等；第三类溶剂是指 GMP（good manufacturing practice）或其他质量要求限制使用，对人体低毒的溶剂，如丙酮、正丁醇、乙醇、乙酸乙酯等；第四类溶剂是指在药品生产过程中可能会使用到，但目前尚无足够毒理学资料的溶剂，如石油醚、三氟乙酸等。《中华人民共和国药典》2020 年版中规定的药品中常见残留溶剂的种类和限度见表 1-1。

表 1-1　药品中常见的残留溶剂及限度

溶剂名称	限度/%
第一类溶剂（应该避免使用）	
苯	0.0002
四氯化碳	0.0004
1,2-二氯乙烷	0.0005
1,1-二氯乙烯	0.0008
1,1,1-三氯乙烷	0.15
第二类溶剂（应该限制使用）	
乙腈	0.041
氯苯	0.036
三氯甲烷	0.006
环己烷	0.388
1,2-二氯乙烯	0.187
二氯甲烷	0.06
1,2-二甲氧基乙烷	0.01
N,*N*-二甲基乙酰胺	0.109
N,*N*-二甲基甲酰胺	0.088
二氧六环	0.038
2-乙氧基乙醇	0.016
乙二醇	0.062
甲酰胺	0.022
正己烷	0.029
甲醇	0.3
2-甲氧基乙醇	0.005
甲基丁基酮	0.005
甲基环己烷	0.118
N-甲基吡咯烷酮	0.053
硝基甲烷	0.005
吡啶	0.02
四氢噻吩	0.016
四氢化萘	0.01
四氢呋喃	0.072
甲苯	0.089
1,1,2-三氯乙烯	0.008
二甲苯	0.217
第三类溶剂（药品 GMP 或其他质量标准要求限制使用）	
乙酸	0.5
丙酮	0.5
甲氧基苯	0.5
正丁醇	0.5
仲丁醇	0.5
乙酸丁酯	0.5
叔丁基甲基醚	0.5
异丙基苯	0.5
二甲基亚砜	0.5
乙醇	0.5
乙酸乙酯	0.5
乙醚	0.5
甲酸乙酯	0.5
甲酸	0.5
正庚烷	0.5
乙酸异丁酯	0.5
乙酸异丙酯	0.5
乙酸甲酯	0.5
3-甲基-1-丁醇	0.5
丁酮	0.5
甲基异丁基酮	0.5
异丁醇	0.5
正戊烷	0.5
正戊醇	0.5
正丙醇	0.5
异丙醇	0.5
乙酸丙酯	0.5
三乙胺	0.5
第四类溶剂（尚无足够毒理学资料）	
1,1-二乙氧基丙烷	
1,1-二甲氧基甲烷	
2,2-二甲氧基丙烷	
异辛烷	
异丙醚	
甲基异丙基酮	
甲基四氢呋喃	
石油醚	
三氯乙酸	
三氟乙酸	

3. 提取方法 常用的溶剂提取方法有浸渍法、渗漉法、煎煮法、回流提取法及连续回流提取法等。为避免提取过程中成分发生变化，一般采用玻璃或搪瓷器皿进行提取。

（1）浸渍法（maceration）：浸渍法是将处理过的药材用适当的溶剂在常温或温热（<80℃）的条件下浸泡以溶出有效成分的方法。此法适用于有效成分遇热易破坏及含有多糖、淀粉、果胶、黏液质、树胶等物质较多的药材，操作方便，简单易行，但提取时间长，效率低，以水为溶剂时浸提液易霉变，必要时需加适量的甲苯、三氯甲烷等防腐剂。

（2）渗滤法（percolation）：渗滤法是将适度粉碎的药材置于渗滤筒（percolator）中，连续添加溶剂使其自上而下慢慢渗过药材，从渗滤筒下端流出浸出液的一种动态提取方法。当溶剂浸出有效成分向下移动时，新鲜的溶剂或较稀的溶液便会及时补充其位置，能够保持良好的浓度差，故提取效率高于浸渍法。本法在常温下进行，选用的溶剂多为水、酸水、碱水及不同浓度的乙醇等，适用于提取遇热易破坏的成分。不足之处是溶剂消耗量大，提取时间长，操作比较麻烦。渗滤装置如图1-10所示。

（3）煎煮法（boiling）：煎煮法是将药材加水加热煮沸以提取有效成分的方法，是我国中医常用的中药传统提取方法。此法操作简单（注意勿使用铁器），药材中的大部分成分可被不同程度地提取出来，提取效率高于浸渍法、渗漉法等冷浸方法，适用于有效成分能溶于水且热稳定性好的天然药物的提取，但不适于提取含挥发性成分及有效成分遇热易破坏的天然药物。煎出液杂质较多，特别是含多糖类丰富的药材，煎出液黏稠，难以过滤，且容易发生霉变。

（4）回流提取法（reflux）：回流提取法是使用易挥发的有机溶剂，如乙醇、三氯甲烷等，加热回流提取天然药物中的有效成分的方法。有机溶剂由于沸点低，为避免挥发损失和污染环境，需采用加热回流装置。本法提取效率高，但溶剂消耗量仍较大，操作较麻烦，对热不稳定成分的提取不宜采用此法。

（5）连续回流提取法（soxhlet）：连续回流提取法是在回流提取法的基础上改进的，能用少量溶剂进行连续循环回流提取，充分将有效成分浸出的方法。实验室中常用索氏提取器进行提取，其装置如图1-11所示。该法提取效率高，溶剂用量少，但浸出液受热时间长，故不适用于热不稳定物质的提取。

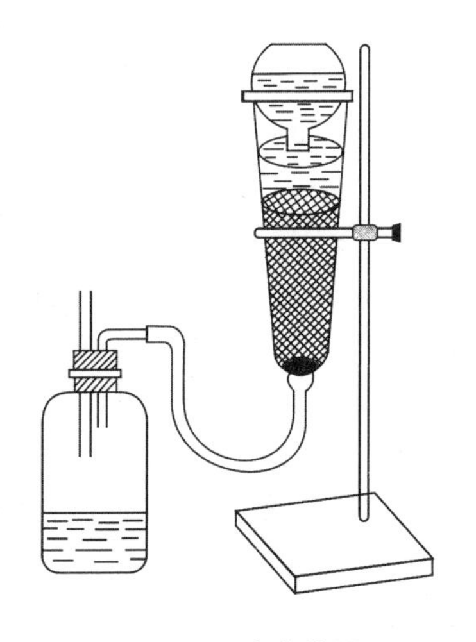

图1-10 渗滤装置

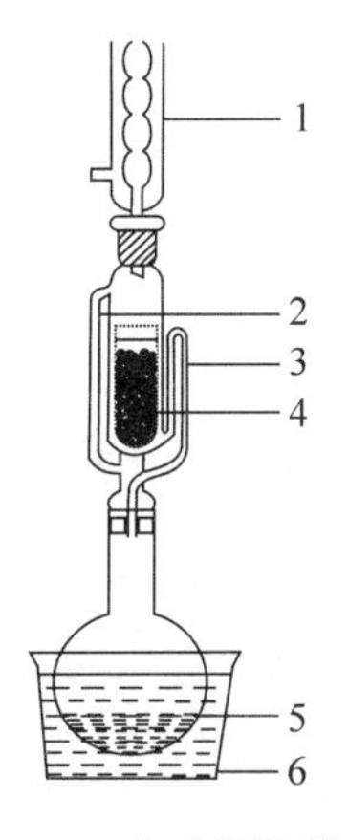

图1-11 索氏提取器

1. 冷凝管；2. 溶剂蒸气上升管；3. 虹吸回流管；4. 装有药物的滤纸筒；5. 溶剂；6. 水浴

（6）超临界流体萃取法（supercritical fluid extraction，SFE）：超临界流体（supercritical fluid，SF）是指当某物质处于其临界温度（T_c）和临界压力（P_c）以上时，形成的一种既非液体又非气体的特殊相态。超临界流体兼有气体和液体的双重特性，既有与气体相近的黏度，又有与液体相近的密度，具有良好的溶解特性和传质特性，其扩散系数大、黏度小、渗透性好，且介电常数随压力增大而增加，因此对许多物质有很强的溶解能力，可作为溶剂进行萃取。

可用作超临界流体的物质很多，如二氧化碳、乙烷、一氧化二氮、六氟化硫、乙烯等，其中最常用于天然产物提取的是二氧化碳。二氧化碳具有溶解能力强、传质速率高、安全、无毒、无污染、可循环利用、成本低等多方面的优点，因而在超临界流体技术中具有广泛的应用。

虽然通过调节压力与温度可以方便地改变超临界二氧化碳的溶解性能，但是单一的超临界二氧化碳对某些溶解度很低、选择性不高的物质仍具有局限性，因此夹带剂的应用越来越广泛。夹带剂可以提高被分离组分的溶解度，改善或维持选择性。常用的夹带剂大多为甲醇、乙醇、丙酮、乙酸乙酯等有机溶剂。

SFE是一种利用某物质在超临界区域所形成的流体，对天然药物中有效成分进行萃取分离的新型技术。通过控制不同的温度、压力以及不同种类及含量的夹带剂，使超临界流体有选择性地把极性大小、沸点高低和相对分子质量大小不同的成分依次萃取出来。

超临界二氧化碳萃取技术（SFE-CO_2）与传统的化学法萃取相比具有许多优点：①萃取和分离合二为一，操作方便，选择性和溶解性能好，萃取速度快，工艺流程短，产品纯度高，适用于极性较大和相对分子质量较大的物质的萃取；②具有较低的临界压力（P_c=7.39MPa）和临界温度（T_c=31.1℃），便于在室温和可操作的压力下操作，适用于对热不稳定、容易氧化分解的成分的提取；③二氧化碳的溶解特性容易改变，在一定温度条件下，只要改变压力或加入适宜的夹带剂即可提取不同极性的物质；④二氧化碳的化学性质不活泼，无传统溶剂提取法易燃易爆的危险，无毒、无污染、无溶剂残留，而且来源丰富，可循环利用，成本低；⑤可与GC（gas chromatography）等其他色谱技术及IR（infrared radiation）、MS（mass spectrometry）等联用，快速有效地对天然物质进行提取、分离、测定，实现提取与质量分析一体化。但这种方法也具有一定的局限性，如对脂溶性成分溶解能力强，对极性大或相对分子质量大的成分萃取较难，需加入与溶质亲和力较强的夹带剂（水、甲醇、乙醇、戊醇等）以提高溶解度，或需在很高的压力下进行；而且所用设备投资较大，运行成本高，清洗较为困难，给工业化和普及带来一定的难度和限制。

本法主要适用于提取分离挥发性成分、脂溶性成分、高热敏性成分及易氧化分解成分，已广泛应用于挥发油、生物碱类、香豆素和木脂素类、黄酮类、萜类、醌类等天然药物有效成分的提取分离。

（7）超声波辅助溶剂提取法（ultrasonic assisted extraction，UAE）：超声波辅助溶剂提取法是一种利用外场介入强化提取过程的技术。超声波具有三大效应：①机械效应，即超声波使介质质点在其传播空间内产生振动，从而强化介质的扩散和传质效应；②空化效应，即超声波使介质中溶解的气泡产生振动，当声压达到一定值时，气泡由于定向扩散而增大，形成共振腔，然后突然闭合，使其周围产生高达几千个大气压的压力，使生物体细胞壁及整个生物体在瞬间破裂，释放出有效成分；③热效应，超声波在传播过程中，声能不断地被介质所吸收，吸收的能量几乎全部转变为热能，从而导致介质本身和待萃取成分温度升高，增大了有效成分的溶解度。这种吸收声能引起生物体组织内部温度的升高是瞬时的，因此可使被提取成分的生物活性保持不变。此外，超声波的一些次级效应（如乳化、扩散、击碎、化学效应等）也促进了生物体中有效成分的溶解、扩散和与溶剂的充分混合。

超声波辅助提取技术近年来在天然药物提取中的应用日益广泛。用不同频率的超声波从槐米中提取芦丁，与热碱提取-酸沉淀法相比，超声法无需加热，只需用频率 20kHz 的超声波处理 30 分钟，提取率就可提高 47.56%，工艺简单，速度快。将超声技术用于从黄连中提取小檗碱的碱性浸泡工艺中，与常规的碱性浸泡法相比较，超声提取 30 分钟所得小檗碱的提出率比碱性浸泡 24 小时高 50%以上。

（8）微波辅助溶剂提取法（microwace assited extraction，MAE）：微波辅助溶剂提取法是一种借助于微波辅助来提取有效成分的方法。微波是频率在 300～300 000MHz 之间，波长在 1mm～1m 之间的电磁波。微波提取即主要是利用微波强烈的热效应，能使药材细胞内的极性物质，尤其是水分子发生极化，吸收微波能，产生大量的热量，使胞内温度迅速上升，液态水汽化产生的压力将细胞膜和细胞壁冲破，形成微小的孔洞或裂纹，从而使胞外溶剂容易进入细胞内，细胞中的有效成分更易溶出。

微波加热方式与传统加热方式不同，热量不是由外向内传递，而是同时直接作用于内部和外部的介质分子，使整个物料被同时加热。微波提取技术应用于天然药物有效成分的提取，可以克服传统提取方法本身固有的种种缺陷，具有选择性高、操作时间短、溶剂消耗少、有效成分收率高的优点。采用微波辅助提取法和常规回流提取法从中药黄芩中提取黄酮类成分的比较研究表明，在相同条件下，微波辅助提取 10 分钟的提取率为 99.94%，而常规回流提取 180 分钟的提取率才达 87.72%。

4. 影响因素 溶剂提取法的提取效率受原料的粉碎度、提取时间、提取温度、提取方式、溶剂的选择等因素的影响。

一般来说，破碎和提高温度有利于化学成分的提取。破碎一方面可以增大样品的表面积使溶剂更易于渗入细胞，另一方面可以使细胞大量被破坏，有利于物质的溶出。而提高温度有利于增大溶剂对物质的溶解能力。冷浸法提取效率相对较低，原料可破碎得细些，以利于有效成分的浸出；但渗漉法因过细的药材会堵塞渗漉筒，故需要保持一定的粒度；采用热提法，特别是以水为溶剂提取淀粉、多糖等含量较高的药材时也不宜破碎得太细，以免糊化影响过滤。虽然热提法效率高，但若所提取药材中的化学成分未知，为防止热不稳定成分发生变化，一般采用室温浸渍，提取液浓缩时温度也应控制在 60℃以下。

单一溶剂和混合溶剂都可用于提取。需要采用混合溶剂时，一般选择两种互溶的溶剂组成二元溶剂系统。使用索氏提取器时，通常使用单一溶剂，因为混合溶剂会因为两种溶剂挥发性的不同导致提取器中溶剂比例的改变。

（二）水蒸气蒸馏法

水蒸气蒸馏法（steam distillation）适用于具有挥发性的、能随水蒸气蒸馏而不被破坏、且难溶或不溶于水的天然化合物的提取。与水一起加热时，当两者的蒸气压总和与大气压相等时，混合物就开始沸腾，挥发性物质随水蒸气被蒸馏出来。对于某些在水中溶解度稍大的挥发性成分，馏出液可再蒸馏一次，以提高纯度。天然药物中的挥发油，某些小分子生物碱，如麻黄碱、烟碱等；某些小分子的酸性或中性物质，如丹皮酚、丁香酚、香豆素、内酯类化合物等，均可采用本法进行提取。

（三）升华法

升华法（sublimation）是利用某些固体物质具有在低于其熔点的温度下受热后，不经熔融就直接转化为蒸气，遇冷后又凝结为原来的固体的性质，使之从天然药物中提取出来的方法。本法适用于天然药物中具有升华性的某些生物碱类、香豆素类、有机酸类、小分子单萜类等物质的提取，如咖啡碱、七叶内酯、苯甲酸以及樟脑等。

升华法虽然简单易行，但往往提取不完全，产率低，有时还伴随有物质的分解现象；而且由于升华的温度较高，易使天然药物炭化，伴随产生的挥发性焦油状物常黏附在升华物上，难以去除，故在天然药物的实际提取中很少采用。

二、天然药物有效成分的分离精制方法

从天然药物中提取得到的提取物大多数情况下仍为混合物，需要经过进一步的分离、纯化处理，才能获得所需的单体成分。常用分离方法的原理包括：根据物质溶解度的差别进行分离，如利用物质在不同温度时溶解度不同进行重结晶或在不同溶剂中溶解度不同进行分步沉淀；根据物质在两相溶剂中的分配比不同进行分离，如液-液萃取法、液滴逆流色谱等；根据物质吸附性的差别进行分离，如硅胶吸附色谱、聚酰胺吸附色谱等；根据物质分子大小的差别进行分离，如凝胶色谱等；根据物质离解程度不同进行分离，如离子交换色谱等。

天然药物化学成分类型多样，在实际分离工作中，可根据被分离成分的结构特点和理化性质，将结晶法、沉淀法、萃取法等经典方法和多种色谱方法结合使用，取长补短，以期达到最佳的分离效果。

（一）根据物质溶解度差别进行分离

1. 结晶法 结晶（crystallization）是指固体物质以晶体状态从蒸气、溶液或熔融物中析出的过程，天然药物化学研究中常遇到的是从溶液中结晶的过程。初析出的结晶往往带有一些杂质，用适当的溶剂处理纯化含有较多杂质的粗结晶，使形成较纯的结晶状物质的过程称为重结晶（re-crystallization）。一般能结晶的大部分是比较纯的化合物，但不一定是单体化合物，有时混合物也可以结晶。另外也有一些物质即使达到了很纯的程度，也难以形成结晶，只呈无定形粉末，可考虑将其制备成易于结晶的衍生物。结晶法是利用混合物中各种成分在溶剂中溶解度的差别，使所需成分以结晶状态析出，再进一步纯化处理，以达到分离精制目的的分离方法。结晶法是天然药物有效成分分离纯化后期实验室常用的精制方法，可获得较纯的单体，有利于对天然药物化学成分进行鉴定和分子结构的研究。

（1）结晶的条件：制备结晶的溶液需要呈过饱和状态，一般是应用适量的溶剂在加温的情况下，将化合物溶解过滤除去不溶解的杂质，再放冷析出结晶。在这一过程中，样品的纯度、溶剂的类型、溶液的浓度、结晶的温度和速度等条件都会影响结晶的形成。一般情况下，样品纯度越高越容易结晶，过多杂质的存在会干扰结晶的形成。天然药物经过提取分离所得到的成分，大多仍然含有杂质或是混合成分，结晶前应该尽可能地除去杂质。可选用合适的溶剂溶出杂质，或只溶出所需要的成分；可用少量活性炭等进行脱色处理，以除去有色杂质；还可通过硅胶、氧化铝等短柱处理后再进行制备结晶。但应用吸附剂除去杂质时，所需要的成分也有可能被吸附而损失。结晶过程中，溶液浓度越高，析出结晶的速度越快，但得到的结晶质量较差，颗粒较小，杂质也可能多些。有时溶液浓度过高，黏度大反而不易结晶。若结晶自溶液中析出的速度太快，超过化合物晶核的形成和分子定向排列的速度，往往只能得到无定形粉末。如果溶液浓度适中，温度逐渐降低，则有可能析出晶体较大且纯度较高的结晶，X射线衍射所需的单晶就需要采用这种方法制备。

（2）结晶溶剂的选择：选择合适的溶剂是结晶法的关键。理想的结晶溶剂应具备以下条件：①不与结晶物质发生化学反应；②对结晶物质的溶解度随温度不同有显著差异，热时溶解度大，冷时溶解度小；③对可能存在的杂质，溶解度非常大或非常小（即冷热均溶或均不溶），前一种情况可使杂质留在母液中，后一种情况可趁热滤过除去杂质；④沸点适中，过低易挥发损失且难以控制，过高则不易浓缩和去除；⑤能给出较好的结晶；⑥无毒或毒性很小，便于操作。具体进行选择时，一般化合物可先查阅有关文献资料，参考同类型化合物的结晶条件；或遵循“相似相溶”规律，结合物质的极性来选择；若无资料可查，又不清楚物质的溶解性能，则只能通过小量摸索试验来决定。

常用的溶剂有甲醇、乙醇、丙酮、乙酸乙酯、三氯甲烷等；对于在一般溶剂中不易形成结晶

的成分，还可选用冰乙酸、吡啶、乙腈、甲酰胺等不常用的溶剂。但所选溶剂的沸点应低于欲结晶物质的熔点，以免结晶物质受热分解，出现油珠状或液化现象。当不能选择到合适的单一溶剂时，可选用两种或两种以上能以任意比例互溶的溶剂组成的混合溶剂，要求低沸点溶剂对物质的溶解度大，而高沸点溶剂对物质的溶解度小。这样在放置过程中，低沸点的溶剂较易挥发而比例逐渐减小易达到过饱和状态，有利于结晶的析出。一般常用的混合溶剂有乙醇-水、丙酮-水、吡啶-水、乙醚-甲醇、乙醚-丙酮等。选用混合溶剂进行结晶法操作，可先将样品溶于易溶的溶剂中，在加热的情况下逐渐滴加混合溶剂中另一种溶剂（能与前一种溶剂混溶且对被提纯物溶解度小）至溶液略变混浊，再加热溶解或稍滴加易溶的溶剂，使溶液澄明，放置，慢慢析出结晶。

重结晶选用的溶剂可参照结晶时所选用的溶剂，但若形成粗结晶后溶解度有所改变，则所选溶剂也相应有所不同。

（3）制备结晶的方法：结晶形成的过程包括晶核的形成和结晶的增长两个步骤。若想获得晶形较好、纯度较高的结晶，宜逐渐降低温度，使结晶缓慢析出。在放置过程中，最好先塞紧瓶塞，避免液面先出现结晶，而使结晶纯度降低。如果放置一段时间后没有结晶析出，可打开瓶塞使溶剂自然挥发后析出结晶，或加入少量晶种，即同种化合物结晶的微小颗粒。加晶种是诱导晶核形成的有效手段，一般来说，结晶过程具有高度选择性，当加入同种分子或离子，结晶便会立即增长；而且溶液中如果是光学异构体的混合物，可依晶种性质优先析出其同种光学异构体。没有晶种时，可用玻璃棒摩擦玻璃容器内壁，产生微小颗粒代替晶核，以诱导结晶形成；或用玻璃棒蘸取过饱和溶液在空气中挥发除去溶剂，再用以摩擦玻璃器壁产生晶核；还可将过饱和溶液先放入冰箱中冷却，降低溶解度，促使晶核形成，然后再升至室温，促进晶核生长为结晶。

制备结晶时，最好在形成一批结晶后，立即抽滤得到第一批结晶，母液浓缩放置以得到第二批结晶。结晶经重结晶后所得各部分母液，再经处理又可分别得到第二批、第三批结晶，这种方法称为分步结晶法或分级结晶法。分步结晶法各部分所得结晶，其纯度往往有较大差异，在未加检查前不要贸然合并在一起，以免导致纯度下降。

（4）结晶纯度的判断：结晶的纯度可根据化合物的晶形、色泽、熔距，结合薄层色谱或纸色谱等加以判断。化合物结晶的形状和熔点常因所用溶剂不同而有差异，如原阿托品碱在三氯甲烷中形成棱柱状结晶，熔点为207℃，在丙酮中则形成半球状结晶，熔点为203℃，所以文献中在化合物的晶形和熔点之后一般都会注明所用溶剂。一般纯化合物结晶的熔距在2℃以内，但也有例外情况，如防己诺林碱具有双熔点的特性。若某天然药物化学成分经过同一溶剂系统进行3次重结晶，其晶形和熔点一致，熔距较小，同时在薄层色谱或纸色谱中经数种不同展开系统鉴定为一个斑点，一般可认为该成分是一个单体化合物。

2. 沉淀法 沉淀法是指在天然药物的提取液中加入某些试剂，使欲分离成分或杂质产生沉淀或降低溶解性而从溶液中析出，从而获得有效成分或去除杂质的方法。对于待分离成分而言，这种沉淀反应必须是可逆的。

（1）溶剂沉淀法：在天然药物提取液中加入另一种溶剂以改变混合溶剂的极性，使一部分物质沉淀析出，从而实现分离。如在药材浓缩水溶液中加入数倍量高浓度乙醇，以沉淀除去多糖、蛋白质等水溶性杂质，即水提醇沉法；或在浓缩乙醇溶液中加入数倍量水稀释，以沉淀除去树脂、叶绿素等脂溶性杂质，即醇提水沉法；或在乙醇溶液中加入数倍量乙醚或丙酮，可逐段沉淀出溶解度不同的皂苷类成分，而脂溶性的树脂等杂质则留在母液中。其中，水提醇沉法是目前中药工业生产中应用最为广泛的一种精制方法。

（2）酸碱沉淀法：酸性、碱性或两性化合物，常可通过加入酸或碱以调节溶液的pH，改变分子的存在状态（游离型或解离型），从而改变溶解度而实现分离。例如，天然药物中难溶于水的游离生物碱遇酸生成生物碱盐而溶于水，再加碱碱化，又能重新游离使水溶性降低而形成沉淀析出，即酸提碱沉法；同理，提取黄酮类、蒽醌类等酸性或酚性成分时，则采用碱提酸沉法。某些蛋白质溶液，可以调节溶液的 pH，利用其在等电点时溶解度最小的性质使之析出。此外，一些不溶于水的具有内酯环的化合物遇碱可开环生成羧酸盐而溶于水，加酸酸化后，内酯环又重新环合从溶液中沉淀析出，与其他成分分离。

（3）沉淀剂沉淀法：在天然药物的提取液中，加入某种沉淀剂与溶液中的待分离组分生成难溶性的复合物，从而使其从溶液中沉淀析出的方法。

铅盐沉淀法是早期分离某些天然药物有效成分的经典方法之一，该方法是利用中性乙酸铅和碱性乙酸铅在水及醇溶液中能与多种物质生成难溶性的铅盐或络合物沉淀的性质，使天然药物有效成分与杂质分离。脱铅方法常采用硫化氢法，将所得铅盐沉淀悬浮于水或烯醇溶液中，通入硫化氢气体，使沉淀分解并将其中的铅盐转变为不溶性的硫化铅沉淀而除去，脱铅溶液再通入空气或二氧化碳以驱除剩余的硫化氢。若脱铅不彻底，残留的铅盐会严重危害健康，因此目前在制药工业中铅盐沉淀法已很少使用。

在天然药物化学成分分离中还有一些沉淀试剂较为常用，如生物碱沉淀试剂能使生物碱类成分生成不溶性复盐自酸性溶液中析出；雷氏铵盐可与水溶性季铵碱生成难溶于水的生物碱雷氏铵盐沉淀析出；胆甾醇能与甾体皂苷生成沉淀；明胶、蛋白质溶液能沉淀鞣质等。

3. 盐析法 盐析法是在天然药物的水提取液中加入大量的无机盐，使达到一定浓度或饱和后，促使提取液中某些成分在水中的溶解度降低而沉淀析出，从而与水溶性较大的杂质分离。常用作盐析的无机盐有氯化钠、硫酸钠、硫酸镁、硫酸铵等。例如三颗针根粉用稀酸浸泡，稀酸液加氯化钠近饱和即析出小檗碱盐酸盐；三七的水提取液中加硫酸镁至饱和状态，三七皂苷乙即可沉淀析出。有些成分如原白头翁素、麻黄碱、苦参碱等水溶性较大，在提取时，也往往先在水溶液中加入一定量的食盐，再用有机溶剂萃取。

（二）根据物质在两相溶剂中的分配比不同进行分离

1. 两相溶剂萃取法 两相溶剂萃取法是利用混合物中各种成分在两相互不相溶的溶剂中分配系数的差异而获得分离的方法。溶质的分配系数 K 在一定温度和压力下为一常数，即

$$K=c_U/c_L$$

其中，c_U 和 c_L 分别表示溶质在上相和下相溶剂中的浓度。混合物中各种成分在两相溶剂系统中分配系数相差越大，则萃取分离的效率越高。分离的难易可用分离因子 β 值来表示，β 为两种溶质在同一溶剂系统中分配系数的比值，即

$$\beta=K_A/K_B\ (K_A>K_B)$$

一般来说，$\beta\geqslant100$ 时，仅需一次萃取即可实现基本分离；$100>\beta\geqslant10$ 时，需萃取多次（10～12 次）才能达到分离；$\beta\leqslant2$ 时，则需做 100 次以上萃取才能实现基本分离；当 $\beta\approx1$ 时，即表示 $K_A\approx K_B$，两种成分性质非常相近，采用该溶剂系统难以达到分离目的。

（1）简单萃取法：简单萃取是指使用普通分液漏斗等容器进行的非连续性萃取操作。如果所需物质是亲脂性成分，可以采用环己烷、三氯甲烷、乙醚等亲脂性有机溶剂与水溶液进行两相萃取，除去糖类、无机盐等水溶性物质；如果所需物质是亲水性成分，则可以将水溶液用乙酸乙酯、正丁醇等弱亲脂性溶剂进行两相萃取。由于天然药物成分复杂，为达到更好的分离效果，往往采用极性由低到高的几种溶剂依次进行液-液萃取，即所谓的系统溶剂萃取法。所得样品可用于进行生物活性筛选，以确定天然药物的有效部位。

萃取过程中常遇到乳化现象，一旦发生乳化，可采用如下方法破乳：① 较长时间放置并不时旋转；② 用一金属丝在轻度乳化的乳化层中搅动使之破坏；③ 将乳化层抽滤；④ 将乳化层热敷或冷冻；⑤ 分出乳化层，再用新溶剂萃取；⑥ 加入少量电解质（如氯化钠），解决因两种溶剂能部分互溶或两相比重相差很小而产生的乳化现象；⑦ 滴加数滴醇类，如戊醇，来改变表面张力，破坏乳状液。

（2）连续萃取法：为克服使用分液漏斗多次萃取操作的麻烦，可采用连续萃取法。该方法的原理是利用两种溶剂相对密度不同可自然分层，分散相液滴穿过连续相溶剂时溶质即在两相间发生传质。选择连续萃取法时，需根据所用溶剂的相对密度大小以及被提取的水溶液相对密度的情况，而采用不同式样的连续萃取器。此法操作简便且可避免乳化，由于两相呈动态逆流运动，并经常能保持较大的浓度差，萃取过程能够连续进行，因而溶剂用量少、萃取效率高。

（3）逆流分配法：逆流分配法（counter-current distribution，CCD）是一种多次、连续的液-液萃取分离过程，混合物经仪器操作，在两相溶剂系统中进行反复多次的振摇、静置、分离和转移等萃取步骤，使分配系数不同的成分达到分离，又称为逆流分溶法、逆流分布法或反流分布法。如果混合物中各成分在两相溶剂中的分配系数比较接近，用一般方法不易分离，则可选用CCD法。

操作如图1-12所示，在多个分液漏斗中装入固定相，然后在0号漏斗中溶入溶质并加入流动相溶剂，振摇使两相溶剂充分混合；静置分层后，分出流动相移入1号漏斗，并在0号漏斗中重新补加新鲜的流动相；再次振摇混合，静置分层并进行转移。如此连续不断地操作下去，混合物中各成分即在两相溶剂相对作逆流移动过程中，不断进行分配，由于分配系数的不同，各成分都应在某一管中有最高浓度而达到分离。进行多次转移时，需采用Craig逆流分溶仪，该仪器为由上百个萃取单元组成的全自动连续液-液萃取装置，每个单元相当于一个分液漏斗。逆流分溶仪萃取单元的工作过程如图1-13所示，包括振摇萃取（a）、静置分层（b）、两相分开（c）、转移（d）。

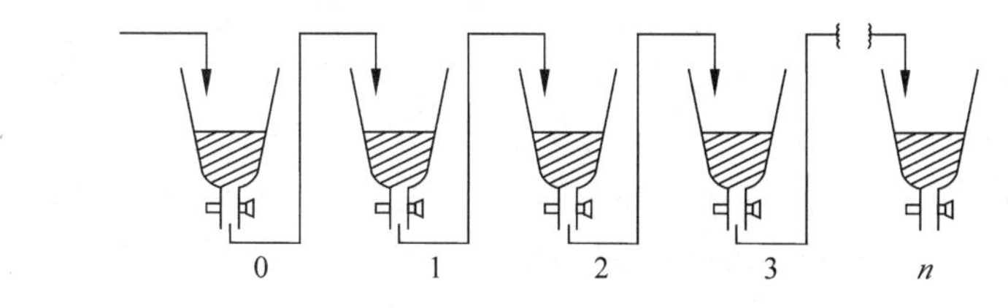

图1-12　CCD法分离过程示意图

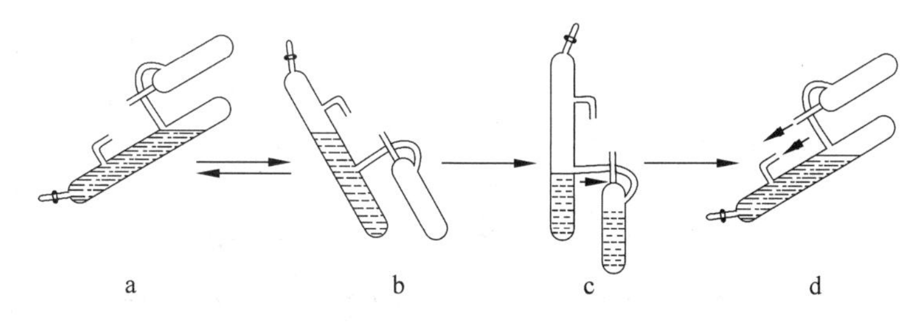

图1-13　逆流分溶仪萃取单元的工作过程

逆流分溶法由于分离效率高、操作条件温和、样品容易回收，特别适合中等极性、分离因子较小及不稳定物质的分离。溶质的浓度越低，分离效果越好。但是，极性过大或过小、分配系数受浓度或温度影响过大的样品，以及易乳化的萃取溶剂系统不宜采用此法进行分离。该法操作较繁琐，萃取管易于损坏，消耗溶剂较多，在应用上受到一定的局限。

2. 分配色谱法

（1）分配色谱的原理：分配色谱在原理上与溶剂萃取法相同，都是利用混合物中各成分在互不相溶的两相溶剂中分配系数的不同而达到分离目的。如果需要分离的物质在两相溶剂中的分配系数相差很小，则一般用简单的液-液萃取法是难以使其分离的，必须使其在两相溶剂中不断地反复分配才能实现分离，分配色谱即可达到这一目的。分配色谱法是以一种多孔物质作为支持剂，两相溶剂中的一相在色谱过程中始终固定在支持剂上，称为固定相；用另一相溶剂（与固定相之间不互溶）来洗脱，此洗脱剂在色谱过程中始终是移动的，称为移动相。混合物中各成分在固定相和移动相之间进行连续的、动态的不断分配，由于不同成分在两相间的分配系数不同而得以分离。

根据操作方式的不同，分配色谱可分为柱色谱、薄层色谱和纸色谱。固定相装在色谱柱内的称为柱色谱；固定相均匀涂铺在玻璃板、铝箔或塑料板等支持物上的称为薄层色谱；采用滤纸作为支持物的称为纸色谱。柱色谱分离量较大，主要用于分离制备；薄层色谱和纸色谱分离量小，主要用于分析鉴定，也可用于半微量制备。柱色谱的最佳分离条件可以根据相应的薄层色谱结果（正相柱用正相薄层板，反相柱用反相薄层板）进行选定。

（2）纸色谱：纸色谱是一种以滤纸作为支持剂，依靠样品在两相间分配系数的不同而使混合物中各组分达到分离的方法。常规的纸色谱的固定相是滤纸上吸附的水，移动相是水饱和的有机溶剂，相当于正相分配色谱，极性小的成分 R_f 值较大，先被洗脱下来。纸色谱适用于糖类、氨基酸等大极性化合物的分离、分析。

（3）分配柱色谱：将两相溶剂中的一相涂覆或键合在硅胶等多孔载体上作为固定相，填充在色谱管中，然后加入与固定相不相混溶的另一相溶剂（移动相）冲洗色谱柱，使物质在两相溶剂中作相对逆流移动，在移动过程中不断进行动态分配而得以分离，这种方法称之为分配柱色谱法。

1）正相色谱与反相色谱：分配色谱常用的支持剂有硅胶、硅藻土、纤维素粉和滤纸等。以强极性溶剂（如水、缓冲溶液等）为固定相，弱极性溶剂（如三氯甲烷、乙酸乙酯等）为移动相（展开剂、洗脱剂、流动相）的分配色谱称为正相分配色谱，从原理上看适合用于分离水溶性或极性较大的成分，通常化合物的极性越小，越先被洗脱出来。而以液状石蜡或键合的烷烃基等弱极性物质为固定相，水或甲醇等强极性溶剂为移动相的分配色谱则称为反相分配色谱（reverse phase partition chromatography），从原理上看适合于分离极性小的成分，通常化合物的极性越大，越先被洗脱出来。

常用反相硅胶薄层色谱及柱色谱的填料系将普通硅胶经下列方式进行化学修饰，键合上长度不同的烃基（R）形成亲脂性表面而成。根据烃基（-R）长度为乙基（$-C_2H_5$）、辛基（$-C_8H_{17}$）或十八烷基（$-C_{18}H_{37}$），分别命名为 RP（reverse phase）-2、RP-8 或 RP-18。三者亲脂性强弱顺序如下：RP-18＞RP-8＞RP-2。

$$\equiv SiOH + X-\overset{|}{\underset{|}{Si}}-R \longrightarrow \equiv Si-O-\overset{|}{\underset{|}{Si}}-R + HX$$

（X=卤原子，烷氧基）

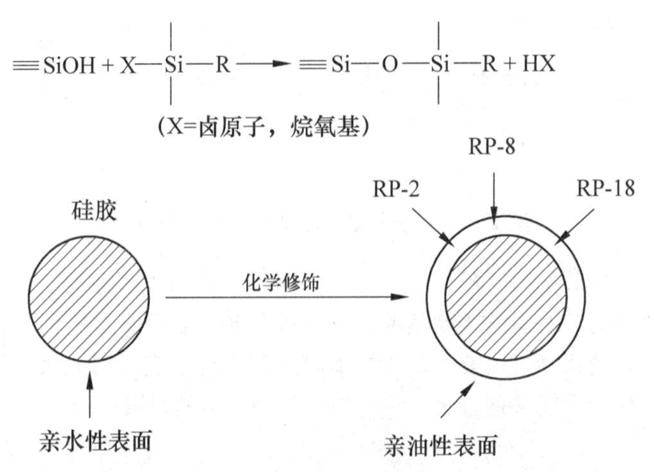

2）加压液相柱色谱：经典的分配柱色谱中使用的载体（如硅胶）粒径较大（100～150μm），流

动相仅靠重力作用自上而下缓慢流过色谱柱，流出液分段收集后再进行分析，因此柱效较低，费时较长，近来各种加压液相色谱的出现可有效弥补上述不足。加压液相色谱所用的载体多为颗粒直径较小、机械强度和比表面积均较大的球形硅胶微粒，如 Zipax 类薄壳型或表面多孔型硅球以及 Zorbax 类全多孔硅胶微球等，其上键合不同极性的有机化合物以适应不同类型分离工作的需要，因而柱效大大提高。

为了提高分离速度、缩短分离时间，则需施加压力，根据所用压力大小不同，可以分为快速色谱（flash chromatography，约 2.02×10^5 Pa）、低压液相色谱（low-pressure liquid chromatography，LPLC，<5.05×10^5 Pa）、中压液相色谱（middle-pressure liquid chromatography，MPLC，$5.05\times10^5\sim20.2\times10^5$ Pa）和高压（效）液相色谱（high-pressure liquid chromatography，HPLC，>20.2×10^5 Pa）等。各种加压液相色谱的分离规模如图 1-14 所示。

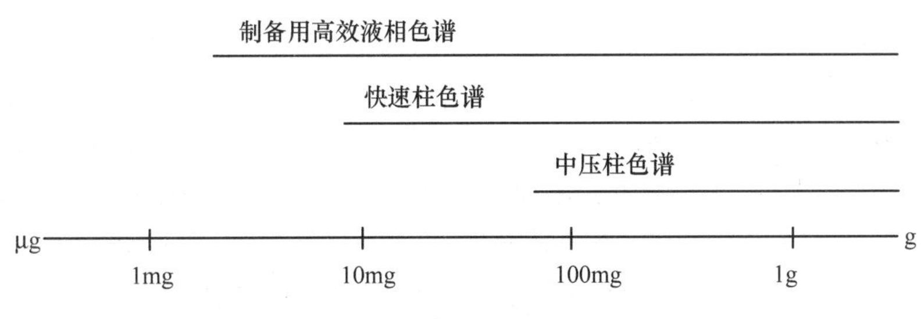

图 1-14 各种加压液相柱色谱的大体分离规模

此外，在色谱柱出口处常常配以紫外、示差折光、二极管阵列等高灵敏度的检测器，可采用记录仪指导流份的收集，也可以采用计算机和软件系统进行自动控制和数据处理。故无论在分离效率还是分离速度方面，加压液相色谱均明显优于经典的液-液分配柱色谱法，目前在天然药物分离工作中应用非常广泛。

（4）液滴逆流色谱：液滴逆流色谱（droplet counter current chromatography，DCCC）是利用混合物中各成分在两相溶剂间分配系数的差别，由流动相形成液滴，通过作为固定相的液柱实现逆流分配，使各成分获得分离（图 1-15）。操作时先将两相溶剂充分振摇平衡，然后将分开的两相分别作为固定相和流动相。以重相（下层溶剂）作为固定相，轻相（上层溶剂）作为流动相时，称为上行法；反之则称为下行法。由于流动相形成液滴，在细的萃取管中不断地与固定相有效地接触、摩擦形成新表面，促使溶质在两相溶剂中实现充分的分配，可以获得很高的分离效果，且不易乳化或产生泡沫。最后通过检测器和收集器对从萃取管中流出的流动相进行收集。

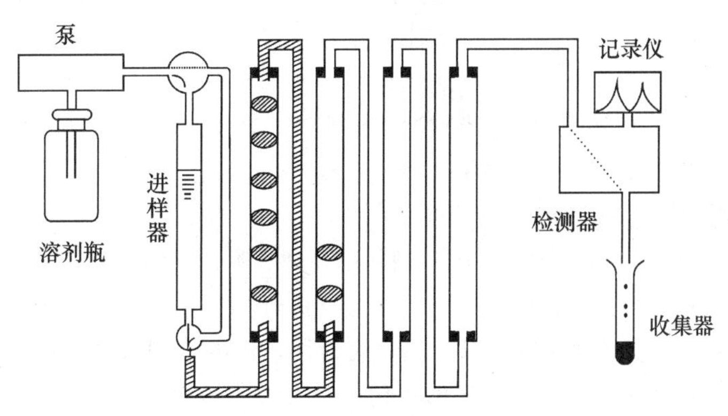

图 1-15 液滴逆流色谱装置示意图（上行法）

两相溶剂系统的选择对于合适的液滴的形成影响很大，有时需要用三元（或四元）的系统制备两相溶剂，即用附加的第三种（或第四种）溶剂来调和其他溶剂组分和缓解原始两相的极性差异。

采用DCCC法能够一次分离毫克级至克级的混合样品，在酸性和碱性分离条件下都能使用，已广泛用于分离纯化皂苷、生物碱、蛋白质、多肽、酸性成分及糖类等多种天然药物化学成分。由于不使用固态分离材料，不可逆吸附、色谱峰展宽等现象均可避免。用氮气驱动流动相，可避免被分离物质因遇大气中氧气而被氧化。但与制备型HPLC相比，DCCC的分辨率较低，一次分离所需的时间也较长，因此还不适宜组成复杂的混合物的全谱分离分析。但由于其对于样品预处理条件要求不高，并具有回收率高、制备量大的优点，可用于特定部位和特定组分的分离制备。

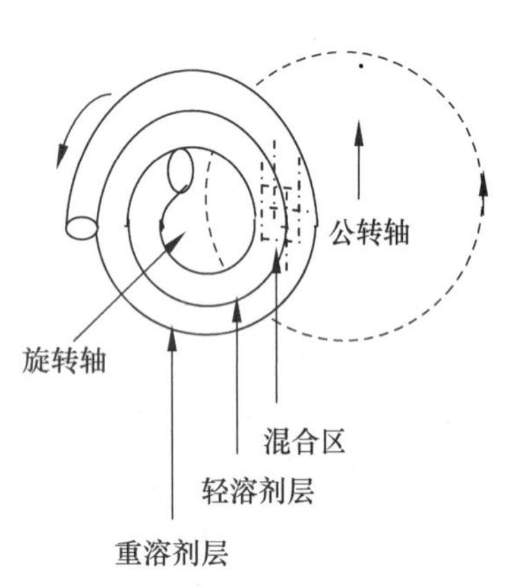

图1-16　HSCCC分离物质原理模拟图

（5）高速逆流色谱：高速逆流色谱（high speed counter current chromatography，HSCCC）是由美国国立卫生研究院（National Institutes of Health，NIH）的Yoichiro Ito博士首创的新一代逆流色谱，其原理是基于样品在旋转螺旋管内的互不混溶的两相溶剂间分配不同而获得分离。高速逆流色谱属流体动力学平衡系统，具体表现为一根100多米长的螺旋空管，注入互不相溶的两相溶剂中的一相作为固定相，然后作行星运动；同时不断注入另一相（流动相），由于行星运动产生的离心力场使得固定相保留在螺旋管内，流动相则不断穿透固定相；这样两相溶剂在螺旋管中实现高效的接触、混合、分配和传递。由于样品中各组分在两相中的分配比不同，在流动相中分配比例大的先被洗脱，在固定相中分配比例大的后被洗脱，从而使样品中各组分得到分离（图1-16）。

正确地选择溶剂系统是HSCCC分离成功的关键。有效的溶剂系统应遵循两个原则：①溶剂体系的分层时间尽可能短，一般应小于30秒；②目标样品的分配系数接近于1，容量因子大于1.5。选择溶剂系统时可参考相关的文献数据；也可以采用薄层色谱法和高效液相色谱法判断混合物中各组分的分配系数，指导溶剂系统的选择。正己烷/乙酸乙酯/正丁醇/甲醇/水和三氯甲烷/甲醇/水是两个比较经典的溶剂系统。

目前高速逆流色谱仪有分析型、半制备型和制备型三大系列，较大的制备型HSCCC，柱容积可达1000mL，一次最多进样可达20g粗品。

HSCCC与其他色谱技术相比，具有以下几个方面的优点：①操作简便，容易掌握，分离过程中对样品的前处理要求低，可直接纯化粗制品。②样品回收率高。由于没有固体载体，避免了待分离样品与固定相载体表面产生化学反应而变化和不可逆吸附，一般都有很高的回收率。③重现性好，分离效率高，分离量较大。由于能实现梯度操作和反相操作，亦能进行重复进样，使其特别适用于制备性分离，产品纯度高。④应用范围广，适应性好。由于可供选择的溶剂系统很多，广泛适用于各类极性和非极性天然化合物的分离。

（三）根据物质的吸附性差别进行分离

吸附色谱（adsorption chromatography）是利用固体吸附剂（固定相）对混合物中各组分的吸附能力的不同而达到分离的色谱方法。吸附色谱可以进行薄层色谱和柱色谱，一般薄层色谱用于分析鉴定或半微量制备，柱色谱多于制备分离。吸附柱色谱的溶剂系统可以通过相应的薄层色谱结果进行选定，一般使薄层色谱中组分 R_f 值达到0.2～0.3的溶剂系统可用作柱色谱分离该相应组分的最佳溶剂系统。吸附柱色谱也可用分配色谱所用的加压方式进行。

液-固吸附色谱是运用较多的一种吸附色谱，特别适用于脂溶性中等相对分子质量成分（相对分子质量小于1000的低挥发性样品）的分离，对于高相对分子质量样品如蛋白质、多糖或离子型亲水化合物等的分离一般不适用。液-固吸附又有物理吸附、化学吸附和半化学吸附之分。物理吸附（physical adsorption）又称表面吸附，是由构成溶液的分子（包括被分离物质和溶剂）与固体吸附剂表面分子的分子间力的相互作用而引起的，其特点是吸附无选择性、吸附与解吸附的过程可逆且可快速进行，在天然药物化学的实际研究工作中常用的硅胶、氧化铝、活性炭的吸附原理即属于物理吸附。而黄酮等酚酸性物质被碱性氧化铝吸附，或生物碱被酸性硅胶吸附等，则属于化学吸附（chemical adsorption），其特点是吸附具有选择性、吸附十分牢固、有时为不可逆吸附，故实际应用较少。半化学吸附（semi-chemical adsorption）介于物理吸附和化学吸附之间，吸附力较弱，有一定的实际应用，如聚酰胺对黄酮类和醌类化合物的氢键吸附。

1. 物理吸附中吸附剂、溶剂与被分离物质性质的关系 物理吸附遵循“相似者易于吸附”经验规律，吸附剂、溶剂与被分离物质共同构成吸附色谱中的3个要素，在实际应用时需全面考虑三者间相互联系又相互制约的关系，以便选择合适的条件，达到分离的目的。

（1）吸附剂的种类：常用的吸附剂有硅胶、氧化铝、活性炭等。

1）硅胶：色谱用硅胶可用通式 $SiO_2 \cdot xH_2O$ 表示，为多孔性物质，具有硅氧烷的交链结构，其骨架表面具有很多硅醇基而呈弱酸性（pH＝4.5）。硅胶表面的硅醇基与许多化合物通过氢键、偶极等相互作用而表现吸附性能。硅胶吸附作用的强弱与游离硅醇基的数目有关，数目越多，其吸附能力越强。硅醇基也容易通过氢键而结合水分，随着含水量的增加，硅胶表面的游离硅醇基数目减少，硅胶吸附其他化合物的能力便随之减弱。硅胶的吸附能力大小可根据含水量，用不同的活度级别来表示（表1-2）。若含水量达17%以上，硅胶的吸附能力极弱，不能用作吸附剂，但可作为分配色谱中的支持剂。若将含水硅胶在100～110℃下加热，能除去大部分硅醇基吸附的水，使硅胶恢复吸附能力，这一过程称为活化。当温度升高至500℃时，硅胶能不可逆的失去结合水（一般在170℃以上即有少量结合水失去），并且硅醇基也能脱水缩合转变为硅氧烷键，从而丧失了吸附性能，再用水处理亦不能恢复其吸附活性，所以硅胶的活化不宜在较高温度下进行。硅胶是最常用的极性吸附剂，对极性物质具有较强的吸附能力，适用于中性或酸性成分的分离（包括非极性化合物和极性较小的化合物），如挥发油、黄酮、蒽醌、强心苷、皂苷、有机酸及酚性化合物等。同时硅胶又是一种弱酸性阳离子交换剂，其表面上的硅醇基能释放弱酸性的氢离子，当遇到较强的碱性化合物，则可因离子交换反应而吸附碱性化合物，因此不适用于碱性物质的分离。目前市售色谱用硅胶主要包括薄层色谱硅胶G、硅胶 GF_{254}、硅胶H和柱色谱硅胶（100～140目、200～300目等）。对于分离难度较大的样品，也可以用薄层硅胶作为填料，采用加压柱色谱的方式，可以大大提高分离效果。

表1-2 硅胶含水量与活度的关系

硅胶含水量/%	活度	硅胶含水量/%	活度
0	Ⅰ	25	Ⅳ
5	Ⅱ	38	Ⅴ
15	Ⅲ		

2）氧化铝：氧化铝与硅胶一样同属极性吸附剂，极性强的物质优先被吸附，具有价格低廉、吸附力强、载样量大的特点。氧化铝通常按制备方法不同可分为3种，即碱性氧化铝、中性氧化铝和酸性氧化铝。未经酸化处理的氧化铝带有碱性（因其中可混有碳酸钠等成分），对于酸性、酚

性成分能形成死吸附，对于醛、酮、酯、内酯等类型的化合物易发生异构化、氧化、消除、酯水解、内酯环开裂等副反应，因而主要用于对弱碱稳定的生物碱类、甾体类、醇类等化合物的分离。碱性氧化铝用5%乙酸处理除去碱性杂质，用水洗至中性，称为中性氧化铝。中性氧化铝仍属于碱性吸附剂的范畴，用途最广，适用于生物碱、萜类、甾体、挥发油及在酸碱中不稳定的苷类、内酯类等化合物的分离，不适用于酸性成分的分离。用稀硝酸或稀盐酸处理氧化铝，不仅可中和氧化铝中含有的碱性杂质，并且可使氧化铝颗粒表面带有 NO_3^- 或 Cl^- 的阴离子，从而具有离子交换剂的性质，适合于酸性成分的分离，这种氧化铝称为酸性氧化铝。氧化铝的活性同样与它的含水量直接相关，随着含水量的增加，吸附能力减弱。

3）活性炭：活性炭是一种使用较多的非极性吸附剂。色谱用的活性炭一般分为3类：粉末状活性炭、颗粒状活性炭和锦纶活性炭，其中最常选用的是颗粒状活性炭。活性炭主要用于分离水溶性成分，如氨基酸、糖类及某些苷类。活性炭的吸附能力受溶剂的影响，在水溶液中最强，在有机溶剂中则较弱。如以乙醇-水混合溶剂进行洗脱时，随乙醇浓度的递增，洗脱能力逐渐增强。在一定条件下，活性炭对不同物质的吸附能力也有差别。一般对极性基团多的化合物的吸附力大于极性基团少的化合物，对芳香族化合物的吸附力大于脂肪族化合物，对相对分子质量大的化合物的吸附力大于相对分子质量小的化合物。利用这些吸附性的差别，可将水溶性芳香族化合物与脂肪族化合物分开、单糖与多糖分开、氨基酸与多肽分开。目前尚无测定活性炭吸附力级别的理想方法，其吸附力不易控制，故活性炭的具体应用受到一定的限制。

（2）溶剂的选择：色谱过程中溶剂的选择对组分分离影响很大。柱色谱所用的溶剂（单一溶剂或混合溶剂）习惯上称洗脱剂，用于薄层色谱或纸色谱的溶剂常称展开剂。选择洗脱剂时，应综合考虑被分离物质与所选用的吸附剂的性质。对于极性吸附剂而言，随洗脱剂极性增大，吸附剂对溶质的吸附能力逐渐降低，洗脱能力逐渐增强。而使用非极性吸附剂时，情况正好相反，溶剂极性降低，吸附剂对溶质的吸附能力随之降低，即洗脱剂的洗脱能力随溶剂极性的降低而增强。

因此，极性强弱成为支配吸附过程的主要因素。极性是一种抽象的概念，用以表示分子中电荷不对称的程度，并大体上与偶极矩、极化度及介电常数等概念相对应。通常溶剂极性的大小可以根据介电常数（ε）的大小来判断。常用溶剂的介电常数及其极性排列如表1-3所示。

表1-3　常用溶剂介电常数及其极性排列

溶　剂	ε	水溶度/(g/100g)	极　性
己烷	1.88	0.007	弱
苯	2.29	0.06	↓
乙醚（无水）	4.47	1.3	
三氯甲烷	5.20	0.1	
乙酸乙酯	6.11	3.0	
乙醇	26.0		
甲醇	31.2		
水	81.0		强

洗脱剂的选择一般参照薄层色谱确定的色谱条件，洗脱剂的极性宜逐步增加，且跳跃不能太大。实践中多采用混合溶剂梯度洗脱，通过巧妙调节比例逐步增强洗脱剂的极性，可获得较好的分离效果。一般，混合溶剂中强极性溶剂的影响比较突出，故不可随意将极性差别很大的两种溶剂组合在一起使用。实验室中常用的混合溶剂组合有环己烷-乙酸乙酯、环己烷-丙酮、三氯甲烷-

丙酮、三氯甲烷-甲醇等。

(3) 被分离物质的性质：在吸附剂与洗脱剂固定的条件下，各成分的分离情况与被分离物质的结构与性质直接相关。被分离物质的极性越大，极性吸附剂对其吸附力越强，而非极性吸附剂则对其吸附力越弱。常见的化合物官能团的极性大小顺序如下：

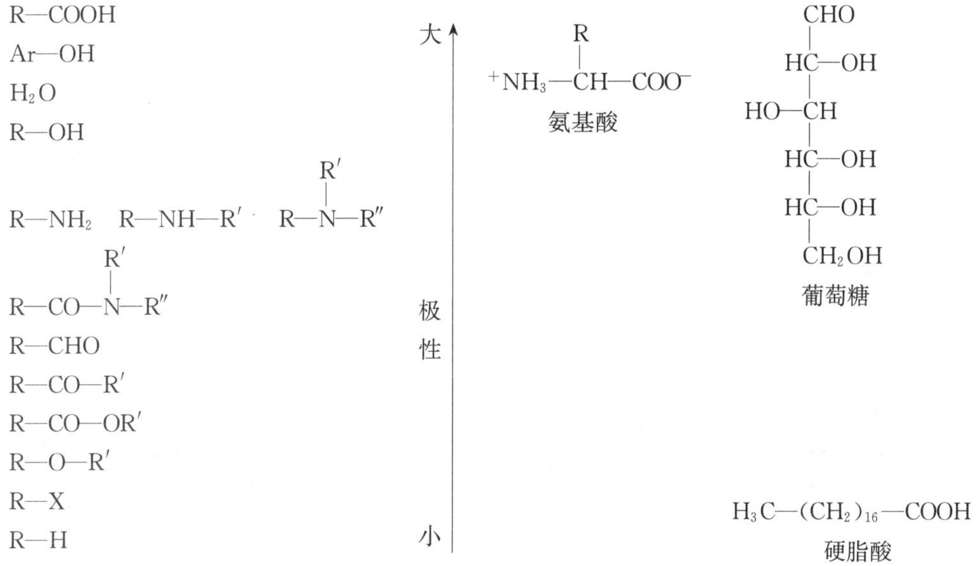

R—COOH
Ar—OH
H_2O
R—OH
$R—NH_2$　R—NH—R′　R—N(R′)—R″
R—CO—N(R′)—R″
R—CHO
R—CO—R′
R—CO—OR′
R—O—R′
R—X
R—H

极性：大 → 小

$^{+}NH_3—CH(R)—COO^{-}$
氨基酸

CHO—HC(OH)—HO—CH—HC(OH)—HC(OH)—CH_2OH
葡萄糖

$H_3C—(CH_2)_{16}—COOH$
硬脂酸

化合物的极性由分子中所含官能团的种类、数目及排列方式等综合因素所决定。以氨基酸为例，分子结构中既有正电基团，又有负电基团，故极性很强。高级脂肪酸，如硬脂酸，虽然结构中也含有强极性基团—COOH，但因分子的主体由长链烃基构成，故极性依然很弱。又如葡萄糖，因分子中含有许多—OH，故为极性化合物；但鼠李糖（6-去氧糖）及毛地黄毒糖（2,6-二去氧糖）因分子中的$—CH_2OH$及—CHOH分别脱去氧变为$—CH_3$及$—CH_2—$，极性也随之降低。

再如，从黄花夹竹桃果仁中分出下列7种成分（表1-4）。其中，与黄夹次苷相比，黄夹苷A、黄夹苷B因为分子中多出2个Glc，故极性要大得多，而且黄夹苷A（R=CHO）极性大于苷B（$R=CH_3$）。5种黄夹次苷中，A～D的结构差别仅在于R不同，故极性大小取决于R的种类，并排成下列顺序：次苷D（COOH）>次苷C（CH_2OH）>次苷A（CHO）>次苷B（CH_3）；单乙酰黄夹次苷B与黄夹次苷B比较，-OH变为$-OCOCH_3$，故极性还要降低。综上分析，黄花夹竹桃中7种强心苷的极性将按下列顺序排列：苷A>苷B>次苷D>次苷C>次苷A>次苷B>单乙酰次苷B。

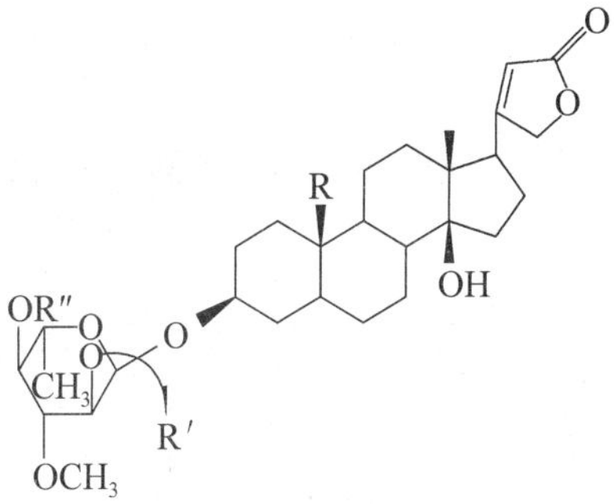

R, OH, O, OR″, CH_3, OCH_3, R′

表1-4 黄花夹竹桃果仁中的强心苷成分

名　称	R	R′	R″
黄夹苷A	CHO	$(D\text{-}Glc)_2$	H
黄夹苷B	CH_3	$(D\text{-}Glc)_2$	H
黄夹次苷A	CHO	H	H
黄夹次苷B	CH_3	H	H
黄夹次苷C	CH_2OH	H	H
黄夹次苷D	COOH	H	H
单乙酰黄夹次苷B	CH_3	H	CH_3CO

上述极性强弱顺序决定着这些化合物在硅胶上的吸附行为及柱色谱的洗脱规律。

对于酸性、碱性及两性化合物而言，其极性强弱和吸附行为主要取决于其存在状态（游离型或离解型）。例如生物碱，游离型为非极性化合物，易被活性炭所吸附；但离解型则为极性化合物，不易被活性炭所吸附。而酸性、碱性及两性化合物的存在状态受溶剂 pH 的影响，因此实际工作中常可通过改变溶剂的 pH 来改变上述化合物的存在状态，影响其吸附色谱行为而达到分离精制的目的。

为避免发生化学吸附，酸性物质宜用硅胶，碱性物质则宜用氧化铝进行分离。若硅胶、氧化铝用适当方法处理成中性，情况会有所缓解。通常在分离酸性（或碱性）物质时，洗脱溶剂中分别加入适量乙酸、磷酸、三氟乙酸（或氨、吡啶、二乙胺），常可收到防止拖尾、促进分离的效果。

2. 聚酰胺吸附色谱法　聚酰胺（polyamide）是由酰胺聚合而成的一类高分子物质，商品名又称为锦纶、尼龙，不溶于水、甲醇、乙醇、丙酮、三氯甲烷等常用有机溶剂，对碱较稳定，对酸尤其是无机酸稳定性较差，可溶于浓盐酸、冰乙酸及甲酸。色谱用聚酰胺同时具备较好的亲水和亲脂性能，既可以用于分离亲水性成分，又可以用于分离亲脂性成分。自 1955 年发现聚酰胺色谱分离酚性物质以来，聚酰胺已广泛用于多种天然产物的分离，特别是在黄酮类、酚类、醌类成分的分离中具有独特的优势。

（1）聚酰胺的吸附原理：在 20 世纪 60 年代中期之前，一般认为聚酰胺色谱是吸附色谱。其吸附原理是由于聚酰胺分子内有很多酰胺基，酰胺基中的羰基可与酚类、黄酮类化合物中的酚羟基等形成分子间氢键，胺基可与醌类化合物中的羰基等形成分子间氢键，因而对这些物质具有吸附作用，即所谓“氢键吸附”作用。其吸附原理可用图 1-17 表示。

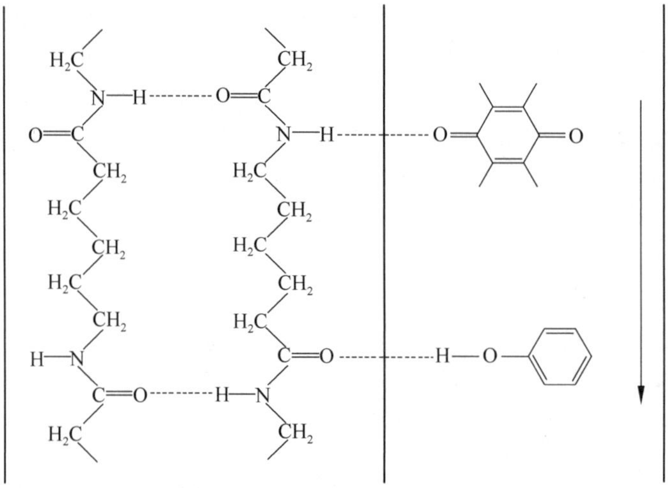

固定相　　移动相

图 1-17　聚酰胺吸附色谱的原理

各种化合物由于与聚酰胺形成氢键的能力不同，聚酰胺对它们的吸附力也不同。通常在含水溶剂中大致有如下规律：

1）分子中能形成氢键的基团数目越多（如酚羟基、羧基、醌基、硝基等），聚酰胺对其吸附力越强，如：

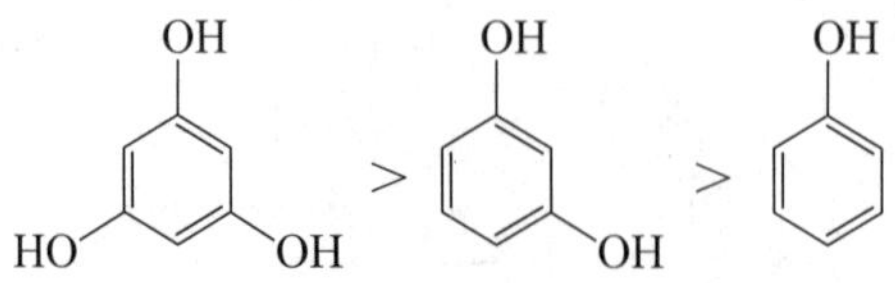

2）分子中形成氢键的位置对吸附力也有影响，易形成分子内氢键者，其在聚酰胺上的吸附力相应减弱，如：

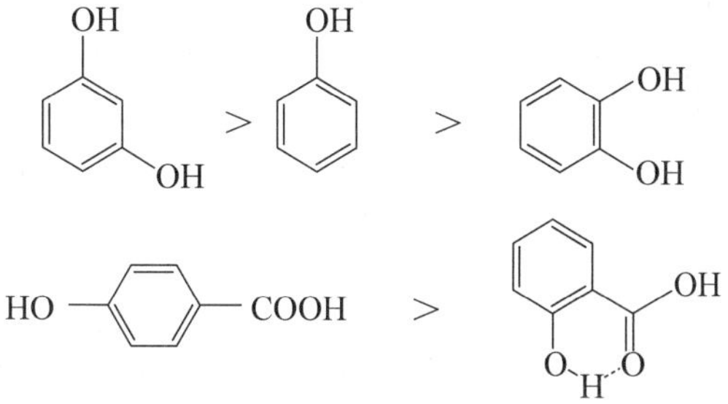

3）分子中芳香化程度越高、共轭链越长，聚酰胺对其吸附力就增强，反之亦然。如：

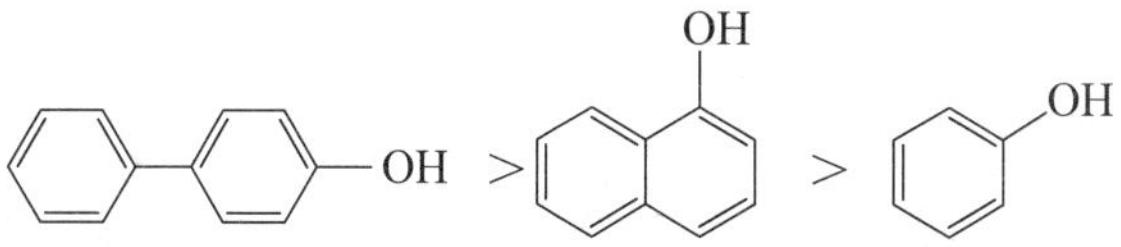

由于吸附过程是在溶液中进行的，化合物与聚酰胺形成氢键的能力不仅取决于化合物本身的结构，还与溶剂的种类有关，因为溶剂也会参加吸附剂表面的争夺，或通过改变聚酰胺对溶质的氢键结合能力而影响吸附过程。一般在水中溶质与聚酰胺形成氢键的能力最强，在有机溶剂中较弱（如在含水醇中形成氢键的能力随着醇浓度的增高而相应减弱，在高浓度醇或其他有机溶剂中则几乎不缔合），在碱性溶剂中最弱。故在聚酰胺柱色谱分离时，通常用水装柱，试样也尽可能溶解成水溶液上柱以利于聚酰胺对溶质的充分吸附，然后用不同浓度的含水醇溶液进行洗脱，并不断提高醇的浓度，逐步增强从柱上洗脱物质的能力。甲酰胺、二甲基甲酰胺及尿素水溶液因分子中均有酰胺基，可以同时与聚酰胺吸附剂及酚类、醌类等化合物形成氢键缔合，因而具有很强的洗脱能力。此外，水溶液中加入碱或酸均可破坏聚酰胺与溶质之间的氢键缔合，也有很强的洗脱能力，可用于聚酰胺的精制及再生处理。常用的聚酰胺再生剂有10%乙酸、3%氨水及5%氢氧化钠水溶液等。综上分析，在聚酰胺柱色谱中常用作洗脱剂的各种溶剂洗脱能力顺序如下：

水＜甲醇或乙醇＜丙酮＜氢氧化钠水溶液＜甲酰胺＜二甲基甲酰胺＜尿素水溶液

上述分离原理及规律是针对洗脱剂为含水溶剂系统而言，当以非含水溶剂系统（如三氯甲烷-甲醇等）为洗脱剂时，聚酰胺则可作为极性固定相，其色谱行为类似于正相色谱。

（2）聚酰胺色谱的应用：聚酰胺目前已发展成为分离极性和非极性物质的用途广泛的色谱方法。聚酰胺色谱法常选用含水溶剂系统进行分离，主要适用于含有酚羟基、酮羰基的化合物的分离，如黄酮类、酚类、醌类等；聚酰胺色谱法也可用于非含水溶剂系统，此时适用于萜类、甾体类、黄酮类等的分离。聚酰胺对一般酚类、黄酮类化合物的吸附是可逆的（鞣质例外），分离效果好，吸附容量大。此外，由于聚酰胺对鞣质的吸附性强，特别是对大分子鞣质的吸附近乎不可逆，也常用于天然药物粗提物的脱鞣。聚酰胺色谱同样有薄层色谱与柱色谱两种，聚酰胺薄层色谱是摸索聚酰胺柱色谱分离条件以及检查柱色谱各流分组成和样品纯度的重要手段，通常采用聚酰胺薄膜。

3. 大孔吸附树脂色谱法 大孔吸附树脂（macroporous adsorption resin）是一类不含离子交换基团、具有大孔网状结构的高分子吸附剂。一般为白色球形颗粒，粒度通常为20～60目，根据聚合材料的不同，可分为非极性、弱极性、中极性、极性和强极性5类。大孔吸附树脂的理化性质稳定，不溶于酸、碱及有机溶剂，对有机物有较好的选择性，不受无机盐类及低分子化合物存在的影响，因而在天然化合物的分离与富集工作中被广泛应用。

（1）大孔吸附树脂的吸附原理：大孔吸附树脂具有良好的网状结构和很大的比表面积，是吸附性和分子筛性原理相结合的分离材料，它的吸附性是由于范德华引力或产生氢键的结果。分子筛性是由于其本身多孔性结构的性质所决定的。有机化合物常根据其被吸附的能力不同及相对分子质量大小的不同，在大孔吸附树脂上经一定的溶剂洗脱而达到分离的目的。

（2）影响大孔吸附树脂吸附力的因素

1）化合物的性质是影响吸附的重要因素，待分离化合物的极性强弱、相对分子质量大小、能否与树脂形成氢键等都直接影响到吸附效果。一般非极性物质在水中易被非极性树脂吸附，极性物质在水中则易被极性树脂吸附。糖是极性的水溶性化合物，与D型非极性树脂吸附作用很弱，因此常用D型大孔吸附树脂将天然药物中的化学成分和糖分离。相对分子质量小、极性小的化合物与非极性大孔吸附树脂的吸附作用强。另外，能与大孔吸附树脂形成氢键的化合物易被吸附。

2）洗脱剂的性质也是影响吸附的重要因素。被分离物质在溶剂中的溶解度越大，树脂对此物质的吸附力就越弱。如果被分离物质含有酸性、碱性成分，则溶液的pH也需注意。通常酸性物质在酸性溶液中易被树脂吸附，碱性物质在碱性溶液中易被树脂吸附，解吸附洗脱时则恰好相反。例如，用大孔吸附树脂提取分离麻黄碱，在pH为11.0时吸附量最高，而盐酸的洗脱效果明显优于有机溶剂。常用的洗脱剂包括水、甲醇、乙醇、丙酮、乙酸乙酯等，根据吸附作用强弱选用不同的洗脱剂，对于非极性的树脂，洗脱剂的极性越小，其洗脱能力越强；对于中极性和极性树脂，常选用极性较大的洗脱剂；还可通过改变洗脱剂的pH，使某些被树脂吸附的成分形成较强的离子化合物而易被洗脱下来，提高洗脱效率。

3）大孔吸附树脂的表面性质，如比表面积、表面电性、孔径、能否与化合物形成氢键等对吸附力的影响也很大。通常比表面积越大，吸附力越大。孔径越大，越有利于分子向孔内扩散，越有利于吸附；但孔径越大，树脂的机械强度就越差，需根据具体情况综合考虑。

（3）大孔吸附树脂的预处理与再生：市售大孔吸附树脂常含有未聚合的单体、致孔剂（多为长碳链的脂肪醇类）、分散剂、交联剂和防腐剂等杂质，具有不同程度的毒性并影响树脂的吸附性能，使用前必须进行预处理。常用的方法是将大孔吸附树脂采用乙醇、丙酮等湿法装柱，重复进行浸泡和洗脱，直到流出的溶剂与水混合不呈现白色乳浊现象为止，然后以大量的蒸馏水洗去树脂中的溶剂，备用。

大孔吸附树脂经再生后可反复使用。通常树脂使用后，其表面或内部会有许多非吸附性成分或吸附性杂质残留，先用75%左右乙醇将其洗至无色，再用水将乙醇洗去即可再用。经过反复使用后，吸附树脂颜色变深，吸附效果下降时，可用稀酸浸泡，洗涤适当时间，继而用水洗脱至中性，再加入稀碱浸泡，洗涤适当时间，再用水洗至中性，即可再用。树脂不用时，应浸泡于甲醇（或乙醇）中以湿态储存，临用前用蒸馏水洗尽醇即可。

（4）大孔吸附树脂的应用：大孔吸附树脂由于具有选择性好、吸附速度快且吸附容量大、机械强度高、再生处理方便等特点，现在已被广泛应用于天然化合物的分离和富集工作中，在多糖、黄酮、三萜、生物碱类化合物的分离精制方面都有很好的应用实例。大孔吸附树脂对糖类吸附能力很差，对色素的吸附能力较强，因此利用大孔吸附树脂的多孔结构和选择性吸附性能可从天然药物提取液中分离精制有效成分或有效部位，最大限度地去粗取精。如甜叶菊苷为二萜苷类化合物，其水提取液调pH弱碱性后，滤液通过D101型大孔吸附树脂柱，先用碱液、水洗脱除去杂质后，再用95%乙醇洗脱，经脱色处理后，甲醇重结晶即可得到纯度较高的甜叶菊苷。

（四）根据物质分子大小差别进行分离

天然药物化学成分的相对分子质量从几十到数百万大小各异，可以据此进行分离纯化。常用的方法包括透析法、凝胶色谱法、超速离心法、膜分离技术等，其中凝胶色谱法较为广泛，不仅适用于水溶性大分子化合物的分离，还可用于分离相对分子质量1000以下的小分子化合物，而且对仪器设备要求低，操作简便。

凝胶色谱法（gel chromatography），又称凝胶滤过法（gel filtration），是20世纪60年代发展起来的一种分离分析方法，使用的固定相凝胶是一种不带电荷的具有三维空间的多孔网状结构的物质，具有分子筛的性质。

1. 凝胶色谱法的分离原理 凝胶色谱是利用分子筛的原理，使混合物中的各组分按分子大小不同而被分离的一种色谱方法。当被分离物质加入到凝胶色谱柱后，受固定相凝胶网孔半径的限制，大分子不能进入凝胶颗粒内部（即被排阻在凝胶粒子外部），故在颗粒间隙随洗脱剂移动，阻力较小，流速较快，先被洗脱出柱；小分子因可自由进入并扩散到凝胶颗粒内部，故通过色谱柱时阻力增大、流速较慢，后被洗脱出柱。试样混合物中各组分因分子大小各异，进入凝胶颗粒内部的程度也不尽相同，故在经历一段时间流动并达到动态平衡后，即按分子由大到小的顺序先后流出而得到分离（图1-18）。

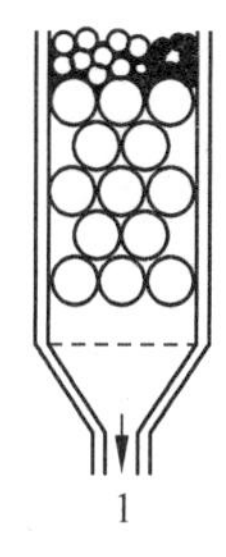

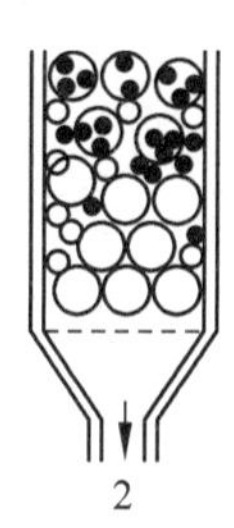

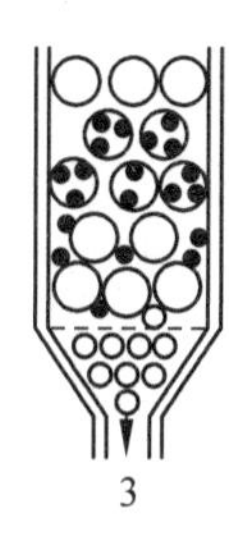

○ 代表凝胶颗粒
○ 代表大分子物质
● 代表小分子物质

图1-18 凝胶色谱分离原理示意图

1. 待分离的混合物在色谱床表面；2. 试样进入色谱床，小分子进入凝胶颗粒内部，大分子随溶液流动；3. 大分子物质行程短，流出色谱床，小分子物质仍在缓慢移动

以上情况可用下式作进一步说明。假定从柱上加入试样算起，至某个组分集中流出时所需溶剂体积为V_e（称为洗脱体积），则V_e与组分相对分子质量之间有下列关系：

$$V_e = K_1 - K_2 \lg M_r$$

因K_1、K_2均为常数，故洗脱体积（V_e）取决于相对分子质量（M_r）的大小，通常而言，对于同类物质相对分子质量越大，分子体积越大。M_r越大，V_e越小；M_r越小，则V_e越大。由此进一步说明了凝胶色谱的洗脱规律。一般，分离条件一定时，V_e重现性很好，可用来表示物质的洗脱性质。

2. 凝胶的种类与性质 商品凝胶的种类很多，天然药物化学研究工作中常用的是葡聚糖凝胶（Sephadex G）和羟丙基葡聚糖凝胶（Sephadex LH-20）。

（1）葡聚糖凝胶：葡聚糖凝胶（Sephadex G）又称为交联葡聚糖，是由一定平均相对分子质量的葡聚糖和交联剂（一般为环氧氯丙烷）以醚桥的形式互相交联形成的三维空间网状结构（图1-19）。葡聚糖是一种化学性质比较稳定的水不溶性白色球状颗粒，在酸性环境中能水解，在碱中稳定。葡聚糖凝胶必须在适当的溶剂中浸泡，使其充分溶胀后才能使用。凝胶颗粒的表面有许多孔隙，其孔隙的大小取决于葡聚糖与交联剂的配比及反应条件，交联度越大，网状结构越紧密，孔隙越小，吸水膨胀就越少；反之，交联度越小，网状结构越疏松，孔隙越大，吸水膨胀就越大。葡聚糖凝胶的商品型号是按凝胶的交联度大小来分类的，并以吸水量表示：英文字母G代表葡聚糖凝胶，后面的阿拉伯数字表示凝胶吸水量10倍的数值。如Sephadex G-25的吸水量为2.5mL/g。

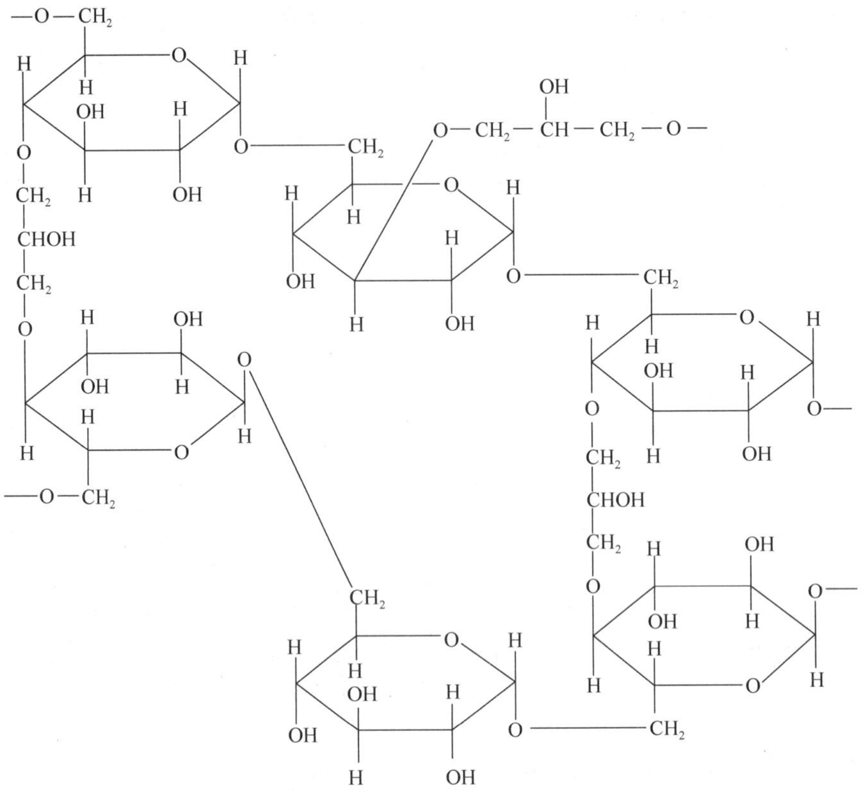

图 1-19　交联葡聚糖的化学结构

Sephadex G 系列只适于在水中应用，不同规格适合分离不同相对分子质量的物质，主要用于分离蛋白质、肽类、氨基酸、糖及苷类等水溶性成分。不同型号的葡聚糖凝胶的性能见表 1-5。

表 1-5　交联葡聚糖凝胶的性质

型　号	吸水量 /(mL/g)	柱床体积 /(mL/g)	分离范围（相对分子质量）		最少溶胀时间/h	
			肽与蛋白质	多糖	室温	沸水浴
交联葡聚糖 G-10	1.0±0.1	2～3	<700	<700	3	1
交联葡聚糖 G-15	1.5±0.2	2.5～3.5	<1500	<1500	3	1
交联葡聚糖 G-25	2.5±0.2	4～6	1000～5000	100～5000	6	2
交联葡聚糖 G-50	5.0±0.3	9～11	1500～30 000	500～10 000	6	2
交联葡聚糖 G-75	7.5±0.5	12～15	3000～70 000	1000～50 000	24	3
交联葡聚糖 G-100	10.0±1.0	15～20	4000～150 000	1000～100 000	48	5
交联葡聚糖 G-150	15.0±1.5	20～30	5000～400 000	1000～150 000	72	5
交联葡聚糖 G-200	20.0±2.0	30～40	5000～800 000	1000～200 000	72	5

（2）羟丙基葡聚糖凝胶：Sephadex LH-20 是 Sephadex G-25 的葡聚糖部分与羟丙基结合形成醚键的产物，即—OH→—$OCH_2CH_2CH_2OH$。与 Sephadex G 比较，Sephadex LH-20 分子中羟基总数虽然没有变化，但碳原子所占的比例却相对增加了，因此脂溶性增强，不仅可以在水中应用，也可以在极性有机溶剂或它们与水组成的混合溶剂中溶胀后应用，如三氯甲烷、丁醇、四氢呋喃等，但在丙酮、乙酸乙酯、甲苯中溶胀不多。Sephadex LH-20 在不同溶剂中溶胀后对各溶剂的保

留量和柱床体积如表1-6所示。

表1-6　Sephadex LH-20对各种溶剂的保留量

溶　剂	溶剂保留量/(mL溶剂/g干凝胶)	柱床体积/(mL/g干凝胶)
二甲基甲酰胺	2.2	4.0～4.5
水	2.1	4.0～4.5
甲醇	1.9	4.0～4.5
乙醇	1.8	3.5～4.5
三氯甲烷（经1%乙醇稳定）	1.8	3.5～4.5
三氯甲烷	1.6	3.0～3.5
正丁醇	1.6	3.0～3.5
二氧六环	1.4	3.0～3.5
四氢呋喃	1.4	3.0～3.5
丙酮	0.8	3.3～3.6
乙酸乙酯	0.4	1.6～1.8
甲苯	0.2	1.5～1.6

Sephadex LH-20除保留Sephadex G-25原有的分子筛特性，可以按分子的相对大小分离物质外，在由极性溶剂和非极性溶剂组成的混合溶剂中常常具有反相分配色谱的效果，不仅可用于分离水溶性化合物，还可用于分离一些难溶于水或具一定程度亲脂性的化合物，如黄酮、蒽醌、香豆素等，在天然药物分离中得到了越来越广泛的应用。

Sephadex LH-20在不同溶剂中的溶胀程度不同，在使用前应保证其在相应溶剂中充分溶胀。在最常使用的甲醇和三氯甲烷中，其溶胀后的体积相差很小，可以方便地进行不同比例混合溶剂间的转换。

Sephadex LH-20价格比较昂贵，可以反复再生使用，通常样品的洗脱过程就是柱子的再生过程。如果有一些“污染物”沉淀在柱床表面，或是柱床表面的凝胶颜色改变，可将此部分凝胶用刮刀刮去，适当加些新溶胀的凝胶再进行平衡；如果整个色谱柱有微量污染，可用0.9mol/L氢氧化钠（内含0.6mol/L氯化钠）处理。暂时不用时，可以水洗→含水醇洗（醇的浓度逐步递增）→醇洗，最后泡在醇中置于磨口瓶中备用。如长期不用时，可在以上处理基础上，减压抽干，再用少量乙醚洗净抽干，室温充分挥散至无醚味，60～80℃干燥后保存。

（五）根据物质离解程度不同进行分离

天然药物中的化学成分，许多都含有酸性、碱性或者两性基团，这些基团在某种条件下在水溶液中完全以离子状态存在，可用离子交换色谱法进行分离。

1. 离子交换色谱的原理　离子交换色谱是以离子交换树脂作为固定相，利用离子交换树脂上的交换基团能与水溶液中的其他离子进行可逆性交换的性质，使混合物中离子型与非离子型化合物或具有不同解离度的离子化合物得到分离的一种色谱方法。虽然离子交换反应是平衡反应，但由于在色谱柱上进行时连续添加新的交换溶液，交换反应的平衡就会不断向正反应方向进行，直至交换完全，因此可以把溶液中的溶质离子全部交换到树脂上，而树脂上的原有离子则被洗脱下来。根据这一原理可以用离子交换色谱法直接从天然药物提取液中交换含有游离离子基团的酸性、碱性及两性成分，使它们与糖类等中性物质分开，再用另一洗脱液将被吸附的物质洗脱下来，从而达到分离目的。如果有两种以上的成分被吸附到离子交换色谱上，用另一洗脱液进行洗脱时，其洗脱能力取决于不同结构化合物的反应平衡常数的差异，因而从色谱柱上被洗脱的难易程度就

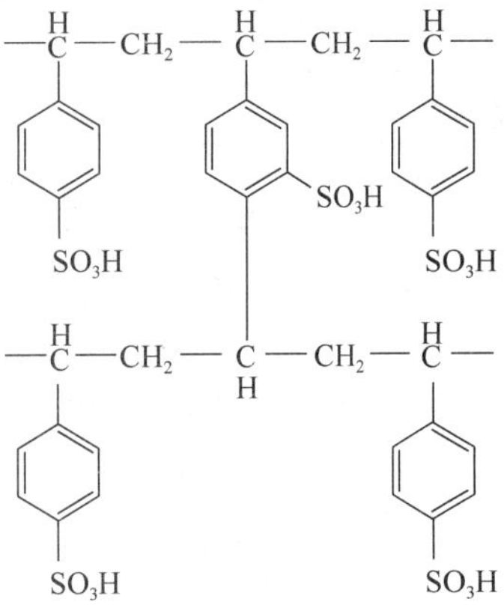

不同，故也可以采用离子交换色谱法实现分离。

2. 离子交换树脂的结构分类与性能 离子交换树脂是一种具有特殊网状结构和离子交换基团的合成高分子化合物，一般呈球状或无定形粒状。根据其交换基团的不同，可分为阳离子交换树脂和阴离子交换树脂两大类。每类树脂根据它的解离性能大小，又可分为强、中和弱型。强酸性阳离子交换树脂的结构如图 1-20 所示。

图 1-20 强酸性阳离子交换树脂的结构

离子交换树脂的结构由母核和离子交换基团两部分组成：

（1）母核部分：离子交换树脂的母核为苯乙烯通过二乙烯苯交联而成的大分子网状结构，网孔大小用交联度（即加入交联剂的百分比）表示。交联度越大，则网孔越小，质地越紧密，吸水膨胀越小；交联度越小，则网孔越大，质地越疏松，吸水膨胀越大。不同交联度适于分离不同大小的分子。

（2）离子交换基团：阳离子交换树脂中的交换基团为磺酸基（$-SO_3H$）、羧基（-COOH）、酚羟基（Ar-OH）等酸性基团，其中强酸性阳离子交换树脂的交换基团为磺酸基，弱酸性阳离子交换树脂的交换基团为羧基。阴离子交换树脂中的解离性基团为季胺基和伯胺基、仲胺基、叔胺基等碱性基团，其中强碱性阴离子交换树脂的交换基团为季胺基，弱碱性阴离子交换树脂的交换基团为伯胺基、仲胺基、叔胺基等。

离子交换树脂的交换能力取决于离子交换基团的数量，并用交换当量表示，即 1g 干树脂可交换离子的毫克当量数。例如强酸性阳离子交换树脂 1×7（上海树脂厂 732 型）的交换当量为 4.5 毫克当量/克，故 1 克该种树脂理论上能交换相对分子质量为 89.09 的丙氨酸（89.09×4.5）毫克。此外，离子交换树脂的交换能力还取决于溶质分子的离子半径、电荷数及离子浓度，在选择离子交换树脂进行分离时需要注意这些因素的影响。

3. 离子交换色谱法的应用 离子交换色谱法在天然药物研究中主要用于氨基酸、肽类、生物碱、有机酸以及酚类等化合物的分离精制。若被分离物质带正电荷（如生物碱盐或无机阳离子），需选择阳离子交换树脂；若带负电荷（如有机酸或无机阴离子），则选择阴离子交换树脂。若被分离物质的解离能力强，即酸、碱性强，易被离子交换树脂交换吸附，则选用弱酸型或弱碱型离子交换树脂，以免洗脱和再生困难；反之则选择强酸性或强碱性离子交换树脂。若被分离物质的相对分子质量大，选择低交联度的树脂；若相对分子质量小，则选择交联度大的树脂，以利于离子扩散与交换。若用于离子交换色谱分离，要求树脂粒度小一些，在 200～400 目；若用于提取离子性成分，树脂粒度可在 100 目左右；若用于制备去离子水，则树脂粒度在 16～60 目。

（1）不同类型成分的分离富集：将天然药物的水提取液依次通过强酸性（磺酸型）阳离子交换树脂和强碱性（季铵型）阴离子交换树脂，分别洗脱，即可将提取液中的碱性、酸性、两性和中性化合物分别富集，供生物活性筛选。具体操作模式如图 1-21 所示。

（2）同种类型成分的富集：将天然药物的酸水提取液直接通过阳离子交换树脂，然后碱化，用有机溶剂洗脱，可以获得总生物碱或总碱性物。同样，将天然药物的碱水提取液直接通过阴离子交换树脂，然后酸化，用有机溶剂洗脱，可以获得总有机酸或总酸性物。

（3）氨基酸的分离：离子交换色谱是分离氨基酸的有效方法，通常利用不同 pH 的缓冲液梯度洗涤而达到分离的目的。氨基酸自动分析仪主要也是根据离子交换色谱法设计而成的。

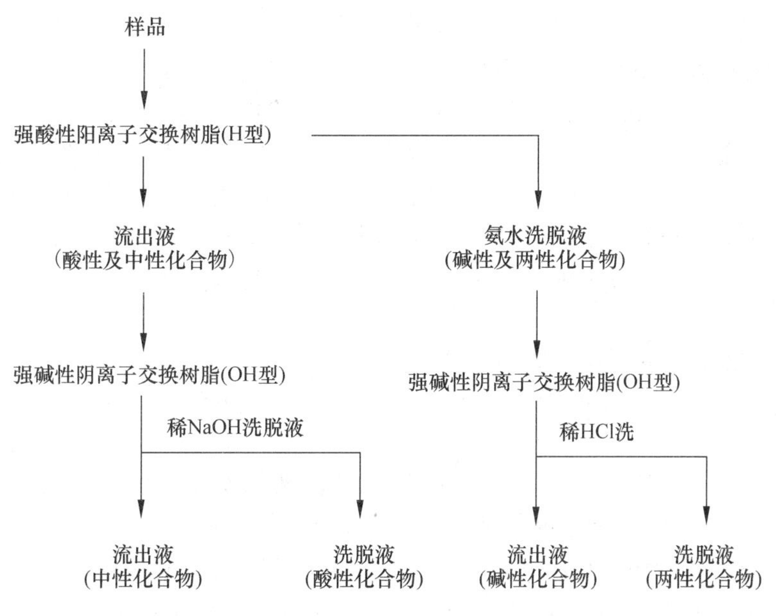

图 1-21 离子交换树脂法分离不同类型物质的模式图

第4节 天然化合物的结构研究方法

从天然药物中经过分离和活性筛选得到的活性成分，只有明确了化学结构才能开展药效学、毒理学、体内代谢等方面的研究，进一步进行人工合成、结构优化以及构效关系的探讨，进而进行深入的新药研究开发，因此结构研究是天然药物化学的一项重要研究内容。

对天然化合物进行结构研究难度要大于合成化合物，因为合成化合物可以根据反应原料和反应条件推测反应产物及可能的副产物，而天然化合物则不然，即使不是新化合物，在结构鉴定前也常常难以预测其结构类型。而且，很多天然活性成分含量甚微，有时仅能得到几毫克，主要依靠不消耗或少消耗试样的谱学分析的方法进行结构研究，通过测定各种图谱，并加以解析，获得尽可能多的结构信息，同时充分利用文献数据进行比较和综合分析，对于某些新结构，必要时可辅以物理化学手段，对化合物的平面结构乃至立体结构进行确定。

一、结构研究的一般程序

(一) 化合物纯度的检测

在进行结构研究前必须首先确定化合物的纯度，纯度不合格会增加结构鉴定的难度，甚至得出错误的结论。化合物纯度的检测包括物理常数的测定和色谱学方法两大类。

物质的物理常数是表明该物质性质的重要依据，在天然化合物结构研究中经常测定的重要物理常数有：熔点、沸点、比旋度、折光率和相对密度等。通常在同一种溶剂中得到的化合物结晶，其晶形和色泽应均匀一致，有明确的熔点，熔距一般应小于 2℃，熔距较长表明化合物可能存在杂质。液体纯物质应有恒定的沸点，除高沸点物质外，其沸程不应超过 5℃；液体纯物质还应有恒定的折光率及相对密度。中药的有效成分多为光学活性物质，故无论是已知物还是未知物，在鉴定化学结构时皆应测其比旋度。对于已知物来说，如果其比旋度与文献数据相同，则表明其已是或接近纯品。

纯度检查的方法最常应用的是各种色谱法，如薄层色谱（TLC）、纸色谱（PC）、气相色谱（GC）或高效液相色谱（HPLC）等。其中薄层色谱法和纸色谱法，通常要求至少选择在 3 种不同溶剂系统中展开，且在有效比移值范围内（R_f=0.2～0.8）均显示单一的斑点时方可确认其为单一化合物。对于正相、反相薄层色谱法均适用的化合物最好同时采用这两种薄层色谱法进行检验，这样可以进一步保证结论的正确性。气相色谱法和高效液相色谱法则是更为可靠的检测方法，气相色谱只适用于在高真空和一定加热条件下能够气化而不被分解的物质的纯度检验。高效液相色谱适用范围较为广泛，有条件时亦最好同时采用正相和反相色谱柱进行检验，具有高效、灵敏、准确的特点。

（二）分子式的确定和不饱和度的计算

1. 分子式的测定 目前常用的分子式测定方法主要有以下几种。

（1）高分辨质谱法（high resolution mass spectrometry，HR-MS）：高分辨质谱法是目前最常用的测定分子式的方法，该方法可通过测定化合物的精确相对分子质量，直接计算给出化合物的分子式。如浙贝母中分离得到的生物碱浙贝宁的 HR-MS 谱中，分子离子峰为 m/z 431.3417，可计算出其分子式为 $C_{27}H_{45}O_3N$（计算值 431.3397）。以 ^{12}C 相对分子质量为 12.0000 为基准，则各元素原子的精确质量均不是一个原子质量单位（u）的整数倍，如 ^{1}H 为 1.007825、^{14}N 为 14.00307、^{16}O 为 15.99491（表 1-7）。高分辨质谱仪可将物质的质量精确测定到小数点后第三位。因此，表 1-8中所列 $C_8H_{12}N_4$、$C_9H_{12}N_2O$、$C_{10}H_{12}O_2$、$C_{10}H_{16}N_2$ 4 个化合物，它们虽然相对分子质量均为 164，但精确质量并不相同，在 HR-MS 仪上可以很容易地进行区别。

表 1-7 若干同位素及其丰度比

同位素	质量/u	丰度比/%	同位素	质量/u	丰度比/%	同位素	质量/u	丰度比/%
^{1}H	1.007828	99.9855	^{2}H	2.01410	0.0145	—	—	—
^{12}C	12.00000	98.8292	^{13}C	13.0033	1.1080	—	—	—
^{14}N	14.00307	99.635	^{15}N	15.0001	0.365	—	—	—
^{16}O	15.99491	99.759	^{17}O	16.9991	0.037	^{18}O	17.9991	0.204
^{19}F	18.99840	100	—	—	—	—	—	—
^{28}Si	27.97693	92.21	^{29}Si	32.9714	4.70	^{30}Si	29.9737	3.09
^{31}P	30.97376	100	—	—	—	—	—	—
^{32}S	31.97207	95.018	^{33}S	32.9714	0.760	^{34}S	33.9678	4.22
^{35}Cl	34.96885	75.537	^{37}Cl	36.9659	24.463	—	—	—
^{79}Br	79.9183	50.52	^{81}Br	80.9163	49.48	—	—	—
^{127}I	126.9044	100	—	—	—	—	—	—

表 1-8 4 个化合物的精确质量

序号	分子式	精确质量	序号	分子式	精确质量
M_1	$C_8H_{12}N_4$	164.1063	M_3	$C_{10}H_{12}O_2$	164.0837
M_2	$C_9H_{12}N_2O$	164.0950	M_4	$C_{10}H_{16}N_2$	164.1315

（2）元素定量分析结合相对分子质量测定：元素分析通常委托专门的实验室完成，对于完全未知的化合物一般先采用钠融法等方法进行元素定性分析，确定化合物所含的元素种类后再进行元素定量分析，测定各元素在化合物中所占的百分含量，从而求出化合物的实验式。常用的元素分析仪

可以获得化合物中碳、氢、氮、硫和氧的准确含量，所用样品量通常为几个毫克。如果化合物仅含有上述5种元素，通常只作前4种元素的定量测定，氧的含量则采用扣除法通过计算求得。根据获得的各元素之间的比例，可以计算出该化合物的实验式，再结合相对分子质量的测定结果，即可推定出化合物的分子式。需要强调的是：供元素分析的样品必须保证有足够的纯度，否则测定出的结果是没有意义的。

例如，从凹脉丁公藤（*Erycibe elliptilimba*）中分离得到的化合物东莨菪素（scopoletin），采用元素定量分析结合相对分子质量测定推定该化合物分子式的过程如下。

元素定量分析得到下列结果：C 62.13% H 4.15%

从100中扣除C、H后，得：O=100%−62.13%−4.15%=33.72%

分别以各元素的百分含量除以该元素的原子量，即可求出3种元素在化合物分子中所占的比例，再以其中数值最小的一项除以各数，即得三者原子比。

		原子比
C=62.13÷12.01=5.17	×1÷2.11	2.45
H=4.15÷1.008=4.12		1.95
O=33.72÷16.00=2.11		1

按倍比定律，原子间的化合一定是整数，故上述原子比可化约为$C_5H_4O_2$。计算该实验式中各元素的百分含量，并与实测值对照如下：

实验式：$C_5H_4O_2$

理论值：C 62.50%；H 4.16%；O 33.34%

实测值：C 62.13%；H 4.15%；O 33.72%

显然，理论值与实测值比较相近，故确定该化合物分子式为$(C_5H_4O_2)_n$，$n=1$，2，3。确切的分子式需等相对分子质量测定后才能确定。

相对分子质量的测定有冰点下降法（固体物质）、沸点上升法（液体物质）、黏度法、凝胶滤过法等，而目前最常用的是质谱法（mass spectrometry，MS）。该化合物由电子轰击质谱（electron impact ionization mass spectrometry，EI-MS）法测得的分子峰（M^+，m/z）为192，则

$$(C_5H_4O_2)\times n=192,\quad n=192/96=2$$

故东莨菪素的分子式为$C_{10}H_8O_4$。

（3）同位素丰度比法：天然化合物中的主要元素（氟、磷、碘除外）均由相对丰度比一定的同位素所组成（表1-7），且重元素一般比轻元素重1～2个质量单位。因此由重元素组成的分子将比由轻元素组成的分子重1～2个质量单位。对于大多数有机化合物而言，在MS图上如果能够出现稳定的分子离子峰$[M]^+$，则在高出其1～2个质荷比（m/z）处还可同时出现$[M+1]^+$及$[M+2]^+$两个同位素峰。对某一化合物来说，其$[M]^+$、$[M+1]^+$及$[M+2]^+$峰的相对强度应为一定值（含Cl、Br时除外）。采用同位素丰度比法测定化合物分子式即根据这一原理。

同位素丰度比法试样用量少，特别适用于相对分子质量在500以下、又能生成稳定分子离子的化合物的测定。

2. 不饱和度的计算 不饱和度的计算对确定化合物结构至关重要，根据不饱和度可判定化合物所含双键、三键的个数以及环状化合物的成环数。分子式确定后，可按下式计算化合物分子的不饱和度（degree of unsaturation，以Ω表示）

$$\Omega=\text{IV}-\text{I}/2+\text{III}/2+1$$

式中：Ⅰ为一价原子（如H、D、X）的数目；

Ⅲ为三价原子（如 N、P）的数目；

Ⅳ为四价原子（如 C、Si）的数目。

O、S 等二价原子与不饱和度无关，故无需考虑。

以东莨菪素 $C_{10}H_8O_4$ 为例，其不饱和度计算如下：

$$\Omega=10-8/2+0/2+1=7$$

（三）化合物的官能团、结构片段和结构类型的推定

根据不饱和度的计算结果可以判定化合物属于脂肪族还是芳香族，并可推算出结构中可能含有的双键数或环数。然后利用化学定性实验对化合物的官能团和结构类型进行初步判断，如羟基蒽醌类化合物通过碱液显色反应（Borntråger 反应）检识；黄酮类化合物可用盐酸-镁粉反应、四氢硼钠反应等鉴别；强心苷类化合物可利用甾体母核、α，β-五元不饱和内酯环和去氧糖的各种呈色反应结果综合考虑加以判断；以沉淀反应判断生物碱的存在；用 Molish 反应鉴别苷类化合物；通过 Liebermann-Burchard 反应鉴别三萜和皂苷类化合物等。需要注意的是，应用显色反应或沉淀反应进行结构类型和官能团检识时最好将未知样品试验、空白试验及典型样品试验平行进行，以便对照，避免出现假阴性或假阳性的结果。样品分子中含有两种以上官能团时，可能干扰检识反应，因此最好做两种以上的试验，以求得正确的判断。

最后将化学定性实验结果与所测得的物理常数、波谱数据（紫外光谱、红外光谱、核磁共振谱、质谱等）相结合进行综合分析，以确定化合物的结构类型和含有的官能团信息。

（四）化合物结构的确定

由于在分类学上亲缘相近的生物往往含有结构类型相似甚至结构相同的化合物，因此首先要对研究对象及其同科、同属生物进行充分的文献调研，了解前人的研究工作和成果。在此基础上，根据待鉴定化合物官能团、结构片段和结构类型的推定结果，综合运用各种波谱方法，辅以经典理化方法，对单体化学成分进行鉴定或结构测定。

当待鉴定样品可能为已知化合物时，在有对照品的情况下，通常可与对照品同时进行熔点、混合熔点、色谱和光谱测试。如果样品与对照品的熔点相同，混合熔点不下降，色谱中的 R_f 值或 R_t 相同，光谱数据相同，则可判定样品与对照品为同一化合物。若无对照品，可将样品与在相同测试条件下的文献数据进行对比以确定结构，谱学数据一致则为同一化合物。如果待鉴定的化合物为文献未记载的物质时，应全面测定该化合物或衍生物的各种波谱数据进行综合解析，必要时可辅以化学反应以确定其化学结构。此外，探讨化合物的生物合成途径也有助于确定其化学结构。

总之，确定一个天然化合物的分子结构是一项较复杂的工作，涉及面广，很难有一个固定的、一成不变的研究程序。具体选择何种研究思路和方法一般取决于所研究化合物的难易、类别等情况，研究者对各种研究方法和技术的熟练掌握、运用的程度，以及个人的经验、习惯等。一个化合物结构的确定，往往是化学研究、波谱分析、生物合成途径推测、植物化学分类学及文献调研相互配合、综合分析而获得的结果。

二、波谱分析在结构测定中的应用

20 世纪 40 年代以前，主要采用经典化学方法确定天然药物有效成分的分子骨架或官能团，有时还要利用其他化学反应如氧化反应、还原反应、水解反应及衍生化反应等，甚至通过化学合成加以验证，经典化学方法在鉴定或确定天然药物有效成分化学结构方面确实起到一定作用，但所需样品量大，属于破坏性实验，花费时间多，工作量大而复杂。随着波谱技术的飞速发展，紫外光谱（ultraviolet-absorption spectroscopy，UV）、红外光谱（infrared spectroscopy，IR）、核磁

共振谱（nuclear magnetic resonance spectroscopy，NMR）和质谱（mass spectrometry，MS）的应用日益广泛，尤其是近年发展起来的超导脉冲傅里叶变换核磁共振技术的普及和各种二维核磁共振谱（two dimensional nuclear magnetic resonance，2D-NMR）及质谱新技术的开发利用，使天然药物有效成分结构测定所需的样品量大大减少，选择性不断增强，测试的速度、灵敏度和准确性日益提高。在有机化合物波谱解析课程中已对各种波谱分析方法的基本知识做了详细介绍，这里仅对这些谱学方法在天然药物有效成分结构鉴定中的应用作一简要介绍。

（一）紫外光谱

分子吸收波长范围在200～400nm区间的电磁波产生的吸收光谱称为紫外吸收光谱（ultraviolet absorption spectroscopy，UV），简称紫外光谱。图1-22为桂皮酸的UV吸收光谱图，横轴为波长，以nm表示，纵轴为吸光度（absorbance，*A*）。一般来说，UV光谱主要提供分子中共轭体系的结构信息，可用于判断共轭体系中取代基的位置、种类和数目，对分子中含有共轭双键、不饱和羰基（醛、酮、酸、酯）结构的化合物以及芳香化合物而言是一种重要的结构鉴定手段，通常主要用于推断化合物的骨架类型。香豆素类、黄酮类等化合物的UV光谱在加入某种诊断试剂后还可因结构中取代基的类型、数目及排列方式不同而发生不同的改变，故还可用于测定上述化合物的精细结构。UV光谱虽然只能给出分子中部分结构的信息，不能给出整个分子的结构信息，但对某些具有共轭体系类型的天然药物有效成分，如蒽醌类、黄酮类以及强心苷类等成分的结构确定仍具有重要的实际应用价值。此外，紫外光谱还可用于确定含有共轭体系的各种异构体的构型、构象。

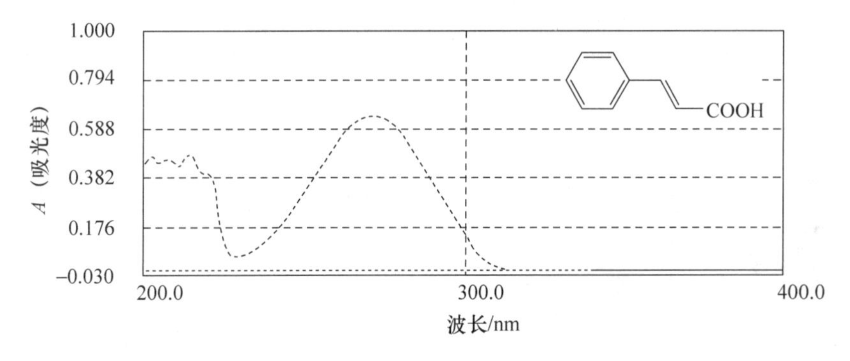

图1-22 桂皮酸的UV光谱

（二）红外光谱

红外光谱（infrared spectroscopy，IR）是研究红外光与物质分子间相互作用的吸收光谱。红外光可引起分子振动和转动能级的跃迁，所以红外光谱又叫振-转光谱。通常研究的红外光谱是分子中价键的伸缩及弯曲振动在4000～400cm^{-1}区域测得的吸收图谱（图1-23）。其中4000～1333cm^{-1}为化合物的特征频率区（functional group region），许多特征官能团，如羟基、氨基及重键（如C=C、C≡C、C=O、N=O）、芳环等的伸缩振动均出现在这个区域，并可据此进行鉴别。1333～400cm^{-1}为指纹区（finger print region），主要是C-X（X=C，N，O）单键的伸缩振动及各种弯曲振动，峰带特别密集，分子结构上存在的微小差别都能在该区域的光谱上反映出来，犹如人的指纹，可据此进行化合物的真伪鉴别。为了方便对红外光谱的解析，通常又把特征区和指纹区分得更细，初步划分为8个重要区段（表1-9）。

被测物可能为已知化合物时，只要与对照品在相同条件下测试红外光谱进行比较，若二者红外光谱完全一致，则可初步推测二者是同一物质。如无对照品，也可检索有关红外光谱数据图谱文献。如果被测物平面结构已基本确定，可能某一位置构型不同，在指纹区就会有差别。如25*R*

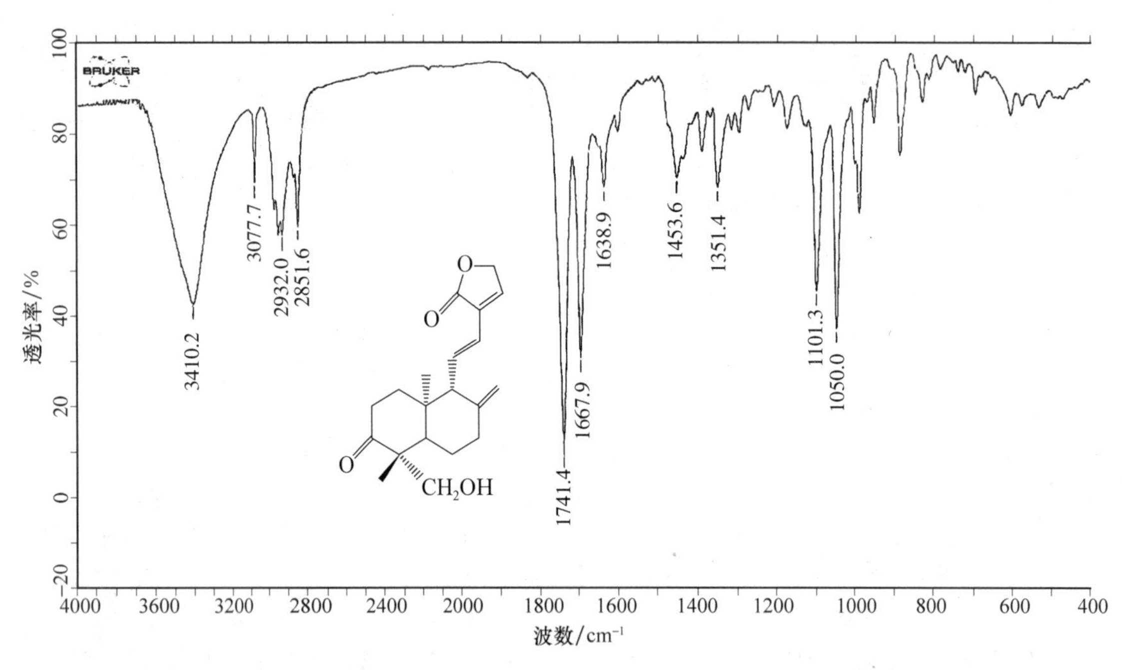

图 1-23　3-羰基-14-去氧-11，12-二去氢穿心莲内酯的 IR 图谱

表 1-9　红外光谱的 8 个重要区段

区段	波长/μm	波数/cm^{-1}	键的振动类型
①	2.7～3.3	3750～3000	ν_{OH}，ν_{NH}
②	3.0～3.3	3300～3000	ν_{CH}（—C≡C—H，>C=C<(H)，Ar—H）(极少数可到 2900cm^{-1})
③	3.3～3.7	3000～2700	ν_{CH}（—CH_3，—CH_2—，>C(—)—H，—C(H)=O）
④	4.2～4.9	2400～2100	$\nu_{C\equiv C}$，$\nu_{C\equiv N}$，$\nu_{-C\equiv C-C\equiv C-}$
⑤	5.3～6.1	1900～1650	$\nu_{C=O}$（酸、醛、酮、酰胺、酯、酸酐）
⑥	6.0～6.7	1680～1500	$\nu_{C=C}$（脂肪族及芳香族），$\nu_{C=N}$
⑦	6.8～7.7	1475～1300	δ_{C-H}（面内），ν_{X-Y}
⑧	10.0～15.4	1000～650	$\delta_{C=C-H,Ar-H}$（面外）

与 25*S* 型螺甾烷型皂苷元，在 960～900cm^{-1}附近有显著区别，很容易鉴别。红外光谱对未知结构化合物的鉴定，主要用于官能团的确认，双键、芳环取代类型的判断以及区别构型、构象等。

（三）核磁共振谱

化合物分子在磁场中受电磁波的辐射，有磁矩的原子核（如^{1}H、^{13}C 等）吸收特定辐射频率的能量产生能级的跃迁，发生核磁共振，以吸收峰的频率对吸收强度作图所得之图谱为核磁共振谱(nuclear magnetic resonance spectroscopy，NMR)。核磁共振谱能提供分子中有关氢及碳原子的类型、数目、相互连接方式、周围化学环境以及空间排列等结构信息。近年随着超导脉冲傅里叶变换核磁仪的普及，各种同核（如^{1}H-^{1}H）及异核（如^{1}H-^{13}C）二维核磁共振技术的迅速发展和日趋完善，大大提高了结构测定工作的速度和效率。目前，对于相对分子质量在 1000 以下几个毫克的微量有机化合物，甚至仅用 NMR 测定技术即可测定它们的分子结构。作为天然药物化学成分的结构测定手段，NMR谱的作用尤为重要。

1. 氢核磁共振谱（^{1}H-NMR） 氢同位素中，^{1}H的天然丰度比最大，信号灵敏度也高，因而^{1}H-NMR测定较为简便，应用最为广泛。^{1}H-NMR谱可以提供的重要结构信息参数主要包括质子的化学位移（δ）、数目及偶合常数（J）。

（1）化学位移（δ）可提供氢核的化学环境信息。^{1}H核因周围化学环境不同，其外围电子云密度及绕核旋转产生的磁屏蔽效应不同，不同类型的^{1}H核共振信号出现在不同区域，据此可以识别。^{1}H-NMR谱的化学位移（δ）范围在0～20ppm。

（2）峰面积：^{1}H-NMR谱上的积分面积与分子中的总质子数相当，可通过比较各组氢信号的共振峰面积来判断各组氢核的相对数目。当化合物分子式已知时，就可以求出每组氢信号所代表氢核的绝对数目。如果^{1}H-NMR谱中给出的质子信号少于化合物分子式中氢的数目，则说明分子是对称的或有活泼氢存在。

（3）峰的裂分及偶合常数（J）：磁不等同的两个（组）氢核，在一定距离内因相互自旋偶合干扰而使信号发生裂分，表现出不同的峰形，如s（单峰，singlet）、d（二重峰，doublet）、t（三重峰，triplet）、q（四重峰，quartet）及m（多重峰，multiplet）等。在低级偶合系统中，某一质子裂分后的谱线数为$n+1$，其中n为干扰核的数目。

相互偶合的氢信号裂分的裂距称为偶合常数（coupling constant），用J表示，单位通常以赫兹（Hz）表示，根据J值大小可以判断偶合氢核之间的相互干扰强度，推测氢核之间的相互关系。一般相互偶合的两个（组）^{1}H核信号其偶合常数相等，所以测量并比较裂距对于判断^{1}H核之间是否相关很有用处，因为自旋偶合是通过成键的电子来传递的，所以偶合常数随着化学键数目的增加而下降，通常超过3根单键以上的偶合可以忽略不计。但在π系统中，如烯丙基及芳环，因电子流动性较大，即使间隔超过了3根键，仍可发生偶合，但作用较弱，如下所示：

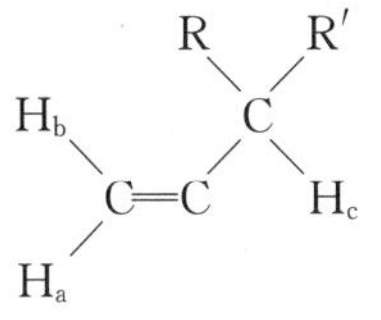

J_{ac}（trans）＝1.6～2.0Hz

J_{bc}（cis）＝0～1.5Hz

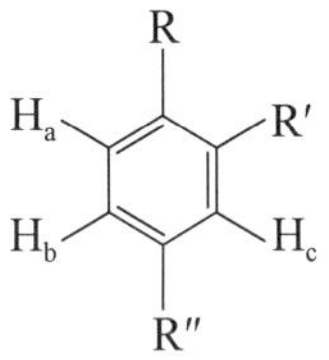

J_{ab}（ortho）＝6～10Hz

J_{bc}（meta）＝1～3Hz

J_{ac}（para）＝0～1Hz

（4）复杂氢谱的简化：氢谱中受到多重偶合影响的^{1}H信号比较复杂，常需采用一些特殊的技术把复杂重叠的谱线简化和明确质子间的偶合关系，常用的有同核去偶、核Overhauser效应等测试技术。

1）同核去偶（homo-decoupling）：通过选择照射（irradiation，IRR）偶合系统中某个（组）（单照射）或某几个（组）（双重照射或多重照射）质子并使之饱和，则由该质子造成的偶合影响将会消除，原先受其影响而裂分的质子信号在去偶谱上将会变为单峰（在只有单重偶合影响时），或者得到简化（当还存在其他偶合影响时），从而帮助识别。

图1-24为正丁醇的300MHz ^{1}H-NMR图谱。(a)为正常图谱，其上出现4组信号，按磁场由低到高顺序，分别为-CH_2OH（H_a，三重峰）、-CH_2（H_b，多重峰）、-CH_2（H_c，多重峰）及-CH_3（H_d，三重峰）。(b)为照射H_a核后测得的去偶谱，照射H_a核后，消除了H_a核对H_b核的偶合作用，H_b变为三重峰。去偶试验显示H_a与H_b偶合相关，构成一组自旋偶合体系。

2）核Overhauser效应：当两个（组）不同类型质子位于相近的空间距离时，照射其中一个

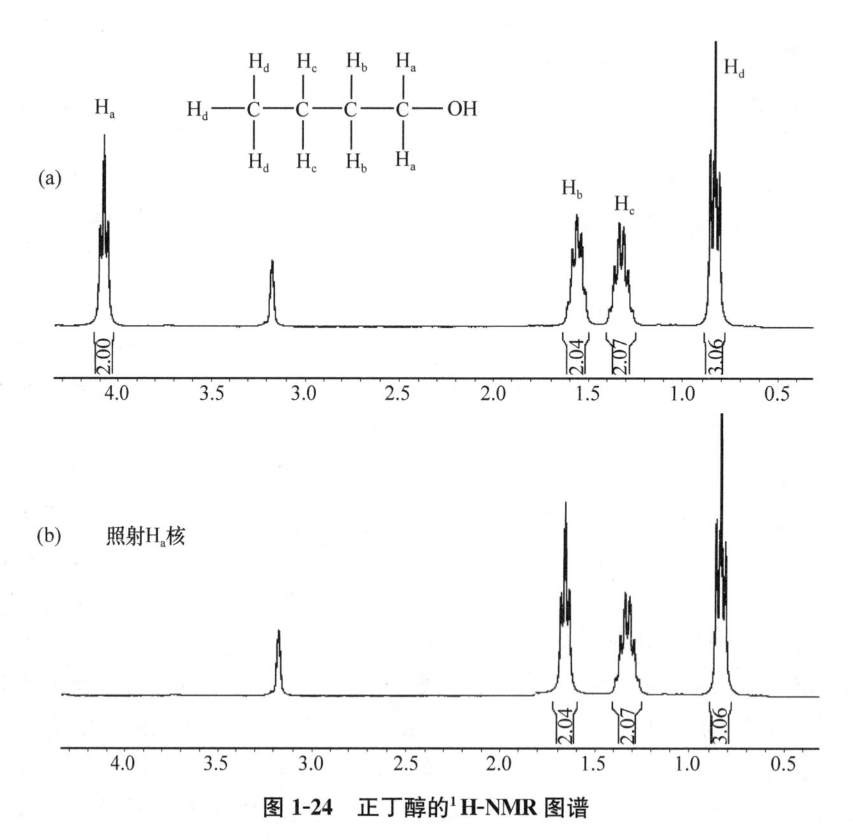

图 1-24　正丁醇的[1] H-NMR 图谱

（组）质子会使另一个（组）质子的信号强度增强，这种现象称为核欧沃豪斯效应（nuclear Overhauser effect，NOE）。NOE 通常以照射后信号增强的百分率表示。以丹皮酚为例，照射 δ 3.8 处 $-OCH_3$ 质子时，其邻位 H_a 和 H_b 核因空间距离与之相近，发生了 NOE 效应，信号强度较照射前增加了约 30%（图 1-25）。

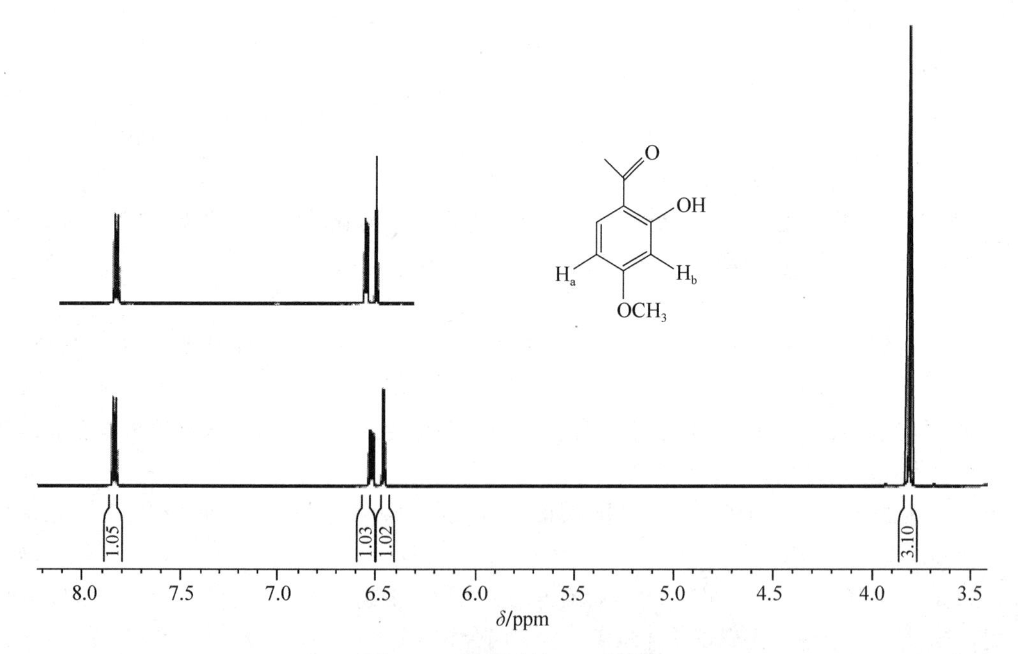

图 1-25　丹皮酚的 NOE 图谱

NOE效应在相对构型的归属中是非常有用的，NOE主要用来确定两个（组）质子在分子立体空间结构中是否接近，而与它们相隔的化学键的数目无关。若存在NOE，则表示两者接近，NOE值越大，则两者在空间的距离就越近。因此，利用NOE效应，可以用来确定分子中某些基团的空间相对位置、结构片段间的连接、立体构型、优势构象等，对研究分子的立体化学结构具有重要的意义。此外，在天然产物结构鉴定中当缺乏通过键的连接信息时，如由于较多的季碳或杂原子相连用碳氢远程偶合无法判断时，可借助NOE效应来完成分子片段之间的骨架连接。

目前较为常用的是NOE差光谱测定技术，即选定某峰组的频率进行照射并记录此时的谱图，然后将照射前后的谱图相减得到差光谱。在差光谱中，只有信号强度增加（正NOE信号）或减小（负NOE信号）的信号被保留。根据这些信号可以判断相关质子在空间上的相互接近程度。其模式图如图1-26所示。

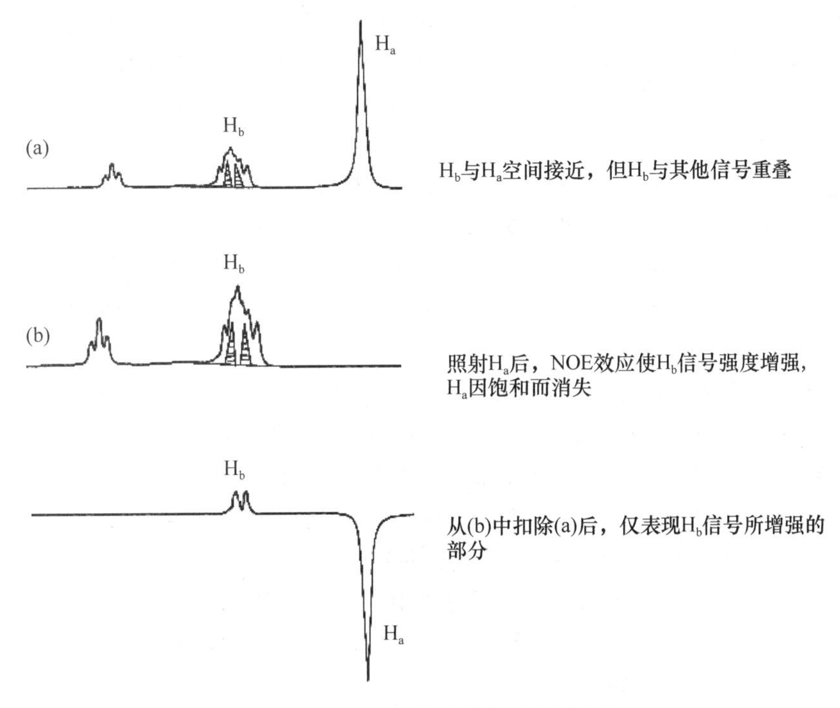

图1-26 NOE差光谱的示意模式图

此外，在氢谱测定中还有其他许多特殊的方法可以提供结构信息，如通过重水交换以判断分子中有无活泼质子，通过改变测试溶剂或加入位移试剂以改善信号重叠，通过改变测试温度以判断有无氢键缔合或相对构型、构象的变化等，对解析有机化合物的结构都有重要的意义，有关内容可参阅相关专著。

2. 碳核磁共振谱（^{13}C-NMR谱） 在决定有机化合物的结构时，与^{1}H-NMR相比，^{13}C-NMR在某种程度上起着更为重要的作用。由于NMR的测定灵敏度与磁旋比（γ）的三次方成正比，而^{13}C的磁旋比仅为^{1}H的1/4，加之自然界的碳同位素中，^{13}C的丰度比又只有1.1%，故^{13}C-NMR的测定灵敏度只有^{1}H-NMR的1/5700，致使^{13}C-NMR长期以来不能投入实际应用。随着脉冲傅里叶变换核磁共振波谱仪（pulse Fourier translation NMR，FT-NMR）的问世和计算机的引入，^{13}C-NMR才迅猛发展起来。

（1）FT-NMR 的简单原理：在脉冲 FT-NMR 装置中，采用强的脉冲照射使分子中所有的^{13}C 核发生共振，生成在弛豫期内表现为指数形式衰减的正弦波信号（自由感应衰减信号，FID），再经傅里叶变换即成为正常的 NMR 信号。随着脉冲扫描次数的增加及计算机的累加计算，^{13}C 信号不断增强，噪声逐渐减弱，信噪比不断提高，经过若干次的扫描及累加计算后即可获得一张好的^{13}C-NMR 谱。

（2）^{13}C 核的信号裂分：由于^{13}C 和^{1}H 均为磁性核，故在间隔一定键数范围内均可通过自旋偶合干扰，使对方信号产生裂分。^{1}H-NMR 谱中，因为^{13}C 的自然丰度比较小，故由^{13}C 引起的偶合干扰极小，表现为微弱的“卫星峰”形式，多埋在噪声之中，可以忽略不计，因而只需注意^{1}H-^{1}H 之间的同核偶合影响。但^{13}C-NMR 谱则恰好相反，自然丰度比条件下两个^{13}C 相连的概率只有 0.1%，故^{13}C-^{13}C 之间的同核偶合影响一般可以不予考虑，而由^{1}H 引起的异核偶合影响却表现得极为突出。在^{13}C-NMR 谱中，因^{1}H 核对^{13}C 核的自旋偶合干扰产生的信号裂分数目仍然遵守$n+1$ 规律。以直接相连的^{1}H 的偶合影响为例，^{13}C 信号将分别表现为 s(C)、d(CH)、t(CH_2)、q(CH_3)，$^{1}J_{CH}$为 120～250Hz。实际上，除了直接相连的$^{1}J_{CH}$影响外，由于还可能同时存在二根键（$^{2}J_{CH}$）及三根键（$^{3}J_{CH}$）范围内的远程偶合，故^{13}C 信号将进一步裂分，表现为更复杂的图形。

（3）常见的^{13}C-NMR 谱的类型及其特征：^{13}C-NMR 谱的类型很多，如噪声去偶谱、选择氢核去偶谱、偏共振去偶谱、无畸变极化转移技术谱和 INEPT（insensitive nuclei enhanced by polarization transfer）谱等，这些技术在解析化合物结构时均起到不同的作用，但在解析天然产物结构中，最常用的为噪声去偶谱和无畸变极化转移技术谱，下面就这两种^{13}C-NMR 谱作一简单介绍。

1）噪声去偶谱（proton noise decoupling spectrum）：也称宽带去偶谱（broad band decoupling，BBD）或全氢去偶谱（proton complete decoupling，COM），是采用宽频的电磁辐射照射所有^{1}H 核使之饱和后测定的^{13}C-NMR 谱。在噪声去偶谱中，^{1}H 的偶合影响全部被消除，图谱得到简化，具有信号分离度好、强度高的优点，目前常规测试的^{13}C-NMR 谱均为噪声去偶谱。在分子中没有对称因素和不含 F、P 等元素时，所有的碳原子均表现为单峰，互不重叠，因此无法区分碳的类型（伯碳、仲碳、叔碳、季碳），但可以准确判断分子中磁不等价碳核的数目以及它们的化学位移。另外，因照射^{1}H 后产生 NOE 现象，连有^{1}H 的^{13}C 信号强度增加，而不连^{1}H 的季碳信号表现为较弱的峰。化合物阿魏酸的噪声去偶谱如图 1-27 所示。

2）无畸变极化转移技术（distortionless enhancement by polarization transfer，DEPT）谱：在 DEPT 谱中，通过改变照射^{1}H 的脉冲宽度（θ）使其作 45°、90°、135°角的变化，或通过不同的弛豫时间（delay time，$2D_3$），使不同类型的碳信号在谱图上呈单峰形式分别朝上或向下伸出，或者从谱图上消失，从而区别伯、仲、叔、季碳。DEPT 谱灵敏度高，信号之间很少重叠，目前已成为^{13}C-NMR测定中的一种常规方法（图 1-28）。

（4）^{13}C 信号的化学位移：^{13}C-NMR 谱的化学位移范围为 0～250ppm，比^{1}H-NMR 谱大得多，信号之间很少重叠，识别起来比较容易。与^{1}H-NMR 谱相同，^{13}C 信号的化学位移也取决于周围的化学环境及磁环境，并可据此判断^{13}C 的类型。当^{13}C 核周围的化学环境或磁环境发生改变时，如引入某个取代基，则该^{13}C 信号将可能发生位移，此即为取代基位移（substitution shift）。位移的方向（高场或低场）及幅度取决于化合物的类型和取代基的种类。常见的有苯的取代基位移、羟基的苷化位移（glycosidation shift）及酰化位移（acylation shift）等，在天然产物的结构研究中均具有重要的作用，详见有关章节。

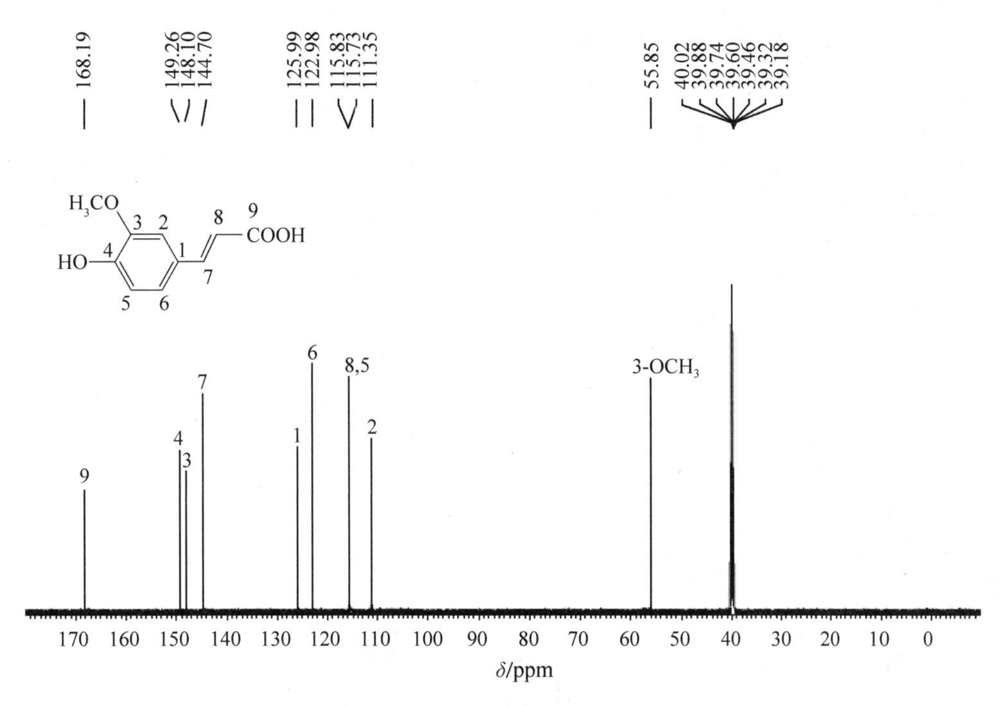

图 1-27　阿魏酸的噪声去偶图谱

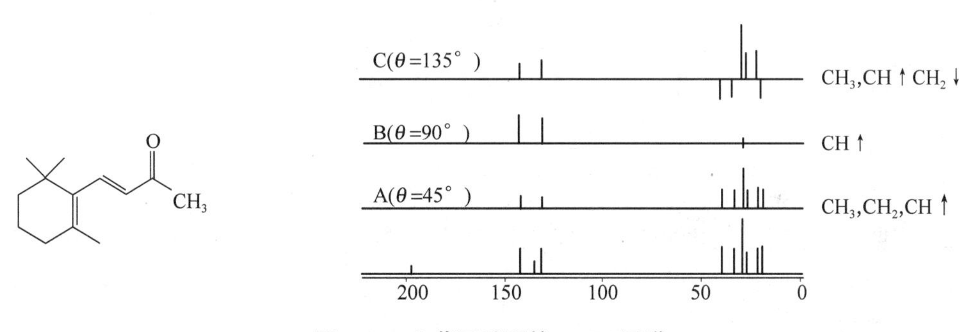

图 1-28　β-紫罗兰酮的 DEPT 图谱

3. 二维核磁共振谱（2D-NMR 谱）　二维核磁共振（two dimensional NMR，2D-NMR）是 20 世纪 70 年代提出，80 年代逐步发展起来的核磁共振新技术。随着高频核磁共振仪的出现，自 20 世纪 80 年代起，二维核磁共振得到了迅速发展，现已成为有机化合物结构鉴定的常规分析方法，也为天然产物的结构鉴定带来了一场革命。二维谱是利用两种频率表示的 NMR 谱，即将 NMR 提供的信息，如化学位移和偶合常数、氢化学位移和碳化学位移等在二维平面上展开绘制而成的图谱。可分为同核化学位移相关谱（homonuclear chemical shift correlation spectroscopy）和异核化学位移相关谱（heteronuclear chemical shift correlation spectroscopy），前者如 ^1H-^1H COSY（^1H-^1H correlation spectroscopy）谱和 NOESY（nuclear Overhauser effect spectroscopy）谱，后者如HMBC（heteronuclear multiple bound correlation）谱和 HMQC（heteronuclear multiple quantum coherence）谱等。

（1）同核化学位移相关谱：在二维核磁共振谱中，具有一定化学位移的同种类磁核中不同核之间的相互作用谱称为同核化学位移相关谱，其中最常用的是氢-氢化学位移相关谱（^1H-^1H COSY谱）。

1） ^{1}H-^{1}H COSY 谱是同一个偶合体系中质子之间的偶合相关谱，可以确定质子化学位移以及质子之间的偶合关系和连接顺序。图谱中水平轴和垂直轴均为该化合物的^{1}H-NMR 谱，两张氢谱中同一个^{1}H 核信号相交于对角线，交点称为对角峰。在对角线两侧呈对称性出现的峰称为交叉峰或相关峰，任一交叉峰即反映了两个（组）氢信号的偶合关系。如图 1-29 所示，在阿魏酸的^{1}H-^{1}H COSY 谱中，可见 H-7 和 H-8、H-6 和 H-5 的相关峰，提示它们分别具有邻位偶合关系。

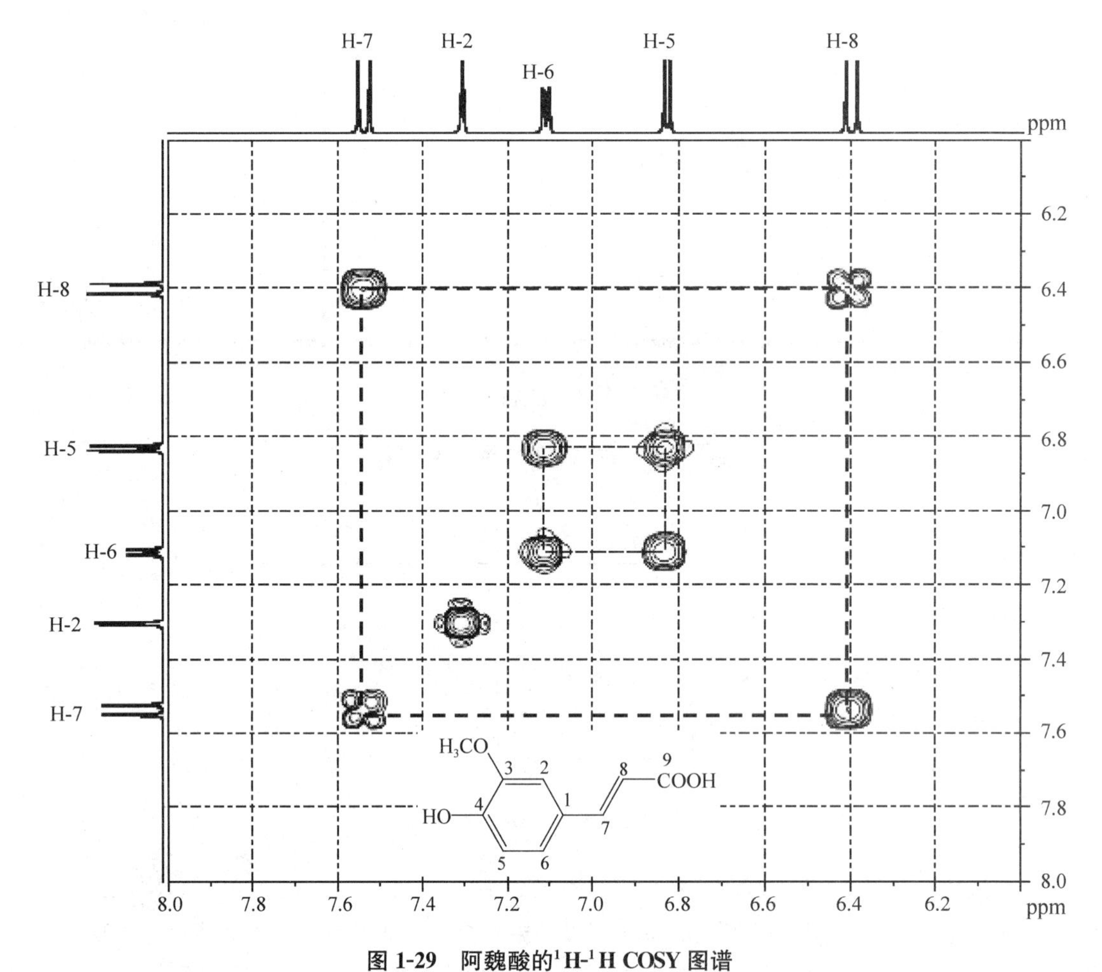

图 1-29　阿魏酸的^{1}H-^{1}H COSY 图谱

2）NOESY 谱是为了在二维谱上观察 NOE 效应而开发出来的一种新技术，图谱外观与^{1}H-^{1}H COSY 谱相似，差别是 NOESY 谱中的相关峰表示不同的氢核在空间上相接近的关系，而非偶合关系。NOESY 谱能够通过分子内部质子之间的空间关系，提供有关分子空间结构和立体化学方面的重要信息，是研究天然产物构型、构象和运动性的重要工具。如图 1-30 所示，在阿魏酸的 NOESY 谱中，δ 3.81 的甲氧基氢信号可见与 H-2 的 NOE 相关，故推出甲氧基连接在苯环的 3 位。

（2）检出^{1}H 的异核化学位移相关谱

异核化学位移相关谱对于鉴定化合物的结构是十分重要的方法，目前主要采用灵敏度较高的检测^{1}H 的异核相关谱实验技术，包括 HMQC 谱、HSQC（heteronuclear single quantum coherence）谱和 HMBC 谱。

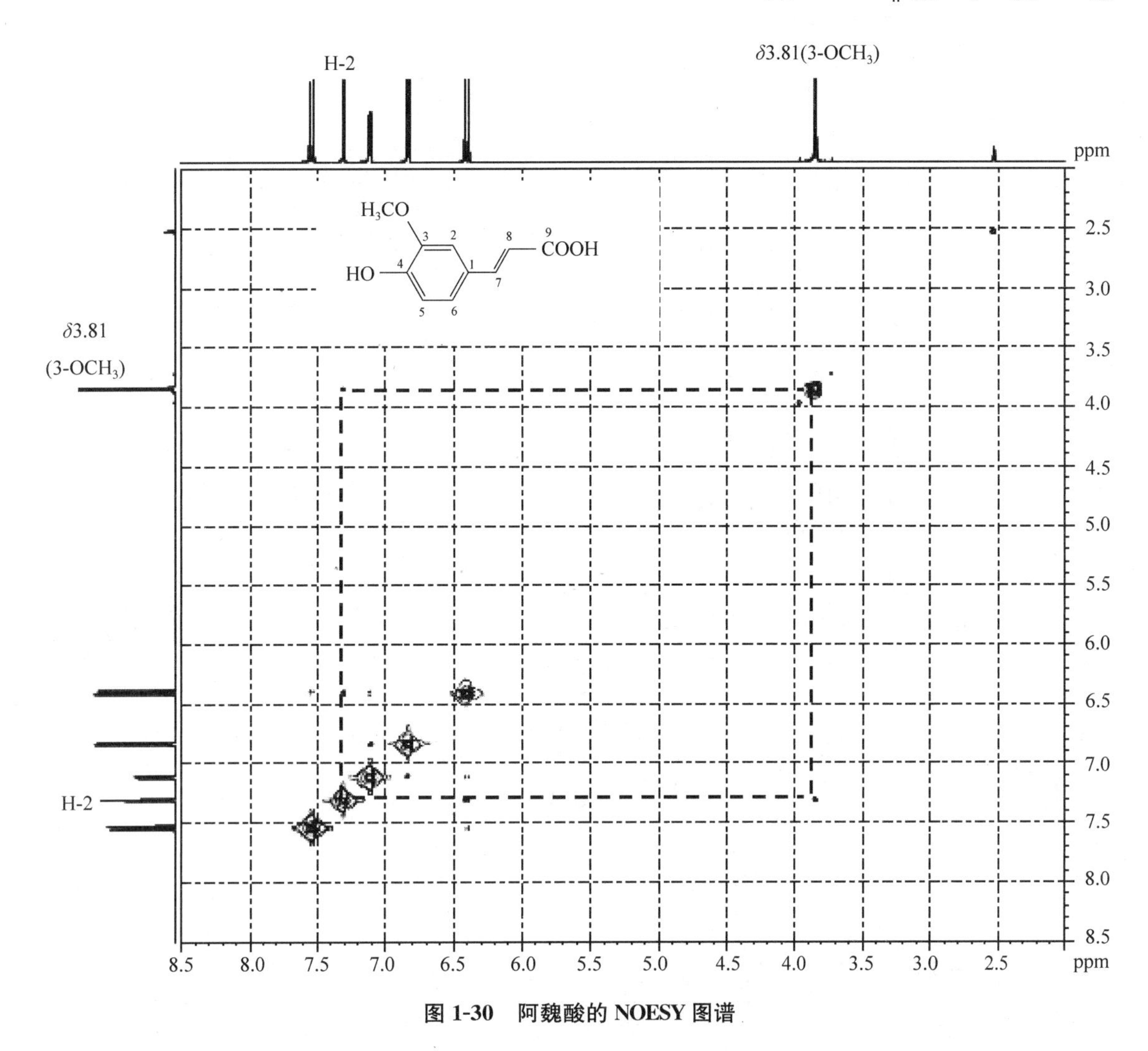

图 1-30 阿魏酸的 NOESY 图谱

1）HMQC 谱与 HSQC 谱：HMQC 谱是检测^{1}H 的异核多量子相关谱（^{1}H detected heteronuclear multiple quantum coherence，HMQC），HSQC 谱是检测^{1}H 的异核单量子相关谱（^{1}H detected heteronuclear single quantum coherence，HSQC），两者都是把^{1}H 核与其直接相连的^{13}C 核关联起来，以确定 C-H 偶合关系（$^1J_{CH}$）。HMQC 谱和 HSQC 谱的外观极为相似，水平轴为^{1}H 的化学位移，垂直轴为^{13}C 的化学位移。直接相连的^{1}H 和^{13}C 将在对应的^{1}H 化学位移和^{13}C 化学位移的交点处给出相关信号。由相关信号分别沿两轴画平行线，即可直接归属相连的^{1}H 和^{13}C 信号。HSQC 谱较 HMQC 谱灵敏度更高些，图 1-31 为化合物阿魏酸的 HSQC 谱，通过各碳、氢的相关峰，很容易确定各碳氢的归属。

2）HMBC 谱是检测^{1}H 的异核多键相关谱（^{1}H detected heteronuclear multiple bond correlation，HMBC），它把^{1}H 核与远程偶合的^{13}C 核关联起来。与 HMQC 谱、HSQC 谱相同，HMBC 谱中水平轴为^{1}H 的化学位移，垂直轴为^{13}C 的化学位移。HMBC 谱可以高灵敏地检测相隔两根键或三根键的碳氢远程偶合相关（即$^2J_{CH}$或$^3J_{CH}$）。分析 HMBC 谱可以获得有关碳链骨架的连接、季碳的结构及因杂原子存在而被切断的偶合系统之间的连接信息，目前广泛应用于复杂天然活性成分的结构研究。例如在化合物阿魏酸的 HMBC 谱（图 1-32）中可见甲氧基（δ 3.94）与 C-3（δ 146.9）的相关峰，由此确定甲氧基连接在苯环的 3 位。

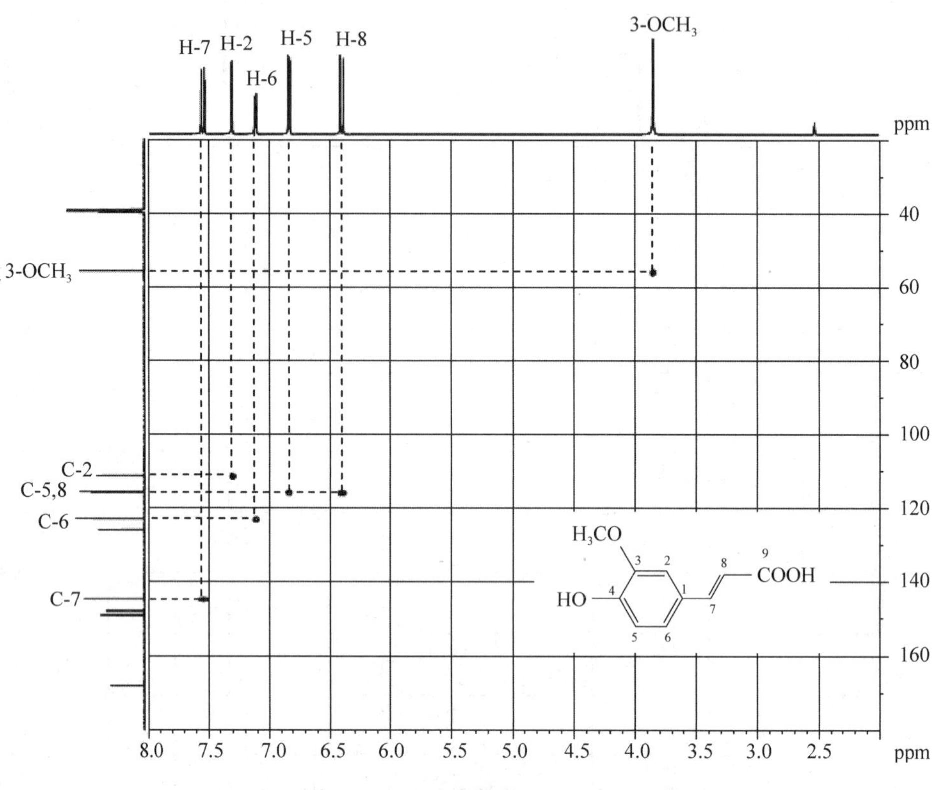

图 1-31　阿魏酸的 HSQC 图谱

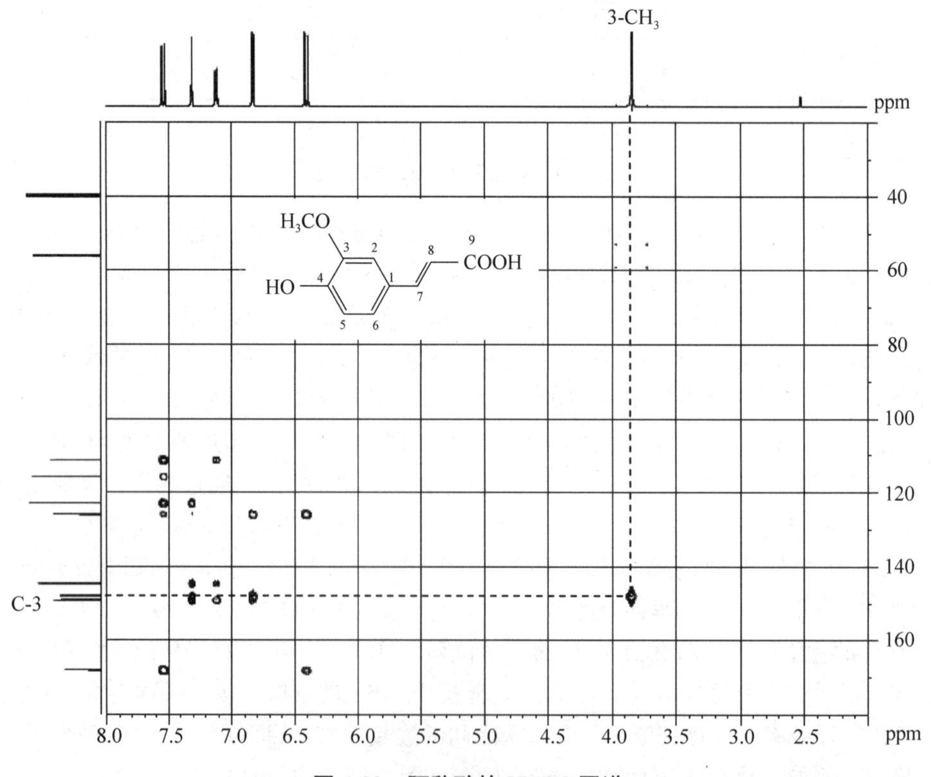

图 1-32　阿魏酸的 HMBC 图谱

（四）质谱

质谱（mass spectrometry，MS）是利用一定的离子化方法将有机化合物分子进行离子化或碎裂，并将所产生的各种离子按其质量电荷比（m/z）大小排列而成的图谱。横坐标表示质荷比，从左到右质荷比增大。纵坐标表示离子峰的强度，在测定时将最强的离子峰强度定为100%，称之为基峰（base peak），将其他离子的信号强度与基峰进行比较，得其相对强度，称之为相对丰度（relative abundance）。质谱具有较高的灵敏度和专属性，对测定样品量的要求很少。而且如前所述，质谱可用于测定相对分子质量并求算分子式，高分辨质谱还可直接测定分子式，而分子式的确定对于结构推导至关重要。此外，由于在一定条件下化合物的开裂遵循一定的规律，故比较样品与对照品在相同仪器、相同测试条件下测得的MS图，可以鉴定是否为同一化合物；如为未知化合物，还可根据质谱裂解规律推测化合物的可能分子结构。随着现代分析技术的飞速发展，近年来，新的离子源不断出现，使质谱在确定化合物相对分子质量、分子式和由裂解碎片推测官能团、残基序列、结构骨架及化合物类型等方面发挥着重要作用。下面介绍较常用的离子源的电离方式及相应的特点。

1. 电子轰击质谱（electron impact mass spectrometry，EI-MS） 样品经加热汽化后，呈气态的样品分子在较高真空和较高温度的电离室内，受到热阴极发射的电子的轰击，大多数分子电离后失去一个电子而生成带正电荷的自由基，即分子离子，并能进一步发生键的断裂形成“碎片”离子或中性分子。电子轰击电离是应用最久、发展最成熟的电离方法之一，具有易于实现电离、重现性好、碎片离子多、能提供较多的分子结构信息的优点。但对于相对分子质量较大难以汽化或易发生热分解的化合物，如糖苷、醇、部分羧酸、肽类等常常得不到分子离子峰，只能看到碎片峰。因此，EI-MS只适用于具有一定挥发性和热稳定性的小分子化合物。例如，桂皮酸乙酯分子在电子轰击下产生了分子离子和一系列碎片离子（图1-33）。

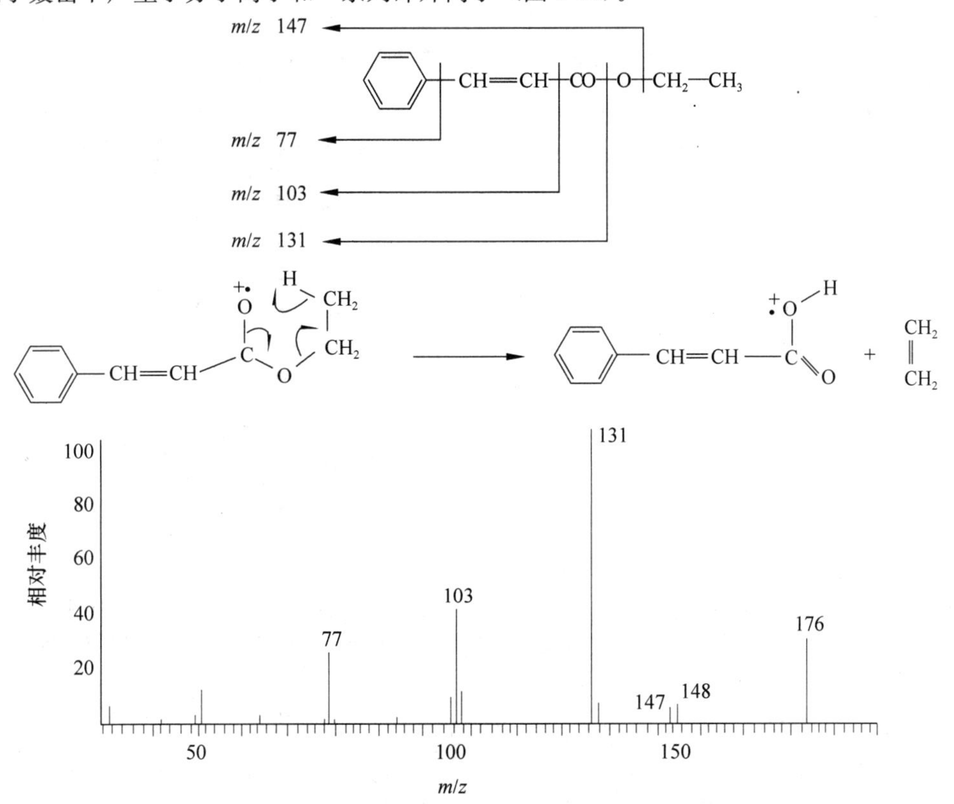

图1-33 桂皮酸乙酯的质谱图

2. 电喷雾电离质谱（electrospray ionization mass spectrometry，ESI-MS） 电喷雾电离（electrospray ionization，ESI）是一种使用强静电场的软电离技术，是目前应用最广泛的电离方法之一。ESI-MS相对分子质量检测范围宽，既可检测相对分子质量小于1000的化合物，也可检测相对分子质量高达20 000的生物大分子；既可以在正离子模式也可以在负离子模式下检测。在天然活性成分的结构研究中已是一种常规技术。对于小分子化合物，通常会产生［M+H］$^+$、［M−H］$^-$以及［M+Na］$^+$、［M+K］$^+$、［M+Cl］$^-$等离子，易于得到化合物的相对分子质量。而对于相对分子质量高达20 000左右的大分子，常生成一系列多电荷离子，通过数据处理也能得到样品的相对分子质量。由于电喷雾电离属于软电离方法，通常碎片离子峰很少或没有，常用于与液相色谱技术联用。

例如从朱砂根（*Ardisia crenata*）中分得一个五环三萜皂苷化合物ardisicrenoside J，其正离子的ESI-MS一级谱（图1-34）中给出 m/z 1143［M+Na］$^+$的准分子离子峰，其负离子的ESI-MS一级谱(图1-35)中给出 m/z 1155［M+Cl］$^-$、m/z 1119［M−H］$^-$的准分子离子峰，推出该化合物相对分子质量为1120。此外，在正离子和负离子的ESI-MS二级谱（图1-34、图1-35）中还出

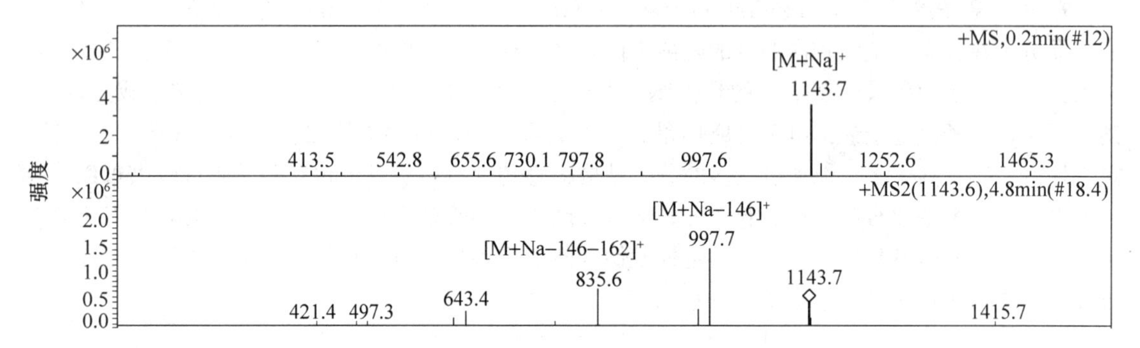

图1-34 ardisicrenoside J的正离子ESI-MS图谱

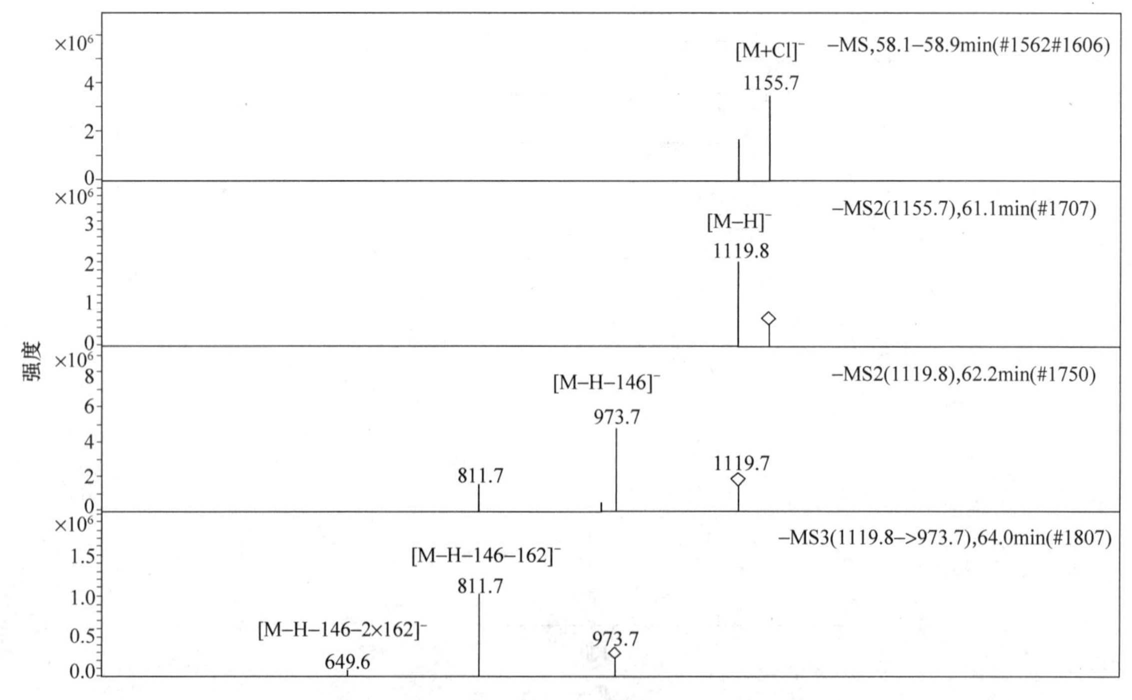

图1-35 ardisicrenoside J的负离子ESI-MS图谱

现了皂苷分子失去糖基的主要碎片离子峰，如 m/z 997 [M+Na−146]$^+$、m/z 973 [M−H−146]$^-$ 为分子失去一个鼠李糖的离子峰，m/z 835 [M+Na−146−162]$^+$、m/z 811 [M−H−146−162]$^-$ 为分子失去一个鼠李糖和一个葡萄糖的离子峰，m/z 649 [M−H−146−2×162]$^-$ 为分子失去一个鼠李糖和两个葡萄糖的离子峰，据此可获得有关糖链及糖连接顺序的信息。

3. 快原子轰击质谱（fast atom bombardment mass spectrometry，FAB-MS） 1981 年 Barber 等人发明了快原子轰击电离技术，拓宽了有机质谱的应用范围。FAB-MS 也属于软电离质谱，其碎片离子主要是 [M+H]$^+$、[M+Na]$^+$、[M+K]$^+$ 等准分子离子，碎片离子较少。FAB-MS 配备了阴离子捕获器，可以进行负离子检测，给出相应的阴离子质谱，与阳离子质谱互相补充，增大了质谱的信息量和可信度。

FAB-MS 适用范围较广，在天然活性成分结构研究中应用比较普遍。本法因为无需将样品加热汽化即可使化合物电离，故特别适用于难汽化和热稳定性差的固体样品的测定，特别是糖苷类化合物的研究，除得到准分子离子峰外，还可得到糖基甚至苷元的结构碎片峰。

从海星中分离得到的某皂苷（化合物Ⅲ）的 FAB-MS 一级和二级质谱如图 1-36 和 1-37 所示，在一级质谱图中可见明显的 [M+Na]$^+$ 和 [M+H]$^+$ 的准分子离子峰，在 [M+Na]$^+$ 峰的二级质谱图中 m/z 693、663、635、617 等的离子峰是糖环开裂产生的碎片峰。因此，可方便解析该化合物的结构及裂解规律。

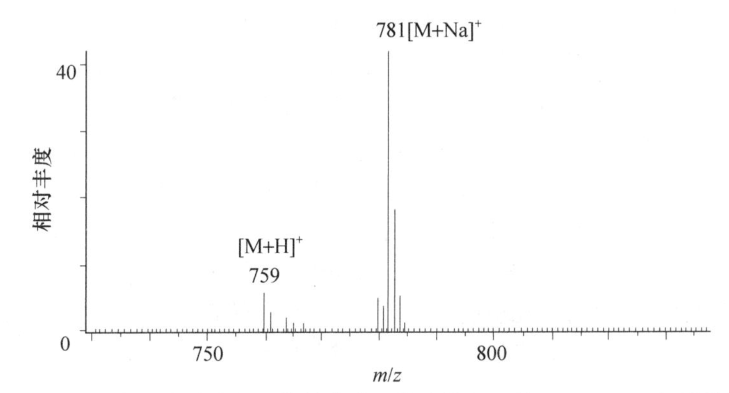

图 1-36 从海星中分离得到的某皂苷（化合物Ⅲ）的 FAB-MS 一级质谱图

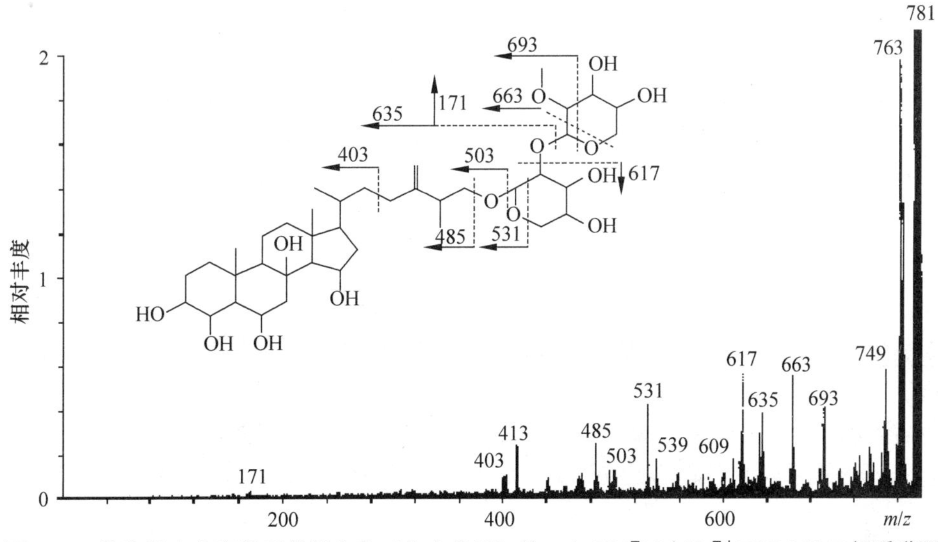

图 1-37 从海星中分离得到的某皂苷（化合物Ⅲ）的 m/z 781[M+Na]$^+$ FAB-MS 二级质谱图

4. 场解吸质谱（field desorption mass spectrometry，FD-MS） 场解吸质谱的电离方法是将样品涂在作为离子发射体的金属丝上送入离子源，在真空高电压状态下，通过在细丝上通以微弱电流，提供样品从发射体上解吸的能量，解吸出来的样品即扩散到高场强的场发射区域进行离子化。FD-MS由于在电离过程中无需加热，常用于难汽化、热不稳定、大极性化合物的质谱分析，如糖苷类、氨基酸、有机酸、甾体类、生物碱、肽和核苷酸等。FD-MS只能进行正离子检测，主要提供 $[M+H]^+$、$[M+Na]^+$、$[M+K]^+$ 等准分子离子峰信息，碎片离子峰较少，可提供的有关结构方面的信息不多。

5. 基质辅助激光解吸电离质谱（matrix-assisted laser desorption mass spectrometry，MALDI-MS） 基质辅助激光解吸电离方法是将样品溶解于在一定波长的激光下有强吸收的基质中，利用激光脉冲照射分散在基质中的样品，基质分子能有效地吸收激光的能量，使基质和样品获得能量投射到气相并得到电离。由于应用的是脉冲式激光，特别适合与飞行时间质谱仪（TOF-MS）配合使用，即通常所用的MALDI-TOFMS这个术语。该质谱技术所得的质谱图中碎片离子峰少，常产生分子离子、准分子离子及样品分子聚集的多电荷离子，特别适用于结构较为复杂、不易气化和电离的大分子，如多肽、蛋白质等的研究。

6. 串联质谱（tandem MS） 串联质谱可简表为MS/MS，代表两级质量分析串联在一起，随着串联级数的增加进而表示为 MS^n，其中 n 表示串联级数。这是一种用质谱作质量分离的质谱技术，既可以是空间上串联，也可以是时间上串联。前者以三重四极质谱仪和四极-飞行时间串联质谱仪为代表，后者主要是离子阱质谱仪。串联质谱主要应用于未知化合物的结构推导、复杂混合物中成分的鉴定、质谱裂解途径的推导、样品中成分的定量测定等。近年，国内亦有将此技术用于中药或植物药有效部位中各种化学成分的结构研究和快速鉴定。从一级质谱中得到有效部位中各成分的分子离子，再通过对各个分子离子进行二级至 n 级质谱分析，从而实现在未加分离的情况下对有效部位中各种成分进行快速鉴定的目的。

（五）旋光光谱（optical rotatory dispersion，ORD）

平面偏振光通过手性物质时，能使偏振光的平面发生旋转，这就是所谓的“旋光性”。偏振面所旋转的角度称为旋光度。产生旋光的原因是，组成平面偏振光的左旋圆偏光和右旋圆偏光在手性物质中传播时的折射率不同，即两个方向的圆偏光在手性物质中的传播速度不同，从而导致偏振面的旋转。

偏振光透过长1dm并且每1mL中含有旋光性物质1g的溶液，在一定波长与温度下测得的旋光度称为比旋光度。比旋光度是旋光性物质的一种物理常数，每种旋光性物质的比旋光度是固定不变的。测定比旋光度可以鉴定旋光性物质，也可以确定旋光性物质的纯度和含量。许多天然化合物具有光学活性，故无论是已知还是未知物，在鉴定化学结构时都应测试其比旋光度。比旋光度通常按照下列公式计算：

固体供试品 $[\alpha]_D^t=100\alpha/lc$

式中：$[\alpha]$ 为比旋光度；t 为测试时的温度（℃），标准测试温度为25℃；D为钠光谱D线，波长为589.3nm；α 为实测的旋光度；l 为测定管长度，单位dm；c 为每100mL溶液中含有被测物质的质量，单位g/100mL。

用不同波长（200～760nm）的偏振光照射光学活性物质，并用波长 λ 对比旋度 $[\alpha]$ 或摩尔旋光度 $[\varphi]$ 作图所得的曲线即为旋光光谱。旋光光谱（optical rotatory dispersion，ORD）在测定化合物的构型和构象、确定某些官能团（如羰基）在手性分子中的位置方面有独到之处，是天然化合物立体化学研究的有力工具。

1. 旋光光谱的种类

（1）平坦谱线：分子中虽有不对称碳原子，但无发色团时，所得图谱如图 1-38 所示，没有峰、谷之分。其中谱线由长波向短波处上升者（1）为正性谱线；谱线由长波向短波处下降者（2,3）为负性谱线。谱形的正负性与旋光值的正负无关。

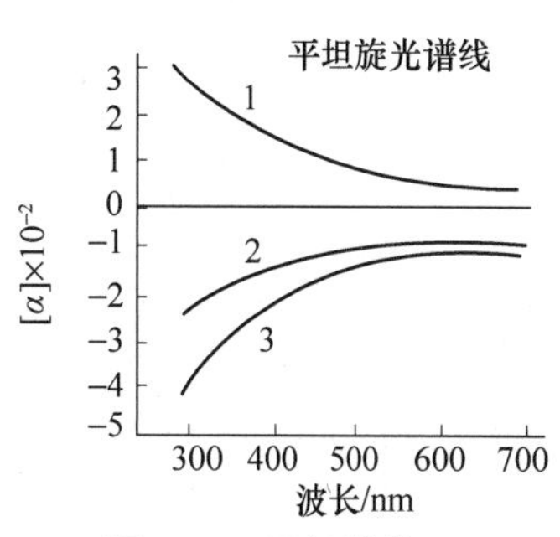

图 1-38 平坦谱线

C_8H_{17} C_8H_{17} C_8H_{17}

胆甾-4-烯 胆甾-5-烯 胆甾-6-烯

1 2 3

（2）单纯科顿效应（Cotton effect）谱线：光学活性分子中含有发色团时，将产生异常的旋光光谱，出现峰和谷，得到科顿效应谱线。如图 1-39 所示，5α-胆甾烷-3-酮（4）及 5β-胆甾烷-3-酮（5）ORD 谱线中均只见一个峰和谷，称为单纯科顿效应谱线。其中，a(amplitude) 为振幅，b(breadth)为宽幅。峰在长波部分，谷在短波部分者（4）称为正性科顿效应谱线；反之，谷在长波部分，峰在短波方向者（5）称为负性科顿效应谱线。

（3）复合科顿效应谱线：ORD 谱中出现两个或更多个峰和谷时（图 1-40），称为复合科顿效应谱线。

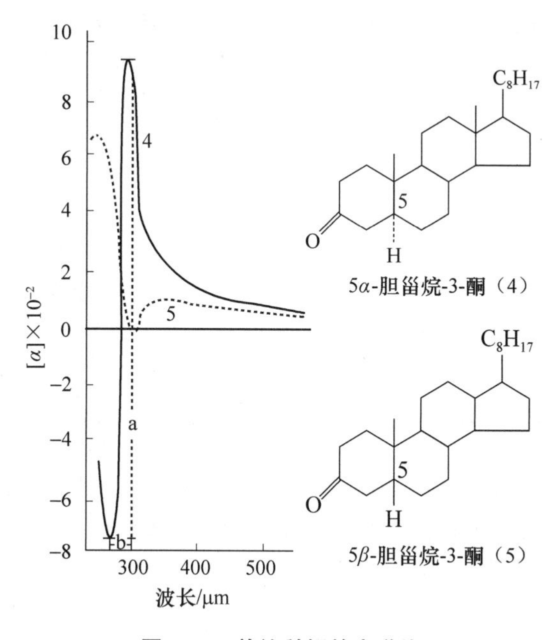

图 1-39 单纯科顿效应谱线

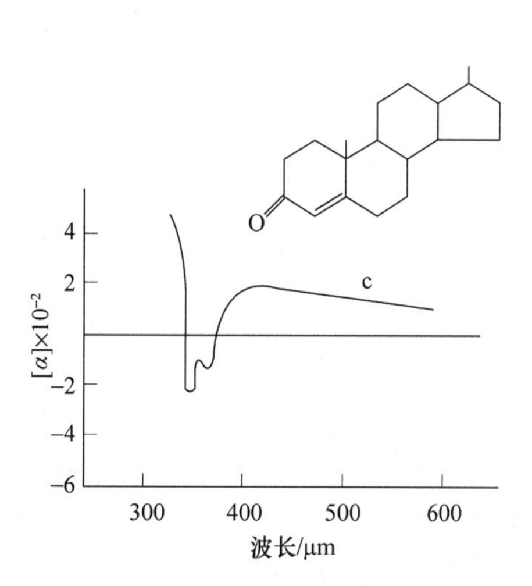

图 1-40 复合科顿效应谱线

（睾丸素的旋光光谱）

7　　7a（似甾体构象）　　7b（非甾体构象）

2. 旋光光谱的测定意义　旋光光谱及其科顿效应谱线特征与分子的立体化学结构（构型、构象）有着重要的关联。以前述4、5两个化合物为例，仅A/B环上C-5构型不同，ORD谱即显示很大的差别。化合物4的ORD谱表现为3-keto-5α-steroid的特征，5则表现3-keto-5β-steroid的特征。又如构型已知的化合物7由A、B两个六元环骈合而成，构象式有7a及7b两种可能。因7的ORD谱线示与图1-38所示化合物5的旋光谱几乎完全相同，故可推定7的稳定构象式为7a，即似甾体构象式，而非7b。

由上可知ORD谱对推断非对称分子的构型与构象有着重要的意义。应用时可找出ORD谱的谱线形状和科顿效应与不同类型手性分子的构型或构象之间的关联，并用立体结构尽可能相似或相反的已知化合物与未知化合物的ORD谱作比较，以确定未知化合物的立体结构。其中最著名的是饱和环酮的八区律规则。

3. 八区律（octant rule）及其应用　羰基具有两个相互垂直的对称平面（图1-41），故通常不具有光学活性，但当存在于非对称分子中时，其对称的电子分布受到分子内不对称因素的干扰，诱发成为一个新的不对称中心，即呈现光学活性，导致ORD谱线在270～310nm处出现科顿效应。科顿效应的符号及谱形取决于羰基所处的不对称环境，故在非对称分子内，不对称中心离羰基越近，则科顿效应越显著。当这些不对称中心的构型、构象发生变化时，科顿效应的谱线甚至符号也随之发生明显变化。八区律概括了这种变化的经验规律，对于饱和环酮，尤其是环己酮及甾酮的立体化学研究具有重要的意义。

有关旋光光谱及八区律的理论与应用可参阅有关专著。

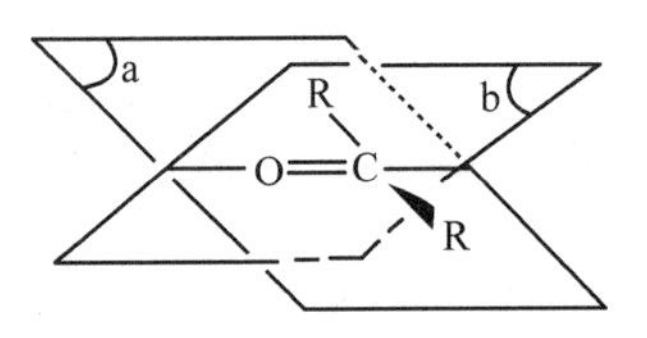

图1-41　羰基的两个对称面

参考文献

国家药典委员会，2020. 中华人民共和国药典［M］. 北京：中国医药科技出版社.

黄鸣龙，1963. 旋光谱在有机化学中的应用［M］. 上海：上海科技出版社.

李英，虞佩琳，陈一心，等，1979. 青蒿素衍生物的合成［J］. 科学通报，24（14）：667-669.

沈嘉，2006. 体外药物筛选［M］. 北京：化学工业出版社.

孔令义，2016. 天然药物化学［M］. 2版. 北京：中国医药科技出版社.

裴月湖，娄红祥，2016. 天然药物化学［M］. 6版. 北京：人民卫生出版社.

裴月湖，2015. 有机化合物波谱解析［M］. 4版. 北京：中国医药科技出版社.

肖崇厚，1999. 中药化学 [M]. 上海：上海科学技术出版社.
徐任生，1997. 天然产物化学 [M]. 北京：科学出版社.
杨世林，严春艳，2017. 天然药物化学 [M]. 2版. 北京：科学出版社.
杨晓春，吴镭，2000. 天然药物化学研究在我国新药创制中的作用 [J]. 中国新药杂志，9 (6)：361-363.
姚新生，2004. 天然药物化学 [M]. 4版. 北京：人民卫生出版社.
姚新生，陈英杰，1991. 超导核磁共振波谱分析 [M]. 北京：中国医药科技出版社.
姚新生，2004. 有机化合物波谱分析 [M]. 北京：中国医药科技出版社.
叶秀林，1999. 立体化学 [M]. 2版. 北京：北京大学出版社.
于德泉，2002. 展望从天然产物创新药物研究 [J]. 中国医学科学院学报，24 (4)：335-338.
BARBER M，BORDOLI R S，SEDGUICK R D，et al，1981. Fast atom bombardment of solids as an ion source in mass spectrometry [J]. Nature，293 (24)：270-275.
BARBER M，BORDOLI R S，SEDGWICK R D，et al，1981. Fast atom bombardment of solids (F. A. B)：a new ion source for mass spectrometry [J]. Journal of the Chemical Society，Chemical Communications，1981 (7)：325-327.
CARL D，D MARSHALL，1958. Optical rotatory dispersion studies. XVI. synthesis and conformation of optically active octalones and decalones [J]. Journal of the American Chemical Society，80 (15)：3986-3995.
CHEN L X，QIU F，WEI H，et al，2006. Nine new ent-labdane diterpenoids from the aerial parts of *Andrographis paniculata* [J]. Helvetica Chimica Acta，89 (11)：2654-2664.
DAVID J NEWMAN，GORDON M CRAGG，2007. Natural products as sources of new drugs over the last 25 Years [J]. Journal of Natural Products，70 (3)：461-477.
GASKELL S J，1997. Electrospray，principles and practice [J]. Journal of Magnetic Resonance，32 (7)：677-688.
KARAS M，BACHMANN D，HILLENKAMP F，1985. Influence of the wavelength in high-irradiance ultraviolet laser desorption mass spectrometry of organic molecules [J]. Analytical Chemistry，57 (14)：2935-2939.
QIU F，KOMATSU K，SAITO K，et al，1996. Pharmacological properties of traditional medicines. XXI. analysis of plasma，urine and bile of rats after oral administration of water extract of mori cortex [J]. Natural Medicine，50 (2)：103-108.
WHITEHOUSE C M，DREYER R N，YAMASHITA M，et al，1985. Electrospray interface for liquid chromatographs and mass spectrometers [J]. Analytical Chemistry，57 (3)：675-679.

学习重点

天然药物化学是运用现代科学理论和方法研究天然药物中化学成分、寻找防治疾病的活性物质或有效成分的一门学科。在我国，天然药物化学学科在创新药物分子的发现及中药现代化方面发挥着极其重要的作用，天然药物化学主要研究对象包括植物体内重要的一次代谢产物和二次代谢产物，特别是具有生物活性的小分子次生代谢产物是该领域科研工作者关注的热点。天然化学成分生物合成的主要途径有乙酸-丙二酸途径、甲戊二羟酸途径、莽草酸途径、氨基酸途径及复合途径，熟悉掌握这些生物合成途径对天然有效成分的仿生合成具有重要的指导意义。天然药物有效成分的常用提取方法主要有溶剂提取法（传统提取法：浸渍法、渗漉法、煎煮法、回流提取法、连续回流提取法；现代提取法：超临界流体萃取法、超声波辅助溶剂提取法、微波辅助溶剂提取法）、水蒸气蒸馏法和升华法，需要熟悉掌握这些提取方法的原理、基本操作、使用范围及优缺点。天然药物有效成分常用的分离方法有结晶法、沉淀法、两相溶剂分配萃取法，以及各种色谱分离方法（硅胶分配色谱法、硅胶吸附色谱法、聚酰胺吸附色谱法、大孔吸附树脂色谱法、凝胶色谱法、离子交换色谱法），需要熟悉掌握这些分离方法的原理、影响因素、应用范围及注意事项等。分离得到天然有效成分后，需要确定其化学结构。了解结构研究的一般程序及方法对各论部分相关内容的学习至关重要。

思 考 题

1. 天然有效成分的生物合成途径有哪些?
2. 如何理解有效成分和无效成分?
3. 有效成分的提取方法有哪些?
4. 简述硅胶、大孔吸附树脂和活性炭的吸附特点和应用时的注意事项。
5. 简述聚酰胺色谱法和离子交换色谱法的原理以及吸附力或交换能力的影响因素。
6. 简述天然化合物结构研究的一般程序。

（邱 峰 王莉宁）

第2章 糖和苷

学习要求

1. 掌握糖和苷的分类，常见单糖的结构，单糖的费歇尔（Fischer）投影式、哈沃斯（Haworth）透视式、稳定构象式3种结构表示方法及其相互关系，苷键类型及影响苷键裂解的因素。

2. 熟悉单糖的氧化反应、糠醛形成反应和羟基反应，苷结构特征及苷的鉴别方法，苷键构型的确定方法，苷化位移规律及糖的核磁共振谱学特征。

3. 了解多糖的提取分离方法和鉴定程序，单糖的立体构型测定方法。

糖类（saccharides）也称碳水化合物（carbohydrates），根据其分子水解反应的情况，可以分为单糖、低聚糖和多糖。糖是植物光合作用的初生产物，绿色植物及藻类通过光合作用将二氧化碳及水合成为糖类，并放出氧气，生成的糖进一步通过不同途径代谢生成维持植物体生命活动不可缺少的一次代谢产物以及合成二次代谢产物所需的初始原料。糖类在植物中分布十分广泛，常常占其细胞干重的80%～90%，除作为植物的贮藏养料和骨架成分外，一些糖类还具有独特的生物活性，如茯苓多糖、黄芪多糖有增加免疫功能的作用；肝素有抗凝血作用；果胶有收敛、止泻作用；松塔多糖有抑制HIV逆转录酶作用等。由于糖类在生物合成反应、许多基本生命过程以及天然药物治疗疾病中发挥着重要作用，因此对糖类的研究具有重要意义。

第1节 单糖的立体化学

单糖（monosaccharide）是指具有碳链骨架的多羟基醛或酮类化合物，也是组成糖类及其衍生物的基本单元，前者（多羟基醛）称为醛糖（aldose），后者（多羟基酮）称为酮糖（ketose）。自然界中从三碳糖至八碳糖都有存在，最简单的醛糖为甘油醛（glyceraldehyde），最简单的酮糖为二羟基丙酮（1,3-dihydroxyacetone）（图2-1）。单糖结构的表示方法有3种，即费歇尔（Fischer）投影式、哈沃斯（Haworth）透视式和优势构象式。

甘油醛 (glyceraldehyde)	醛糖 (aldose)	二羟基丙酮 (1, 3-dihydroxyacetone)	酮糖 (ketose)
CHO; —OH; CH_2OH	CHO; $(HC—OH)_n$; CH_2OH	CH_2OH; C═O; CH_2OH	CH_2OH; C═O; $(HC—OH)_n$; CH_2OH

图2-1 单糖的结构

一、Fischer 投影式

最早用来系统反映单糖结构的是费歇尔（Fischer）投影式。在 Fischer 投影式中，糖的主碳链上下排列，氧化程度较高的醛基或酮基一端在上方，与碳原子相连的横键表示伸向所在平面的前方，两个竖键表示伸向平面的后方。Fischer 投影式中，单糖 *D*、*L* 构型的确定是相对 *D*、*L*-甘油醛（α-OH-glyceraldehyde）得来的，即：距离羰基最远的手性碳原子上的羟基在右侧的为 *D* 型糖；羟基在左侧的称为 *L* 型糖。至今单糖的绝对构型仍习惯以 *D*、*L* 表示。

以 *D*-葡萄糖（*D*-glucose）、*L*-鼠李糖（*L*-rhamnose）为例，则其开链的 Fischer 投影式如图 2-2 所示。

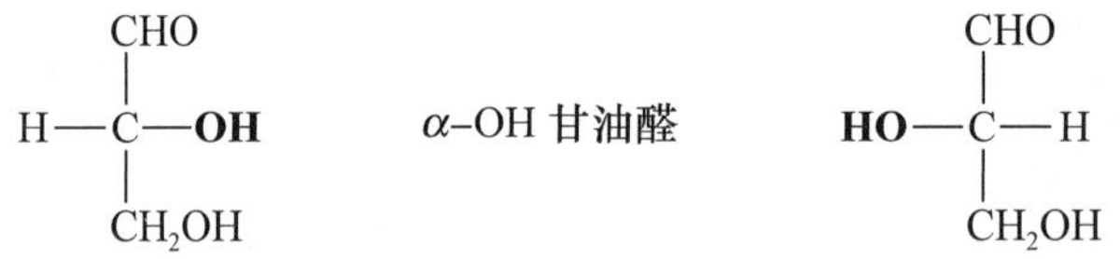

CHO — H—C—**OH** — CH_2OH　　*D* 型

α-OH 甘油醛

CHO — **HO**—C—H — CH_2OH　　*L* 型

如：

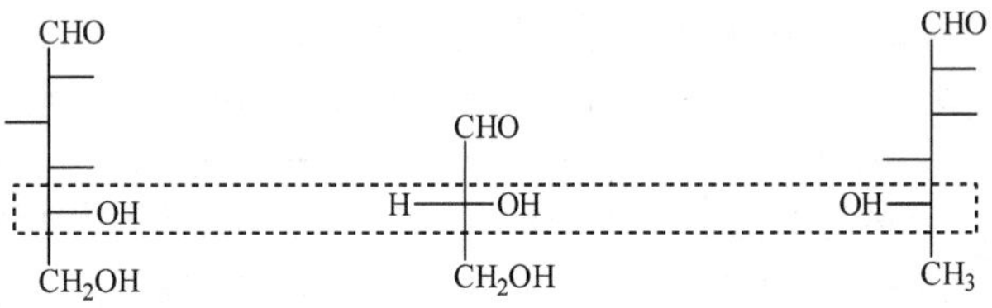

D-葡萄糖：CHO … —OH … CH_2OH

α-OH-*D*型甘油醛：CHO，H—|—OH，CH_2OH

L-鼠李糖：CHO … OH— … CH_3

图 2-2　*D*-葡萄糖、*L*-鼠李糖的 Fischer 投影式

但 Fischer 投影式不能真实地反映单糖的存在形式。如结晶葡萄糖有两种形式，一种是从乙醇中结晶出来的 α 型葡萄糖，熔点 146℃，其新配溶液的［α］$_D$为＋112°，此溶液在放置过程中，比旋光度逐渐下降，达到＋52.7°以后维持不变；另一种是从吡啶中结晶出来的 β 型葡萄糖，熔点 150℃，新配溶液的［α］$_D$为＋18.7°，此溶液在放置过程中，比旋光度逐渐上升，达到＋52.7°以后维持不变。葡萄糖分子结构中虽然具有醛基，但在反应性质上与一般的醛有许多差别，如在对 $NaHSO_3$ 的加成反应速度非常缓慢，而红外及核磁谱中也没有看到特征性的羰基峰及醛氢质子信号，显然葡萄糖的开链结构不能解释这些现象。研究表明单糖主要以环状半缩醛或半缩酮的形式存在，结构中自身的醛基（或酮羰基）与羟基发生了缩合反应。在形成半缩醛或半缩酮时，C-5、C-4、C-3、C-2 上的羟基均可与羰基碳反应成环，但由于五元、六元环的张力最小，所以自然界糖大都以六元或五元氧环形式存在。五元氧环的称为呋喃型糖（furanose），六元氧环的则称为吡喃型糖（pyranose）。一旦糖与糖结合或成苷，其缩醛或缩酮结构就固定为一种结构，因此成环的单糖可用 Haworth 透视式表示。

二、Haworth 透视式

由费歇尔（Fischer）投影式转化为哈沃斯（Haworth）透视式时，多习惯先向右倾倒 90°，Fischer 投影式的右侧基团一律写在环的面下，左侧基团一律写在面上，则参与环合的碳原子（第四个或第五个碳原子）旋转 120°，使羟基与醛基接近并使环张力为最小，环合就得 Haworth 透视式（或简略式，-OH 略去，用竖线表示），现以 *D*-葡萄糖、*L*-鼠李糖为例，说明单糖由 Fischer 式转换 Haworth 式的过程（图 2-3）。

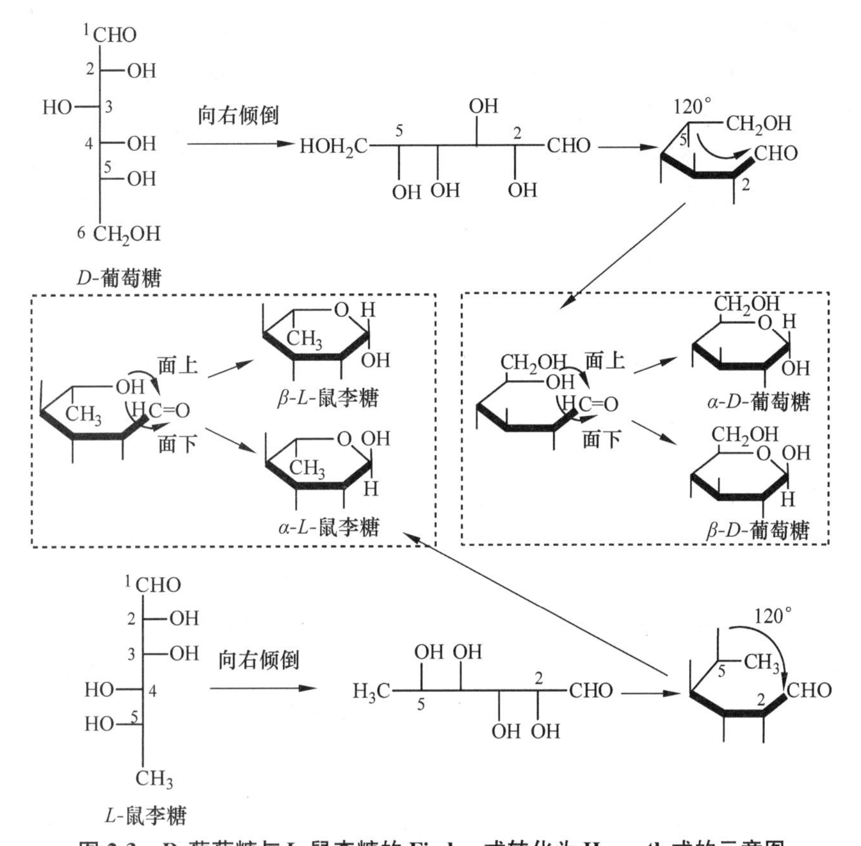

图 2-3　*D*-葡萄糖与 *L*-鼠李糖的 Fischer 式转化为 Haworth 式的示意图

直链的 *D*-半乳糖（*D*-galactose）转化为呋喃、吡喃型糖的 Haworth 式如图 2-4 所示。

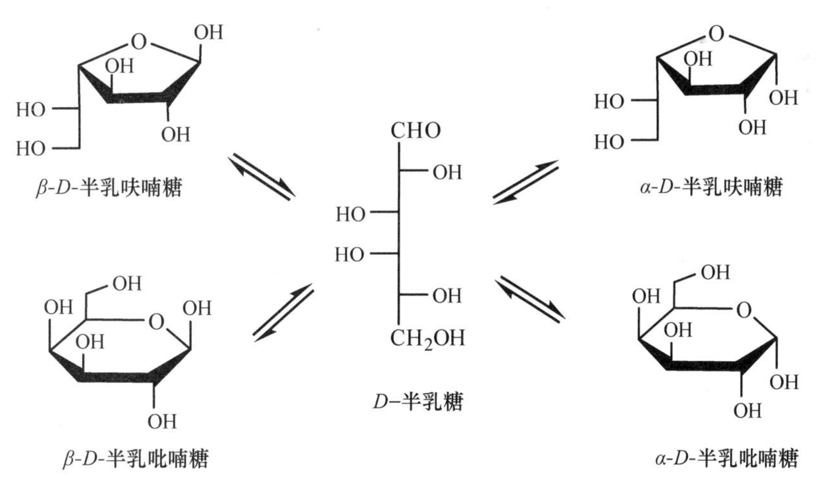

图 2-4　呋喃及吡喃型 *D*-半乳糖

Haworth 投影式中糖的绝对构型判定分以下几种情况：对五碳吡喃型糖，末端 C-5-OH 参与环合，Fischer 投影式中决定糖构型的 C-4-OH 保留，则 C-4 位羟基在面下的为 *D* 型糖，在面上的则为 *L* 型糖。对于甲基五碳糖（如鼠李糖）、六碳糖的吡喃型糖和五碳呋喃型糖，由于在 Fischer 投影式用来判断糖构型的手性碳原子上的羟基（C-5 或 C-4-OH）参与环合，故无法用羟基的取向判断糖的绝对构型，只能根据 C-5-*R*（甲基五碳、六碳吡喃型糖）或 C-4-*R*（五碳呋喃糖）的 R 取向来判断，当 C-4-*R* 或 C-5-*R* 在面下时为 *L* 型糖，在面上时则为 *D* 型糖。

在甲基五碳呋喃型糖和六碳呋喃型糖的 Haworth 投影式中，由于 C-5-OH 在侧链上且对该羟基的写法并无特定的规定，故无法判断它们的绝对构型，对该糖的推定只能从原 Fischer 投影式中获取。原为 *R* 的即为 *D* 型，原为 *S* 的为 *L* 型，这也是最为简便、直接的方法。

对一些去氧糖，如 C-3 或 C-4 形成的去氧糖，为防止出现相反的判断结果，应用时还应遵照糖基的费歇尔式判定原则。

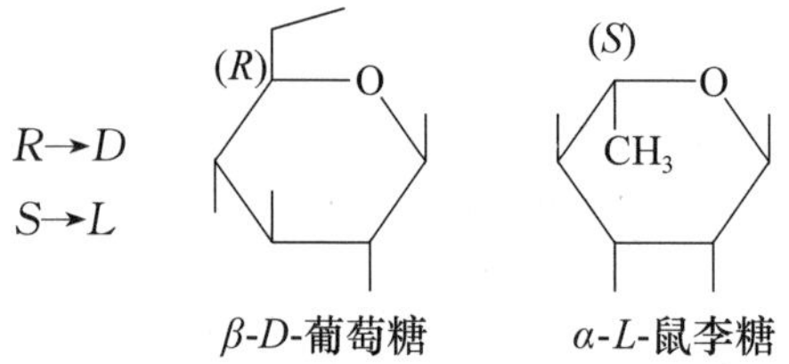

R→*D*
S→*L*

(*R*) O　　(*S*) O CH_3

β-*D*-葡萄糖　　*α*-*L*-鼠李糖

（一）端基差向异构体

由图 2-3 和图 2-4 中的 Haworth 透视式不难看出，糖成环后，使原来的羰基碳原子（C-1）变成了手性碳原子，新形成的半缩醛羟基在空间的排布方式出现了两种可能，位于环上或环下，习惯上，对 *D*-型糖的半缩醛羟基在面上的称为 *β* 型，在面下的称为 *α* 型，而 *L*-型正相反。生成的 *α* 型和 *β* 型糖是一对非对映异构体，它们的不同点在于 C-1 上的构型，因此又称为端基异构体，有着各自的熔点和比旋光度。这样就很容易理解葡萄糖的变旋现象是由于开链结构与环状结构形成平衡体系过程中比旋光度的变化所引起的。

1909 年，美国公共卫生事业局 Hudson C. S. 提出了下述建议：在 *D*-系糖中，将 *α*、*β* 一对差向异构体中较为右旋的定义为 *α*-*D*（如：*α*-*D*-葡萄糖，$[\alpha]_D+112°$），另一个为 *β*-*D*（如：*β*-*D*-葡萄糖，$[\alpha]_D+18.7°$）；在 *L*-系族中，较为左旋的定义为 *α*-*L*，而另一个为 *β*-*L*，这样 *α*-*D*-(+)-葡萄糖的对映体是 *α*-*L*-(−)-葡萄糖。虽然这些建议是根据构型和旋光性之间的某种关系定下来的，但经过多种事实证实，这种指定的构型是完全正确的。

下面以绝对构型（图 2-5）做进一步说明：多羟基的 *D*-型糖（如 *D*-葡萄糖）的 Fischer 投影式中距离羰基最远的手性碳原子绝对构型为 *R*，其 *α*、*β* 一对差向异构体的端基碳绝对构型分别对应为 *S* 和 *R*；若为 *L*-型糖（即 *S* 构型），则 *α*、*β* 一对差向异构体端基碳绝对构型对应的分别为 *R* 和 *S*。

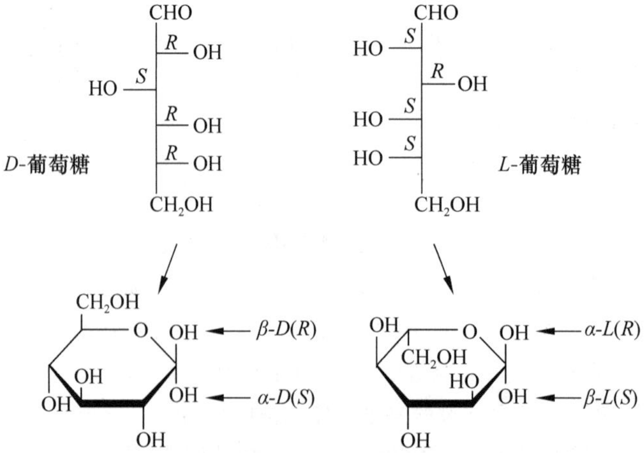

CHO　*R* OH　HO *S*　*R* OH　*R* OH　CH_2OH　*D*-葡萄糖

CHO　HO *S*　*R* OH　HO *S*　HO *S*　CH_2OH　*L*-葡萄糖

CH_2OH　O　OH ← *β*-*D*(*R*)　OH　OH　OH ← *α*-*D*(*S*)　OH

OH　O　OH ← *α*-*L*(*R*)　CH_2OH　HO　OH ← *β*-*L*(*S*)　OH

图 2-5　D、L-葡萄糖的哈沃斯式及绝对构型表示方式

（二）端基异构体的判定

对于 α、β 型两种端基异构体的判定，可遵循以下方法：

在 Fischer 投影式中，C-1-OH 与距离羰基最远的手性碳原子上的羟基在同侧者为 α 型，异侧者为 β 型。

Haworth 透视式中，甲基五碳、六碳吡喃型糖和五碳呋喃型糖中的 C-5-R（甲基五碳或六碳吡喃型糖）或 C-4-R（五碳呋喃型糖）与端基碳上的-OH 同侧者为 β 型，异侧者为 α 型；五碳吡喃糖端基碳上-OH 与 C-4-OH 在同侧为 α 型，异侧者为 β 型。对于六碳或甲基五碳呋喃型糖，在 Haworth 透视式中则无法判断其构型，是由于 C-5-OH 羟基在侧链上，对其写法没有特殊规定。

虽然 Haworth 透视式更接近糖的真实结构，但仍不能确切地反映单糖分子中各原子或官能团的空间排布，形成吡喃环的各个原子并不完全在一个平面上，而是以较稳定的椅式构象存在。因此，为了更合理地反映其结构，常用稳定构象式来表示糖的真实结构。

三、优势构象式

根据环的无张力学说，呋喃型糖的五元氧环基本为一平面（如信封式），无明显的构象变化，只有醛糖的 C-3 位和酮糖的 C-4 位超出环平面 0.05nm。而吡喃型糖的六元氧环不在同一个平面上，存在船式和椅式两种可能的构象。实验证明吡喃型糖在溶液或固体状态时都以椅式构象存在，不是 C1 式便是 1C 式。这里的 C 表示椅式（chair form），以 C-2、C-3、C-5 和 O 四个原子构成的平面为准，C-4在面上，C-1 在面下的称为 $^4C_1$，简称 C1 式或 N 式（normal form）；C-4 在面下，C-1 在面上称为 $^1C_4$ 式，简称 1C 式或 A 式（alternative form）。吡喃糖的优势构象是 1C 式还是 C1 式，Angyal 曾用自由能来分析构象式的稳定性。根据计算，若两种椅式构象的总自由能差值小于 0.7kcal/mol，则二者构象呈平衡状态；差值大于 0.7kcal/mol，则能量低的是优势构象。也可用质子核磁共振的方法确定糖的优势构象。通常绝大多数 *D* 型吡喃单糖的优势构象是 C1 式（表 2-1），*L*-型糖的优势构象是 1C 式，但也有例外，如 *L*-阿拉伯吡喃糖（*L*-arabinose），其稳定构象式为 C1 式，这是由于相对较大的取代基-OH 尽可能多地位于 e 键上使构象更稳定所决定的。又如：在 *β*-*D* 葡萄吡喃糖 C-1 上的-OH 及所有比较大的原子团（—OH，—CH_2OH）都在 e 键上，因而 C1 的构象更为稳定，故其成为自然界中广泛存在的有机单元。

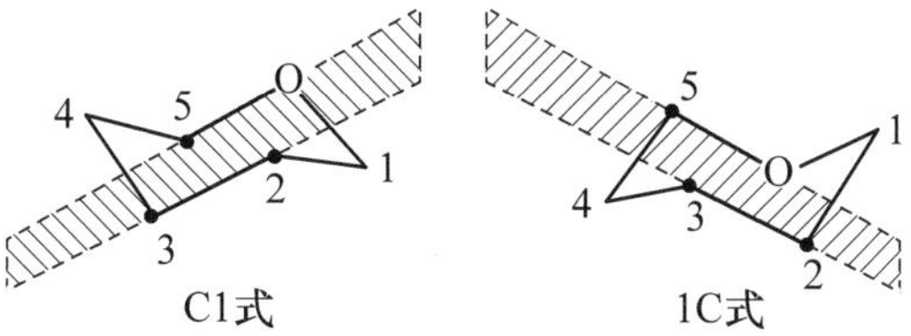

C1式　　1C式

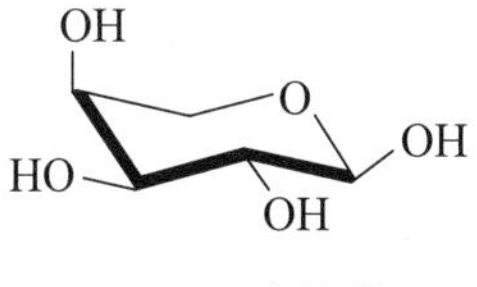

α-*L*-阿拉伯糖 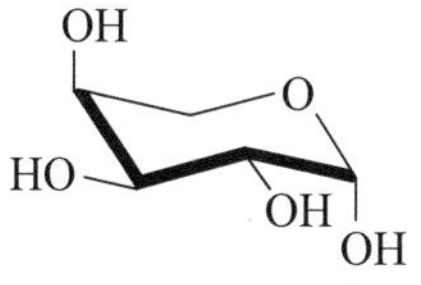　　*β*-*L*-阿拉伯糖

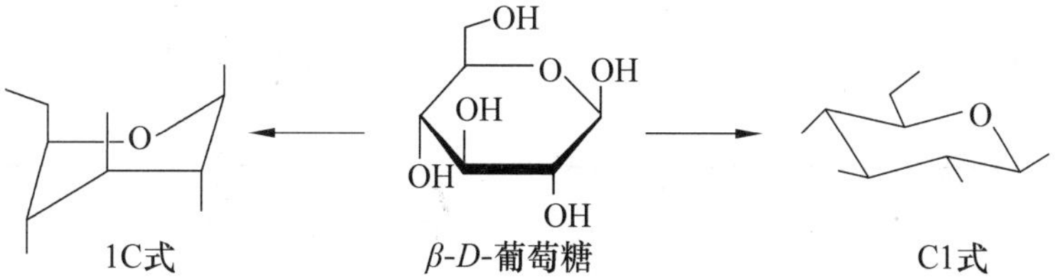

1C式　　*β*-*D*-葡萄糖　　C1式

值得注意的是不能把 C1 式和 1C 式看作是惟一的两种固定构象。无张力的歪斜构象（skew conformation）有无数个，写成这种固定形式只是为了便于与 Haworth 式相关联。

对于六元环吡喃糖的稳定构象，还有一个特殊而重要的“异头效应”（anomeric effect）。如：在经过甲基化（$-OCH_3$）或乙酰化（$-OCOCH_3$）的吡喃糖中，按照环已烷椅式构象式，大的官能团尽可能处于平伏键上则体系较为稳定，但 C-1 位有例外，其上的甲氧基及乙酰氧基要处于竖直键上，这是因 C-1 上的氧与环上醚氧带来的“异头效应（电荷偶极排斥或“兔耳”效应）”造成的，处于直立键的 α 构型比相应的处于平伏的 β-构型在能量上有利（约低 3.0kJ/mol），这一效应与六元环上直立键对立体不利的现象正相反，对“异头效应”还有一种解释为电子共振效应带来的影响，即当取代基处于 α 键时，则 C_1-X 键的反键 δ^* 轨道可与环上氧原子的孤对电子云发生重叠产生共轭，更有利于体系的稳定，X 处于 β 键时则没有这种共轭效应。

通过偶极-偶极之间的相互作用可以预测，溶剂的极性增加时，这种偶极作用就会减弱，因此水溶液中 *D*-葡萄糖是以 β-构型占绝对优势，其 C-1 上的羟基为横键。在后面各论中涉及的苷因与糖结合的苷元因往往是大分子的烷醇、芳醇、羧酸等，因而则处于平伏键的 β-苷键构型又占绝对优势。

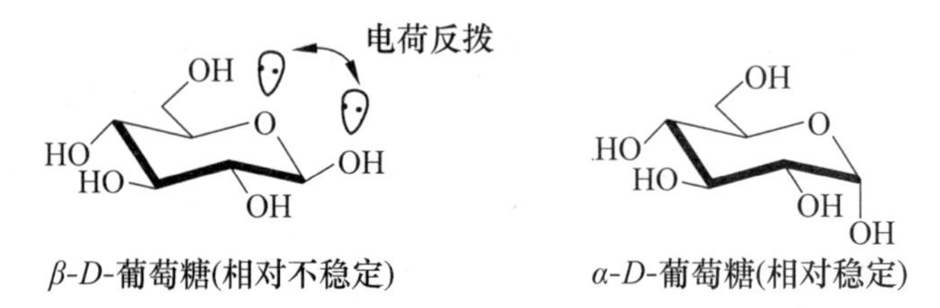

β-*D*-葡萄糖(相对不稳定)　　α-*D*-葡萄糖(相对稳定)

表 2-1　常见 *D* 型吡喃糖的构象分析

糖	总自由能/(kJ/mol)		优势构象计算结果
	C1	1C	
α-*D*-半乳糖	11.97	36.46	C1
β-*D*-半乳糖	10.50	32.55	C1
α-*D*-葡萄糖	10.08	27.51	C1
β-*D*-葡萄糖	8.61	33.60	C1
α-*D*-甘露糖	10.50	23.31	C1
β-*D*-甘露糖	12.39	32.13	C1
α-*D*-阿拉伯糖	13.44	8.61	1C
β-*D*-阿拉伯糖	12.18	10.08	C1，1C
α-*D*-来苏糖	8.61	10.92	C1，1C
β-*D*-来苏糖	10.50	14.91	C1
α-*D*-核糖	14.49	14.91	C1，1C
β-*D*-核糖	10.50	13.02	C1，1C
α-*D*-木糖	8.19	15.02	C1
β-*D*-木糖	6.72	16.38	C1

第2节 糖和苷的分类

一、单糖类

已经发现的天然单糖有200多种，从三碳糖到八碳糖都有，但以五碳糖、六碳糖最多。多数单糖在生物体内呈结合状态，只有少数单糖如葡萄糖、果糖等以游离状态存在。下面列举一些常见的单糖及其衍生物。

（一）分类

1. 四碳醛糖（aldotetrose）

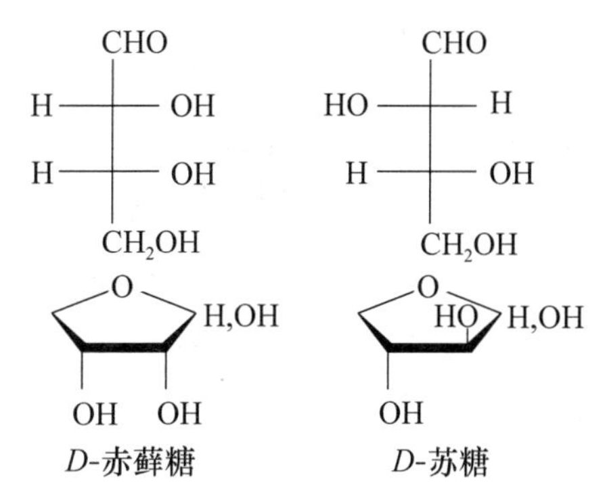

D-赤藓糖　　*D*-苏糖

2. 五碳醛糖（aldopentose）

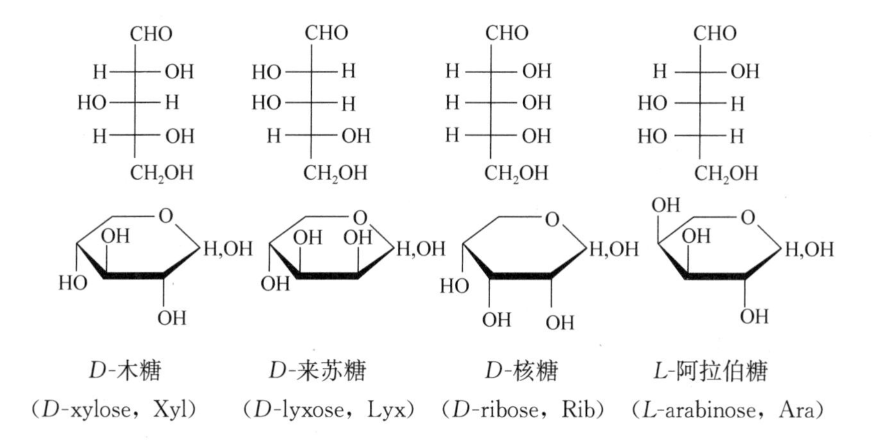

D-木糖（*D*-xylose，Xyl）　*D*-来苏糖（*D*-lyxose，Lyx）　*D*-核糖（*D*-ribose，Rib）　*L*-阿拉伯糖（*L*-arabinose，Ara）

3. 六碳醛糖（aldohexose）　除常见的葡萄糖外，还有甘露糖、半乳糖、阿洛糖等。

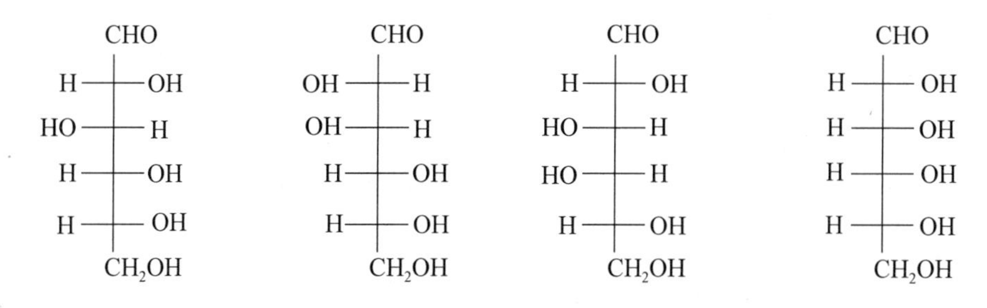

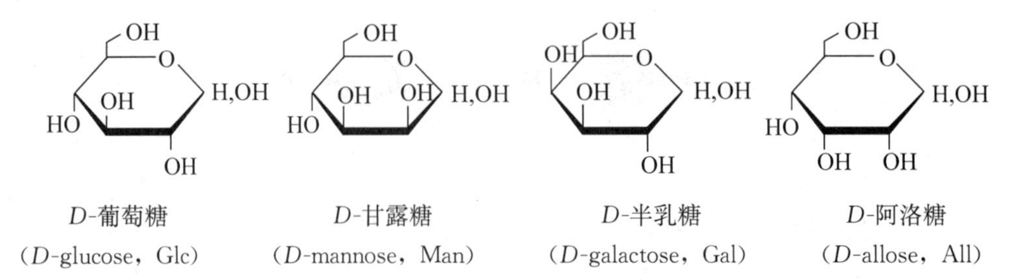

D-葡萄糖（*D*-glucose，Glc）　*D*-甘露糖（*D*-mannose，Man）　*D*-半乳糖（*D*-galactose，Gal）　*D*-阿洛糖（*D*-allose，All）

4. 六碳酮糖（ketohexose，hexulose）　代表性的如 *D*-果糖及 *L*-山梨糖，其中 *D*-果糖的吡喃及呋喃型结构的 Haworth 式如下图所示。

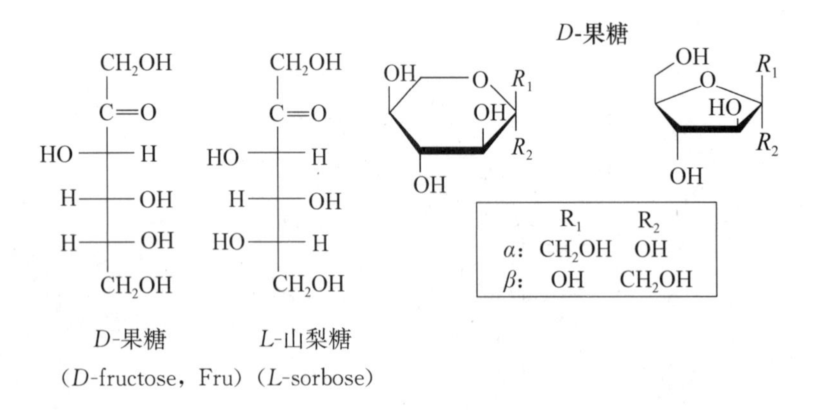

D-果糖（*D*-fructose，Fru）　*L*-山梨糖（*L*-sorbose）

5. 甲基五碳醛糖（methyl aldopentose）　也是 6-去氧糖的一种，代表性单糖如下图所示。

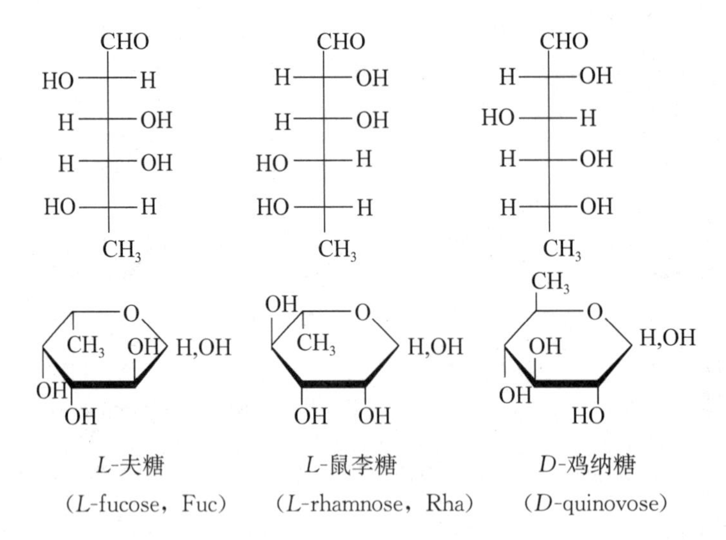

L-夫糖（*L*-fucose，Fuc）　*L*-鼠李糖（*L*-rhamnose，Rha）　*D*-鸡纳糖（*D*-quinovose）

6. 支碳链糖

D-芹菜糖
（D-apiose，Api）

D-金缕梅糖
（D-hamamelose）

7. 氨基糖（amino sugar） 单糖上的一个或几个醇羟基被氨基取代后则变成氨基糖，主要存在于动物和微生物中。现已发现的氨基糖有60余种，某些抗生素如庆大霉素、卡那霉素、链霉素、新霉素等结构中含有氨基糖，糖部分对其药理作用具有明显的影响，从而促进了氨基糖合成化学的研究，成为制备新抗生素的一条有效途径。有些存在于微生物的细胞壁及动物组织中的氨基糖在细胞间的相互作用方面具有十分重要的功能。天然氨基糖多为2-氨基-2-去氧醛糖，如从龙虾甲壳中分离得到的葡萄糖胺即为2-氨基-2-去氧-D-葡萄糖。

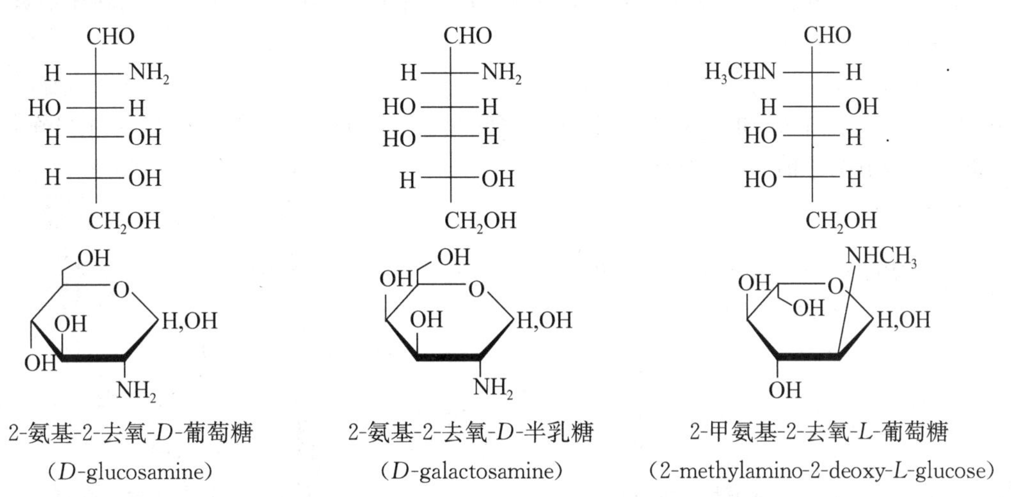

2-氨基-2-去氧-D-葡萄糖
（D-glucosamine）

2-氨基-2-去氧-D-半乳糖
（D-galactosamine）

2-甲氨基-2-去氧-L-葡萄糖
（2-methylamino-2-deoxy-L-glucose）

8. 去氧糖（deoxysugar） 单糖分子中的一个或两个羟基被氢原子取代的糖称为去氧糖，常见的有6-去氧糖、甲基五碳糖、2,6-二去氧糖及其3-O-甲醚等，去氧糖在强心苷中多见，并具有一些特殊的性质。

9. 糖醛酸（uronic acid） 单糖中的伯羟基被氧化成羧基的化合物称为糖醛酸。常见的糖醛酸有D-葡萄糖醛酸（D-glucuronic acid，Glu A）、D-半乳糖醛酸（D-galacturonic acid，Gala A）等，常见于苷及多糖结构中。糖醛酸易环合成内酯，如D-葡萄糖醛酸γ-内酯。

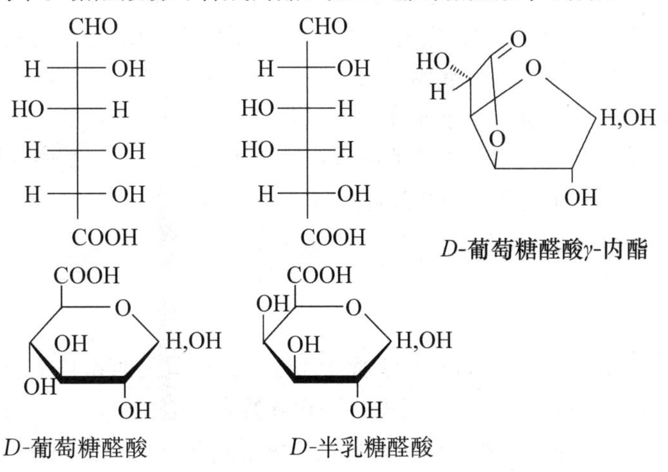

D-葡萄糖醛酸γ-内酯

D-葡萄糖醛酸

D-半乳糖醛酸

10. 糖醇 单糖中的羰基被还原成羟基的化合物称为糖醇，是自然界分布很广的一类成分，有的具有甜味。结构为开链的多元醇或成环的环醇。在有些多糖的末端常连有糖醇。

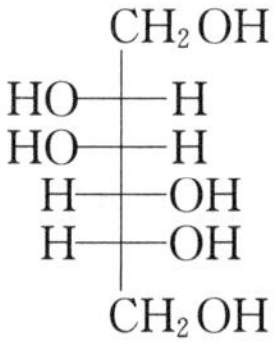

D-甘露醇（*D*-mannitol） *D*-山梨醇（*D*-sorbitol） *L*-卫矛醇（*L*-evonymitol）

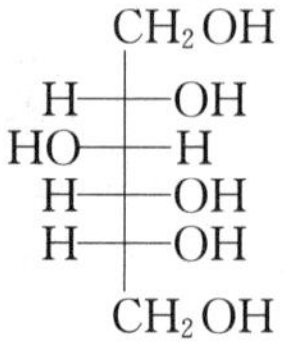

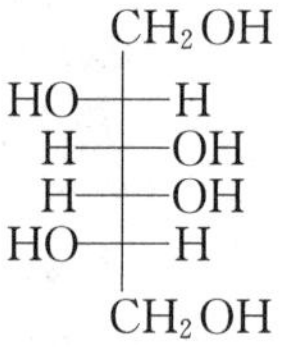

山梨醇是一种用途广泛的化工原料，在食品、日化、医药等行业都有极为广泛的作用，可作为甜味剂、保湿剂、赋形剂、防腐剂等，同时具有多元醇的营养优势，即低热值、低糖、防龋齿等功效。直链的 *D*-山梨醇为利尿脱水药，在临床用于治疗脑水肿及青光眼，也可用于心肾功能正常的水肿少尿。

环状的多羟基化合物称为环醇，从生源看属于单糖衍生物。环醇常以游离体或成苷的形式存在于动植物中，具有很大的水溶性。其中环己六醇即肌醇（inositol）最为多见，共有 9 个异构体，不同的异构体在名称前加前缀标明。

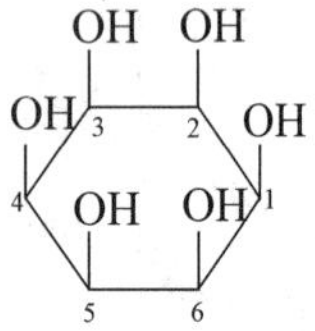

cis-肌醇 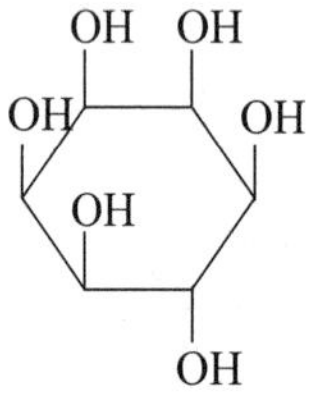 *epi*-肌醇 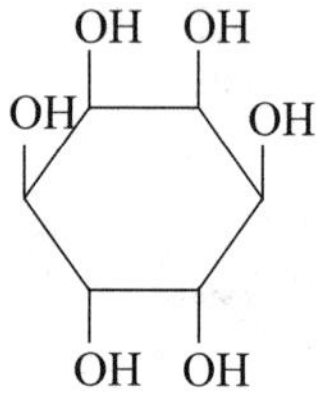 *allo*-肌醇 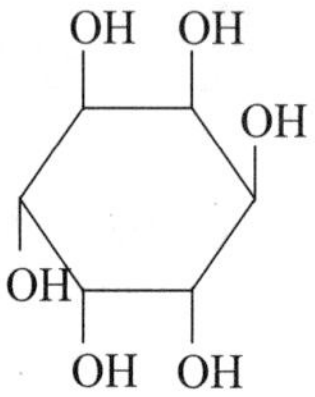 *neo*-肌醇 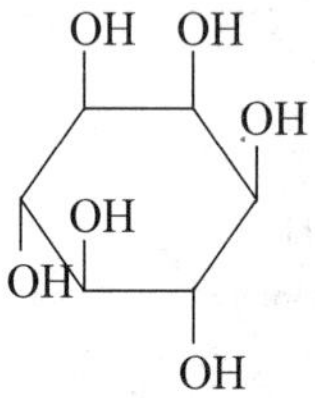 *mvo*-肌醇

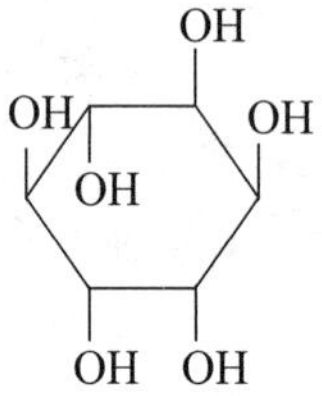

D-肌醇 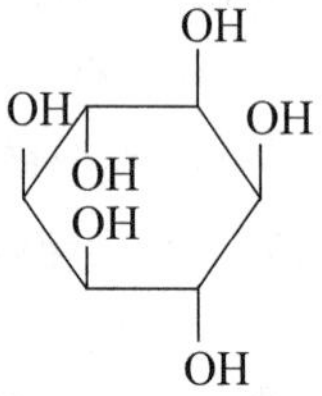 *muco*-肌醇 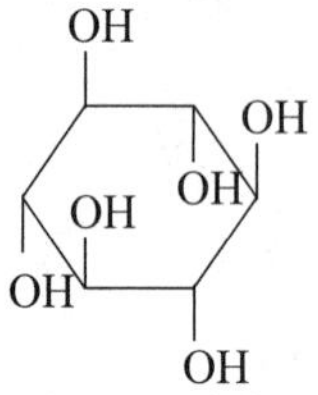 *scyllo*-肌醇 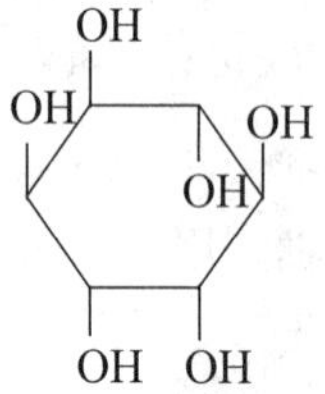 *L*-肌醇

（二）常见的 10 种单糖及结构相关性

单糖种类较多，但以五碳、六碳醛糖较为多见，为了便于掌握，我们可对常见的 10 种单糖通过结构关联法进行记忆（图 2-6）。即：应先牢固掌握 *D*-葡萄糖的结构，则其 2-位差向异构体为 *D*-甘露糖、3-位差向异构体为 *D*-阿洛糖、4-位差向异构体为 *D*-半乳糖，C-6-CH_2OH 氧化为 -COOH则为 *D*-葡萄糖醛酸，相应方法得到 *D*-半乳糖醛酸；去掉葡萄糖的 C-5-OH，则为 *D*-木糖，木糖的 2-位差向异构体为 *D*-来苏糖、3-位差向异构体为 *D*-核糖、4-位差向异构体则为 *L*-阿拉伯糖，这里可以看出，决定糖构型的 C-4-OH 取向变化后导致构型的完全转化。此外还可由 *D*-葡萄糖关联到*D*-果糖等。

二、低聚糖类

低聚糖（oligosaccharide）为 2～9 个单糖通过苷键结合而成的直链或支链聚糖。根据组成单糖的个数又可分为二糖、三糖、四糖等；根据是否含有游离的醛基或酮基又分为还原糖和非还原糖，具有游离醛基或酮基的为还原糖，如二糖中的槐糖［sophorose，2-*O*-(*β*-*D*-吡喃葡萄糖基)-*D*-

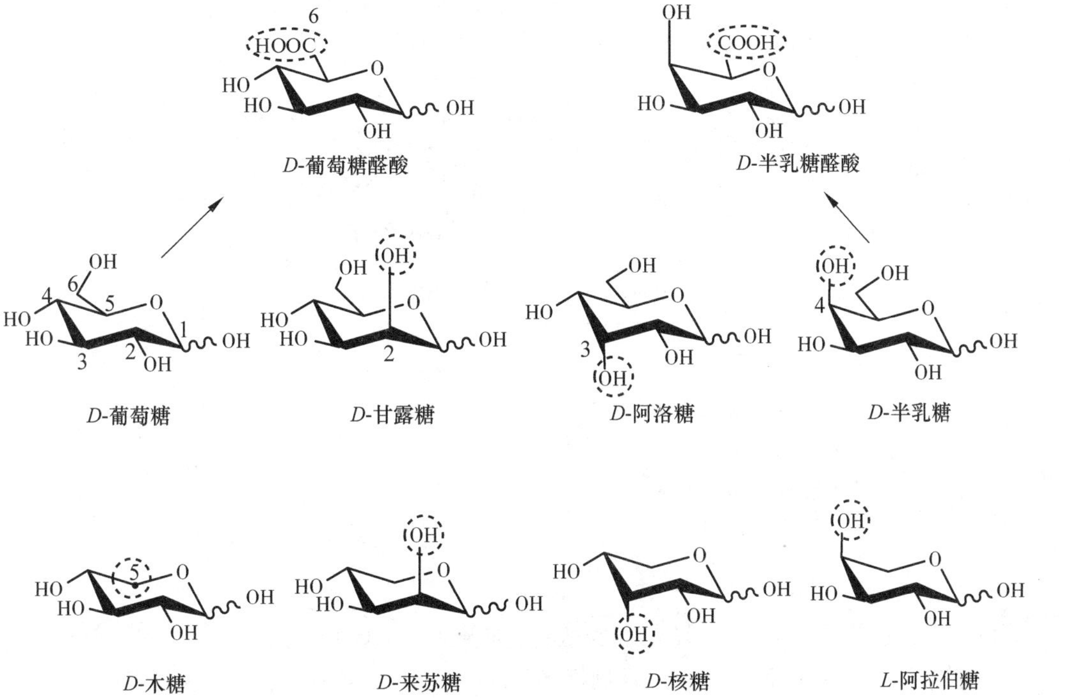

D-葡萄糖醛酸　*D*-半乳糖醛酸

D-葡萄糖　*D*-甘露糖　*D*-阿洛糖　*D*-半乳糖

D-木糖　*D*-来苏糖　*D*-核糖　*L*-阿拉伯糖

图 2-6　常见的 10 种单糖及结构相关性

吡喃葡萄糖］、樱草糖［primverose，6-*O*-(*β*-*D*-吡喃木糖基)-*D*-吡喃葡萄糖］是还原糖。如果两个单糖都以半缩醛或半缩酮上的羟基通过脱水缩合而成的聚糖就没有还原性，如海藻糖［trehalose，1-*O*-(*α*-*D*-吡喃葡萄糖基)-*α*-*D*-吡喃葡萄糖］、蔗糖［sucrose，2-*O*-(*α*-*D*-吡喃葡萄糖基)-*β*-*D*-呋喃果糖］等均为非还原糖。低聚糖的化学命名方法是以末端糖作为母体，其余的作为糖基，并标明糖与糖的连接位置、糖的环形式以及苷键的构型等，如槐糖命名为 2-*O*-*β*-*D*-glucopyranosyl-*D*-glucopyranose 或 *β*-*D*-glucopyranosyl-(1→2)-*D*-glucopyranose。常见的二糖结构如下所示。

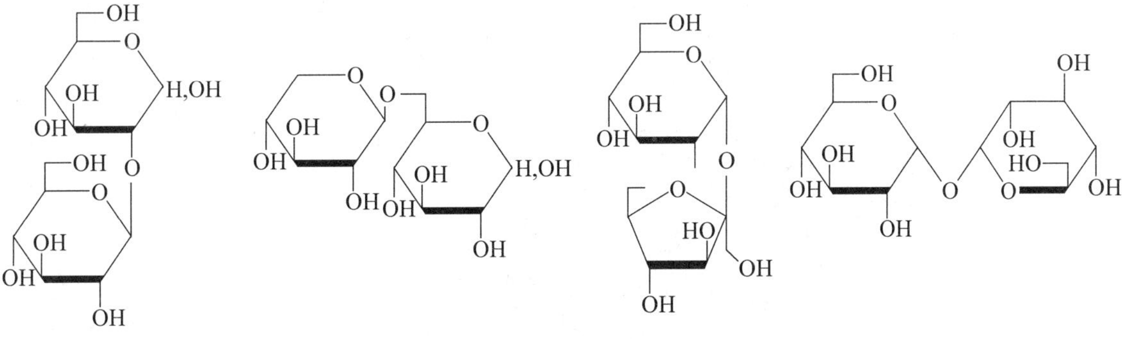

槐糖　樱草糖　蔗糖　海藻糖

植物中的三糖（trisaccharide）多是以蔗糖为基本结构再接上其他单糖而成，为非还原性糖。四糖、五糖是在三糖（如棉子糖）结构上的再延长，故也为非还原糖。

目前获得的许多低聚糖并非是生物体内的游离物质，而是多聚糖或苷的酶或酸水解产物。在低聚糖结构中除了常见的单糖外，还常插入糖的衍生物如糖醇、氨基糖、糖醛酸等。

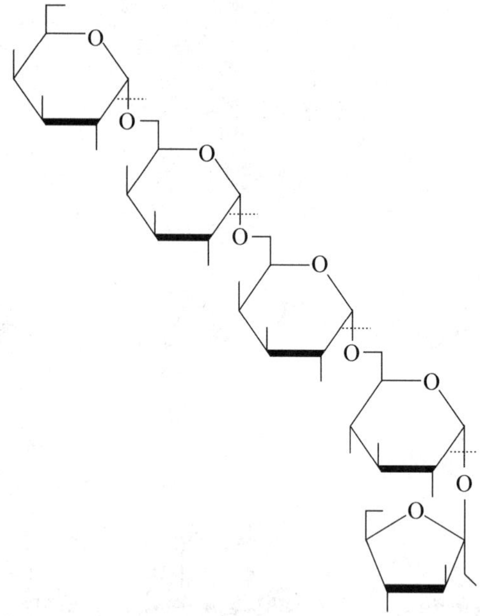

双糖：蔗糖（sucrose）
三糖：棉子糖（raffinose）
四糖：水苏糖（stachyose）
五糖：毛蕊糖（verbascose）

由 6～8 个葡萄糖以 1α→4-环状结合的结晶性低聚糖称为糊精。六、七、八聚体分别称为 α、β、γ-环糊精（α、β、γ-cyclodextrin）。环糊精具有良好的水溶性，环状分子内侧具有疏水性，有包结脂溶性药物的性能，可增加难溶性药物的溶解度，并对药物的氧化分解具有一定的保护作用。此外，由于环糊精具有多个手性中心，还可用于某些光学活性化合物的拆分。

目前，低聚糖作为一种食物配料被广泛应用于乳制品、乳酸菌饮料、双歧杆菌酸奶、谷物食品和保健食品中。保健食品系列也有单独以低聚糖为原料而制成的口服液，直接用来调节肠道菌群、润肠通便、调节血脂、调节免疫功能等。

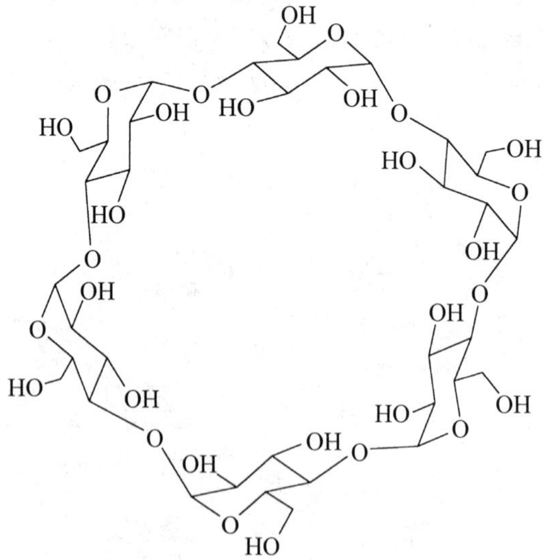

α-环糊精

三、多聚糖

多聚糖（polysaccharide）是由 10 个以上单糖通过苷键连接而成的，又为多糖。通常聚合单位都在100个以上，多的可高达数千个。由相同的单糖组成的多糖称为均多糖（homosaccharide），如淀粉、纤维素和糖原；以不同单糖组成的多糖称为杂多糖（heterosaccharide），如阿拉伯胶是由戊糖和半乳糖等组成。多糖不是一种纯粹的化学物质，而是聚合程度不同的物质的混合物，一般不溶于水，无甜味，不能形成结晶，无还原性和变旋现象。多糖可以水解，在水解过程中，往往产生一系列的中间产物，最终完全水解得到单糖。许多多糖中除含有单糖基外还含有糖醛酸、去氧糖、氨基糖、糖醇等，有的还含有*O*-乙酰基、*N*-乙酰基、磺酸酯等。

多糖结构中常见的苷键有1α→4-苷键、1β→4-苷键和1α→6-苷键。结构单位可以连成直链，也可以形成支链，直链一般以1α→4-苷键（如淀粉）和1β→4-苷键（如纤维素）连成；支链中链与链的连接点常是1α→6-苷键。

许多天然药物中的多糖具有较强的生物活性，是该药的有效成分。如女贞子多糖具有明显的增强免疫作用；人参多糖具有明显的抗肿瘤作用和抗突变作用；茶叶多糖具有抗凝血、抗血栓和降血脂作用等。又如茯苓多糖、灵芝多糖、香菇多糖等真菌多糖大多数可以刺激免疫活性，能增强网状内皮系统吞噬肿瘤细胞的作用，促进淋巴细胞转化，激活T细胞和B细胞，促进抗体的形成，从而在一定程度上具有抗肿瘤的活性。多糖在肝炎、心血管、糖尿病、降血脂、延缓衰老等方面均有独特的生物活性。

根据多糖在生物体内的功能又可将其分为两类：一类是动植物的支持组织，该类成分不溶于水，分子呈直链型，如植物中的纤维素、甲壳类动物的甲壳素等；另一类是动植物的储存养料，该类成分可溶于热水成胶体溶液，能经酶催化水解释放出单糖为动植物提供能量，多数分子呈支链型，如淀粉、糖原等。

（一）植物多糖

1. 淀粉（starch） 主要存在于植物的叶、根和种子中，呈颗粒状。由直链的糖淀粉（amylose）和支链的胶淀粉（amylopectin）组成。

（1）糖淀粉：许多α-葡萄糖以1，4-糖苷键依次相连成长的葡萄糖多聚物，聚合度一般为300～350，高的可达1000，通常占淀粉总量的17%～34%。具有长而紧密的螺旋管形，遇碘显蓝色。

（2）胶淀粉：在直链的基础上每隔20～25个葡萄糖残基就形成一个1α→6-支链，不能形成螺旋管形，遇碘显紫色。

2. 纤维素（cellulose） 是许多β-*D*-葡萄糖分子以1β,4-糖苷键相连而成的直链，聚合度为3000～5000。纤维素是植物细胞壁的主要结构成分，占植物体总质量的1/3左右，也是自然界最丰富的有机物。纤维素具有一定的强度和刚性，不易被稀酸或碱水解，因为人类以及食肉类动物体内能够水解β-苷键的酶很少，故无法消化利用纤维素，而某些微生物、原生动物、蛇类和反刍动物则可消化利用纤维素。

3. 菊糖（inulin） 为多聚果糖（fructans），由*D*-呋喃果糖以2β→1-苷键连接，广泛存在于菊科植物，聚合度为35左右，可用于肾清除率的测定。

4. 半纤维素（hemicellulose） 是一类不溶于水但能被稀碱（2%～20%NaOH）溶出的酸性多糖，与纤维素、木质素共同组成了细胞壁，是植物的支持组织。半纤维素主要包括木聚糖、甘露聚糖、半乳聚糖以及由两种以上糖组成的杂多糖。在糖的支链上多连有糖醛酸，故为酸性多糖。

5. 树胶（gum） 是植物受伤后或被毒菌类侵袭后的分泌物，干后呈半透明块状物，如阿拉伯胶（acacia，来自于豆科*Acacia*属植物）和西黄蓍胶（tragacanth）。阿拉伯胶是一种有分支结构的杂多糖，以*D*-半乳糖1β→3-连接成主链，在C-6处有分支，支链上有*L*-阿拉伯糖、*L*-鼠李糖、

D-葡萄糖醛酸等。

6. 黏液质（mucilage）**和黏胶质**（pectic substance） 为杂多糖，黏液质是植物种子、果实、根、茎和海藻中存在的一类黏多糖，其在植物中的主要作用是保持水分。黏胶质可溶于热水，冷后呈胨状，有些具有较好的生物活性，如人参果胶有抑瘤活性。

（二）动物多糖

1. 糖原（glycogen） 结构与胶淀粉类似，只是聚合度比胶淀粉大，分支程度也高，平均支链长 12～18 个葡萄糖单位，故遇碘呈红褐色。糖原主要存在于肌肉和肝中，约占肝重量的 5%，占肌肉重量的 0.5%，其主要作用是为动物及许多细菌和真菌储存养料。

2. 甲壳素（chitin） 主要存在于昆虫、甲壳类动物的外壳中，其结构和稳定性与纤维素类似，由 *N*-乙酰基葡萄糖胺通过 $1\beta\rightarrow4$-连接而成，大多在水中不溶，对稀酸和稀碱都很稳定，其水解产物葡萄糖胺是重要的合成原料。

3. 肝素（heparin） 属于一种高度硫酸酯化的右旋多糖，是由 β-*D*-葡萄糖醛酸或 α-*L*-艾杜糖醛酸（*L*-iduronic acid）和氨基葡萄糖形成重复二糖单位（A 和 B）组成的黏多糖，其糖链上还常接有丝氨酸（serine）或小分子肽。肝素具有很强的抗凝血作用，其钠盐主要用于预防和治疗血栓。

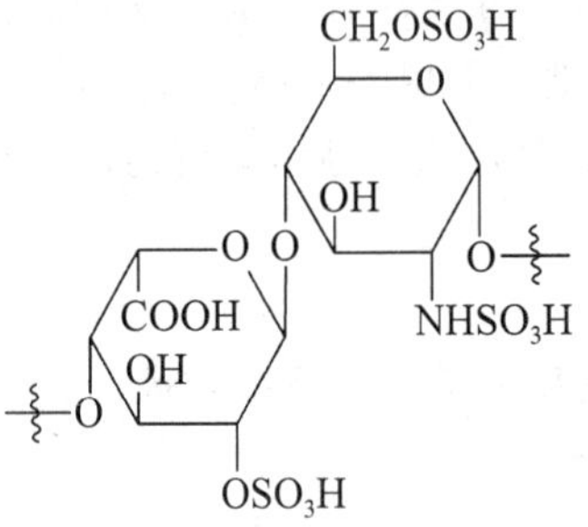

A 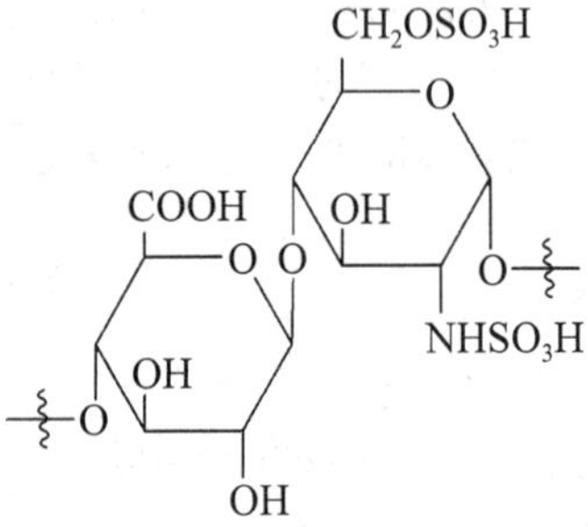　　B

4. 硫酸软骨素（chondroitin sulfate） 具有降低血脂、改善动脉粥状硬化的作用，是动物组织的基础物质，在动物体内用以保持组织的水分和弹性。硫酸软骨素有 A、B、C 等数种，其中 A 是软骨的主要成分，由 *D*-葡萄糖醛酸 $1\beta\rightarrow3$-和 4-硫酸酯基乙酰 *D*-半乳糖胺 $1\beta\rightarrow4$-相间连接而成；当 C_6 羟基被硫酸酯化后则称为软骨素 C；由半乳糖胺和 *L*-伊杜糖醛酸组成双糖重复单位的聚合物则称软骨素 B，亦称硫酸皮肤素（dermatan sulfate）。

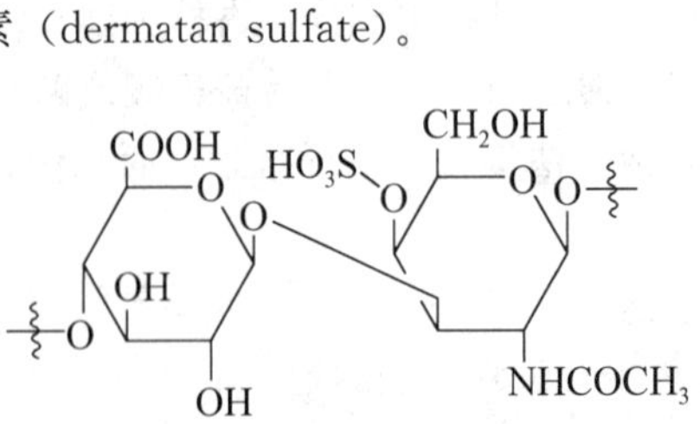

软骨素 A（chondroitin-4-sulfate）

5. 透明质酸（hyaluronic acid） 是一种存在于眼球玻璃体、关节液、皮肤等组织中的酸性黏多糖，其主要功能是润滑和撞击缓冲以及阻滞入侵的微生物及毒性物质的扩散。由于它是皮肤中的天然成分，可用作护肤霜的基质。透明质酸是以 *D*-葡萄糖醛酸和 *N*-乙酰氨基葡萄糖通过 $1\beta\rightarrow3$-连接组成的二糖单位为重复单位，每个重复单位通过 $1\beta\rightarrow4$-相互连接而成，其相对分子质量可达几百万。

四、苷类

苷（glycoside）又称配糖体，为糖或糖衍生物（如氨基酸、糖醛酸等）与另一非糖物质通过糖的半缩醛或半缩酮羟基脱水形成的一类化合物，非糖部分称为苷元或配基（aglycone 或 genin）。糖与非糖部分连接的键称为苷键，由于糖有 α 和 β 两种差向异构体，因而有 α-苷和 β-苷之分。苷类的英文命名常以-in 或-oside 作后缀。

苷类数目十分庞大，其生物活性及药物效用涉及医药的各个领域，是极为重要的一类化学成分。苷的共性是糖部分，而苷元部分几乎包罗了各种类型的天然成分，性质各异，如后面涉及的各类结构都有苷的存在。化合物与糖成苷后，挥发性降低，水溶性增大，生物活性或毒性降低或消失。

苷的分类有很多方法，根据其是生物体内原生的还是次生的，分为原生苷和次生苷；根据连接单糖基的个数分为单糖苷、二糖苷等；根据苷元上接糖链的位置有一处、两处或多处，可分为单糖链苷、双糖链苷等；根据苷键原子不同有氧苷、硫苷、氮苷和碳苷之分。下面以苷键原子作为分类依据，性质及特点描述如下。

（一）氧苷（*O*-苷）

根据苷元的结构又有醇苷、酚苷、酯苷、氰苷、吲哚苷等。

1. 醇苷 是通过苷元醇羟基与糖端基羟基脱水而成的苷。如龙胆中的龙胆苦苷（gentiopicroside）是天然药物龙胆治疗肝炎的主要成分，具有致适应原样的作用的红景天中的红景天苷（rhodioloside），人参中的二醇、三醇型皂苷，以及具有抗菌杀虫作用的毛茛苷（ranunculin）、具有抗肿瘤作用的甘草酸（glycyrrhizic acid）等均属于醇苷。醇苷的苷元以萜类和甾醇类化合物最多。

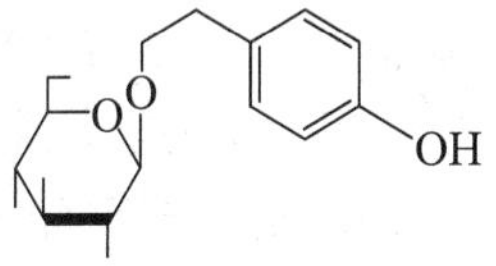

红景天苷

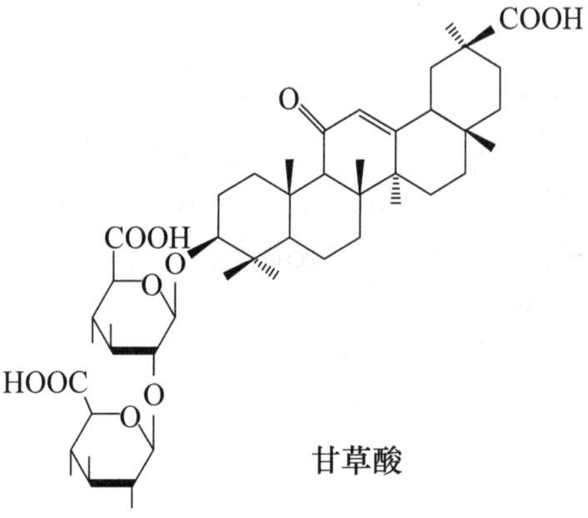

甘草酸

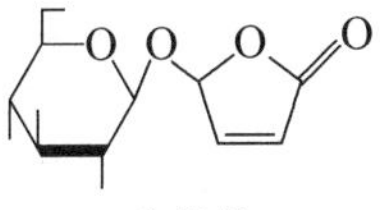

毛茛苷

2. 酚苷 苷元分子中的酚羟基与糖端基羟基脱水缩合而成的苷。苯酚苷、萘酚苷、蒽醌苷、香豆素苷、黄酮苷、木脂素苷、二苯乙烯苷等多属于酚苷。如天麻中的镇静有效成分天麻苷（gastrodin），槐米中的芦丁（rutin），具有抗菌作用的秦皮素，何首乌中的 2,3,5,4′-四羟基二苯乙烯-2-*O*-*β*-*D*-葡萄苷等。

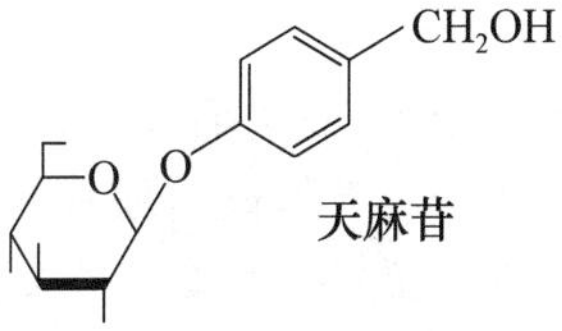

天麻苷

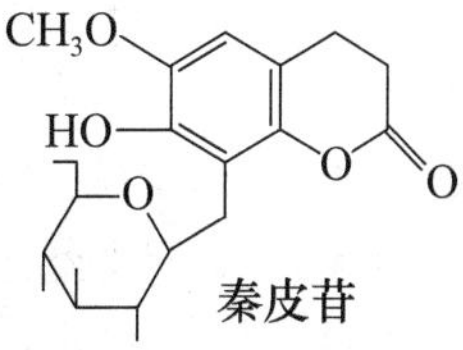

秦皮苷

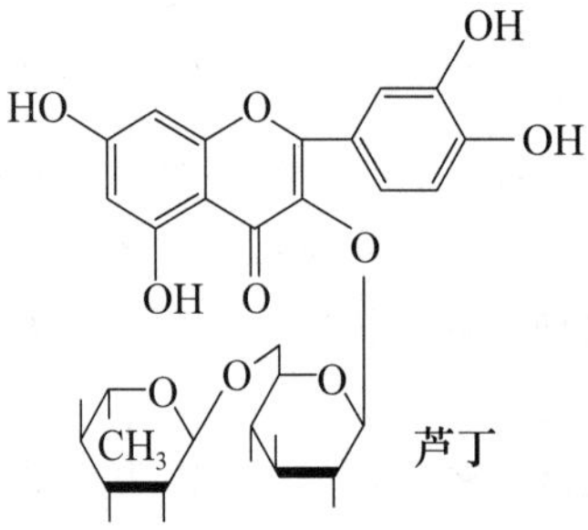

芦丁

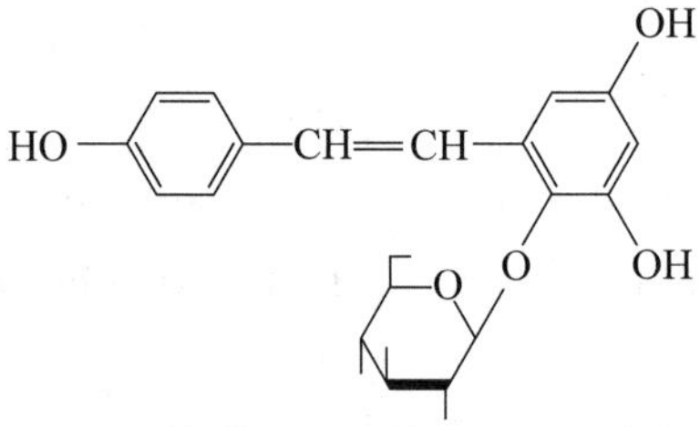

2,3,5,4′-四羟基二苯乙烯-2-*O*-*β*-*D*-葡萄苷

3. 氰苷（cyanogenic glycoside） 是指一类具有 *α*-羟基腈的苷，分布十分广泛。这种苷易被稀酸和酶催化水解，生成的苷元 *α*-羟基腈很不稳定，立即分解为醛（酮）和氢氰酸；在浓酸作用下，苷元中的-CN 基易氧化成-COOH 基，并产生铵离子；而在碱性条件下，苷元容易发生异构化而生成 *α*-羟基羧酸盐。

苦杏仁中的苦杏仁苷（amygdalin）口服小剂量时，释放少量氢氰酸而用于镇咳，但大剂量时有中毒危险。而亚麻（*Linum usitatisimum*）种子含有的亚麻氰苷（linamanin），百脉根（*Lotus conicculatus*）茎含有的百脉根苷（lotaustralin）毒性更大。

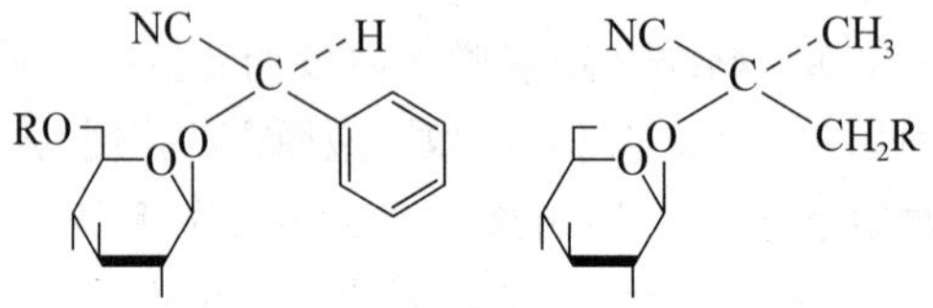

R=H　野樱苷　　R=H　亚麻氰苷

R=*β*-*D*-Glc 苦杏仁苷　　R=CH_3　百脉根苷

从垂盆草（*Sedum sarmentosum*）中分离得到具有降低血清谷丙转氨酶活性的成分垂盆草苷（sarmentosin）为 *γ*-羟腈苷类，这类化合物经酸或酶水解后并不产生氢氰酸。该化合物遇稀碱可定量转变为无生物活性的异垂盆草苷。苏铁（*Cycas revoluta*）种子中的苏铁苷（cycasin）和新苏铁苷（neocycasin）属于氧偶氮苷类，经酸或酶水解，可生成葡萄糖、甲醛、甲醇、氮等；稀碱水解生成 HCN，家畜食后易中毒，有致癌性。

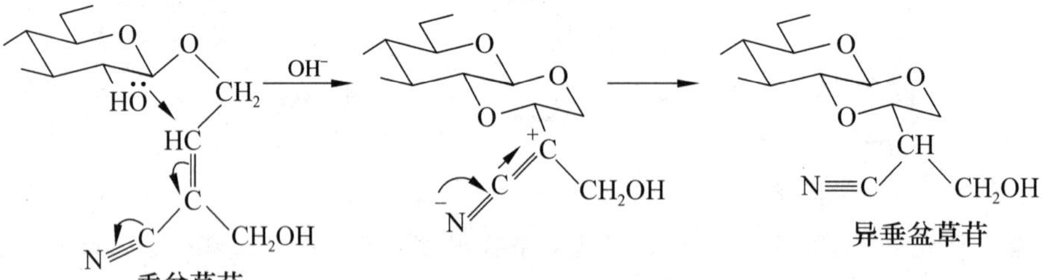

垂盆草苷　　异垂盆草苷

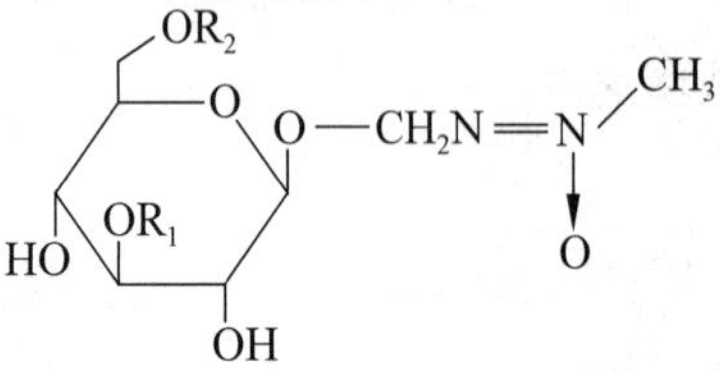

苏铁苷　$R_1=R_2=H$

新苏铁苷　R_1=*β*-*D*-Glc, R_2=H

4. 酯苷（酰苷） 是通过苷元上的羧基与糖的端基羟基脱水缩合而成。如山慈菇苷 A（tuliposide A），瓜子金皂苷乙、丁等均属于此类化合物。酯苷的苷键既有缩醛的性质又有酯的性质，易被稀酸和稀碱水解。如山慈菇苷 A 不稳定，放置日久，酰基易从 C-1-OH 重排至 C-6-OH，同时失

去抗真菌活性，水解后苷元即环合成山慈菇内酯（tulipalin）。

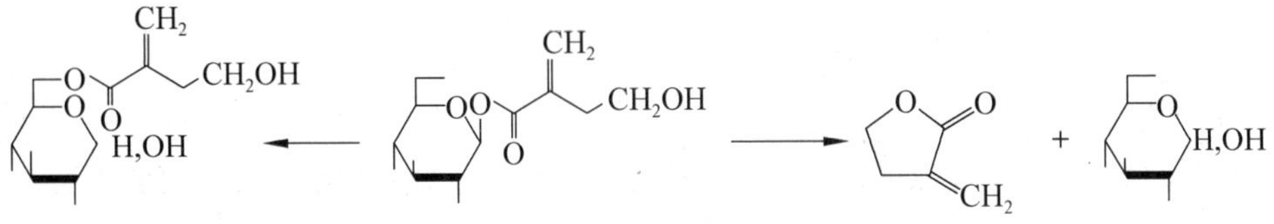

山慈菇苷A

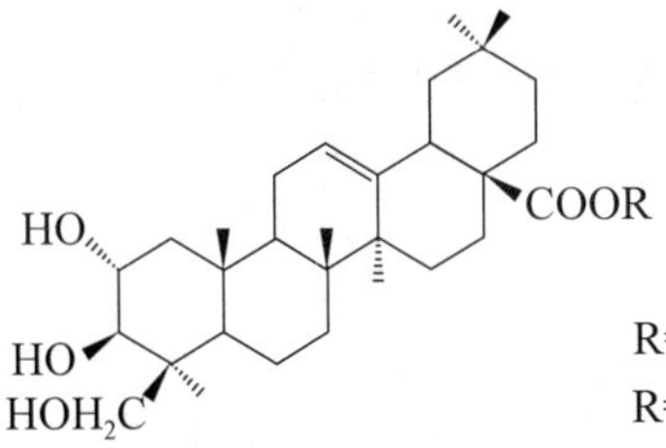

R=Glc$\overset{2}{-}$Glc$\overset{2}{-}$Glc 瓜子金皂苷乙

R=Glc$\overset{2}{-}$Glc 瓜子金皂苷丁

5. 吲哚苷 由苷元吲哚醇中的羟基与糖缩合而成的苷类。豆科 *Indigofera* 属和蓼蓝（*Polygonum tinctorium*）中特有的靛苷（indican）即是一种吲哚苷，被酸水解后生成的苷元吲哚醇（indolol）在空气中易被氧化成暗蓝色的靛蓝（indigo）。靛蓝具有反式结构，具有清热解毒作用的中药青黛即是粗制靛蓝。十字花科植物菘蓝（*Isatis tinctoria*）的根（板蓝根）和叶（大青叶）含有的大青素 B（isatan B)，即菘蓝苷，是羟基吲哚与果糖酮酸的 6-位羧基形成的酯，易被弱碱水解生成吲哚醇和果糖酮酸，实际上不属于苷类。

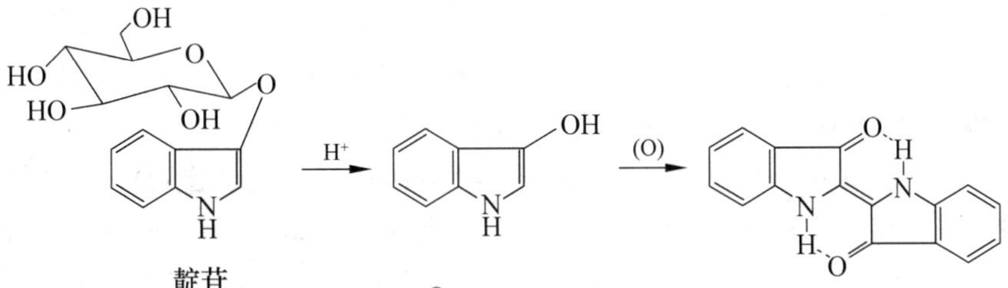

靛苷

靛蓝

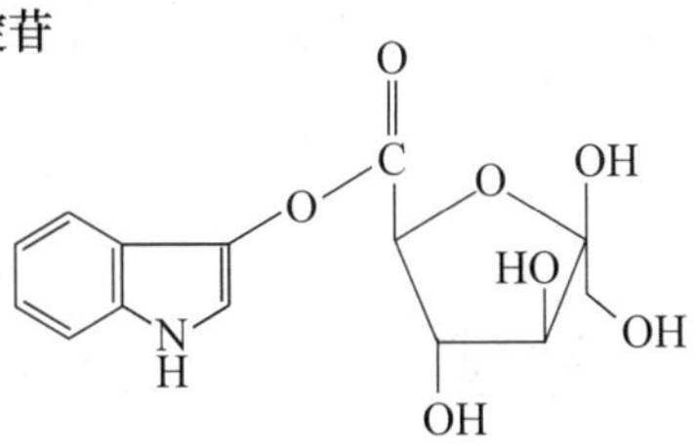

菘蓝苷（大青素B）

（二）硫苷（S-苷）

苷键原子为硫，糖上端基羟基与苷元上的巯基缩合而成的苷类。常见于十字花科植物中，如黑芥子（*Brassia nigra*）中的黑芥子苷（sinigrin），白芥子（*B. alba*）中的白芥子苷（sinalbin）。芥子苷经酶解后形成的芥子油（mustard oil）实际上是异硫氰酸酯类、葡萄糖和硫酸盐的混合物，它们具有止痛和消炎的作用。

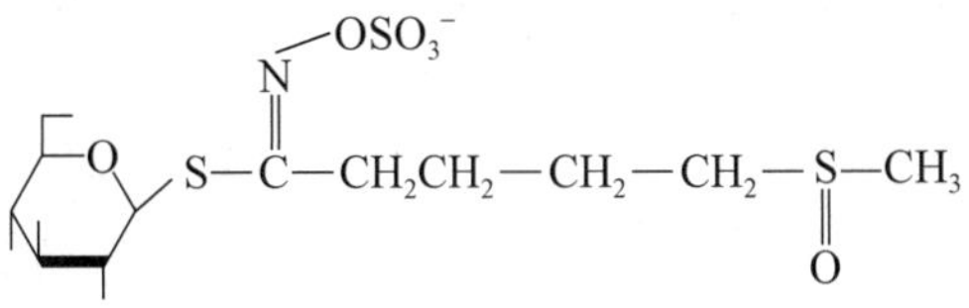

萝卜苷

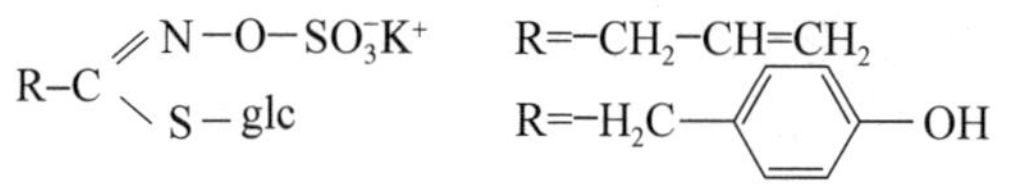

$R\text{–}C(=N\text{–}O\text{–}SO_3^-K^+)(\text{–}S\text{–}glc)$　　$R=\text{–}CH_2\text{–}CH{=}CH_2$　黑芥子苷

$R=\text{–}H_2C\text{–}C_6H_4\text{–}OH$　白芥子苷

芥子苷通式

（三）氮苷（N-苷）

糖上端基碳与苷元上氮原子相连接的一类苷，是生物化学领域中十分重要的物质，如核苷类（nucleosides）是核酸的重要组成部分，由核糖（ribose）或2-去氧核糖（2-deoxyribose）与嘧啶或嘌呤脱水而成；如腺苷（adenosine）、鸟苷（guanosine）、胞苷（cytidine）、尿苷（uridine）等。核苷中糖的一个羟基被磷酸酯化后即为核苷酸（nucleotide），是核酸的基本结构单位。天然药物巴豆中的巴豆苷（crotonoside）是与腺苷相似的氮苷。

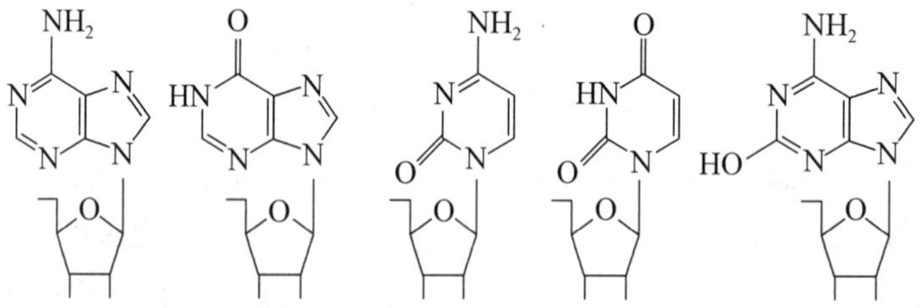

腺苷　　鸟苷　　胞苷　　尿苷　　巴豆苷

（四）碳苷（C-苷）

碳苷是一类糖通过端基碳原子与苷元直接相连的苷类。自然界组成碳苷的苷元有黄酮、查耳酮、𠮿酮、蒽酮、蒽醌、没食子酸等，而以黄酮碳苷最为多见。碳苷类化合物数目不多，常与氧苷共存。在碳苷分子中，糖多数是接在苷元有间二或间三酚羟基结构的环上，它是由苷元酚羟基所活化的邻位或对位氢与糖的端基羟基脱水缩合而成的。

芦荟中的芦荟苷（aloin）是最早发现的结晶性蒽酮碳苷，它是苷元C-10位的一对非对映异构体芦荟苷A和B。如牡荆素（vitexin）、芒果苷（mangiferin）、异芒果苷（isomangiferin）等均属于碳苷。碳苷具有在各类溶剂中溶解度均小，难于水解获得原苷元等特点，但在消化道等某些微生物的作用下，可水解生成原苷元。

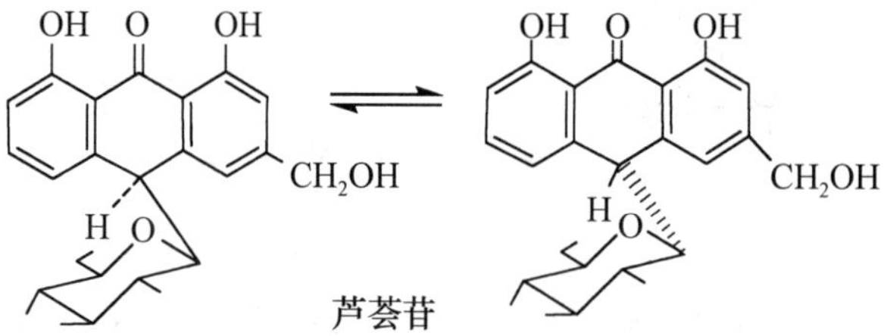

芦荟苷

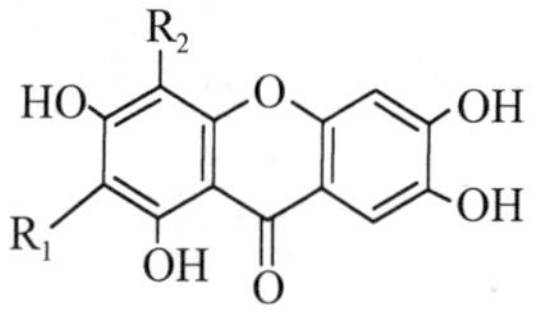

芒果苷　R_1=–Glc，R_2=H

异芒果苷　R_1=H，R_2=–Glc

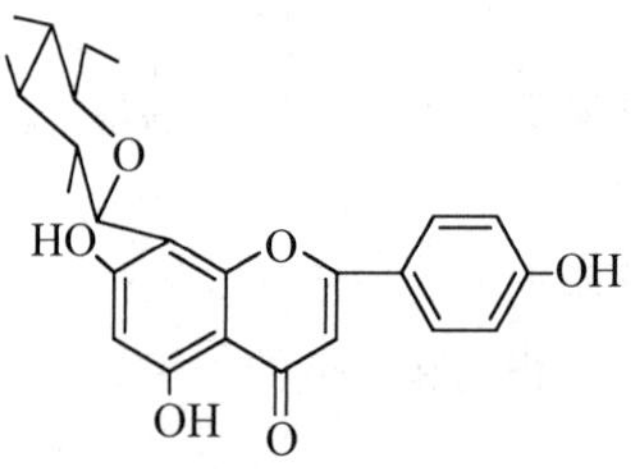

牡荆素

第3节　糖和苷的理化性质

一、一般性质

大多数苷类为无定形粉末，其中含糖基少的苷类可形成结晶，有的甚至具有吸湿性，多见于含有多个糖分子的皂苷。多数苷类为无色或白色，个别的如黄酮苷、花色苷、蒽醌苷等因苷元影响而呈一定的颜色。苷类多为无味，但因苷元、糖的影响也有苦味、甜味和辛辣味的，例如橙皮苷（hesperidin，橙皮素-7-*O*-芸香糖苷）是无味的，新橙皮苷（neohesperidin，橙皮素-7-*O*-新橙皮糖苷）则有苦味；人参皂苷常有一定的辛辣味；而穿心莲内酯（andrographolide）形成的苷却有很强的苦味，而新穿心莲内酯（neo-andrographolide）形成的苷大多无味；糖菊苷（stevioside）甜度则为蔗糖的300倍，水解去掉一个葡萄糖却不再有甜味。

二、旋光性

苷类都有旋光性，无还原性。天然苷类多数呈左旋性，但水解后生成的糖多有右旋性，往往使水解混合物亦呈右旋性，并有还原性。因此，比较水解前后旋光性的变化，可用于检识苷类的存在，但必须注意，只有在水解产物中找到苷元，才能确认有无苷类的存在，因为有些二糖或多糖分子中也具有类似的性质。

三、溶解性

苷类分子中由于含有糖基，大多数具有一定的亲水性，而苷元一般呈亲脂性。苷类的亲水性常常随苷元的结构以及所连接糖的数目、糖的性质不同而有所差别。α-羟基糖苷要比2,6-去氧糖苷在水中溶解度大。糖基数目增多，苷中苷元所占比例相应变小，则苷的亲水性也随之增大，在水中的溶解度也就增加。大分子的苷元（如甾醇苷、萜醇苷等）的单糖苷，由于糖所占比例相应变小而表现为亲脂性，能溶于低极性的有机溶剂中。因此，当用不同极性的溶剂梯度顺序提取时，在各溶剂部位都有发现苷的可能。碳苷与氧苷不同，无论在水溶性溶剂还是其他溶剂中的溶解度一般都较小。

四、糖的化学性质

糖的化学性质在普通有机化学中已有详细的论述，如以Ag^+作氧化剂与还原糖的银镜反应（Tollen reaction）；以Cu^{2+}作氧化剂的斐林反应（Fehling reaction）等，这里就不再赘述，下面仅就一些与糖及苷的分离和结构测定密切相关的化学性质做一介绍。

（一）氧化反应

单糖分子有醛（酮）基、伯醇基、仲醇基和邻二醇基结构单元，以参加化学反应的活泼性而论，通常醛基最易被氧化，伯醇次之。在控制反应条件的情况下，一般氧化剂也可具有一定的选择性，如溴水可将醛基氧化成羧基，硝酸可使醛糖氧化成糖二酸，过碘酸和四乙酸铅选择性较高，一般只作用于邻二羟基。

在糖苷类和多元醇的结构研究中，过碘酸氧化反应是一个常用的反应。

氧化反应特点如下：

（1）主要作用于邻二醇羟基、α-氨基醇、α-羟基醛（酮）、α-羟基酸、邻二酮和某些活性次甲基结构。

$$\mathrm{H{-}\overset{|}{C}{-}OH,\ H{-}\underset{|}{C}{-}OH} \xrightarrow{IO_4^-} \mathrm{-CHO + -CHO}$$

$$\mathrm{H{-}\overset{|}{C}{-}OH,\ \underset{|}{C}{=}O} \xrightarrow{IO_4^-} \mathrm{-CHO + -COOH}$$

$$\mathrm{H{-}\overset{|}{C}{-}OH,\ H{-}C{-}OH,\ H{-}\underset{|}{C}{-}OH} \xrightarrow{2\,IO_4^-} \mathrm{-CHO + -COOH + -CHO}$$

$$\mathrm{H{-}\overset{|}{C}{-}NH_2,\ H{-}\underset{|}{C}{-}OH} \xrightarrow{IO_4^-} \mathrm{-CHO + -CHO + NH_3\uparrow}$$

$$\mathrm{H{-}\overset{|}{C}{-}OH,\ COOH} \xrightarrow{IO_4^-} \mathrm{-CHO + CO_2\uparrow + H_2O}$$

$$\mathrm{-C{=}O,\ -C{=}O} \xrightarrow{IO_4^-} \mathrm{-COOH + -COOH}$$

（2）对开裂邻二醇羟基的反应几乎是定量进行的，生成的 HIO_3 可以滴定，最终的降解产物（如甲醛、甲酸等）也比较稳定，对糖类结构的推测、糖和苷中氧环的大小、碳原子的构型、糖的连接位置及聚合度的决定等都有意义。

消耗过碘酸量：1mol/L　2 mol/L　0 mol/L　1 mol/L

（3）反应速度：顺式1,2-二元醇>反式1,2-二元醇（因顺式易形成环式中间体），如下面的结构A的反应速度要高于B。

过碘酸氧化的作用机制是过碘酸与邻二醇羟基形成五元环状酯的中间体，然后再将醇羟基氧化成羰基。在酸性或中性介质中，过碘酸以一价的 $H_2IO_5^-$ 离子作用，其中碘离子呈六面体结构。因此在酸性或中性条件下对顺式邻二醇羟基的氧化比反式快得多。

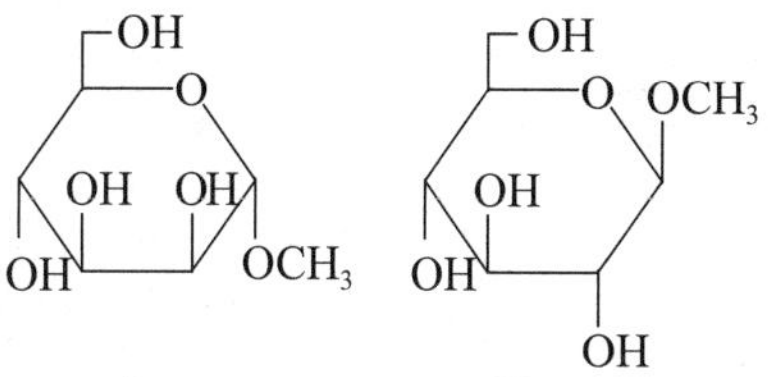

A　　B

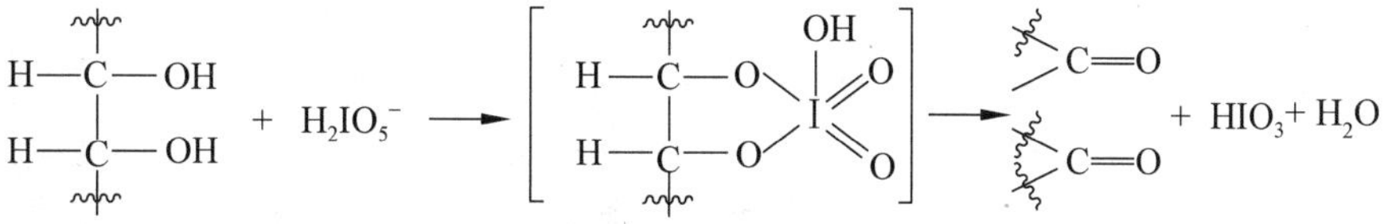

（4）对固定在环的两侧无扭曲余地的邻二醇羟基不反应。如下面的1，6-β-*D*-葡萄呋喃糖苷及1，6-α-*D*-半乳呋喃糖苷都不反应。

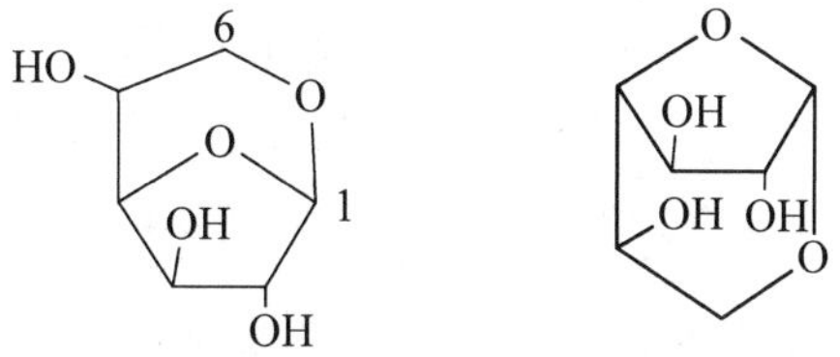

1,6-β-*D*-葡萄呋喃糖苷　1,6-α-*D*-半乳呋喃糖苷

（5）游离单糖、产物及消耗过碘酸用Fischer式计算；成苷时的糖、产物及消耗过碘酸用Haworth式计算。

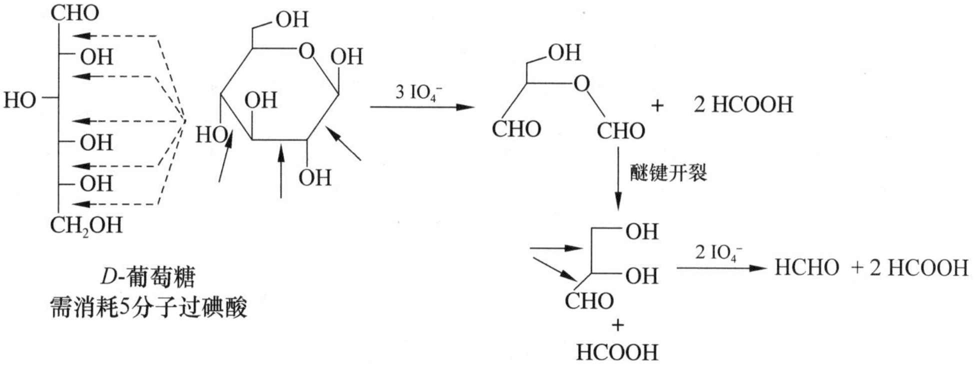

D-葡萄糖
需消耗5分子过碘酸

四乙酸铅反应机制与过碘酸相似，只是作用能力比过碘酸强，如过碘酸在室温下不能氧化草酸，而四乙酸铅可以；立体选择性更高，如对呋喃糖反式二醇羟基不能氧化，需要在有机溶剂中进行（如乙酸、二氧六环等），故在多糖类化合物研究中其应用受到一定限制。

（二）糠醛形成反应

单糖在浓酸（4～10mol/L）加热作用下，脱去3分子水，生成具有呋喃环结构的糠醛衍生物。多糖和苷类化合物在浓酸的作用下首先水解成单糖，然后再脱水形成相应的产物。五碳醛糖生成的是糠醛，甲基五碳醛糖生成的是5-甲基糠醛，六碳糖生成的是5-羟甲基糠醛，六碳糖醛酸生成的是5-羧基糠醛（往往会进一步脱羧最终形成糠醛）。通常在形成糠醛的反应中五碳醛糖和甲基五碳醛糖较六碳醛糖容易，生成的产物也较稳定；六碳酮糖较六碳醛糖容易，生成的5-羟甲基糠醛的产率也较高。

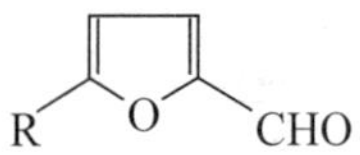

五碳糖	R=H	糠醛	bp. 161℃
甲基五碳糖	R=CH_3	5-甲基糠醛	bp. 187℃
六碳糖	R=CH_2OH	5-羟甲基糠醛	bp. 114～116℃/133Pa
六碳糖醛酸	R=COOH	5-羧基糠醛	

糠醛衍生物可以和许多芳胺、酚类以及具有活性次甲基基团的化合物缩合生成有色的化合物（酚和胺的缩合位置在邻对位）。许多糖的显色剂就是根据这一原理配制而成的，如常用 Molisch 反应是检测糖和苷类的反应，其试剂就是浓硫酸和 α-萘酚；常用的糖的色谱显色剂是邻苯二甲酸和苯胺。在这些试剂中常用的酸有无机酸如硫酸、磷酸等，有机酸如三氯乙酸、邻苯二甲酸、草酸等，其中中强度酸具有水解苷键的作用；常用的酚有苯酚、间苯二酚、α-萘酚、β-萘酚等；常用的胺则有苯胺、二苯胺、氨基酚、联苯胺等；常用的具有活性次甲基的化合物是蒽酮等。由于各类糖形成糠醛衍生物的难易程度不同、生成的产物不同、产物的挥发度不同、形成的缩合产物的呈色也不同，因此可利用糠醛反应形成的不同颜色来区别五碳糖、六碳酮糖、六碳醛糖以及糖醛酸等。

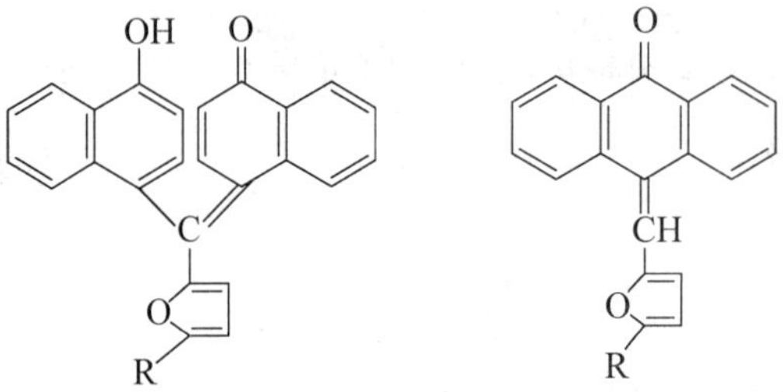

糠醛及衍生物与 α-萘酚缩合物或蒽酮缩合物（R=H 或 CH_3）

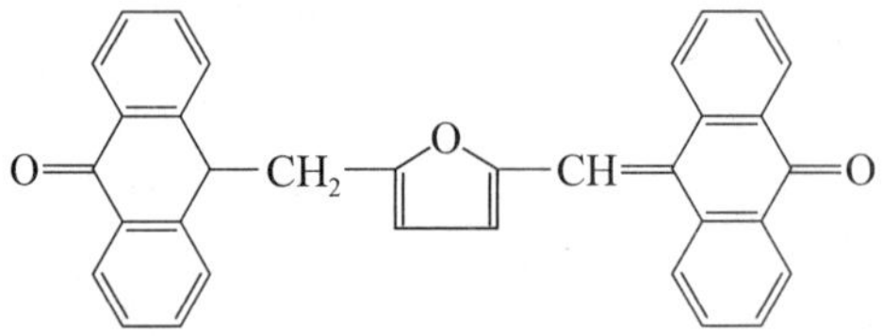

5-羟甲基糠醛与蒽酮的缩合物（蓝色）

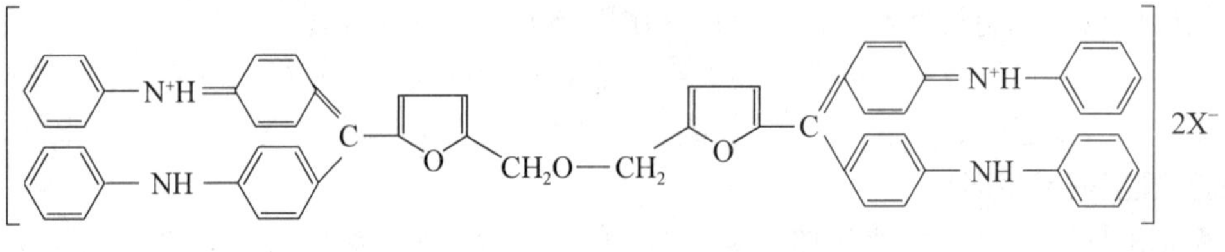

5-羟甲基糠醛与二苯胺的缩合物（蓝色）

（三）羟基反应

糖及苷的羟基反应包括醚化、酯化、缩醛（缩酮）化以及与硼酸的络合反应等。在糖及苷的羟基中最活泼的是半缩醛羟基，次之是伯醇羟基，再次之是 C-2-OH。这是因为半缩醛羟基和伯醇羟基处于末端，在空间上较为有利；C-2-OH 则受羰基诱导效应的影响，酸性有所增强。下面仅就缩醛（缩酮）化和与硼酸的络合反应做一简单介绍。

1. 缩酮和缩醛化反应 酮或醛在脱水剂如矿酸、无水 $ZnCl_2$、无水 $CuSO_4$ 等存在下可与多元醇的两个有适当空间位置的羟基易形成环状缩酮（ketal）和缩醛（acetal）。缩醛和缩酮衍生物与苷一样对碱稳定对酸不稳定，既可以利用缩醛、缩酮反应作为某些羟基的保护剂，也可以利用它来推测结构中有无顺邻二醇羟基或1,3-二醇羟基。酮类易与顺邻-OH 生成五元环状物，醛类易与1,3-双-OH 生成六元环状物。

其中：

糖+丙酮→五元环缩酮——异丙叉衍生物，即丙酮加成物。

糖+丙酮→六元环缩酮——双异丙叉衍生物。

例：当糖具有顺邻-OH 时：

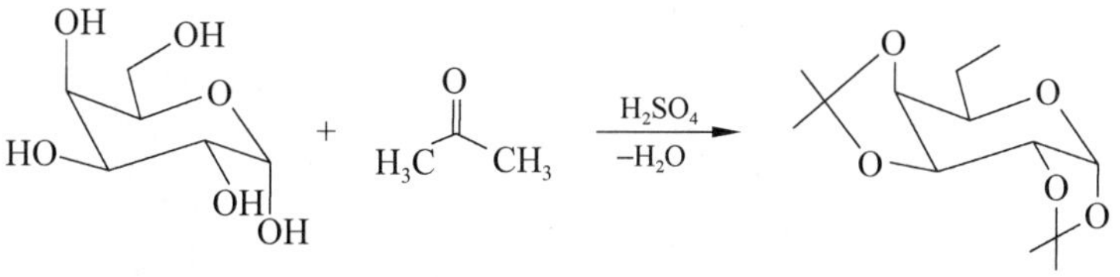

H_2SO_4 / $-H_2O$

α-D-半乳糖 1,2;3,4-二-*O*-异丙叉-*α-D*-半乳吡喃糖

当糖结构中无顺邻-OH 时，易转变为呋喃糖结构，如：

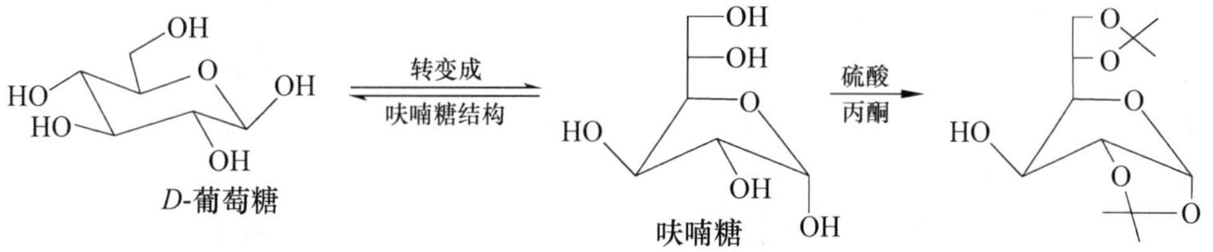

转变成 / 呋喃糖结构 硫酸 / 丙酮

D-葡萄糖 呋喃糖 1,2;5,6-二-*O*-异丙叉-*D*-葡萄糖

苯甲醛与糖生成的六元环状缩醛称为苯甲叉衍生物。苯甲醛与吡喃糖生成的苯甲叉衍生物有顺式和反式两种，其中顺式有两种构象：

O-内位（C1 式）——较稳定

H-内位（1C 式）——稳定性差

如半乳吡喃糖甲苷形成的衍生物：

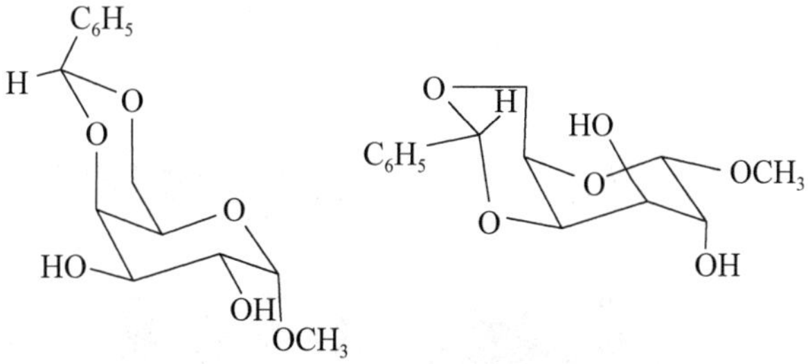

顺式（O-内位） 顺式（H-内位）

4,6-*O*-苯甲叉-*α-D*-半乳吡喃糖甲苷

2. 硼酸络合反应 糖的邻二-OH 可与许多试剂生成络合物，根据生成络合物的某些物理常数的改变，可用于糖的分离、鉴定和构型推定。重要的如硼酸络合物、钼酸络合物、铜氨离子络合物等。

硼酸是一种 Lewis 酸，能与具有适当空间位置的二羟基（1,2 或 1,3）结合形成五元或六元环状络合物，由于络合物的形成，使硼原子变成四面体结构，使其酸性和导电度均增加。该络合物分两步进行，首先硼酸与邻二羟基或 1,3-二羟基化物络合形成 1∶1 的络合物（Ⅰ），该络合物不稳定，易脱水形成平面三叉体的中性酯（Ⅱ）；然后络合物（Ⅰ）再与另一分子络合形成 2∶1 的螺环状络合物（Ⅲ），该络合物四面体结构稳定，酸性和导电性都有很大的增加，在溶液中完全离解，呈强酸性。实际上该 3 种络合物在硼酸溶液中均存在，彼此间处于平衡状态。其平衡的移动与溶液的 pH、羟基化合物和硼酸的比例以及化合物的结构有关，通常当硼酸量大时以（Ⅰ）式占优势。

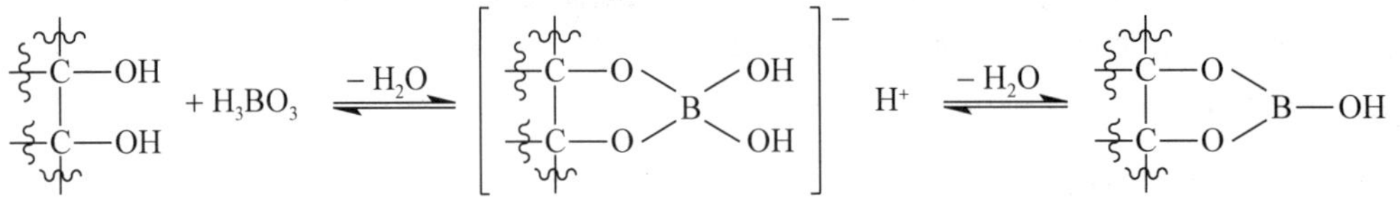

（Ⅰ） （Ⅱ）

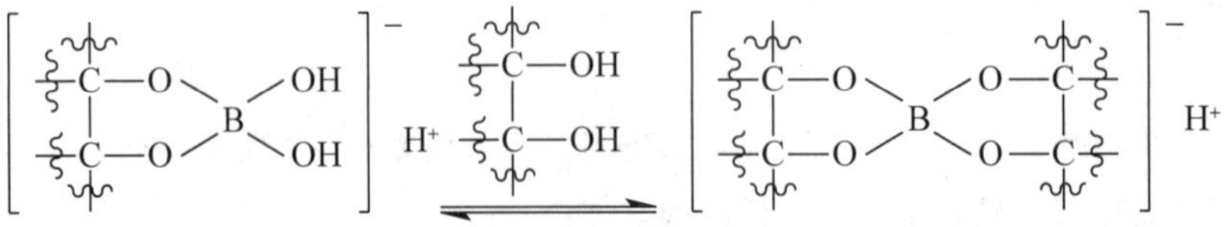

（Ⅲ）

（1）对二-OH 的空间要求

1）开环化合物：碳链上-OH 越多，越易造成有利地位（顺邻二-OH）（如乙二醇，两个-OH 互相排斥成 180°角，而不利于反应）。

2）环上的二-OH：① 芳环-OH：邻位最易，间、对位次之。② 五元、六元酯环：顺式容易，反邻二-OH 不反应；所以可用与硼酸形成络合物的方法区别顺反异构体。六元 1,3 二竖键羟基络合物的稳定性大于顺邻二羟基，反式的邻二羟基则不能形成络合物。对于糖及其苷类化合物，呋喃糖苷络合能力最强，单糖次之，吡喃糖苷最弱；由于六碳醛糖形成呋喃环的位阻较大，故五碳醛糖比六碳醛糖更易形成络合物。③ α-羟酸（HO-C-COOH）可络合（-COOH 水化成-$C(OH)_3$后再络合）；β-羟酸无作用。

（2）硼酸络合反应应用

1）络合后，试剂可变为酸性，因此可进行酸碱中和滴定；

2）可进行离子交换法分离；

3）可进行电泳分离、鉴定；

4）在混有硼砂缓冲液的硅胶薄层上进行色谱分离，如糖自动分析仪（sugar analyzer）对糖的检测，其原理就是制成硼酸络合物后进行离子交换色谱分离。

第 4 节 苷键的裂解

苷键具有一般缩醛（酮）的性质，易被化学或生物学方法裂解。苷键的裂解反应是研究苷类和多糖的重要反应。通过苷键裂解反应可以了解苷元的结构、糖的组成，苷元与糖以及糖与糖之间的连接方式等。断裂苷键除常用的化学方法有酸催化水解、碱催化水解、乙酰解、过碘酸裂解等，生物学方法则有采用酶催化和微生物法等。

一、酸催化水解

苷键为一缩醛（酮）键，对酸不稳定，对碱较稳定，易被稀酸催化水解，反应一般在水或稀醇中进行。常用的有盐酸、硫酸、乙酸、甲酸等。苷键发生酸水解反应的机制是苷键原子首先发生质子化，然后苷键断裂生成苷元和糖的阳碳离子或半椅式中间体，在水中经溶剂化，再脱去氢离子而形成糖。下面以氧苷中的葡萄糖苷为例，说明其反应历程。

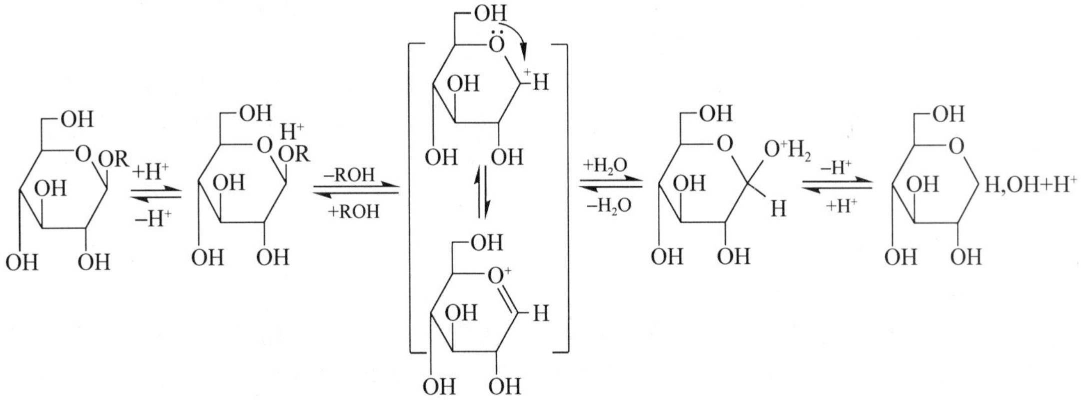

苷类酸催化水解发生的难易与苷键原子的碱度，即苷键原子上的电子云密度以及它的空间环境有密切的关系，只要有利于苷键原子质子化或有利于中间体稳定的因素就有利于水解的进行。就苷键原子、糖和苷元3个方面来看，苷的酸催化水解难易有以下规律：

（1）在形成苷键的N、O、S、C 4个原子中，N的碱性最强，最易质子化；碳上无共用电子对，最难质子化，很难发生水解。如C-葡萄糖苷，需要在长时间与酸加热的条件下，才能在水解液中检出少量水解的葡萄糖。故4种苷键水解由易到难的顺序是：N-苷>O-苷>S-苷>C-苷。

氮原子虽易于质子化，但当其在酰胺或嘧啶环上时，由于存在p-π共轭效应和诱导效应，此时的氮碱性极弱，甚至在酰亚胺中还有一定的酸性，因此很难水解。如朱砂莲（*Aristolochia tuberosa*）中的朱砂莲苷（tuberosinone-*N*-*β*-*D*-glucoside）不能被10%HCl水解，需将其溶于四氢呋喃中经氢化锂铝还原后才能被1mol/L HCl水解。

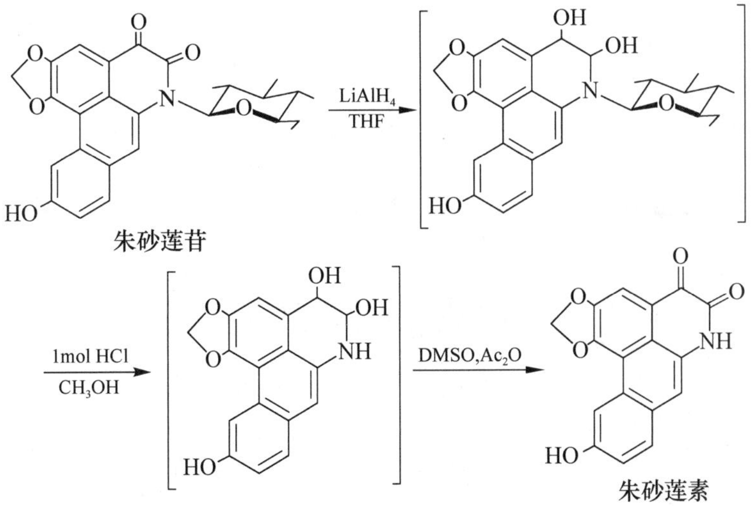

朱砂莲苷

朱砂莲素

（2）呋喃糖苷较吡喃糖苷容易水解，水解速率大 50～100 倍。这是因为五元呋喃环的平面性使各取代基处于重叠位置，张力较大，形成水解中间体可使张力减小，故有利于水解。一般果糖、核糖等多为呋喃糖，阿拉伯糖二者都有，而葡萄糖、半乳糖、鼠李糖、甘露糖等一般都以吡喃糖存在。

（3）酮糖大多为呋喃糖结构，故酮糖苷较醛糖苷易于水解。

（4）吡喃糖苷中，吡喃环 C-5 上的取代基越大越难以水解，这是因为质子进攻苷键原子时的空间位阻越大，水解越难，因此五碳糖最易水解。其水解速率大小顺序为：五碳糖苷＞甲基五碳糖苷＞六碳糖苷＞七碳糖苷＞糖醛酸苷。

（5）因吸电诱导效应，若糖 C-2 上的取代基对质子竞争性吸引，则不利于苷键原子的质子化，也就不利于水解的发生。因此，氨基糖较羟基糖难于水解，而羟基糖又较去氧糖（尤其 2-去氧糖）难于水解。其水解的易难顺序是：2,6-二去氧糖苷＞2-去氧糖苷＞6-去氧糖苷＞2-羟基糖苷＞2-氨基糖苷。

如：6-去氧糖苷比 6-羟基己糖苷水解速率快 5 倍，强心苷中的 2,6-二去氧糖苷在 0.02～0.05mol/L HCl 条件下即可水解。

（6）因 p-π 共轭的稳定作用，酚苷及烯醇苷的苷元在苷键原子质子化时芳环或双键对苷键原子有一定的供电性，故酚苷及烯醇苷比醇苷易于水解。某些酚苷如蒽醌苷、香豆素苷不用加酸，只需加热就可能水解得到苷元。

（7）苷元为小基团者，苷键横键的比苷键竖键的易于水解，因为横键上的苷键原子易于质子化。苷元为大基团者，苷键竖键的比苷键横键的易于水解，这是因为苷分子的不稳定性促使水解。

对于难水解的苷类，有时需要采用较为剧烈的水解条件，如增加酸的浓度或加热等，此时苷元常发生脱水而导致苷元的结构变化，不能获得真正的苷元。遇到这种情况时，可采用两相水解反应，即在反应混合物中加入与水不相混溶的有机溶剂（如苯、三氯甲烷），使水解后的苷元及时转溶于有机溶剂相，以避免苷元与酸长时间接触。例如仙客来皂苷（cyclamin）的水解，用 10% H_2SO_4 加热水解 12 小时，生成的仙客来皂苷元 D（cyclamiretin D）结构已发生改变。若用两相酸水解法，则可得到仙客来皂苷元 A（cyclamiretin A），即原苷元。

仙客来皂苷 —— $10\%H_2SO_4$ / △12小时 → 仙客来皂苷元 D

仙客来皂苷 —— HCl / 苯-稀乙醇 → 仙客来皂苷元 A —— H^+ / △ → 仙客来皂苷元 D

仙客来皂苷元 D

仙客来皂苷元 A

二、乙酰解反应

乙酰解（acetolysis）可开裂部分苷键而保存另一部分苷键，从而在水解产物中得到乙酰化单糖和乙酰化低聚糖，然后用薄层或气相色谱分析来确定糖与糖之间的连接位置。同时酰化也可以保护苷元部分的羟基，得到的是一些亲脂性成分，提纯和鉴定都比较方便。反应常用的试剂为乙酸酐与不同酸的混合液，常用的酸如 H_2SO_4、$HClO_4$、CF_3COOH 或 Lewis 酸（$ZnCl_2$、BF_3）等，反应操作简便，一般是在室温放置数天。乙酰解的反应机制与酸催化水解相似，它是以 CH_3CO^+ 为进攻基团。

苷键发生乙酰解的速率与糖苷键的位置有关。当苷键的邻位有羟基可以乙酰化，或者苷键邻位有环氧基时，由于电负性而使反应的速度减慢。从二糖苷键的乙酰解速率研究可以看出，糖与糖的乙酰解一般以 1→6 苷键最易断裂，其次为 1→4 苷键和 1→3 苷键，而以 1→2 苷键为最难开裂。

乙酰解反应有时会使糖的端基发生异构化，此外对于在 C-2、C-3 有顺邻二羟基的呋喃型糖，其 C-2、C-3 位有时也会发生差向异构化，如由甘露呋喃型糖变为葡萄糖。

三、碱催化水解反应

苷键具有缩醛（酮）结构，对碱性试剂应该相当稳定，不易被碱催化水解。但若苷元为酸、酚、有羰基共轭的烯醇类、成苷羟基的 β 位有吸电子基取代的苷，这些苷键因具有一定的酯的性质，遇碱就可以发生水解。例如 4-羟基香豆素苷、藏红花苦苷、蜀黍苷（dhurrin）等均可用碱进行水解，其中藏红花苦苷苷键邻位碳原子上有受吸电子基团活化的氢原子，当用碱水解时还能发生消除反应而生成双烯结构。

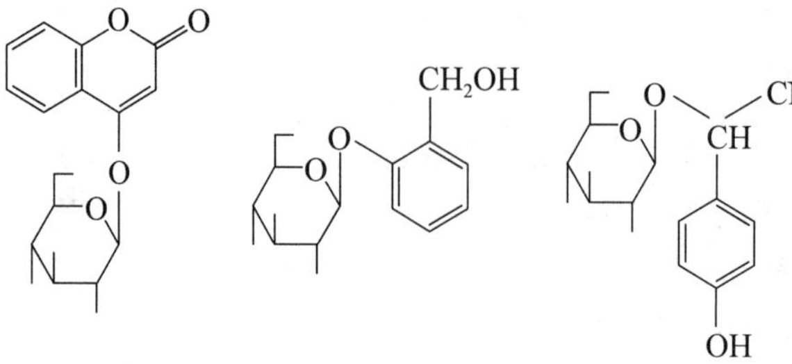

4-羟基香豆素苷　　水杨苷　　蜀黍苷

对于酚苷和酯苷，当糖的 C-2-OH 与苷键成反式时则较顺式易于水解。反式获得的是 1,6-糖苷，顺式水解后则获得正常的糖。1,6-糖苷的生成可能是发生了二次瓦尔登（Walden）转换所致，据此可以判断苷键的构型。

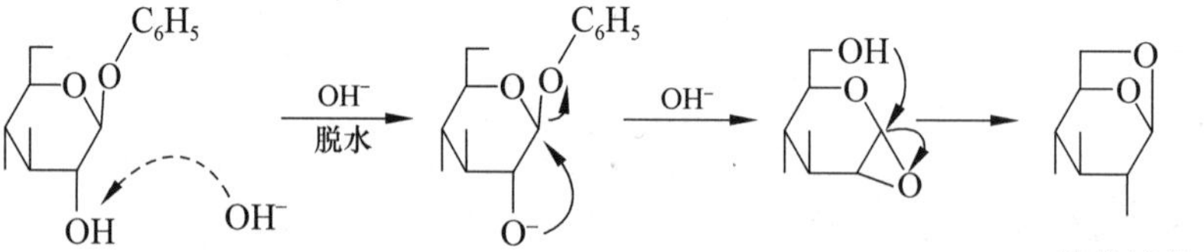

苯酚β-葡萄糖苷　　1,6-葡萄糖苷

如苯酚 β-D-葡萄糖苷用碱水解获得 1,6-葡萄糖苷，由此推定其连接在羟基上的葡萄糖苷键的构型为 β 型。

四、过碘酸裂解反应

对某些采用酸催化水解时苷元结构易于发生改变的苷类或者是难于水解的 C-苷类，使用氧化反应开裂苷键，可以避免采用剧烈的酸水解条件，而获得完整的苷元。常用的氧化开裂法是过碘酸裂解法亦称史密斯（Smith）降解法，该反应条件温和、易得到原苷元，通过反应产物可以推测糖的种类、糖与糖的连接方式以及氧环大小等。

史密斯降解法可分为 3 步：首先在水或稀醇溶液中，用 $NaIO_4$ 在室温条件下将苷分子中糖上的邻二羟基氧化开裂为二元醛；第二步将二元醛用 $NaBH_4$ 还原成相应的二元醇；第三步调节 pH 2 左右，室温放置让其水解。此时由于这种二元醇中间体具有简单的缩醛（酮）结构，它比糖的环状缩醛（酮）更容易被稀酸催化水解而生成苷元、多元醇和羟基乙醛等产物。该法特别适合于那些苷元不稳定的苷和碳苷的裂解，但对于那些苷元上有邻二醇羟基或易被氧化的基团的苷则不能应用，因为过碘酸在氧化糖的同时它们也将随之被氧化。

如：

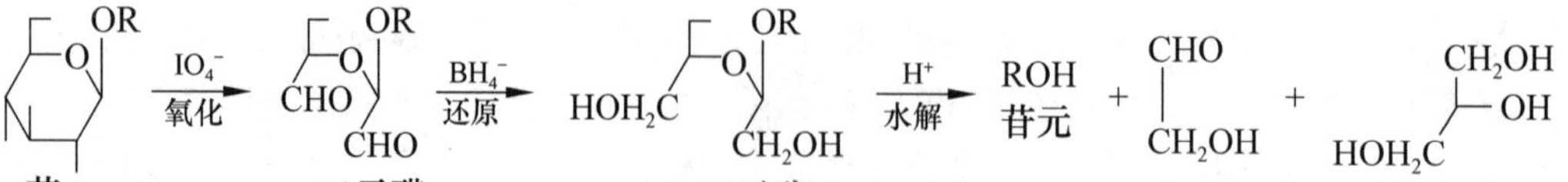

苷　　二元醛　　二元醇

对人参皂苷 Rb_1（ginsenoside Rb_1）用各种方法水解均未获得原苷元，只是采用 Smith 裂解法后才获得原苷元即 20-*S*-原人参二醇（20-*S*-protopanaxadiol），原人参二醇上有 3 个羟基但却称原人参二醇是因为最早用矿酸水解法所获得的苷元上只有 2 个醇羟基（称为人参二醇，人工产物），为了与原产物区别才在名称前加了一个“原”字（图 2-7）。

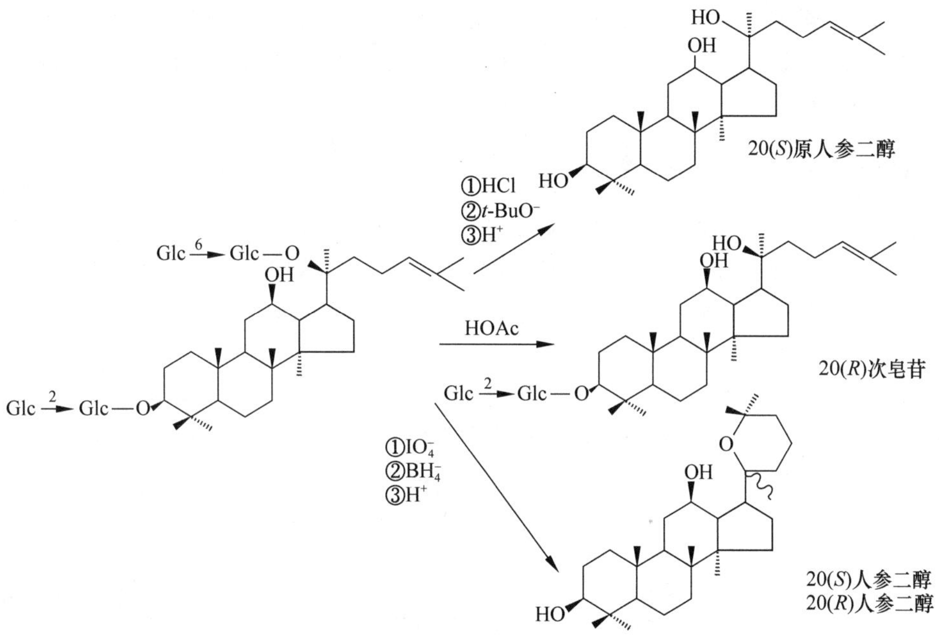

图 2-7 人参皂苷不同水解条件获得的产物及结构

C-苷类很难被酸催化水解，但用 Smith 降解法可获得连接一个醛基的苷元。

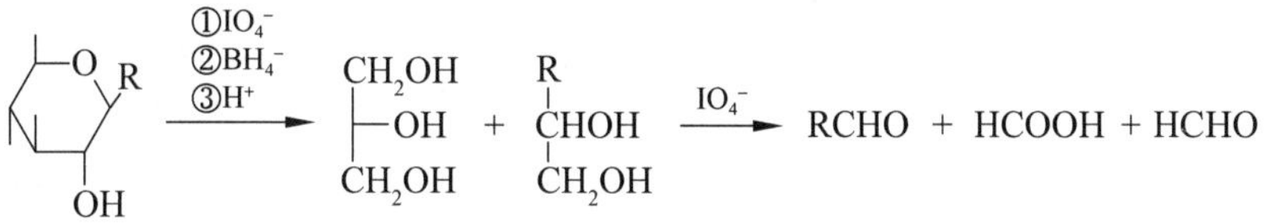

五、酶催化水解反应

酶是专属性很强的生物催化剂，利用酶催化水解苷键可避免酸碱催化水解等剧烈条件，保护糖和苷元结构不再进一步的变化。酶催化水解条件温和，可保留部分苷键得到次级苷，因而可以获知苷元与糖、糖与糖的连接方式。酶的专属性主要表现在特定的酶只能水解糖的特定构型的苷键，如 α-苷酶只能裂解 α-糖苷键，而 β-苷酶只能裂解 β-糖苷键，故酶水解也常用来推断苷键的构型。如：

苦杏仁酶（emulsin）——水解 β-葡萄糖苷键（专属性较低，能水解一般的 β-葡萄糖苷和有关六碳醛糖苷）；

纤维素酶（cellulase）——水解 β-葡萄糖苷键；

麦芽糖酶（maltase）——水解 α-葡萄糖苷键；

转化糖酶（invertase）——水解 β-果糖苷键；

蜗牛酶——水解 β-葡萄糖苷键。

pH 是影响酶解的一个重要因素，某些酶的酶解产物会随 pH 的改变而改变。如存在于十字花科植物中的芥子苷酶（myrosinase），在 pH7 时对芥子苷的酶解产物是异硫氰酸酯，在 pH3～4 时则是腈和硫黄。

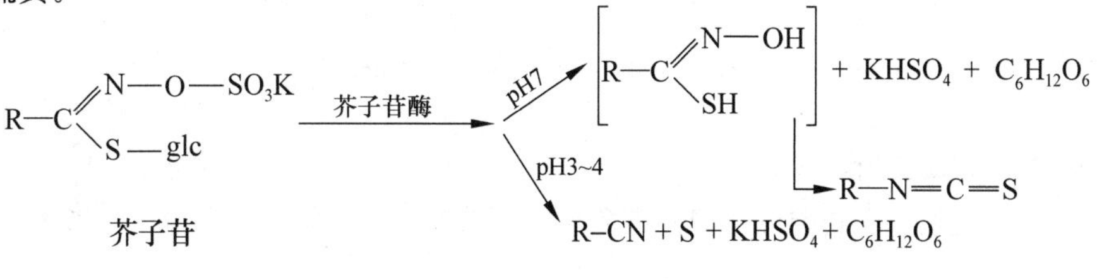

由于酶的分离纯化比较困难和麻烦，市售的酶的品种有限。近年来有人采用微生物发酵的方法水解苷类，在微生物培养液中加入苷，利用微生物产生的酶将苷水解；某些微生物会把苷中的糖当作碳源消耗掉而只留下苷元。

六、糖醛酸苷的选择性水解反应

许多苷和聚糖中都含有糖醛酸，特别是在皂苷和生物体内肝脏的代谢产物中，糖醛酸苷更为常见。糖醛酸苷键用普通的裂解方法很难开裂，常需加剧反应条件，其结果是造成糖醛酸和苷元的破坏，故糖醛酸苷键的裂解常需一些特殊的方法，如光解法、四乙酸铅分解法、乙酸酐-吡啶分解法、微生物培养法等（可自行参阅相关参考书）。

个别苷除了苷元以苷键与糖相连外，还用醚键与同一糖相连。如存在于赤芍（*Paeonia lactiflora*）根中的芍药新苷（lactiflorin），这种苷即使用前述方法将苷键开裂也无法获得苷元和糖。

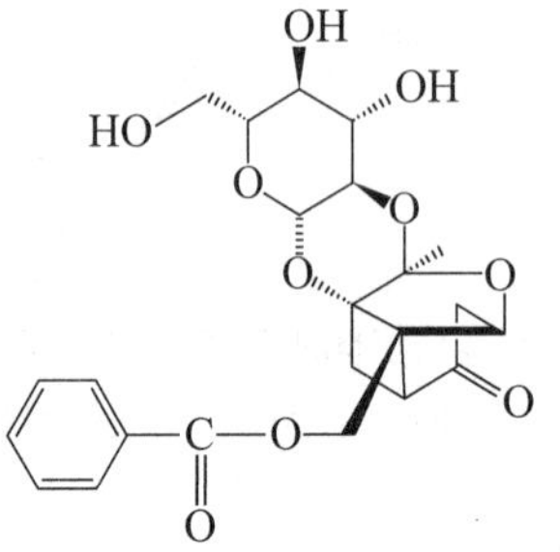

芍药新苷

第5节 糖的核磁共振性质

核磁共振在解决糖的种类、糖氧环的大小、优势构象、苷键构型、糖与糖及糖与苷元连接位置、糖与糖的连接顺序等方面具有重要的作用，而其绝对构型的测定在研究苷及多糖结构方面非常重要，下面就糖的一些基本核磁共振性质和立体构型测定方法做一简要介绍。

一、糖的^{1}H-NMR性质

（一）质子化学位移

通常糖的端基质子信号在δ 4.3～6.0前后，甲基五碳糖的甲基信号在δ1.0左右，如鼠李糖C_6-CH_3(3H，d，6Hz)，其余信号在δ 3.2～4.5。因糖的端基质子信号和甲基质子信号与其他信号相隔较远，故易于辨认。为此可根据糖上端基质子信号区域氢信号的个数推测连有糖的个数，根据甲基质子化学位移值和信号的个数可推测甲基五碳糖的个数。

糖成苷后端基氢信号或甲基质子信号还受连接的苷元种类及位置影响，化学位移变化也较大，如在黄酮类化合物中当*β-D-*葡萄糖与C_3-OH成苷时，其端基质子的化学位移在δ 5.7～6.0，当与C-7,5,4′位的羟基成苷时则化学位移在δ 4.8～5.2，这是因结构中的B及C环影响。又如在芦丁糖和新橙皮糖中鼠李糖甲基质子的化学位移值则相差0.3个化学位移单位（详见第5章黄酮类化合物）。

（二）偶合常数与苷键构型

处于环上的邻位质子受构象影响偶合常数与二面角大小密切相关，当为0°～90°时，随着角度的变小偶合常数增大；当二面角为90°时，偶合常数接近0；当二面角为90°～180°时，随着角度的增大偶合常数变大。

糖吡喃环以C1式为稳定构象时，且C-2-II为竖键，则苷键为*β-D*型或*α-L*型的端基质子与C-2-H互为反式，其二面角接近180°，偶合常数为6～8Hz；若C-2-H为横键，其两面角约为60°，则偶合常数为2～4Hz。对苷键为*α-D*型或*β-L*型的糖，则端基质子处于横键，因此无论C_2-H为竖键或横键，其偶合常数都为2～4Hz。

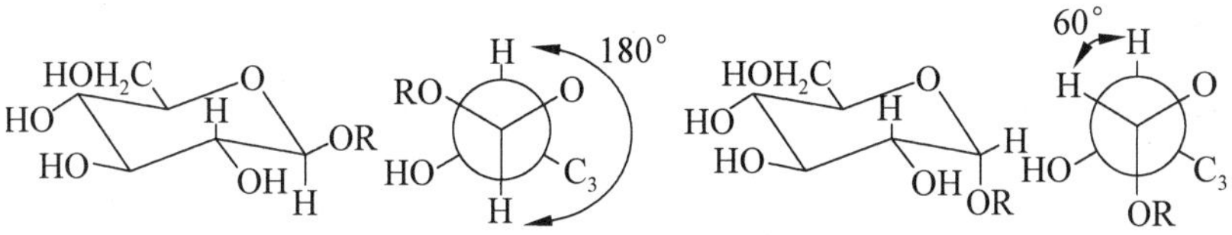

C-2-H为竖键

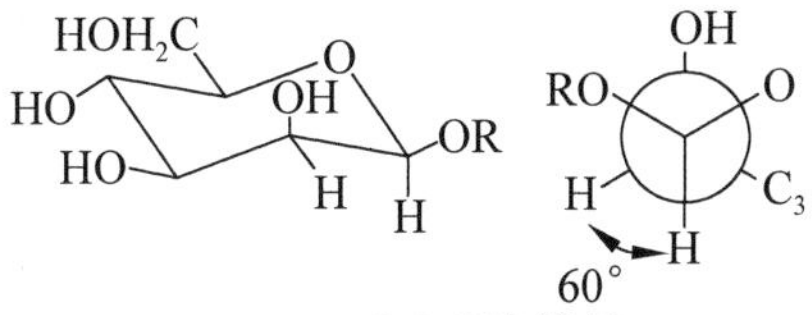

C-2-H为横键

用^{1}H-NMR的端基氢偶合常数可判断一些糖的苷键构型，但有一些糖由于其结构上的原因，而无法利用偶合常数来判断。如由于甘露糖的C-2-H质子在横键上，鼠李糖的优势构象是1C式，其C-2-H质子也在横键上，故无法用此方法确定它们的苷键构型。

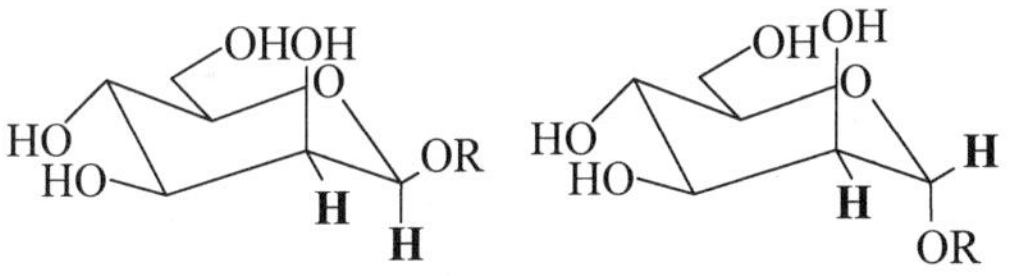

β-D-甘露糖　　*α-D*-甘露糖　　C-1-H C-2-H 都约为60°(二面角)

所以无法从*J*值判断构型

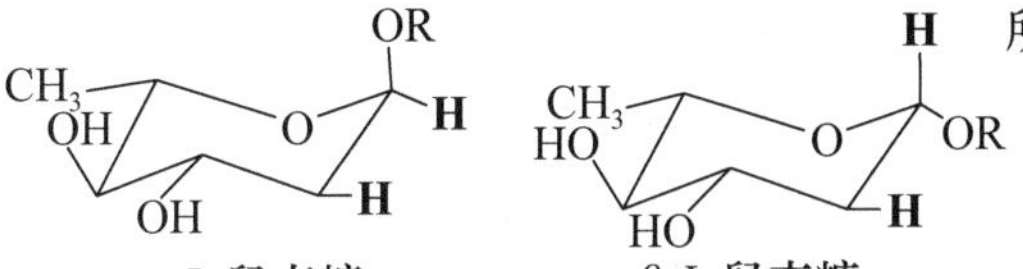

α-L-鼠李糖　　*β-L*-鼠李糖

对于呋喃型糖，无论其端基质子和C-2-H质子是处于互为反式还是顺式位，其偶合常数变化均不大（都在0～5Hz），故无法用端基质子的偶合常数来判断它们的苷键构型。

二、糖的^{13}C-NMR性质

（一）化学位移

糖上的碳信号大致可分为以下几类，其对应的大致化学位移（δ）为：

（1）—CH_3　　～18；

（2）—CH_2OH　　～62（C-5或C-6）；

（3）—CHOH　　～68～85（糖氧环上的C-2～C-4）；

（4）—HC(O—)(O—)　　～90～105（端基碳C-1或C-2）

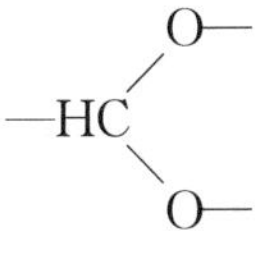

因糖端基碳化学位移值通常在100前后，因此可根据此段区域碳信号的数目来推测低聚糖及苷中所含糖的个数。五元环的呋喃型糖C-3和（或）C-5位的化学位移值明显偏大，多数大于80，因此可根据其化学位移值区别氧环的大小。表2-2和表2-3列出了常见糖及其甲苷的氢、碳谱数据，供大家参考。

表 2-2　单糖及单糖甲苷的氢谱数据（δ）

糖（苷）	H-1	H-2	H-3	H-4	H-5	H-6
β-D-吡喃葡萄糖	4.64	3.25	3.50	3.42	3.46	3.72，3.90
α-D-吡喃葡萄糖	5.23	3.54	3.72	3.42	3.84	3.76，3.84
β-D-吡喃半乳糖	4.53	3.45	3.59	3.89	3.65	3.64，3.72
α-D-吡喃半乳糖	5.22	3.78	3.81	3.95	4.03	3.69，3.69
β-D-吡喃甘露糖	4.89	3.95	3.66	3.60	3.38	3.75，3.91
α-D-吡喃甘露糖	5.18	3.94	3.86	3.68	3.82	3.74，3.84
β-L-吡喃鼠李糖	4.85	3.93	3.59	3.38	3.39	1.30
α-L-吡喃鼠李糖	5.12	3.92	3.89	3.45	3.86	1.28
β-L-呋喃夫糖	4.55	3.46	3.63	3.74	3.79	1.26
α-L-呋喃夫糖	5.20	3.77	3.86	3.81	4.20	1.21
甲基-*O*-*β-D*-吡喃葡萄糖苷	4.27	3.15	3.38	3.27	3.36	3.82，3.62
甲基-*O*-*α-D*-吡喃葡萄糖苷	4.70	3.46	3.56	3.29	3.54	3.77，3.66
甲基-*O*-*β-D*-吡喃半乳糖苷	4.20	3.39	3.53	3.81	3.57	3.69，3.74
甲基-*O*-*α-D*-吡喃半乳糖苷	4.73	3.72	3.68	3.86	3.78	3.67，3.61
甲基-*O*-*β-D*-吡喃甘露糖苷	4.47	3.88	3.53	3.46	3.27	3.83，3.63
甲基-*O*-*α-D*-吡喃甘露糖苷	4.66	3.82	3.65	3.53	3.51	3.79，3.65
甲基-*O*-*β-L*-吡喃鼠李糖苷	4.16	3.74	3.72	3.89	3.55，3.77	
甲基-*O*-*α-L*-吡喃鼠李糖苷	4.52	3.43	3.57	3.85	3.82，3.57	
甲基-*O*-*β-L*-吡喃木糖苷	4.21	3.14	3.33	3.51	3.88，3.21	
甲基-*O*-*α-L*-吡喃木糖苷	4.67	3.44	3.53	3.47	3.59，3.39	

表 2-3　常见单糖及其衍生物的碳谱数据

化合物	C-1	C-2	C-3	C-4	C-5	C-6	OCH_3
α-D-吡喃葡萄糖	92.9	72.5	73.8	70.6	72.3	61.6	
β-D-吡喃葡萄糖	96.7	75.1	76.7	70.6	76.8	61.7	
甲基-*O*-*α-D*-吡喃葡萄糖苷	100.0	72.2	74.1	70.6	72.5	61.6	55.9
甲基-*O*-*β-D*-吡喃葡萄糖苷	104.0	74.1	76.8	70.6	76.8	61.8	58.1
α-D-五乙酰基吡喃葡萄糖	89.2	69.3	69.9	68.0	69.9	61.6	
β-D-五乙酰基吡喃葡萄糖	91.8	70.5	72.8	68.1	72.8	61.7	
α-D-吡喃半乳糖	93.2	69.4	70.2	70.3	71.4	62.2	
β-D-吡喃半乳糖	97.3	72.9	73.8	69.7	76.0	62.0	
甲基-*O*-*α-D*-吡喃半乳糖苷	100.1	69.2	70.5	70.2	71.6	62.2	56.0
甲基-*O*-*β-D*-吡喃半乳糖苷	104.5	71.7	73.8	69.7	76.0	62.0	58.1
α-D-五乙酰基吡喃半乳糖	89.5	67.2	67.2	66.2	68.5	61.0	
β-D-五乙酰基吡喃半乳糖	91.8	67.8	70.6	66.8	71.5	61.0	
α-D-吡喃果糖	65.9	99.1	70.9	71.3	70.0	61.9	
β-D-吡喃果糖	64.7	99.1	68.4	70.5	70.0	64.1	
α-D-呋喃果糖	63.8	105.5	82.9	77.0	82.2	61.9	
β-D-呋喃果糖	63.6	102.6	76.4	75.4	81.6	63.2	
α-D-吡喃甘露糖	95.0	71.7	71.3	68.0	73.4	62.1	
β-D-吡喃甘露糖	94.6	72.3	74.1	67.8	77.2	62.1	
甲基-*O*-*α-D*-吡喃甘露糖苷	101.9	71.2	71.8	68.0	73.7	62.1	55.9
甲基-*O*-*β-D*-吡喃甘露糖苷	101.3	70.6	73.3	67.1	76.6	61.4	56.9

续表

化合物	C-1	C-2	C-3	C-4	C-5	C-6	OCH_3
α-*L*-吡喃鼠李糖	95.1	71.9	71.1	73.3	69.4	17.9	
β-*L*-吡喃鼠李糖	94.6	72.5	73.9	72.9	73.2	17.9	
甲基-*O*-*α*-*L*-鼠李糖苷	102.6	72.1	72.7	73.8	69.5	18.6	
甲基-*O*-*β*-*L*-鼠李糖苷	102.6	72.1	75.3	73.7	73.4	18.5	
α-*D*-吡喃阿拉伯糖	97.6	72.9	73.5	69.6	67.2		
β-*D*-吡喃阿拉伯糖	93.4	69.5	69.5	69.5	63.4		
甲基-*O*-*α*-*D*-吡喃阿拉伯糖苷	105.1	71.8	73.4	69.4	67.3		58.1
甲基-*O*-*β*-*D*-吡喃阿拉伯糖苷	101.0	69.4	69.9	70.0	63.8		56.3
α-*D*-呋喃阿拉伯糖	101.9	82.3	76.5	83.8	62.0		
β-*D*-呋喃阿拉伯糖	96.0	77.1	75.1	82.2	62.0		
甲基-*O*-*α*-*D*-呋喃阿拉伯糖苷	109.2	81.8	77.5	84.9	62.4		
甲基-*O*-*β*-*D*-呋喃阿拉伯糖苷*	103.1	77.4	75.7	82.9	62.4		
α-*D*-吡喃核糖	94.3	70.8	71.1	68.1	63.8		
β-*D*-吡喃核糖	94.7	71.8	69.7	68.2	63.8		
α-*D*-呋喃核糖	97.1	71.7	70.8	83.8	62.1		
β-*D*-呋喃核糖	101.7	76.0	71.2	83.3	63.3		
α-*D*-吡喃木糖	93.1	72.5	73.9	70.4	61.9		
β-*D*-吡喃木糖	97.5	75.1	76.8	70.2	66.1		
甲基-*O*-*α*-*D*-吡喃木糖苷	100.6	72.3	74.3	70.4	62.0		56.0
甲基-*O*-*β*-*D*-吡喃木糖苷	105.1	74.0	76.9	70.4	66.3		58.3

* D_2O 中测定。

下面为 *D*-葡萄糖在重水（D_2O）中测定的氢谱（600MHz）（图 2-8）及碳谱（150MHz）（图 2-9），结合前面的谱学信息，以其为例，来分析一下糖的核磁性质。

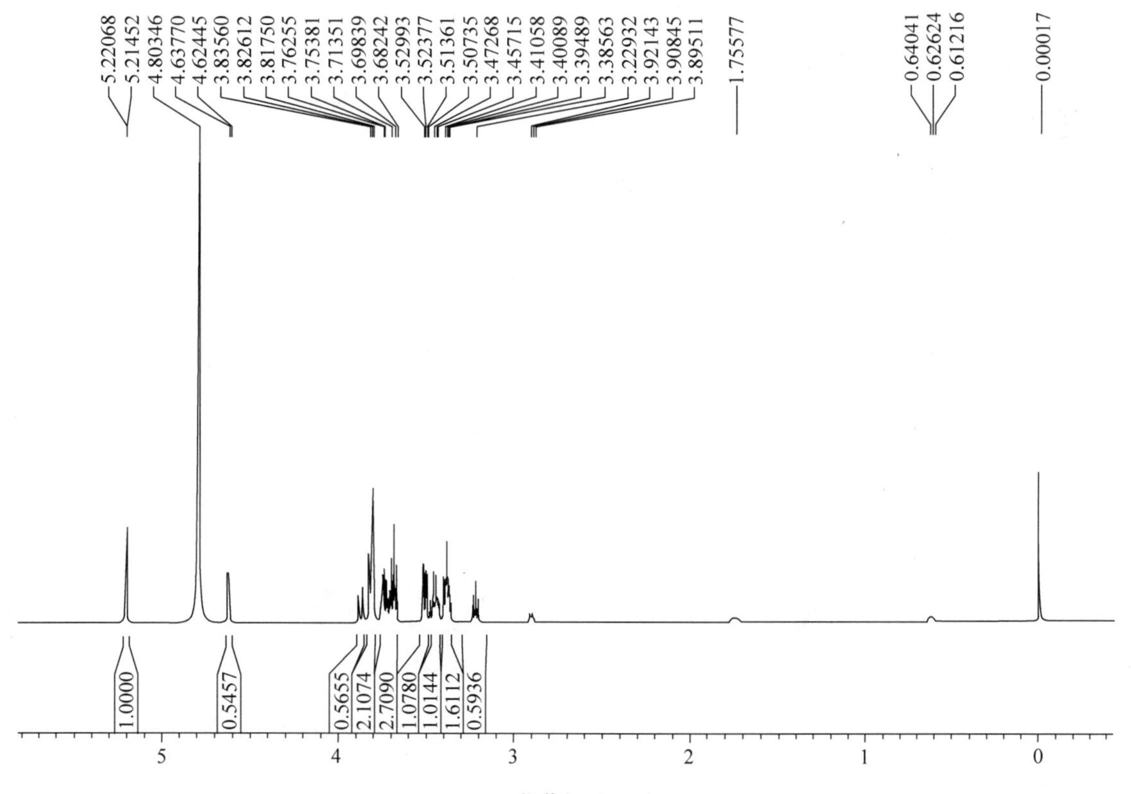

图 2-8 *D*-葡萄糖的氢谱（D_2O）

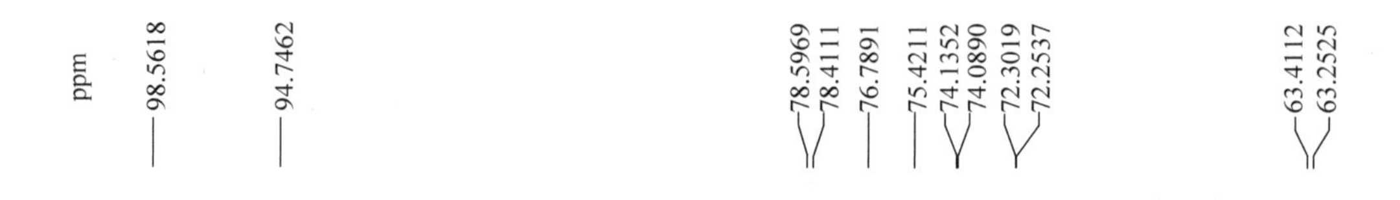

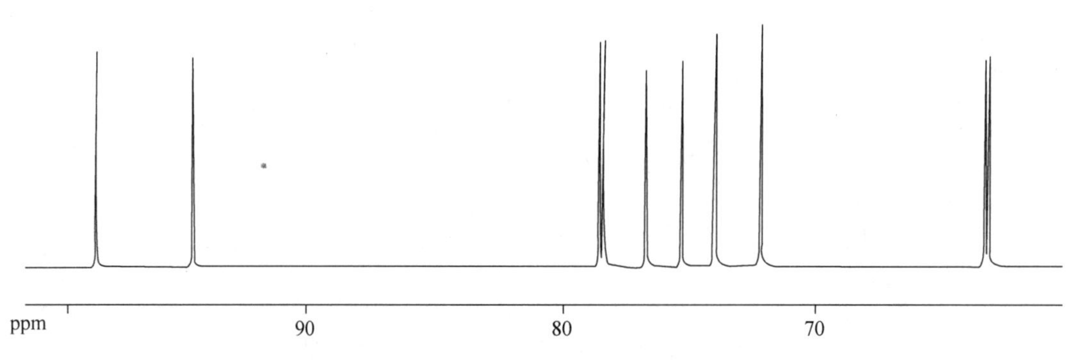

图 2-9　*D*-葡萄糖的碳谱（D_2O）

D-葡萄糖在水溶液中包含着 *α*-*D* 葡萄吡喃糖和 *β*-*D* 葡萄吡喃糖一对差向异构体。根据氢谱，可知 δ 5.21（1H，d，*J*=3.7Hz）、δ 4.63（1H，d，*J*=8.0Hz）为两个糖端基质子信号；根据偶合常数，δ 5.21 为 *α*-构型葡萄糖端基质子信号，δ 4.64 为 *β*-构型端基氢质子信号；δ 3.23～3.82 为两个糖上其余质子信号。在 ^{13}C-NMR（150MHz，D_2O）谱中，给出 12 个碳信号 δ 98.6、94.7、78.6、78.4、76.8、75.4、74.1、74.1、72.3、72.3、63.4、63.3。根据糖上碳的化学位移规律：与氧原子相连的伯醇碳的化学位移在 δ 62 左右、仲醇碳在 δ 68～85、半缩醛中碳的化学位移在 δ 97～101。由此可知，δ 98.6，94.7 为两个糖端基碳信号。其中 δ 98.6、76.8、78.6、72.3、78.4、63.4 为一组 *β*-*D* 葡萄吡喃糖信号；δ 94.7、74.1、75.4、72.3、74.1、63.3 为一组 *α*-*D*-葡萄吡喃糖的碳信号，碳信号归属如表 2-4 所示。由相应碳信号化学位移可知，由于大的官能团带来更为明显的 *γ*-旁式（*γ*-gauche）作用，使得 *α*-*D*-葡萄吡喃糖中的 C-1、C-3、C-5 的化学位移较 *β*-*D*-葡萄吡喃糖相应的信号处于高场。

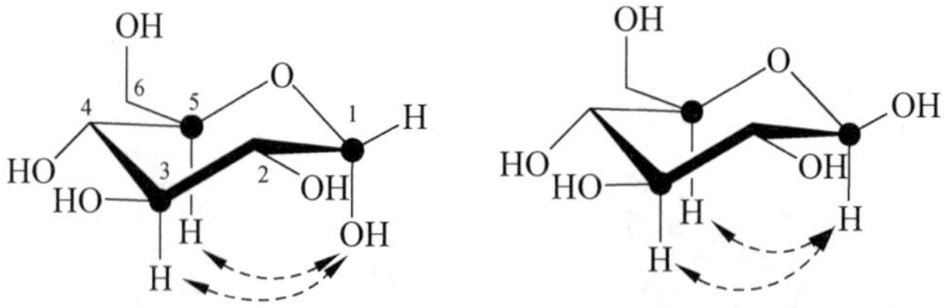

α-*D*-吡喃葡萄糖　　　*β*-*D*-吡喃葡萄糖

表 2-4 *D*-葡萄糖端基差向异构体的碳谱数据

位 置	α-*D*-吡喃葡萄糖	β-*D*-吡喃葡萄糖
1	94.7	98.6
2	74.1	76.8
3	75.4	78.6
4	72.3	72.3
5	74.1	78.4
6	63.3	63.4

三、端基碳-氢偶合常数与苷键构型

吡喃糖中端基碳的碳-氢偶合常数（$^1J_{C_1\text{-}H_1}$）也可用于确定苷键的构型。根据 *D*、*L*-型吡喃糖的稳定构象，当其端基质子处于横键时，其端基碳-氢的偶合常数为 160～170Hz，处于竖键时则为 150～160Hz。如 *D*-甘露糖的稳定构象为 C1 式，其 α-*D*-甲苷的端基质子处于平伏键，$^1J_{C_1\text{-}H_1}$ 为 160Hz，β-*D*-甲苷的端基质子处于竖直键，$^1J_{C_1\text{-}H_1}$ 为 156Hz（表 2-5）；对 *L*-鼠李糖，其稳定构象为 1C 式，α-*L*-鼠李糖甲苷的端基质子处于平伏键，$^1J_{C_1\text{-}H_1}$ 为 168Hz，β-*L* 型端基质子处于竖直键，$^1J_{C_1\text{-}H_1}$ 为158Hz。

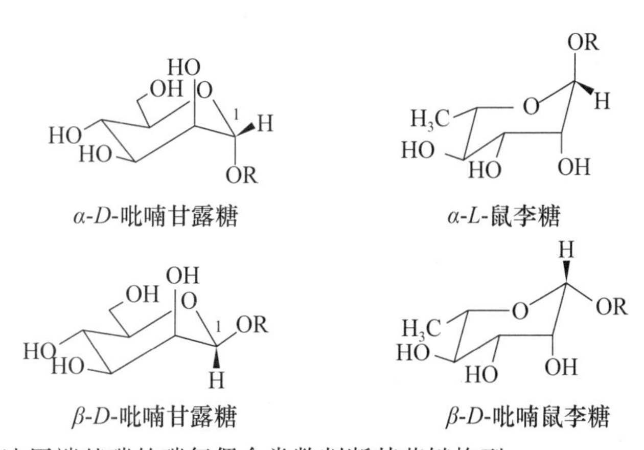

α-*D*-吡喃甘露糖　α-*L*-鼠李糖

β-*D*-吡喃甘露糖　β-*D*-吡喃鼠李糖

呋喃型糖苷则无法用端基碳的碳氢偶合常数判断其苷键构型。

表 2-5 甘露糖苷和鼠李糖苷的$^1J_{C_1\text{-}H_1}$值

苷元	糖	$^1J_{C_1\text{-}H_1}$	δ H_1	糖	$^1J_{C_1\text{-}H_1}$	δ H_1
甲醇	α-*D*-甘露糖	166	5.10	β-*D*-甘露糖	156	4.62
	α-*L*-鼠李糖	168	5.04	β-*L*-鼠李糖	158	4.55
正丁醇	α-*D*-甘露糖	166	5.26	β-*D*-甘露糖	155	4.72
	α-*L*-鼠李糖	166	5.02	β-*L*-鼠李糖	152	4.60
仲醇	α-*D*-甘露糖	165	5.37	β-*D*-甘露糖	155	4.93
	α-*L*-鼠李糖	167	5.27	β-*L*-鼠李糖	154	4.72
D-薄荷醇	α-*D*-甘露糖	164	5.52	β-*D*-甘露糖	154	4.88
	α-*L*-鼠李糖	166	5.23	β-*L*-鼠李糖	152	4.83
i-薄荷醇	α-*D*-甘露糖	166	5.36	β-*D*-甘露糖	154	4.92
	α-*L*-鼠李糖	168	5.30	β-*L*-鼠李糖	152	4.90
叔丁醇	α-*D*-甘露糖	165	5.56	β-*D*-甘露糖	153	5.00
	α-*L*-鼠李糖	164	5.92	β-*L*-鼠李糖	153	4.87

四、苷化位移

糖与苷元成苷后，苷元的 α-C、β-C 和糖的端基碳的化学位移值均发生了改变，这种改变称为苷化位移（glycosidation shift，GS）。苷化位移值与苷元的结构有关，与糖的种类无关。苷化位移在推测糖与苷元、糖与糖的连接位置、某些苷元被苷化后碳的绝对构型及碳氢信号归属上具有重要作用。糖与糖通过苷键相连虽然并不称为苷，但在解决它们相互之间的连接位置时，苷化位移仍然适用。

（一）醇苷的化学位移

成苷后，糖端基碳和苷元 α-C 化学位移值均向低场移动，而 β 碳稍向高场移动（偶尔也有向低场移动的），对其余碳的影响不大。

（1）糖端基碳的化学位移向低场移动幅度与糖的种类及其端基构型无关，但与苷元有关：苷元为甲醇时，向低场位移最大，约为 7 个化学位移单位，其他则随着苷元为伯醇（δ：～+6）、仲醇（δ：～+4）、叔醇（δ：～0）向低场位移幅度依次减小。

苷元的 α 碳向低场位移，其移动幅度受糖端基碳及糖 C-2 位碳的构型影响，但总的趋势是：α 碳向低场位移 5～7 化学位移单位，β-C 向高场位移约 3～5 个化学位移单位（示葡萄糖的苷化位移变化如下）。

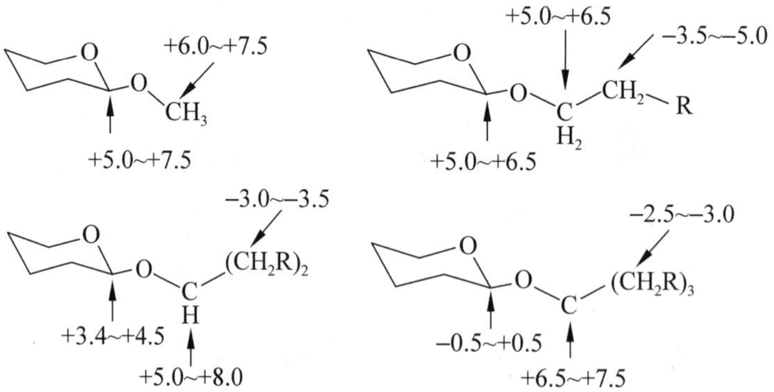

（2）当苷元为环仲醇时，如果羟基的 β 位无烷基取代，则 α-C 与糖端基碳的苷化位移值与开链的仲醇相似，如果 β 位有烷基取代，则 α-C 与糖端基碳的苷化位移值与苷元的 α-C 和糖端基碳的手性都有关系。具体情况如下：

1）苷元的 α-C 和糖端基碳的手性同为 R 构型或 S 构型，则苷化位移值与苷元为 β 位无取代的环醇时相当（即与开链的仲醇相似），苷元 α-C 向低场位移约 5～7 个化学位移单位

2）苷元的 α-C 和糖端基碳的手性不同时，苷元的 α-C 和糖端基碳的苷化位移与苷元 β-位无取代的环醇的苷化位移相比有所增大，多出 3～5 个化学位移单位，最明显的特征是苷元 α-C 向低场位移约 10 个化学位移单位。

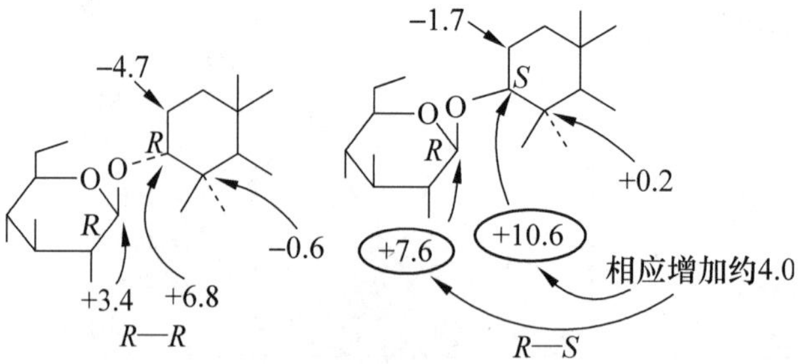

在苷化位移中还有“同小异大”的表述，是针对环醇苷的β-C而言的。若两个β-C中的一个碳上的氢被其他取代基取代，则成为手性碳（非对称碳），这样的碳称为前手性碳（prochiral carbon）或潜非对称碳，前手性碳又有 *pro*-*S* 和 *pro*-*R* 之分。对于环醇类化合物，在e键上增加一个基团，并将该基团的优先序列定为第三，按 *R*、*S* 命名规则进行命名，当为 *R* 构型时则称该碳为 *pro*-*R* 碳，反之则称 *pro*-*S* 碳。

“同小异大”的含义是：当苷元β-C的前手性和端基碳的绝对构型相同时，β-C向高场位移约2个化学位移单位，不同时则约为4个化学位移单位。

（二）酚苷、酯苷、烯醇苷的苷化位移规律

当糖与羧基、酚羟基、烯醇羟基形成苷时，苷化位移值比较特殊，其中苷元的α-C向高场位移约0～4个化学位移单位，而糖的端基碳在酚苷、烯醇苷中向低场位移外（详见第5章黄酮类化合物），在酯苷中向高场位移，但位移幅度不大（0～4个化学位移单位）。

例 齐墩果酸其 C_3-OH 及 C_{28}-COOH 成苷前后的化学位移变化（吡啶-d_5中测）

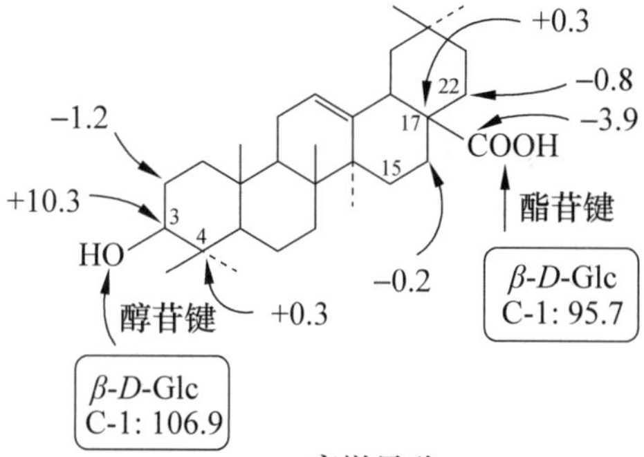

+0.3
−0.8
−3.9
−1.2
22
17
COOH
15
+10.3
3
4
HO
酯苷键
−0.2
醇苷键
+0.3
β-*D*-Glc
C-1: 95.7
β-*D*-Glc
C-1: 106.9

齐墩果酸

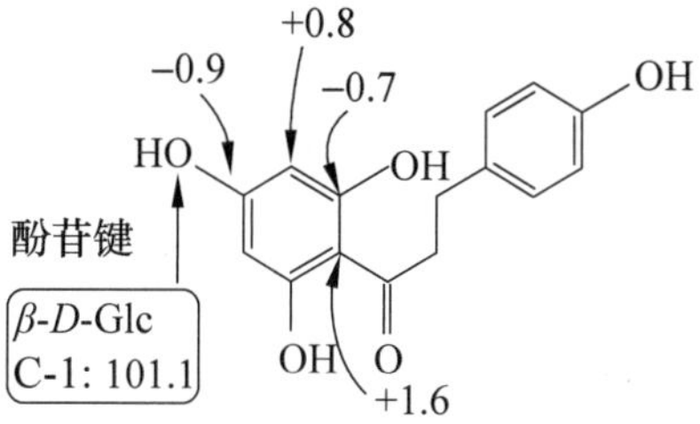

+0.8
−0.9
−0.7
OH
HO
OH
酚苷键
β-*D*-Glc
C-1: 101.1
OH
O
+1.6

（氘代甲醇中测定）

五、酰化位移

糖的部分-OH被乙酰化所得的乙酰化糖苷在天然产物中广泛存在。通常，羟基的乙酰化会使其烷甲基碳（α-碳）信号向低场位移（＋2～＋4化学位移单位），它的邻位碳（β-碳）信号向高场位移（－2～－6化学位移单位）。利用这个规律可以确定大多数天然乙酰化糖苷的结构。

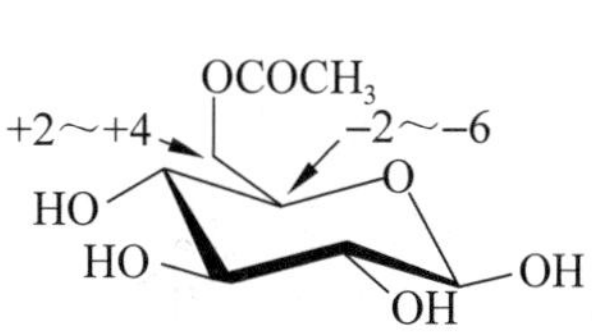

$OCOCH_3$
+2～+4
−2～−6
O
HO
HO
OH
OH

第6节 糖苷的提取分离及结构测定

一、糖苷的提取分离

（一）糖的提取分离

单糖结构因含有多个羟基，极性大，易溶于水，难溶于低极性有机溶剂；低聚糖与单糖的性质类似；多糖随着聚合度的增加，性质与单糖相差越来越大，一般为非晶形，无甜味，难溶于冷水，或溶于热水成胶体溶液。提取植物中多糖的常用方法为溶剂提取法，多是利用多糖不易溶于乙醇的性质在提取水溶液中加乙醇、甲醇或丙酮使多糖从提取液中沉淀出来，达到初步分离纯化的目的。此外还可先以低极性溶剂提去亲脂性成分，再以水或稀醇提取，此法可以减少杂质。对水溶醇不溶的糖类，亦可先用醇除去杂质，再以水提取。获得粗的糖提取液后，除去共同杂质，需进行混合糖的相互分离，常需要多种方法综合运用。

1. 多糖的提取 常用的溶剂是冷水、热水、热或冷的 0.1～1mol/L NaOH 或 KOH 水溶液、热或冷的 1% HAc 水溶液或苯酚等。通常是先用甲醇或 1∶1 的乙醇、乙醚混合液脱脂，然后用水加热提取 2～3 次，每次 4～6 小时，最后再用 0.5mol/L NaOH 水溶液提取 2 次，将多糖分为水溶和碱溶两部分。提取液经浓缩后以等量或数倍量的甲醇或乙醇、丙酮等沉淀，所获的粗多糖经反复溶解与醇沉。

为防止糖的水解，用稀酸提取时间宜短，温度最好不超过 5℃；用碱提取时，最好通入 N_2 或加入硼氢化钾，提取结束后要迅速中和或膜透析除去碱。

2. 多糖的分离纯化

（1）除蛋白：通过上述方法制得的多糖一般为粗多糖，含有较多的蛋白质。需要除蛋白。除蛋白的方法通常有 Sevage 法、三氯乙酸法、酶解法、三氟三氯乙烷等。

1）Sevage 法：是除蛋白的经典方法，主要是利用蛋白质在三氯甲烷中变性的特点，用三氯甲烷∶正丁醇＝5∶1 或 4∶1 的二元溶剂体系按 1∶5 加入到多糖提取液中，混合物经剧烈振摇后离心，蛋白质与三氯甲烷-正丁醇生成凝胶物而分离，分去水层和溶剂层交界处的变性蛋白质。

2）三氯乙酸法：将三氯乙酸在低温下搅拌加入到多糖提取液中，直到溶液不再继续混浊为止，离心弃沉淀，即可达到脱蛋白的目的。存在于溶液中的三氯乙酸经中和后，通过透析或超滤等方法除去。

3）酶解法：在样品溶液中加入蛋白质水解酶，如胃蛋白酶、胰蛋白酶、木瓜蛋白酶、链霉蛋白酶等，使样品中的蛋白质降解。通常上述多个方法综合使用除蛋白质效果较好。

4）三氟三氯乙烷法：将 1 份三氟三氯乙烷加入到 1 份多糖溶液中搅拌 10 分钟，离心得水层，水层再用上述溶剂处理 2 次可得无蛋白多糖。

在多糖提取过程中，由于氧化作用会有色素生成，色素的存在会影响多糖的色谱分析和性质测定。

（2）分离纯化

1）沉淀法

A. 分级沉淀法：糖类随着聚合度的增大，在不同浓度的甲醇、乙醇或丙酮中具有不同的溶解度。据此在糖的浓水溶液中逐次按比例由小到大加入甲醇或乙醇或丙酮，收集不同浓度下析出的沉淀，经反复溶解与沉淀，直到测得的物理常数（比旋光度或电泳）恒定。该方法适合于分离各种溶解度相差较大的糖类。沉淀一般在中性时进行，但应用于酸性多糖分离时宜控制 pH 值，以避免苷键水解。

B. 季铵盐沉淀法：季铵盐及其氢氧化物是一类乳化剂，可与酸性糖形成不溶性沉淀，常用于酸性多糖的分离，通常不与中性多糖产生沉淀，但当溶液的 pH 增高或加入硼砂缓冲液使糖的酸度增高时，也会与中性多糖形成沉淀。常用的季铵盐有十六烷基三甲胺的溴化物（cetyl trimethyl ammonium bromide，CTAB）及其氢氧化物（cetyl trimethyl ammonium hydroxide，CTA-OH）和十六烷基吡啶的氢氧化物（cetyl pyridium hydroxide，CP-OH）。CTAB 或 CP-OH 的浓度一般为 1%～10%（W/V），在搅拌下滴加于 0.1%～1%（W/V）的多糖溶液中，酸性多糖可从中性多糖中沉淀出来，所以控制季铵盐的浓度也能分离各种不同的酸性多糖。值得注意的是酸性多糖混合物溶液的 pH 要小于 9，而且不能有硼砂存在，否则中性多糖将会被沉淀出来。

$C_{16}H_{33}—\overset{+}{N}(CH_3)_3\ OH^-$

CTA-OH

$C_5H_5\overset{+}{N}—C_{16}H_{33}\ OH^-$

CP-OH

C. 盐析法：当溶液中有一定的离子浓度，不同的多糖在不同浓度盐溶液中溶解度不同，常用的盐析剂有 NaCl、KCl 和 $(NH_4)_2SO_4$ 等，其中以 $(NH_4)_2SO_4$ 效果最佳。

2）凝胶柱色谱：以各种浓度的盐溶液及缓冲液为洗脱剂，以常用的葡聚糖凝胶（Sephadex G）、琼脂糖凝胶（Sepharose）、聚丙烯酰胺凝胶（Bio-gel P）等用来分离多糖或低聚糖。在分离多糖时，通常用小孔隙的凝胶如 Sephadex G-25、Sephadex G-50 等先脱去多糖中的无机盐及小分子化合物，然后再用大孔隙的凝胶 Sephadex G-200 等进行分离。凝胶柱色谱对于不同聚合度的糖类分离特别有效，方法快速、简单，条件温和。

3）纤维素柱色谱：纤维素柱色谱对多糖的分离既有吸附又具有分配原理，通常以水和不同浓度乙醇作为洗脱剂，洗脱的先后顺序是水溶性大的先出柱，水溶性差的最后出柱。将离子交换和纤维素色谱结合制成一系列离子交换纤维素，可以分离酸性多糖、中性多糖和黏多糖。其中最常用的是阴离子交换纤维素 DEAE 纤维素（即二甲氨基乙基纤维素）和 ECTEOLA 纤维素（即 3-氯-1,2-环氧丙烷三乙醇胺纤维素）。离子交换纤维素对多糖的吸附力与多糖的结构有关，通常多糖分子中酸性基团越多，亲和力越强；对于直线型多糖在同系物中，高分子的较低分子的吸附力强；直链多糖较支链多糖吸附力强。

4）超滤法：是利用一定大小孔径的膜，将无机盐或小分子糖透过而达到分离目的的方法。孔径较大时，较大分子的糖也能透过，因此选择适当的透析膜则十分重要。常用的有乙酸纤维素膜、聚砜酰胺膜等。孔径小于 2～3nm 的纤维膜适用于单糖通过；孔径 3～5nm 的膜可使小分子透过加速，多糖被截留。该方法操作条件温和，不需要添加化学试剂，适用于热敏物质。

3. 多糖的提取分离实例 下面以实例来具体说明多糖提取分离过程。

商陆科植物商陆（*Phytolacca acinosa* Roxb.）的干燥根，经过脱脂、水提、醇沉、柱色谱等方法，从中分离得到两种酸性杂多糖——PEP-Ⅰ和 PEP-Ⅱ，其相对分子质量分别为 9921 和 39 749，其中 PEP-Ⅰ有显著增强巨噬细胞产生肿瘤坏死因子（TNF）和白细胞介素Ⅰ（IL-Ⅰ）的能力。其具体分离过程如图 2-10 所示。

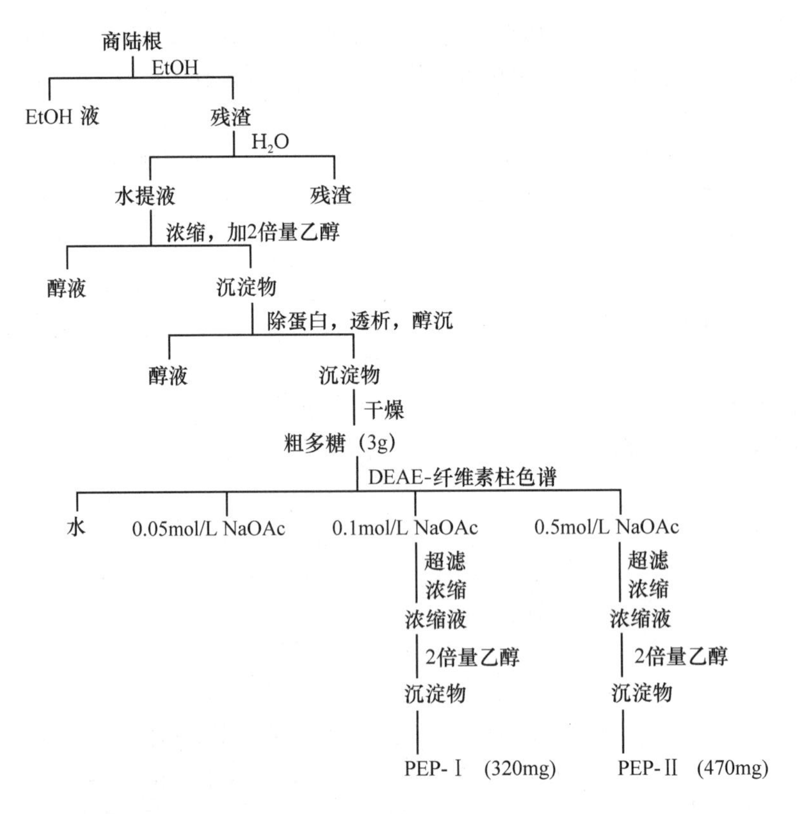

图 2-10　商陆多糖的提取分离实例

取商陆，粉碎后用乙醇脱脂，脱脂后的商陆粉用水渗漉、浓缩。在浓缩液中加入 2 倍量乙醇，静置，滤取沉淀。将沉淀溶于水中，用 Sevag 法除去蛋白。水溶液用水透析除去无机盐及小分子化合物，加入 2 倍量乙醇沉淀，滤取沉淀物。依次用乙醇、无水乙醇、丙酮、乙醚洗涤，除去脂溶性成分和水分，干燥即得商陆粗多糖。取商陆粗多糖 3g，溶于 40mL 水中，用 DEAE-纤维素（乙酸型）柱色谱分离（4cm×19cm），依次用水，0.05mol/L、0.1mol/L 和 0.5mol/L 乙酸钠水溶液洗脱，按每份 20mL 收集。以苯酚-硫酸法比色检测，合并相同组分。0.1mol 乙酸钠水溶液洗脱物进行超滤，浓缩，在浓缩液中加入 2 倍量乙醇，滤取沉淀物。依次用无水乙醇、丙酮洗涤，P_2O_5 干燥，得 PEP-Ⅰ320mg。0.5mol 乙酸钠水溶液洗脱物用上法处理得 PEP-Ⅱ470mg。PEP-Ⅰ和 PEP-Ⅱ经乙酸纤维薄膜电泳和凝胶柱色谱检测均为单一组分。全水解后经薄层色谱和气相色谱检测，PEP-Ⅰ和 PEP-Ⅱ由半乳糖醛酸、半乳糖、阿拉伯糖和鼠李糖组成，其物质的量比分别为 1∶0.18∶0.32∶0.16 和 1∶0.07∶0.12∶0.15。

以上只是分析了多糖的单糖组成，还需对单糖连接顺序、位点、苷键构型及多糖的二级、三级及更高级结构进行分析。

（二）苷的提取分离

苷的种类较多，性质差异亦大，在提取分离时应具体情况具体分析。苷类的一些共性，也可以看作是苷类提取分离中的共性。因此，在设计从自然界提取分离苷类化合物时，应充分考虑和应用这些共性。

1. 苷类的提取　在天然药物尤其是植物体内，苷类常常与能水解苷的酶共存于不同的细胞中，若在潮湿的空气中碾碎原药材，或用冷水浸泡原料药粉末，都会使苷与酶发生接触而产生酶解，从而生成次级苷甚至苷元。因此在提取苷类时，为了提取获得原存于植物体中的原生苷，就必须设法抑制或破坏酶的活性。最简单的抑制酶活性的方法一般是直接采用沸水、甲醇、60%以上的乙醇等作为提取溶剂，也可在药材中加入一定量的碳酸钙拌匀后再用沸水提取。

各种苷类分子中，因苷元的结构不同以及所连接糖的种类和数目也不一样而存在较大的极性差异，故很难用统一的方法来提取，在后面的各论中具体方法都有体现。通常可用不同极性的溶剂，按极性由小到大的次序依次进行提取。图 2-11 显示从药材中系统提取苷类化合物的一般流程。

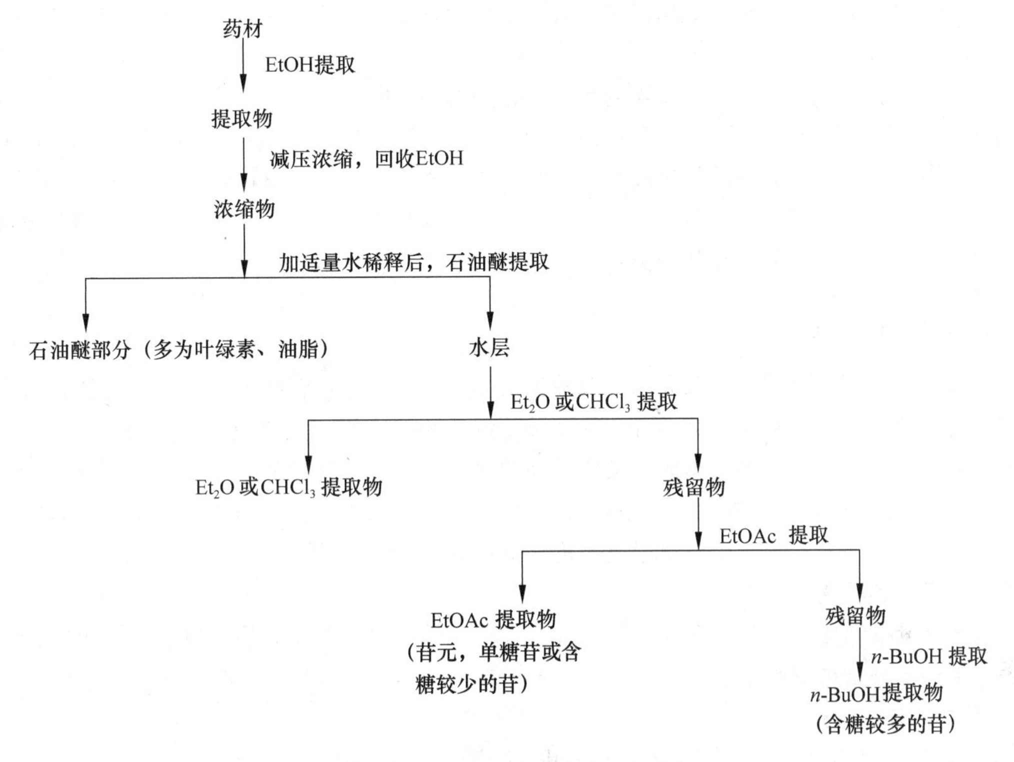

图 2-11 提取分离苷类的一般流程

2. 苷类的分离 通过提取获得的苷类，是多种成分的混合物，需要进一步除去混存杂质和分离。常用的分离纯化苷的方法如下：

（1）溶剂法：利用苷类物质的溶解性，将提取液浓缩所得的提取物，选用合适的溶剂溶出苷类成分。如某些酸性苷类用碱水萃取提取物后（如黄酮苷、蒽醌苷类），再于萃取液中加入酸，苷类即可沉淀析出，可与其他成分分开。又如某些苷类可选用合适的溶剂通过重结晶的方法进行纯化分离。

（2）凝胶色谱法：根据苷类成分的分子大小各异可采用凝胶色谱法。如葡聚糖凝胶、琼脂糖凝胶、聚丙烯酰胺凝胶都广泛用于苷类的纯化。分离苷类一般选用孔隙小的凝胶，如 Sephadex G-25，Sephadex G-50 等。

此外，羟丙基葡聚糖凝胶因具有一定程度的亲脂性，在许多有机溶剂中也能膨胀，从而扩大了其应用范围，可适合于某些亲脂性苷类成分的分离。如在黄酮苷的分离中，采用 Sephadex LH-20 作吸附剂，以甲醇洗脱时，黄酮的三糖苷先被洗下，其次是二糖苷，单糖苷最后被洗下。

（3）大孔吸附树脂法：苷类成分的提取过程中，往往伴随着诸如糖类、蛋白质、鞣质等亲水性较强的植物成分，给苷类成分的分离纯化增加了难度。大孔吸附树脂近年来在苷类成分的分离纯化中得到了广泛的应用，其可以有效地吸附具有不同化学性质的各种类型化合物，其吸附性能主要取决于吸附剂的表面性质，表面的亲水性或疏水性决定了它对不同有机化合物的吸附特性。大孔吸附树脂具有选择性好、机械强度高、再生处理方便、吸附容量大、吸附速度快、解吸附容易等优点，在苷类成分的分离纯化中，利用弱极性的大孔吸附树脂吸附，很容易用水将糖等亲水性成分洗脱下来，然后再用不同浓度的乙醇洗下被大孔吸附树脂吸附的苷类，达到纯化的目的。大孔吸附树脂法是除去苷类成分提取液中糖和其他水溶性杂质有效的方法，尤其在皂苷的分离纯化中应用更为广泛。

（4）柱色谱法：经过初步纯化获得的苷类混合物的最后分离，往往需要借助柱色谱分离才能获得苷的单体。利用苷在结构上的差异所致的如极性、分配系数等方面的特性，可以选用不同的色谱载体，如硅胶、聚酰胺、反相硅胶、纤维素等进行分离；对于组分复杂的苷类混合物的分离，仅仅采用一种色谱手段并不能获得理想的分离，往往需要多次反复色谱，或者几种色谱和分离技术相互配合使用，才能达到理想的分离目的。这些内容详见各论部分。

二、糖苷的鉴定

糖和苷的共性是糖链部分，苷元的组成种类繁多，结构各异，苷元的结构测定方法将会在以后章节中逐一介绍，本节将重点介绍苷中的糖及糖链的测定方法，主要包括单糖的组成、单糖的绝对构型测定、糖的氧环、糖与糖的连接位置和顺序、与苷元连接位置、苷键的构型等。具体一般是先将其用稀酸或其他方法进行全水解，然后再对水解产物中的糖进行鉴定，采用的鉴定方法有化学方法、色谱法等，也可以直接通过解析苷的一维或二维 NMR 谱进行鉴定。

（一）糖种类的鉴定方法

大多是先将糖或苷水解后，对相应的糖种类进行化学或色谱鉴定，也可以直接通过解析苷的一维或二维 NMR 谱进行鉴定。

1. 化学方法

（1）Molisch 反应：用于区别五碳糖、甲基五碳糖、六碳酮糖和六碳醛糖及其苷等；

（2）苯胺-邻苯二甲酸试剂反应：还原糖能使苯胺-邻苯二甲酸还原产生颜色反应；

（3）斐林试剂反应：还原糖能使斐林试剂还原，产生砖红色氧化亚铜沉淀；

（4）Keller-Kiliani 反应：样品溶于含少量 Fe^{3+} ［$FeCl_3$ 或 $Fe_2(SO_4)_3$］的冰乙酸中，沿管壁滴加浓硫酸，观察乙酸层的颜色变化，如有 2-去氧糖、2,6-二去氧糖及含有可水解产生相应糖的苷，乙酸层渐呈蓝色或蓝绿色。

2. 色谱法

（1）纸色谱法：糖类的纸色谱法鉴定可用其参比对照品的 R_f 值进行鉴定。一些单糖、低聚糖常用的展开剂及其 R_f 值如表 2-6 所示。纸色谱分离后的斑点显色，常用硝酸银试剂使还原糖显棕黑色；苯胺-邻苯二甲酸盐试剂使单糖中的五碳糖和六碳糖所呈颜色略有区别；3,5-二羟基甲苯-盐酸试剂，能使酮糖和含有酮糖的低聚糖呈现红色。

（2）薄层色谱法：薄层色谱在糖类的鉴定中曾因其极性大而受到点样量的限制，经用硼酸溶液或一些无机盐如磷酸氢二钠、磷酸二氢钠等水溶液代替水调制吸附剂进行铺板，显著提高了上样量以来，得到了广泛的应用。在硅胶薄层色谱鉴定糖类时常用的展开剂及其 R_f 值见表 2-7。

表 2-6　糖类纸色谱法常用的展开剂及其 R_f 值（华特曼 1 号滤纸）

糖类名称	展开剂			
	正丁醇：乙酸：水（4：1：5）	2,4,6-三甲基吡啶	乙酸乙酯：吡啶：水（2：1：2）	正丁醇：苯：吡啶：水（5：1：3：3）
D-葡萄糖	18	39	28	24
D-半乳糖	16	34	24	21
D-甘露醇	20	46	32	29
D-果糖	23	42	32	29
D-木糖	28	50	38	35
D-阿拉伯糖	21	43	33	29
D-核糖	31	56	—	45
L-鼠李糖	37	59	49	47
D-半乳糖醛酸	14	14	3	3
D-葡萄糖醛酸	12	16	—	3
乳糖	9	24	—	—
麦芽糖	11	32	—	—
蔗糖	14	40	—	—
棉子糖	5	20	—	—

表 2-7　糖类硅胶薄层色谱法常用的展开剂及其 R_f 值

配制硅胶用的盐溶液	0.3mol/L Na_2HPO_4		0.3mol/L NaH_2PO_4		0.3mol/L H_3BO_3
展开剂	正丁醇：丙酮：水（4：1：5）	正丁醇：吡啶：水（4：1：5）	正丁醇：丙酮：水（4：1：5）	正丁醇：吡啶：水（8：4：3）	正丁醇：乙酸乙酯：异丙醇：乙酸：水（7：20：12：7：6）
D-葡萄糖	13	21	19	16	46
D-半乳糖	12	17	13	12	40
D-甘露醇	19	29	25	23	60
D-木糖	27	44	41	34	54
D-阿拉伯糖	20	30	26	22	45
L-鼠李糖	49	60	61	59	60
乳糖	—	—	—	—	23
麦芽糖	0	0	0	0	32

在薄层色谱法中所用的显色剂，除了采用纸色谱法所采用的试剂外，还常用硫酸的水或乙醇溶液、茴香醛-硫酸试剂、苯胺-二苯胺-磷酸试剂、1,3-二羟基萘酚-硫酸试剂、三苯四氮盐试剂(TTC)、间苯二酚-盐酸试剂、双甲酮-磷酸试剂等。其显色原理主要是利用糖的还原性或由于形成糖醛后引起的显色反应。这些显色剂对不同的糖往往显不同的颜色，有些显色剂不仅可以决定糖的斑点位置，甚至可以区分其类型（表 2-8）。这些试剂喷雾后一般需在 100℃加热数分钟至斑点显现。

表 2-8　不同的糖所显现的颜色

显色剂	戊醛糖	己醛糖	己酮糖	糖醛酸	甲基戊醛糖	甲基己醛糖
苯胺-邻苯二甲酸	红	棕	—	棕	红	棕
三苯四氮盐	红	红	红	—	—	—
间萘二酚-盐酸	蓝	紫	红	蓝	蓝	—
双甲酮磷酸	—	—	暗绿灰	—	—	—

（3）气相色谱法：气相色谱法灵敏度高，又可同时进行分离和定性定量分析，故在糖的鉴定中用得较为普遍。但糖类的难于挥发性和易形成端基异构体是气相色谱法鉴定糖的两个不利因素。实际应用中一般先将糖制备成三甲基硅醚衍生物，或将醛糖还原成多元醇并制成乙酰化物或三氟乙酰化物后再进行气相色谱分析，可增加挥发性，防止端基异构体的形成。

（4）高效液相色谱法：近年来糖的混合物分析越来越多地采用液相色谱法，因为可以直接进样而不必制备成衍生物，特别适合于分析热不稳定的、不挥发的低聚糖和多糖。但高效液相色谱法在分析单糖和低聚糖方面的灵敏度不如气相色谱。目前高效液相色谱柱填充材料范围很广，用得最多的是一些经化学修饰的硅胶类。

3. 核磁共振法　苷类化合物 NMR 谱上直接对其中的糖进行鉴定已成为可能。一维氢谱中，一般是根据组成苷的糖上不同质子的化学位移及相邻质子间的偶合数来鉴定出糖的种类的；而在^{13}C-NMR 谱中，苷中不同糖的碳信号也有较明显的区别，前面已对糖的核磁性质做了解释，这里不再赘述。

4. 单糖绝对构型的测定方法　对糖的结构研究，不仅包括一般性质或特征的鉴定，还包括其立体化学的分析鉴别。下面仅对其立体化学尤其是绝对构型的鉴定方法进行简单总结。

过去对有些单糖的认识，如认为自然界中葡萄糖均为 *D* 构型，阿拉伯糖均为 *L* 构型等，但随着相应的对映体在天然界的发现，在确定糖和苷的化学结构时，不仅要确定是何种糖，还要确定糖的绝对构型。确定单糖绝对构型的常用方法有化学衍生后经色谱拆分法、HPLC 法、手性柱色谱法、手性检测器法、旋光比较法、CD 法等。

（1）化学衍生经色谱拆分法：一对 *D* 型、*L* 型的单糖对映体采用常规的分离手段是不能将其分开的，但其与同一种手性化合物反应后所获得的产物为非对映异构体，具有不同的性质可被拆分分离，然后经 GC、HPLC 等进行分离分析，分别与同样处理的 *D*、*L* 标准单糖衍生物进行比对保留时间，可以确定被测单糖的绝对构型。下面以常用的手性试剂 *L*-半胱氨酸甲酯盐酸盐为例，其与 *D*、*L*-葡萄糖的产物可经气相色谱或高效液相色谱分离。该法具有操作简单，样品用量少，灵敏度高等优点。

可经 GC 分析产物：*L*-半胱氨酸甲酯。

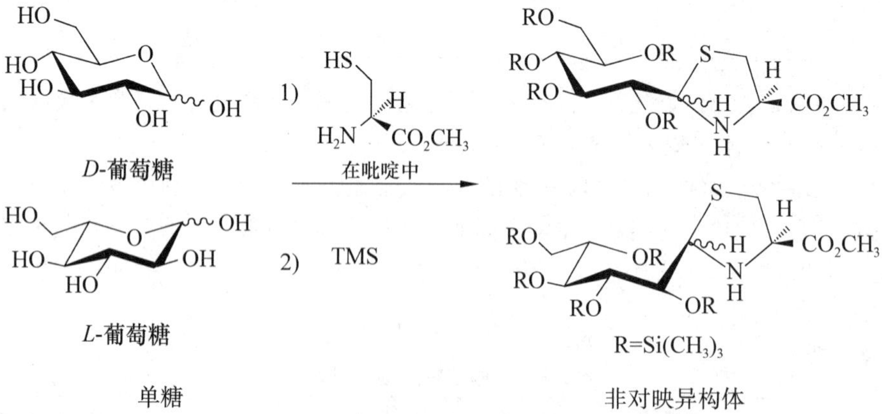

D-葡萄糖　　1) H_2N-CH(CH_2SH)-CO_2CH_3，在吡啶中；2) TMS　　$R=Si(CH_3)_3$

L-葡萄糖

单糖　　非对映异构体

采用 HPLC 分析法：

大部分实验室都适用，但缺点是灵敏度没有 GC 法高。

D-葡萄糖

L-葡萄糖

1) $HS-CH_2-CH(NH_2)-CO_2CH_3$ 在吡啶中

2) S=C=N-Ph

（2）手性柱色谱法：用手性固定相分离糖的对映异构体是一种简便又准确的方法。Leavitt 和 Sherman 用手性固定相的毛细管柱对一些糖进行测定，这种固定相一般为 *N*-*t*-丁基-*L*-缬氨酰胺键合的有机聚硅氧烷。还有一些方法用 Konig（康尼格科）或 cyano-polysiloxane 为固定相，还有以 XE-60 或 OV-225 为固定相，这种更适用于戊糖和岩藻糖的对映异构体。表 2-9 列出了一些应用直接方法分离糖对映异构体的固定相的种类及糖的种类。关于本部分可详细参考相关文献进行查阅。

表 2-9　直接色谱法分离糖对映异构体的固定相的种类及糖的种类

糖 的 种 类	固定相（改良聚硅氧烷基）
五碳糖、六碳糖、去氧六碳糖、肌醇	*N*-丙酰基-叔-戊胺丁酰胺
五碳糖、六碳糖、去氧六碳糖	*L*-缬氨酸-*S*-α-苯乙烯酰胺
五碳糖、六碳糖、去氧六碳糖	*L*-缬氨酸-*R*-α-苯乙烯酰胺

（3）旋光检测器法：Masateru 等用旋光检测器对糖的绝对构型进行了测定，对于同一种糖来讲如果 *D* 型糖是右旋的，则 *L* 型糖就一定是左旋的，用旋光检测器通过测定样品的旋光方向确定单糖的绝对构型，无疑是一种比较好的方法，但需要使用专门用于分离糖的分析柱，往往还需要柱前衍生化。虽然手性柱或手性检测器分离手性化合物结果比较好，但它们属于昂贵仪器，很多实验室不具备该条件，因而不经常被采用。

（4）旋光比较法：旋光比较法是将苷或糖类化合物全水解后，采用各种分离手段得到单体的单糖，然后测定其旋光，通过旋光方向或比旋度确定单糖的绝对构型，该法的缺点是样品用量大。

（5）CD 激子手性法

这种方法首先使糖通过化学衍生的方法生成溴苯甲酰化产物，使结构引入激子发色团，并用 HPLC 等方法进行分离，由于各发色团产生 CD 效应的加和性，它可与标准物同样形成的产物进行 CD 效应比对。该方法的优势在于衍生化过程具有非常高的产率，而且由于 CD（作为一种光谱学方法）具有灵敏度高的特点，只需少量（ng 级）的单糖衍生化产物。此方法的缺陷是仅适用于吡喃糖，而对呋喃糖的数据处理比较麻烦。实验室可联用圆二色检测仪与 HPLC，可用于单糖绝对构型的测定。如葡萄糖经衍生化引入对溴苯甲酰基发色团，从粗产物中分离出衍生物，再用配备圆二色（CD）检测仪的手性高效液相色谱仪进行分析。*D* 型和 *L* 型葡萄糖的衍生物在手性高效液相色谱仪上得到较好分离，通过衍生物的保留时间、色谱峰的方向（正峰或倒峰）以及在线扫描的圆二色谱图来确定葡萄糖的绝对构型。此外，此方法还可用于糖的种类的确定，如 *D*-葡萄糖

和 *D*-半乳糖，虽然二者都为 *D*-型糖，产生的旋光方向一致，但鉴于二者互为 4-OH 差向异构体，每两个激子官能团将产生不同的 CD 贡献，因此二者的 cotton 效应不但对应的最大吸收波长有一定的差异，其振幅强度也不同，可用于二者的区分。

（二）糖数目的测定

近年来随着波谱技术的发展，测定苷中糖的数目大多是通过波谱技术完成的。常见的是利用糖端基碳在碳谱中 δ 90～110 处出现的信号数目，或者根据苷分子总的碳信号数目与苷元碳信号数目的差值，推断出糖的数目。根据氢谱中糖端基质子的信号数目，或根据苷的全乙酰化或全甲基化衍生物在氢谱中出现的乙酰氧基或甲氧基的数目，推测出苷中糖的数目。也可应用质谱测定苷和苷元的相对分子质量，计算其差值并求出糖的数目。此外，二维^{1}H-^{1}H 相关谱和^{1}H-^{13}C 相关谱也是确定苷中糖的数目的有效方法。

（三）苷的结构研究程序

苷类化合物的结构确定，首先是将已分离纯化并经薄层色谱或高效液相色谱等证明为单一的化合物，测定其物理常数，如熔点、比旋光度等，测出其多种谱学数据，通过质谱分析确定其分子式。选用一定的方法将苷水解，对糖进行鉴定，然后对苷元结构、糖链结构以及苷键进行研究，最后确定苷的结构。

1. 分子式的测定 苷类化合物分子式的测定，目前多用波谱技术尤其是质谱分析。苷类化合物一般极性较大，挥发性极低，遇热汽化时易分解，故采用电子轰击质谱（EI-MS）往往不能获得分子离子峰，而需采用快原子轰击质谱（FAB-MS）、电喷雾质谱（ESI-MS）等方法来获得分子离子峰，其中高分辨快原子轰击质谱法（HR-FAB-MS）还能直接测得苷类化合物的分子式。

2. 苷元的结构和与糖之间连接位置的确定 苷元的结构分析可借助紫外、红外、核磁等多种谱学结合的方式，在后面的各论中叙述较为详细，这里也不再重复。而确定苷元与糖之间连接位置的经典方法是通过分析苷的化学降解或酶解产物实现的，这种经典的方法样品用量较大，而且费时费事，现已逐渐被核磁共振法所取代。

前面的苷化位移规律对糖与苷元的连接位置解析给出了直接的信息。近年来二维核磁共振技术尤其是 NOE 相关谱、远程同核或异核相关谱（如^{1}H-^{13}C COSY 及 HMBC 谱）等技术亦广泛用来确定苷元的连接位置。可参考各论结构举例部分。

3. 糖和糖之间连接位置的确定 目前常用于糖和糖之间连接位置的确定方法主要有化学法和核磁共振分析法。

（1）化学方法：通过化学方法确定糖与糖之间的连接位置，一般是先将苷进行全甲基化，然后裂解苷键，鉴定所获得的甲基化单糖。

获得苷的甲醚化产物常用的方法主要有以下 4 种，包括 Haworth 法、Purdie 法、Kuhn 改良法、Hakomari 法（箱守法）等，但目前应用较为有限。

通过全甲基化产物的裂解，即可得到未完全甲醚化的各种单糖，而连接在最末端的一定是除端基外的全甲醚化单糖。根据这些甲醚化的单糖中羟基的位置，即可对糖与糖之间的连接部位作出判断。鉴定裂解产物采用的方法通常是将这些甲醚化的单糖与对照品进行 TLC 或 GC 乃至 GC-MS分析。

（2）核磁共振法：根据苷化位移规律及二维谱中的 NOE 相关谱及 HMBC 谱等信息来确定。

4. 糖链顺序的确定 早期确定苷中糖链顺序的方法主要是水解法，但目前大多已被波谱法所代替。

（1）水解法：主要是缓和水解法，常用的缓和酸水解是使用低浓度的无机强酸或中等强度的有机酸（如草酸）等进行水解，使苷中的部分糖水解脱去，分析水解产物即可获得糖的连接顺序信息。如：

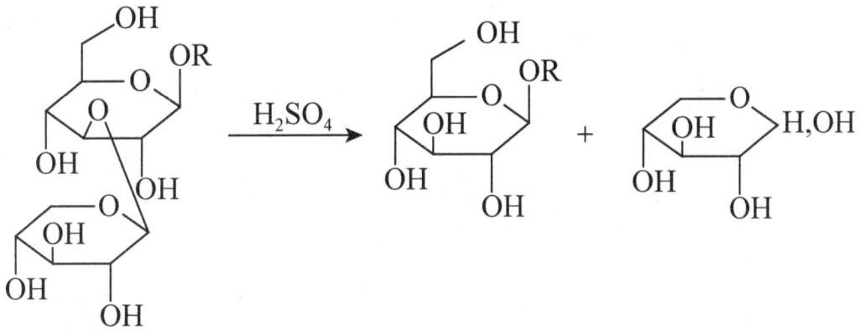

H_2SO_4

R＝苷元基　　次生苷　　木糖

由于在水解产物中检出了木糖，因此可以确定木糖连接在该苷的糖链的末端。

利用苷的乙酰解或酶解，开裂一部分苷键，保留一部分苷键，将糖链裂解成较小的低聚糖片段，分析这些低聚糖的连接顺序，从低聚糖的结构推测整个糖链的结构，也可以确定糖链的连接顺序。

此外还可以通过对苷的全甲基化甲醇解产物的分析，获得有关糖链连接顺序的信息，一般全甲基化糖应是糖链末端的糖。

（2）波谱分析法：目前应用波谱技术测定苷类化合物中糖链的连接顺序，可以不经过水解、分离而直接进行测定。常用的波谱技术如质谱法、核磁共振法等。

1）弛豫时间：是^{13}C-NMR中的一个重要参数，碳的化学环境不同则弛豫时间不同。通常外侧糖的自旋晶格弛豫时间T_1比内侧糖大，而同一糖上各碳的T_1时间则基本相同，可以根据这种性质推测哪些糖是外侧糖，哪些糖是内侧糖，也可以为各糖碳信号的归属提供有力的依据。

2）质谱分析：是解决低聚糖及其苷中糖连接顺序的一个有力工具，在了解了糖的组成后，可根据质谱中的裂解规律和该化合物的裂解碎片推测低聚糖及其苷中糖链的连接顺序。如下面的皂苷Ⅰ经酸水解，测得其糖为*D*-核糖，*L*-鼠李糖和*D*-葡萄糖，且分子比为1∶1∶1。在FABMS谱中主要碎片有*m/z*：877［M^+＋Na］，855［M^+＋1］，721，575，413，397，其*m/z* 885碎片经FABMS-MS分析，在碰撞活化解离谱（collision-activated dissociation，CAD）亦称碰撞诱导解离谱（collision-induced dissociation，CID）中主要碎片有*m/z*：721，575，413，397。根据这些碎片即可推断该化合物的末端糖为木糖，中间连接的糖为鼠李糖，与苷元直接相连的是葡萄糖。再如皂苷Ⅱ经酸水解测知含有葡萄糖和鼠李糖，且分子比为2∶1。在FABMS谱中主要碎片有*m/z*：917(M^+＋1)，899(M^+＋1－H_2O)，753，557，445，429，411（429－H_2O)。在*m/z* 917碎片的FABMS-MS碰撞活化解离谱中主要碎片有*m/z*：917，899，769，753，735（M^+－H_2O－葡萄糖基)，606，445，429。根据这些碎片即可推断鼠李糖和其中一个葡萄糖为末端糖，而且这两个末端糖是连在同一个葡萄糖上。值得注意的是，在用质谱解决糖的连接顺序时，低聚糖及其苷中的糖不能是同一类糖，如六碳醛糖、五碳醛糖、甲基五碳糖等；如果所连的糖是同一类糖，如葡萄糖、甘露糖、半乳糖等，因其所丢失的质量相等，故无法推断糖的连接顺序。

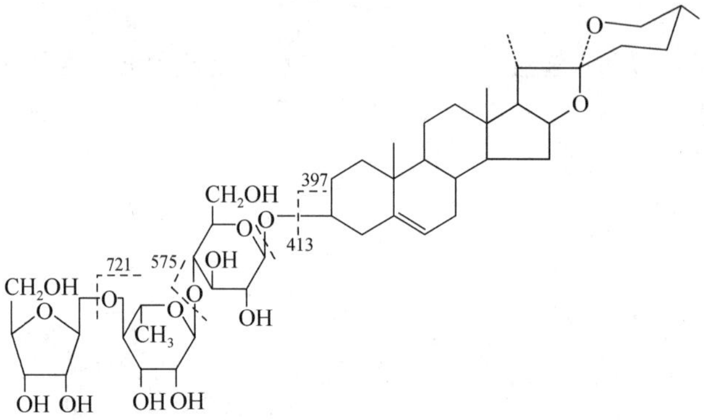

皂苷Ⅰ

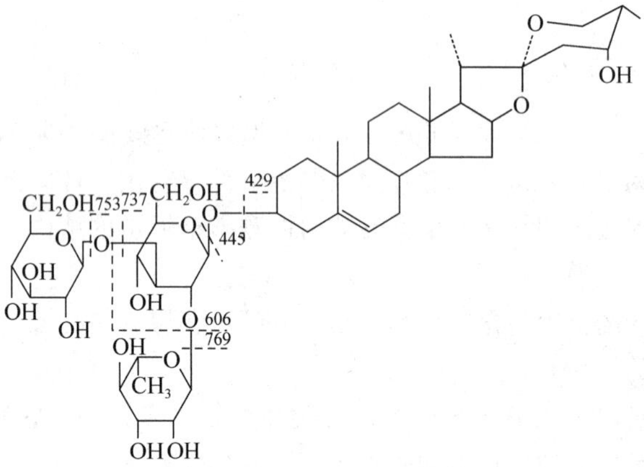

皂苷Ⅱ

3）核磁共振法：测定糖链结构最常用的方法是 NMR 和 2D-NMR 法。首先通过碳氢相关谱（^{1}H-^{13}C COSY）或 HMQC 谱确定出糖中各质子的化学位移值（活泼氢除外）和在谱中的准确位置以及区分出 CH_2 和 CH 质子，然后根据氢氢相关谱（^{1}H-^{1}H COSY）、NOESY 或相关 NOE（PS-NOE）、HOHAHA（在同一自旋系统中即同一糖中的质子具有相关峰）等谱准确的归属出糖中各个位置上的质子，再根据碳氢相关谱或 HMBC 谱确定糖的连接位点和相互的连接关系。在运用 NMR 确定糖链结构中，往往是各种谱（含一维谱和二维谱）综合运用、相互印证、优势互补、综合分析才能得出正确的结论，其中最关键的是糖中各个碳和氢信号的正确归属（活泼氢除外），否则将导致整个结构出现错误。

5. 苷键构型的确定 苷键构型的确定方法有核磁共振法、酶解法、红外法、分子旋光差法（Klyne 法）等，其中目前最常用的是核磁共振法，包括端基质子偶合常数及苷化位移等。酶解法和核磁共振法在前面已做了介绍，其他方法目前都不太常用，故只做简要介绍。

（1）Klyne 法：不同的单糖其端基碳的构型不同时，对糖分子的旋光贡献差别很大，因此欲确定苷键的构型宜用同一种糖之间进行比较。Klyne 将苷和苷元的分子旋光差与组成该苷的糖的一对甲苷的分子旋光度进行比较，数值上相接近的一个便是与之有相同苷键的一个。而常见糖的甲苷旋光数据可以从表 2-10 查得。

表 2-10 常见的 α-和 β-吡喃醛糖甲苷的分子旋光度（°）

糖的名称	糖		甲苷	
	$[\alpha]_D^\alpha$	$[\alpha]_D^\beta$	$[\alpha]_D^\alpha$	$[\alpha]_D^\beta$
D-葡萄糖	+202.1	+33.7	+308.6	−66.4
D-半乳糖	+271.5	+95.7	+380.5	0
D-甘露糖	+52.8	−30.6	+153.8	−135.5
D-来苏糖	+8.4	−109.0	+97.5	−210.3
D-木糖	+110.5	−30.0	+252.6	−107.3
L-阿拉伯糖	+115.6	+286.1	+28.4	+403.0

（2）红外光谱法：在苷类化合物的红外吸收光谱中，利用指纹区也可区别糖端基碳的构型，常见吡喃糖端基C的构型区别在730～960cm^{-1}之间。如*D*-葡萄糖，苷键为β-构型时在890cm^{-1}处附近会出现糖的端基原子的δ_{CH}吸收（弱→中），可作为鉴定苷键构型的辅助手段。

三、多糖结构研究实例

实例 2-1 刺五加多糖 AS-2。

从刺五加果中抽提出水溶性粗多糖。经酸性乙醇分级及反复冻融得到多糖 AS-2。AS-2 经 Sepharose CL-4B 柱色谱分析为单一对称峰，经乙酸纤维素膜电泳为一条带，冻融后高速离心无沉淀可证明其为均一成分。经甲基化后 GC 分析，表明 AS-2 由 Ara、Xyl、Rha、Gal、Glc 组成，其单糖摩尔比为 1.6∶1.2∶1.8∶1.0∶3.6。AS-2 的相对分子质量约为 78 000，比旋光度 $[\alpha]_D$+17°，特性黏度 $[\eta]$ =0.068。红外光谱分析含β型糖苷键。部分酸水解、酶解、高碘酸酸化、Smith 降解、完全甲基化、经 GC-MS 的分析结果表明：以β(1→3)Glc 及β(1→4)Glc 构成分子的主链；Glc 的 C-3 上带有分支，约每 4 个己糖残基带有 1 个侧链；侧链 Rha 多以 1→4 苷键相连，部分残基 C-2 上有分支；Gal 存在（1→6）及（1→3）连接方式，多数 Glc 以（1→6）苷键连结，少数 Glc 出现在分子非还原末端；位于分子末端的还有 Ara 与 Xyl。

实例 2-2 瑞香狼毒中多糖的分离与鉴定。

从干燥的全株中提取出水溶性粗多糖，得率为 5.6%。粗多糖经冻融、醇分级、蛋白酶法和 Sevage 法联合脱蛋白，SepharoseCL-6B 制备柱收集得到两个级分 SP-1 与 SP-2。经 Sepharose CL-6B、HPLC、乙酸纤维素薄膜电泳表明：SP-1 与 SP-2 在分子极性及分子大小上都均一。SP-1 经 HPLC 测得平均相对分子质量约为 22 600，SP-2 相对分子质量约为 76 000。GC 分析表明 SP-1 单糖组成为：Rha、Ara、Glc、Man，物质的量比为 2.43∶3.3∶2.16∶1；SP-2 单糖组成为：Rha、Ala、Glc、GalA，物质的量比为 1.37∶1.03∶1∶1，是一种酸性杂多糖。SP-1 经部分酸水解、高碘酸氧化、Smith 降解、红外光谱分析进行测定，结果表明 SP-1 主链由 Glc、Man 构成；支链由 Rha、Ara、Glc、Man 构成；主链核心区由 Glc、Man 构成；末端残基由 Rha、Man 构成。SP-2 经部分酸水解、高碘酸氧化、Smith 降解、红外光谱分析、^{13}C-NMR、甲基化分析以及其产物的GC-MS联机分析表明：SP-2 为少分支结构；主要由α型糖苷键构成，少部分由β型糖苷键构成；主体结构由 Glc、GalA 构成，其中主要是（1→6)Glc、（1→4)Glc；（1→3,6)GalA 为分支点；平均每 10 个己糖残基有 1 个分支；SP-2 的支链部分由（1→5)Ara、（1→6)Man 构成；末端残基为 Glc。

参考文献

陈耀祖，涂亚平，2001. 有机质谱原理及应用 [M]. 北京：科学出版社.
段金友，方积年，2004. 圆二色谱在糖类化合物结构研究中的应用 [J]. 天然产物研究与开发，16 (1)：71-74.
方圣鼎，严修瑔，李静芳，等，1982. 垂盆草化学成分的研究 [J]. 化学学报，40：273-280.
傅青，张秀莉，郭志谋，等，2011. 寡糖色谱分离研究进展 [J]. 生命科学，23 (7)：703-713.
季宇彬，杨书良，台宝山，1988. 人参多糖抗突变及抗肿瘤作用的实验研究 [J]. 中成药研究，5：26-27.
郎惠英，李守珍，梁晓天，1983. 中药赤芍中化学成分的研究 [J]. 药学学报，18 (7)：551-552.
刘景瑶，蒋丽金，1984. 单糖和硼酸形成络合物的讨论 [J]. 有机化学，428-433.
莫里森 R T，博伊德 R N，1992. 有机化学 [M]. 2 版. 北京：科学出版社.
王丁刚，王淑如，1991. 茶叶多糖的分离、纯化、分析及降血脂作用 [J]. 中国药科大学学报，22 (4)：225-228.
王著禄，陈海生，郑钦岳，等，1990. 商陆多糖的分离与纯化 [J]. 第二军医大学学报，11 (1)：56-59.
吴立军，2007. 天然药物化学 [M]. 2 版. 北京：人民卫生出版社.
徐任生，2004. 天然产物化学 [M]. 2 版. 北京：科学出版社.
于鲁钢，郝丽梅，杨明，1992. 女贞子多糖的提取及对小鼠免疫功能的影响 [J]. 中国药学杂志，27 (1)：26.
杨桦，赫牲，杨明久，1992. 人参多糖抗肿瘤活性的实验研究 [J]. 中国药理学通报，8 (3)：218-220.
叶秀林，1999. 立体化学 [M]. 北京：北京大学出版社.
张丽萍，陈丽颖，张翼伸，1993. 刺五加果水溶性多糖的研究-AS-2 的分离纯化与结构探讨 [J]. 生物化学杂志，1：1-5.
朱大元，王保德，黄宝山，1983. 朱砂莲化学成分的研究 [J]. 化学学报，41：74-78.
ANGYAL S J，1968. Conformational analysis carbohydrate chemistry [J]. Australian Journal of Chemistry，21：27-37.
BOBBIT J M，1956. Periodate oxidation of carbohydrates [J]. Advances in Carbohydrate Chemistry，11：1-8.
BOONS G J，1998. Carbohydrate chemistry [M]. London：Blackie Academic & Professional.
FEATHER M S，HARRIS J F，1973. Dehydration reactions of carbohydrates [J]. Advances in Carbohydrate Chemistry and Biochemistry，28：161-237.
HARA S，OKABE H，MIHASHI K，1987. Gas-liquid chromatographic separation of aldose enantiomers as trimethylsilyl ethers of methyl 2-(polyhydroxyalkyl)-thiazolidine-4(R)-carboxylates [J]. Chemical and Pharmaceutical Bulletin，35：501-506.
HUANG J，OGIHARA Y，ZHANG H，et al，2000. Ardisimamillosides C-F，four new triterpenoid saponins from ardisia mamillata [J]. Chemical and Pharmaceutical Bulletin，48：1413-1417.
JUARISTI E，CUEVAS G，1992. Resent studies of the anomeric effect [J]. Tetrahedron，48：5019-5087.
KANWAL K，MAHESHWARI P，ANAKSHI K，1985. A pregnane ester and its glycoside from *Orthenthera viminea* [J]. Phytochemistry，24：3007-3009.
LANG H Y，LII S Z，WANG H B，et al，1990. The structure of lactiflorin，an artefact during isolation [J]. Tetrahedron，46：3123-3128.
MASATERU ONO，KANNA OISHI，2006. New iridoid glucosides from the aerial parts of *Verbena brasiliensis* [J]. Chemical and Pharmaceutical Bulletin，54 (10)：1421-1424.
MOMOSE T，UEDE Y，NAKAMURA M，1960. Organic analysis (XXV) mechanism of the reaction between fructose and diphenylamine [J]. Chemical and Pharmaceutical Bulletin，8：827-829.
NAGAI M，ANDO T，TANAKA N，et al，1972. Chemical studies on the oriental plant drugs. XXVIII. saponins and sapogenins of ginseng：stereochemistry of the saponin of ginsenosides -Rh_1，-Rh_2 and -Rc [J]. Chemical and Pharmaceutical Bulletin，20：1212-1216.
PERLIN A S，1959. Action of lead tetraacetate on the sugars [J]. Advances in Carbohydrate Chemistry，14：9-61.
ROSSENFELD L，BALLOU C，1974. Acetolysis of disaccharides：comparative kinetics and mechanism [J]. Carbohydra Research，32：287-298.

学习重点

糖也称碳水化合物，可分为单糖、低聚糖和多糖。多糖因多具有独特的生物活性而受关注。单糖的结构可用 Fischer、Haworth、稳定构象式 3 种方式表示，由 Fischer 式转化为 Haworth 式时形成了一对 α、β 型端基差向异构体，具有各自的物理及化学性质；单糖的立体构型在 Fischer 投影式中是以距离氧化程度最高的最远端手性碳原子上的羟基取向而定，常用 *D*、*L* 来表示糖的绝对构型。Haworth 透视式中，糖 *D*、*L* 构型及端基差向异构体的判定以糖环、C-4、C-5 上的取代基在环上下位置及与端基碳上的羟基取向进行判定。常见的 10 种单糖结构上的关联性有助于对糖进行记忆和掌握；单糖因结构中有醛（酮）基、羟基等官能团易发生相应的氧化-还原反应、脱水反应、加成反应等，化学性质中的糠醛形成反应可用于鉴别糖及其苷。苷是糖与非糖物质通过端基脱水形成的产物，根据苷键原子种类分为碳苷、氮苷、氧苷、硫苷；其中氧苷又因苷元为醇、羧酸、酚等进行相应分类。影响苷键酸性裂解的因素涉及到了立体结构、环的大小、取代基类型、苷元分子大小等多个因素；碱催化水解适合酯苷键或类酯苷键；酶催化水解的特点具有专属性。糖与苷元在成苷前后引起的相关碳信号化学位移变化称为苷化位移，并有醇苷、酚苷、酯苷的苷化位移规律，可用于糖与苷元结合位置及立体化学的研究和判定。苷键构型的确定方法包括酶解法、红外法、Klyne 旋光计算法、核磁法中的质子偶合常数判定法、端基碳氢偶合常数、苷化位移等方法，但大都有特定的条件限制；糖因结构含有多羟基及羰基，因此^{1}H-NMR 谱和^{13}C-NMR 谱特征较为明显。多糖因较大的极性适合用水或含水醇进行提取，分离及精制方法多采用分级沉淀、纤维素柱色谱、凝胶色谱、膜分离技术等。在多糖的结构解析中，化学反应、核磁法及质谱法多种方法相结合是解析多糖结构的主要方法。结构分析包括了组成多糖的单糖种类、连接顺序、二级及多级结构等部分。

思 考 题

一、简答题

1. 苷键具有什么性质？常用的裂解方法有哪些？有何规律？
2. 简述苷键酸水解原理及影响酸催化水解的因素及规律。
3. 简述确定苷键构型的方法。
4. 苷化位移规律是什么？有何应用意义？
5. 糖及苷的一般结构研究程序是什么？

二、画出下列单糖的 Fischer 投影式、Haworth 透视式和稳定构象式

1. *β-D*-吡喃葡萄糖　2. *α-L*-吡喃鼠李糖　3. *β-D*-吡喃甘露糖
4. *β-D*-吡喃木糖　5. *α-L*-吡喃阿拉伯糖　6. *β-D*-吡喃半乳糖

（高慧媛　毛水春）

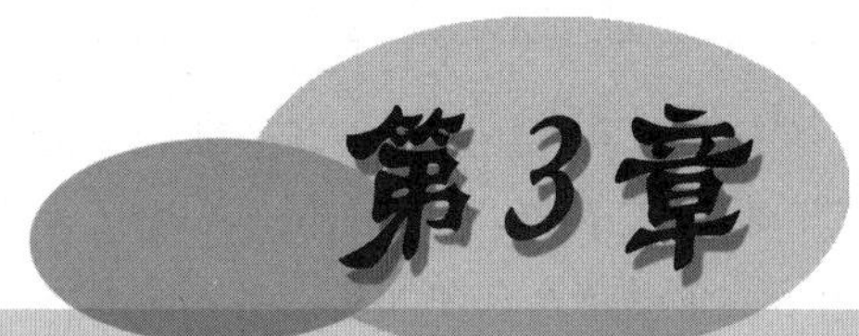

苯丙素类化合物

学习要求

1. 掌握香豆素类化合物的结构特点、理化性质、提取分离和结构鉴定方法。
2. 熟悉简单苯丙素类和常见木脂素类化合物的结构特点及提取分离方法。
3. 了解香豆素类化合物的光谱特征。

苯丙素类（phenylpropanoids）是指含有一个或几个 C_6-C_3 单元的天然有机化合物，包括简单苯丙素类（如苯丙烯、苯丙醇、苯丙醛、苯丙酸等）、香豆素类、木脂素类等，涵盖了多数的天然芳香族化合物。

从生物合成途径来看，苯丙素类化合物是由莽草酸（shikimic acid）通过芳香氨基酸（*L*-苯丙氨酸或 *L*-酪氨酸）直接脱氨生成桂皮酸及对羟基桂皮酸等，并由对羟基桂皮酸经羟基化、偶合等反应步骤而形成的各类化合物（图 3-1）。

木脂素类　　简单苯丙素类　　香豆素类

图 3-1　苯丙素类化合物的生物合成途径

第1节 简单苯丙素类

一、简单苯丙素类的结构与分类

1. 苯丙烯类 主要包括丙烯基苯和烯丙基苯的衍生物，大多在苯环上存在两个以上的羟基或烷氧基取代，如丁香挥发油的主要成分丁香酚（eugenol）为1-羟基-2-甲氧基-4-烯丙基苯，八角茴香挥发油的主要成分茴香脑（anethole）则为1-甲氧基-4-丙烯基苯。丙烯基苯侧链上的双键可能存在顺式和反式两种构型，如细辛、菖蒲及石菖蒲挥发油中的主要成分α-细辛醚（α-asarone）为反式双键，而β-细辛醚（β-asarone）为顺式双键。

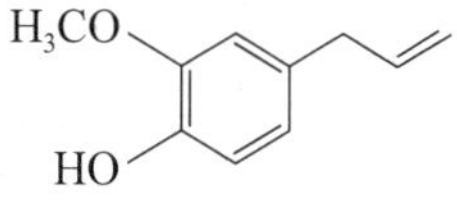

丁香酚 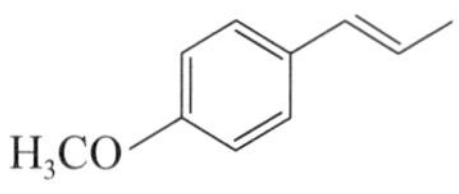　　茴香脑 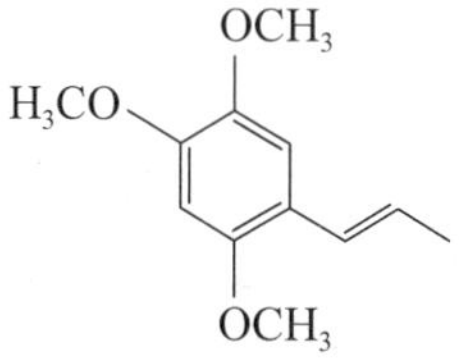　　α-细辛醚 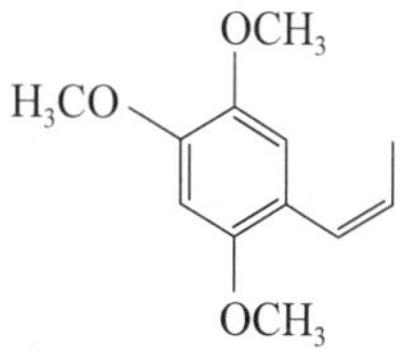　　β-细辛醚

2. 苯丙醇类 松柏醇（coniferol）是常见的苯丙醇类化合物，在植物体中缩合后形成木脂素。紫丁香苷（syringoside）是从刺五加中得到的苯丙醇苷，亦属苯丙醇类化合物。

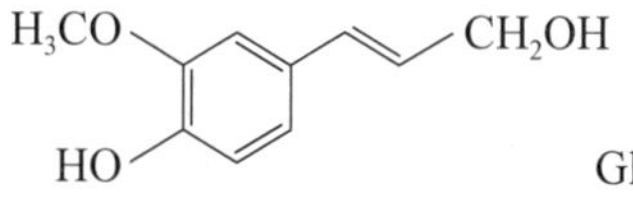

松柏醇 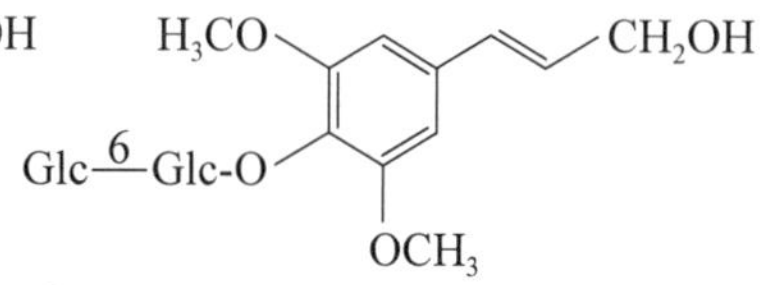　　紫丁香苷 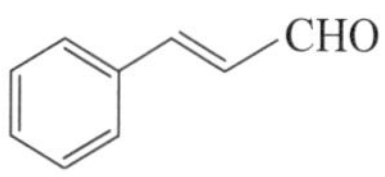　　桂皮醛

3. 苯丙醛类 桂皮醛（cinnamic aldehyde）是桂皮的主要成分，也是中药复方麻黄汤的有效物质，属苯丙醛类。

4. 苯丙酸类 是简单苯丙素中数量较多的一类化合物，它们广泛存在于植物界中，主要包括对羟基桂皮酸（p-hydroxycinnamic acid）、咖啡酸（caffeic acid）、阿魏酸（ferulic acid）和异阿魏酸（isoferulic acid）等桂皮酸的衍生物。如桂皮酸存在于桂皮中，咖啡酸存在于蒲公英中，阿魏酸是当归的主要成分，丹参素（tanshinol）是丹参活血化瘀的水溶性成分。

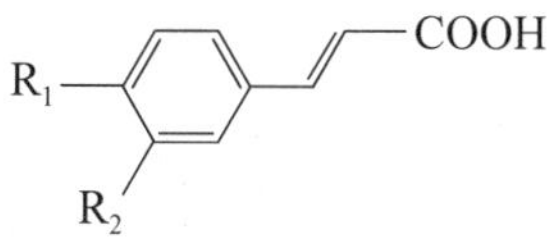

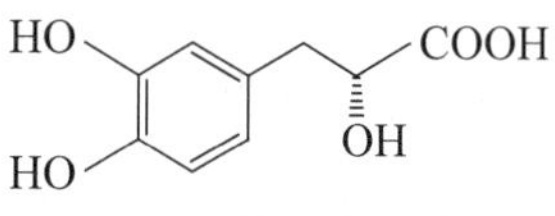

丹参素

	R_1	R_2
桂皮酸	H	H
对羟基桂皮酸	OH	H
咖啡酸	OH	OH
阿魏酸	OH	OCH_3
异阿魏酸	OCH_3	OH

这类成分更多的时候是以苷或酯的形式存在于植物中，例如绿原酸（chlorogenic acid）是3-

咖啡酰基奎宁酸，是中药茵陈利胆的有效成分之一。而金银花中存在多种咖啡酰奎宁酸酯类化合物，如 3,4-二咖啡酰基奎宁酸、3,5-二咖啡酰基奎宁酸、4,5-二咖啡酰基奎宁酸及 3,4,5-三咖啡酰基奎宁酸，它们是金银花中抗菌有效成分。而南沙参中的酚性成分沙参苷Ⅰ（shashenoside Ⅰ）则是一个烯丙基苯的二糖苷衍生物。

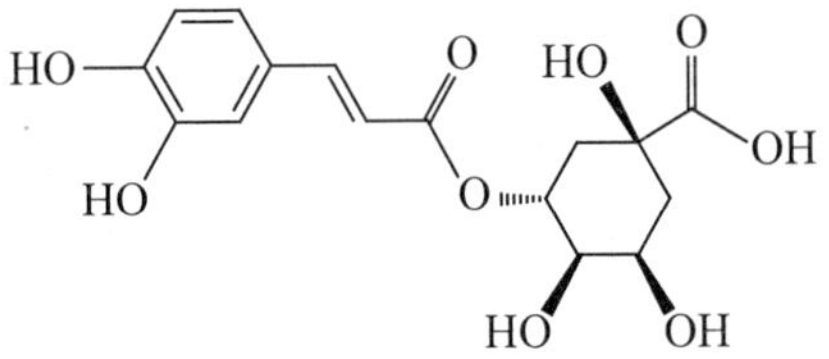

绿原酸 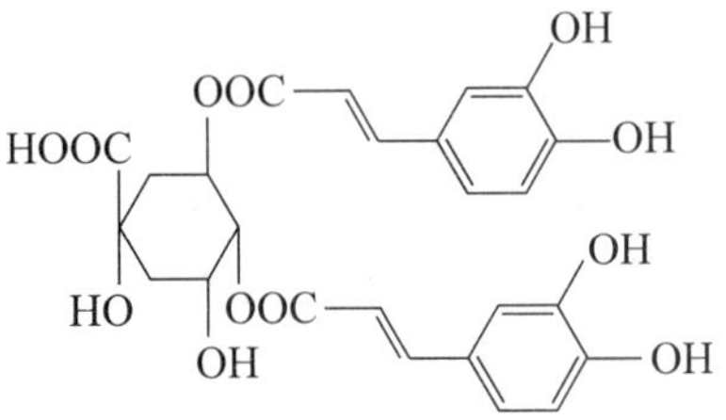　　3,4-二咖啡酰基奎宁酸 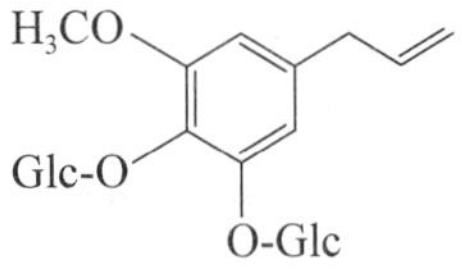　　沙参苷Ⅰ

丹参的水溶性成分包括 3,4-二羟基苯甲醛，丹参素甲、乙、丙等。其中丹参素甲（salvianic acid A，丹参素）为苯丙酸衍生物，丹参素乙（salvianolic acid B，丹酚酸 B）为丹参素甲的三聚体，而丹参素丙（salvianic acid C，丹参酸丙）是其二聚体。药理实验证实，这些成分具有耐缺氧、扩张冠状动脉、增加冠脉流量、抑制凝血和促进纤溶作用，是丹参治疗冠心病的有效成分。

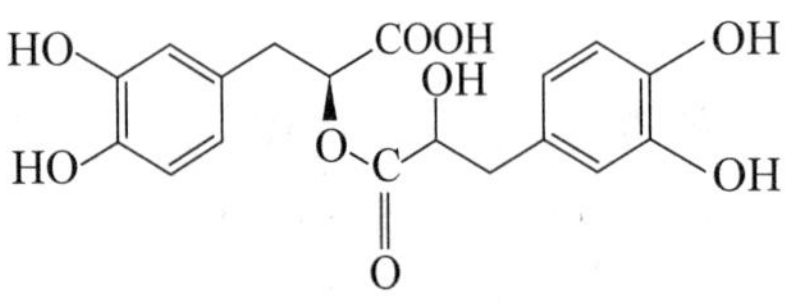

丹参素丙 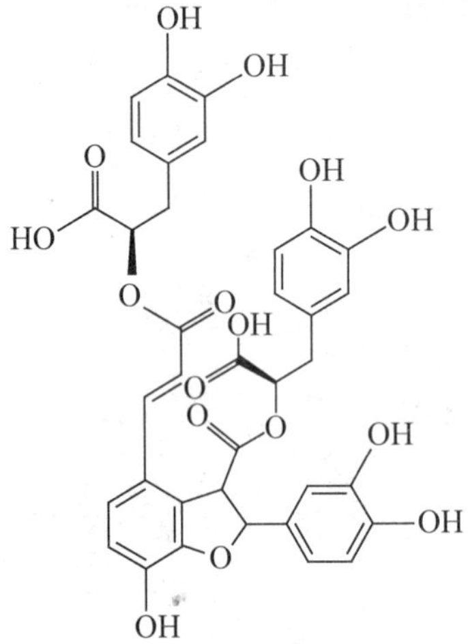　　丹参素乙

二、简单苯丙素类的提取、分离与分析方法

1. 提取　苯丙烯、苯丙醛及苯丙酸的简单酯类衍生物多具有挥发性，是挥发油中芳香族化合物的主要组成部分，可用水蒸气蒸馏法提取。对于非挥发性的苯丙素及苷类成分，可依其极性大小和溶解性的不同，采取系统溶剂法进行提取。而苯丙酸衍生物是植物酸性成分，一些成分还具有较强的亲水性，可采用有机酸的常规方法进行提取。

2. 分离　简单苯丙素衍生物的结构中多具有酚羟基和羧基，故可采用铅盐沉淀法，借生成不溶性铅盐从提取液中沉淀析出而得到分离。苯丙酸类及其衍生物大多具有一定水溶性，常与一些酚酸、鞣质、黄酮苷等混在一起，其纯化方法则与一般酚性及酸性化合物类似，可采用纤维素、硅胶、大孔树脂、聚酰胺、反相硅胶及 Sephadex LH-20 凝胶柱色谱法等反复层析才能纯化。

实例 3-1　中药兴安升麻（*Cimicifuga dahurica*）含有咖啡酸、阿魏酸、异阿魏酸等简单苯丙素类成分，其提取分离方法如图 3-2 所示。

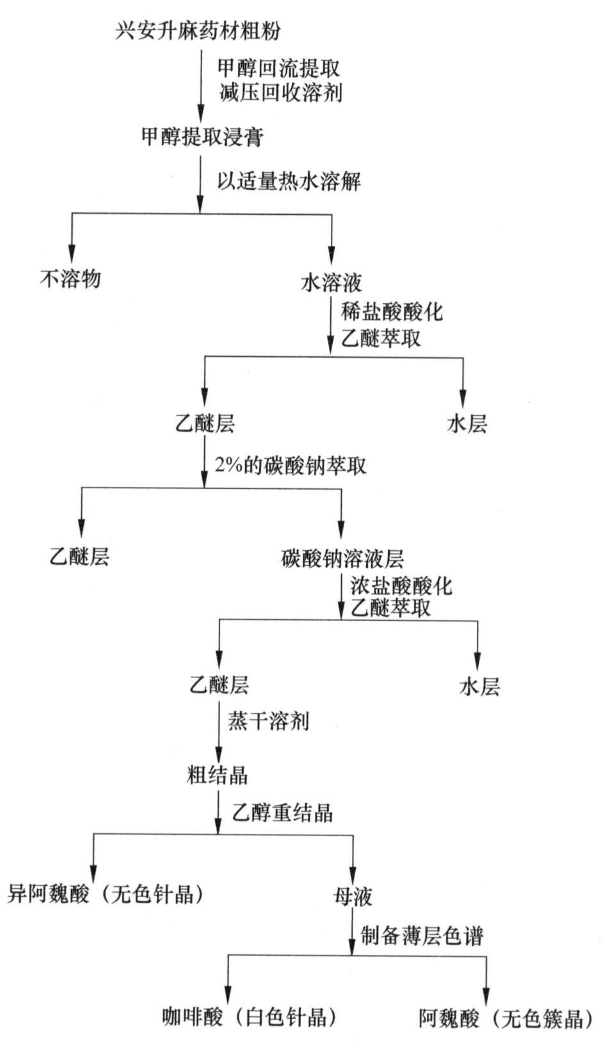

图 3-2　兴安升麻中简单苯丙素类成分提取分离流程

3. 分析方法　简单苯丙素类及其衍生物可以用硅胶薄层色谱进行分析，因其大多具有一定水溶性，故展开系统多含水或有机酸，如三氯甲烷-甲醇-水、正丁醇-乙酸-水系统等。RP-HPLC 色谱系统常用来进行定性或定量分析，如实例 3-2 所示。

实例 3-2　冬青科植物苦丁茶（*Ilex kudingcha*）中含有大量酚性化合物，研究表明，其主要成分包括黄酮苷、苯丙烯酸衍生物及咖啡酰奎宁酸酯类。采用 HPLC-UV 法对苦丁茶的乙酸乙酯提取液中主要化学成分进行了分析：

样品制备方法：干燥苦丁茶叶 2kg，以甲醇回流提取 2 小时，蒸去溶剂后得到甲醇提取物680g。提取物用水混悬，依次以己烷、乙酸乙酯和正丁醇萃取，蒸去溶剂后可得乙酸乙酯提取物 113g。

分析方法：用 HPLC-UV 法进行分析，ODS-H80 色谱柱（150×20mm，4μm），检测波长为 320nm；以甲醇（A）-0.1%甲酸（B）为流动相，流速为 3mL/min，采用梯度洗脱方式：0～30 分钟(45%A)，30～45 分钟(45%～55%A)，45～60 分钟(55%～100%A)。

分析结果见色谱图（图 3-3），采用对照品对照的方法对多个色谱峰进行归属和指认，其中 14 个为苯丙烯酸衍生物及咖啡酰基奎宁酸及其酯类化合物（表 3-1）。

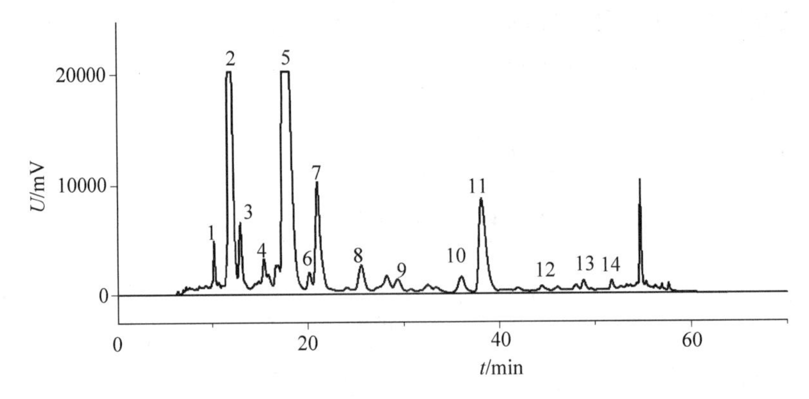

图 3-3　苦丁茶 HPLC-UV 法色谱图

表 3-1　色谱峰的归属结果

峰　编　号	保留时间/min	色谱峰归属
1	10.2	3-咖啡酰基奎宁酸
2	11.9	5-咖啡酰基奎宁酸
3	12.9	4-咖啡酰基奎宁酸
4	15.5	咖啡酸
5	17.9	4-咖啡酰基奎宁酸甲酯
6	20.3	4,5-二咖啡酰基奎宁酸
7	21.1	3,5-二咖啡酰基奎宁酸
8	25.6	3,4-二咖啡酰基奎宁酸
10	36.0	4,5-二咖啡酰基奎宁酸甲酯
11	38.2	3,5-二咖啡酰基奎宁酸甲酯
12	42.0	咖啡酸甲酯
13	48.9	3,4-二咖啡酰基奎宁酸甲酯
14	51.8	3,5-二咖啡酰基表奎宁酸正丁酯

主要化合物的结构式：

峰编号	R_1	R_2	R_3	R_4
1	H	caffeoyl	H	H
2	H	H	H	caffeoyl
3	H	H	caffeoyl	H
5	Me	H	caffeoyl	H
6	H	H	caffeoyl	caffeoyl
7	H	caffeoyl	H	caffeoyl
8	H	caffeoyl	caffeoyl	H
10	Me	H	caffeoyl	caffeoyl
11	Me	caffeoyl	H	caffeoyl
13	Me	caffeoyl	caffeoyl	H

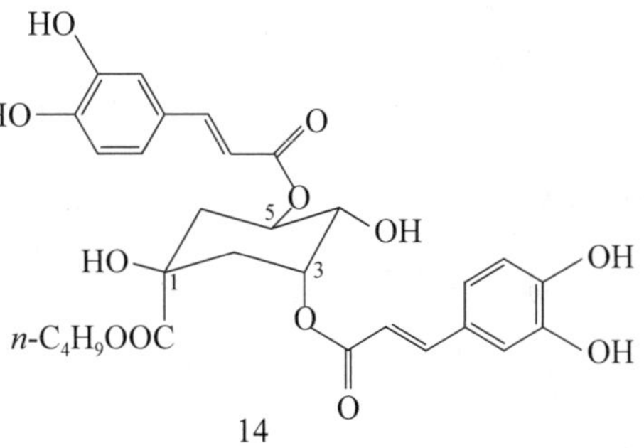

14

第2节 香豆素类

香豆素（coumarins）又称香豆精，是邻羟基桂皮酸内酯类成分的总称，因最早从豆科植物香豆中提得并且有香味而得名。香豆素从结构上可看成是顺式的邻羟基桂皮酸脱水而成的内酯，其基本母核为苯骈 α-吡喃酮。

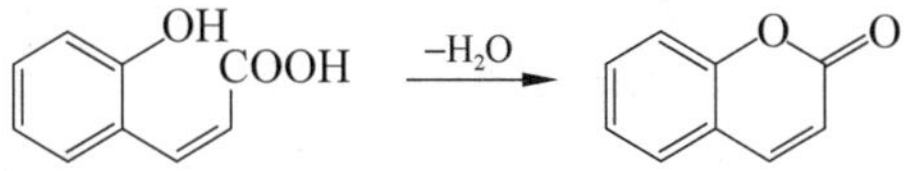

$-H_2O$

顺式邻羟基桂皮酸　　　　香豆素

香豆素广泛分布于高等植物的根、茎、叶、花、果实和种子等各部位，特别是在伞形科、芸香科、豆科、菊科、兰科、木犀科、黄藤科、虎耳草科、五加科、茄科、瑞香科等科中大量存在。目前只发现少数存在于微生物和动物中的香豆素，如来自假密环菌中的亮菌甲素等。部分香豆素在生物体内是以邻羟基桂皮酸苷的形式存在，酶解后其苷元邻羟基桂皮酸内酯化，形成香豆素，如草木樨苷（melilotoside）在生物体内酶解后，再内酯化，最后形成了 7-羟基香豆素（即伞形花内酯，umbelliferone）。

目前发现的天然香豆素类化合物已超过 1200 种，它们都具有苯骈 α-吡喃酮母核，除了 35 个香豆素类化合物外，其他香豆素都在 7 位接有含氧官能团，因此，7-羟基香豆素被认为是香豆素类化合物的母体。香豆素类化合物是医药、食品、化妆品等很多领域的重要原料，许多化合物具有各种生物活性，在医药、生物等领域有广阔的应用前景。

一、香豆素的结构类型

香豆素的母核为苯骈 α-吡喃酮。环上常常有羟基、甲氧基、苯基和异戊烯基等取代基，其中异戊烯基的活泼双键与苯环上的邻位羟基可以环合形成呋喃环或者吡喃环的结构。根据香豆素结构中取代基的类型和位置，可以把它们分成如下 4 类。

（一）简单香豆素类

这类化合物仅在苯环上有取代基，且 7 位羟基与其 6 位或者 8 位没有形成呋喃环或者吡喃环，基本结构即苯骈 α-吡喃酮，取代基包括羟基、甲氧基、亚甲二氧基和异戊烯基等。异戊烯基除接在氧上外，也可以直接连接在苯环的 C-5、C-6 或者 C-8 上。然而，从生物合成途径来看，苯环上 C-6 和 C-8 的电负性较高，比较容易烷基化，因而异戊烯基在苯环的 C-6 或者 C-8 上取代的情况较多见。在结构中，侧链异戊烯基有 1 个、2 个或者 3 个相连接的情况出现。在秦皮中的七叶内酯（esculetin）、独活中的当归内酯（angelicone）和柚皮中的葡萄内酯（aurapten）等都属于简单香豆素类。

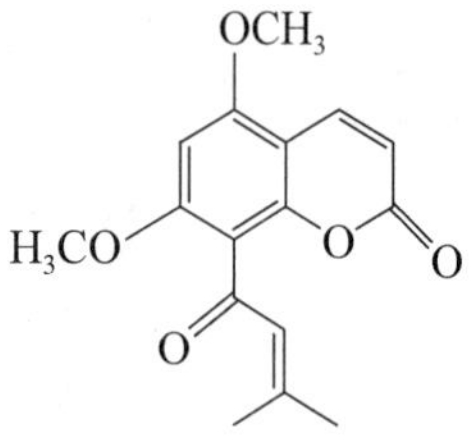

当归内酯 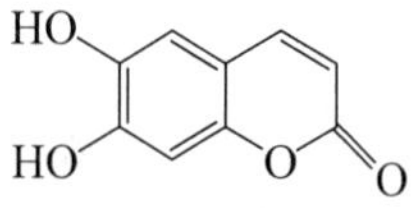　　七叶内酯 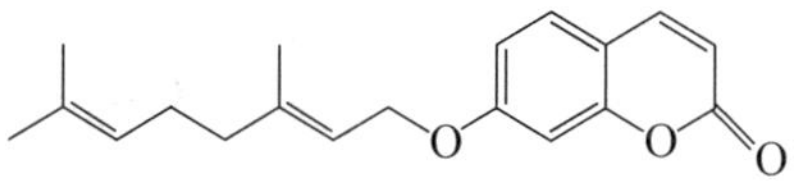　　葡萄内酯

（二）呋喃香豆素类

呋喃香豆素类（furocoumarins）是指香豆素母核C-7羟基与C-6或C-8取代异戊烯基缩合形成五元呋喃环的一系列化合物。成环时常常伴随着失去异戊烯基末端的3个碳原子，如果C-7羟基与C-6上的异戊烯基形成呋喃环时，结构中的呋喃环、苯环和α-吡喃酮环同处于一条直线上，称作线型（linear）呋喃香豆素。若C-7羟基与C-8上的异戊烯基形成呋喃环时，结构中的呋喃环、苯环和α-吡喃酮环在一条折线上，称作角型（angular）呋喃香豆素。补骨脂中的补骨脂素（psoralen）和紫花前胡中的紫花前胡内酯（nodakenetin）属于线型呋喃香豆素类，牛尾独活中的异佛手柑内酯（isobergapten）则归为角型呋喃香豆素类。

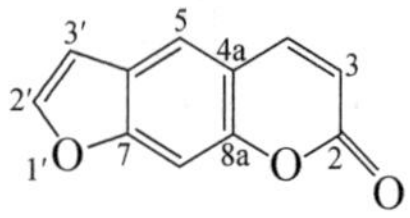

补骨脂素 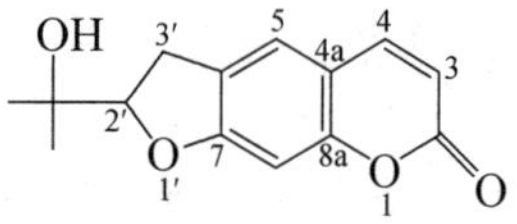　　紫花前胡内酯 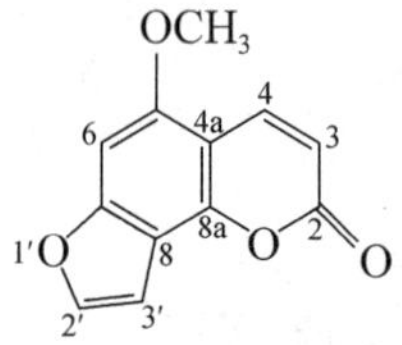　　异佛手柑内酯

（三）吡喃香豆素类

吡喃香豆素（pyranocoumarins）是指其母核上的C-7羟基与C-6或者C-8上取代的异戊烯基缩合形成吡喃环的一系列化合物及双吡喃香豆素等。如果C-7羟基与C-6异戊烯基形成吡喃环时，结构中的吡喃环、苯环和α-吡喃酮环同处于一条直线上，称作线型吡喃香豆素。若C-7羟基与C-8异戊烯基形成吡喃环时，结构中的吡喃环、苯环、α-吡喃酮环在一条折线上，称作角型吡喃香豆素。如美花椒内酯（xanthoxyletin）属于线型吡喃香豆素类；而白花前胡苷Ⅱ（praeroside Ⅱ）和北美芹素（pteryxin）归为角型吡喃香豆素类；另外还存在双吡喃香豆素，如别美花椒内酯（dipetalolactone）。

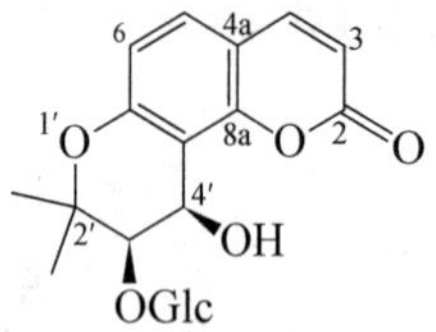

白花前胡苷Ⅱ 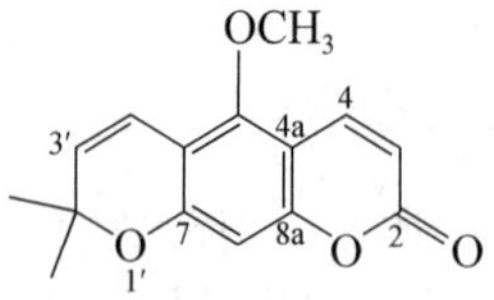　　美花椒内酯

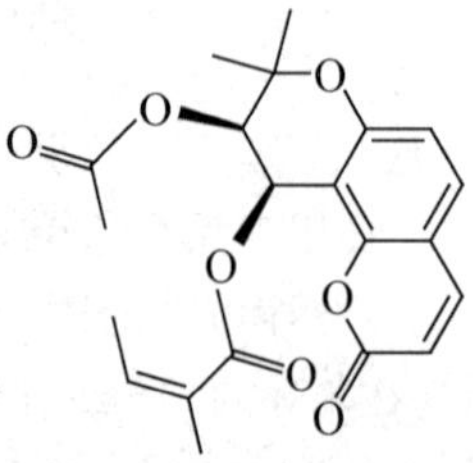

北美芹素 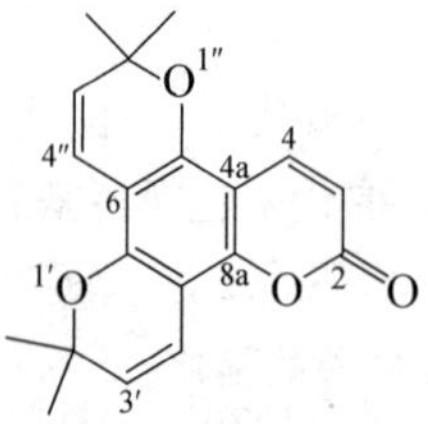　　别美花椒内酯

（四）其他香豆素类

凡是无法归属于以上3种类型的香豆素类化合物都属于其他香豆素类。主要包括在α-吡喃酮环上有取代的香豆素类化合物，或者香豆素的二聚体及三聚体等，比如亮菌甲素（armillarisin A），蟛蜞菊内酯（wedelolactone）的α-吡喃酮环均有取代基，双七叶内酯（bisaesculetin）是香豆素的二聚体。

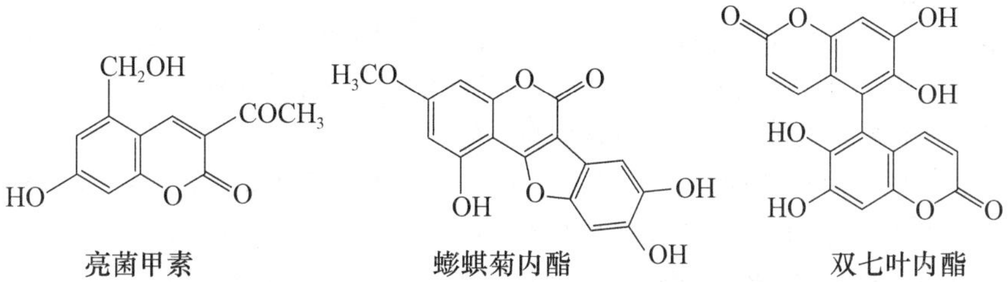

亮菌甲素　　蟛蜞菊内酯　　双七叶内酯

二、香豆素的理化性质

（一）性状

游离香豆素类成分大多为无色至淡黄色结晶状的固体，有比较敏锐的熔点。相对分子质量小的游离香豆素多具有芳香气味与挥发性，能随水蒸气蒸馏，并能升华。香豆素苷类一般呈粉末或晶体状，多数无香味和挥发性，也不能升华。香豆素衍生物在紫外光照射下呈现蓝色或者紫色荧光，在碱性溶液中荧光增强。荧光的强弱或有无，与结构中的取代基种类和位置有关，但它们的关系目前尚不清楚。

（二）溶解性

游离香豆素易溶于有机溶剂，如苯、三氯甲烷、乙醚、乙酸乙酯、丙酮、乙醇、甲醇等；也能溶于沸水，但不溶于冷水。香豆素苷类易溶于甲醇、乙醇，可溶于水，难溶于苯、乙醚、三氯甲烷、乙酸乙酯等低极性有机溶剂。

（三）内酯的碱水解

香豆素类化合物分子中具α,β-不饱和内酯结构，因而具有内酯化合物的通性，如在稀碱性条件下加热可水解开环，生成易溶于水的顺式邻羟基桂皮酸盐，酸化后又闭环恢复为亲脂性内酯结构；但与碱液长时间加热或者紫外光照射下，顺式邻羟基桂皮酸盐则发生双键构型的异构化，转变为更稳定的反式邻羟基桂皮酸盐，再经酸化则不能环合为内酯。

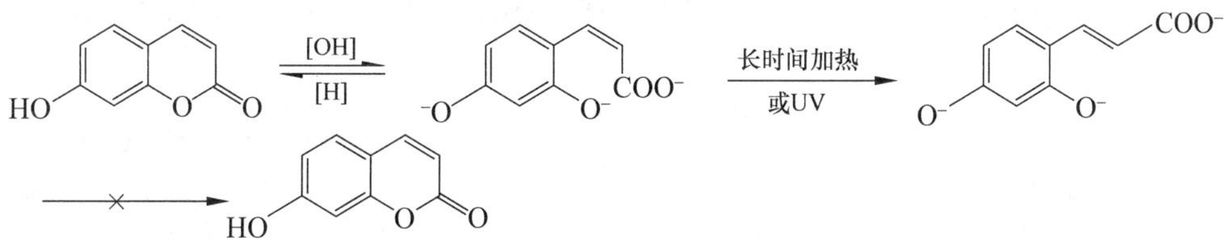

（四）环合反应

香豆素分子中若酚羟基的邻位有不饱和侧链（如异戊烯基）时，酸性条件下常能相互作用环合成含氧的杂环结构，生成呋喃或吡喃香豆素类。在实验条件下，较温和的酸几乎可以定量地与异戊烯基侧链形成含氧杂环。环合反应可以确定酚羟基和异戊烯基的位置，在香豆素的化学结构确定中较为有用。

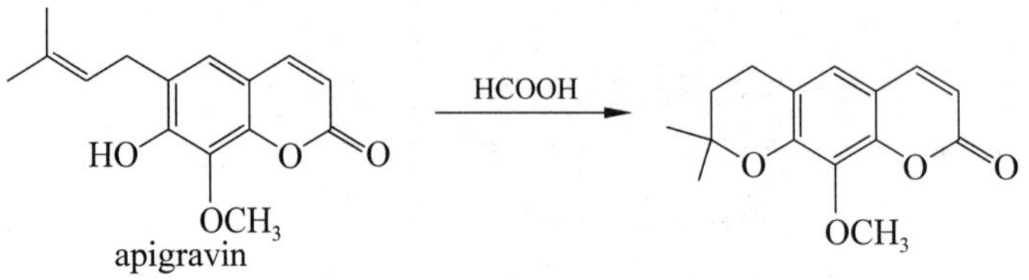

HO OCH$_3$ apigravin HCOOH OCH$_3$

（五）检识方法

1. 荧光反应 羟基香豆素类化合物在紫外光下大多显蓝色或蓝绿色荧光，在碱液中更加显著，尤其是7-羟基香豆素，其荧光甚至在日光下也可辨认。若在C-6或C-8再引入羟基，则荧光减弱。引入甲氧基后荧光也将减弱，颜色转变为紫色。

2. 显色反应 除了内酯结构外，香豆素分子常常还具有酚羟基，内酯水解后也可产生酚羟基，通过这些基团的显色反应，能为检识与鉴别香豆素类成分提供参考。

（1）内酯的颜色反应：又称异羟肟酸铁试验。使用试剂为盐酸羟胺和三氯化铁。香豆素类成分均具有内酯结构，在碱性条件下内酯开环，与盐酸羟胺缩合生成异羟肟酸，在酸性条件下再与Fe^{3+}络合生成异羟肟酸铁而显红色。

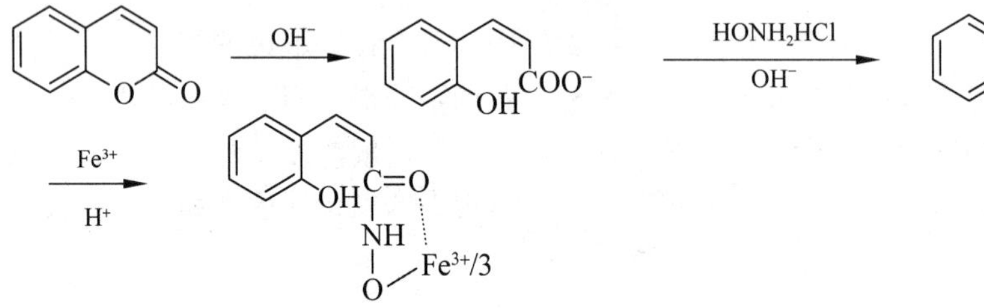

OH^- COO^- OH $HONH_2HCl$ OH^- OH C—NH O OH Fe^{3+} H^+ OH C=O NH O $Fe^{3+}/3$

（2）酚羟基反应

1）与三氯化铁反应：凡具有酚羟基的香豆素类，可与三氯化铁乙醇溶液反应显绿色，酚羟基越多，颜色越深。

2）对位无取代的酚羟基的反应：若酚羟基对位无取代基，或水解后产生的酚羟基对位（C-6）无取代基，可与一些试剂缩合显色。

3）若酚羟基邻、对位无取代基，可与重氮化试剂（如重氮化对硝基苯胺）缩合显红至紫红色。

4）若C-6无取代基（或酚羟基对位无取代基），在碱性条件（pH 9～10）下内酯环水解生成酚羟基，与吉布斯（Gibb's）试剂［2,6-二氯（溴）苯醌氯亚胺］缩合显蓝色，称为吉布斯（Gibb's）反应。

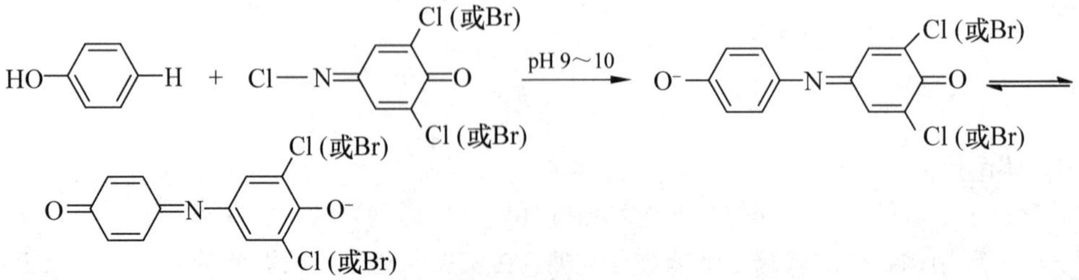

HO—⟨苯环⟩—H + Cl—N=⟨醌环⟩=O（Cl（或Br），Cl（或Br））$\xrightarrow{pH\ 9\sim10}$ O^-—⟨苯环⟩—N=⟨醌环⟩=O（Cl（或Br），Cl（或Br））⇌ O=⟨醌环⟩=N—⟨苯环⟩—O^-（Cl（或Br），Cl（或Br））

5）若C-6位无取代基（或酚羟基对位无取代基），内酯环在碱性条件下开环后与艾默生（Emerson）试剂（4-氨基安替比林和铁氰化钾）缩合显红色，称为艾默生（Emerson）反应。

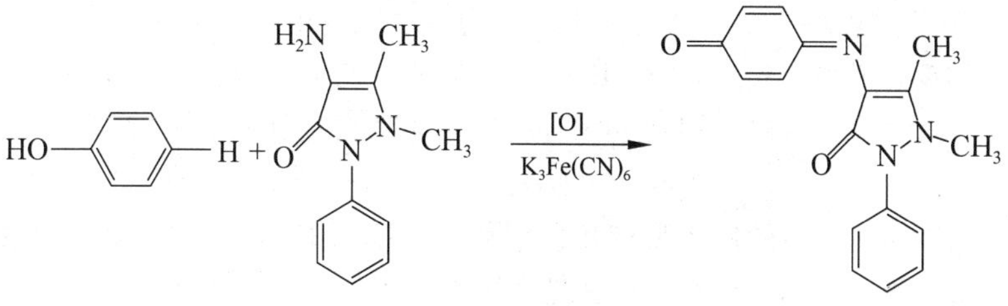

3. 色谱检识

(1) 薄层色谱法：香豆素类化合物多有酚羟基取代，常显弱酸性，因而常选用硅胶作为薄层色谱的吸附剂，有时也可选用纤维素或氧化铝薄层色谱。但因内酯环在碱性条件下易水解开环，故碱性氧化铝应慎用。展开剂可采用中等极性的混合有机溶剂，在分析香豆素苷类时，可加入少许有机酸，以改善分离效果。

因大多数香豆素类化合物在254nm紫外灯照射下均有显著的荧光，所以薄层色谱检识中首选观察荧光的方法，也可用氨气熏或喷以10%氢氧化钠后再观察荧光。其次可针对酚羟基或内酯环的性质，选用三氯化铁、盐酸羟胺-三氯化铁、重氮化试剂、吉布斯试剂或艾默生试剂等化学显色剂显色。

(2) 纸色谱法：简单香豆素类的纸色谱分析常用水饱和的正丁醇、异戊醇、三氯甲烷为展开剂；具有邻二酚羟基或1,2-二元醇结构（如糖部分的结构）的香豆素，滤纸先用0.5%硼砂溶液预处理，使其络合成硼酸酯，再以水饱和的正丁醇或乙酸乙酯展开；对亲脂性较强的呋喃香豆素类可用二甲基甲酰胺为固定相，己烷-苯（8∶2）为移动相展开。纸色谱的显色方法同薄层色谱。

三、香豆素的提取分离

（一）提取

通常根据香豆素类化合物的溶解性、挥发性和升华性及其内酯结构的性质来设计其提取分离方案。可用于香豆素类提取的方法有溶剂提取法、水蒸气蒸馏法和碱溶酸沉法等，其中水蒸气蒸馏法适应面窄、温度高、受热时间长，可能会引起化合物结构的破坏，现在少用；碱溶酸沉法的条件难以控制，如果条件剧烈，会造成酸化后不能环和的不可逆现象，要慎重使用；因此最常用的是溶剂提取法。

植物中的香豆素多数是游离态的，极性较低，亲脂性较强，一部分香豆素与糖结合后极性增大，亲水性增强，因此对于植物中的香豆素类成分的提取，可选择系统溶剂提取法，选用极性由小至大的有机溶剂依次提取极性由低至高的香豆素类成分。而在实际工作中，因各类香豆素成分在乙醇和甲醇中的溶解性均较好，故最常用的是用极性有机溶剂提取法。

香豆素类化合物一般采用甲醇或乙醇作为提取溶剂从植物中进行提取，合并提取液后回收溶剂得到提取物；再用石油醚、乙醚、乙酸乙酯和正丁醇等极性由低到高的有机溶剂依次萃取，将提取物分为极性不同的5个萃取部分；每个部分所含的化合物极性类似，需要进一步色谱分离，才能得到单体化合物，常用的分离方法包括经典柱色谱、制备薄层色谱和高效液相色谱等。

（二）分离

中药中的香豆素类成分往往是结构类似、极性相近的一种或几种类型的化合物共同存在，用常规的溶剂法、结晶法难以相互分离，一般应用色谱法进行分离纯化。常用的色谱分离方法有柱色谱、制备薄层色谱和高效液相色谱。

经典柱色谱一般采用硅胶作为固定相，洗脱剂可先用薄层色谱试验筛选，常用的洗脱系统有石油醚（环己烷）-乙酸乙酯、石油醚（环己烷）-丙酮、三氯甲烷-丙酮和三氯甲烷-甲醇等。香豆素苷类的分离可用反相硅胶（RP-18 或 RP-8 等）。另外，还可以结合葡聚糖凝胶 Sephadex LH-20 的柱色谱，用三氯甲烷-甲醇或者甲醇-水等混合溶剂为洗脱剂对香豆素类化合物进行分离和纯化。

近年来，使用不同压力下的制备型液相色谱如 LPLC、MPLC 和 HPLC 等对结构相近的香豆素的分离和纯化起了很大作用，HPLC 是发现微量香豆素的一个极为有效的手段，尤其对于极性很小的多酯基香豆素类，以及极性较强的香豆素苷类分离效果都比较好。对极性小的香豆素类，一般用正相色谱或反相色谱；而对于极性较大的香豆素苷类化合物的分离纯化，则用反相高效液相色谱，固定相是 RP-18 或者 RP-8，流动相选择甲醇-水等。

减压液相色谱（vacuum liquid chromatography，VLC）常用于植物粗提物的初步分离，例如，从芸香属植物 *Eriostemon myoporoides* 中分离得到 7 个新的倍半萜型香豆素就是先经硅胶 VLC 粗分，然后再经制备薄层色谱（Preparative thin-layer chromatography，PTLC）细分而得。

因香豆素类成分在薄层色谱上很容易以荧光定位斑点，故制备薄层色谱可用于分离纯化香豆素类化合物，极性小的香豆素类可用石油醚（环己烷）-乙酸乙酯系统，极性大的香豆素类可用三氯甲烷-甲醇系统。

四、香豆素的波谱特征

香豆素类化合物的结构研究常用紫外光谱、红外光谱、质谱和核磁共振等波谱学方法，同时结合理化性质检查加以确定。

（一）紫外光谱

香豆素的紫外光谱是由苯环、α-吡喃酮和含氧取代基等官能团的吸收所产生。无氧取代的香豆素类成分，将在 274nm 和 311nm 出现两个分别代表苯环和 α-吡喃酮的吸收峰。在其结构中引入烷基取代，其最大吸收值变化不大；但若引入含氧基取代，最大吸收波长将发生红移。7-羟基、7-甲氧基、7-*β-D*-葡萄糖基、5,7-及 7,8-二氧取代的香豆素类化合物的紫外光谱相似，即在 217nm 和 315～330nm 有强吸收峰，而在 240nm、255nm 处出现弱峰。与其他酚类化合物一样，在碱性溶液中，含有羟基的香豆素其紫外光谱将发生显著的红移。

如 7-羟基香豆素（伞形花内酯）可见到 217nm 和 315～330nm 出现两个强吸收峰，同时在 240nm、255nm 处有两个弱吸收峰。

补骨脂内酯的紫外光谱可显示 4 个吸收区：λ_{max}（lg ε）为 205～225nm（4.0）、240～255nm（4.06～4.45）、260～270nm（4.18～4.26）和 298～316nm（3.85～4.13）。补骨脂内酯的 C-5 或 C-8 单氧取代物却有所差别，前者在 268nm 附近有吸收峰，而后者不存在；前者在 310nm 有吸收，后者则出现在 300nm 附近。

（二）红外光谱

香豆素类的红外光谱同样是由内酯环和芳环的结构引起。苯环在 1660～1600cm^{-1} 区间产生 3 个较强的吸收峰；内酯环在 1750～1700cm^{-1} 出现一个强的吸收峰，如果内酯环羰基附近有羟基等基团与其形成分子内氢键时，内酯环羰基的吸收带移到 1680～1660cm^{-1}；此外内酯环在 1270～1220cm^{-1}、1100～1000cm^{-1} 也产生吸收峰。利用以上特征吸收峰可以确定被测化合物是否为香豆素类化合物。

（三）核磁共振谱

1. 核磁共振氢（^{1}H-NMR）谱　香豆素母核上的质子，由于受内酯羰基吸电子和共轭效应的影响，C-3、C-6 和 C-8 上的质子信号在较高场，C-4、C-5 和 C-7 上的质子在较低场。简单香豆素的吡喃酮环上 H-3 和 H-4 为一对顺式的烯质子，它们分别处于 δ 6.10～6.40 和 δ 7.50～8.30，均为 d 峰，偶合常数约为 9.0Hz。与其他芳香质子信号相比，一般 H-3 处于最高场，而 H-4 处于最低场。当 C-7 有氧取代时，由于共轭效应，使 C-3 电子密度增加，其化学位移向高场移动 0.17 化学位移单位左右。而 C-5 有基团取代时，由于迫位效应，使 C-4 的化学位移向低场移动 0.30 化学位移单位，在 δ 7.90～8.20 之间。常见简单香豆素的化学位移及偶合常数见表 3-2。

对 7-氧代香豆素，H-5 和 H-6 因邻位偶合，理应为一对 d 峰，但由于 H-6 尚与 H-8 存在间位偶合，加上两者的化学位移相近，信号往往重叠，故实际上一般 H-5 为 δ 7.38（1H）的 d 峰（J=9.0Hz），处于较低场，而 H-6 和 H-8 为 δ 6.78（2H）的 m 峰，处于较高场。这 3 个芳香质子信号常处于 H-3（最高场）和 H-4（最低场）这一组 d 峰信号之间。若 H-5 再被氧代，则 H-6 与 H-8 可形成一对 J=2.0Hz 的 d 峰；如 d 峰中任一氢被碳取代，则另一质子信号就变为单峰。

当 7-氧代香豆素 C-8 存在烷基或烷氧基时，则 H-6 与 H-8 无间位偶合，仅可见 H-5 和 H-6 为一对 d 峰（J=9.0Hz），H-5 处于较低场（δ 7.30），H-6 处于较高场（δ 6.95）。因此，7-氧代，6-烷基二取代香豆素与 7-氧代，8-烷基取代的香豆素的氢谱易于区别，前者的 H-5 和 H-8 分别为 δ 7.20和 δ 6.70 的单峰，而后者，则 H-5 和 H-6 形成一对 d 峰，如表 3-2 所示。

表 3-2　常见简单香豆素母核质子的 ^{1}H-NMR 化学位移（ppm）及偶合常数（Hz）

取代类型	7-羟基	7,8-二氧代	6,7-二氧代	6,7,8-三氧代
H-3	6.20（d，J=9.0）	6.20（d，J=9.0）	6.20（d，J=9.0）	6.20（d，J=9.0）
H-4	8.20（d，J=9.0）	7.80（d，J=9.0）	7.60～7.80（d，J=9.0）	7.80（d，J=9.0）
H-5	7.70（d，J=9.0）	7.30（d，J=8.0）	6.80～6.90（s）	6.80（s）
H-6	6.90（dd，J=9.0，2.0）	6.95（d，J=8.0）		
H-8	7.00（d，J=2.0）		6.40～7.00（s）	

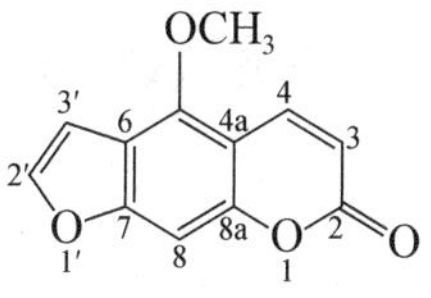

佛手内酯 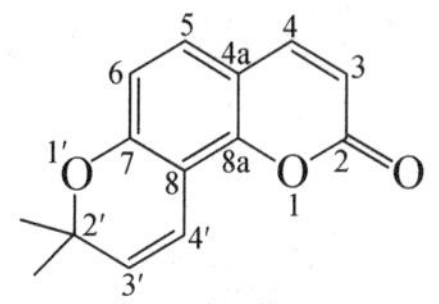　　　　邪蒿内酯

对于呋喃香豆素，未取代的呋喃环易通过 H-2′和 H-3′的一对烯质子的 d 峰（J≈2.0Hz）来识别，一般 H-2′的化学位移为 δ 7.50～7.70，H-3′的化学位移为 δ 6.70（线型）或 7.00（角型）。H-3′的 d 峰常因存在五键的远程偶合而加宽（J≈1.0Hz），在线型中，H-3′是与 H-8 远程偶合；在角型中，H-3′是与 H-6 远程偶合。如佛手内酯（bergapten）的 ^{1}H-NMR 数据（$CDCl_3$）：4.26（3H，s，$-OCH_3$），6.24（1H，d，J = 10.0Hz，H-3），7.03（1H，d，J = 2.0Hz，H-3′），7.10（1H，s，H-8），7.15（1H，d，J=10.0Hz，H-4），7.61（1H，d，J=2.0Hz，H-2′）。

吡喃香豆素的吡喃环中 C-2′上的两个同碳甲基在 δ 1.45 形成一个 6H 的单峰，C-3′和 C-4′上的两个顺式烯质子呈一对 d 峰，偶合常数约为 10.0Hz，H-3′中心为 δ 5.30～5.80；H-4′中心为 δ 6.30～6.90。如邪蒿内酯（seselin）的 ^{1}H-NMR 数据（$CDCl_3$）：δ 6.08（1H，d，J=9.5Hz，H-3），7.50（1H，d，J = 9.5Hz，H-4），7.13（1H，d，J = 8.8Hz，H-5），6.57（1H，d，

J=8.8Hz，H-6），5.64（1H，d，J=9.5Hz，H-3′），6.77（1H，d，J=9.5Hz，H-4′），1.44（6H，s，$-CH_3$）。邪蒿内酯的^{1}H-NMR 如图 3-4 所示。

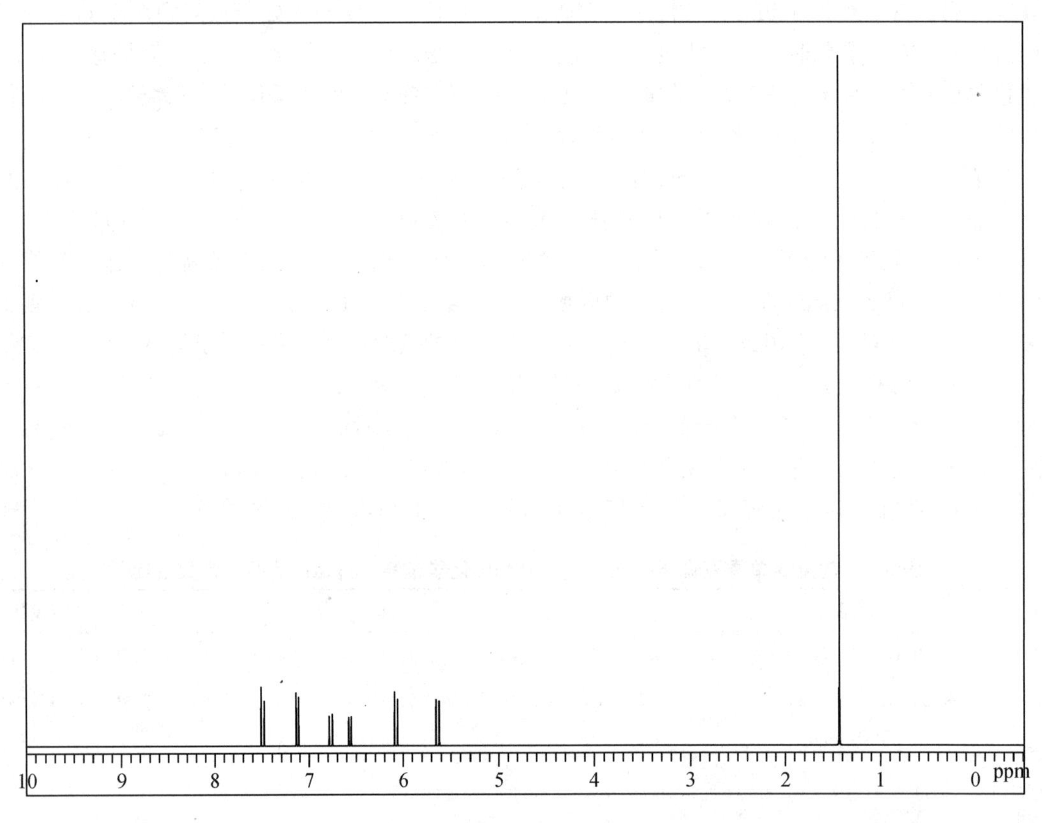

图 3-4 邪蒿内酯的^{1}H-NMR 图

2. 核磁共振碳（^{13}C-NMR）谱 香豆素分子骨架共有 9 个碳原子，均为 sp^2 杂化，其^{13}C-NMR 的化学位移在 δ 100～160 区域内，其中 C-2 和 C-8a 因受共轭或超共轭效应的影响而处于较低场（表 3-3）。

表 3-3 香豆素母核各碳的化学位移值（δ，in $CDCl_3$）

C	2	3	4	5	6	7	8	8a	4a
δ	160.4	116.4	143.6	128.1	124.4	131.8	116.4	153.9	118.8

对大多数香豆素，羰基碳（C-2）的化学位移值几乎相同，都在 δ 160 左右。当苯环碳原子被羟基或甲氧基取代后，新形成的季碳信号将向低场位移约 30 化学位移单位，而其邻位和对位碳信号则分别向高场位移约 13 和 8 化学位移单位，而对间位碳的影响一般较小，特别是甲基和羧基取代，间位影响几乎可以忽略，如 7-羟基香豆素（表 3-4）。

表 3-4 7-羟基香豆素各碳的化学位移值（δ，in DMSO-d_6）

C	2	3	4	5	6	7	8	8a	4a
δ	160.7	111.5	144.3	129.6	113.3	161.6	102.5	155.7	111.5

将 7-OH 香豆素的碳谱与香豆素相比，可见 7-OH 的邻、对和间位的 $\Delta\delta_C$ 基本符合上述的一般规律。

（四）质谱

母体香豆素的分子离子峰较强，基峰是失去CO的苯并呋喃离子。

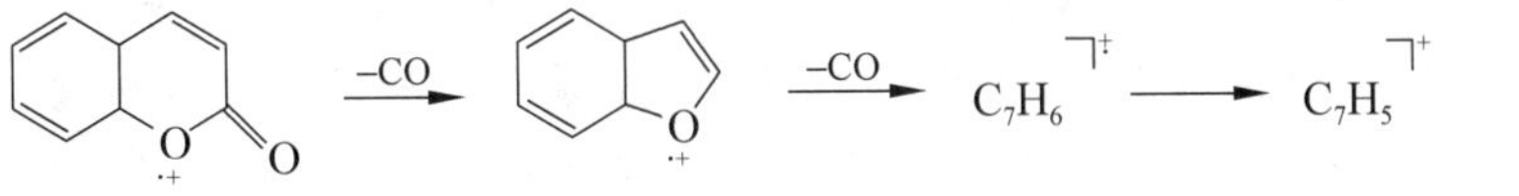

–CO　　–CO　　$C_7H_6^{+\cdot}$　　$C_7H_5^{+}$

m/z=146 (76%)　　m/z=118 (100%)　　m/z=90 (43%)　　m/z=89 (35%)

分子中有异戊烯基取代时，可失去甲基形成高度共轭的分子，或经历 β 开裂。

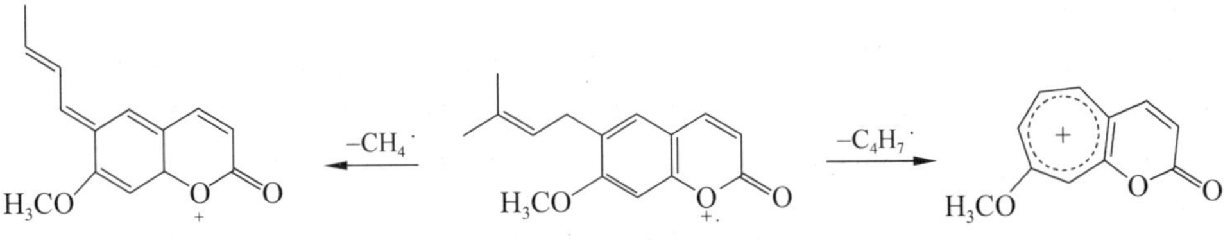

$-CH_4^{\cdot}$　　$-C_4H_7^{\cdot}$

H_3CO　　H_3CO　　H_3CO

m/z=229 (100%)　　m/z=244 (78%)　　m/z=189 (60%)

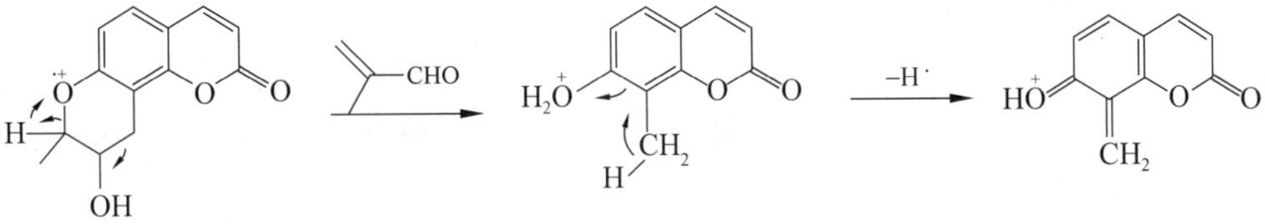

CHO　　–H·

H_2O^+　　CH_2　　HO　　CH_2　　OH

m/z=246 (35%)　　m/z=176 (100%)　　m/z=175 (68%)

五、香豆素的生物活性

香豆素不仅化合物种类多，而且具有多方面的生理活性，不少具有较好的药理作用，也有的具有毒性。

1. 光敏作用　光敏作用主要来自呋喃香豆素，其光敏作用包括致突变、皮肤红斑、致肿瘤和酶的失活。呋喃香豆素外涂或内服后经日光照射可引起皮肤色素沉着，所以补骨脂内酯可用于治疗白斑病，8-甲氧基或5-甲氧基的补骨脂内酯作用更强。几种常见的线型呋喃香豆素的光毒活性次序为：补骨脂内酯＞香柑内酯＞花椒毒内酯。

2. 抗菌、抗病毒作用　不少香豆素具有抗菌活性，如七叶内酯及其苷、来自链霉菌代谢物的新生霉素（novobiocin）、具有抗菌活性的色原酮香豆素（frutinone A）以及最近从蕨类植物（*Cyclosorus interruptus*）中分离得到的含亚乙二氧基（ethylenedioxy）的新香豆素（interrupin G）等。许多香豆素还具有抗HIV作用，（＋）-calanolide A是胡桐内酯类中抗HIV-1活性最强者，由于它只选择性地抑制HIV-1-RT，这一特点使之可能成为新的具有潜在药用作用的一类非核苷的HIV-RT抑制剂，构效关系研究表明C-10和C-11的两个甲基处于*trans*及12 β-OH是活性的重要基础。

3. 平滑肌松弛作用　茵陈蒿（*Artemisia capillaries*）中的滨蒿内酯（scoparone）具有松弛平滑肌，解痉利胆作用。亮菌甲素（armillarisin A）也是一个利胆活性成分，松弛胆总管末端的括约肌，能显著促进胆汁分泌。近年进一步证实从白花前胡根中分得的白花前胡丙素（praeruptorin C）可以降低心脏对氧的需求，这可能就是前胡在临床上能抗心绞痛的一个作用机制。

4. 抗凝血作用　双香豆素（dicoumarol）的抗凝血作用早在20世纪初就已发现，现已知其活性必需结构是一个完整的4-羟基香豆素带有C-3取代的碳链。3-和4-苯基香豆素一般也具有弱的抗凝活性，其中以海棠果内酯活性最显著。香豆素的抗凝血作用可为维生素K所对抗。

5. 肝脏毒性　黄曲霉素（aflatoxin）具有对肝脏的高毒性，其中黄曲霉素 B_1 和 G_1 为主要成分，但以黄曲霉素 B_1 毒性最高。必要的结构是呋喃环上的双键和不饱和内酯环，这种毒性随双键饱和而降低，高温加热可因内酯环开裂而使毒性大大降低。

6. 抑制 *i*NOS 活性 诱导型 NO 合酶（iNOS）在细胞受刺激后表达以诱导 NO 合成，与炎症、肿瘤、退行性病变等许多疾病相关。近年发现某些香豆素有抑制 iNOS 的新活性，现已知东莨菪内酯能剂量依赖地抑制 iNOS mRNA 和 iNOS 蛋白质的表达。从苦枥白蜡树（*Fraxinus rhynchophylla* Hance）根中也找到东莨菪内酯作为抑制 NO 合成的活性成分的证据。对当归属（*Angelica*）植物中的 17 种呋喃香豆素抑制 NO 合成进行药理筛选，发现角型具有的活性一般多于线型，C-6 位甲氧基的存在似乎是增强活性所必需的。

7. 雌激素样活性 从高等植物中寻找非甾体的植物雌激素近年已取得不少进展。最近报道从黄连木中分得的 4-芳基二氢香豆素-3-3′二聚体是第一个被证明具有雌激素样活性双香豆素。体外试验表明该双香豆素对雌激素受体的结合能竞争对抗［^{3}H］雌二醇，并证明具有雌激素激动剂的活性，可见双-4-芳基香豆素有可能成为一种新类型的植物雌激素。

六、香豆素研究实例

云南羌活为伞形科植物心叶棱子芹［*Pleurospermum rivulorum*（Diels）］的干燥根，主产于云南丽江、鹤庆等地，并在该省部分地区以商品羌活入药。从中分离得到 4 个苷类成分，其中新化合物Ⅳ的分离和鉴定如下。

（一）提取分离

生药 10kg 粗粉，以 95％乙醇室温渗漉，提取物经石油醚脱脂和乙酸乙酯萃取后，再用水饱和的正丁醇萃取，得提取物 260g，经反复正、反相硅胶色谱，依次分离，从中得到化合物Ⅳ。

（二）结构鉴定

Ⅳ为浅黄色粉末状结晶，熔点 290℃（分解），紫外光下显黄色斑点，IR KBr（cm^{-1}）：3405（羟基），1700（羰基），1634，1598（芳环），1148，1130，1095，1061，1045（苷类 C-O）。HR-FAB-MS：m/z $[M+H]^+$ 381.0839（$C_{17}H_{17}O_{10}$，计算值 381.0822），苷元的 EI-MS：m/z 218。^{1}H-NMR（DMSO-d_6）δ：8.50（1H，d，J=9.8Hz，H-4），6.35（1H，d，J=9.8Hz，H-3），8.01（1H，d，J=2.3Hz，H-3′），7.32（1H，d，J=2.3Hz，H-2′），显示 5，8 位二取代线型呋喃香豆素特征，在 δ 10.29（1H，s）有一酚羟基峰，在 δ 4.70（1H，d，J=7.8Hz，Glc-H-1）有β-D-糖苷 1 位质子信号，同时在氢谱中出现一系列糖碳上的质子和羟基峰。在^{13}C-NMR（DMSO-d_6）中的 δ 105.0（d，Glc-C-1），77.1（d，Glc-C-5），76.2（d，Glc-C-3），73.7（d，Glc-C-2），69.6（d，Glc-C-4），60.8（t，Glc-C-6）进一步表明为 *β-D*-吡喃葡萄糖苷，从而推定该化合物为补骨脂内酯的 5,8-二羟基化合物的单糖苷。由于其 NOESY 及 ROESY 谱显示糖苷的 1 位质子（δ 4.70）与呋喃环的 β 位 H-2′质子（δ 7.32）间存在 NOE 效应，在 HMBC 谱中，此 Glc-H-1 与 C-5 相关，故推定葡萄糖是与 5 位羟基成苷，确定其结构为 8-hydroxy-5-*O*-*β*-*D*-glucopyranosylpsoralen。所有 NMR 信号由^{1}H-^{1}H COSY，^{1}H-^{13}C COSY 及 HMBC 归属。

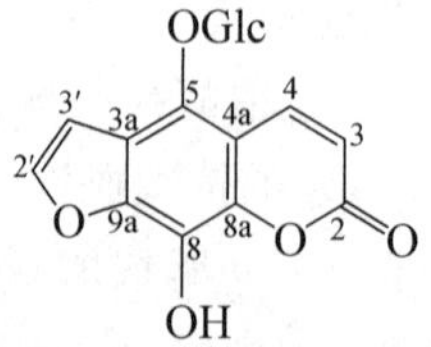

化合物Ⅳ的结构

第3节 木脂素类

木脂素类（lignans）是指两个具有苯丙烷骨架的结构通过其中 β,β'-碳或 8，8′-碳相连而形成的一类天然产物，也有少数木脂素为苯丙烷的三聚体或四聚体。20 世纪三四十年代 Harworth 首先将木脂素作为单独一类成分进行描述。因从植物的木质部和树脂中发现较早，并且分布较多，故而得名木脂素。

木脂素常见于夹竹桃科、五味子科、爵床科、马兜铃科、木犀科、松科等植物中，广泛分布于植物的根、根状茎、茎、叶、花、果实、种子以及木质部和树脂等部位，在亚麻、谷类、一些含油种子、水果和蔬菜中含量较高。哺乳动物的木脂素也叫肠木脂素，在人和猴的尿中第一次被发现，主要的肠木脂素有肠内酯（enterolactone）和肠二醇（enterodiol）（结构如下图所示），它们是天然木脂素在动物体内的转化产物。

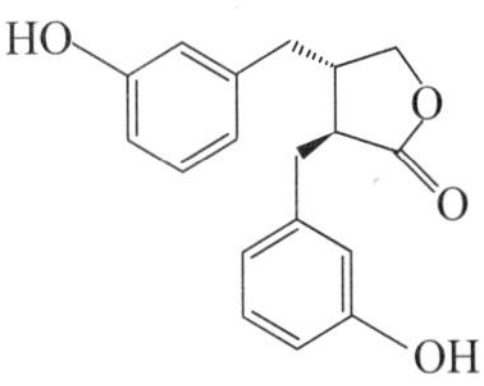

肠内酯 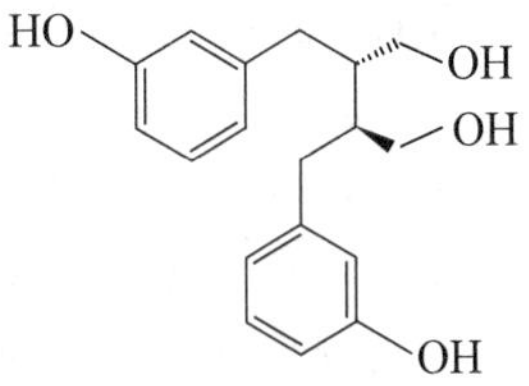　　肠二醇

木脂素类化合物具有广泛的生物活性，如抗肿瘤、抗氧化、降压、镇静和保肝等，并可用作植物萌发抑制剂、生长抑制剂和杀菌剂。如鬼臼毒素及其衍生物具有抗肿瘤活性，五味子素可用于治疗肝炎，厚朴酚具有肌肉松弛作用，牛蒡子苷可用于治疗风热感冒等。随着分离分析、化学合成技术的不断发展，更多新的木脂素将会不断被发现，对具有生物活性的木脂素的研究也将成为人们关注的热点。

一、木脂素类化合物的主要结构类型

最初，木脂素仅指通过 C-8 与 C-8′间的碳-碳单键连接两分子苯丙素而形成的二聚体，如二苄基丁烷类（dibenzylbutanes）木脂素。后来发现，一些木脂素的两个苯丙素单元通过其他位置的碳—碳单键连接，如联苯型（biphenyl derivatives）木脂素，还有一些木脂素由两个或两个以上的碳—碳键连接两个苯丙素单元而成。

除了由两个苯丙素分子单元缩合而成各种碳架外，木脂素侧链 γ-碳原子上的含氧官能团，如羟基、羰基、羧基等，相互脱水缩合，又形成四氢呋喃、半缩醛、内酯等环状结构，如苯并呋喃型（benzofurans）木脂素，使得木脂素的结构类型更加多样。

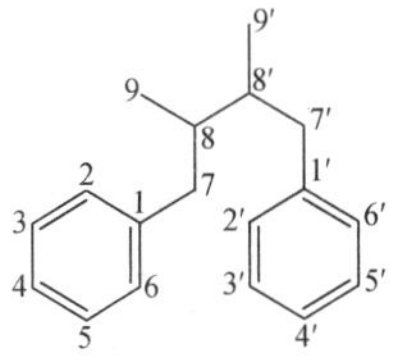

二苄基丁烷类木脂素 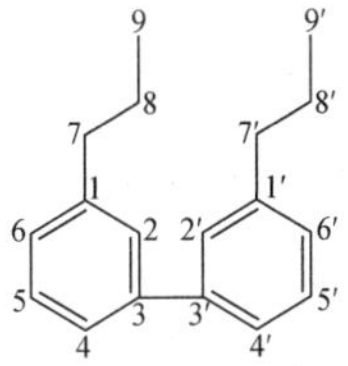　　联苯型木脂素 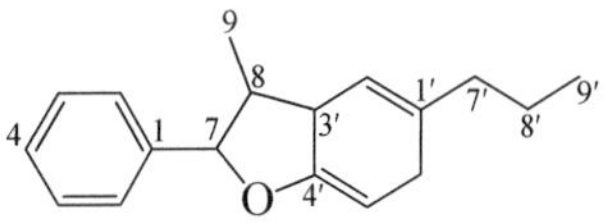　　苯并呋喃型木脂素

虽然木脂素骨架种类繁多，但组成木脂素的苯丙素单元主要有 4 种类型：①桂皮酸（cinnamic acid），偶有桂皮醛（cinnamaldehyde）；②桂皮醇（cinnamyl alcohol）；③丙烯苯（propenyl benzene）；④烯丙苯（allyl benzene）。前两种为 γ-碳原子氧化型，后两种为 γ-碳原子未氧化型。因此木脂素可以分为两类，一类由前两种 γ-碳原子氧化型的结构单元组成，称为木脂素（lignan）。另一类由后两种 γ-碳原子未氧化型的结构单元组成，称为新木脂素（neolignan）。少数木脂素可能由两种类型单体混合组成，如愈创木（*Guaiacum officinale*）中的 furoguaiacidin 和翼梗五味子（*Schizandra henryi*）中的恩施脂素。

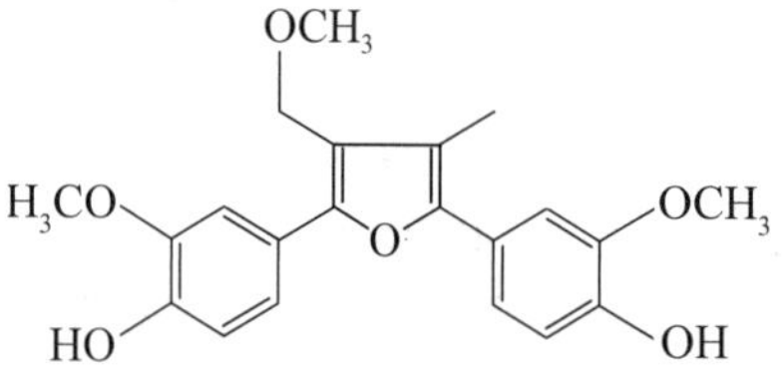

furoguaiacidin 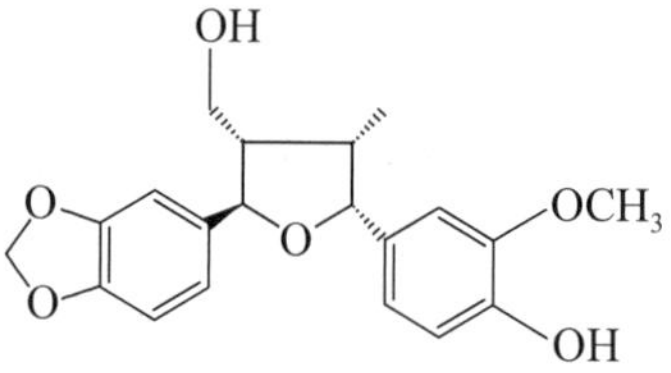　　　　恩施脂素

除上述两大类外，还有苯丙素的三聚体通常被称为倍半木脂素（sesquilignan），四聚体被称为二木脂素（dilignan）；一分子苯丙素与黄酮、香豆素、萜类或生物碱等结合而成的天然化合物，根据结合分子的不同称为黄酮木脂素（flavonolignan）、香豆素木脂素（coumarinlignan）、萜类木脂素（terpenolignan）、生物碱木脂素（alkalolignan）等，统称为杂木脂素（hybrid ligan），还有一些木脂素的骨架只有16～17个碳原子，比一般的木脂素少1～2个，被称作去甲木脂素（norlignan）。

木脂素的两个苯环上常有含氧取代基，多在C-4或C-3、C-4和C-5位置取代。根据取代基不同，组成木脂素的苯丙素单元可分为对羟基桂皮醇（*p*-hydroxy cinnamyl alcohol）、松柏醇（coniferol）和芥子醇（sinapyl alcohol）等。蕨类、裸子植物中的木脂素主要由松柏醇组成；被子植物的木脂素除了松柏醇外，还有芥子醇；单子叶植物，如禾本科中的木脂素则主要是由对羟基桂皮醇组成。

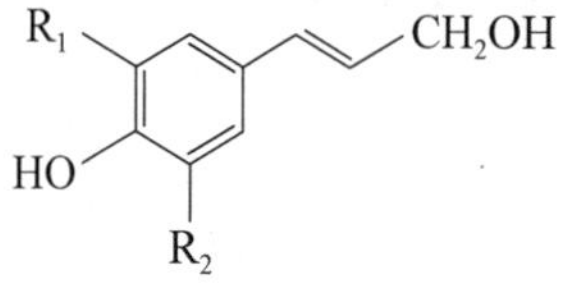

对羟基桂皮醇　$R_1=R_2=H$
松柏醇　$R_1=H$，$R_2=OCH_3$
芥子醇　$R_1=R_2=OCH_3$

木脂素大多采用俗名，如需系统命名，则将左边的 C_6-C_3 单元编号1～9，右边的 C_6-C_3 单元编号为1′～9′，含氧官能团的位置、名称、双分子连接的桥头碳编号，均用最小可能数，在前面说明C-8和C-8′的构型即可。例如罗汉松脂素（matairesinol）的系统命名为（8*R*,8*R*′）-4,4′-二羟基-3,3′-二甲氧基-9-氧代-8-8′,9-*O*-9′-木脂素。furoguaiacidin 的系统命名为3,3′-二甲氧基-4,4′-二羟基-$\Delta^{7,7'}$-9-甲氧基-7-*O*-7′,8-8′-木脂素。在芳基萘和四氢呋喃木脂素中，有时选择一些基本有机化合物为母核加以命名，因此存在着同一种化合物有两种不同的编号和命名的情况。

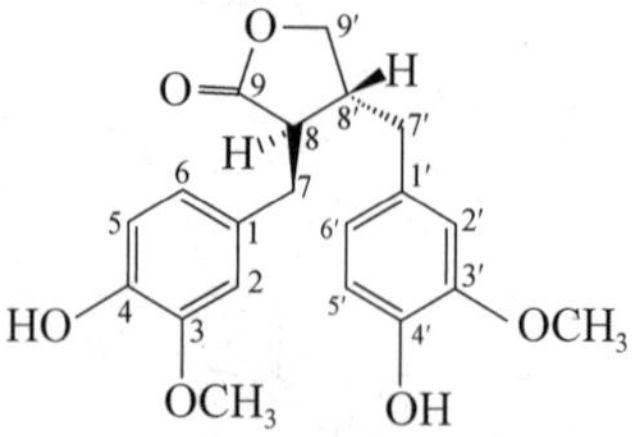

罗汉松脂素

常见木脂素类化合物的类型有：

1. 二苄基丁烷类（dibenzylbutanes）　这类木脂素是由二分子苯丙素通过8-8′碳原子相连，是

最简单的木脂素类成分。在生物合成过程中，二苄基丁烷类常是其他类型木脂素的生源前体。例如从蒺藜科植物 *Larrea divaricata* 中得到的去甲二氢愈创木脂酸（nordihydroguaiaretic acid，NDGA）为分子对称的内消旋化合物，结构中有邻二酚羟基，常用作抗氧化剂。

去甲二氢愈创木脂酸　　benchequiol　　7-甲氧基-表-马台树脂醇

2. 二苄基丁内酯类（dibenzyltyrolactones）　这类木脂素是 C-9-位甲基碳原子氧化成羧基与 C-9′-位甲基氧化成羟基在8,8′-位缩合形成了 γ-内酯环，它们是生物体内芳基萘内酯类木脂体的合成前体。多数天然二苄基丁内酯木脂素 C-8 和 C-8′位的两个苄基为反式立体构型，如从柴胡属植物 *Bupleurum salicifolium* 根中分离得到的 benchequiol。也有少数二芳基丁内酯类木脂素 C-8 和 C-8′位的两个苄基为顺式立体构型，如从植物 *Himatanthus fallax* 中分离得到的 7-甲氧基-表-马台树脂醇（7-methoxy-*epi*-matairesinol）。

3. 芳基萘类（aryl naphthalenes）　芳基萘类是木脂素中分布较广、化合物较多、研究也较多的一类。

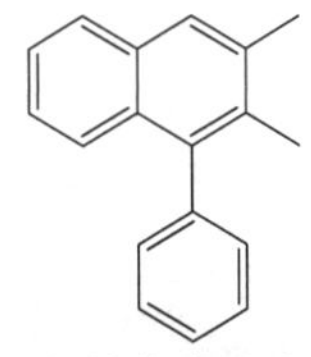

芳基萘类木脂素

鬼臼属（*Podophyllum*）及其近缘植物中含有多种具有芳基四氢萘内酯类结构的木脂素，以鬼臼毒素（podophyllotoxin）为代表，其内酯相对构型为反式，遇碱后易异构化为苦鬼臼毒素，C-8 与 C-8′转变成顺式相对构型。鬼臼毒素最早从盾叶鬼臼（*P. peltatum*），后来从八角莲（*P. pleianthum*）、桃儿七（*Sinopodophyllum emodi*）和山荷叶（*Diphylleia grayi*）等植物中均分离得到过，(－)-鬼臼毒素-β-D-葡萄糖苷曾从桃儿七中分得。α-盾叶鬼臼脂素（α-peltatin）、β-盾叶鬼臼脂素（β-peltatin）及其葡萄糖苷均得自盾叶鬼臼。

(−)-鬼臼毒素　R=H
(−)-鬼臼毒素葡萄糖苷　R=Glc

α-盾叶鬼臼毒素　$R_1=R_2=H$
α-盾叶鬼臼毒素-5-*O*-β-*D*-葡萄糖苷　$R_1=Glc, R_2=H$
β-盾叶鬼臼毒素　$R_1=H, R_2=CH_3$
β-盾叶鬼臼毒素-5-*O*-β-*D*-葡萄糖苷　$R_1=Glc, R_2=CH_3$

4. 双四氢呋喃类（furofurans） 双四氢呋喃型木脂素由两个四氢呋喃单元形成四氢呋喃并四氢呋喃结构，基本结构中具有4个手性碳，到目前为止这类结构中两个四氢呋喃环均以顺式立体构型相骈合，但C-7和C-7′的两个芳基的取向变化较多，如（＋）-芝麻脂素［(＋)-sesamin］和（－）-细辛脂素［(－)-asarinin］的区别仅在于C-7′位芳基构型不同。

(+)-芝麻脂素　　(−)-细辛脂素

5. 联苯环辛烯类（dibenzocyclooctenes） 两个苯丙素单元中三碳链的C-8、C-8′位和苯基的C-2、C-2′位同时相连，构成与两个苯环相骈的连氧取代环辛烯结构骨架，形成了联苯环辛烯木脂素。这类木脂素主要存在于五味子科五味子属（*Schizandra*）和南五味子属（*Kadsura*）植物中。如五味子（*Schizandra chinensis*）果实中含有五味子甲素［(＋)-deoxyschizandrin］、五味子乙素（γ-schizandrin）和五味子丙素（wuweizisu C）。从华中五味子（*S. sphenanthera*）果实中分得了五味子酯甲（schisantherin A）、五味子酯乙（schisantherin B）。

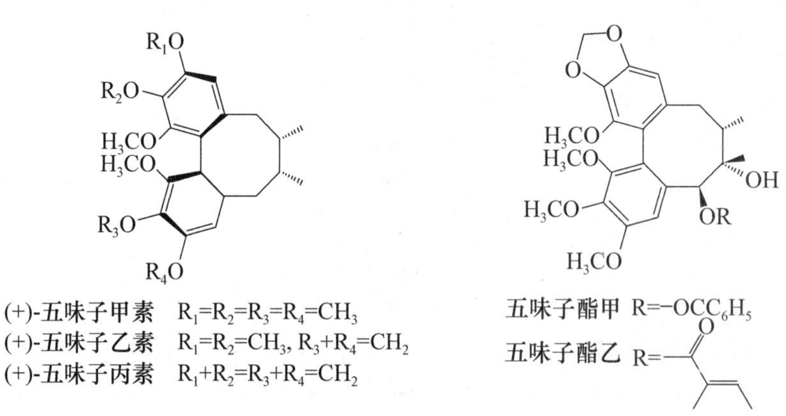

6. 苯骈呋喃型（benzofurans） 该类新木脂素主要包括两类：第一类是一个苯丙素单元C-8位与另一苯丙素的C-3′位相连，C-7位同时与C-4′位通过氧相连形成一个与苯环相骈合的苯取代呋喃环结构骨架，如从海风藤（*Piper futokadsura*）和山蒟（*Piper hancei*）中分离得到的海风藤酮（kadsurenone）和山蒟素（hancinone），它们具有抑制血小板活化因子（platelet-activating factor，PAF）的作用。第二类是一个苯丙素单元C-8位与另一苯丙素的C-1′位相连，C-7位同时与C-2′位通过氧相连形成一个与苯环相骈的C-1′位有丙烯基的苯取代四氢呋喃环结构骨架，如得自樟科植物 *Aniba burchellii* 的伯彻林（burchellin）。

海风藤酮 $R_1 = R_2 = CH_3$
山蒟素 $R_1 + R_2 = CH_2$

伯彻林

7. 双环辛烷型（bicyclooctanes） 两个苯丙素单元通过两个碳-碳键形成一个双环［3,2,1］辛烷（bicyclo［3,2,1］octane）结构骨架。如从植物 *Ocotea bullata* 分得的异奥克布烯酮（*iso*-ocobullenone），其立体异构体奥克布烯酮 C-8 位甲基是 β 构型。

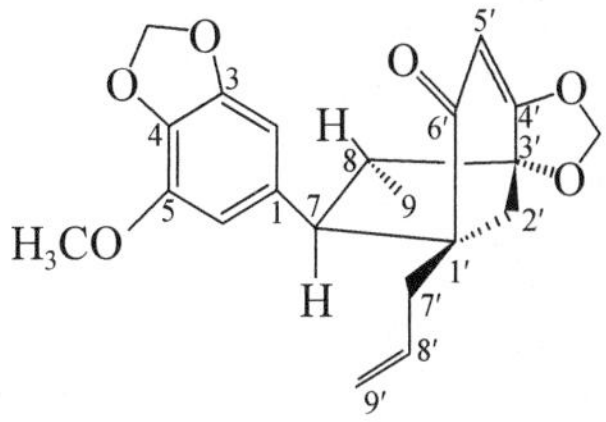

异奥克布烯酮

8. 苯骈二氧六环类（benzodioxanes） 一个苯丙素单元苯环上 3,4-二羟基分别与另一个苯丙素单元的侧链通过氧桥连接，形成二氧六环结构。该类结构的代表是从樟科植物 *Eusideroxylon zovagevi* 中获得的 eusiderin A。

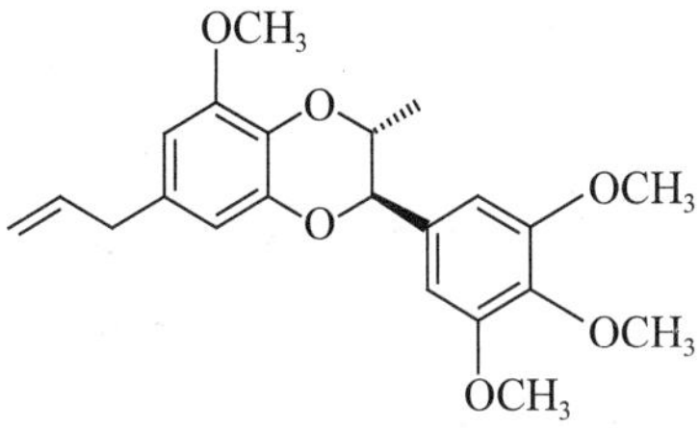

(+) –eusiderin A

9. 联苯型（biphenyl derivatives） 是指两分子苯丙素的芳基碳直接连接而成的新木脂素分子，多数为 3-3′-位连接。厚朴酚（magnolol）是从厚朴（*Magnolia officinalis*）树皮中分得，其异构体和厚朴酚（honokiol）来自日本厚朴（*M. obovata*）树皮。从植物中分离得到的联苯型新木脂素，其苯环和烃基上常有羟基、甲氧基取代，构成了一系列衍生物。

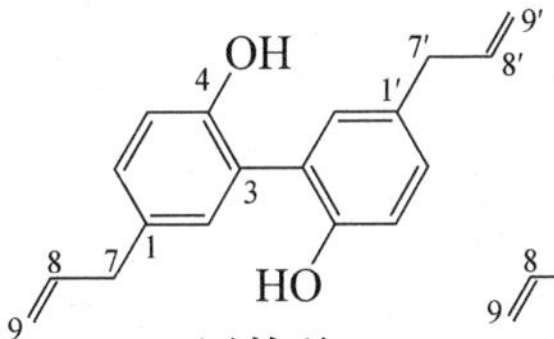

厚朴酚 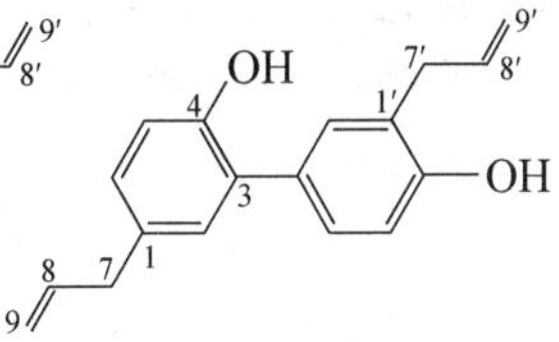　　和厚朴酚

10. 其他类型木脂素 木脂素或新木脂素的一个苯丙素单元的三碳链失去一个或两个烃基碳而形成的一类木脂素结构骨架称为去甲木脂素（norlignan）。从胡椒属植物 *Piper decurrens* 中分到的苯骈呋喃型降新木脂素 decurrenal，从植物蒙蒿子（*Anaxagorea clavata*）中得到的蒙蒿素均属于这种类型木脂素。

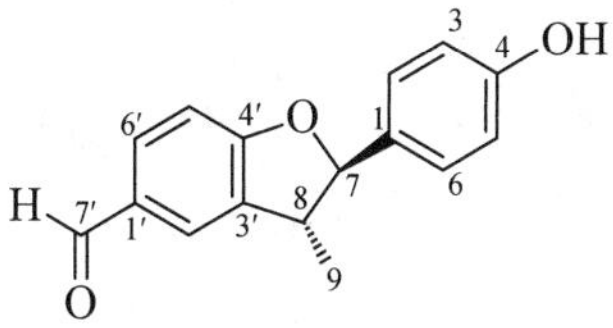

decurrenal 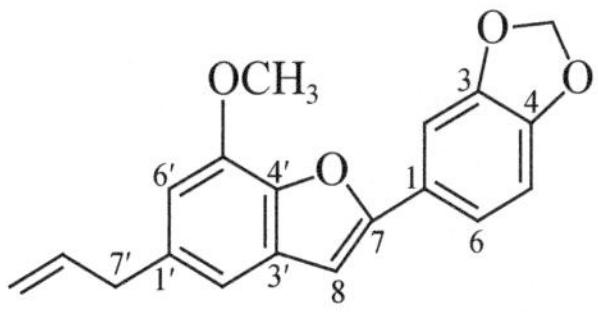　　蒙蒿素

多聚体木脂素（oligomeric lignans）由 3 个或 3 个以上苯丙素单元通过碳-碳键相互连接构成。

如从植物 *Bonamia spectabilis* 中分得的 bonaspectin E 属于倍半木脂素；从毛竹中分得的 phyllostadimer A 属于二木脂素，它具有显著的抑制脂质过氧化物酶的活性。

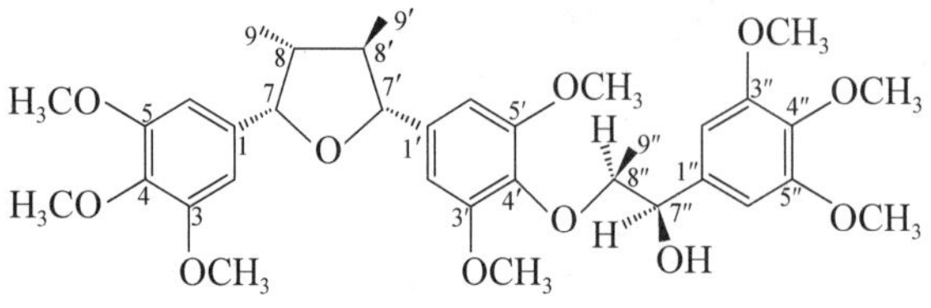

bonaspectins E 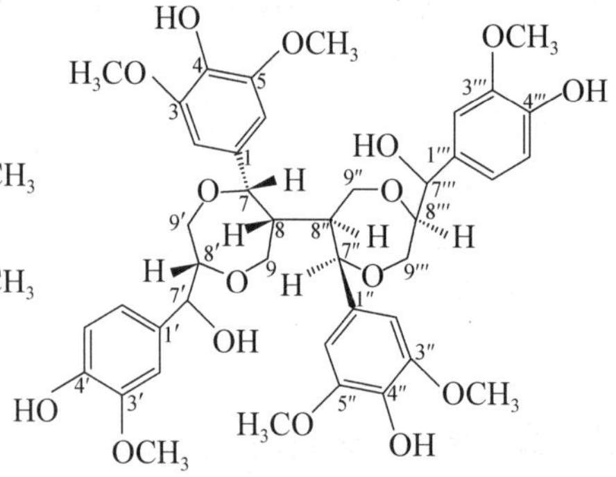　　phyllostadimers A

杂木脂素（hybrid lignan）是由一个苯丙素单元与黄酮、香豆素、萜类或生物碱等通过一定的方式骈合而成的一类复合型木脂素。自然界中发现的第一个杂木脂素是水飞蓟宾（silybin）。

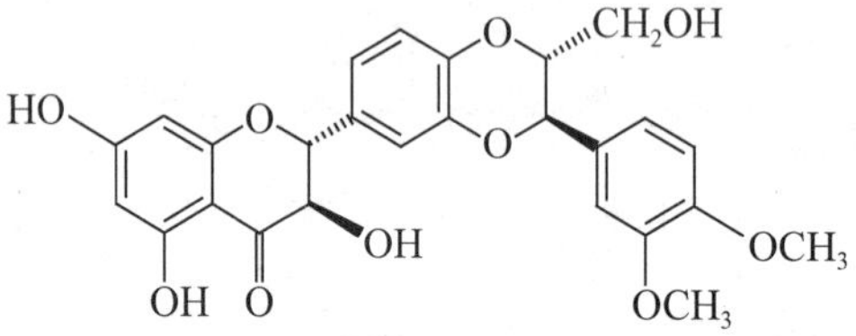

水飞蓟宾

二、木脂素类化合物的理化性质

木脂素多数为无色或白色结晶（新木脂素除外），多数无挥发性，少数能升华，如去甲二氢愈创木脂酸。游离木脂素为亲脂性化合物，能溶于苯、三氯甲烷、乙醚、乙酸乙酯、丙酮、甲醇和乙醇等有机试剂，难溶于水；与糖结合成苷后极性增大，有一定的水溶性。

由于分子中具有手性碳或者空间位阻造成了取代的苯环不能自由旋转而形成轴手性光活性异构体，木脂素类化合物大都具有光学活性。木脂素的生理活性常与手性碳的构型有关，因此在提取过程中应注意操作条件，以避免提取的成分发生结构改变。木脂素在提取分离过程中遇到酸碱条件容易产生分子结构的立体异构化，表现为分子光学活性的改变。例如：芝麻脂素为双四氢呋喃类木脂素，它的一个立体异构体 *d*-芝麻脂素（*d*-sesamin）从麻油中获得，为右旋体，在盐酸乙醇溶液中加热，部分转化为 *d*-表芝麻脂素（*d*-episesamin），即细辛脂素（asarinin）；*l*-表芝麻脂素从细辛根中得到，是左旋体，在盐酸乙醇溶液中加热，部分转化为 *l*-芝麻脂素。这是由于呋喃环上的氧原子与苯甲基相连，容易开环，重复闭环时发生构型变化。

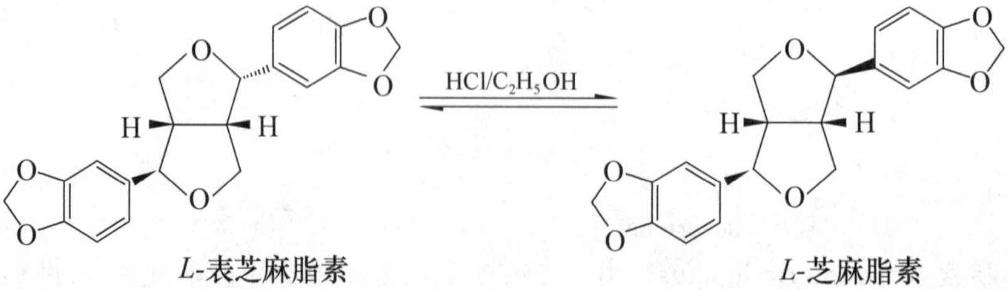

HCl/C_2H_5OH

L-表芝麻脂素　　*L*-芝麻脂素

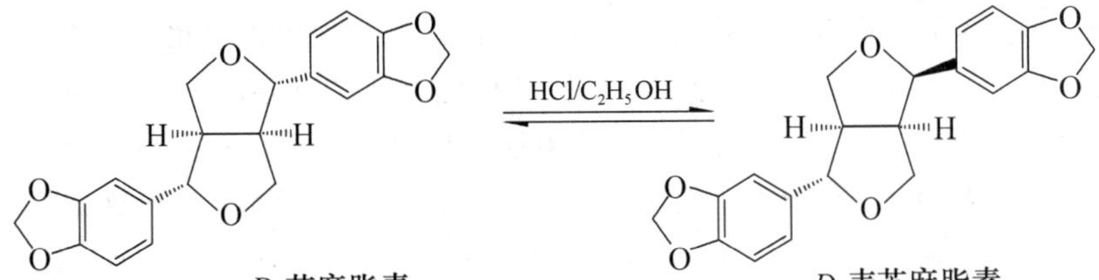

$\underset{\text{HCl/C}_2\text{H}_5\text{OH}}{\rightleftharpoons}$

D-芝麻脂素　　*D*-表芝麻脂素

鬼臼毒素类属于芳基四氢萘内酯类木脂素，具有四氢萘和反式内酯环结构，C-7、C-8位顺式和C-7′、C-8′位反式构型是具有抗癌活性的必要结构要求，但此类成分遇碱易异构化，反式内酯变化为顺式内酯。如天然鬼臼毒素（podophyllotoxin）为8β，8′α构型，内酯羰基碳邻位上有β-H，遇碱易异构化为苦鬼臼毒素（picropodophyllotoxin）。C-7位的羟基遇酸也易异构化，生成系列衍生物。

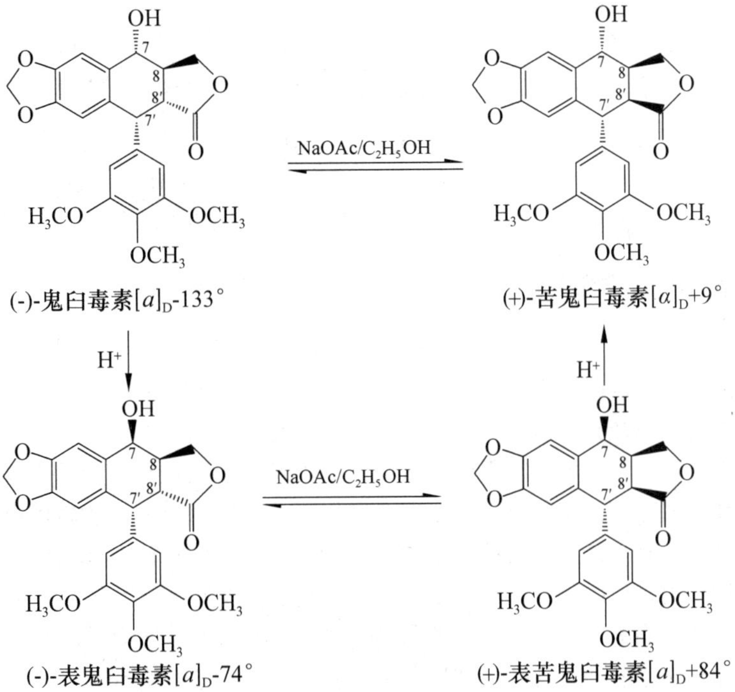

(-)-鬼臼毒素$[\alpha]_D$-133°　$\underset{\text{NaOAc/C}_2\text{H}_5\text{OH}}{\rightleftharpoons}$　(+)-苦鬼臼毒素$[\alpha]_D$+9°

H^+

(-)-表鬼臼毒素$[\alpha]_D$-74°　$\underset{\text{NaOAc/C}_2\text{H}_5\text{OH}}{\rightleftharpoons}$　(+)-表苦鬼臼毒素$[\alpha]_D$+84°

此外，某些类型的木脂素在光照下能发生环合反应从而发生碳架结构的变化。如在光照条件下，台湾脂素A（taiwanin A）可以在丙酮溶液中生成台湾脂素C和E（taiwanin C，E），这3个化合物在植物体内也是共存的。

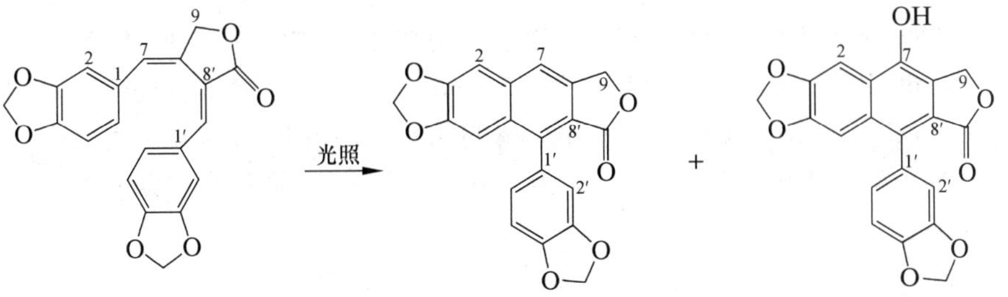

台湾脂素A　$\xrightarrow{\text{光照}}$　台湾脂素C　+　台湾脂素E

不同结构类型的木脂素根据其结构特征表现出不同的化学性质，因此，研究木脂素的化学性质和药理活性应根据它们的结构类型分别考虑。进行化合物的分离时一些非特征性化学试剂如20%～30%的硫酸乙醇溶液和5%的磷钼酸乙醇溶液可用于薄层色谱的显色。同时，木脂素分子结构中常含醇羟基、酚羟基、甲氧基、亚甲二氧基及内酯环等官能团，具有这些官能团的化学性质。如三氯化铁或重氮化试剂可用于酚羟基的检查，Labat 试剂（没食子酸浓硫酸试剂）或 Ecgrine 试剂（变色酸浓硫酸试剂）可用于亚甲二氧基的检查。

木脂素结构中的烃基能够被多种氧化剂作用形成酸，氧化反应可用于确定某些类型木脂素的骨架结构。如联苯环辛烯类木脂素五味子醇甲（schizandrol A），在高锰酸钾和稀醇作用下被氧化为4,4′,5,5′,6,6′-六甲氧基联苯-2,2′-二酸。

$KMnO_4$/2%KOH 加热 48h

五味子醇甲　　4,4′,5,5′,6,6′-六甲氧基联苯-2,2′-二酸

三、木脂素类化合物的提取分离

木脂素多数呈游离型，少数与糖成苷。游离型木脂素是亲脂性成分，因此大多数木脂素易溶于三氯甲烷、乙醚和乙酸乙酯、甲醇、乙醇等有机溶剂。由于低极性有机试剂难于透入植物细胞，提取效率较低，加之又不能提出可能存在的木脂素苷，通常采用的方法是先用甲醇、乙醇或丙酮等亲水性有机溶剂提取，得到浸膏后再用三氯甲烷、乙醚等溶剂进行萃取，三氯甲烷、乙醚萃取部分就是粗的游离总木脂素。超临界二氧化碳萃取技术、微波萃取法、超高压提取法也被应用于木脂素的提取。某些具有酚羟基或内酯环结构的木脂素可用碱水溶解，碱水液加酸酸化后，木脂素游离出来并沉淀析出，但应注意避免产生异构化而使木脂素类化合物失去生物活性。

吸附色谱是分离木脂素的主要手段，常用吸附剂为硅胶和中性氧化铝，以石油醚-乙醚、石油醚-乙酸乙酯、石油醚-丙酮、环己烷-丙酮、苯-乙酸乙酯、三氯甲烷-甲醇等溶剂系统进行洗脱。聚酰胺、大孔树脂、葡聚糖凝胶 LH-20 也被应用于木脂素的分离。

分配色谱也可用于木脂素的分离。纸色谱较为方便，将滤纸以甲酰胺为固定相，苯为流动相，展开后用盐酸重氮盐或 $SbCl_3$、$SbCl_5$ 试剂使木脂素显色。

木脂素类化合物极性较小，往往与植物叶绿素和脂质成分混合难以分离纯化，而一些新型高分子分离材料如 MCI 的合理使用，可以有效地解决这一分离难题。对于一系列结构类似难以分离的木脂素类化合物，也可以采用反相填料 RP-18 等进行分离。近年来，高速逆流色谱、RP-HPLC 与离心分配色谱（centrifugal partition chromatography，CPC）也可应用于木脂素的分离。

运用多种柱色谱方法从香榧（*Torreya grandis* cv. Merrilli）假种皮中分离得到 3 个化合物，方法如图 3-5 所示。

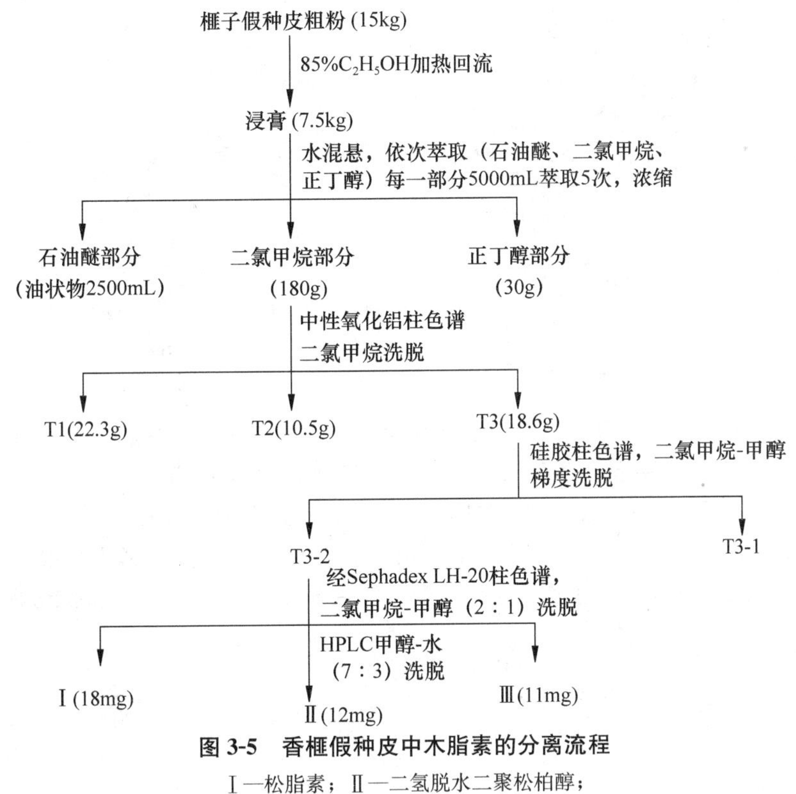

图 3-5　香榧假种皮中木脂素的分离流程

Ⅰ—松脂素；Ⅱ—二氢脱水二聚松柏醇；

Ⅲ—（7,6-顺式-8,8′-反式）-2′,4′-二羟基-3,5-二甲氧基-落叶松脂素

Ⅰ松脂素　　　　Ⅱ二氢脱水二聚松柏醇

Ⅲ(7,8-*cis*-8,8'-*trans*)-2',**4'**-二羟基-3,5-二甲氧基-落叶松脂素

四、代表性木脂素类化合物的结构修饰

鬼臼毒素（podophyllotoxin）是一类具有显著抗肿瘤活性的天然产物，其化学结构皆具有 2,3-丁内酯-4-芳基四氢萘的母核。

由于它有严重的毒副作用，人们对其进行了大量的修饰改造工作。20 世纪 60 年代中期依托泊苷 VP-16（etoposide）和替尼泊苷 VM-26（teniposide）问世，临床试验证明具有广谱抗癌活性，对小细胞肺癌、睾丸癌、白细胞癌、淋巴肉瘤、神经胶质瘤、霍杰金氏症等多种癌症有特殊疗效。

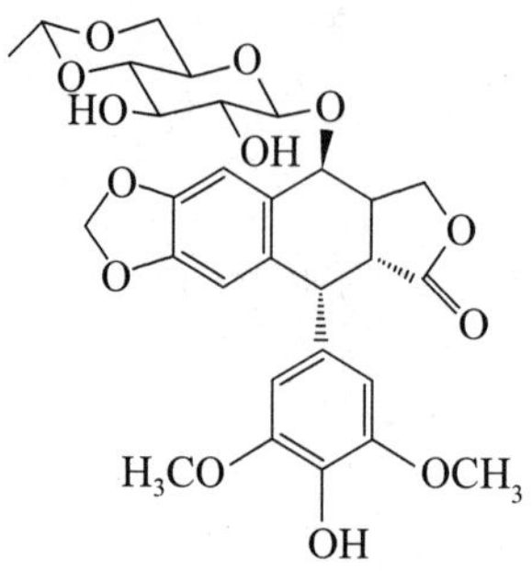

依托泊苷VP-16 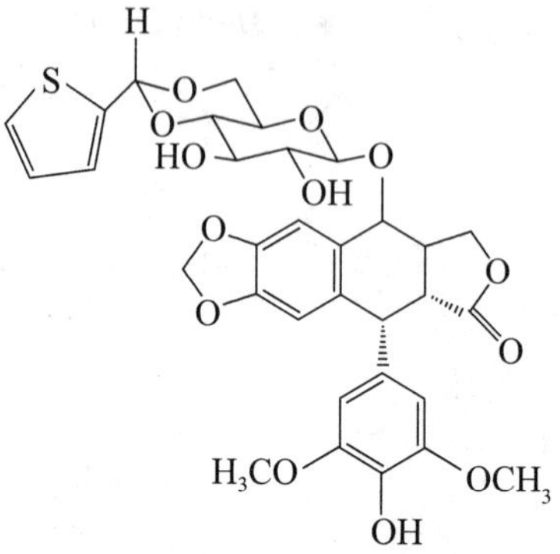　　替尼泊苷

VP-16（etoposide）是细胞周期特异性抗肿瘤药物，作用于晚S期或 G_2 期，其作用位点是拓扑异构酶Ⅱ，形成一种药物-酶-DNA三者之间稳定的可裂性复合物，干扰DNA拓扑异构酶Ⅱ（DNA topoisomerase Ⅱ），致使受损的DNA不能修复。主要对小细胞肺癌有疗效，有效率达40%～85%，完全缓解率为14%～34%；对急性白血病、恶性淋巴瘤、睾丸肿瘤、膀胱癌、前列腺癌、胃癌、绒毛膜上皮癌、卵巢癌、恶性葡萄胎等也有效。其合成路线如图3-6所示。

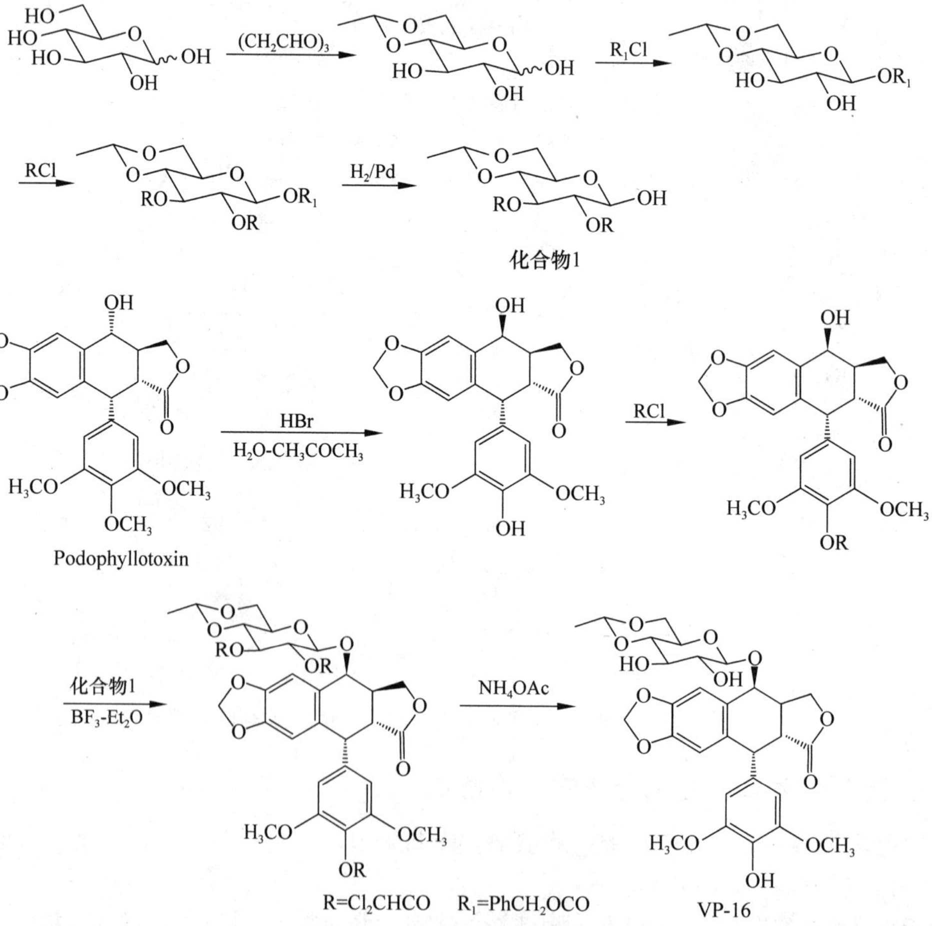

$(CH_2CHO)_3$　R_1Cl　RCl　H_2/Pd

化合物1

Podophyllotoxin　HBr $H_2O\text{-}CH_3COCH_3$　RCl

化合物1 $BF_3\text{-}Et_2O$　NH_4OAc

$R=Cl_2CHCO$　$R_1=PhCH_2OCO$

VP-16

图3-6　依托泊苷的合成路线

五、木脂素的生物活性

1. 抗艾滋病病毒 艾滋病（AIDS）是由人类免疫缺损病毒（HIV）引起的一种传染性疾病，化学药物疗法是目前临床治疗艾滋病的有效方法之一，目前应用较广的药物有核苷类 HIV 逆转录酶抑制剂和非核苷类 HIV 逆转录酶抑制剂，但化学药物疗法的弊端在于不能根治艾滋病，尤其是它们的毒副作用及长期用药产生的耐药性在相当的程度上限制了它们的使用效果。

20 世纪 90 年代，人们发现源自于天然植物体内的木脂素具有抗 HIV 的特性。此后，寻找和制备具有更高抗艾滋活性、毒副作用更小的木脂素类化合物及其衍生物已成为各国学者研究的热点。如内南五味子 12 种木脂素中就有 7 种具有抗 HIV 病毒性能，其中戈米辛 G（gomisin G）和五味子酯 D（schisantherin D）的活性最强。

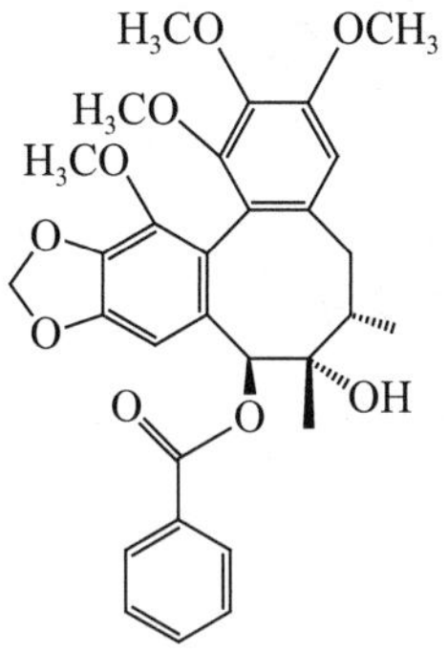

戈米辛G 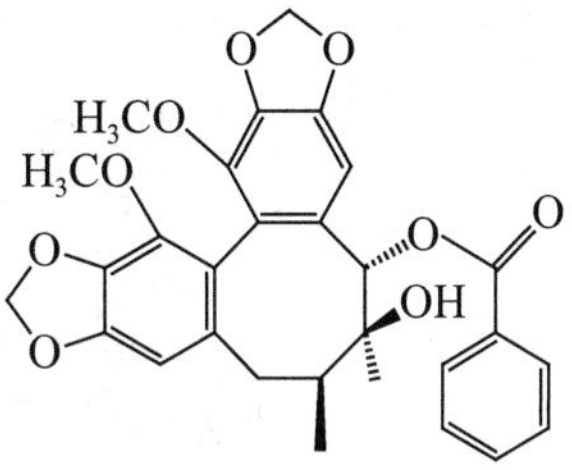　　　　五味子酯D

马索罗酚（masoprocol）是结构最简单的芳基丁烷类木脂素中具有抗 HIV 活性的典型代表。

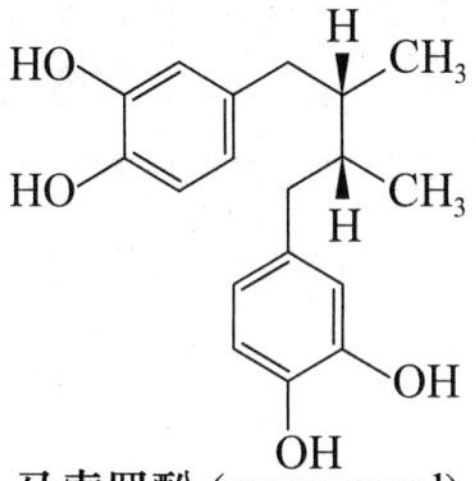

马索罗酚 (masoprocol)

马索罗酚（masoprocol）作用机制独特：① 可以阻止 HIV 前病毒的转录，即在病毒生命周期开始前（未发生 HIV 病毒 DNA 合成及蛋白质溶解时）就起作用；② 可作用于 HIV 病毒基因长末端重复-87 与-40 位之间特定的核苷序列，破坏 Tat 调节的复制，从而达到阻止 HIV 病毒繁殖、彻底消除病毒变异的可能。目前市场上的治疗艾滋病药物大多能杀灭患者体内的 HIV 病毒，却无法抑制残余病毒的不断变异，因此，它代表着与传统抗 HIV 药物机制完全不同的一类新药，具有很强的生命力。

2. 抗肝炎 二氧六环木脂素有众多的生理活性。如水飞蓟素（silymarin）来源于植物 *Silybum marianum* L.，应用历史最悠久，查谟人、克什米尔人和欧洲人常用其预防和治疗肝炎。

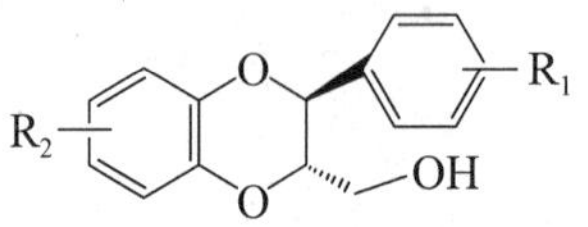

二氧六环木脂素

20 世纪 70 年代初，我国临床报道五味子能增强肝脏解毒、明显降低肝炎患者的血清谷丙转氨酶（SGPT），总有效率为 84%～97.9%。研究报道，从五味子果实中分离出来的五味子乙素对原代培养的大鼠肝细胞脂质过氧化具有较好的抗氧化作用，使脂质过氧化产物丙二醛（MDA）的生成和乳酸脱氢酶（LDH）及丙氨酸转氨酶（ALT）释放减少，细胞膜保持完整，明显提高肝细胞的存活率。

联苯双酯（bifendate）是合成中药五味子的有效成分之一五味子丙素的中间体，经筛选而得到，能够显著降低血清谷丙转氨酶的活性，促进部分切除肝脏的小鼠肝脏的再生，加速肝脏对戊巴比妥的代谢，具有保肝解毒作用，目前已用于临床治疗肝炎。

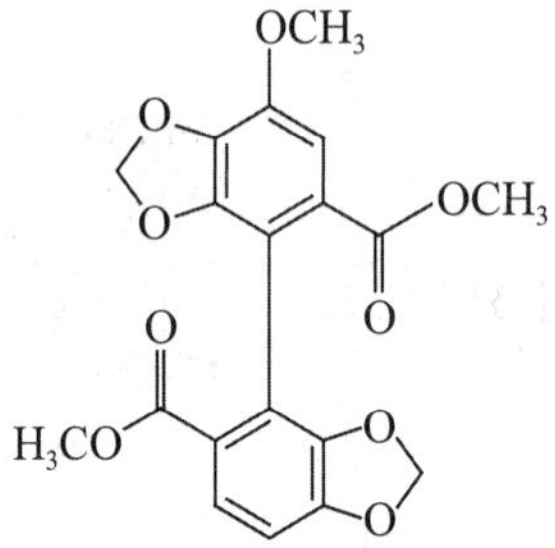

联苯双酯

3. 抗氧化活性 生命活动中的氧化代谢会产生各种自由基，而自由基会损伤细胞，并与人体的多种疾病（如炎症、衰老、肿瘤等）有关。芝麻中的木脂素类化合物（主要是芝麻脂素）能够阻断游离链反应、消除自由基，抑制脂质氧化。机制可能如下：芝麻脂素的结构中有两个亚甲二氧基苯基环，一定条件下会裂变成一个甲氧基和酚羟基。由于甲氧基与羟基形成分子内氢键，使得酚羟基氢的电子云密度减小，从而易接受自由基的单电子形成大的共轭体系（电子越分散越稳定）。于是，芝麻脂素表现出一定的抗氧化性（图 3-7）。

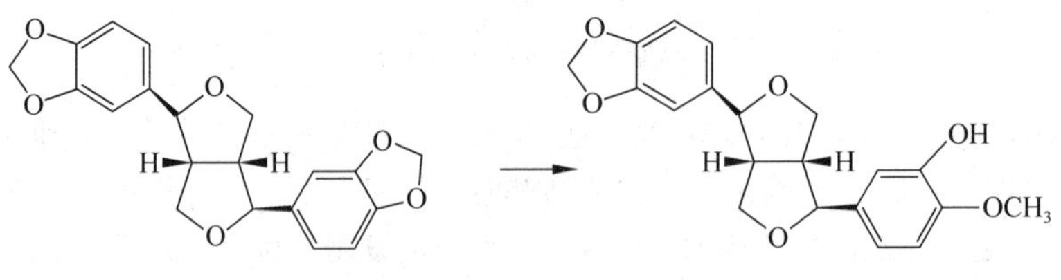

图 3-7　芝麻脂素的抗氧化机制

4. 血小板活化因子（PAF）拮抗活性 血小板活化因子是一种内源性磷脂类介质，PAF 的作用除了激活血小板，而且有广泛的病理生理效应，与过敏性休克、炎症、低血压、过敏反应、呼吸系统及心血管系统疾病有关。有研究表明，海风藤提取物尤其是海风藤酮能明显减少脑缺血后梗死面积，增加脑缺血后脑局部血流量，减轻缺血后神经功能缺损，与传统 PAF 受体拮抗剂银杏苦内酯（ginkgolide）相比无显著差异，具有明显的缺血后脑保护作用。实验研究发现从异型南五味子中得到的巴豆酰基戈米辛 B（tigloylgomisin B），当归酰基戈米辛 P（angeloylgomisin P）和

R-(+)-gomisin M 均具有竞争性拮抗血小板活化因子的作用。

5. 抗癌活性 鬼臼类木脂素（podophyllum lignans），分子结构中都含有2,3-丁内酯-4-芳基四氢萘的母核，对小细胞肺癌、白细胞癌、睾丸瘤、淋巴肉瘤、神经胶质瘤、霍杰金氏症等多种癌症有特殊疗效。经改造半合成的VP-16（etoposide）和VM-26（teniposide）均具有广谱抗癌性，并于20世纪七八十年代在欧美等国大量上市。

鬼臼类木脂素能抑制癌细胞增殖，抗癌活性主要在于其显著的细胞毒性：①能与微管蛋白结合，抑制微管聚合，使纺锤体无法形成（强烈的纺锤体毒性），从而使细胞有丝分裂终止或异常；②能抑制细胞对腺嘌呤、鸟嘌呤、尿嘧啶、胸腺嘧啶等核苷的摄取，从而抑制DNA、RNA及蛋白质的合成；③能导致活泼自由基的形成（具有邻醌化合物的特殊结构），从而干扰细胞的氧化还原系统。

从糙叶败酱中分离提取出总木脂素，采用MTT比色法测定糙叶败酱总木脂素对K562细胞生长的影响，结果显示，糙叶败酱总木脂素对K562细胞增殖有显著抑制作用，作用的机制与其诱导K562细胞凋亡有关。

6. 降压作用 杜仲中木脂素类化合物（EUL）如松脂醇二糖苷、丁香脂素二糖苷等有降血压作用。降压机制在于EUL有扩张血管的作用，且与浓度成正比，浓度越高，舒张率越大。EUL对人体血压的影响，与对照组比较差异显著（$p<0.01$）。

7. 其他作用 爵床属植物中的爵床脂素A、B和山荷叶素（diphyllin）均有毒鱼作用，其毒性强度与鱼藤酮（rotenone）相当，对昆虫和高等动物则毒性较小。砂地柏中发现的脱氧鬼臼毒素（deoxypodophyllotoxin）和鬼臼毒素对菜青虫有较强的胃毒和拒食作用。

木脂素类化合物也对草食畜禽胃肠道微生物对其饲草的消化利用起重要的作用，可能通过改善微生物消化，提升动物营养水平和畜禽产品质量。某些木脂素还具有cAMP磷酸二酯酶抑制活性、免疫增强、促进蛋白质和糖原的合成等多种作用。

六、木脂素研究实例

柔茎蓼是一种芳香蓼科植物，生长在温带，原产于马来西亚、泰国、越南和印度尼西亚等东南亚国家，被广泛用作食品工业中的调味品和芳香剂。在日本、中国和欧洲国家，柔茎蓼一直被用作辛辣调料。下面以柔茎蓼（*Polygonum minus*）中木脂素 polygonumins A 及其生物活性研究为例说明其具体研究过程和内容。

（一）提取分离

5kg柔茎蓼的茎皮粉末（230-250目），在常温下用甲醇提取3次，每次24小时。提取物在低压下经真空旋转蒸发仪浓缩，得到深绿色树胶状提取物。取150克提取物，将吸附剂硅胶60 PF_{254}（0.063-0.200mm）装入玻璃色谱柱（直径10cm）作为固定相，氯仿：甲醇洗脱体系（1：0，9：1，8：2，0：1）作为流动相，采用真空液相色谱（VLC）共得到5个部分，即F1（2.1g），F2（4.4g），F3（8.4g），F4（10.3g），F5（88.3g）。根据薄层色谱（TLC）的检识情况，调整玻璃色谱柱的尺寸（直径5cm），固定相和流动相不变，对F4继续使用VLC方法，共得到3个组分：F41（0.8g），F42（3.1g），F43（3.3g）。将F42反复纯化，就获得了单体化合物 polygonumins A（107mg）。整个分离流程如图3-8所示。

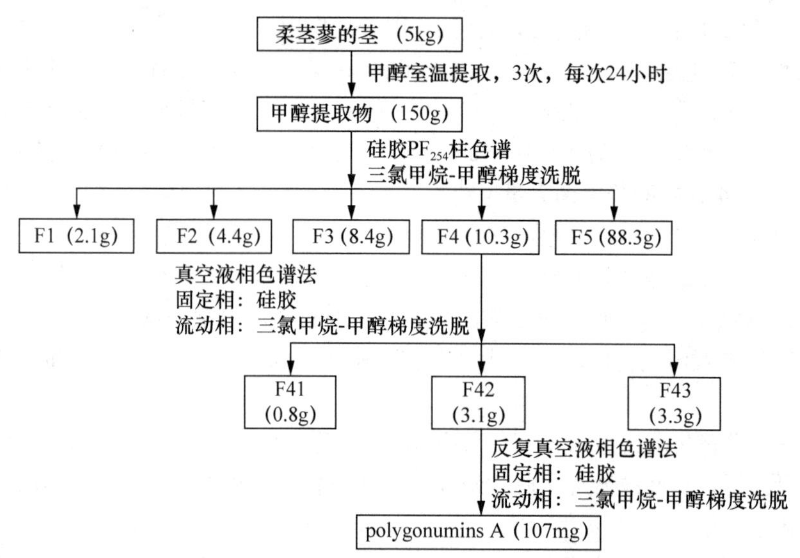

图 3-8　柔茎蓼中木脂素 polygonumins A 的分离流程

（二）结构鉴定

单体化合物 polygonumins A 为白色无定形粉末，熔点 150.2～152.0℃。利用核磁共振和电喷雾质谱，鉴定出化合物结构如图所示，为四个苯丙素单元构成的木脂素类化合物。

polygonumins A

（三）生物活性

本研究选择抗癌、抗氧化和抑制 HIV-1 蛋白酶模型，来评价 polygonumins A 的生物活性。用四唑类染料噻唑蓝，即 3-（4，5-二甲基噻唑-2-）-2，5-二苯基四唑溴化铵（MTT）显色，通过细胞存活率检测法评价了 polygonumins A 对多株癌细胞的细胞毒活性。利用 DPPH 自由基清除活性、总酚含量和总还原力方法，测定了 polygonumins A 的抗氧化活性。结果显示，该化合物对 K562（人白血病细胞）、MCF7（人乳腺癌细胞）和 HCT116（结直肠癌细胞）的抗增殖活性最强。通过对 V79-4（人体正常的肺成纤维细胞）的毒性研究，显示 50μg/mL polygonumins A 有毒，表明该化合物可以用作抗癌药物而不影响正常细胞。抗氧化活性结果显示，虽然 polygonumins A 对 DPPH 自由基有较弱的清除活性（IC_{50} 812μg/mL），其总酚含量相对较高（124.0625±0.88mg GAE/g）；结合总还原力测定结果与阳性药没食子酸接近（EC_{50} 89.3μg/mL）的事实，polygonumins A 可能发挥的是氢电子供体的作用。Polygonumins A 还具有 HIV-1 蛋白酶抑制作用，相对抑制率为 56%，具有良好的开发潜力（表 3-5）。

表 3-5　polygonumins A 的生物活性（抗肿瘤活性、抗氧化活性和抑制胆碱酯酶）测定结果

生物活性	肿瘤细胞类型	IC_{50}（μg/mL）[a]	阳性对照药	IC_{50}（μg/mL）[a]
抗肿瘤	HCT−116	3.24±0.73	Doxorubicine	2.97 ± 0.17
	C33A	36.84 ± 7.16 *		0.90 ± 0.10
	H1299	4.71 ± 0.68 *		10.12 ± 0.35
	MCF7	2.87 ± 0.28 *		0.52 ± 0.10
	A549	—		3.13 ± 0.11
	K562	2.25 ± 0.24		2.13 ± 0.54
	V79−4 cells	>50		—
抗氧化	实验类型			
	b	812.83 ± 41.11	Gallic acid	35.48 ± 1.03
	c	124.06 ± 0.88	Ascorbic acid	63.12 ± 1.11
	d	89.30 ± 2.30	Gallic acid	59.30 ± 0.58
抑制胆碱酯酶		1980 ± 25.02	Tacrine	2.54 ± 0.01

注：a 结果是三次测定的平均值和标准误差；b DPPH 清除活性测定；c 总酚含量测定（mg GAE/g）；d 还原力测定 EC_{50}（μg/mL）

参考文献

龚运淮. 1986. 天然有机化合物的^{13}C 核磁共振谱的研究［M］. 昆明：云南科技出版社，189.

季小慎. 1997. 7-氧代，3-苯基香豆素的 NMR 谱研究［J］. 波谱学杂志，14（2）：185.

刘长军. 1997. 抗癌活性物质鬼臼类木脂素的研究进展［J］. 天然产物研究与开发，9（3）：81-87.

王洪新. 1995. 前胡丙素对培养乳鼠心肌细胞自发性收缩及动作电位的影响［J］. 药学学报，30（11）：812.

王雪松，王伟，阮旭中. 2002. 海风藤新木脂素类成分对缺血再关注鼠脑损伤的保护作用［J］. 中国药理学通报，18（6）：622.

吴立军. 2007. 天然药物化学［M］. 5 版. 北京：人民卫生出版社.

肖崇厚. 1996. 中药化学［M］. 上海：上海科学技术出版社.

徐任生. 2004. 天然药物化学［M］. 2 版. 北京：科学出版社.

杨毅，张成路，王喆，等. 2003. 木脂素抗艾滋病病毒研究［J］. 化学进展，15（4）：327-331.

周大铮，易杨华，毛士龙，等. 2004. 香榧假种皮中的木脂素成分［J］. 药学学报，39（4）：269-271.

ADLERCREUTZ H，1998. Epidemiology of phytoestrogens［J］. Bailliere's Clinical Endocrinology and Metabolism，12（4）：605-623.

AHMAD R，SAHIDIN I，TAHER M，2018. Polygonumins A，a newly isolated compound from the stem of *Polygonum minus* Huds with potential medicinal activities［J］. Scientific Reports，8（1）：1-15.

DREWES S E，HORN M M，SEHIAPELO B M，et al，1995. *Iso*-ocobullenone and a neolignan ketone from *Ocotea bullata* bark［J］. Phytochemistry，38（6）：1505-1508.

ESTEVEZ REYES R，ESTWEZ BRAUN A，GONZALEZ A G，1993. New lignan butenolides from *Bupleurum salicifolium* [J]. Journal of Natural Products，56 (7)：1177-1181.

KRAFT C，SIEMSA K J，KOHLER I，et al，2002. Antiplasmodial activity of sesquilignans and sesquineolignans from *Bonamia spectabilis* [J]. Phytochemistry，60 (2)：167-173.

LEE K H，BEERSS S A，MOR I M，et al，1990. Antitumor agents 111. New 4-hydroxylated and 4-halogenated aniline derivatives of 4′-demethylepipodophyllotoxin as potent inhibitors of human DNA topoisomerase Ⅱ [J]. Journal of Medicinal Chemistry，33 (5)：1364-1368.

NISHIMURA S，TAKIM，TAKAISHI S，2000. Structures of 4-aryl-coumarin (neoflavone) dimers isolated from *Pistacia chinensis* Bunge and their estrogen-like activity [J]. Chemical and Pharmaceutical Bulletin，48 (4)：505.

SARKER S D，ARMSTRONG J A，GRAY A I，et al，1994. Sesquiterpene coumarins and geranyl benzaldehyde derivatives from the aerial parts of *Eriostemon myoporoides* [J]. Phytochemistry，37 (5)：1287.

SUGA A，TAKAISHI Y，GOTO S，et al，2003. Two lignan dimers from bamboo stems *Phyllostachys edulis* [J]. Phytochemistry，64 (6)：991-996.

WANG Z Q，KUO Y H，SCHNUR D，et al，1990. Antitumor agents 113. New 4*β*-arylamino derivatives of 4′-*O*-demethylepipodophyllotoxin and related compounds as potent inhibitors of human DNA topoisomerase Ⅱ [J]. Journal of Medicinal Chemistry，33 (9)：2660-2666.

学习重点

苯丙素类化合物是具有 C_6-C_3 结构的芳香化合物，包括简单苯丙素类、香豆素类、木脂素类等。香豆素类化合物的基本母核为苯骈 α-吡喃酮，结构中有一个内酯单元，因此该类化合物在碱性溶液中易水解开环。在紫外光照射下，香豆素呈特殊的蓝色或紫色荧光。由于香豆素具有内酯结构以及多含酚羟基，常通过异羟肟酸铁试验及 Gibb's 反应来间接判断香豆素的存在。游离香豆素多具挥发性，常用水蒸气蒸馏法或碱提酸沉法进行提取。香豆素的化学结构研究常用 UV、IR、MS 和 NMR 等光谱方法，同时结合理化性质检查加以确定。

思 考 题

1. 简述苯丙素类化合物的生物合成途径。

2. 简述木脂素的一般性质。

3. 举例说明木脂素类化合物的主要生物活性。

4. 中药牛蒡子具有疏散风热、宣肺透疹、解毒利咽的功效，用于风热感冒、咳嗽痰多、咽喉肿痛的治疗，也可治疗麻疹、风疹等。牛蒡子主要成分为牛蒡子苷，水解生成牛蒡子苷元。请设计利用沉淀法及柱色谱法提取分离牛蒡子苷和牛蒡子苷元的工艺路线（简要说明试验步骤）。

H_3CO　RO　O　O　OCH_3　OCH_3

牛蒡子苷元 R=H
牛蒡子　　 R=Glc

5. 在罗布麻叶的化学成分研究中，分离得到一棒状晶体，mp 203～205℃，175℃以上具有升华性；UV 灯下显蓝色荧光；测得波谱数据如下：

1H-NMR（$CDCl_3$）：δ 3.96（3H，s）；6.11（1H，s，D_2O 交换消失）；6.26（1H，d，J=10Hz）；6.38（1H，s）；6.90（1H，s）；7.60（1H，d，J=10Hz）。

MS：m/z 192（M^+），177，164，149，121，79，69。

根据以上数据推断该化合物的结构式。

（冯　锋　马建苹　张　杰）

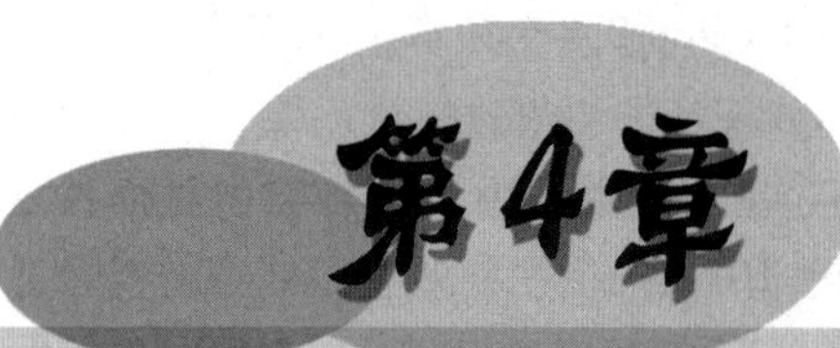

醌类化合物

学习要求

1. 掌握醌类化合物结构类型、影响酸性强弱的规律和鉴别方法以及蒽醌类化合物的氢谱和红外光谱的谱学特征。
2. 熟悉蒽醌类化合物的分离方法、缓冲纸色谱设计 pH 梯度萃取的原理和方法。
3. 了解蒽醌类化合物的紫外光谱、碳谱和质谱的特征。

醌类化合物（quinones）是一类广泛存在于自然界的天然有机化合物。在系统认识此类化合物之前，人们就已经在使用含有这类成分的植物，例如大黄、芦荟等用于通便；胭脂红、指甲花、茜草等用于染色。随着有机化学的快速发展，人们发现此类有色成分的分子内多含有相同的六元环状共轭不饱和二酮的化学结构，后来命名为醌类化合物。作为一类重要的天然产物，特殊的醌型结构形成了其特有的性质和用途，除可用于染料工业之外，在药学和医学领域也有广泛的应用。本章介绍天然醌类化合物的分类、结构特点、理化性质、生物活性等。

第1节 醌类化合物的结构类型

化学结构的多样性是醌类化合物的一个主要特点。常见的醌类基本骨架主要分为苯醌（benzoquinones）、萘醌（naphthoquinones）、菲醌（phenanthraquinones）和蒽醌（anthraquinones）4 种类型。

一、苯醌类

苯醌类化合物从基本结构上分为邻苯醌和对苯醌两大类，具有邻苯醌结构的化合物不稳定，故天然存在的苯醌化合物大多数为对苯醌的衍生物。

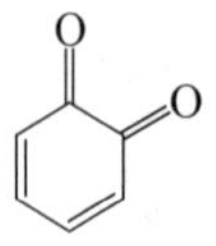

邻苯醌 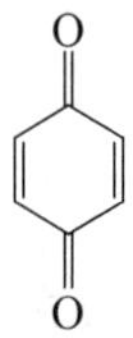　　对苯醌

苯醌的取代基种类较多，通常将其取代基分为小基团和大基团。常见的小基团有羟基、甲氧基、羧基等以及含碳数在 3 以下的较小的烃基侧链（如甲基、乙基）；大基团是指碳原子数大于 3 的饱和或不饱和链烃、苯环及其他较为复杂的含碳取代基。

苯醌类化合物在27个科的高等植物及低等植物棕色海藻中有发现。天然苯醌类化合物多为黄色或橙色的结晶体，如代表性小分子苯醌化合物2,6-二甲氧基对苯醌为黄色结晶，存在于中药凤眼草（*Ailanthus altissima* Swingle）的果实中，并在苋科、五加科、菊科、杜鹃花科等多种植物中有报道，具有较强的抗菌作用。从白花酸藤果（*Embelia ribes* Burm.）的果实及矩叶酸藤果（*Embelia oblongifolia*）果实中分离得到的有效成分信筒子醌（embelin）为橙红色的板状结晶，具有驱绦虫的活性，是带有高级烃基侧链的对苯醌衍生物。从铁仔（*Myrsine africana*）的茎、叶及果实中均获得信筒子醌的羟基同分异构体myrsinone，这种两个羟基都在高级烃基异侧的苯醌化合物比较罕见。从中药朱砂根（*Ardisia crenata*）中分离得到的化合物密花醌（rapanone），具有抗毛滴虫、抗痢疾阿米巴原虫及抗阴道毛滴虫活性。

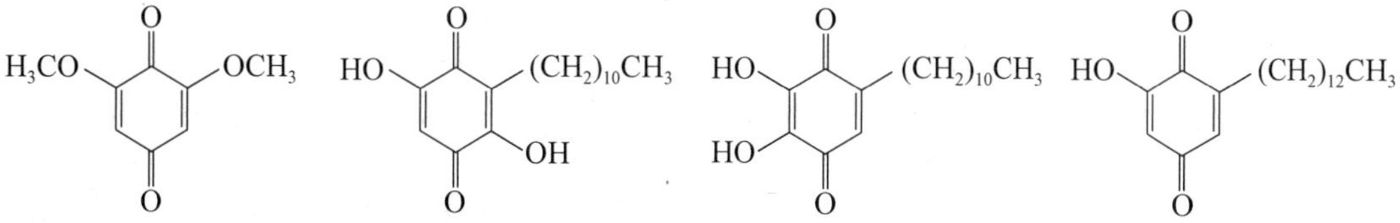

2,6-二甲氧基对苯醌　　信筒子醌　　myrsinone　　密花醌

广泛存在于生物界的泛醌类（ubiquinones）是含聚异戊烯单位的侧链取代苯醌类化合物，能参与生物体内的氧化还原过程，是生物氧化反应的一类辅酶，故也称为辅酶Q类（coenzymes Q），其中辅酶Q_{10}（$n=10$）已用于治疗心脏病、高血压及癌症。

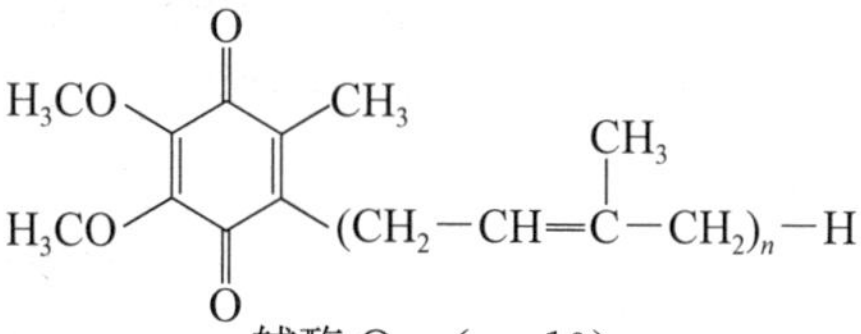

辅酶Q_{10}（$n=10$）

从中药降香（*Dalbergia odorifera*）的树干或根部心材中分离得到的有效成分含多种异黄酮型类黄酮苯醌化合物：如环裂豆醌（claussequinone）属于异黄烷酮型苯醌；鲍迪木醌（bowdichione）属于异黄酮苯醌，鲍迪木醌被证实具有显著的抗炎活性。

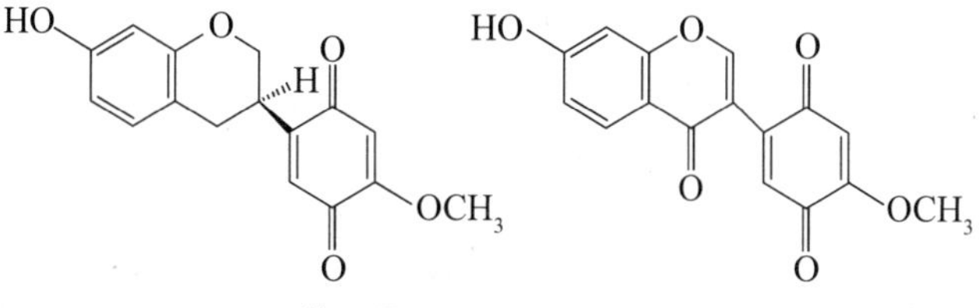

环裂豆醌　　鲍迪木醌

从澳大利亚一种海绵 *Spongia hispida* 中分离鉴定了一系列对苯醌和倍半萜聚合而成的化合物，如isospongiaquinone和ilimaquinone等。

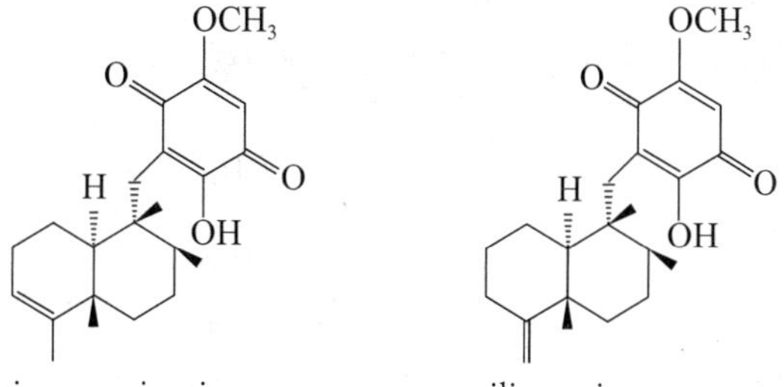

isospongiaquinone　　ilimaquinone

arnebinone 和 arnebifuranone 两个化合物是从中药软紫草（*Arnebia euchroma*）根中分离得到的，是对前列腺素 PGE_2 生物合成具有抑制作用的微量活性物质，也属于对苯醌类化合物。

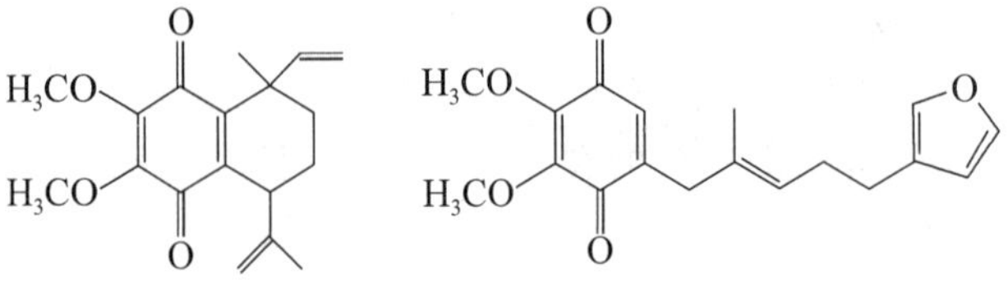

arnebinone　　arnebifuranone

二、萘醌类

从结构上划分，萘醌类化合物可以分为 α 型（1,4-）、β 型（1,2-）及 amphi 型（2,6-）3 种类型，但是至今从自然界发现的 200 多种天然萘醌类化合物，绝大多数为 α 型（1,4-）萘醌类。

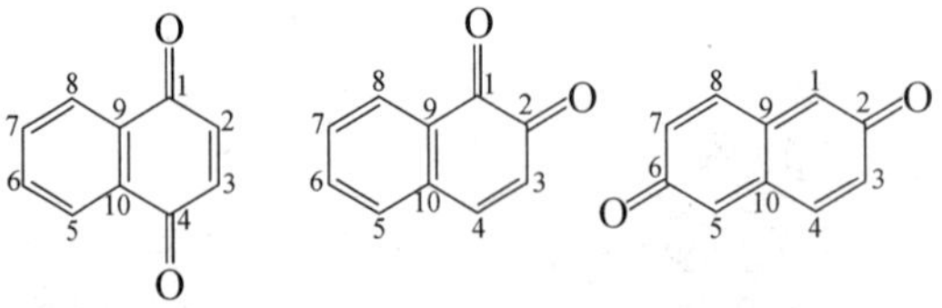

1,4-萘醌　　1,2-萘醌　　2,6-萘醌

萘醌的来源非常广泛，在植物、动物、微生物及海洋生物中均有分布，含量较高的有紫草科、柿科、蓝雪科等植物。许多萘醌类化合物具有显著的生物活性，如从胡桃科植物胡桃 *Juglans regia* 的叶和果实表面的蜡质层中分离得到的胡桃醌（juglone）为 5-羟基取代萘醌，具有抗菌、抗癌及中枢神经镇静作用，从 *Penicillium diversum* var. *aureum* 发酵液中也分离到该化合物。从胡桃及 *Juglans nigra* 未成熟果实的皮中还分离得到 2-甲基-1,4-萘醌，从千屈菜科植物指甲花的茎皮中分离到一个单羟基 2-取代的萘醌——指甲花醌，另外，从榆科植物月桂树的树皮中分离到一个氨基取代的一取代萘醌——2-氨基-1,4-萘醌。

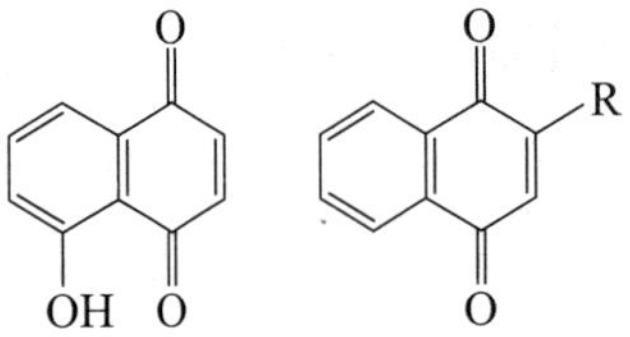

胡桃醌

2-甲基-1,4 萘醌	$R=CH_3$
指甲花醌	$R=OH$
2-氨基-1,4 萘醌	$R=NH_2$

2,5-二取代-1,4-萘醌——蓝雪醌（plumbagin）是白花丹的主要活性成分，具有抗菌消炎、止咳祛痰等作用，能够抑制 P388 淋巴细胞白血病、宫颈癌、肝癌等多种肿瘤细胞增殖，是一种很有潜力的抗肿瘤药物，近期的研究表明它能够抑制 APL 细胞系 NB4 的增殖、诱导细胞凋亡及阻滞细胞周期进程。梅笠草素（chimaphilin）从鹿蹄草（*Pyrola rotundifolia*）中分离而得，具有抗菌、抗氧化等活性。7-甲基胡桃醌来源于柿科植物 *Diospyros usambarensis* 的根、树皮，具有抗菌活性。

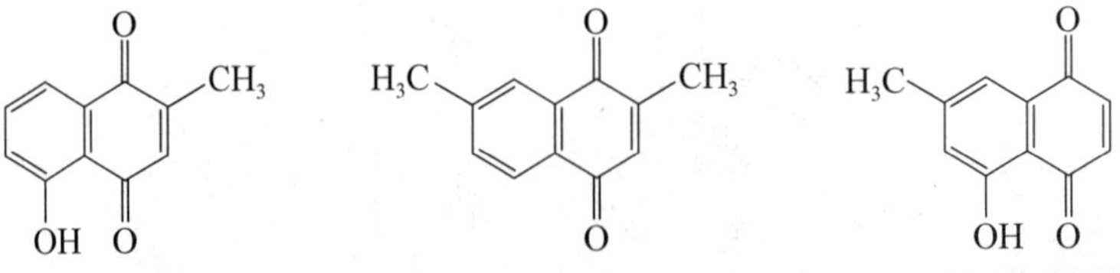

蓝雪醌　　梅笠草素　　7-甲基胡桃醌

马兜铃对醌（aristolindiquinone）来源于马兜铃科植物 *Aristolochia indica* 的根，具有抗生育（避孕）作用；红根草邻醌（saprorthoquinone）有抗菌活性，且对 P388 白血病细胞有细胞毒性。

马兜铃对醌　　　　红根草邻醌

从中药紫草及软紫草中分得的一系列紫草素（shikonin）及异紫草素（alkanin）类衍生物具有止血、抗炎、抗菌等作用，为中药紫草中的主要有效成分。维生素 K 类化合物，如维生素 K_1 及 K_2 属于含异戊烯基取代的萘醌类化合物，具有促进血液正常凝固及骨骼生长的作用，可用于新生儿出血、肝硬化及闭塞性黄疸出血等症。从鼠李科植物翼核果（*Ventilago leiocarpa* Benth.）根中分离鉴定的翼核果素（ventilagolin）也属于萘醌类化合物。

紫草素 R= ◀OH
异紫草素 R= ┄OH

维生素 K_1

维生素 K_2　　　　翼核果素

三、菲醌类

根据氧代部位的不同，菲醌可以分为对位氧代的 1,4 菲醌（对菲醌）、邻位氧代的 9,10-菲醌（邻菲醌Ⅰ）和 3,4-菲醌（邻菲醌Ⅱ）等，其中以对菲醌较为常见。

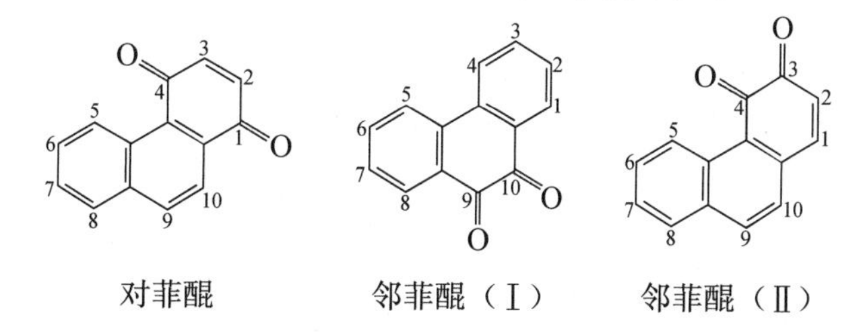

对菲醌　　　邻菲醌（Ⅰ）　　　邻菲醌（Ⅱ）

菲醌类化合物主要分布在唇形科、兰科、豆科、番荔枝科、使君子科、蓼科、杉科等高等植物中。例如从著名中药丹参（*Salvia miltiorrhiza* Bunge）根中提取得到的多种菲醌衍生物，均属于邻菲醌类和对菲醌类化合物。丹参醌类化合物具有抗菌及扩张冠状动脉的作用，由丹参醌 II_A 制得的丹参醌 II_A 磺酸钠注射液可增加冠脉流量，临床上可治疗冠心病、心肌梗死。

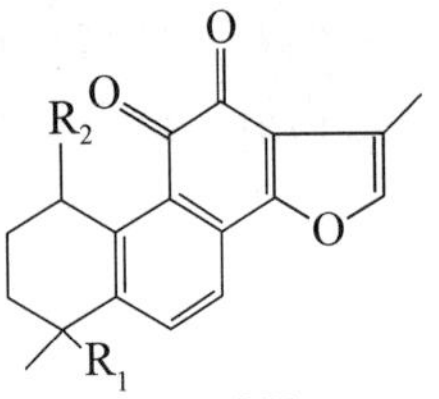

丹参醌ⅡA	$R_1=CH_3$	$R_2=H$
丹参醌ⅡB	$R_1=CH_2OH$	$R_2=H$
羟基丹参醌ⅡA	$R_1=CH_3$	$R_2=OH$
丹参酸甲酯	$R_1=COOCH_3$	$R_2=H$

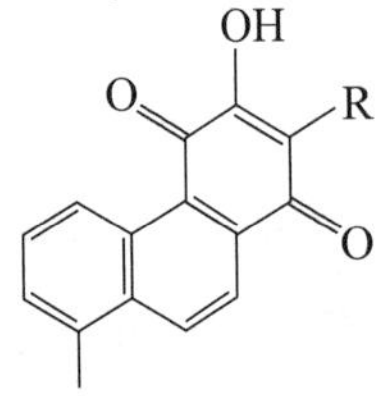

丹参新醌甲	$R=CH(CH_3)CH_2OH$
丹参新醌乙	$R=CH(CH_3)_2$
丹参新醌丙	$R=CH_3$

丹参醌类成分虽然在结构上为菲醌类，但从其他共存的同系物结构来看，在生物合成上属于二萜类，故也可把丹参醌Ⅰ（tanshinone Ⅰ）看作是二萜萘醌的脱氢衍生物，归属到萘醌类中。

由 *Dioscorea membranacea* 中分离出的化合物 dioscoreanone 属于对菲醌类化合物，具有选择性细胞毒活性和抗过敏活性。植物来源的 9,10-菲醌类化合物较少，由密花石豆兰（*Bulbophyllum odoratissimum*）中分离得到一个邻菲醌（Ⅱ）型化合物石豆菲醌（bulbophyllanthrone），是仅有的高等植物来源的 9,10-菲醌衍生物。

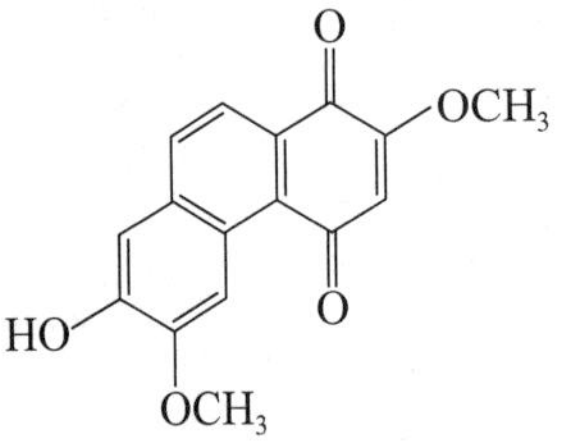

dioscoreanone 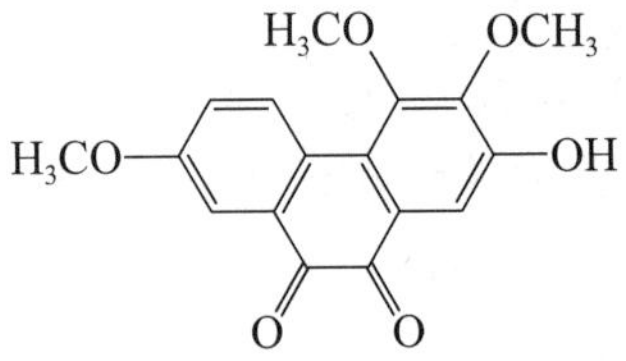　　石豆菲醌

四、蒽醌类

蒽醌类化合物是蒽醌的衍生物。蒽醌（9,10-蒽二酮）的 1,4,5,8 位称 α 位，2,3,6,7 位称 β 位，9,10 位称 meso 位。蒽醌类化合物的取代基有甲基、羟甲基、羧基、醛基、羟基、甲氧基等，绝大多数的天然蒽醌类化合物含羟基。与苯醌和萘醌相比，蒽醌取代基的含碳数较少，一般不超过 6 个碳，取代基的复杂性及多样性也不如苯醌和萘醌。

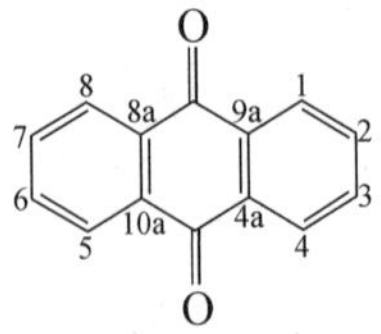

广义的蒽醌类化合物还包括蒽醌不同程度的还原产物，如氧化蒽酚、蒽酚、蒽酮及蒽酮的二聚体等。

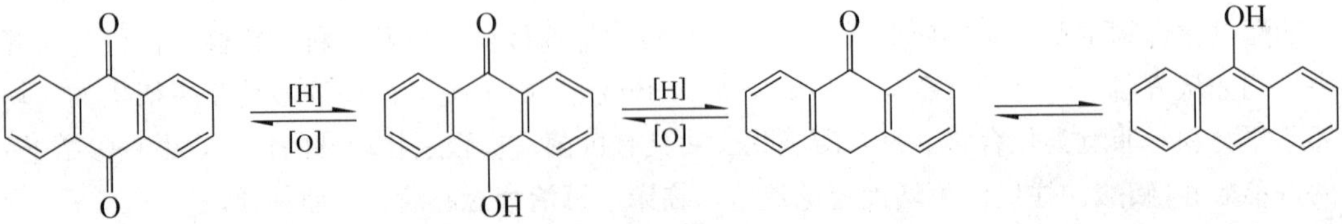

蒽醌　⇌[H]/[O]　氧化蒽酚　⇌[H]/[O]　蒽酮　⇌　蒽酚

蒽醌类化合物大致分布在 30 余科的高等植物中，含量较多的有蓼科、鼠李科、茜草科、豆科、百合科、玄参科等。

(一) 蒽醌衍生物

天然存在的蒽醌类成分在蒽醌母核上常有羟基、羟甲基、甲氧基和羧基取代，以游离形式及与糖结合成苷两种形式存在于植物体内。

根据羟基在蒽醌母核上的分布情况，可将羟基蒽醌衍生物分为以下两类。

1. 大黄素型 此类化合物羟基分布在两侧的苯环上，多呈黄色。常用中药大黄中的主要蒽醌成分即属于此类型。

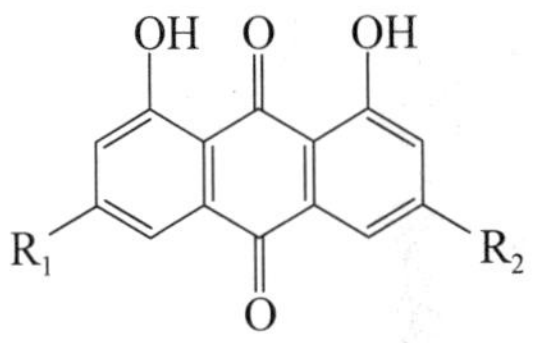

大黄酚	R_1 =CH_3	R_2 =H
大黄素	R_1 =CH_3	R_2 =OH
大黄素甲醚	R_1 =CH_3	R_2 =OCH_3
芦荟大黄素	R_1 =H	R_2 =CH_2OH
大黄酸	R_1 =H	R_2 =COOH

另外，从中药巴戟天（*Morinda officinalis*）中分离得到的 1,6-二羟基-2,4-二甲氧基蒽醌和 1,6-二羟基-2-甲氧基蒽醌及从虎刺（*Damnacanthus indicus*）中分离得到的 1,5-二羟基-2-甲氧基蒽醌和 1,3,5-三羟基-2-羧乙基蒽醌也属于大黄素型。

2. 茜草素型 此类化合物羟基分布在一侧的苯环上，化合物颜色较深，多为橙黄色至橙红色。中药茜草（*Rubia cordifolia*）中的茜草素等化合物即属于此类型。

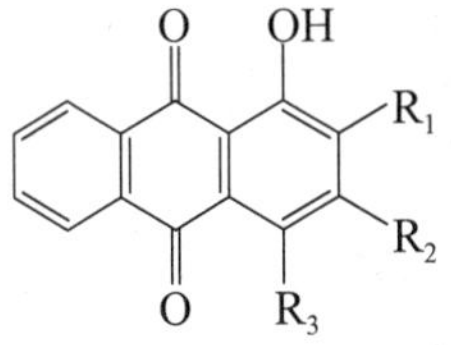

茜草素	R_1 =OH	R_2 =H	R_3 =H
羟基茜草素	R_1 =OH	R_2 =H	R_3 =OH
伪羟基茜草素	R_1 =OH	R_2 =COOH	R_3 =OH

(二) 蒽酚（或蒽酮）衍生物

蒽醌在酸性条件下被还原，生成蒽酚及其互变异构体蒽酮。蒽酚（或蒽酮）的羟基衍生物一般存在于新鲜植物中，该类成分可以慢慢被氧化成蒽醌类成分。如新鲜大黄中含有蒽酚类成分，但储存两年以上就再也检测不出这些蒽酚类化合物。

蒽酚类化合物可以游离苷元和结合成苷两种形式存在。meso-位上的羟基与糖结合的苷比较稳定，只有经过水解除去糖以后才易被氧化。

一些羟基蒽酚类对霉菌有较强的杀灭作用，是治疗皮肤病有效的外用药，如柯桠素（chrysarobin）治疗疥癣等症，效果较好。

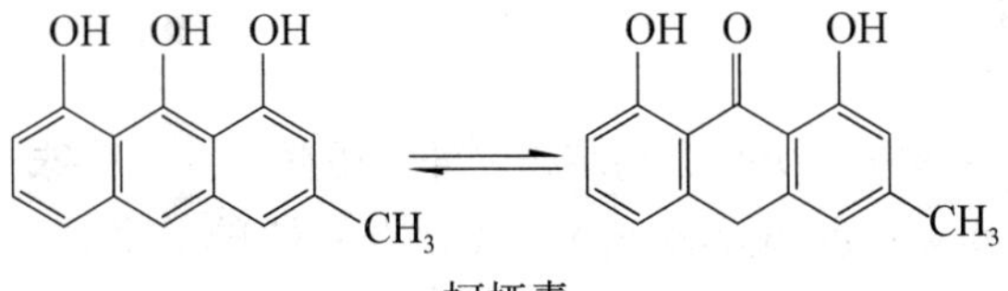

柯桠素

(三) 二蒽酮类衍生物

二蒽酮类可以看作是两分子的蒽酮相互结合而成的化合物，例如大黄及番泻叶中致泻的主要有效成分番泻苷 A、B、C、D 等皆为二蒽酮衍生物。

番泻苷 A（sennoside A）是黄色片状结晶，被酸水解后生成 2 分子葡萄糖和 1 分子番泻苷元 A（sennidin A）。番泻苷元 A 是 2 分子的大黄酸蒽酮通过 C-10-C-10′相互结合而成的二蒽酮类衍生物，其 C-10-C-10′为反式连接。番泻苷 B（sennoside B）水解后生成番泻苷元 B（sennidin B），其 C-10-C-10′为顺式连接，是番泻苷元 A 的异构体。番泻苷 C（sennoside C）是 1 分子大黄酸蒽酮与 1 分子芦荟大黄素蒽酮通过 C-10-C-10′反式连接而形成的二蒽酮二葡萄糖苷。番泻苷 D（sennoside D）为番泻苷 C 的异构体，其 C-10-C-10′为顺式连接。

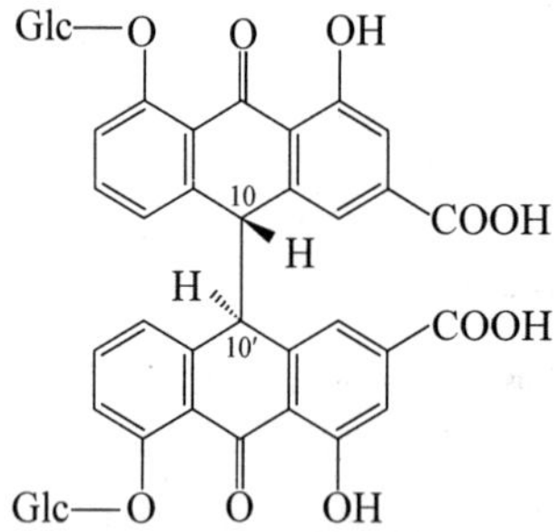

Glc—O O OH
10
COOH
H
H
10′
COOH
Glc—O O OH

番泻苷A

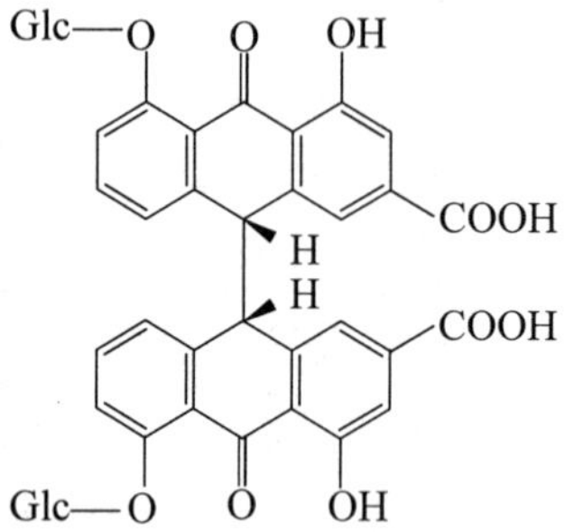

Glc—O O OH
COOH
H
H
COOH
Glc—O O OH

番泻苷B

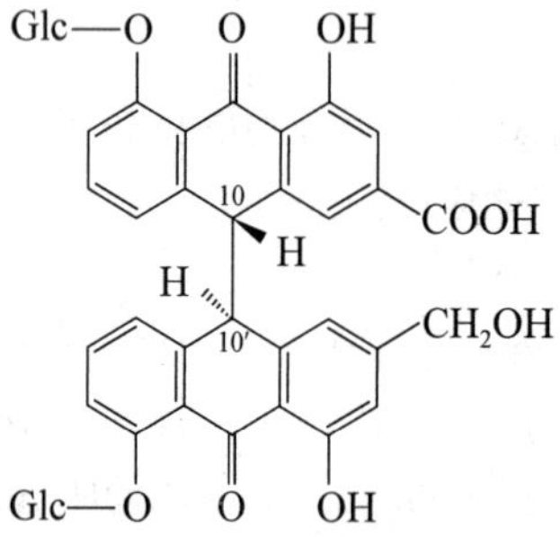

Glc—O O OH
10
COOH
H
H
10′
CH_2OH
Glc—O O OH

番泻苷C

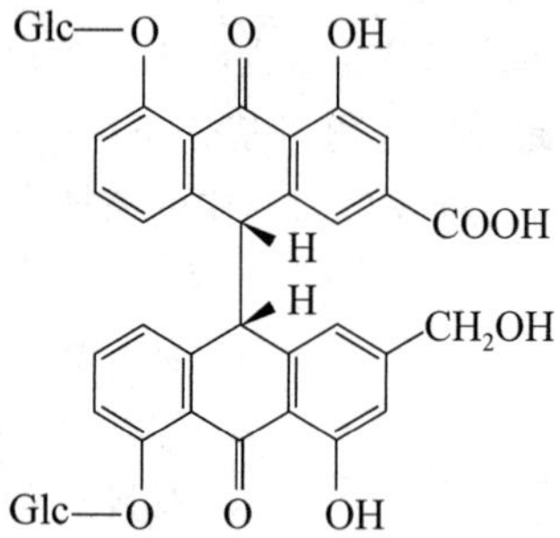

Glc—O O OH
COOH
H
H
CH_2OH
Glc—O O OH

番泻苷D

二蒽酮类化合物的 C-10-C-10′键与通常的 C-C 键不同，易于断裂，生成稳定的蒽酮类化合物。如大黄及番泻叶中含有的番泻苷 A 的致泻作用是因其在肠内变为大黄酸蒽酮所致。

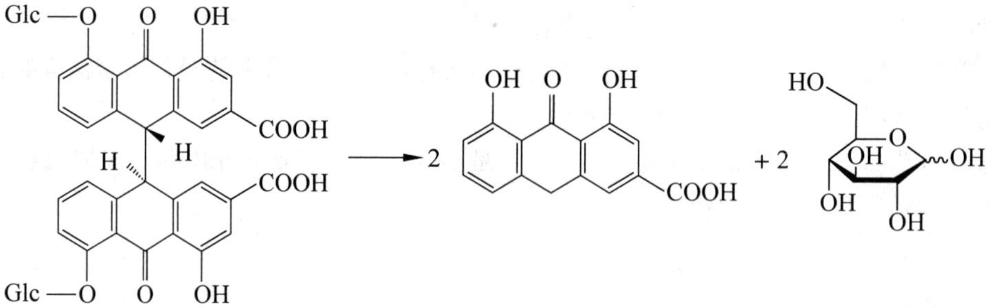

Glc —O O OH
COOH
H H
COOH
Glc —O O OH
→ 2
OH O OH
COOH
+ 2
HO
O
OH
OH
OH
OH

除了以上所述的 4 种主要的醌类化合物结构之外，还存在一些特殊结构类型。从 *Newbouldia laevis* 的根中分离得到的 newbouldiaquinone A 是萘醌与蒽醌的二聚体，具有抗恶性疟原虫作用，对念珠菌 *Candida gabrata* 和肠杆菌 *Enterobacter aerogenes* 也具有抑制作用。蒽醌苷类衍生物除了与糖结合成氧苷形式存在外，还存在以碳苷形式结合的成分，即糖的端基碳与蒽环上的碳直接通过 C-C 键相连，例如芦荟致泻的主要有效成分芦荟苷（barbaloin）就属于碳苷类化合物。

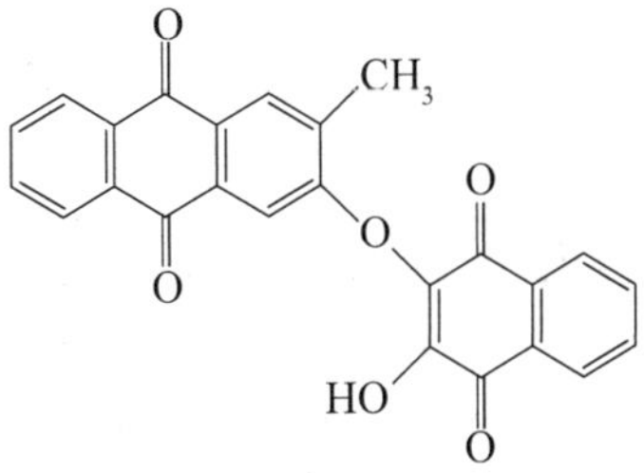

newbouldiaquinone A 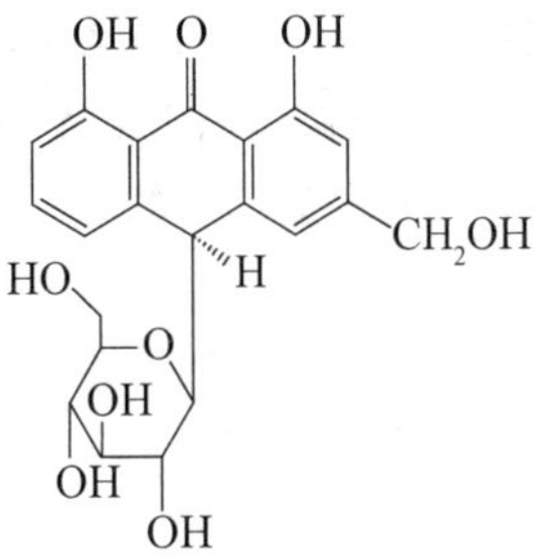　　　　芦荟苷

第2节 醌类化合物的理化性质

一、物理性质

醌类分子中具有不饱和环己二酮结构，多呈黄、红等颜色，常作为动植物色素存在于自然界。醌类化合物的颜色与其母核上羟基取代的数目相关，如果母核上没有酚羟基取代，醌类化合物基本上为无色，随着母核上酚羟基等助色团的引入则颜色越来越深，有黄、橙、棕红色以至紫红色等。天然存在的醌类成分因分子中多有取代故为有色晶体。蒽醌及其苷类在不同 pH 下可能产生不同的荧光。

游离的醌类化合物一般具有升华性，将药材粉末加热升华，再通过检识升华物判断药材中是否存在醌类化合物。小分子的苯醌及萘醌类化合物具有挥发性，能随水蒸气蒸馏，可利用这一性质对此类化合物进行提取和分离。

苯醌和萘醌多以游离形式存在，而蒽醌一般结合成苷存在于植物体内。游离的醌类苷元极性较小，一般溶于乙醇、乙醚、苯、三氯甲烷等有机溶剂，基本上不溶于水。当游离的醌类化合物和糖结合成苷后极性显著增大，易溶于甲醇、乙醇中，在热水中也可溶解，但在冷水中溶解度大大降低，几乎不溶于苯、乙醚、三氯甲烷等极性较小的有机溶剂中。通常蒽醌苷难以得到结晶。

二、化学性质

（一）酸性

许多醌类化合物具有酚羟基和（或）羧基，故具有一定的酸性，在碱性水溶液中可成盐溶解，加酸酸化后醌类化合物又转变为游离态，重新沉淀析出，碱提酸沉法就是利用这一性质对醌类化合物进行提取和分离。

醌类化合物因分子中酚羟基的数目及位置不同，酸性强弱表现出显著差异。例如 2-羟基苯醌或在萘醌的醌核上有羟基时，实际上为插烯酸的结构，故表现出与羧基相似的酸性，可溶于 $NaHCO_3$ 水溶液中；而 α 位上的羟基因与 C=O 基形成氢键缔合，表现出较弱的酸性，只能用 NaOH 水溶液才能溶解。

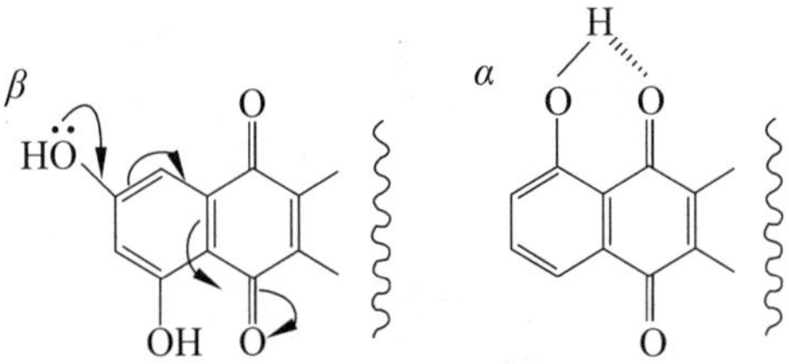

因此，根据醌类化合物酸性强弱的差别，可用碱梯度萃取法进行分离。以游离蒽醌类衍生物

为例，酸性强弱按下列顺序排列：含-COOH＞含 2 个以上 β-OH＞含一个 β-OH＞含 2 个 α-OH＞含 1 个 α-OH，故可从有机溶剂中依次用 5% $NaHCO_3$、5% Na_2CO_3、1% NaOH、5% NaOH 水溶液进行梯度萃取，达到分离的目的。

（二）颜色反应

醌类化合物具有一些重要的颜色反应，可用于中草药中这类成分的检识。醌类的颜色反应主要取决于其氧化还原性质以及分子中存在的酚羟基、羧基等取代基。

1. Feigl 反应 醌类衍生物在碱性条件下经加热能迅速与醛类及邻二硝基苯反应，生成紫色化合物，称为 Feigl 反应。其反应机制如下：

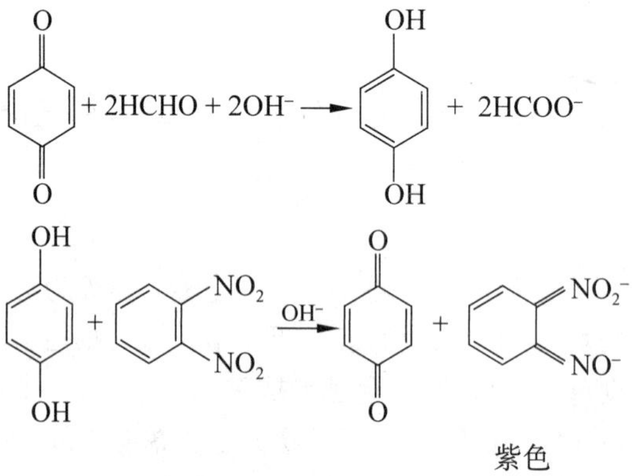

+ 2HCHO + 2OH⁻ → + 2HCOO⁻

紫色

在此反应中醌类化合物仅起到传递电子的媒介作用，其本身的结构在反应前后并无变化，显色的物质为邻二硝基苯的还原产物。醌类成分的含量越高，显色反应的速率也越快。实验时取醌类化合物的水或苯溶液 1 滴，加入 25% Na_2CO_3 水溶液、4% HCHO 及 5%邻二硝基苯的苯溶液各 1 滴，混合后置水浴上加热，在 1～4 分钟内混合溶液产生显著的紫色。

2. 无色亚甲蓝显色反应 本反应为苯醌类及萘醌类的专属性反应，可在 PPC 或 TLC 上进行。试样在白色背景上与无色亚甲蓝（leucomethylene blue）乙醇溶液反应呈现蓝色斑点，蒽醌类化合物无此反应，可借此法与蒽醌类化合物相区别。

无色亚甲蓝溶液的配制方法：取 100mg 亚甲蓝溶于 100ml 乙醇中。加入 1ml 冰乙酸及 1g 锌粉，缓缓振摇直至蓝色消失，即可备用。试样最低检出限约为 1μg/cm^2。

3. 碱性条件下的呈色反应 羟基醌类在碱性溶液中发生颜色改变，会使颜色加深，多呈橙、红、紫红色及蓝色。例如羟基蒽醌类化合物遇碱显红-紫红色的反应称为 Borntrager's 反应，其反应机制如下：

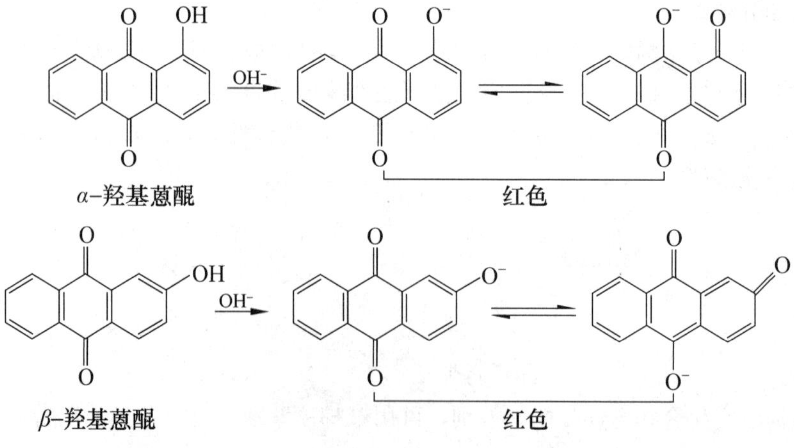

α-羟基蒽醌　　　红色

β-羟基蒽醌　　　红色

上述显色反应与形成共轭体系的酚羟基和羰基有关，因此羟基蒽醌以及具有游离酚羟基的蒽醌苷均可显色，但蒽酚、蒽酮、二蒽酮类化合物则需氧化形成羟基蒽醌类化合物后才能显色。

用本反应检查天然药物中是否含有蒽醌类成分时，可取中草药粉末约 0.1g，加 10%硫酸水溶液 5ml，置水浴上加热 2～10 分钟，冷却后加 2ml 乙醚振摇，静置后分取醚层溶液，加入 1ml 5%氢氧化钠水溶液，振摇。如有羟基蒽醌存在，醚层则由黄色褪为无色，而水层显红色。

4. 与活性次甲基试剂的反应（Kesting-Craven 法）　苯醌及萘醌类化合物当其醌环上有未被取代的位置时，可在氨碱性条件下与一些含有活性次甲基的试剂（如乙酰乙酸酯、丙二酸酯、丙二腈等）的醇溶液反应，生成蓝绿色或蓝紫色。以萘醌与丙二酸酯的反应为例，反应时先生成产物（1），再进一步变为（2）而显色。

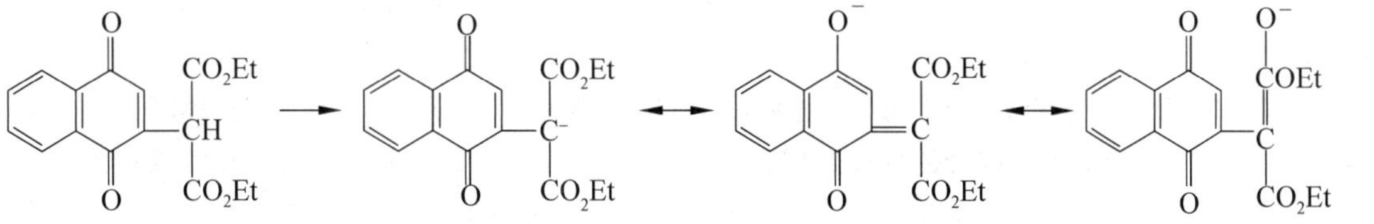

(1)　　　　(2)

萘醌的苯环上如有羟基取代，此反应即会受到抑制；蒽醌类化合物因醌环两侧有苯环，不能发生该反应，故可加以区别。

5. 与金属离子的反应　蒽醌类化合物结构中如果有 α-酚羟基或邻位二酚羟基时，则可与 Pb^{2+}、Mg^{2+} 等金属离子形成螯合物。以 Mg^{2+} 金属离子为例，生成物可能具有下列结构。

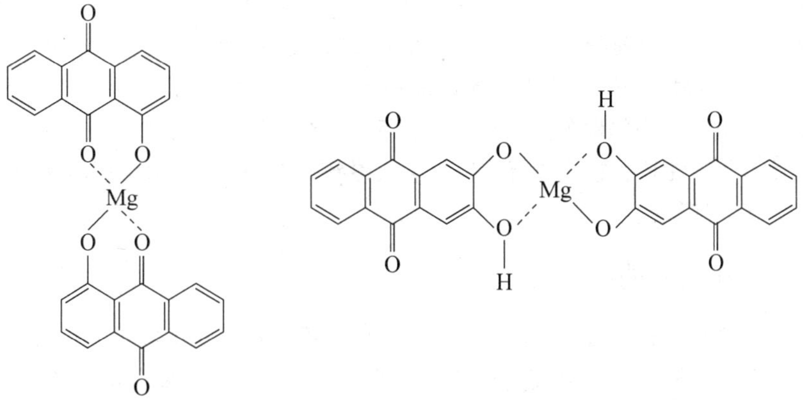

不同结构的蒽醌化合物与 Mg^{2+} 金属离子形成的螯合物具有不同的颜色，可用于鉴别。如果母核上有 1 个 α-OH 或 1 个 β-OH，或 2 个-OH 不在同环时，显橙黄-橙色；如已有一个 α-OH，另有一个-OH 在邻位时，显蓝-蓝紫色，在间位时显橙红-红色，在对位时则显紫红-紫色，据此可决定羟基的取代位置。试验时可将羟基蒽醌衍生物的醇溶液滴在滤纸上，干燥后喷以 0.5%的乙酸镁甲醇溶液，于 90℃加热 5 分钟即可显色。在实际工作中，颜色与样品的浓度有关，可能产生细微变化。

第 3 节　醌类化合物的提取分离

醌类化合物结构类型多样，其物理性质和化学性质相差较大，在自然界中以游离苷元以及糖苷两种形式存在于植物中。苷元与其糖苷的物理性质和化学性质相差较大，特别是在极性及溶解度方面差别很大，因此提取分离方法各异。以下对醌类化合物的提取和分离方法进行概述。

一、提取方法

1. 有机溶剂提取法 醌类化合物一般采用常温或加热的方式提取，常用的溶剂包括己烷、三氯甲烷、丙酮、乙腈、乙酸乙酯、甲醇等。游离的醌类苷元一般极性较小，故可用极性较小的有机溶剂（如三氯甲烷等）进行提取，有时在提取液浓缩过程中即可析出结晶。蒽醌苷分子中含有糖，故极性较大，水溶性较强，提取分离比较困难，一般不容易得到纯品。蒽醌苷多与酶伴存于新鲜的药材中，在提取过程中容易酶解而产生次级苷或者苷元，可采用70%以上的甲醇、乙醇或80℃以上热水提取，在这些提取条件下，可以破坏酶的活性，防止蒽醌苷发生酶解。

2. 碱提取-酸沉淀法 酚羟基与碱成盐而溶于碱水溶液中，加酸酸化后酚羟基被游离，醌类化合物又沉淀析出。醌类化合物的游离羟基的位置和数目不同，则其酸性强弱不同，故可用不同强度的碱水溶液选择性提取。

3. 物理场强化提取法 在传统的溶剂提取中加入某种物理场（如微波或超声波等），能显著强化和改善中草药中醌类成分的提取过程，提高其溶出率，与常规的热水浸提法和乙醇浸提法相比，具有提取时间短、浸出率高等优点。由于整个过程控制在较低温度下进行，能有效地避免热敏性醌类成分的分解。

4. 水蒸气蒸馏法 有些相对分子质量较小的化合物具有挥发性，能随水蒸气蒸馏。如果此类化合物除了具有挥发性外，还具有水不溶性，则可利用水蒸气蒸馏法进行提取。部分苯醌和萘醌类化合物的提取分离就利用了水蒸气蒸馏法。

5. 超临界流体提取法 相对于传统的水蒸气蒸馏或有机溶剂提取法，超临界流体提取技术（supercritical fluid extraction，SFE）具有分离效果好、提取效率高、产物中无残留有机溶剂、有利于热敏性物质和易氧化物质的提取等优点。因而20世纪80年代中期以来，SFE技术逐步应用于天然醌类化合物的提取分离。夏开元等人采用SFE-CO_2提取技术从新疆软紫草［*Arnebia euchroma*（Royol）Johnst］中提取分离得到了萘醌色素，全过程仅2小时，提取效率高，且无残留溶剂。与有机溶剂提取相比，超临界流体提取法能得到较多的紫草萘醌和未知成分，而所得萘醌色素含杂质少，无残留溶剂。

二、游离羟基蒽醌的分离

由于蒽醌是醌类化合物中最主要的结构类型，故利用羟基蒽醌中酚羟基位置和数目的不同对分子的酸性强弱影响不同而进行分离是羟基蒽醌类化合物的一个重要分离方法。pH梯度萃取法可以作为此类化合物较通用的分离方法（图4-1）。

除此以外，色谱法是系统分离羟基蒽醌类化合物的最有效手段。当药材中含有一系列结构相近的蒽醌衍生物时，仅仅通过pH梯度萃取法很难将其彻底分离，必须经过色谱方法，而且往往需要反复多次才能收到较好效果。

色谱法分离游离羟基蒽醌衍生物常用的吸附剂是硅胶，一般不用氧化铝，尤其是碱性氧化铝，以避免与酸性的蒽醌类成分发生化学吸附而难以洗脱。另外，由于游离羟基蒽醌衍生物含有酚羟基，所以也可以使用聚酰胺作为色谱吸附剂。

有人采用硅胶色谱法从日本决明子（*Cassia obtusifolia*）中分离出13种羟基蒽醌衍生物。具体方法如下：5kg粉碎的种子用70%甲醇提取2次，滤液减压浓缩至糖浆状，用苯进行提取，苯提取液减压浓缩，进行硅胶柱色谱，苯-乙酸乙酯（19∶1）洗脱，分离得到大黄酚（chrysophanol，1）、大黄素甲醚（physcion，2）、isotoralactone（3）、rubrofusarin（4）、钝叶素（obtusifolin，5）、obtusin（6）及两个化合物（7和8）的混合物。然后用苯-乙酸乙酯（4∶1）洗脱，分离得到甲基钝叶决明素（chryso-obtusin，9）及aurantio-obtusin（10）与化合物（11）的混合物，以及questin（12）与苯甲酸（13）的混合物。（7）和（8）的混合物再进行聚酰胺柱色谱分离，用80%甲醇洗脱；（10）和（11）的混合物也进行聚酰胺柱色谱分离，用70%甲醇洗脱，可得到（7）、（8）、（10）和（11）4个单体化合物。（12）和（13）的混合物可通过重结晶加以分离。

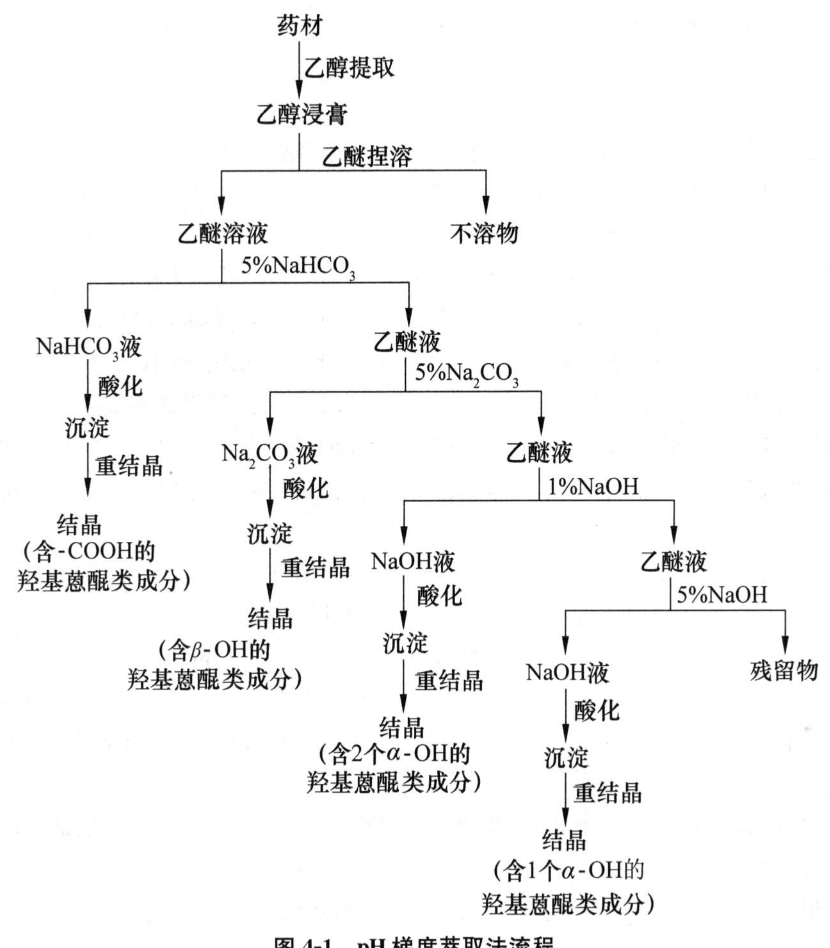

图 4-1　pH梯度萃取法流程

	R_1	R_2	R_3	R_4	R_5
1	OH	H	H	H	OH
2	OH	H	OCH_3	H	OH
5	OH	H	H	OH	OCH_3
6	OH	OCH_3	OCH_3	OH	OCH_3
7	OCH_3	OCH_3	OCH_3	OH	OH
8	OH	OCH_3	OCH_3	OH	OH
9	OCH_3	OCH_3	OCH_3	OH	OCH_3
10	OH	OCH_3	OH	OH	OCH_3
11	OH	OCH_3	OH	OH	OH
12	OCH_3	H	OH	H	OH

3　　　　4

三、蒽醌苷与蒽醌苷元的分离

蒽醌苷与蒽醌苷元的极性差别较大，在有机溶剂中的溶解度不同，可据此进行分离。但是应当注意，一般羟基蒽醌苷在植物体内多通过酚羟基或羧基结合成盐形式存在，必须预先加酸酸化使之全部游离后，才能够提取完全。同样，使用三氯甲烷等小极性有机溶剂萃取蒽醌苷元的时候，也必须使之处于游离状态才能达到充分分离的目的。

四、蒽醌苷的分离

1. 铅盐法 在除去游离蒽醌衍生物的水溶液中加入乙酸铅溶液，使之与蒽醌苷结合生成沉淀。该沉淀经过过滤、用水洗净，再将沉淀悬浮于水中，通入硫化氢气体使沉淀分解，释放出蒽醌苷并溶于水中，滤去硫化铅沉淀，将水溶液浓缩即可得到总蒽醌苷。铅属于重金属，在食品、药品中均有严格的限量规定，因此该法目前少有应用，仅限于实验室中使用。

2. 溶剂法 用正丁醇等极性较大的溶剂，将蒽醌苷从水溶液中提取出来。

3. 色谱法 蒽醌苷分子中含有糖，故极性较大，分离和纯化比较困难，色谱法是分离蒽醌苷类化合物最有效的方法。主要应用硅胶柱色谱、反相硅胶柱色谱和葡聚糖凝胶柱色谱法来分离植物中存在的蒽醌苷类衍生物。有效地结合使用以上所述的各种色谱方法，一般都能获得满意的分离效果。随着高效液相色谱和制备型中、低压液相色谱的应用，使蒽醌苷类化合物得到更有效的分离。

应用葡聚糖凝胶柱色谱法分离蒽醌苷类成分主要依据分子大小的不同，例如大黄蒽醌苷类的分离：将大黄的70%甲醇提取液加到凝胶柱上，用70%甲醇洗脱，分段收集，依次先后得到二蒽酮苷（番泻苷B、A、D、C），蒽醌二葡萄糖苷（大黄酸、芦荟大黄素及大黄酚的二葡萄糖苷）、蒽醌单糖苷（芦荟大黄素、大黄素、大黄素甲醚及大黄酚的葡萄糖苷）、游离苷元（大黄酸、大黄酚、大黄素甲醚、芦荟大黄素及大黄素）。显然，上述化合物是以相对分子质量由大到小的顺序流出色谱柱的。

从茜草（*Rubia cordifolia*）中分离蒽醌苷类成分结合应用了正相硅胶柱色谱和反相硅胶柱色谱。将茜草根醇提物的正丁醇萃取物进行硅胶柱色谱，三氯甲烷-甲醇梯度洗脱，不纯的流分再进一步经反相硅胶RP-8柱分离，最后经重结晶和制备型硅胶薄层色谱纯化，得到3种蒽醌衍生物的双糖苷单体化合物。

近年来，高速逆流色谱也已经广泛地应用于蒽醌苷类的分离。例如利用三氯甲烷∶甲醇∶水＝4∶3.8∶2的溶剂系统，对芦荟的95%乙醇提取物进行制备性分离，共收集到8个单一组分，3个二组分和1个三组分的分离峰，后经简单的硅胶色谱进一步分离，得到多种蒽醌苷类和蒽醌苷元类单体化合物。

第4节 醌类化合物的结构研究

一、醌类化合物的紫外光谱

（一）苯醌和萘醌类的紫外光谱特征

醌类化合物结构中存在较长的共轭体系，所以在紫外区域均出现较强的紫外吸收。苯醌类有3个主要的吸收峰：①约240nm，强峰；②约285nm，中强峰；③约400nm，弱峰。萘醌有4个主要的吸收峰，其峰位与结构的关系大致如下图所示：

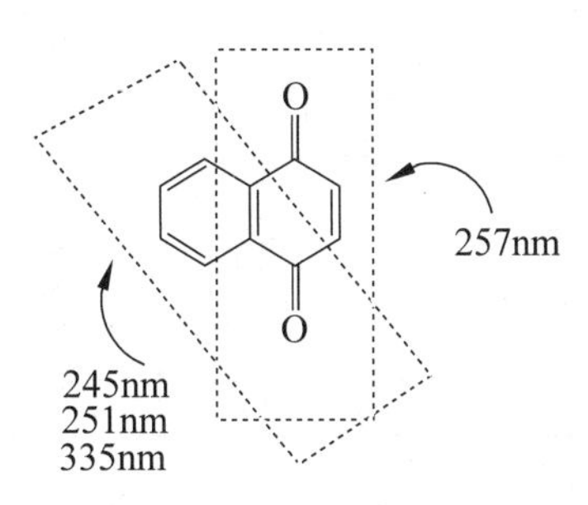

当分子中引入-OH、-OMe 等助色团时，可引起相应的吸收峰红移。例如 1,4-萘醌，当醌环上引入＋I 或＋M 取代基时，只影响 257nm 峰红移，而不影响苯环引起的 3 个吸收带；但当苯环上引入上述取代基如 α-OH 时，将使 335nm 的吸收峰红移至 427nm。

（二）蒽醌类的紫外光谱特征

蒽醌母核有 4 个吸收峰，分别由苯样结构（a）及醌样结构（b）引起，如下图所示：

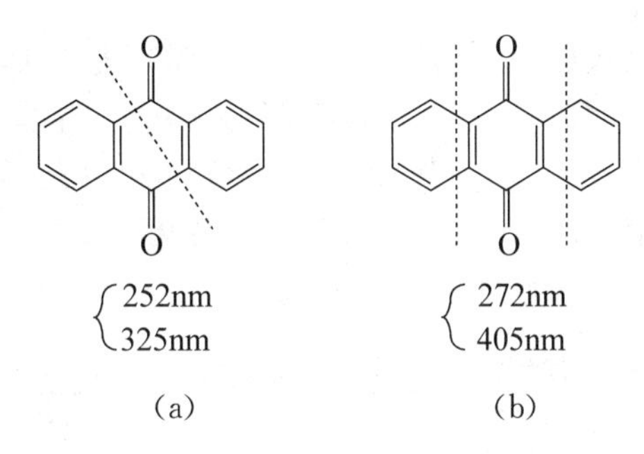

羟基蒽醌衍生物的紫外吸收基本与上述蒽醌母核相似，此外，多数在 230nm 附近还有一强峰，故羟基蒽醌类化合物有 5 个主要吸收峰。

第Ⅰ峰：230nm 左右；

第Ⅱ峰：240～260nm（由苯样结构引起）；

第Ⅲ峰：262～295nm（由醌样结构引起）；

第Ⅳ峰：305～389nm（由苯样结构引起）；

第Ⅴ峰：＞400nm（由醌样结构中的 C=O 引起）。

以上各吸收峰的具体峰位与吸收强度均与蒽醌母核上取代基的性质、数目及取代位置有关，其中，第Ⅰ峰的最大吸收波长（λ_{max}）与羟基数目及取代位置关系如表 4-1 所示。

表 4-1　羟基蒽醌类化合物的紫外吸收光谱（第Ⅰ峰）

OH 数	OH 取代位置	λ_{max}/nm
1	1-；2-	222.5
2	1,2-；1,4-；1,5-	225
3	1,2,8-；1,4,8-；1,2,6-；1,2,7-	230±2.5
4	1,4,5,8-；1,2,5,8-	236

第Ⅲ峰（262～295nm）受 β-酚羟基的影响，β-酚羟基的存在可使该峰带红移，且吸收强度增加。第Ⅴ峰主要受 α-羟基影响，α-羟基数目越多，该峰带红移值也越大，如表 4-2 所示。

表 4-2　羟基蒽醌类化合物的第Ⅴ峰

OH 数	α-OH 取代位置	λ_{max}/nm（lgε）
0		356～362.5（3.30～3.88）
1		400～420
2	1,5-二羟基	418～440
	1,8-二羟基	430～450
	1,4-二羟基	470～500（靠 500nm 处有一肩峰）
3		485～530（2 至多个吸收）
4		540～560（多个重峰）

二、醌类化合物的红外光谱

醌类化合物红外光谱的主要特征是羰基吸收峰、羟基以及苯环的吸收峰。羟基蒽醌类化合物在红外区域有 $\nu_{C=O}$（1675～1653cm^{-1}）、ν_{OH}（3600～3130cm^{-1}）及 $\nu_{芳环}$（1600～1480cm^{-1}）的吸收，其中 $\nu_{C=O}$吸收峰位与分子中 α-酚羟基的数目及位置有较强的规律性，对推测结构中 α-酚羟基的取代情况有重要的参考价值。

当 9,10-蒽醌母核上无取代基时，因为两个 C=O 的化学环境相同，所以只出现一个 C=O 吸收峰，在石蜡糊中测定的峰位为 1675cm^{-1}。当芳环上引入一个 α-羟基时，引入的 α-羟基与相邻的一个 C=O 缔合，使其吸收显著降低，另一个未缔合 C=O 的吸收则变化较小。当芳环上引入的 α-羟基数目增多及位置不同时，两个 C=O 的缔合情况发生变化，其相应的吸收峰位也会随之改变。α-羟基的数目及位置对 $\nu_{C=O}$吸收的影响如表 4-3 所示。

表 4-3　蒽醌类 $\nu_{C=O}$与 α-羟基数目及位置的关系

α-OH 数	$\nu_{C=O}$/cm^{-1}
0	1678～1653
1	1675～1647 and 1637～1621
2（1,4-和 1,5-）	1645～1608
2（1,8-）	1678～1661 and 1626～1616
3	1616～1592
4	1592～1572

三、醌类化合物的核磁共振氢谱

（一）醌环上的质子

在醌类化合物中，只有苯醌及萘醌在醌环上有质子，在无取代时化学位移 δ 值分别为 6.72（s）（p-苯醌）及 6.95（s）（1,4-萘醌）。

醌环质子因取代基而引起的位移规律基本上与顺式乙烯相似。无论 p-苯醌或 1,4-萘醌，当醌环上有一个供电取代基时，将使醌环上其他质子的化学位移 δ 值移向高场。位移顺序在 1,4-萘醌中为：$—OCH_3>—OH>—OCOCH_3>—CH_3$（表 4-4）。

表 4-4　某些 1,4-萘醌的 ^{1}H-NMR 谱（60MHz）δ 值

1,4-萘醌	H-2	H-3	H-5	H-6	H-7	H-8	其他
母体	6.95	6.95	8.06（m）	7.73（m）	7.76（m）	8.07（m）	
2-甲基-	—	6.79	—	—	—	—	CH_3，2.13（d）
2-羟基-	—	6.37	—	—	—	—	
2-甲氧基-	—	6.17	—	—	—	—	OCH_3，3.89

续表

1,4-萘醌	H-2	H-3	H-5	H-6	H-7	H-8	其他
2-乙酰氧基-	—	6.76	—	—	—	—	
2-乙酰基-	—	7.06	—	—	—	—	
5-羟基-	6.97	6.97	—	7.25 (m)	7.60 (m)	7.70 (m)	OH 11.07
5-羟基-7-甲基-	6.91	6.91	—	7.08 (d)	—	7.41 (d)	OH 11.17
5-羟基-3,7-二甲氧基-	6.98	—	—	6.60 (d)	—	7.18 (d)	OH 11.03
5,8-二羟基-	7.13	7.13		7.13	7.13		OH 12.57
5,8-二羟基-2-甲氧基-	—	6.17	—	7.23	7.23		OH 12.37，12.83
5,8-二羟基-2-乙基-	—	6.84	—	7.20	7.20		OH 12.55，12.40
5,8-二羟基-2,7-二甲氧基-	—	6.40	—	6.40	—		OH 13.88，12.30

(二) 芳环质子

在醌类化合物中，具有芳氢的只有萘醌（最多4个）及蒽醌（最多8个），可分为α-H及β-H两类。其中α-H处于C=O的负屏蔽区，因此核磁共振信号出现在较低场，化学位移值较大；β-H受C=O的影响较小，核磁共振信号出现在较高场，化学位移值较小。1,4-萘醌的核磁共振信号分别出现在8.06（α-H)及7.73（β-H)，9,10-蒽醌的芳氢信号分别出现在8.07（α-H）及7.67（β-H)。

(三) 取代基质子

在醌类化合物中，特别是蒽醌类化合物中，常见的各类取代基质子的化学位移δ值有如下规律：

1. 甲氧基　一般在δ 3.8～4.2，呈现单峰。

2. 芳香甲基　一般在δ 2.1～2.5，α-甲基可出现在δ 2.7～2.8，均为单峰。若甲基邻位有芳香质子，则因远程偶合而出现宽单峰。

3. 羟甲基（$-CH_2OH$）　CH_2的化学位移值一般在δ 4.4～4.7，呈现单峰。有时因为与羟基质子偶合而出现双峰，羟基的化学位移值一般在δ 4.0～6.0。

4. 乙氧甲基（$-CH_2OCH_2CH_3$）　与芳环相连的CH_2的化学位移值一般在δ 4.4～5.0，呈现单峰。乙基中CH_2的化学位移值则在δ 3.6～3.8，为四重峰；CH_3的化学位移值在δ 1.3～1.4，为三重峰。

5. 酚羟基　α-酚羟基与羰基能形成氢键，其氢核磁信号出现在最低场。当分子中只有一个α-酚羟基时，其化学位移值大于δ 12.25；当两个酚羟基位于同一羰基的α-位时，分子内氢键减弱，其氢核磁信号出现在δ 11.6～12.1。β-酚羟基的化学位移值在较高场，邻位无取代的β-酚羟基化学位移值在δ 11.1～11.4，而邻位有取代的β-酚羟基，化学位移值小于10.9。

四、醌类化合物的核磁共振碳谱

^{13}C-NMR作为结构测试的一种常规技术，已经广泛应用于醌类化合物的结构研究。分析醌类化合物常见的^{13}C-NMR谱，科研人员已经积累了一些较成熟的经验，掌握了其它的规律，本章主要介绍1,4-萘醌及9,10-蒽醌类的^{13}C-NMR特征。

(一) 1,4-萘醌类的^{13}C-NMR谱

1,4-萘醌母核的^{13}C-NMR化学位移值（δ）如下所示：

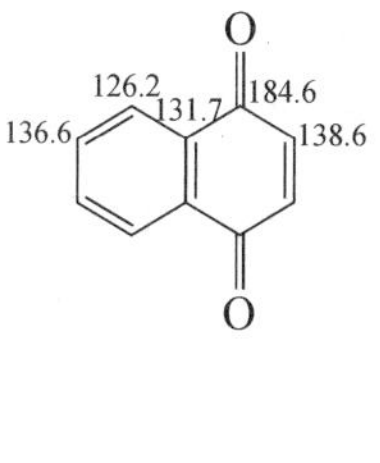

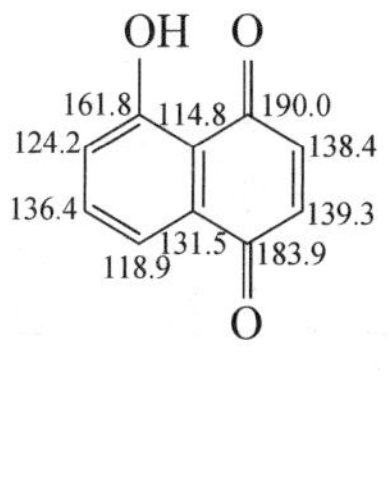

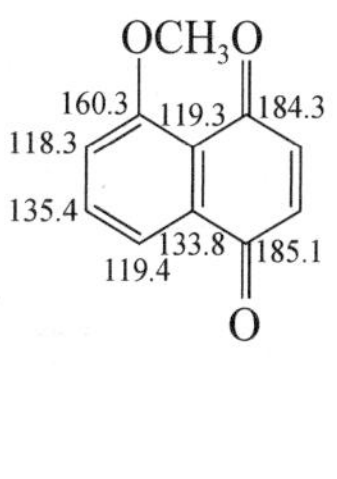

当醌环及苯环上有取代基时，则发生取代位移。

1. 醌环上取代基的影响 取代基对醌环碳信号化学位移的影响与简单烯烃的情况相似。例如，C-3 位有-OH 或-OR 取代时，引起 C-3 向低场位移约 20 个化学位移单位，并使相邻的 C-2 向高场位移约 15 个化学位移单位。如果 C-2 位有烃基（R）取代时，可使 C-2 向低场位移约 10 个化学位移单位，C-3 向高场位移约 8 个化学位移单位，且 C-2 向低场位移的幅度随烃基 R 的增大而增加，但是 C-3 则不受影响。

此外，C-2 及 C-3 的取代对 C-1 及 C-4 的化学位移没有明显影响。

2. 苯环上取代基的影响 在 1,4-萘醌中，当 C-8 位有-OH、-OCH_3 或-OAc 时，由取代基引起的化学位移变化情况如表 4-5 所示。需要指出的是 C-8 位有-OH 取代时，与-OCH_3 取代相比，还存在分子内氢键对周围碳信号的影响，特别是对羰基碳的影响较大，氢键作用可以使羰基碳向低场位移约 5 个化学位移单位。当苯环取代基增多时，对 ^{13}C-NMR 信号的归属比较困难，一般需借助 DEPT 技术及 2D-NMR 技术，特别是 ^{13}C-^{1}H 远程相关谱才能得出可靠的结论。

表 4-5 1,4-萘醌的取代基位移（Δδ）

取代基	C-1	C-2	C-3	C-4	C-5	C-6	C-7	C-8	C-9	C-10
C-8-OH	+5.4	−0.1	+0.8	−0.7	−7.3	+2.8	−9.4	+35.0	−16.9	−0.2
C-8-OMe	−0.6	−2.3	+2.4	+0.4	−7.9	+1.2	−14.3	+33.7	−11.4	+2.7
C-8-OAc	−0.6	−1.3	+1.2	−1.1	−1.3	+1.1	−4.0	+23.0	−8.4	+1.7

注：“+”号示向低场位移；“−”号示向高场位移。

（二）9,10-蒽醌类的 ^{13}C-NMR 谱

蒽醌母核及 α-位有一个-OH 或-OCH_3 时，其 ^{13}C-NMR 化学位移如下所示：

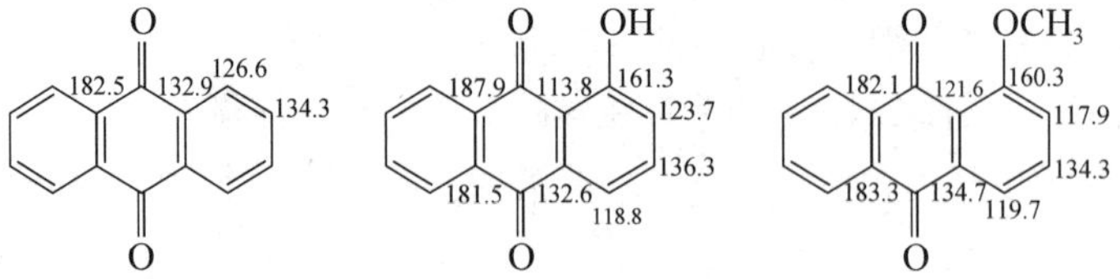

当蒽醌母核每一个苯环上只有一个取代基时，母核各碳信号化学位移值呈现规律性的位移（表 4-6）。

表 4-6 蒽醌 ^{13}C-NMR 的取代基位移（Δδ）

C	C-1-OH	C-2-OH	C-1-OCH_3	C-2-OCH_3	C-1-CH_3	C-2-CH_3	C-1-$OCOCH_3$	C-2-$OCOCH_3$
C-1	+34.73	−14.37	+33.15	−17.13	+14.0	−0.1	+23.59	−6.53
C-2	−10.63	+28.76	−16.12	+30.34	+4.1	+10.1	−4.84	+20.55
C-3	+2.53	−12.84	+0.84	−12.94	−1.0	−1.5	+0.26	−6.92
C-4	−7.80	+3.18	−7.44	+2.47	−0.6	−0.1	−1.11	+1.82
C-5	−0.01	−0.07	−0.71	−0.13	+0.5	−0.3	+0.26	+0.46
C-6	+0.46	+0.02	−0.91	−0.59	−0.3	−1.2	+0.68	−0.32
C-7	−0.06	−0.49	+0.10	−1.10	+0.2	−0.3	−0.25	−0.48
C-8	−0.26	−0.07	0.00	−0.13	0.0	−0.1	+0.42	+0.61
C-9	+5.36	+0.00	−0.68	+0.04	+2.0	−0.7	−0.86	−0.77
C-10	−1.04	−1.50	+0.26	−1.30	0.0	−0.3	−0.37	−1.13
C-10a	−0.03	+0.02	−1.07	+0.30	0.0	−0.1	−0.27	−0.25
C-8a	+0.99	+0.16	+2.21	+0.19	0.0	−0.1	+2.03	+0.50
C-9a	−17.09	+2.17	−11.96	+2.14	+2.0	−0.2	−7.89	+5.37
C-4a	−0.33	−7.84	+1.36	−6.24	−2.0	−2.3	+1.63	−1.58

按照表4-6取代基位移值进行推算所得的计算值与实验值很接近，误差一般在0.5以内，可是当两个取代在同环时则产生较大偏差，须在上述位移基础上作进一步修正。

当蒽醌母核上仅有一个苯环有取代基，另一苯环无取代基时，无取代基苯环上各碳原子的信号化学位移变化很小，即取代基的跨环影响不大。

五、醌类化合物的质谱

所有游离醌类化合物MS的共同特征是分子离子峰通常为基峰，且出现丢失1～2个C=O的碎片离子峰；苯醌及萘醌还从醌环上脱去1个CH≡CH碎片，如果在醌环上有羟基，则断裂的同时还伴随有特征的H重排。

（一）p-苯醌的MS特征

（1）苯醌母核的主要开裂过程如下所示，无取代的苯醌因A、B、C 3种开裂方式，分别得到 *m/z* 82、*m/z* 80及 *m/z* 54 3种碎片离子。

B *m/z* 80
A *m/z* 82
C *m/z* 54

（2）连续脱去2个分子的CO，无取代的苯醌将得到重要的 *m/z* 52碎片离子（环丁烯离子）。

–CO　–CO
m/z 108　*m/z* 94　*m/z* 52

（二）1,4-萘醌类的MS特征

苯环上无取代时，将出现 *m/z* 104的特征碎片离子及其分解产物 *m/z* 76及 *m/z* 50的离子，但是当苯环上有取代时，上述各峰将相应移至较高 *m/z* 处。例如2,3-二甲基萘醌的开裂方式如下：

–CO　–CH≡CH　*m/z* 50
m/z 186　*m/z* 104　*m/z* 76

（三）9,10-蒽醌类的MS特征

游离蒽醌依次脱去2分子C=O，得到 *m/z* 180（M-CO）及152（M-2CO）以及它们的双电荷离子峰 *m/z* 90及 *m/z* 76。

蒽醌衍生物也经过同样的开裂方式，得到与之相应的碎片离子峰。

–CO　–CO
m/z 208　*m/z* 180　*m/z* 152

需要注意的是，蒽醌苷类化合物用常规电子轰击质谱得不到分子离子峰，其基峰一般为苷元离子，需用场解吸质谱（FD-MS）或快原子轰击质谱（FAB-MS）才能出现准分子离子峰，以获得相对分子质量的信息。

第5节 醌类化合物的衍生物制备

醌类化合物的结构研究，除了通过对上述各种光谱数据的分析，有时也需结合必要的衍生物制备等化学方法。在实际工作中，主要制备醌类化合物的甲基化或乙酰化衍生物。

一、甲基化反应

甲基化反应的难易及作用位置主要取决于醌类化合物苯环上羟基的类型与化学环境以及甲基化试剂的种类及反应条件。

结构类型及化学环境不同的羟基，甲基化反应按难易顺序依次为：醇羟基、α-酚羟基、β-酚羟基、羧基。即羟基的酸性越强，甲基化反应越容易进行。

常用甲基化试剂的反应能力强弱与反应官能团的大致关系如表 4-7 所示。

表 4-7 甲基化试剂与反应官能团的关系

甲基化试剂的组成	反应官能团
CH_2N_2/Et_2O	COOH，β-酚羟基，CHO
CH_2N_2/Et_2O+MeOH	COOH，β-酚羟基，两个α-酚羟基之一，CHO
$(CH_3)_2SO_4+K_2CO_3$+丙酮	β-酚羟基，α-酚羟基
$CH_3I+Ag_2O+CHCl_3$	COOH，所有的酚羟基，醇羟基，CHO

表 4-7 说明，$CH_3I+Ag_2O+CHCl_3$的甲基化能力最强，CH_2N_2/Et_2O的甲基化能力最弱。采用不同的甲基化试剂，严格控制反应条件进行选择性甲基化，可以得到甲基化程度不同的衍生物。再通过光谱分析和元素分析，很容易确定各个衍生物中甲氧基的数目，从而进一步推断原来分子中羟基的数目和位置。

二、乙酰化反应

常用的乙酰化试剂按照乙酰化能力强弱顺序排列为：CH_3COCl>（$CH_3CO)_2O$>CH_3COOR>CH_3COOH。试剂和反应条件不同，影响乙酰化的作用位置（表 4-8）。

表 4-8 乙酰化试剂和反应条件及作用位置

试剂组成	反应条件	作用位置
冰乙酸（加少量乙酰氯）	冷置	醇羟基
乙酸酐	加热 短时间	醇羟基，β-酚羟基
	长时间	醇羟基，β-酚羟基，两个α-酚羟基之一
乙酸酐+硼酸	冷置	醇羟基，β-酚羟基
乙酸酐+浓硫酸	室温放置过夜	醇羟基，β-酚羟基，α-酚羟基
乙酸酐+吡啶	室温放置过夜	醇羟基，β-酚羟基，烯醇式羟基

从表 4-8 可以看出，羟基的乙酰化反应以醇羟基最易乙酰化，α-酚羟基则相对较难；乙酰化试剂中乙酸酐-吡啶的乙酰化能力最强，而冰乙酸最弱；乙酸酐-吡啶可使环上所有酚羟基乙酰化。如果控制反应时间不同，作用位置也会有些差别，但一般很难掌握。

有时为了保护 α-酚羟基不被乙酰化，可采用乙酸酐-硼酸作为乙酰化试剂。因为硼酸能和羟基蒽醌中的 α-酚羟基形成硼酸酯，使 α-酚羟基不参与乙酰化反应，仅使 β-酚羟基乙酰化。反应产物再用冷水处理，使缔合的 α-硼酸酯水解恢复 α-酚羟基，这样就可以得到 β-酚羟基的乙酰化产物。

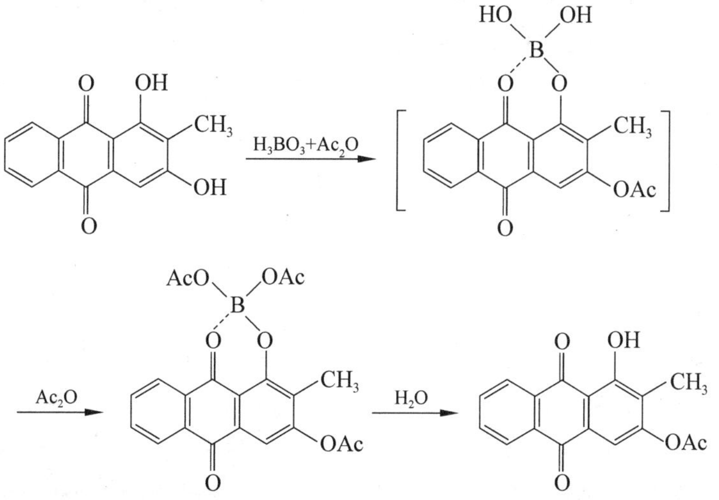

$H_3BO_3+Ac_2O$ ⟶ ; Ac_2O ⟶ ; H_2O ⟶

第6节 醌类化合物结构研究实例

实例 4-1 从柿子（*Diospyros kaki* Thunb.）中分离得到一种橙红色针状结晶，通过光谱分析确定了结构为 3-甲氧基-7-甲基-胡桃醌，其推导过程如下：

该化合物的高分辨质谱（HR-MS）给出分子离子峰（M^+）的质量数为 218.0579，表明分子式为 $C_{12}H_{10}O_4$。其 UV 光谱吸收带 λ_{max} 为 249nm、290nm、420nm，IR 光谱中有 2 个羰基吸收峰 $1655cm^{-1}$、$1638cm^{-1}$ 及苯环特征吸收峰，与萘醌类化合物的特征相符，表明该化合物为萘醌衍生物。

UV 中的 λ_{max} 为 420nm 吸收带，IR 中出现 ν_{max} 为 $1655cm^{-1}$ 和 $1638cm^{-1}$ 的 2 个羰基吸收峰，和 ^1H-NMR 中 δ 11.80（1H，s）均说明苯环上带有酚羟基且处于 α 位，UV 中的 λ_{max} 为 290nm 吸收带显示醌环上还存在强供电子取代基。^1H-NMR 中的 δ 7.10（1H，d，$J=1.5Hz$）和 δ 7.50（1H，d，$J=1.5Hz$）为芳环上处于间位的两个质子信号，δ 2.46（3H，s）为甲基受到苯环去屏蔽作用信号，以上 3 组氢信号说明在苯环上 α-酚羟基的间位有甲基取代。醌环上的强供电子取代基为甲氧基，通过制备其甲基化衍生物的方法，与已知化合物标准图谱比较，确定甲氧基连接在 3 位上。综上所述，该化合物结构确定为 3-甲氧基-7-甲基-胡桃醌。

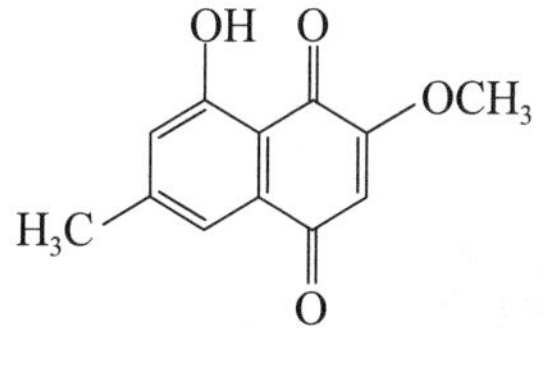

实例 4-2 从中药虎刺［*Damnacanthus indicus*（L.）Gaertn. f.］中分离得到一种橙红色针晶，通过光谱分析确定了结构为 1,5-二羟基-2-甲氧基-9,10-蒽醌，其推导过程如下：

该化合物的高分辨质谱（HR-MS）给出分子离子峰（M^+）的质量数为 270.0495，表明分子式为 $C_{15}H_{10}O_5$。其 UV 有 5 个吸收带，IR 有 2 个羰基吸收峰及苯环特征吸收峰，均与蒽醌类化合物的特征相符，表明为蒽醌衍生物。

UV 中第Ⅴ峰的 λ_{max}（lgε）为 438nm（3.74），IR 中出现 ν_{max} 为 1630cm^{-1} 和 1610cm^{-1} 的 2 个羰基吸收峰均说明为 1,5-二羟基蒽醌衍生物。^{1}H-NMR 中 δ 4.03（3H，s）为甲氧基信号，δ 7.18（1H，d，J=8.0Hz）和 δ 7.89（1H，d，J=8.4Hz）为芳环上相邻两个质子信号，以上 3 组氢信号说明在醌母核的一侧苯环 α-酚羟基的邻位有甲氧基取代。^{1}H-NMR 中由 δ 7.13（1H，d，J=8.0Hz），7.67（1H，t，J=8.0Hz），7.84（1H，d，J=8.0Hz）3 个芳香质子组成的 ABC 系统则表示蒽醌母核的另一侧苯环除 α-酚羟基外没有其他取代基。综上所述，该化合物结构确定为 1，5-二羟基-2-甲氧基-9,10-蒽醌。

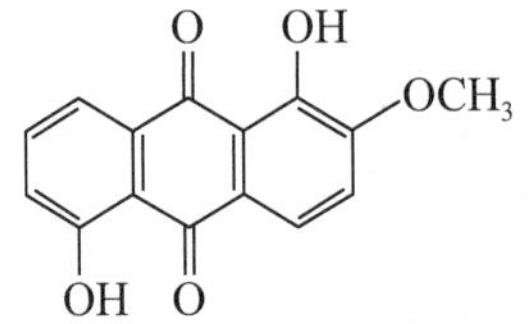

实例 4-3 从中药茜草（*Rubia cordifolia* L.）根中提取分离得到的黄色针晶，鉴定为 1,3,6-三羟基-2-甲基蒽醌-3-*O*-*β*-*D*-吡喃木糖（1→2）-*β*-*D*-（6′-*O*-乙酰基）吡喃葡萄糖苷。

熔点 284～286℃，Molisch 反应阳性。FD-MS 出现 m/z 为 629 $(M+Na)^{+}$ 的准分子离子峰，说明相对分子质量为 606，结合元素分析确定分子式为 $C_{28}H_{30}O_{15}$。UV λ_{max}^{MeOH} nm：215.6，274.0，413.2。IR（KBr）cm^{-1}：3400（OH），1670（非缔合 C=O），1625（缔合 C=O），1590，1575（苯环）。以上数据说明为羟基蒽醌苷类化合物。

^{1}H-NMR δ：8.08（1H，d，J=8.5Hz），7.18（1H，dd，J=8.5，2.5Hz），7.46（1H，d，J=2.5Hz）3 个芳氢质子组成 ABX 系统，提示一侧环上只有 β 位取代，且为酚羟基。δ 7.37（1H，s）说明另一侧环上三取代，δ 2.04（3H，s）则说明其中一个取代基为甲基，而另两个取代基为酚羟基。该化合物酸水解后苷元部分经与标准品对照证明为 1，3，6-三羟基-2-甲基蒽醌。

将该化合物的^{13}C-NMR 数据与苷元的数据相比较，可知 C-3 位的化学位移向高场位移 3.0 个化学位移单位，C-2 和 C-4 的化学位移也有改变，表明该化合物为 3 位羟基与糖结合的 1，3，6-三羟基-2-甲基蒽醌苷，将其进行酸水解后检出葡萄糖和木糖，且^{1}H-NMR 中 δ 4.45（1H，d，J=7.0Hz）和 δ 5.26（1H，d，J=7.0Hz）进一步说明葡萄糖和木糖的存在，且证明两个苷键均为 β 构型。另外，IR 中 1735cm^{-1}，^{13}C-NMR 中 δ 170.3 和 δ 20.4 及^{1}H-NMR 中 δ 2.13（3H，s）的信号均表明分子中有乙酰基。将其碳谱中糖部分信号与 β-葡萄糖甲苷相比较，发现其葡萄糖的 C-2 向低场位移约 8 个化学位移单位，说明木糖连接在葡萄糖的 C-2 位上。葡萄糖 C-6 向低场位移约 3 个化学位移单位，说明葡萄糖 C-6 位连有乙酰基。综上所述，该化合物的结构确定为 1，3，6-三羟基-2-甲基蒽醌-3-*O*-*β*-*D*-吡喃木糖（1→2）-*β*-*D*-（6′-*O*-乙酰基）吡喃葡萄糖苷。

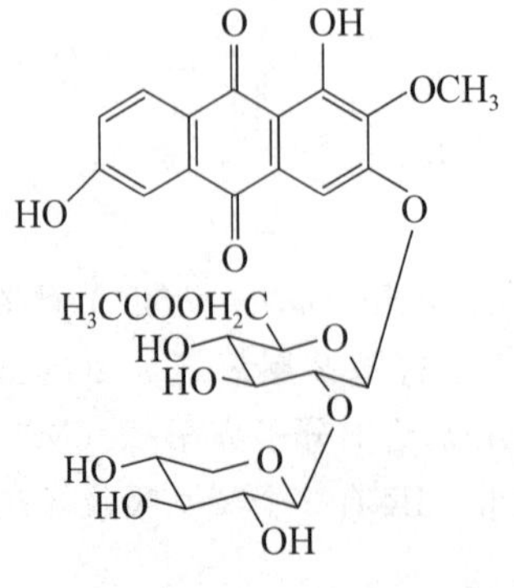

第7节　醌类化合物的生物活性

醌类的生物活性可归纳为以下多种：致泻、抗菌、抗肿瘤、抗炎、抗氧化、抗病毒、杀虫、抗抑郁、诱变等。

1. 致泻作用　致泻作用是醌类化合物最主要的生物活性，也是临床常用的手段之一。含有蒽醌、蒽酮、二蒽酮等成分的中药，如大黄、番泻叶、芦荟等，常被称为植物通便剂。经过对大黄中各种蒽醌泻下活性的比较，发现其主要活性成分为具有二蒽酮类结构的番泻苷类成分，其他蒽醌类成分如芦荟大黄素、大黄酸及它们的8-葡萄糖苷活性较低，而大黄酚、大黄素甲醚及大黄素则无效，其致泻活性成分番泻苷类在体内经回肠、盲肠和结肠中的细菌转化为其代谢产物大黄酸蒽酮而起作用。近年研究表明番泻苷类的另一活性代谢产物芦荟大黄素蒽酮可起到催泻的协同作用。醌类化合物致泻作用强度与结构之间有以下关系：蒽醌苷的致泻作用强于苷元，苷元蒽酚的作用强于相应蒽醌类；若蒽醌类的酚羟基被酯化，则泻下作用消失。分子中含有羧基的蒽醌苷，其致泻作用强于相应的不含羧基的蒽醌苷。含羧基的蒽醌苷中，二蒽酮的活性强于蒽醌苷。

2. 抗菌作用　大多蒽醌类化合物都具有一定的抗菌活性，且通常苷元的抗菌活性强于苷。如大黄酸、大黄素、芦荟大黄素等对多种细菌具有抗菌作用。某些羟基蒽酚类成分，如柯桠素具有较强的抗霉菌作用，为治疗疥癣的外用有效药物。某些萘醌可抗白色念珠菌和镰刀菌属。蒽酮类能对抗角化细胞的生成，目前常用于治疗银屑病（俗称牛皮癣）。

3. 抗肿瘤作用　抗肿瘤是醌类的另一个主要生物活性，有些民间抗肿瘤的植物药就是因为含有醌类成分而起作用的。研究表明，大黄酸对小鼠黑色素瘤、艾氏腹水癌有明显的抑制作用；大黄素对大鼠乳癌有明显的抑制作用，能够抑制多种癌细胞的增殖，能诱导人肺鳞癌和结肠癌细胞的凋亡，可通过增加Bu25TK细胞核凝聚、膜联蛋白黏合及DNA断裂而抑制宫颈癌细胞的DNA合成并诱导凋亡，其途径是Caspase介导的线粒体途径，表现在Caspase 3、Caspase 9的激活和多糖酶的断裂；天然蒽醌β-拉帕醌为DNA拓扑异构酶Ⅰ的新抑制剂，具有治疗前列腺癌的潜在活性；属于萘二蒽酮的金丝桃素则是一种光动力的抗肿瘤药，其作用机制涉及信号通路和血管损伤。

4. 抗炎作用　抗炎是很多含醌类化合物植物药的用途之一。例如掌叶大黄、狭叶番泻的提取物可抑制由TPA诱导的水肿；某些醌类化合物能作用于炎性介导物，如蛋白激酶C、白三烯B_4和磷脂酶A_2，而表现显著的抗炎活性。构效关系研究表明，蒽醌的3位亲水基和苯醌的甲基是抗炎活性所必需的基团。

除了上述生物活性外，有些蒽醌类化合物还具有其他方面的生物活性。例如Hussein等用甲醇和水提取了71种苏丹传统药物，得到152种提取物，从中筛选出34个提取物对丙型肝炎病毒蛋白酶具有抑制活性，并从中发现了两个苯醌类的强抑制剂。另外，从钟花树（*Tabebuia cassinoides*）植物中分离得到的萘醌拉帕醇（lapachol）是一种能对抗恶性疟原虫的抗疟剂。某些来自吊灯树（*Kigelia africana*）植物的萘醌衍生物则具有显著的抗锥虫活性等。

参考文献

陈琼华，郑武飞，苏学良，等，1962. 中药大黄的综合研究Ⅰ. 大黄中蒽醌衍生物抗菌效价的研究［J］. 药学学报，9（12）：757-762.

房其年，张佩玲，徐宗沛，等，1976. 丹参抗菌有效成分的研究［J］. 化学学报，34（3）：197-209.

黄秀兰，杨保津，1988. 二萜醌类成分与过氧化物酶同工酶关系的初步研究［J］. 植物学报，30（5）：524-526.

刘光明，丁维功，陈泽乃，等，1989. 近年来分离和鉴定天然蒽醌类的进展［J］. 国外医药植物药分册，49（3）：98-103.

倪慕云，韩力，1988. 中药朱砂根化学成分的研究［J］. 中药通报，13（12）：737-738.
宋国强，吴吉安，贺贤国，等，1985. 羟基蒽醌衍生物中羟基质子的核磁共振研究［J］. 化学学报，43（2）：145-149.
王素贤，华会明，吴立军，等，1992. 茜草中蒽醌类成分的研究［J］. 药学学报，27（10）：743-747.
王雪芬，卢文杰，陈家源，等，1993. 翼核果化学成分的研究［J］. 药学学报，28（2）：122-125.
吴立军，2007. 天然药物化学［M］. 5版. 北京：人民卫生出版社.
吴寿金，赵泰，秦永琪，等，2002. 现代中草药成分化学［M］. 北京：中国医药科技出版社.
夏开元，阎汝南，张永正，等，1991. CO_2超临界流体萃取的应用研究［J］. 中草药. 22（5）：202-204.
杨保津，钱名堃，秦国伟，等，1981. 丹参有效成分的研究-Ⅴ. 紫丹参甲素和乙素的分离和化学结构［J］. 药学学报，16（11）：837-841.
杨燕军，舒惠一，闵知大，等，1992. 巴戟天和恩施巴戟的蒽醌化合物［J］. 药学学报，27（10）：743-747.
袁黎明，谌学先，刘国祥，等，2003. 高速逆流色谱对芦荟有效成分的制备性分离研究［J］. 分析化学，31（2）：251.
赵艳丽，陆道培，2006. 白花丹醌对人急性早幼粒细胞白血病细胞的体外效应. 中国实验血液学杂志［J］，14（2）：208-211.
ABD EL-HAFIZ M A，WENIGER B，QUIRION J C，et al，1991. Ketoalcohols，lignans and coumarins from *Chiococca alba*［J］. Phytochemistry，30（6）：2029-2031.
BERGER Y，CASTONGUAY A，1978. The carbon-13 nuclear magnetic resonance spectra of anthraquinone eight polyhydroxyanthraquinones and eight polymethoxyanthraquinones［J］. Org Magnetic Resonance，11（8）：375-377.
BLOOM H，BRIGGS L H，CLEVERLEY B，1959. Physical properties of anthraquinone and its derivatives part 1，infrared spectra［J］. Journal of Chemical Society，178-185.
CHAN S C C，WANG Y S，CHEN J P，et al，1998. Three new flavonoids and antiallergic，anti-inflammatory constituents from the heartwood of *Dalbergia odorifera*［J］. Planta Medica，64（2）：153-158.
EYONG K O，FOLEFOC G N，KUETE V，et al，2006. Newbouldiaquinone A：a naphthoquinone-anthraquinone ether coupled pigment，as a potential antimicrobial and antimalarial agent from *Newbouldia laevis*［J］. Phytochemistry，67（6）：605-609.
FEIGL F，NETO C C，1956. Spot test for diketones and quinones based on catalytic effect［J］. Analytical Chemistry，28（3）：397-401.
HUSSEIN G，MIVASHIRO H，NAKAMURA N，et al，2000. Inhibitory effects of sudanese medicinal plant extracts on hepatitis C virus（HCV）protease［J］. Phytotherapy Research，14（7）：510-516.
ITHARAT A，PLUBRUKARN A，KONGSAEREE P，et al，2003. Dioscorealides and dioscoreanone，novel cytotoxic naphthofuranoxepins，and 1，4-phenanthraquinone from *Dioscorea membranacea* Pierre［J］. Organic Letters，5（16）：2879-2882.
JEFFREGS J A D，1959. Michael additions to methoxy-p-benzoquinones［J］. Journal of the Chemical Society，2153-2157.
KITANAKA S，TAKIDO M，1984. Studies on the constituents of the seeds of *Cassia obtusifolia* Linn. the structures of three new anthraquinones［J］. Chemical & Pharmaceutical Bulletin，32（3）：860-864.
KOBAYASHI M，TERUI Y，TORI K，et al，1976. Carbon-^{13}NMR spectra of juglone，naphthazarin and their derivatives［J］. Tetrahedron Lett，17（8）：619-620.
LEE S W，KUO S C，CHEN Z T，et al，1994. Novel anthraquinones from *Damnacanthus indicus*［J］. Journal of natural Products，57（9）：1313-1315.
MICHIKO T，KUROYANAGI M，YOSHIHIRA K，et al，1972. Naphthoquinone derivatives from the ebenace. VI. naphthoquinone derivative from *Diospyros kaki* Thunb and *D. kaki* Thunb var. sylvestris Makino［J］. Chemical & Pharmaceutical Bulletin，20（9）：2029-2035.
OSHIO H，NARUSE Y，TSUKUI M，et al，1978. Quantitative analysis of the purgative components of rhubarb and senna［J］. Chemical & Pharmaceutical Bulletin，26（8）：2458-2464.
SASAKI K，YAMAUCHI K，KUWANO S，et al，1979. Metabolic activation of sennoside A in mice［J］. Planta Medica，37（4）：370-378.
SRINIVAS G，ANTO R J，SRINIVAS P，et al，2003. Emodin induces apoptosis of human cervical cancer cells through poly（APD-ribose）polymerase cleavage and activation of caspase-9［J］. European Journal of Pharmacology，473（2-3）：117-125.

THOMSON R H, 1971. Naturally Occurring Quinones [M]. 2nd ed. London: Academic Press.

URBAN S, CAPON R J, 1992. 5-*epi*-isospongiaquinone, a new sesquiterpene/quinone antibiotic from an Australian marine sponge, *Spongia hispida* [J]. Journal of Natural Products, 55 (11): 1638-1642.

YAO X S, EBIZUKA Y, NOGUCHI H, 1983. Structure of arnebinone, a novel monoterpenylbenzoquinone with inhibitory effect to prostaglandin biosynthesis [J]. Tetrahedron Lett, 24 (31): 3247-3250.

学习重点

醌类化合物从结构上主要分为苯醌、萘醌、菲醌和蒽醌4种类型。蒽醌类是醌类化合物中最主要的结构类型，包括蒽醌衍生物及其不同程度的还原产物，如氧化蒽酚、蒽酚、蒽酮及蒽酮的二聚体等。醌类化合物多具有酚羟基，故具有一定的酸性，在碱性水溶液中成盐溶解，加酸酸化后游离又可重新沉淀析出。由于蒽醌类化合物分子中酚羟基的数目及位置不同，酸性强弱表现出显著差异，因此根据醌类化合物酸性强弱的差别，可用碱梯度萃取法进行分离。以游离蒽醌类衍生物为例，酸性强弱按下列顺序排列：含-COOH>含2个以上β-OH>含1个β-OH>含2个α-OH>含1个α-OH。故可从有机溶剂中依次用5% $NaHCO_3$、5% Na_2CO_3、1% NaOH、5% NaOH水溶液进行梯度萃取，达到分离的目的。醌类化合物的紫外光谱和红外光谱特征鲜明，羟基蒽醌类化合物可以根据其红外光谱羰基的吸收峰位和峰数来推测羟基的取代模式。

思考题

1. 比较苯醌、萘醌、蒽醌和菲醌的结构特征，列举其代表性化合物，并说明其医药用途。
2. 如何用化学方法区分苯醌、萘醌、蒽醌类化合物？
3. 在某药材中存在下列化合物，比较它们的酸性强弱。

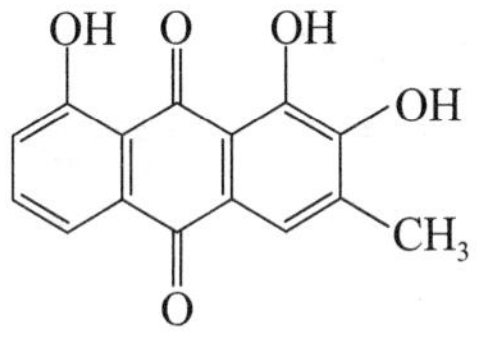

A 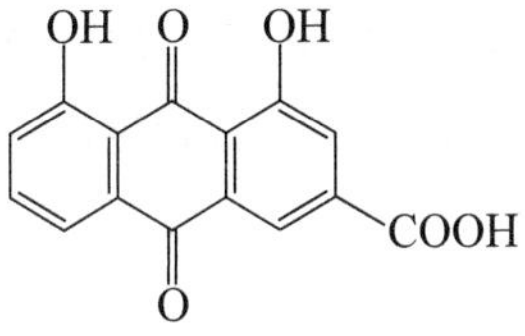　　B

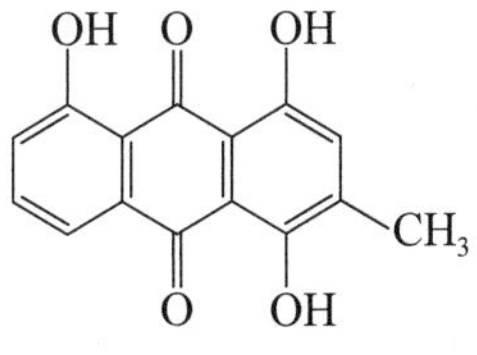

C 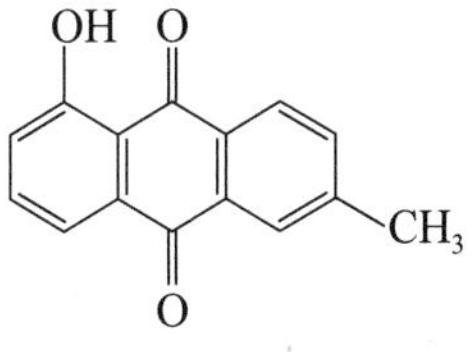　　D

4. 从某一植物的根中利用pH梯度萃取法（流程图见下页），分离得到A、B、C、D及β-谷甾醇5种化学成分。请在下面的分离流程图的括号内填入正确的化合物代码。

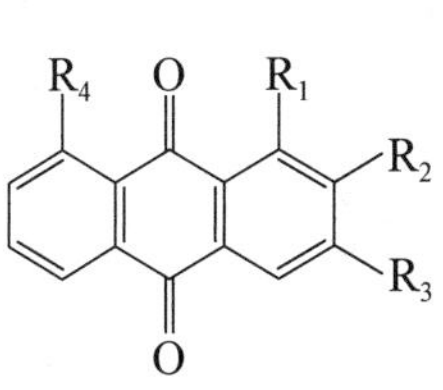

	R_1	R_2	R_3	R_4
A	OH	H	COOH	OH
B	OH	H	CH_3	OH
C	OCH_3	OH	CH_3	OH
D	OCH_3	OCH_3	CH_3	OH

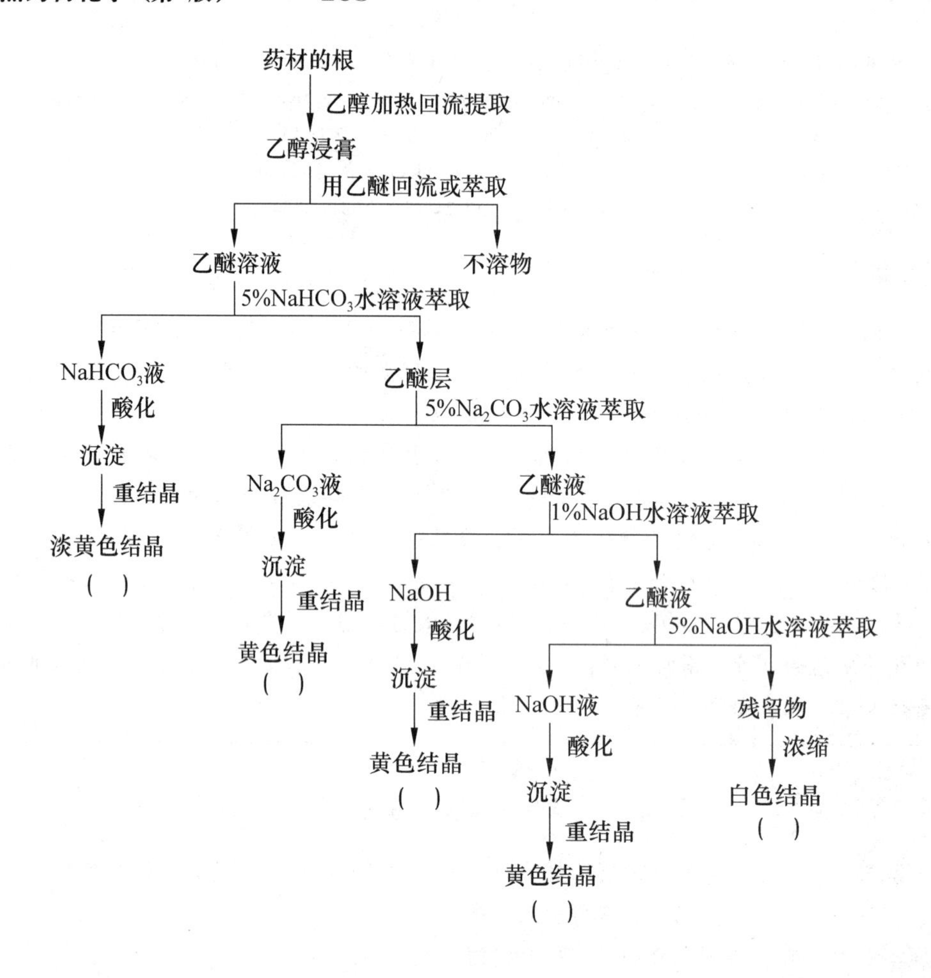

5. 归属下列化合物的质子信号：^{1}H-NMR（CD_3OD）δ：12.06（1H，s），11.99（1H，s），11.40（1H，s），7.29（1H，d，J=2Hz），6.98（1H，d，J=3Hz），6.97（1H，d，J=2Hz），6.46（1H，d，J=3Hz），2.35（3H，s）。

OH O OH

HO CH3

O

（赵　烽）

第5章

黄酮类化合物

学习要求

1. 掌握黄酮类化合物的基本结构类型，理化性质，颜色反应与结构之间的关系，提取、分离方法。

2. 熟悉黄酮类化合物的紫外及可见光谱、质谱、氢谱、碳谱的谱学特征及其在结构鉴定中的作用。

3. 了解黄酮化合物的生物合成途径和生物活性。

黄酮类化合物（flavonoids）是一类在植物中分布广泛的多酚类化合物，主要分布在双子叶植物中，在裸子植物中也有较多分布，而菌类、藻类、地衣类等低等植物中少见。黄酮类化合物在植物体中通常与糖结合成苷类，小部分以游离态（苷元）的形式存在，同一植物中游离黄酮及其苷可同时存在。黄酮类化合物在植物体内不是均匀分布的，往往集中在某些特定的部位，并且其分布情况在不同的植物中有所差别，尤以花、果、叶部位为多。

植物中黄酮类化合物的种类和数量众多，1814 年，科研人员发现第一个黄酮类化合物——白杨素（chrysin），至 1983 年已从植物中分离出约 2300 种黄酮类化合物，到 2003 年黄酮类化合物总数已超过 9000 个，并以黄酮醇类最多，约占总数的 1/3，其次为黄酮类，占总数的 1/4 以上，其余则较少。双黄酮类多局限于裸子植物，尤其是松柏纲、银杏纲和凤尾纲等植物中。

黄酮类化合物是多种药用植物的主要活性成分。例如：黄芩（*Scutellaria baicalensis*）中的黄芩苷（baicalin）和黄芩素（baicalein）为黄酮类化合物；甘草（*Glycyrrhiza uralensis*）中的甘草苷（liquiritin）和陈皮中的橙皮苷（hesperidin）为二氢黄酮类化合物；儿茶（*Acacia catechu*）中的儿茶素（catechin）为黄烷醇类化合物；葛根中的葛根素（puerarin）为异黄酮类化合物。现代药理学证明黄酮类化合物具有抗氧化、抗炎、抗动脉粥样硬化、抗肿瘤等生物活性，在药品开发和食品保健等领域具有广泛的应用前景。

第 1 节　生物合成及生源关系

黄酮类化合物是由对羟桂皮酰辅酶 A 和丙二酸单酰辅酶 A 首先形成查耳酮，再通过生物转化形成其他类型黄酮化合物。同位素标记实验证明，A 环来自于 3 分子丙二酰辅酶 A，B 环则来自于 1 分子对羟桂皮酰辅酶 A，而对羟桂皮酰辅酶 A 的生物合成的起始物是莽草酸（图 5-1）。

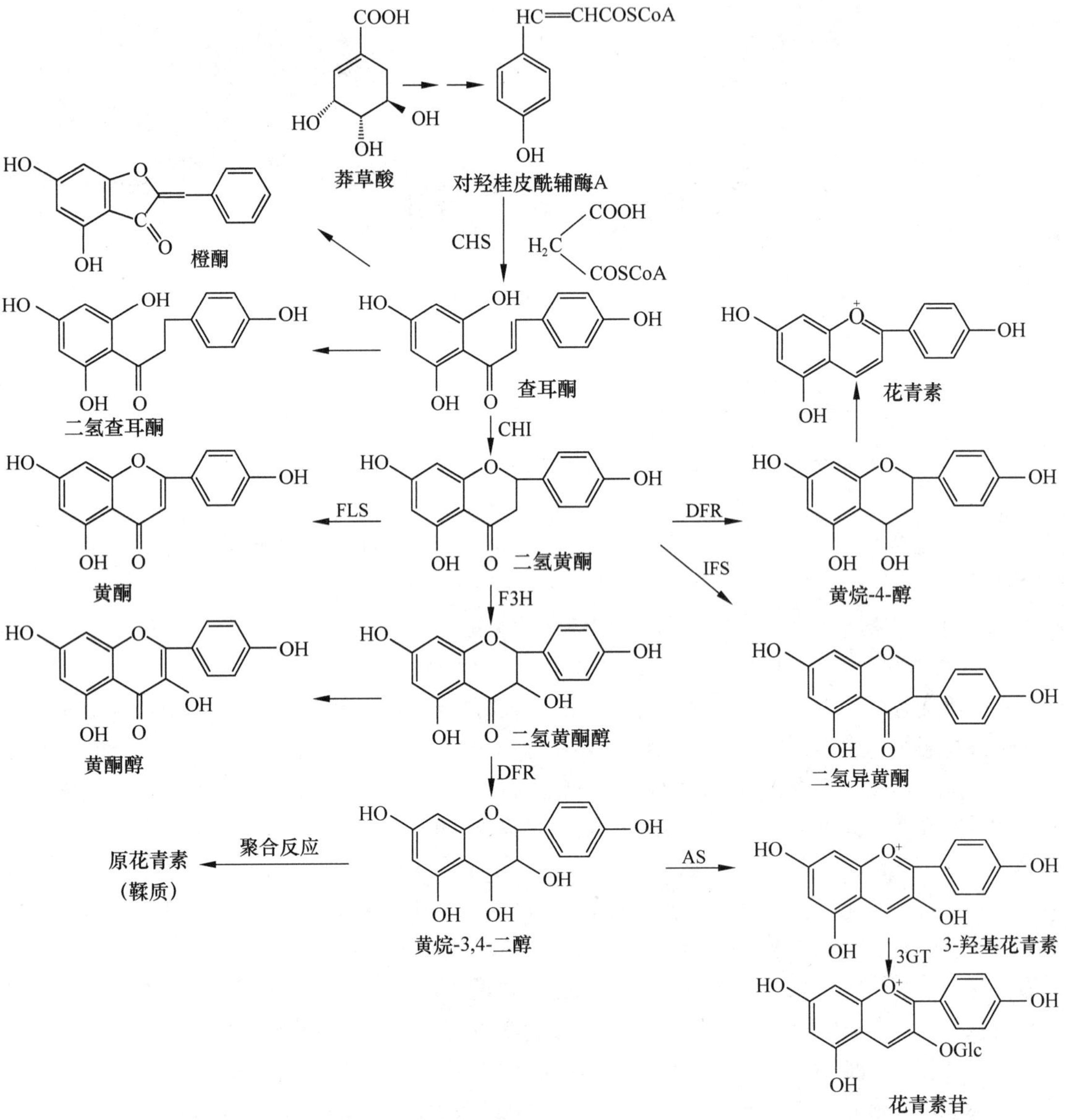

莽草酸
对羟桂皮酰辅酶A
CHS
橙酮
二氢查耳酮
查耳酮
CHI
花青素
黄酮
FLS
二氢黄酮
DFR
IFS
黄烷-4-醇
F3H
黄酮醇
二氢黄酮醇
二氢异黄酮
DFR
原花青素（鞣质）
聚合反应
AS
黄烷-3,4-二醇
3-羟基花青素
3GT
花青素苷

CHS：查耳酮合成酶；CHI：查耳酮异构酶；DFR：二氢黄酮醇-4-还原酶；F3H：二氢黄酮-3-羟化酶；IFS：异黄酮合成酶；FLS：黄酮醇合成酶；AS：花色素合成酶；3GT：3-葡萄糖转移酶

图 5-1　黄酮类化合物生物合成途径

第 2 节　黄酮化合物的基本结构类型

早期发现的黄酮类化合物都具有 2-苯基色原酮（2-phenylchromone）结构，分子中有一个酮式羰基，因其羟基衍生物多呈黄色或淡黄色，故被称为黄酮；又因 γ-吡喃酮环上的 1-位的氧原子具有微弱的碱性，能与强酸成盐，故又称黄碱素。

现在黄酮类化合物泛指由 C_6-C_3-C_6 构成的一系列化合物的总称，其基本骨架由两个苯环（A 环与 B 环）通过中央 3 个碳原子相互连接而成。其中可以是中央 3 个碳原子脂链，也可以与 A 环部分形成六元或五元的氧杂环。根据中央三碳链氧化程度、B环连接位置以及三碳链是否成环等特点，黄酮类化合物被分为黄酮类、黄酮醇类、二氢黄酮类、异黄酮类和查耳酮类以及黄烷醇类、花色素类等。自然界还有许多特殊结构类型的黄酮类母核，如高异黄酮类、橙酮类、黄酮木脂体类等，其基本结构如表5-1所示。

表5-1 黄酮类化合物基本结构类型及代表性化合物

类　型	实　例	来源与用途
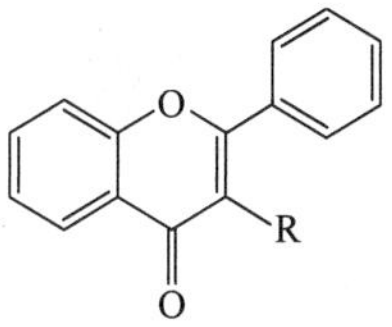 R=H 黄酮类（flavones） R=OH 黄酮醇类（flavonols）	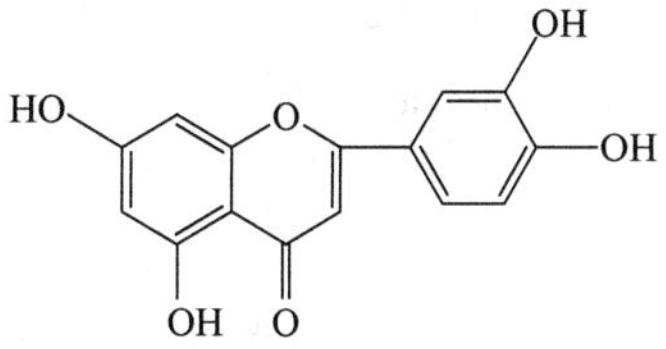 木犀草素（luteolin）	存在于洋甘菊、蜜蜂花、紫苏、马鞭草及西洋蓍草中，具有抗肿瘤、抗氧化、抗炎、镇静等作用
	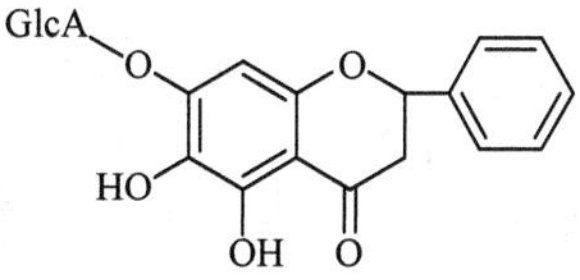 黄芩苷（baicalin）	存在于中药黄芩中，具有清热解毒、抗菌等作用
	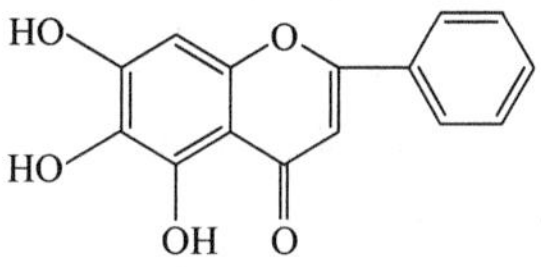 黄芩素（baicalein）	
	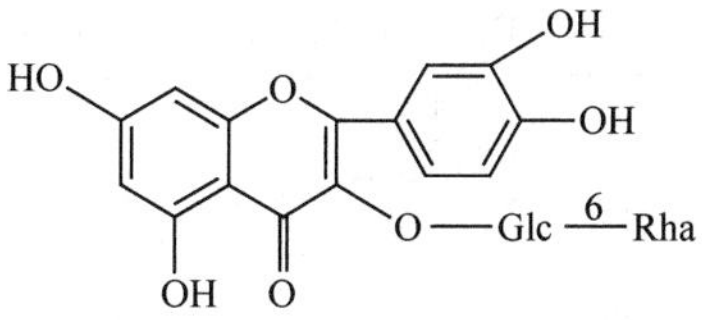 芦丁（rutin）	存在于槐米、荞麦叶、烟叶和蒲公英等多种植物中，具有维生素P样作用和抗炎作用
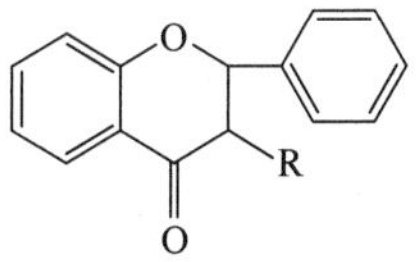 R=H 二氢黄酮类（flavanones） R=OH 二氢黄酮醇类（flavanonols）	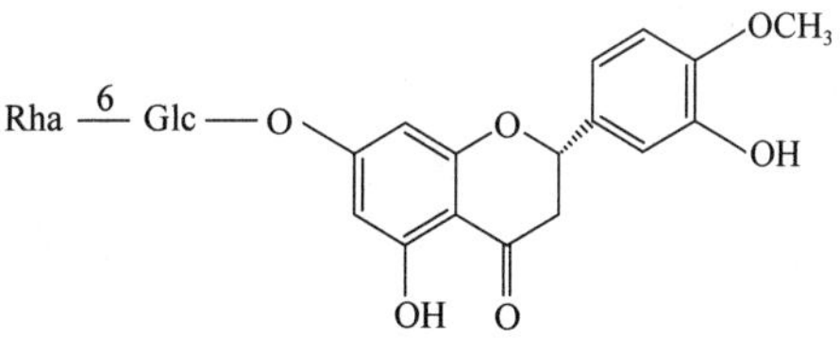 橙皮苷（hesperidin）	存在于芸香科枸橘、柠檬等果实中，具有抗炎、抗病毒等作用
	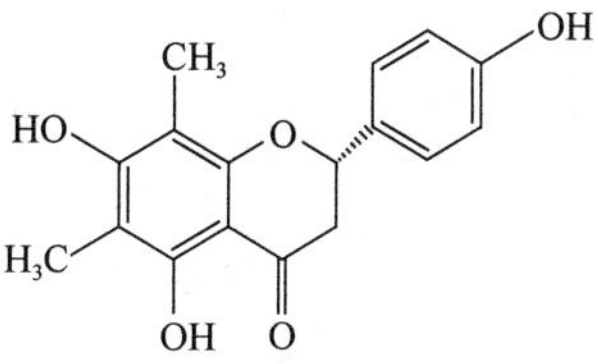 杜鹃素（farrerol）	存在于杜鹃花科兴安杜鹃叶中，有祛痰、止咳、抗菌等作用

续表

类　型	实　例	来源与用途
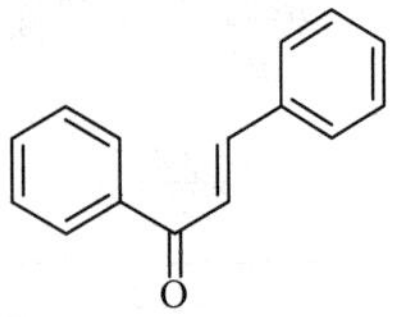 查耳酮类（chalcones）	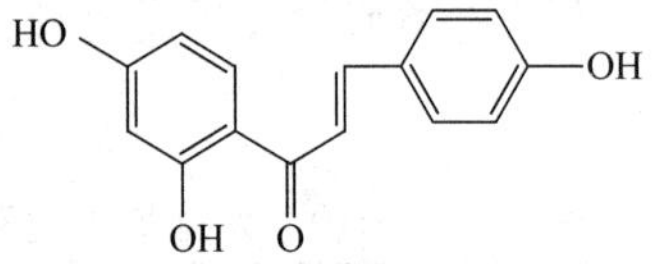 异甘草素（isoliquiritigenin）	存在于豆科植物甘草中，有抗肿瘤、抗氧化、抗炎等作用
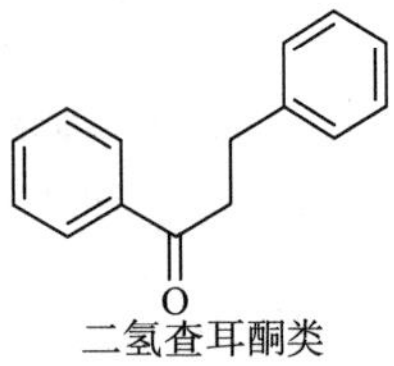 二氢查耳酮类（dihydrochalcones）	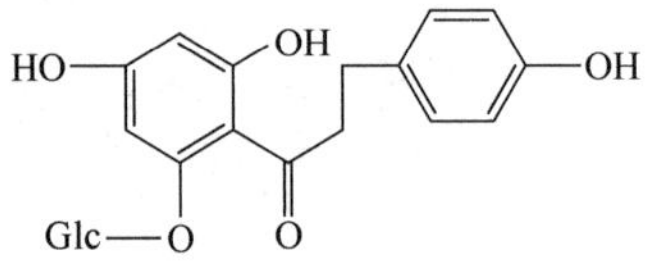 梨根苷（phloridzin）	存在于蔷薇科梨属植物根皮和苹果种仁中
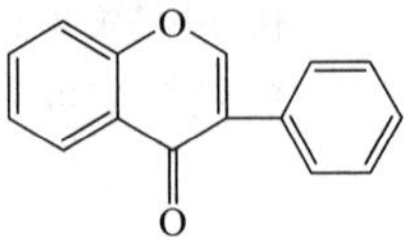 异黄酮类（isoflavones）	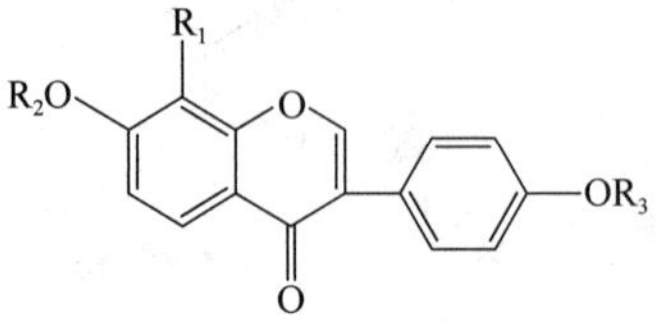 大豆素（daidzein）$R_1=R_2=R_3=H$ 大豆苷（daidzin）$R_1=R_3=H$ $R_2=Glc$ 葛根素（puerarin）$R_2=R_3=H$ $R_1=Glc$ 大豆素-4′，7-二葡萄糖苷（daidzein-4′，7-diglucoside）$R_1=H$ $R_2=R_3=Glc$ 葛根素木糖苷（puerarin 6″-*O*-xyloside）$R_1=Glc$ $R_2=Xyl$ $R_3=H$	存在于豆科植物葛根中，大豆素具有类似罂粟碱的解痉作用；葛根总黄酮具有扩张冠状血管，增加冠脉血流量及降低心肌耗氧量等作用。
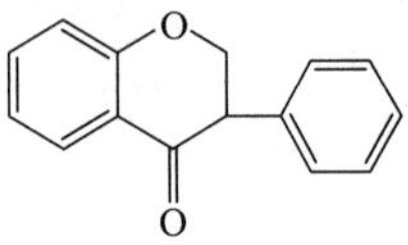 二氢异黄酮类（isoflavanones）	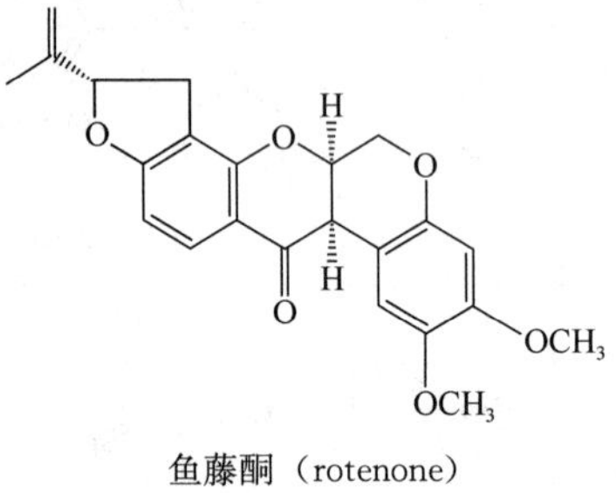 鱼藤酮（rotenone） 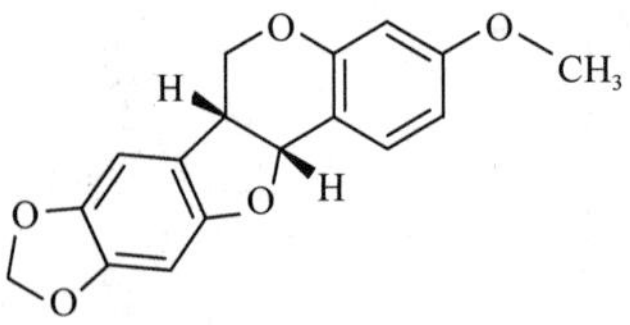 紫檀素（pterocarpin）	存在于毛鱼藤中，所含有的鱼藤酮属于二氢异黄酮的衍生物，具有较强的杀虫和毒鱼作用 存在于豆科紫檀心材、广豆根的根中，具有抗癌和抗真菌作用
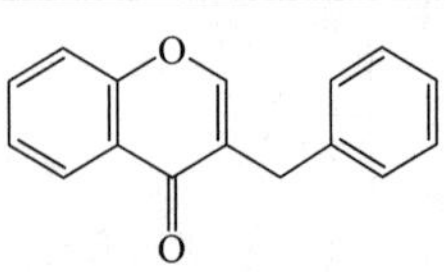 高异黄酮类（homoisoflavones）	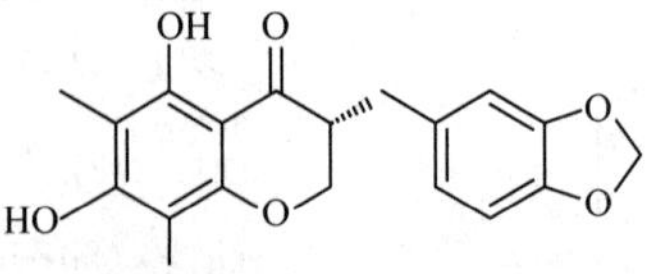 冬高异黄酮 A（ophiopogonone A）	存在于中药麦冬中

续表

类型	实例	来源与用途
黄烷醇类（flavanols） 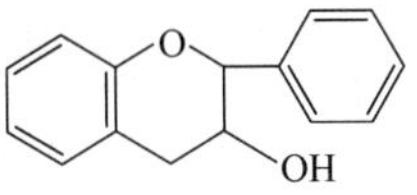 黄烷-3-醇类（flavan-3-ols） 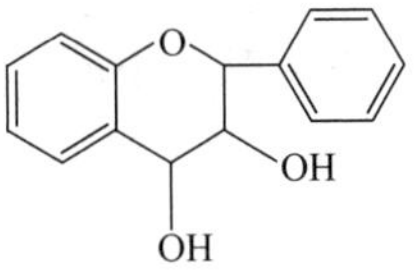 黄烷-3,4-二醇类（flavan-3,4-diols）	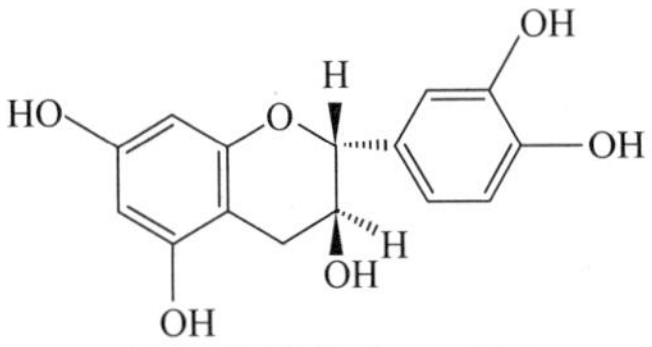 （+）儿茶素（catechin） 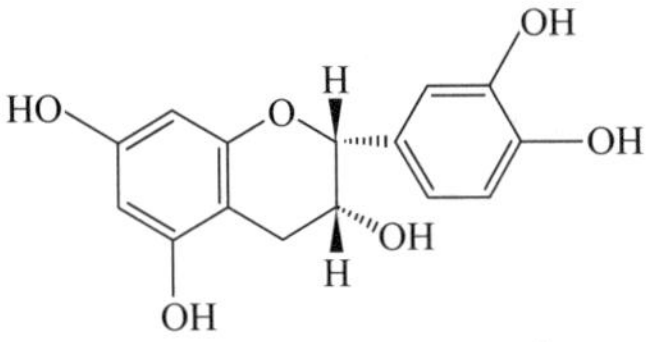 （－）表儿茶素（L-epicatechin）	在植物界分布很广，存在于豆科儿茶心材、夹竹桃科罗布麻叶中，有止泻、解毒等作用，并具有一定的抗癌活性
	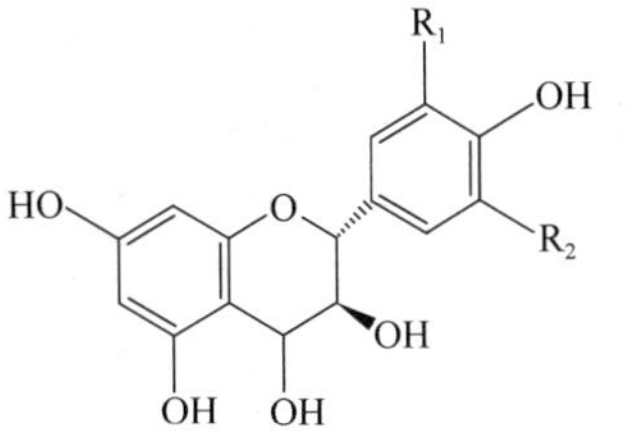 无色矢车菊素［(+)-Leucocyanidin］ R_1=OH　R_2=H 无色飞燕草素（leucodelphindin） R_1=R_2=OH 无色天竺葵素（leucopelargonidin） R_1=R_2=H	存在于豆科草本植物白饭豆的种皮中等，有维生素P样作用；能抑制肾上腺素甲基化反应，有保护血管、抗凝血和维生素P样作用
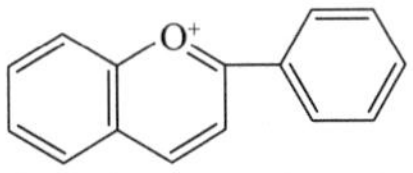 花色素类（anthocyanidins）	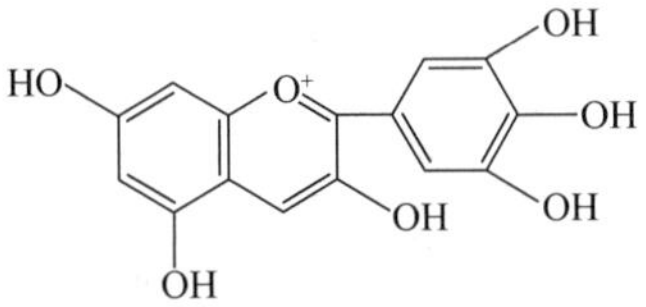 飞燕草素（delphinidin）	存在于毛茛科植物飞燕草花中
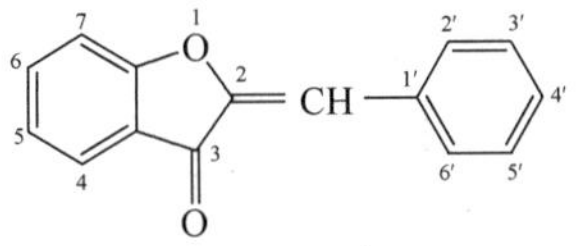 橙酮类（噢哢类）（aurones）	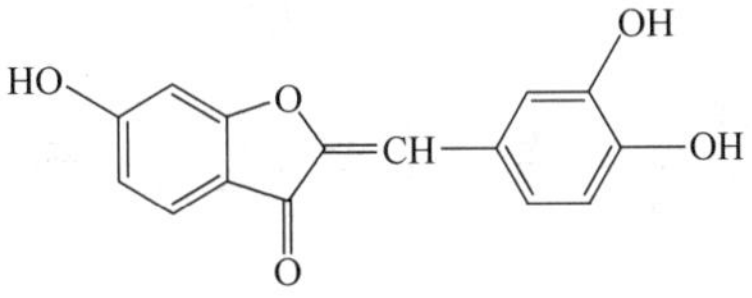 硫黄菊素（sulphuretin）	此类化合物较少见，主要存在于玄参科、菊科、苦苣苔科以及单子叶植物沙草科中，如在黄花波斯菊花中含有的硫黄菊素属于此类
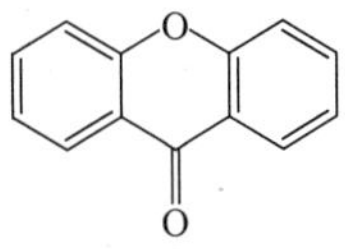 𠮿酮类（双苯吡酮类，苯骈色原酮）（xanthones）	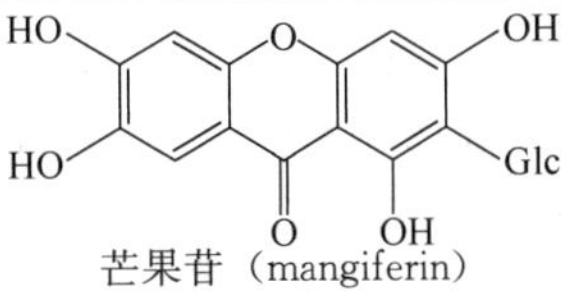 芒果苷（mangiferin）	常存在于龙胆科、藤黄科、百合科植物当中，如石苇、芒果叶和知母叶等，具有止咳去痰作用
双黄酮类（biflavones）	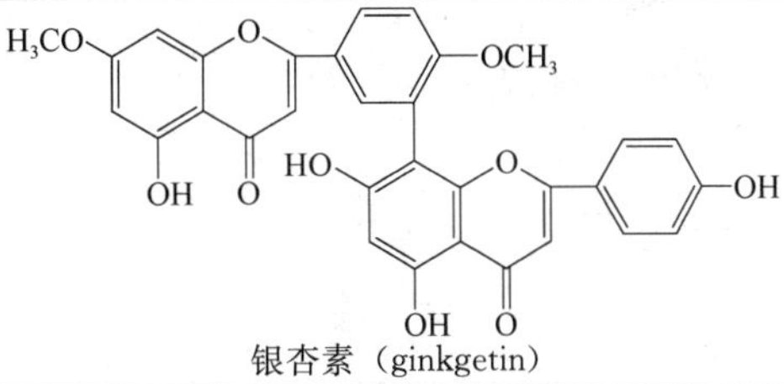 银杏素（ginkgetin）	存在于银杏科银杏叶、紫杉科浆果紫杉叶中，有降低血清胆固醇，使磷脂和胆固醇的比例趋于正常的作用

续表

类　型	实　例	来源与用途
黄酮木脂体（flavonolignans）	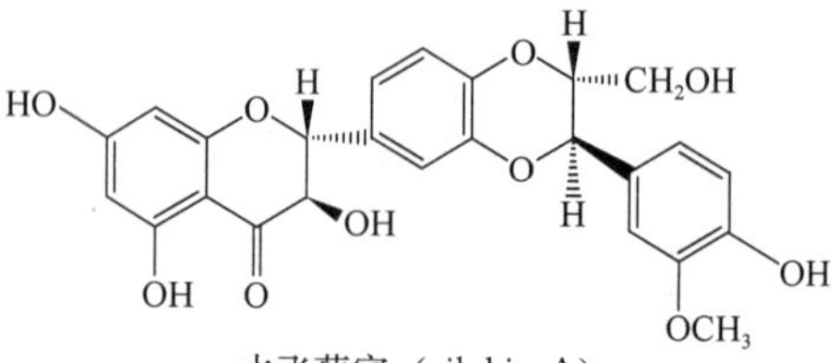 水飞蓟宾（silybin A）	存在于菊科药用植物水飞蓟种子的种皮中，具有保肝作用，可治疗急、慢性肝炎和肝硬化以及代谢中毒性肝损伤

黄酮类化合物各类型母核结构中，A、B 环上常见的取代基有羟基、甲氧基、甲基、亚甲二氧基、异戊烯基等。黄酮苷类可有单糖苷、双糖苷和三糖苷。组成苷的糖常见的有：

（1）单糖类：*D*-葡萄糖、*D*-半乳糖、*D*-木糖、*L*-鼠李糖、*L*-阿拉伯糖及 *D*-葡萄糖醛酸等。

（2）双糖类：槐糖（Glc β1→2 Glc）、龙胆二糖（Glc β1→6 Glc）、芸香糖（Rha α1→6 Glc）、新橙皮糖（Rha α1→2 Glc）、刺槐二糖（Rha α1→6 Gal）等。

（3）三糖类：龙胆三糖（Glc β1→6 Glc β1→2Fru）、槐三糖（Glc β1→2 Glc β1→2 Glc）等。

（4）酰化糖类：2-乙酰基葡萄糖（2-acetylglucose）、咖啡酰基葡萄糖（caffeoylglucose）等。

黄酮苷的结构，除了苷元的结构不同，糖的种类、数量、连接位置及连接方式也不同。在 *O*-苷中，黄酮醇类常形成 3-，7-，3′-，4′-单糖链苷；或 3,7-，3，4′-及 7,4′-二糖链苷。花色素苷类，多在 3-OH 上连有一个糖，或形成 3,5-二葡萄糖苷。在 C-苷中，糖多连接在 C-6 和（或）C-8 上，如牡荆素（vitexin）。

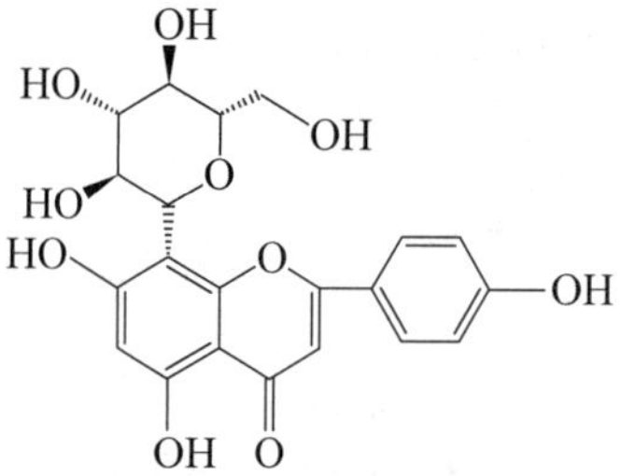

牡荆素

第 3 节　黄酮类化合物的理化性质

一、性状

（一）形态

游离黄酮类化合物多为结晶性固体，黄酮苷类化合物多为无定形粉末。

（二）颜色

色原酮部分原本无色，但在 2 位引入苯环形成交叉共轭体系后，由于电子的转移、重排使共轭链延长，而呈现出颜色。黄酮类化合物的颜色的深浅与分子中是否存在交叉共轭体系及助色团（-OH、-OCH_3）的类型、数目以及位置有关（图 5-2）。

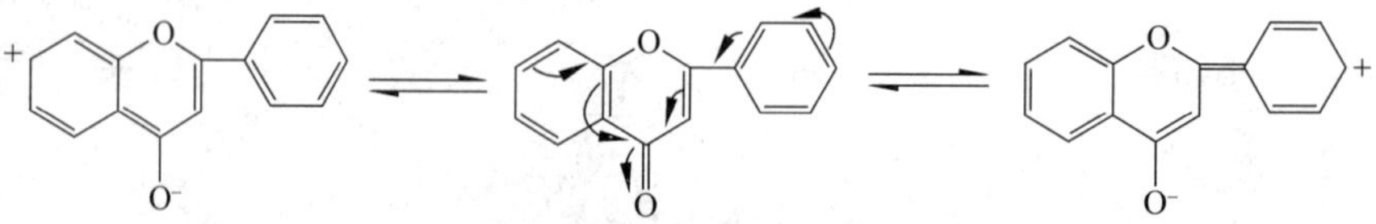

图 5-2　黄酮化合物的共轭体系

通常，黄酮、黄酮醇及其苷类多显灰黄至黄色；查耳酮为黄至橙黄色；而二氢黄酮、二氢黄酮醇，因不具有交叉共轭体系，故不显色；异黄酮的共轭链短，只显微黄色。分子中取代基的位置对颜色也会产生较大的影响，如7位及4′位引入-OH及-OCH_3等供电子基，形成的p-π共轭具有推电子作用，促进电子转移、重排，使化合物的颜色加深；而其他位置上引入上述基团影响较小。

花色素及其苷不仅有交叉共轭体系，且呈𬭩盐状态，故能呈现各种鲜艳的颜色，其颜色随pH不同而改变，一般pH<7时显红色，pH=8.5时显紫色，pH>8.5时显蓝色。

中药红花中的红花苷（carthamin）为查耳酮类。红花在开花初期时，花中主要成分为无色的新红花苷（二氢黄酮类）及微量红花苷，故花冠是淡黄色；开花中期花中主要成分为黄色的红花苷，故花冠为深黄色；开花后期则变成红色的醌式红花苷，故花冠为红色。

（三）旋光性

黄酮苷类分子中因存在糖分子，含手性碳原子，故具有旋光性，且多为左旋。苷元的旋光性质则因分子而异，二氢黄酮、二氢黄酮醇、二氢异黄酮、黄烷醇等结构中因含手性碳原子，具有旋光性；黄酮、黄酮醇、查耳酮、异黄酮等分子无手性碳原子，不具有旋光性。

（四）荧光

黄酮类化合物在紫外灯下可产生不同颜色的荧光。黄酮醇呈亮黄色或黄绿色荧光，但C_3-OH甲基化或与糖结合成苷后，则荧光暗淡，常呈棕色；黄酮类呈淡棕色或棕色荧光；异黄酮呈紫色荧光；查耳酮呈亮黄棕色或亮黄色荧光；花色苷呈棕色荧光。氨蒸气或碳酸钠溶液处理后荧光更为明显。

二、溶解性

通常情况下，黄酮苷元为脂溶性，难溶或不溶于水，易溶于甲醇、乙醇、乙酸乙酯、乙醚等有机溶剂及稀碱溶液中。黄酮苷元虽难溶于水，但其在水中的溶解度又因结构不同而有所差别。黄酮、黄酮醇、查耳酮等为平面型分子，分子间排列紧密，在水中溶解度极小；二氢黄酮、二氢黄酮醇的吡喃环近似于半椅式结构，是非平面型分子，分子间排列不紧密，有利于水分子进入，溶解度略大；异黄酮类化合物的B环受4位的羰基的立体障碍，不能很好地形成交叉共轭体系，分子的平面性降低，水溶性较平面型分子大；花色素类虽为平面型结构，但分子以离子形式存在，具有较强的极性，水溶性较大。

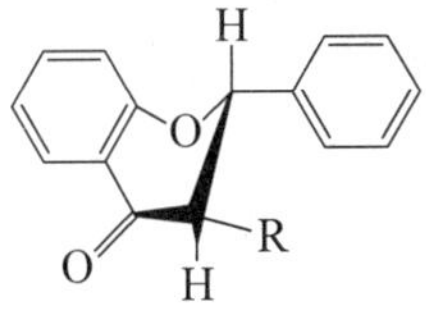

二氢黄酮　R=H；二氢黄酮醇　R=OH

黄酮苷元的溶解性还与结构中的取代基有关。分子中引入极性基团如羟基后，则水溶性增强，极性基团数目越多，水溶性越强；引入亲脂性基团如甲氧基或异戊烯基后，则亲脂性增强，水溶性降低。一般黄酮类化合物不溶于石油醚中，故可借此与脂溶性杂质分离，但川陈皮素（5，6，7，8，3′，4′-六甲氧基黄酮）却可溶于石油醚。

黄酮苷易溶于热水、甲醇、乙醇等强极性溶剂中，而难溶或不溶于苯、三氯甲烷等亲脂性有机溶剂中。黄酮苷分子中糖基数目越多，亲水性越强。另外，糖的结合位置不同，对苷的水中溶解度也有一定影响，C_3-O-糖苷的水溶性大于C_7-O-糖苷，这主要可能是由于C_3-O-糖基与C_4-羰基的立体障碍使分子平面性较差。

三、酸碱性

黄酮类化合物结构中通常含有酚羟基，故显酸性，其酸性强弱与酚羟基的数目及位置有关。以黄酮为例，其酚羟基酸性强弱顺序依次为：7，4′-二羟基>7 或 4′-羟基>一般酚羟基>5-羟基。

7，4′位同时有酚羟基时，受羰基 p-π 共轭效应的影响，酸性较强，可溶于碳酸氢钠溶液；只有 5-羟基时，由于与 4-羰基形成分子内氢键，酸性较弱。因此，根据黄酮类化合物的酸性大小可用 pH 梯度萃取法分离。

黄酮类化合物分子中 γ-吡喃环上的 1 位氧原子，具有未共用电子对，因此表现出微弱的碱性，可接受质子而显弱碱性，与强酸结合生成𬭩盐，但此𬭩盐极不稳定，遇水即分解（图 5-3）。

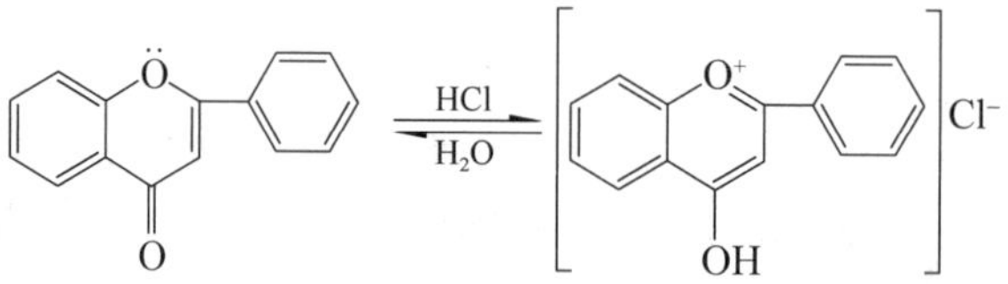

HCl / H_2O　Cl^-　OH　O

图 5-3　黄酮类化合物的碱性

四、颜色反应

黄酮类化合物的颜色反应多与分子中的酚羟基及 γ-吡喃酮环有关。

（一）还原反应

1. 盐酸-镁粉（或锌粉）反应　该反应是鉴定黄酮类化合物最常用的颜色反应，黄酮、黄酮醇、二氢黄酮及二氢黄酮醇类化合物的醇溶液加入镁粉（或锌粉）和浓盐酸后显橙红至紫红色，少数显紫至蓝紫色。当 B 环上有-OH 或-OCH_3取代时，颜色会加深；橙酮、儿茶素类不显色；异黄酮除少数例外均不显色；查耳酮、花青素及部分橙酮对此反应虽不显色，但在浓盐酸中也会发生变色，故需做空白对照实验予以排除。

盐酸-镁粉反应机制过去曾经解释为由于生成了花色苷元所致，现在则认为是因为生成了阳碳离子的缘故。

2. 四氢硼钠反应　该反应是二氢黄酮类化合物专属性反应。$NaBH_4$与二氢黄酮、二氢黄酮醇类化合物产生红至紫红色物质，其他黄酮类化合物均不显色。

（二）金属盐类试剂的络合反应

黄酮类化合物分子结构中的 3-羟基、4-羰基，5-羟基、4-羰基或邻二酚羟基结构可以与许多金属盐类试剂如铝盐、锆盐、镁盐、铅盐生成有色的络合物，可用于定性和定量分析。

1. 三氯化铝显色反应　样品的乙醇液和 1%三氯化铝乙醇液反应后，生成的络合物多呈鲜黄色荧光，但 4′-羟基黄酮醇或 7，4′-二羟基黄酮醇例外，显示天蓝色荧光。此反应可用于定性和定量分析。

2. 乙酸镁显色反应　样品用乙酸镁的甲醇液显色，在紫外灯下观察，二氢黄酮、二氢黄酮醇类可显示天蓝色荧光；若具有 5-羟基，色泽更为明显；而黄酮、黄酮醇及异黄酮类等则显黄至橙色或黄至褐色。此反应可在滤纸上进行，可用于区别二氢黄酮（醇）类化合物与其他类黄酮。

3. 锆盐-枸橼酸显色反应　锆盐-枸橼酸显色反应分两步进行，可以用来鉴别黄酮类化合物分子中 3-OH 或 5-OH 的存在。首先，样品的甲醇溶液加入 2%二氯氧化锆（$ZrOCl_2$）的甲醇液，若产生黄色，说明黄酮类化合物分子中有游离的 3-或 5-OH 存在；然后，再加入 2%枸橼酸甲醇液，如溶液仍呈黄色，说明分子结构中有 3-OH 存在；如黄色溶液显著褪色，则说明没有 3-OH，但有 5-OH 存在。黄酮类化合物结构中的 3-OH、4-酮基或 5-OH、4-酮基与锆盐可形成黄色的络合物，但对酸的稳定性不同，前者的稳定性大于后者。

3-OH 黄酮锆络合物

4. 氯化锶显色反应 分子中具有邻二酚羟基结构的黄酮类化合物，在氨性甲醇溶液中可与氯化锶（$SrCl_2$）生成绿色至棕色甚至黑色沉淀（图 5-4）。

图 5-4 黄酮化合物中邻二酚羟基与 Sr^{2+} 的络合反应

5. 乙酸铅盐显色反应 黄酮类化合物可与 1%中性乙酸铅及碱式乙酸铅水溶液生成黄至红色沉淀。中性乙酸铅只能与分子中具有邻二酚羟基或兼有 3-OH、4-酮基或 5-OH、4-酮基结构的化合物反应生成沉淀，但碱式乙酸铅的沉淀能力要大得多，一般酚类化合物均可与之产生沉淀。

（三）硼酸显色反应

具有如下结构的化合物，如 5-羟基的黄酮和 6′-羟基查耳酮在酸性溶液中与硼酸反应而显色。反应使用的酸不同，显色结果亦有差别。通常在草酸条件下，反应产物显黄色并带绿色荧光；但在枸橼酸丙酮存在条件下，则只显黄色而无荧光。此法可用于将 5-羟基的黄酮和 6′-羟基查耳酮与其他黄酮区分开来。

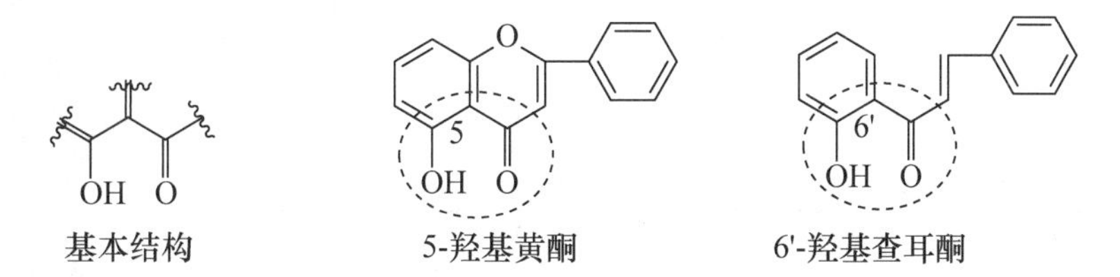

（四）酸和碱的显色反应

1. 浓硫酸显色反应 不同的黄酮溶于浓硫酸时形成的锌盐，常常表现出特殊的颜色，可用于鉴别。如黄酮或黄酮醇为黄色至橙色；二氢黄酮为橙色，加热后变为紫红色；查耳酮为橙红至洋红色；橙酮是红色至洋红色；异黄酮和二氢异黄酮则呈现黄色。

2. 碱性试剂显色反应 黄酮类化合物结构不同，在碱性试剂的作用下，显色结果也不同。

（1）二氢黄酮类易在碱液中开环，转变成相应的异构体查耳酮类化合物，显橙至黄色。在酸的作用下，查耳酮可转化为无色的二氢黄酮，碱化后又转为深黄色的 2′-羟基查耳酮（图 5-5）。

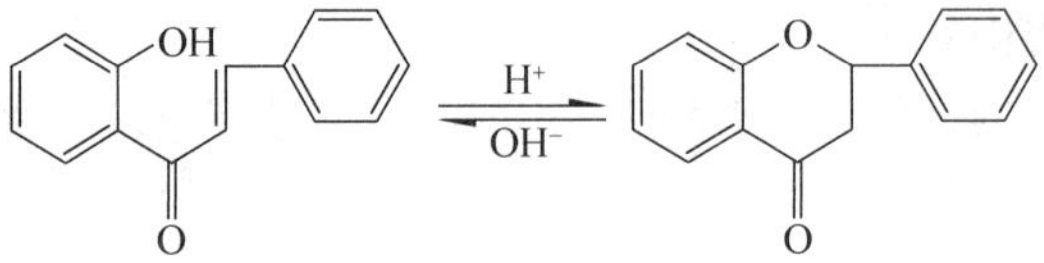

图 5-5　2′-羟基查尔酮与二氢黄酮的结构互变

（2）黄酮醇类在碱液中先呈黄色，通入空气后变为棕色，因此可与其他黄酮类区别。

（3）黄酮类化合物当分子中有邻二酚羟基取代或 3,4′-二羟基取代时，在碱液中不稳定，易被氧化，产生黄色-深红色-绿棕色沉淀。

在日光及紫外光下，通过纸斑反应，观察样品用碱性试剂处理后生成的颜色情况，可以鉴别黄酮类化合物。其中，用氨蒸气处理后呈现的颜色变化置空气中随即褪去，但经碳酸氢钠处理而呈现的颜色置空气中却不褪色。

另外，二氢黄酮可与磷钼酸试剂反应呈棕褐色，也可作为二氢黄酮类化合物的特征鉴别反应。

黄酮类化合物的各种显色反应结果见表 5-2。

表 5-2　黄酮类化合物的显色反应

试剂	类别						
	黄 酮 类	黄酮醇类	二氢黄酮类	异黄酮类	查耳酮类	橙 酮 类	花色苷类
盐酸-镁粉	黄色	紫红色	紫红色	—	—	—	粉红色
四氢硼钠	—	—	洋红色	—	—	—	—
硼酸-柠檬酸	黄色	黄色	黄色	—	紫色或橙红色	—	—
浓硫酸	深黄色*	深黄色*	橙红色	黄色	橙红色	红色	橙黄色
乙酸镁	黄→橙黄色	橙黄色→褐色	天蓝色荧光	橙黄色	褐色	褐色	—
三氯化铝							
可见光下	灰黄色	黄色	—	—	橙黄色	灰黄色或橙色	—
紫外光下	黄绿色荧光	黄或绿色荧光	黄绿色或蓝白色荧光	黄色荧光	橙色荧光	绿色或黄白色荧光	无色或灰黄色
氢氧化钠	黄色	浅黄色→橙色	黄色→橙色	黄色	橙红色	橙红色	—
氨蒸气							
可见光下	黄色	黄色	—	—	橙红或粉红色	橙红或棕色	蓝色
紫外光下	亮黄或亮绿色	亮黄绿色	浅黄绿色	—	粉红→棕色	黄橙色	浅蓝色

* 有时有特殊荧光。

第 4 节　黄酮类化合物的提取分离

一、黄酮类化合物的提取

黄酮苷类化合物多存在于植物的花、叶、果等组织中，而在木质部坚硬组织中，则多以游离苷元形式存在。黄酮类化合物提取溶剂的选择，主要根据被提取物质的存在形式及伴存的杂质而定。黄酮苷和极性较大的苷元最常用的提取溶剂是乙醇或甲醇，也可用 60%左右浓度的醇提取苷类，一些多糖苷类则可以用沸水提取，用水提取黄酮苷类成分时，如有必要，应先破坏酶的活性，以避免发生水解；提取花色苷时，可加少量酸以增加其稳定性；黄酮苷元宜用极性较小的溶剂，如三氯甲烷、乙醚、乙酸乙酯及高浓度乙醇等进行提取。

由于黄酮类化合物在植物体内存在的部位不同，所含杂质亦不一样，对提取得到的粗提物可进行精制处理。常用的精制方法有：

1. 溶剂萃取法 用溶剂法精制黄酮类成分，多用乙酸乙酯和水的两相萃取。如为植物叶或种子的醇提取液，可先用石油醚处理除去叶绿素等脂溶性色素及油脂；如用水作溶剂的水提取液，可用水提醇沉的方法沉淀除去蛋白质、多糖等水溶性杂质。溶剂萃取过程在除去杂质的同时，往往还可以收到分离苷和苷元或极性苷元和非极性苷元的效果。

2. 碱提取酸沉淀法 多数黄酮类化合物具有酚羟基，溶于碱水，故可用碱提取酸沉淀的方法对黄酮类化合物进行精制。此法适用于具有酸性而又难溶于冷水的黄酮类化合物，如芦丁、橙皮苷、黄芩苷等的提取均采用了此法。

用碱提取酸沉淀法提取时，常用的碱有饱和石灰水溶液、5%碳酸钠水溶液或稀氢氧化钠溶液。当提取含有较多的果胶、黏液质的药材如花、果实类时，采用石灰水提取，可使上述成分形成不溶于水的钙盐沉淀，以利于黄酮类化合物的纯化处理。需要注意的是，所用的碱液浓度不宜过高，避免在强碱性下，尤其加热时破坏黄酮母核。在加酸酸化时，酸性也不宜过强，以免生成䥯盐，致使析出的黄酮化合物又重新溶解，降低产品收率。

实例 5-1 槐米（*Sophora japonica*）中芦丁的提取，其工艺如图 5-6 所示。

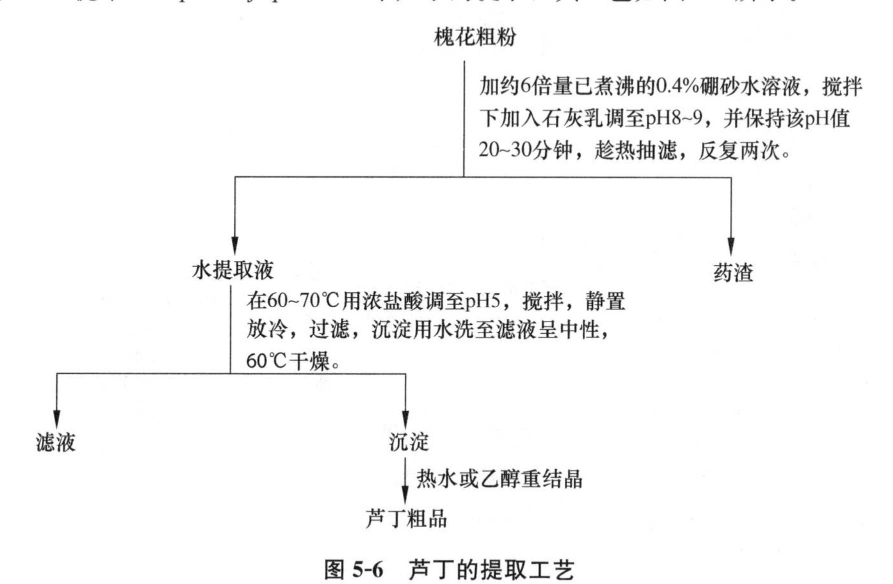

图 5-6 芦丁的提取工艺

3. 炭粉吸附法 主要适用于黄酮苷类的精制。通常，在植物的甲醇粗提取物中，分次加入活性炭，搅拌，静置，直至定性检查上清液无黄酮反应时为止。过滤，收集吸附苷的炭末，依次用沸水、沸甲醇、7%酚-水和15%酚-醇溶液进行洗脱，并对各部分洗脱液进行定性检查。含黄酮苷的洗脱液经减压浓缩即得较纯的黄酮苷类成分。

二、黄酮类化合物的分离

黄酮化合物的性质不同，选择的分离方法各异。如极性大小不同的黄酮类化合物，可利用吸附能力或分配原理进行分离；酸性强弱不同的化合物，则可利用 pH 梯度萃取进行分离；相对分子质量差异大的化合物，可用葡聚糖凝胶分子筛进行分离；此外，也可根据分子中某些特殊结构，利用化学方法进行分离。

（一）色谱法

用于黄酮类化合物柱色谱分离的常用的吸附剂或固定相有硅胶、聚酰胺、葡聚糖凝胶和纤维素粉等，其中以聚酰胺、硅胶最为常用。

1. 硅胶柱色谱法 硅胶柱色谱法主要用于分离极性较低的黄酮苷元，硅胶在加水降活后也可用于分离极性较大的黄酮苷类化合物。分离黄酮苷元常用三氯甲烷-甲醇混合溶剂作洗脱剂；分离黄酮苷时，可用三氯甲烷-甲醇-水或乙酸乙酯-丙酮-水作为洗脱剂。

实例 5-2 黄芩（*Scutellaria baicalensis*）中 11 个黄酮类化合物的分离，其工艺流程如图 5-7 所示。

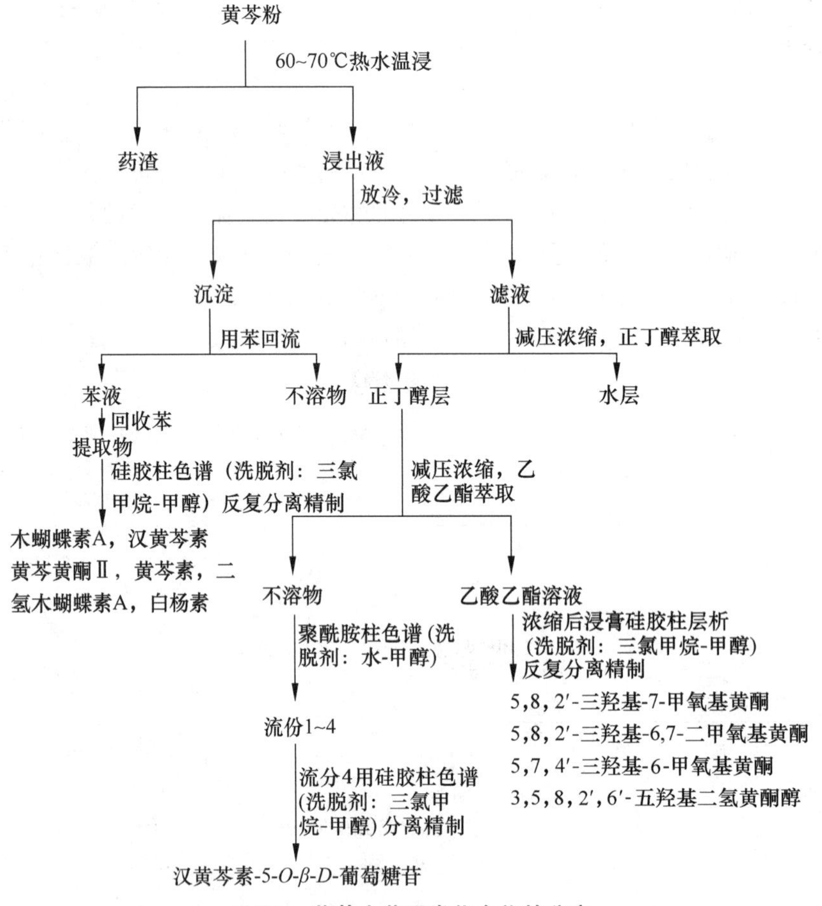

图 5-7 黄芩中黄酮类化合物的分离

2. 聚酰胺柱色谱法 聚酰胺是分离黄酮类化合物较为理想的吸附剂，通过其分子中酰胺基团与黄酮类化合物分子中的酚羟基形成氢键缔合而产生吸附作用，可用于各种类型黄酮化合物的分离。聚酰胺的吸附强度主要取决于黄酮类化合物分子中酚羟基的数目、位置及与洗脱剂的作用。用水作溶剂时，黄酮类化合物从聚酰胺柱上洗脱的顺序有以下规律：

（1）母核相同时，连接的糖基越多，聚酰胺对其吸附越弱，洗脱先后顺序为三糖苷＞双糖苷＞单糖苷＞苷元；

（2）母核相同时，酚羟基数目增多，洗脱速度相应减慢；

（3）分子中母核和羟基数目都相同时，洗脱先后顺序为：具有邻位羟基黄酮＞具有间位（对位）羟基黄酮；

（4）分子中芳香核、共轭双键多则易被吸附，故黄酮、查耳酮往往比相应的二氢黄酮难于洗脱；

（5）母核不同时，洗脱顺序为：异黄酮＞二氢黄酮＞黄酮＞黄酮醇。

溶剂的洗脱能力强弱取决于溶剂分子与聚酰胺或黄酮类化合物形成氢键缔合作用的强弱，形成氢键缔合的能力越强，则洗脱能力越强。各种溶剂在聚酰胺柱上的洗脱能力，由弱至强的顺序是：水＜甲醇或乙醇（浓度由低到高）＜丙酮＜稀氢氧化钠水溶液或氨水＜甲酰胺＜二甲基甲酰胺＜尿素水溶液。

实例 5-3 从金钱草（*Lysimachia christinae* Hance）中分离黄酮类成分（图 5-8）。

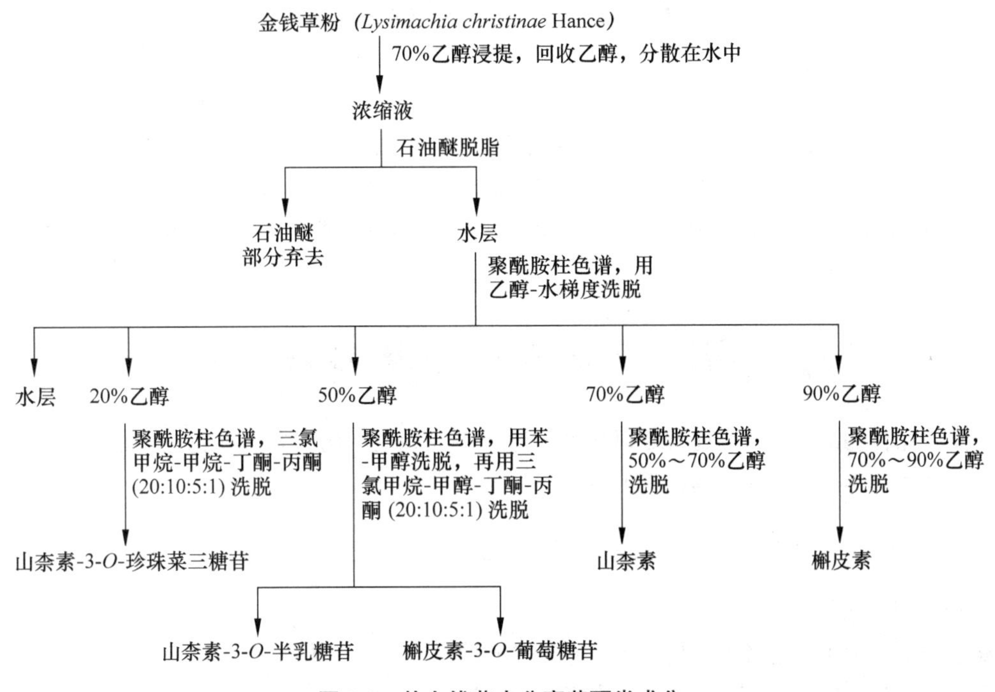

图 5-8 从金钱草中分离黄酮类成分

3. 葡聚糖凝胶柱色谱法 用于分离黄酮类化合物的葡聚糖凝胶主要有两种型号（Sephadex G 和 Sephadex LH-20）。葡聚糖凝胶分离黄酮苷元和黄酮苷类化合物的机制不同。分离黄酮苷元时，以吸附作用为主导，吸附强度与黄酮游离酚羟基的数目有关，即酚羟基越多，吸附力越强；分离黄酮苷时，则以分子筛为主导，洗脱时，黄酮苷大体上按相对分子质量由大到小出柱（表 5-3）。

表 5-3 一些黄酮类化合物在 Sephadex LH-20 柱上以甲醇为洗脱剂的相对洗脱率（V_e/V_o）

黄酮类化合物	取代基	V_e/V_o
芹菜素	5,7,4′-三羟基	5.3
木犀草素	5,7,3′,4′-四羟基	6.3
槲皮素	3,5,7,3′,4′-五羟基	8.3
杨梅素	3,5,7,3′,4′,5′-六羟基	9.2
山奈酚-3-*O*-鼠李糖基半乳糖-7-鼠李糖苷	三糖苷	3.3
槲皮素-3-*O*-芸香糖苷	双糖苷	4.0
槲皮素-3-*O*-鼠李糖苷	单糖苷	4.9

注：表中 V_e 为洗脱试样时需要的溶剂总量；V_0 为柱子的空体积。V_e/V_0 的比值大小说明了化合物被洗脱的难易程度，V_e/V_0 的比值越小，说明化合物越容易被洗脱下来。从表 5-3 中的数据清楚表明，苷元的羟基越多，V_e/V_0 的比值越大，越难洗脱；苷上连接的糖基越多，则 V_e/V_0 的比值越小，越容易洗脱。

葡聚糖凝胶柱色谱常用的洗脱剂有：

(1) 碱性水溶液（如0.1mol/L NH_4OH），含盐水溶液（如0.5mol/L NaCl）；

(2) 醇及含水醇：如甲醇、甲醇-水（不同比例），正丁醇-甲醇（3∶1）、乙醇等；

(3) 丙酮-甲醇-水（2∶1∶1），三氯甲烷-甲醇（9∶1）。

4. 大孔吸附树脂 主要用于黄酮类化合物的富集和总黄酮的制备。洗脱剂一般采用乙醇-水或甲醇-水系统进行梯度洗脱。

大孔吸附树脂有吸附容量大、再生简单、重现性好等特点，适合黄酮类化合物的分离纯化和大规模生产。如银杏总黄酮、葛根总黄酮、杜仲总黄酮等的制备都采用了此方法。

（二）pH梯度萃取法

黄酮苷元中酚羟基数目及位置不同，其酸性强弱也不同，以黄酮为例，其酚羟基酸性强弱顺序依次为：7，4′-二OH>7或4′-OH>一般酚-OH>5-OH。将混合物溶于有机溶剂（如乙醚）后，依次用5% $NaHCO_3$可萃取出7，4′-二羟基黄酮；5% $NaCO_3$可萃取出7-或4′-羟基黄酮；0.2%NaOH可萃取出具有一般酚羟基的黄酮；4%NaOH可萃取出5-羟基黄酮，来达到分离的目的。

第5节 黄酮类化合物的结构研究

黄酮类化合物的结构研究通常是以各种波谱学手段为主，化学方法和色谱方法为辅，二者相互结合，来达到准确鉴定化合物结构的目的。

一、黄酮类化合物鉴定中常用的色谱法

（一）纸色谱法

纸色谱法可用于鉴定各种游离黄酮及其苷类化合物，通常可用单向色谱或双向色谱。使用双向纸色谱时，第一向可用醇性展开剂，如正丁醇-乙酸-水（4∶1∶5上层，BAW）、叔丁醇-乙酸-水（3∶1∶1，TBA）、水饱和正丁醇等；第二向则用水性展开剂，如2%～6%乙酸、3%氯化钠及乙酸-浓盐酸-水（30∶3∶10）等，第一向依据正相分配色谱的原理进行分离，化合物极性小则R_f值大；第二向依据类似反相分配色谱的原理进行分离，化合物极性大则R_f值大。

黄酮苷元除可用上述的醇性展开剂之外，还可用亲脂性稍强的一些展开剂，如苯-乙酸-水（125∶72∶3）、三氯甲烷-乙酸-水（13∶6∶1）、苯酚-水（4∶1）等。花色苷及花色苷元，可用含盐酸或乙酸的溶剂进行展开。

在纸色谱中，黄酮类化合物的结构与R_f值有如下的关系：

用醇性溶剂系统展开时，黄酮苷的极性大于游离黄酮，前者的R_f值小于后者，当母核相同时，R_f值依次为苷元>单糖苷>双糖苷，以在BAW中展开为例，除花色素苷元外，多数黄酮类化合物苷元R_f值在0.7以上，而苷类则小于0.7。同一类型的游离黄酮类化合物，结构中羟基数目越多，极性越强，R_f值变小，反之，羟基数目越少，则R_f值变大。

用水性溶剂展开时，R_f值顺序刚好与上述相反。如以3%～5%乙酸展开时，苷类的R_f值可在0.5以上，糖链越长，R_f值越大；游离黄酮类的R_f值较小，其中平面型分子的苷元如黄酮、黄酮醇、查耳酮等几乎停留原点不动，R_f值小于0.02，而非平面型分子的苷元如二氢黄酮、二氢黄酮醇、二氢查耳酮等因亲水性较强，R_f值稍大，在0.1～0.3之间。

（二）薄层色谱法

薄层色谱法是分离和检识黄酮类化合物常用的方法之一。通常采用吸附薄层色谱，吸附剂多为硅胶和聚酰胺。

1. 硅胶薄层色谱 一般用于分离和检识游离黄酮及极性较小的黄酮苷。常用的展开剂有苯-甲醇（95∶5）、甲苯-甲酸甲酯-甲酸（5∶4∶1）、甲苯-三氯甲烷-丙酮（40∶25∶35）、三氯甲烷-甲醇（85∶15或14∶1）、乙酸乙酯-甲酸-水（8∶3∶1）等。可以根据被分离成分的极性大小适当调整上述展开剂中各组分的比例以达到最好的分离效果。

2. 聚酰胺薄层色谱 适用于分离和检识含有酚羟基的游离黄酮及黄酮苷，其色谱行为可参考柱色谱分离规律。

由于聚酰胺对黄酮类化合物吸附力较强，因此展开剂中大多含有醇、酸或水。选择展开剂时要考虑到被分离物质的溶解性，黄酮苷元的检识通常会用极性较小的有机溶剂，常用的展开剂有：三氯甲烷-甲醇（94∶4或94∶6）、苯-甲醇-丁酮（90∶6∶4或84∶8∶8或4∶3∶3）、三氯甲烷-甲醇-甲酸（60∶38∶2）。检识黄酮苷时则加水以增大展开剂的极性，常用的展开剂有：乙醇-水（3∶2）、甲醇-乙酸-水（90∶5∶5）、甲醇-水（4∶1）、丙酮-水（1∶1）、95%乙醇-乙酸（50∶1）等。

黄酮类化合物通常可与 Al^{3+} 生成鲜黄色荧光络合物，因此进行色谱分析时常用三氯化铝醇溶液作为显色剂，也可利用黄酮类化合物本身有颜色或在紫外光下产生荧光的特点，在日光或紫外光下观察；或者利用其经碱水处理后产生明显的变色特性进行检识。

二、黄酮类化合物的紫外-可见光谱

紫外-可见光谱是黄酮类化合物结构研究中的一种重要手段。不同结构类型的黄酮类化合物，由于分子中存在的共轭体系以及羟基的数目、位置和存在形式不同，其紫外光谱有较大差异并有一定的变化规律，有助于推测黄酮类化合物母核的结构类型；此外，黄酮化合物结构中的羟基取代基在酸、碱环境下，或与某些试剂形成络合物，分子的电子环境改变，引起吸收峰位置发生有规律的变化，可用于推测黄酮类化合物羟基取代情况。

（一）黄酮类化合物在甲醇溶液中的紫外光谱特征

多数黄酮类化合物具有桂皮酰基和苯甲酰基组成交叉共轭体系，因此在200～400nm紫外光谱区域内有两个主要的吸收带，其中处于300～400nm的带Ⅰ峰为桂皮酰基产生，处于220～280nm的带Ⅱ峰为苯甲酰基产生（图5-9）。

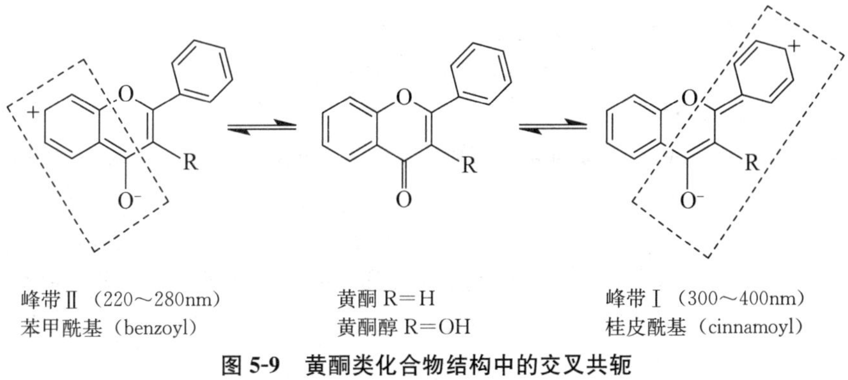

峰带Ⅱ（220～280nm）
苯甲酰基（benzoyl）

黄酮 R=H
黄酮醇 R=OH

峰带Ⅰ（300～400nm）
桂皮酰基（cinnamoyl）

图5-9 黄酮类化合物结构中的交叉共轭

根据黄酮类化合物带Ⅰ与带Ⅱ的峰形和波长范围，可推测出黄酮类化合物的结构类型，如图5-10及表5-4所示。

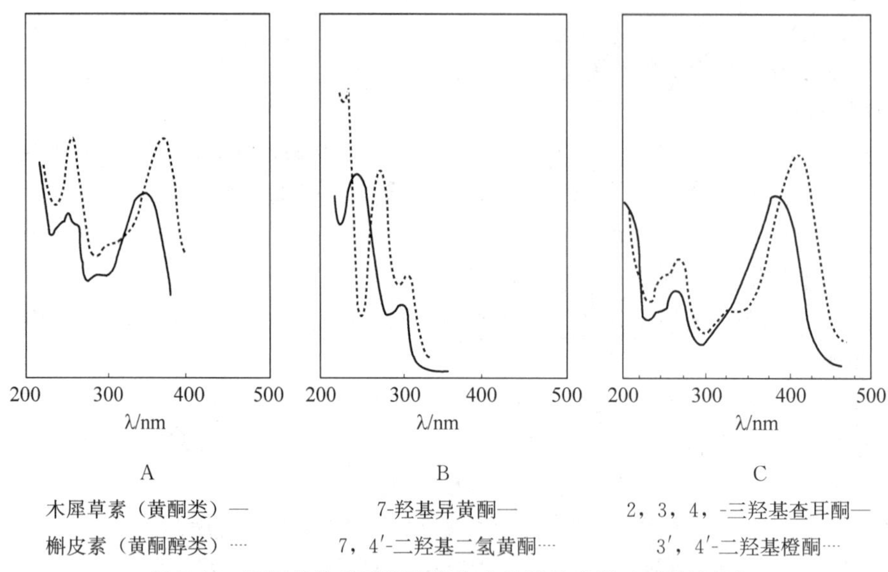

图 5-10　不同结构类型黄酮类化合物紫外光谱（甲醇溶液）

A：黄酮及黄酮醇类；B：异黄酮及二氢黄酮醇类；C：查耳酮及橙酮类

各种黄酮类化合物峰形与峰位的关系见表 5-4。

表 5-4　黄酮类化合物在甲醇溶液中的紫外光谱特征

黄酮类型	带Ⅰ/nm	带Ⅱ/nm	说明
黄酮类	304～350	250～280	带Ⅰ峰和带Ⅱ峰均强
黄酮醇类	352～385	250～280	带Ⅰ峰和带Ⅱ峰均强
黄酮醇类（3-OH 被取代）	328～357	250～280	带Ⅰ峰和带Ⅱ峰均强
异黄酮类	310～330	245～270	带Ⅰ峰弱（肩峰），带Ⅱ主峰
二氢黄酮（醇）	300～330	270～295	带Ⅰ峰弱（肩峰），带Ⅱ主峰
查尔酮类	340～390	220～270	带Ⅰ峰强，带Ⅱ峰弱
橙酮类	370～430	220～270	带Ⅰ峰强，带Ⅱ峰弱
花色素及其苷类	465～560	270～280	带Ⅰ峰和带Ⅱ峰均强

1．黄酮及黄酮醇类　黄酮与黄酮醇类的紫外光谱峰形相似［图 5-10（A）］，带Ⅰ与带Ⅱ的峰强度差别不大，但带Ⅰ的峰位明显不同；黄酮的带Ⅰ位于 304～350nm，黄酮醇的带Ⅰ位于 352～385nm，据此可以区分这两类化合物。

黄酮和黄酮醇的 B 环或 A 环上的取代基性质及位置不同，将影响带Ⅰ和带Ⅱ的峰位和峰形，如在 7-或 4′-引入羟基、甲氧基等供电基时，将促进结构重排，有利于实现电子跃迁，引起相应吸收带向长波方向位移。母核上含氧基团取代基越多，则相应的吸收带红移越多。一般而言，A 环上的取代基对带Ⅱ影响较大，B 环上的取代基对带Ⅰ影响较大，但 B 环取代基有时会影响带Ⅱ的峰形，如 B 环上仅有 4′-氧取代时，带Ⅱ为单峰；而当 B 环为 3′，4′-二氧取代时，带Ⅱ则表现出双峰或一个主峰并伴有一个肩峰。

取代基对带Ⅰ与带Ⅱ的影响见表 5-5 和表 5-6。

表 5-5 B环上引入羟基对黄酮类化合物 UV 光谱带Ⅰ的影响

化合物	B环羟基位置	带Ⅰ/nm	
3，5，7-三羟基黄酮（高良姜素）	—	359	红移↓
3，5，7，4′-四羟基黄酮（山柰素）	4′	367	
3，5，7，3′，4′-五羟基黄酮（槲皮素）	3′，4′	370	
3，5，7，3′，4′，5′-六羟基黄酮（杨梅素）	3′，4′，5′	374	

表 5-6 A环上引入羟基对黄酮类化合物 UV 光谱带Ⅱ的影响

化合物	A环羟基位置	带Ⅱ/nm	
黄酮	—	250	
7-羟基黄酮	7	252	红移↓
5-羟基黄酮及5，7-二羟基黄酮	5或5，7	262	
5，6，7-三羟基黄酮	5，6，7	274	
5，7，8-三羟基黄酮	5，7，8	281	

黄酮和黄酮醇结构中的羟基被甲基化或苷化后，将会使相应的吸收带向短波长方向移动，尤其是带Ⅰ的移动更为明显。当羟基被乙酰化后，原来羟基对吸收带的影响几乎完全消失，如槲皮素乙酰化后的紫外光谱与黄酮近似（表 5-7）。

表 5-7 黄酮、黄酮醇类化合物乙酰化后对紫外光谱的影响

黄酮类化合物	带Ⅰ/nm	带Ⅱ/nm
黄酮	297	250
槲皮素	370	255
槲皮素五乙酰化物	300	252

2. 异黄酮及二氢黄酮（醇）类 异黄酮、二氢黄酮（醇）的结构特点是B环与羰基无共轭或共轭很弱，没有桂皮酰系统，所以它们的紫外光谱特征是有较强的带Ⅱ吸收，带Ⅰ很弱。异黄酮的主峰在245～270nm，二氢黄酮（醇）的主峰在270～295nm，根据峰位很容易区分它们。

3. 查尔酮及橙酮类 查耳酮和橙酮的共同特点是带Ⅰ很强，为主峰；带Ⅱ则较弱，为次强峰。二者的吸收峰区别在于查耳酮中带Ⅰ有时分裂为Ⅰa（340～390nm）和Ⅰb（300～320nm）两个峰，其带Ⅱ位于220～270nm，橙酮的带Ⅰ出现在370～430nm。与黄酮及黄酮醇类相同，当B环引入含氧取代基，也会使相应的带Ⅰ产生红移。

（二）诊断试剂在结构测定中的作用

黄酮类化合物结构中酚羟基在碱性情况下解离，或与某些离子形成络合物，导致其紫外吸收光谱发生变化，根据这些变化可以推测酚羟基的位置或数目。这些可引起黄酮类化合物紫外吸收光谱发生变化的试剂称为诊断试剂。常用的诊断试剂有甲醇钠、乙酸钠、乙酸钠-硼酸、三氯化铝、三氯化铝-盐酸。不同类型的黄酮类化合物，在测定了甲醇溶液中的紫外光谱后，向其甲醇溶液中分别加入各种诊断试剂，通过对所得紫外光谱与其甲醇溶液中的紫外光谱进行对比，获得黄酮类化合物更多的结构信息。各种诊断试剂在确定羟基位置时的作用见表 5-8。

表 5-8 加入诊断试剂黄酮类化合物 UV 图谱及结构特征归属

诊断试剂	带Ⅱ	带Ⅰ	结构特征归属
NaOMe		红移 40～60nm 强度不降	表示有 4'-OH
		红移 50～60nm 强度下降	表示有 3-OH，但无 4'-OH
	吸收谱随时间延长而衰退		表示有对碱敏感的取代图式，如3，4'-；3，3'，4'-；5，6，7-；5，7，8-；3'，4'，5'-羟基取代图式等
NaOAc（未熔融）	红移 5～20nm		表示有 7-OH
		在长波一侧有明显肩峰	表示有 4'-OH，但无 3-及（或）7-OH
NaOAc（熔融）		红移 40～65nm 强度下降	表示有 4'-OH
	吸收谱随时间延长而衰退		表示有对碱敏感的取代图式（如同上示）
NaOAc/H_3BO_3		红移 12～30nm	表示B环有邻二酚羟基结构
	红移 5～10nm		表示 A 环有邻二酚羟基结构（但不包括 5，6-位）
$AlCl_3$及 $AlCl_3$/HCl	$AlCl_3$/HCl 谱图＝$AlCl_3$谱图		表示结构中无邻二酚羟基结构
	$AlCl_3$/HCl 谱图≠$AlCl_3$谱图		表示结构中可能有邻二酚羟基结构
	峰带Ⅰ（或Ⅰa）		
	紫移 30～40nm		表示 B 环有邻二酚羟基结构
	紫移 50～65nm		表示 A、B 环均可能有邻二酚羟基结构
	$AlCl_3$/HCl 谱图＝MeOH 谱图		表示无 3-及（或）5-OH
	$AlCl_3$/HCl 谱图≠MeOH 谱图		表示可能有 3-及（或）5-OH
	峰带Ⅰ红移 35～55nm		表示只有 5-OH
	红移 60nm		表示只有 3-OH
	红移 50～60nm		表示可能同时有 3-及 5-OH
	红移 17～20nm		表示除 5-OH 外尚有 6-含氧取代

1. 甲醇钠（NaOMe） 甲醇钠为强碱，可使黄酮类化合物结构中的所有酚羟基解离，引起相应的吸收峰向长波长方向移动，但其强碱性易导致分子具有的邻二酚羟基或 3，4'-二羟基结构氧化分解，所以在测定时，通常是加入甲醇钠后立即进行测定，并在放置 5 分钟后再次测定，观察吸收光谱的变化情况。如果分子中具有上述对碱敏感的结构，随测定时间延长，图谱上的吸收峰将会衰退甚至消失。

2. 乙酸钠 市售乙酸钠因含微量的乙酸，碱性较弱，只能使黄酮类化合物结构中酸性较强的酚羟基解离，导致相应的吸收带红移。如乙酸钠作用于 7-羟基黄酮，可使带Ⅰ和带Ⅱ均向长波方向移动，其中带Ⅱ吸收强度增强，特征性的红移 5～20nm，因此乙酸钠主要用于鉴定分子中是否含有 7-羟基。

乙酸钠经熔融处理后，碱性增强，使 7-羟基黄酮的图谱表现出与甲醇钠类似的位移效果。

3. 乙酸钠/硼酸 硼酸试剂的作用是在乙酸钠碱性下，与黄酮类分子中邻二酚羟基络合，从而引起相应峰带向长波长方向移动。因此乙酸钠/硼酸主要用于鉴定分子中是否含有邻二酚羟基。

4. 三氯化铝/盐酸 三氯化铝能与黄酮类化合物分子结构中的邻二酚羟基、3-羟基-4-羰基或 5-羟基-4-羰基络合，并引起相应吸收带向长波方向移动。各种铝络合物的稳定性不同，其相对稳定性按下列顺序排列：黄酮醇 3-羟基＞黄酮 5-羟基＞二氢黄酮 5-羟基＞邻二酚羟基＞二氢黄酮醇 3-羟基。

如分子中同时有 3-或 5-羟基及邻二酚羟基时，则可同时与三氯化铝络合，生成络合物。其中邻二酚羟基及二氢黄酮醇 3-羟基系统与三氯化铝形成的络合物稳定性较差，加入少量盐酸后即可分解，同时引起吸收带相应向短波长方向移动。因此通过将三氯化铝/盐酸谱与三氯化铝谱进行对比，根据带Ⅰ的变化，推测分子中是否存在邻二酚羟基；将三氯化铝/盐酸谱与甲醇谱进行比较，根据带Ⅰ的变化，推测分子中是否有3-羟基、5-羟基或3，5-二羟基。

根据以上规律利用紫外光谱包括加入各种诊断试剂后紫外光谱，可以判断出黄酮化合物的基本母核和含氧取代模式，但在实际结构研究中还需结合化学方法及其他光谱方法尤其是NMR谱进行综合分析，才能更为准确的确定出被测化合物的结构。

三、黄酮类化合物的核磁共振氢谱

随着FT核磁共振技术的发展，仅以溶剂溶解少量黄酮样品（1mg或以下）进行累加，即可获得满意的^{1}H-NMR谱。在测定黄酮类化合物的^{1}H-NMR谱时，常用的试剂有氘代三氯甲烷、氘代二甲基亚砜（DMSO-d_6）、氘代吡啶等作溶剂。DMSO-d_6能溶解多数黄酮类化合物，而且质子信号分辨率高，是较理想的溶剂，但沸点较高，不便于回收样品。

在氢核磁共振谱中，黄酮化合物A环、B环及取代基质子化学位移的大小顺序一般为：酚羟基质子＞B环质子＞A环质子＞糖上质子及甲氧基质子＞甲基质子。其规律如下：

（一）A环质子

一般来说，A环质子，除H-5因其受酮羰基的去屏蔽影响，出现在较低场（δ 8.00）左右外，其余部位的H多出现在较高场（δ 7.00～6.00）。

1. 7-羟基黄酮类化合物

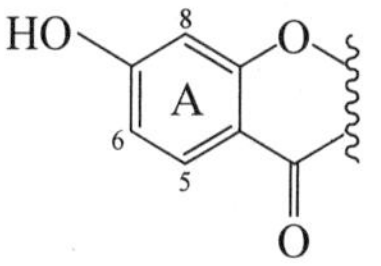

HO 8 O A 6 5 O

7-羟基黄酮类化合物A环有3个芳香质子，H-5处于4-位羰基的负屏蔽区，化学位移比A环上其他质子大，出现在δ 8.00左右的较低场区，同时因与H-6的邻偶作用，裂分为双重峰（d，J=Ca，9.0Hz）；H-6和H-8的化学位移值在7.10～6.30之间，H-6因与H-5有邻偶作用，与H-8有间偶作用，产生二组二重峰（dd，J=Ca，9.0Hz，2.5Hz）；H-8与H-6的间位偶合，呈现一个裂距较小的二重峰（J=Ca，2.5Hz），虽然H-8与H-6的化学位移有时难以归属，但通过峰形容易区分（表5-9）。

表5-9　7-羟基黄酮类化合物中H-5、H-6、H-8的化学位移（δ）

化合物	H-5	H-6	H-8
黄酮、黄酮醇、异黄酮	8.20～7.90，d	7.10～6.70，dd	7.00～6.70，d
二氢黄酮、二氢黄酮醇	7.90～7.70，d	6.50～6.40，dd	6.40～6.30，d

注：d为二重峰，dd为双二重峰。

2. 5,7-二羟基黄酮类化合物

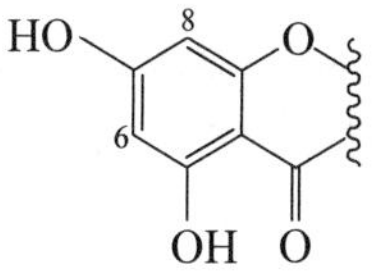

HO 8 O 6 OH O

5,7-二羟基黄酮类化合物A环上有两个芳香质子H-6和H-8，它们的化学位移δ为6.90～5.70。由于间位偶合作用，两个质子都分裂为二重峰（J=2.5Hz），且H-6化学位移总比H-8位于较高场。当7-OH成苷时，H-6及H-8信号均向低场方向位移（表5-10）。

表 5-10　5，7-二羟基黄酮类化合物中 H-6 及 H-8 的化学位移（δ）

化合物	H-6	H-8
黄酮、黄酮醇、异黄酮	6.20～6.00，d	6.50～6.30，d
上述化合物 7-*O*-糖苷	6.40～6.20，d	6.90～6.50，d
二氢黄酮、二氢黄酮醇	5.95～5.75，d	6.10～5.90，d
上述化合物 7-*O*-糖苷	6.10～5.90，d	6.40～6.10，d

（二）B 环质子

通常在黄酮类化合物结构中，B 环受到 C 环的影响较大，故 B 环质子比 A 环质子的共振峰位于较低场（H-5 除外），化学位移通常位于 δ 8.10～6.70。

1. 4′-氧取代黄酮类化合物　通常，黄酮类化合物结构中，B 环质子比 A 环质子的共振峰位于较低场（H-5 除外）。在 4′-氧取代黄酮类化合物中，B 环 4 个质子由于对称关系，分为两组，H-2′和 H-6′的化学等价为一组，H-3′和 H-5′也是化学等价为另一组，两组质子相互偶合均产生二重峰。由于 C 环的负屏蔽效应和 4′-OR 取代基的屏蔽效应，H-2′及 H-6′较 H-3′和 H-5′处于低场，C 环的氧化状态对 H-2′及 H-6′的化学位移有较大影响（表 5-11）。

表 5-11　4′-氧取代黄酮类化合物中 H-2′，H-6′及 H-3′，H-5′的化学位移（δ）

化合物	H-2′，H-6′	H-3′，H-5′
黄酮类	7.90～7.70，d	
黄酮醇类	8.10～7.90，d	
二氢黄酮类	7.30～7.10，d	7.10～6.50，d
二氢黄酮醇类	7.40～7.20，d	
异黄酮类	7.50～7.20，d	

2. 3′,4′-二氧取代黄酮类化合物　H-5′受 H-6′的偶合作用，表现为一个二重峰出现在 δ 7.10～6.70（d，J＝8.5Hz）处；H-2′为双峰（d，J＝2.5Hz）和 H-6′为双二重峰（dd，J＝8.5 及 2.5Hz）的信号出现在 δ 7.90～7.20 范围内（表 5-12），两者有时峰位重叠，难以辨识。3′，4′-二氧代黄酮和黄酮醇结构中，当一个取代基为羟基，另一个为甲氧基时，可通过 H-2′和 H-6′的化学位移区分 3′、4′的取代情况。当取代基为 3′-羟基、4′-甲氧基时，H-2′较 H-6′出现在高场；而取代基为 3′-甲氧基、4′-羟基时，结果与上述相反。

表 5-12　3′,4′-二氧取代黄酮类化合物 H-2′及 H-6′的化学位移（δ）

化合物	H-2′	H-6′
黄酮（3′，4′-OH 及 3′-OH，4′-OCH_3）	7.30～7.20，d	7.50～7.30，dd
黄酮醇（3′，4′-OH 及 3′-OH，4′-OCH_3）	7.70～7.50，d	7.90～7.60，dd
黄酮醇（3′-OCH_3，4′-OH）	7.80～7.60，d	7.60～7.40，dd
黄酮醇（3′，4′-OH，3-*O*-糖）	7.50～7.20，d	7.70～7.30，dd

3. 3′,4′,5′-三氧代黄酮类化合物 当3′,4′,5′-三氧取代黄酮类化合物的3个取代基为对称结构时，H-2′和H-6′化学等价，在δ 7.50～6.50范围内以单峰形式出现；如果3个取代基为不对称结构，则H-2′和H-6′各以一个双峰出现（d，J=2.0Hz）。

（三）C环质子

各种黄酮类化合物因结构不同，C环质子的化学位移和峰形有很大差异，是区别各种类型黄酮化合物的主要依据。它们化学位移大小顺序一般为：异黄酮类H-2＞查耳酮类H-β及H-α＞黄酮类H-3＞二氢黄酮和二氢黄酮醇类H-2及H-3。在C环被还原的黄酮类化合物中，H-2因受氧原子吸电子作用，化学位移相对大些。

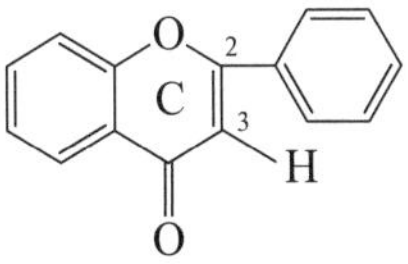

黄酮 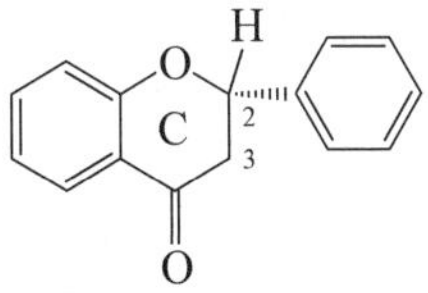　　二氢黄酮 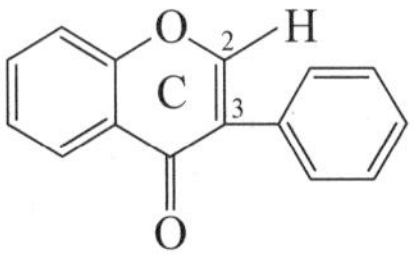　　异黄酮 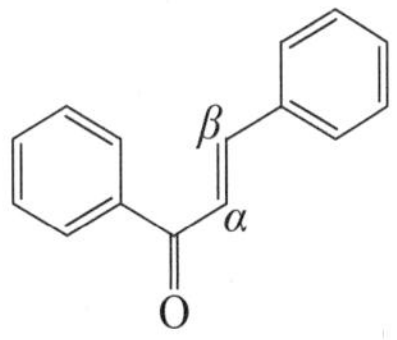　　查耳酮

1. 黄酮及黄酮醇类 黄酮类H-3常以一个尖锐的峰出现在约δ 6.30处，可能会与5,6,7-或5,7,8-三氧代黄酮A环中的H-6或H-8的单峰信号重叠而难以区别。黄酮醇类C_3上因无氢原子，故没有H-3吸收峰，可与黄酮类区别。

2. 二氢黄酮及二氢黄酮醇类 因C_2、C_3位已被饱和，H-2、H-3的共振信号出现在较高场。二氢黄酮C环H-3的两个质子不等价，分别与H-2偶合，使后者于δ 5.20处裂分为双二重峰（J_{trans}=11.0Hz；J_{cis}=5.0Hz）。两个H-3因相互偕偶（J=17.0Hz）并与H-2有邻偶，也各被裂分成一个双二重峰，中心位于δ 2.80处，但往往互相重叠；二氢黄酮醇C环中的两个质子多构成反式双直立键偶合系统，二者相互偶合各产生一组二重峰（J_{aa}=11.0Hz），H-2位于δ 4.90左右的较低场，H-3位于δ 4.30左右的较高场，两者容易区分。如果3-OH成苷，因苷化位移作用，H-2、H-3峰均向低场位移（表5-13）。

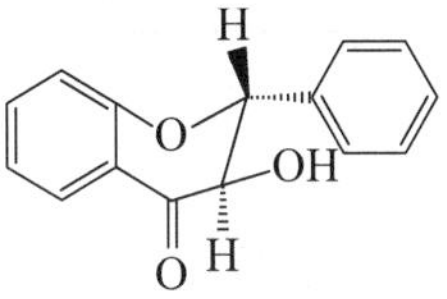

（2R，3R）二氢黄酮醇 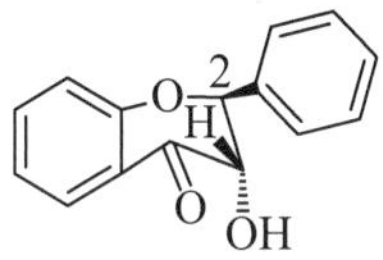　　（2S，3S）二氢黄酮醇

表5-13　二氢黄酮、二氢黄酮醇H-2和H-3（δ）

化合物	H-2	H-3
二氢黄酮	5.50～5.00，dd	接近2.80，dd
二氢黄酮醇	5.00～4.80，d	4.30～4.10，d
二氢黄酮醇-3-O-糖苷	5.60～5.00，d	4.60～4.30，d

3. 异黄酮类 异黄酮的H-2因受1-位氧原子及4-位羰基的吸电子影响，常以一个单峰出现在δ 7.80～7.60处，化学位移大于一般芳香质子。当用DMSO-d_6作溶剂测试时，还将进一步向低场位移至δ 8.70～8.50处。

4. 查耳酮 在查耳酮中，H-α与H-β相互偶合，各为二重峰（J=17.0Hz），分别出现在δ

7.40～6.70 及 δ 7.70～7.30 处。

（四）糖基质子

黄酮类化合物糖基质子化学位移在 δ 6.00～3.00 范围。

1. 单糖苷类 黄酮类化合物与糖结合成苷后，糖的端基质子和苷元上的质子都会受到影响，其具体的变化取决于成苷的位置和糖的种类（表 5-14）。如黄酮类化合物-3-*O*-葡萄糖苷 H-1″（δ 6.00～5.70）明显区别于 4′-、5-及 7-*O*-葡萄糖苷 H-1″（δ5.20～4.80）；而且，通过 H-1″的化学位移还可以区分黄酮醇-3-*O*-葡萄糖苷和黄酮醇-3-*O*-鼠李糖苷（δ 5.10～5.00）、黄酮醇-7-*O*-鼠李糖苷（δ 5.30～5.10），但区分不了二氢黄酮醇-3-*O*-葡萄糖苷与二氢黄酮醇-3-*O*-鼠李糖苷。

对于鼠李糖苷来说，鼠李糖上的—CH_3 将以一个二重峰（J=6.5Hz）出现在 δ 1.20～0.80 处，容易识别。

表 5-14 黄酮单糖苷类化合物上糖的端基质子的化学位移（δ）

化合物类型	H-1″	化合物类型	H-1″
黄酮-5-*O*-葡萄糖苷		黄酮醇-3-*O*-葡萄糖苷	6.00～5.70
黄酮-7-*O*-葡萄糖苷		黄酮醇-3-*O*-鼠李糖苷	5.10～5.00
黄酮-4′-*O*-葡萄糖苷	5.20～4.80	二氢黄酮醇-3-*O*-葡萄糖苷	4.30～4.10
黄酮-6-*C*-碳苷		二氢黄酮醇-3-*O*-鼠李糖苷	4.20～4.00
黄酮-8-*C*-碳苷			

2. 双糖苷类 黄酮类化合物双糖苷中末端糖上的 H-1‴因离黄酮母核较远，受到其负屏蔽的影响较小，共振峰将移至比 H-1″较高的磁场，具体的峰位与末端糖的连接位置有关。如由葡萄糖、鼠李糖构成的黄酮 3-或 7-*O*-双糖苷中，由于两个单糖的连接位点不同，形成了两种类型的苷：①苷元-芸香糖基［苷元-*O*-*β*-*D*-葡萄糖（6→1）-*α*-*L*-鼠李糖］；②苷元-新橙皮糖基［苷元-*O*-*β*-*D*-葡糖糖（2→1）-*α*-*L*-鼠李糖］；鼠李糖和葡萄糖之间的这两种连接方式除通过二维核磁共振技术等方法确认外，还可以通过鼠李糖的端基质子（H-1‴）及 6 位甲基质子（H-6‴，CH_3）进行确定（表 5-15）。

表 5-15 芸香糖基和新橙皮糖基中的鼠李糖 H-1‴和 H-6‴的化学位移（δ）

化合物	H-1‴	H-6‴
芸香糖基	4.40～4.20（d，J = 2.0Hz）	1.00～0.70，d
新橙皮糖基	5.00～4.90（d，J = 2.0Hz）	1.30～1.10，d

（五）其他质子

1. C-6 及 C-8 位的甲基质子 C-6 位 CH_3 质子化学位移比 C-8 位 CH_3 质子小约 0.20 个化学位移单位。以异黄酮为例，C-6 位 CH_3 质子位于 δ 2.27～2.04 处，C-8 位 CH_3 质子位于 δ2.45～2.14 处。

2. 乙酰氧基质子 含有酚羟基的黄酮类化合物有时也可制备成乙酰化物进行结构测定。通常芳香族乙酰氧基上的质子信号出现在 δ2.50～2.30 处，可根据芳香族乙酰氧基上的质子数目帮助确定苷元上的酚羟基数目。

3. 甲氧基质子 一般情况下，甲氧基质子信号以单峰形式出现在 δ4.10～3.50 处。NOE 核磁共振技术及二维核磁共振技术（如 HMBC）可确定甲氧基的位置。

4. 酚羟基质子 黄酮类化合物采用 DMSO-d_6 为试剂进行测定时，通常可观察到酚羟基的信号，5-OH 出现在 δ 13.0～12.0 处，7-OH 出现在 δ 11.0～10.0 处，3′-OH 和 4′-OH 出现在 δ 10.0～9.00 处。

四、黄酮类化合物的核磁共振碳谱

黄酮类化合物的碳核磁共振谱可用于：①确定黄酮苷元中各芳碳原子的取代模式；②根据不同黄酮母核结构C环的3个碳信号不同的特点，推测黄酮类化合物的骨架类型。③确定分子中碳原子总数，以及黄酮类化合物母核上含氧碳原子的数目和糖基上碳原子的数目等。

（一）黄酮类化合物骨架类型的判断

对黄酮类化合物骨架类型的判断，可以根据C环上3个^{13}C信号区分（表5-16）。

表5-16　^{13}C-NMR谱中黄酮类化合物结构中的中央三碳核的信号特征（δ）

化合物类别	C-2（或C-β）	C-3（或C-α）	C-4
黄酮类	163.2～160.5（s）	111.8～104.7（d）	184.0～174.5（s）
黄酮醇类	147.9（s）	136.0（s）	
异黄酮类	155.4～149.8（d）	125.9～122.3（s）	
查耳酮类	145.4～136.9（d）	128.1～116.6（d）	197.0～188.0（s）
二氢黄酮类	80.3～75.0（d）	44.6～42.8（t）	
二氢黄酮醇类	82.7（d）	71.2（d）	
橙酮类	147.7～146.1（s）	111.9～111.6（d）	182.7～182.5（s）
异橙酮类	140.7～137.8（d）	122.3～122.1（s）	169.8～168.6（s）

（二）取代基位移与黄酮类化合物取代模式的确定

黄酮的^{13}C-NMR信号如下所示：

118.1　156.3　O　163.2　126.3
133.7　131.8　131.6
125.2　178.4　107.6　129.0
124.0
125.7
O

黄酮类化合物母核上引入取代基时，其位移基本符合简单苯衍生物的取代基位移效应。同一环上有几个取代基时，其位移效应具有一定程度的加和性。如B环引入—OH及—OCH_3将使与取代基相连的碳原子信号大幅度地向低场位移，而邻位碳及对位碳则向高场位移，对间位碳的影响很小（表5-17）。

表5-17　B环上取代基的位移效应

X	Zi（本）	Zo（邻）	Zm（间）	Zp（对）
—OH	+26.6	−12.8	+1.6	−7.1
—OCH_3	+31.4	−14.4	+1.0	−7.8

一般来说，A环上的取代基，对A环各碳原子位移影响较大，对B环碳原子位移影响不大。同理，B环上取代基也只影响到B环碳原子的化学位移。但5-OH的存在，除影响A环外，因与C-4位的羰基形成分子内氢键缔合，可使C环的C-4、C-2信号向低场移动（分别为+4.5及+0.9），C-3信号向高场移动（−2.0）。如果C-5-OH被甲基化或苷化，由于氢键缔合遭到破坏，则上述信号将分别向高场移动。

在5，7-二羟基黄酮类化合物中，C-6及C-8信号在δ 100.0～90.0的范围内出现，且C-6的信号总是比C-8信号出现在较低的磁场。两个碳原子的化学位移差因母核类型不同而异，黄酮及黄酮醇差别较大，约为4.8个化学位移单位；二氢黄酮中差别较小，约0.9个化学位移单位。C-6或C-8有无取代基可以通过观察^{13}C-NMR上C-6、C-8信号位移变化而易于认定。如被甲基取代的碳原子将向低场位移6.0～9.6个化学位移，但未被取代的碳原子信号则无大的改变；同样，如果形成6-C糖苷或8-C糖苷或6，8-二碳糖苷也可据此进行鉴定，C-6或C-8位结合成碳糖苷时将使相应的C-6或C-8信号向低场位移约10个化学位移单位，但未被取代的碳原子信号无多大改变。

（三）苷化位移与糖连接位置的确定

黄酮类化合物的酚羟基与糖形成*O*-糖苷后，无论苷元及糖均产生相应的苷化位移。苷化位移幅度与苷元上酚羟基位置及糖的种类有关，因此可用苷化位移判断糖与苷元的结合位置。

1. 糖的苷化位移及端基碳的信号 在酚性苷中，糖分子端基碳的苷化位移约为＋4.0～＋6.0。当苷元的7或2′、3′、4′形成苷时，糖的C-1″信号将位于δ102.5～100.0范围内，但5-*O*-葡萄糖苷和7-*O*-鼠李糖苷的C-1″信号例外，分别位于δ104.3和δ99.0处，因此，通过糖端基碳的化学位移可确定糖的连接位置。

2. 苷元的苷化位移 苷元的苷化位移是判断黄酮类化合物*O*-糖苷中糖与苷元连接位置的重要方法。苷元糖苷化后，与糖连接的苷元碳原子向高场位移，而其邻位和对位碳原子均向低场位移，且对位碳原子的位移幅度大而恒定。此外，苷元中不同位置的酚羟基成苷后的苷化位移幅度也会大不相同，如3-OH糖苷化后，对C-2的苷化位移比其他位置的羟基引起的邻位效应大得多；另外，7-OH或3-OH与鼠李糖成苷时，苷元C-7或C-3的苷化位移比一般糖苷要大一些，据此可与一般糖苷相区别。而5-OH糖苷化后，除上述苷化位移规律外，还因其与C-4羰基的氢键被破坏，对C环碳原子影响较大，致使C-2和C-4信号明显地向高场位移，C-3信号向低场移动。

黄酮类双糖苷或低聚糖苷的^{13}C-NMR中，糖的端基碳信号出现在δ109.0～98.0区域内，常与C-6、C-8、C-3、C-10混在一起不易区分，可采用HMQC或HSQC等二维核磁共振技术进行归属。

五、黄酮类化合物的质谱

多数游离黄酮类化合物（黄酮苷元）在电子轰击质谱（EI-MS）中，分子离子峰都很强，常为基峰。除分子离子峰外，也常常生成［M-H］$^{+}$及［M＋H］$^{+}$等准分子离子峰。但对于极性较强、不易气化及对热不稳定的黄酮苷类化合物，需预先制成甲基化、乙酰化或三甲基硅烷衍生物，才可在EI-MS中观察到分子离子峰。

一些难挥发且热不稳定的黄酮苷类化合物可通过FD-MS、FAB-MS、ESI-MS等软电离技术获取分子离子峰，确定分子质量。

（一）游离黄酮类化合物的电子轰击质谱

游离黄酮类化合物在EI-MS中，除分子离子峰［M］$^{+\cdot}$外，还可见到［M-H］$^{+}$、［M-CH_3］$^{+}$、［M-CO］$^{+\cdot}$等碎片离子峰出现。

黄酮类化合物主要有下列两种裂解成碎片离子的基本途径。

（1）裂解途径Ⅰ（RDA裂解）：

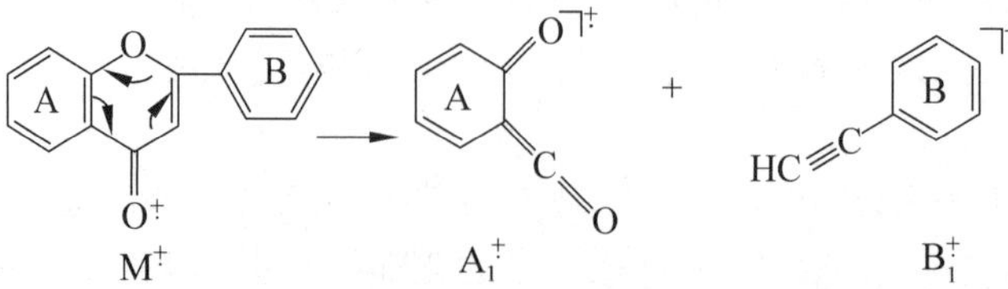

$M^{+\cdot}$ → $A_1^{+\cdot}$ + $B_1^{+\cdot}$

（2）裂解途径Ⅱ：

$M^{+\cdot} \longrightarrow$ A $+ O{=}C{=}\dot{C}{-}H + \overset{+}{O}{\equiv}C{-}$B　B_2^+

两种基本裂解途径是相互竞争、相互制约的。在一个黄酮化合物的质谱中，如果裂解途径Ⅰ的碎片强，裂解途径Ⅱ产生的碎片则弱，反之亦然。这两种裂解途径得到的碎片离子 $A_1^{+\cdot}$、$B_1^{+\cdot}$、B_2^+ 等，因为保留了 A 环及 B 环的基本骨架，且 $A_1^{+\cdot}$ 碎片与相应的 $B_1^{+\cdot}$ 碎片的质荷比之和又等于分子离子［M］$^{+\cdot}$ 的质荷比，故在鉴定工作中具有重要作用。

1. 黄酮类的基本裂解方式　黄酮类苷元的基本裂解方式如图 5-11 所示，其基本特征为：① 多数黄酮苷元分子离子峰［M］$^{+\cdot}$ 很强，往往成为基峰；② 由途径Ⅰ得到的 $A_1^{+\cdot}$ 及 $B_1^{+\cdot}$ 峰较强；③ 常产生［M-28］$^{+\cdot}$（M-CO）的碎片离子。

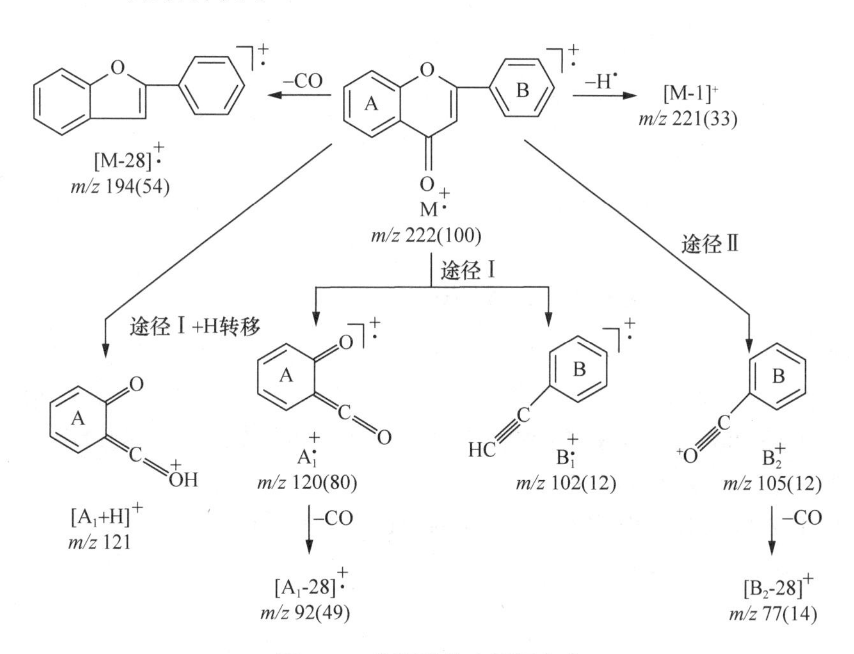

图 5-11　黄酮类基本裂解方式

从上述裂解途径可看出，A 环上的取代可通过 $A_1^{+\cdot}$ 碎片的质荷比（m/z）确定。例如 5，7-二羟基黄酮，由于 A 环上增加了两个羟基，比无取代的黄酮多出了两个氧原子，所以，在 5，7-二羟基黄酮的质谱中，它的 $A_1^{+\cdot}$ 碎片为 m/z 152，与 A 环无取代的黄酮 $A_1^{+\cdot}$ 碎片（m/z 120）相比高出 32 质量单位，说明 A 环上应有两个氧原子取代；同样，B 环上的取代可以由 B 环碎片的 m/z 值确定。例如，芹菜素和刺槐素有相同的 $A_1^{+\cdot}$（m/z 152），但是，芹菜素的 $B_1^{+\cdot}$ 为 m/z 118，比刺槐素的 $B_1^{+\cdot}$ m/z 132 少 14 质量单位，说明前者在 B 环上应少一个甲基。

需要注意的是，黄酮母核中存在有 4 个或 4 个以上的氧取代基时，常常给出中等强度的 $A_1^{+\cdot}$ 及 $B_1^{+\cdot}$ 碎片，具有鉴定意义；但是黄酮醇若有 4 个或 4 个以上的氧取代基，只能产生微弱的 $A_1^{+\cdot}$ 及 $B_1^{+\cdot}$ 碎片离子。一些黄酮类化合物的质谱数据见表 5-18。

表 5-18　一些黄酮类化合物的质谱数据

化 合 物	$A_1^{+\cdot}$	$B_1^{+\cdot}$
黄酮	120	102
5，7-二羟基黄酮	152	102
5，7，4′-三羟基黄酮（芹菜素）	152	118
5，7-二羟基，4′-甲氧基黄酮（刺槐素）	152	132

2. 黄酮醇类的基本裂解方式　大多数黄酮醇苷元裂解时主要按途径Ⅱ进行，分子离子峰常为基峰。

黄酮醇类基本裂解途径如图 5-12 所示。

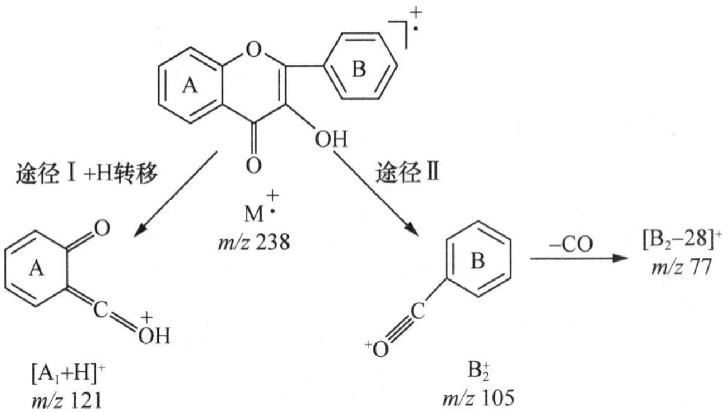

图 5-12　黄酮醇类化合物的基本裂解方式

裂解得到的 B_2^+ 及由它失去 CO 形成的［B_2-CO］$^+$ 离子在鉴定工作中有重要意义。［A_1＋H］$^+$ 是来自 A 环的主要离子，其上转移的 H 来自 3-OH 基团。所以，一个黄酮醇类化合物的质谱图上如果看不到由途径Ⅰ裂解产生的中等强度碎片离子时，则应当检查出 B_2^+ 离子。B 环上的取代亦可通过 B_1^+ 或 B_2^+ 碎片的质荷比（m/z）确定。

具有 2′-OH 或 2′-OCH_3 的黄酮醇类在裂解时有两个重要特点，其一为失去 $OH^{\cdot}$ 或 $OCH_3^{\cdot}$；其二是形成一个新的稳定的五元杂环（图 5-13）。

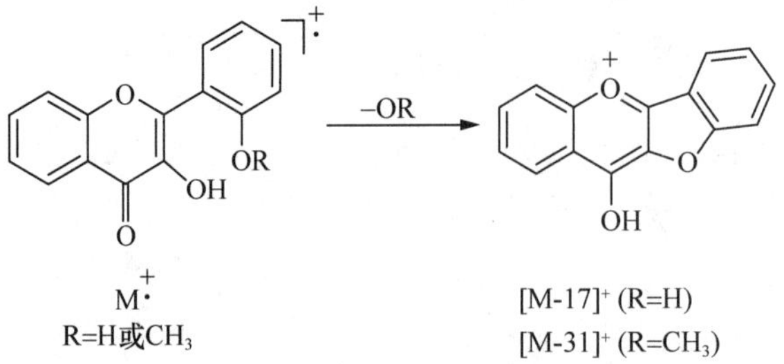

图 5-13　2′-OH 或 2′-OCH_3 的黄酮醇类化合物的裂解特点

（二）黄酮苷类化合物的质谱特征

黄酮苷类化合物在 EI-MS 上既看不到分子离子峰，也看不到糖基碎片峰，所以一般不宜直接采用 EI-MS 测定。目前黄酮苷类化合物可直接用 FD-MS、FAB-MS、ESI-MS、MALDI-MS-MS 进行测定。这些质谱技术可在正、负离子检测模式下分析多种黄酮苷类化合物，能得到［M＋H］$^+$、

[M+Na]⁺、[M+K]⁺、[M-H]⁻等准分子离子峰。这些方法在获知分子量的同时，也可得到一些糖基的信号，可用于推测糖基的连接顺序等。

第6节 黄酮类化合物的结构研究实例

一、木犀草素-7-*O*-β-*D*-葡萄糖醛酸甲酯苷的结构鉴定

木犀草素-7-*O*-*β*-*D*-葡萄糖醛酸甲酯苷为黄色无定型粉末（甲醇）。在硅胶板上点样后喷1% $AlCl_3$ 试液，紫外灯365nm下呈黄绿色荧光，盐酸-镁粉反应为阳性，推测其结构可能为黄酮类化合物，$SrCl_2$ 反应阳性，提示结构中有邻二酚羟基存在。UPLC-Q-TOF-MS显示准分子离子峰为 *m/z* 475. 0925 [M-H]⁻（计算值为475.0877），结合核磁数据可确定该化合物的分子式为 $C_{22}H_{20}O_{12}$。

^{1}H-NMR（500MHz，DMSO-d_6）中，δ13. 01（1H，s）为5位羟基，一组相互偶合的质子信号δ6.82（1H，d，*J*=2.2Hz），6.47（1H，d，*J*=2.2Hz），是黄酮A环上H-8和H-6的信号；而δ6.76处的单峰为H-3位质子信号；另一组相互偶合的质子信号δ7.45（1H，dd，*J*=8.3，2.2Hz），7.42（1H，d，*J*=2.2 Hz）和6.91（1H，d，*J* = 8.3Hz）为B环上的H-6′、H-2′和H-5′的质子信号。结合^{13}C-NMR谱中观察的15个芳香碳信号，确定苷元为木犀草素。另δ5.34（1H，d，*J* = 7.4Hz，H-1″）为糖端基质子的信号，δ3.67（3H，s，-OCH_3）为甲氧基质子信号，结合碳谱中δ169.6信号，并通过HMBC谱可观察到δ3.67（3H，s，-OCH_3）与δ169.6（C-6″）远程相关，确认连接的糖为葡萄糖醛酸甲酯，δ5.34（1H，d，*J* = 7.4 Hz，H-1″）与δ162.8（C-7）远程相关，说明糖连在C-7上。

^{13}C-NMR（125MHz，DMSO-d_6）谱显示该化合物有22碳原子；δ182.3为羰基碳原子，δ169.6为葡萄糖醛酸甲酯的羰基碳原子，δ99.5为葡萄糖醛酸甲酯的端基碳原子，δ52.4为甲氧基碳原子。

综上分析，其光谱数据与文献报道数据一致（吴娟，2012），故确定该化合物为木犀草素-7-*O*-*β*-*D*-葡萄糖醛酸甲酯苷（luteolin-7-*O*-*β*-*D*-glucuronide methyl ester）。

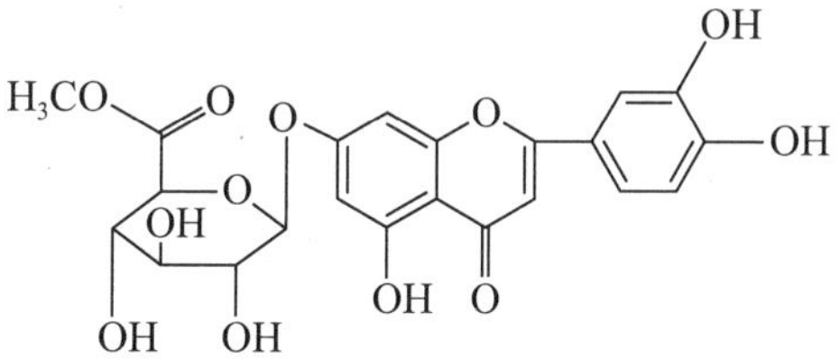

木犀草素-7-*O*-*β*-*D*-葡萄糖醛酸甲酯苷

^{1}H-NMR（500MHz，DMSO-d_6）δ：13.01（1H，s，5-OH），7.45（1H，dd，*J*=8.3，2.2 Hz，H-6′），7.42（1H，d，*J*=2.2Hz，H-2′），6.91（1H，d，*J*=8.3Hz，H-5′），6.82（1H，d，*J*=2.2Hz，H-8），6.76（1H，s，H-3），6.47（1H，d，*J*=2.2Hz，H-6），5.34（1H，d，*J*=7.4Hz，H-1″），3.67（3H，s，OCH_3）。

^{13}C-NMR（125MHz，DMSO-d_6）δ：182.3（C-4），169.6（C-6″），164.9（C-2），162.8（C-7），161.6（C-9），157.4（C-5），150.4（C-4′），146.2（C-3′），121.8（C-6′），119.6（C-1′），116.4（C-5′），114.0（C-2′），105.9（C-10），103.6（C-3），99.7（C-6），99.5（C-1″），94.9

(C-8)，75.8（C-3″），75.6（C-5″），73.1（C-2″），71.7（C-4″），52.4（OCH_3）。

二、双氢杨梅素的结构鉴定

双氢杨梅素为无色针状结晶（三氯甲烷-甲醇），mp 243～245°C，盐酸-镁粉反应显红色，四氢硼钠反应显紫红色，Molisch 反应为阴性，提示为苷元；三氯化铁反应阳性，说明有酚羟基存在；$SrCl_2$反应阳性，表明有邻二酚羟基，以上信号提示该化合物为二氢黄酮类化合物。EI-MS：320 $[M]^{+\cdot}$。

^{1}H-NMR（DMSO-d_6，500MHz）显示 6 个羟基信号：δ 11.87（1H，s，5-OH）、δ 10.77（1H，s，7-OH）、δ 8.85（2H，s，3′，5′-OH）、δ 8.15（1H，s，4′-OH）和 δ 5.72（1H，s，3-OH）；δ 4.90（1H，d，J=11Hz）及 δ 4.40（1H，d，J=11Hz）。两组峰分别为 C 环上的 H-2 和 H-3 的信号，其偶合常数为 11Hz，可知两质子互为反式，表明其结构为二氢黄酮醇类。δ 5.90（1H，d，J=2.5Hz）、5.85（1H，d，J=2.5Hz）两组信号分属于 A 环的 H-8 和 H-6；6.39（2H，s）峰为 B 环 H-2′和 H-6′信号。

^{13}C-NMR（DMSO-d_6，125MHz）中，显示的 C 环信号分别为 δ 83.3（C-2）、δ 71.7（C-3）和 δ 197.6（C-4），也进一步说明其母核为二氢黄酮醇类。

EI-MS 给出分子离子峰 320 $[M]^{+\cdot}$、基峰 m/z 153 和碎片离子 m/z 139。m/z 153 $[A_1+H]^+$ 是分子离子 RDA 裂解伴随 H 转移形成的，由 m/z 153 $[A_1+H]^+$ 可推断 A 环可能为二羟基取代；m/z 139 是由 RDA 裂解形成的碎片离子峰，m/z 168 是在 C_2-C_3 处裂解同时伴随一个 H 从 C_3 转移到 C_2 形成的。由 $[B_1\text{-}CHO]^+$ 的碎片离子峰可推断 B 环可能为三羟基取代。其 MS 裂解的规律如图 5-14 所示。

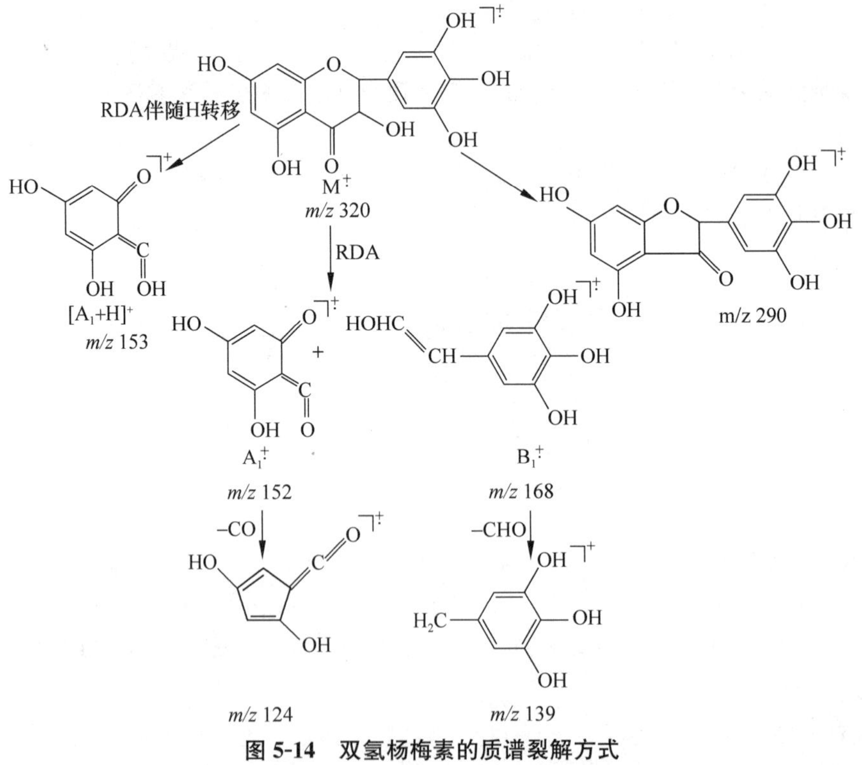

图 5-14　双氢杨梅素的质谱裂解方式

综上所述，该化合物推断为双氢杨梅素（dihydromyricetin），其光谱数据均与文献报道一致。

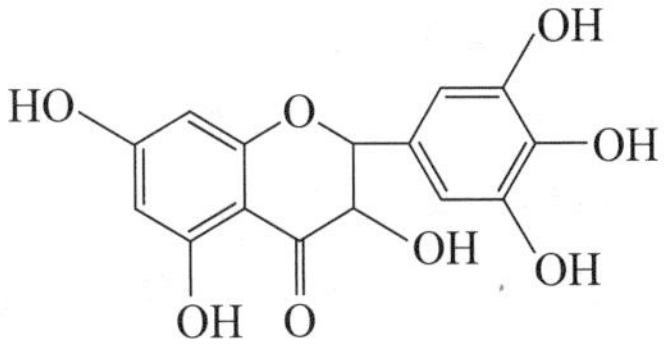

双氢杨梅素

第7节 黄酮类化合物的生物活性

黄酮类化合物是天然药物中一类重要的有效成分，具有多方面的生物活性。

1. 对心血管系统的作用 许多治疗冠心病有效的中草药或者活血化瘀药类中药中均含有黄酮类化合物。如芦丁、橙皮苷、木犀草素、槲皮素、*d*-儿茶素可降低毛细血管脆性，维持毛细血管稳定性。葛根总黄酮和银杏叶总黄酮等具有扩张冠状血管作用，可用于治疗冠心病，并作为防治高血压及动脉硬化的辅助治疗药。人工合成的去氧黄酮——立可定（recordil，又名心脉舒通、乙氧黄酮）对冠状动脉具有明显的扩张作用，可增加冠状动脉流量，临床用于治疗慢性冠脉机能不全、心绞痛；由银杏叶制成的舒血宁含有黄酮和双黄酮类化合物，临床用于冠心病和心绞痛的治疗。

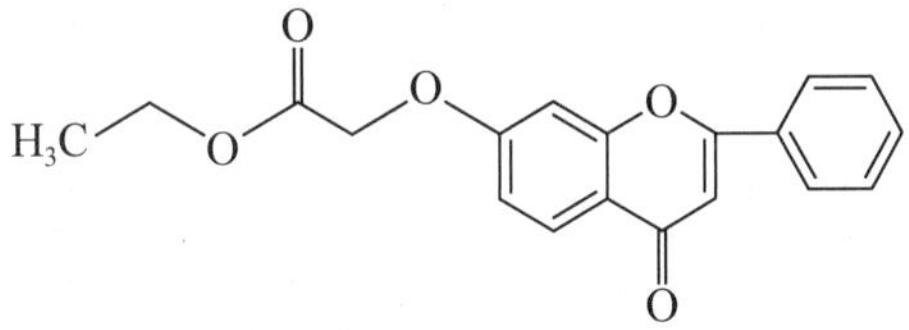

立可定

2. 保肝作用 从水飞蓟（*Silybum marianum*）种子中得到的水飞蓟素（silybin）、异水飞蓟素（silydianin）及次飞蓟素（silychristin）等黄酮类物质经动物试验及临床实践均证明有很强的保肝作用。临床上用以治疗急、慢性肝炎，肝硬化及多种中毒性肝损伤等均取得了较好的效果。另外，（+）-儿茶素（商品名为Catergen）在欧洲也用作抗肝脏毒药物，对脂肪肝及因半乳糖胺或CCl_4等引起的中毒性肝损伤均有一定效果。木犀草素对$HgCl_2$诱导的肝损伤有一定的保护作用。金丝桃苷对*N*-乙酰对氨基酚（扑热息痛）引起的肝损伤具有保护作用。

3. 抗炎作用 黄酮类化合物如芦丁及其衍生物羟乙基芦丁（hydroxyethylrutin，又名曲克芦丁）、二氢槲皮素（taxifolin）、橙皮苷-甲基查尔酮（HMC）、黄芩苷、黄芩素、汉黄芩素等均具有抗炎作用。金荞麦（*Polygonum cymosum*）中的双聚原矢车菊苷元有抗炎、祛痰、解热、抑制血小板聚集及提高机体免疫功能的作用，临床上用于肺脓肿及其他感染性疾病。甘草黄酮具有良好的抗炎作用，广泛用于肺炎、肝炎、溃疡性结肠炎、胃炎等，其抗炎物质基础主要为甘草素、甘草苷、异甘草素、异甘草苷、甘草查尔酮A和甘草查尔酮B等。

4. 雌性激素样作用 染料木素、鹰嘴豆芽素A、大豆素、苜蓿素、4-甲氧基苜蓿素等异黄酮化合物均具有雌性激素样作用，是天然雌激素受体调节剂，又被称为植物雌激素，临床主要用于防治雌激素依赖型疾病、骨质疏松等。异黄酮类植物雌激素主要通过非激素样作用和激素样作用发挥药理作用，且激素样作用具有双向调节性。如大豆异黄酮发挥雌激素样作用，可促进成骨细胞增殖且抑制破骨细胞增殖，从而促进骨生成，增加骨密度，预防骨质疏松；对于男性而言，大豆异黄酮因其雌激素样作用，发挥抗雄激素作用，可预防前列腺癌的发生；大豆异黄酮可发挥抗雌激素作用，维持体内雌激素水平，临床用于治疗卵巢癌、乳腺癌、子宫肌瘤等。依普黄酮（ipriflavone）是一种异黄酮衍生物，最初从紫花苜蓿等植物中分离得到，现在已经可以人工合成，可显著抑制骨密度、骨强度和甲状钙素的下降，还具有增加骨量、促进甲状腺钙素分泌及抑制破骨细胞形成的作用，临床用于治疗骨质疏松症。

$R_1=R_2=H$ 大豆素
$R_1=OH, R_2=H$ 染料木素
$R_1=OH, R_2=CH_3$ 鹰嘴豆芽素A

依普黄酮

5. 抗氧化作用 含有多酚羟基的黄酮类化合物通过清除活性自由基、抑制脂质过氧化、增强内源性抗氧化酶活性等发挥抗氧化活性，如山柰酚、槲皮素、木犀草素、儿茶素、黄芩苷、黄芩素、金丝桃苷等。

6. 抗菌及抗病毒作用 黄酮类化合物具有广谱的抗菌、抗病毒功效。研究发现，黄酮类化合物对皮肤癣菌、念珠菌、曲霉菌、肝炎病毒、疱疹病毒、HIV、柯萨奇病毒、流感病毒、呼吸道合胞病毒、腺病毒、冠状病毒、登革热病毒和脊髓灰质炎病毒等都有较好的抑制活性。木犀草素、黄芩苷、黄芩素等均具有一定的抗菌作用。大豆素、染料木素、甘草素等异黄酮类化合物对 HIV 病毒具有一定抑制作用。槲皮素、桑色素、二氢槲皮素及山柰酚等具有抗病毒作用。

7. 抗肿瘤作用 天然黄酮类化合物是很多常用抗癌方剂中药物的重要有效成分，具有极大的抗肿瘤潜力。许多黄酮类化合物具有抑制肿瘤细胞生长、诱导肿瘤细胞凋亡的作用，如芹菜素、槲皮素、芦丁、山柰酚、木犀草素、黄芩素、大豆素、鸢尾苷、苜蓿素、刺芒柄花黄素、染料木素等。

8. 其他作用 黄酮类化合物除上述作用外，还有解痉挛、止咳、平喘、降血糖作用。以二氢查尔酮类化合物——根皮苷为先导化合物开发的降糖药物坎格列净（canagliflozin）临床上用于治疗 2 型糖尿病，是以天然活性产物为先导物研制成功的范例。

根皮苷

坎格列净

参考文献

丛浦珠，2003. 分析化学手册（第九分册）：质谱分析［M］. 北京：化学工业出版社.
高锦明，2003. 植物化学［M］. 北京：科学出版社.

龚运淮，丁立生，2006. 天然产物核磁共振碳谱分析 [M]. 云南：云南科技出版社.
郭宗儒，2015. 由根皮苷到坎格列净的上市 [J]. 药学学报，50 (5)：633-634.
刘斌，石任兵，余超，2002. 影响大孔吸附树脂吸附分离中草药化学成分的因素 [J]. 中草药，33 (5)：475-476.
刘一杰，薛永常，2016. 植物黄酮类化合物的研究进展 [J]. 中国生物工程杂志，36 (9)：81-86.
马卡姆 K R，1990. 黄酮类化合物结构鉴定技术 [M]. 北京：科学技术出版社.
吴娟，2012. 藏角蒿花的化学成分研究 [D]. 成都：西南交通大学.
吴立军，2007. 实用天然有机产物化学 [M]. 北京：人民卫生出版社.
吴立军，2007. 天然药物化学 [M]. 5 版 . 北京：人民卫生出版社.
吴立军，2009. 实用有机化合物光谱解析 [M]. 北京：人民卫生出版社.
徐任生，2004. 天然产物化学 [M]. 2 版. 北京：科学出版社.
于德泉，吴毓林，2004. 天然产物化学进展 [M]. 北京：化学工业出版社.
张琳，陆维敏，2006. 黄酮类化合物抗氧化性能与其结构的关系 [J]. 浙江大学学报：理学版，33 (2)：187-191.
张培成，2009. 黄酮化学 [M]. 北京：化学工业出版社.
张英，吴小琴，1998. 黄酮类化合物结构与清除活性氧自由基效能关系的研究 [J]. 天然产物研究与开发，10 (4)：26-33.
中国科学院上海药物研究所植物化学研究室，1981. 黄酮体化合物鉴定手册 [M]. 北京：科学出版社.
周天达，周雪仙，1996. 藤茶中双氢黄酮醇的分离、结构鉴定及其药理活性 [J]. 中国药学杂志，31 (8)：459-461.
AHN H，PARK Y K，2017. Soy isoflavone supplementation improves longitudinal bone growth and bone quality in growing female rats [J]. Nutrition，37：68-73.
BASILE A，GIORDANOA S，CASTALDO R，1999. Antibacterial activity of pure flavonoids isolated from mosses [J]. Phytochemistry，52：1479-1482.
CHEN G，FAN M，WU J，et al，2019. Antioxidant and anti-inflammatory properties of flavonoids from lotus plumule [J]. Food Chemistry，277：706-712.
GUON T E，CHUNG H S，2017. *Moringa oleifera* fruit induce apoptosis via reactive oxygen species-dependent activation of mitogen-activated protein kinases in human melanoma A2058 cells [J]. Oncology Letters，14 (2)：1703-1710.
HARBORM J B，1994. The flavonoids：advances in research science [M]. London：Chapmam & Hall.
HARBORM J B，BAXTER H，1999. The handbook of natural flavonoids，vol 2 [M]. Chichester：Wiley.
HARBORM J B，MABRY T J，MABRY H，1975. The flavonoids [M]. London：Chapman & Hall.
HARBORM J B，WILLIAMS C A，2000. Advances in flavonoid research since 1992 [J]. Phytochemistry，55：481-504.
HAVSTEEN B H，2002. The biochemistry and medical significance of the flavonoids [J]. Pharmacology & Therapeutics，96：67-202.
HU J，LIU J，2016. Licochalcone A attenuates lipopolysaccharide-induced acute kidney injury by inhibiting NF-κB activation [J]. Inflammation，9 (2)：569-574.
LWASHINA T，2000. The structure and distribution of the flavonoids in plants [J]. Journal of Plant Research，113：287-296.
MARTENS S，2005. Flavones and flavone synthases [J]. Phytochemistry，66：2399-2407.
NIJVELDT R J，NOOD E，HOORN D E，et al，2001. Flavonoids：a review of probable mechanisms of action and potential applications [J]. American Journal of Clinical Nutrition，74：418-425.
SHE S，LIU W，LI T，et al，2014. Effects of puerarin in STZ induced diabetic rats by oxidative stress and the TGF-β1 / Smad2 pathway [J]. Food & Function，5 (5)：944-950.
SONG N R，KIM J E，PARK J S，et al，2015. Licochalcone A，a polyphenol present in licorice，suppresses UV-induced COX-2 expression by targeting PI3K，MEK1，and B-Raf [J]. International Journal of Molecular Sciences，16 (3)：4453-4470.
STOBIECKI M，2000. Application of the mass spectrometry for identification and structual studies of flavonoid glycosides [J]. Phytochemistry，54：237-256.
WEN L，ZHAO Y，JIANG Y，et al，2017. Identification of a flavonoid C-glycoside as potent antioxidant [J]. Free Radical Biology and Medicine，110：92-101.

WILLIANS C A，GRAYER R J，2004. Anthocyanins and other flavonoids [J]. Natural Product Reports，21 (4)：539-547.

XIE W Y，JIANG Z H，WANG J，et al，2016. Protective effect of hyperoside against acetaminophen (APAP) induced liver injury through enhancement of APAP clearance [J]. Chemico-Biological Interactions，246：11-19.

XU H X，LEE S F，2001. Activity of plant flavonoids against antibiotic resistant bacteria [J]. Phytotherapy Reasearch，15：39-43.

ZHANG F F，HASLAM D E，TERRY M B，et al，2017. Dietary isoflavone intake and all-cause mortality in breast cancer survivors：the breast cancer family registry [J]. Cancer，123 (11)：2070-2079.

ZHANG H，TAN X，YANG D，et al，2017. Dietary luteolin attenuates chronic liver injury induced by mercuric chloride via the Nrf2/NF-κB/P53 signaling pathway in rats [J]. Oncotarget，8 (25)：40982-40993.

学习重点

黄酮类化合物是一类具有 C_6-C_3-C_6 基本母核结构的化合物总称，根据中央三碳链的氧化程度、B-环连接位置（2-或 3-位）以及三碳链是否构成环状等特点，可将黄酮类化合物分成不同的结构类型。

黄酮类化合物是否有颜色与分子中是否存在交叉共轭体系及助色团的种类、数目以及取代位置有关。其苷元的旋光性与苷元母核中有无手性碳原子有关，而苷类均有旋光性，且多为左旋。一般游离苷元易溶于有机溶剂，难溶或不溶于水，苷元的水溶性因分子的平面性强弱而有差别，黄酮苷类一般可溶于水、甲醇、乙醇等极性溶剂，难溶于亲脂性有机溶剂。黄酮类化合物多具酚羟基显酸性，酸性强度亦因酚羟基所处位置不同差别较大。黄酮类化合物的特征显色反应与其结构有关，这些显色反应可用于黄酮化合物的定性鉴别中。

黄酮类化合物的提取，主要根据被提取物和共存杂质的性质选择合适的提取溶剂。多数游离黄酮类宜选用极性较小的溶剂提取，黄酮苷类可选用极性较大的有机溶剂或混合溶剂提取，通常乙醇、乙醇/水的混合溶剂系统应用较多。黄酮类化合物的分离主要根据其极性差异、酸性强弱、分子量大小、酚羟基数目和有无特殊结构等，采用合适的分离方法。单体化合物的分离仍主要依靠各种色谱，最常使用的有硅胶色谱、聚酰胺色谱和葡聚糖凝胶色谱等。

黄酮类化合物的检识和鉴定包括化学方法和波谱解析法。化学鉴别法中，可用薄层色谱展开，再用化学显色试剂进行显色，以判断其结构类型。波谱解析法包括紫外光谱法、红外光谱法、核磁共振法和质谱法。由于黄酮类化合物的结构中存在交叉共轭体系，因此可以利用紫外光谱特征鉴别其结构类型，在加入诊断试剂后，紫外吸收峰可产生位移，通过比较样品溶液加入各种诊断试剂前后的紫外光谱变化，确定酚羟基的取代位置。黄酮类化合物的核磁共振氢谱和碳谱是黄酮类化合物结构鉴定的最常用方法；黄酮类化合物的质谱裂解所具有的特征性也是结构鉴定的重要手段。

思 考 题

1. 简述黄酮类化合物的基本母核及结构分类依据，常见黄酮类化合物可分为哪几类？
2. 简述黄酮（醇）多显黄色，而二氢黄酮（醇）不显色的原因。
3. 简述二氢黄酮（醇）、异黄酮、花色素水溶性比黄酮（醇）大的原因。
4. 如何检识药材中含有黄酮类化合物？

5. 写出“碱提取酸沉淀”提取芦丁的流程。

6. 如何用UV法鉴别黄酮、黄酮醇、二氢黄酮、异黄酮、查耳酮?

7. 简述用葡聚糖凝胶(Sephadex G型和Sephadex LH-20型)柱色谱分离黄酮类化合物(苷及苷元)的原理、方法及洗脱规律。

8. 简述用聚酰胺柱色谱分离黄酮类化合物(苷、苷元)的原理、方法及洗脱规律。

(盛习锋 邓雁如)

第6章 萜类

学习要求

1. 掌握萜类化合物的概念、分类及理化性质，挥发油的概念、理化性质及组成；
2. 熟悉重要萜类化合物的生物合成途径、基本骨架及重要的代表性化合物；挥发油的主要提取方法；
3. 了解萜类化合物的生物活性、GC-MS法在挥发油类成分分离及鉴定工作中的特殊应用。

第1节 概述

一、萜的定义与分类

萜类（terpenoids）化合物是自然界中一类种类众多、数量巨大、结构类型复杂、资源丰富、生物活性显著的天然产物。到目前为止，发现的萜类化合物已接近30 000个，其中一些化合物已经被成功的开发成为商品化的药物，如青蒿素、莪术醇、穿心莲内酯、紫杉醇、甘草酸等。同时，萜类成分也是目前从天然产物中寻找活性药物的重要资源。分析萜类成分的化学结构可以发现，其往往是以多个异戊二烯及其衍生物作为结构单元，聚合而形成的一类天然化合物。大量的研究结果表明，甲戊二羟酸（mevalonic acid，MVA）是萜类化合物的生物合成途径中的关键前体，其在萜类的生物体内合成中主要以焦磷酸异戊烯酯（isopentenyl pyrophosphate，IPP）的形式存在。因此，绝大多数萜类化合物均具有$(C_5H_8)_n$的分子通式。

萜类化合物主要分布于被子植物、裸子植物以及藻类、菌类、地衣类、苔藓类和蕨类植物中。可根据各萜类分子结构中碳环数目的多少，分为链萜（无环萜）、单环萜、双环萜、三环萜和四环萜等。但萜类化合物主要是根据分子结构中异戊二烯结构单位的数目进行分类，如单萜、倍半萜、二萜和三萜等，见表6-1。其中三萜类成分将在第7章中详细介绍。

表6-1 萜类化合物的分类及分布

分类	碳原子数	通式$(C_5H_8)_n$	存在
半萜	5	$n=1$	植物叶、花、果实
单萜	10	$n=2$	挥发油（精油）
倍半萜	15	$n=3$	挥发油（精油）
二萜	20	$n=4$	树脂、苦味素、植物醇

续表

分 类	碳原子数	通式 $(C_5H_8)_n$	存 在
二倍半萜	25	$n=5$	海绵、植物病菌、昆虫次生代谢物
三萜	30	$n=6$	皂苷、树脂、植物乳汁
四萜	40	$n=8$	植物胡萝卜素
多聚萜	$7.5\times10^3\sim3\times10^5$	$n>8$	橡胶

单萜和倍半萜是构成挥发油（volatile oil）的主要成分，是日用化工和医药工业的重要原料。菊科（如菊、蒿、苍术、白术）、伞形科植物（如小茴香、川芎、前胡、防风）、姜科等植物的腺毛、油室、油管、分泌细胞或树脂道中均含有丰富的挥发油类成分。二萜主要分布于五加科、大戟科、马兜铃科、菊科、橄榄科、豆科、杜鹃花科、唇形科和茜草科中，其聚合物可形成树脂。二倍半萜数量较少，主要分布于菌类、地衣类、海洋生物及昆虫的分泌物中，尤其近年来在海洋生物中发现了一些结构新颖的二倍半萜类成分。三萜及其皂苷广泛存在于自然界，在菌类、蕨类、单（双）子叶植物、动物及海洋生物中均有分布，尤以双子叶植物中分布最多。四萜则主要是一些脂溶性色素，广泛分布于植物中，易氧化而生成树脂化物。

二、萜类成分的生源途径

从萜类化合物分类方法不难发现，多数萜类化合物是由数量不等的 C_5 骨架片段构成的，表明萜类化合物有着共同的生源途径。萜类化合物的生源途径有如下两种观点，即从经验的异戊二烯法则到生源的异戊二烯法则。

（一）经验的异戊二烯法则（empirical isoprene rule）

在早期的研究中，根据如下证据曾一度认为异戊二烯是萜类化合物在植物体内形成的前体物质。

（1）将橡胶进行焦化反应，或将松节油的蒸汽经氮气稀释后，在低压下通过红热的铂丝网时，均能获得产率很高的异戊二烯。

（2）大多数萜类化合物的基本碳架是由异戊二烯单位（isoprene unit）以头-尾顺序相连而成，也有一些萜类是由异戊二烯单位以非头-尾顺序相连而成。

（3）1875 年 Boochardat 等人曾将异戊二烯加热至 280℃，发现每两分子异戊二烯（isoprene）由 Diels-Alder 反应聚合而成二戊烯（dipentene）。二戊烯是柠檬烯的外消旋体，是一个典型的萜类化合物，广泛存在于多种植物的挥发油中。

头 尾 —280℃ △→

2分子异戊二烯　　二戊烯

基于以上事实，Wallach 于 1887 年提出“异戊二烯法则”，他认为自然界存在的萜类化合物均是由异戊二烯单元衍变而来，并以是否符合异戊二烯法则作为判断是否为萜类化合物的一个重要原则。但后来研究发现，有许多萜类化合物的碳骨架结构无法用异戊二烯的基本单元来划分，如 α-崖柏素（α-thujaplicin）、土青木香酮（aristolone）和艾里莫酚酮（eremophilone）等，因此，人们称上述法则为“异戊二烯经验法则”。

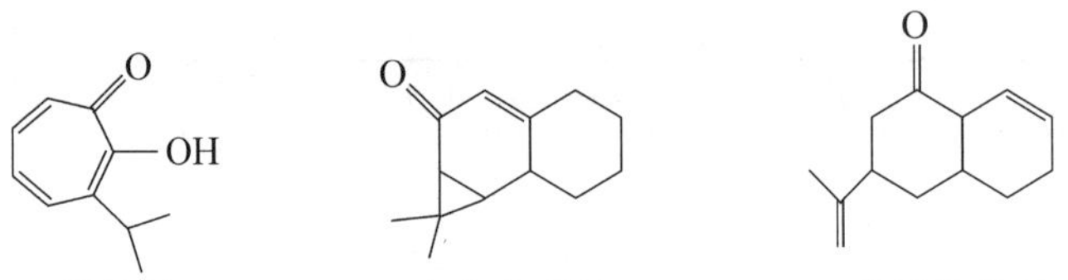

α-崖柏素　　土青木香酮　　艾里莫酚酮

（二）生源的异戊二烯法则（biogenetic isoprene rule）

随着人们对于萜类成分的深入研究，Lynen 证明焦磷酸异戊烯酯（Δ^3-isopentenyl pyrophosphate，IPP）的存在，随后 Folkers 1956 年通过实验研究发现 3*R*-甲戊二羟酸（3*R*-mevalonic acid，MVA）是 IPP 的关键性前体物质，由此证实了萜类化合物是由甲戊二羟酸途径衍生而来的一类化合物，这就是著名的“生源的异戊二烯法则”，即萜类化合物的生物合成途径为甲戊二羟酸途径。在该途径中，3 分子的乙酰辅酶 A（acetyl-CoA）生成 3-羟基-3-甲基戊二酸单酰辅酶 A（3-hydroxy-3-methylglutaryl CoA，HMG-CoA），在 NADPH 的作用下生成甲戊二羟酸（MVA）。MVA 经数步反应转化成焦磷酸异戊烯酯（Δ^3-isopentenyl pyrophosphate，IPP），IPP 再经硫氢酶（sulphyhydryl enzyme）及焦磷酸异戊酯异构酶（IPP isomerase）转化为焦磷酸 γ，γ'-二甲基烯丙酯（γ，γ'-dimethylallyl pyrophosphate，DMAPP）。在异构化酶的作用下，IPP 和 DMAPP 可以相互转化，因此，二者被认为是萜类成分在生物体内形成的真正前体，是生物体内“活性异戊二烯”物质，在生物合成中起关键作用。

一直以来，人们都把甲戊二羟酸途径作为萜类化合物的唯一生物合成途径，但随着人们对于萜类成分的认识逐渐加深，1993 年 Rohmer 等人通过大量的实验研究证明，萜类化合物还存在着另外一条生物合成途径，即非甲戊二羟酸介导的生物合成途径。该途径是以丙酮酸和磷酸甘油醛为起始原料，形成 1-脱氧-*D*-木酮，因此该途径被称为脱氧木酮糖磷酸途径（deoxyxylulose phosphate pathway，DXP 途径）。目前主要是在植物体内发现利用该途径合成单萜、二萜和四萜。

在 DXP 途径中，首先，在 5-磷酸脱氧木酮糖合成酶的作用下，丙酮酸和磷酸甘油醛反应生成 1-脱氧-*D*-木酮糖-5-磷酸（1-deoxy-*D*-xylulose-5-phosphate，DOXP）。DOXP 再进一步发生还原反应和分子内重排，形成 2-甲基赤藓糖醇-4-磷酸（2-methyl-*D*-erythritol-4-phosphate，MEP）。MEP 再进一步在 4-磷酸-2-甲基赤藓糖醇-4-胞苷焦磷酸合成酶以及 2-甲基赤藓糖醇-2，4-胞苷焦磷酸合成酶的催化下形成 2-甲基赤藓糖醇-2，4-环焦磷酸，进一步发生脱水反应，生成 IPP 和 DMAPP（图 6-1）。

相关研究还表明，由于动物体内缺少脱氧木酮糖磷酸途径，所以主要是利用甲戊二羟酸途径合成萜类成分。而其他一些生物，如植物、微生物，则会使用上述两种途径来合成萜类化合物。另外，天然的异戊二烯属半萜类（hemiterpenoids），可在植物的叶绿体中形成，虽广泛存在，但却很难被分离得到。由于它是挥发性成分，所以众多种属的植物均可以释放该类物质。

上述两种途径形成的 IPP 及 DMAPP 作为生物体内的“活性的异戊二烯”，在酶的作用下，头-尾相接缩合为焦磷酸香叶酯（geranyl pyrophosphate，GPP），这是单萜的重要合成前体，同时碳链还可以进一步延长分别形成焦磷酸金合欢酯（倍半萜前体）、焦磷酸香叶基香叶酯（二萜前体）以及反式角鲨烯（三萜和甾体的前体）（图 6-2）。

此外，值得注意的是，有些萜类化合物的基本碳架碳原子数不是 5 的倍数或是不符合异戊二烯法则，主要是因为其在生物合成过程中产生异构化或脱羧降解反应所致。

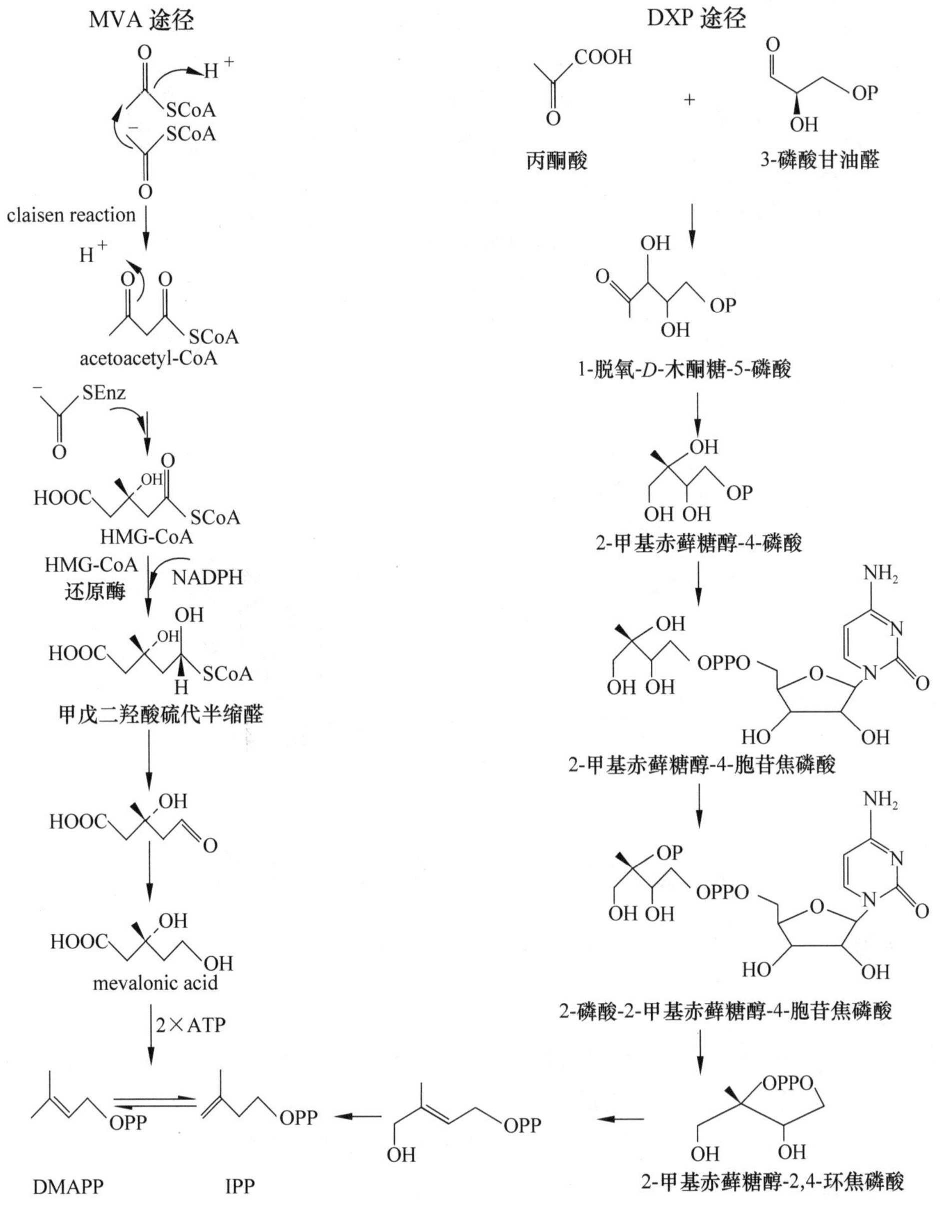

MVA 途径

H^+

SCoA

SCoA

claisen reaction

H^+

SCoA

acetoacetyl-CoA

SEnz

HOOC

OH

SCoA

HMG-CoA

HMG-CoA 还原酶

NADPH

HOOC

OH

SCoA

甲戊二羟酸硫代半缩醛

HOOC

OH

HOOC

OH

OH

mevalonic acid

2×ATP

OPP

OPP

DMAPP

IPP

DXP 途径

COOH

OP

OH

丙酮酸

3-磷酸甘油醛

OH

OP

OH

1-脱氧-*D*-木酮糖-5-磷酸

OH

OP

OH OH

2-甲基赤藓糖醇-4-磷酸

NH_2

OH

OPPO

OH OH

HO

OH

2-甲基赤藓糖醇-4-胞苷焦磷酸

NH_2

OP

OPPO

OH OH

HO

OH

2-磷酸-2-甲基赤藓糖醇-4-胞苷焦磷酸

OPPO

OH

OH

2-甲基赤藓糖醇-2,4-环焦磷酸

OH

OPP

图 6-1　萜类化合物前体的生物合成途径

mevalonic acid

deoxyxylulose phosphate

OPP

isopentenyl PP

OPP

dimethylallyl PP

OPP

焦磷酸香叶酯（GPP）

IPP

OH

单萜

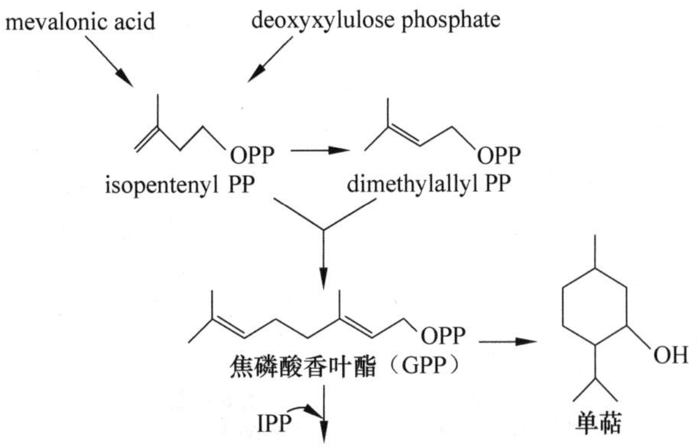

图 6-2　各种萜类化合物的生物合成途径

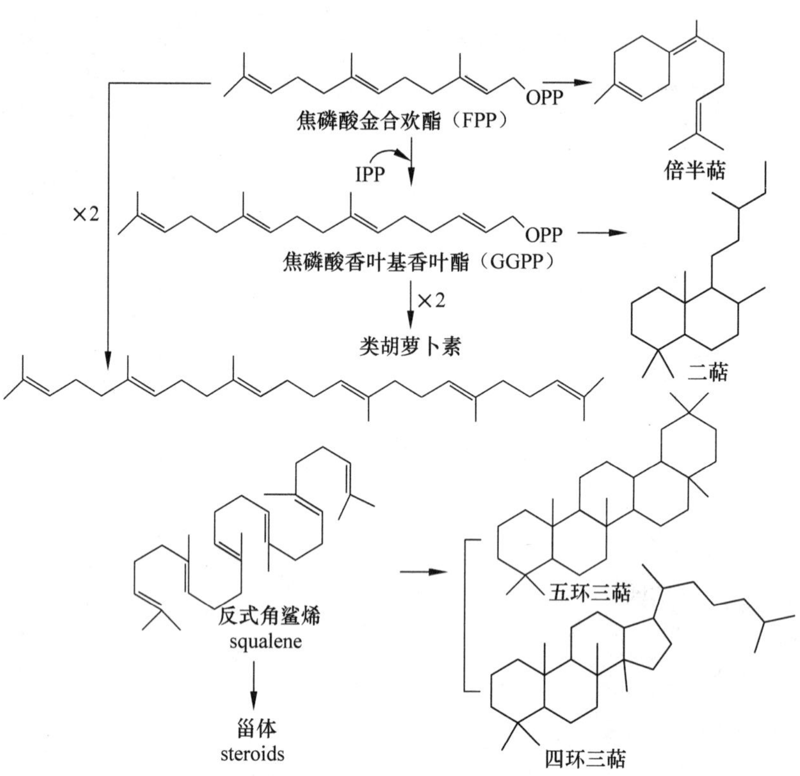

图 6-2（续）

第 2 节　萜类的结构类型

一、单萜

（一）概述

通常将两个异戊烯基单元构成的萜类化合物称为单萜，结构中含有 10 个碳原子，多具有挥发性，是植物挥发油（精油）的重要组成部分。主要分布在唇形科（如薄荷、藿香）、菊科（如木香、白术）、伞形科（如茴香、当归）、芸香科（如花椒）、姜科（如生姜、姜黄）等高等植物的腺体、油室和树脂道等分泌组织中，在昆虫和微生物的代谢产物及海洋生物中也有存在。由于该类成分相对分子质量较小且极性小，因此具有强烈的挥发性，是医药、日用化工和食品工业的重要原料。单萜的常见结构骨架可分为无环单萜、单环单萜、双环单萜等。无环单萜结构骨架有蒿烷、薰衣草烷、月桂烷等；单环单萜结构骨架有薄荷烷、桂花烷、环香叶烷、菊花烷、优香芹烷等；双环单萜结构骨架有蒈烷、侧柏烷、蒎烷（图 6-3）。其中环状单萜还可根据环数目的多少分为单环、双环、三环等类型，以单环和双环型单萜所包含的化合物数量最多。

无环单萜

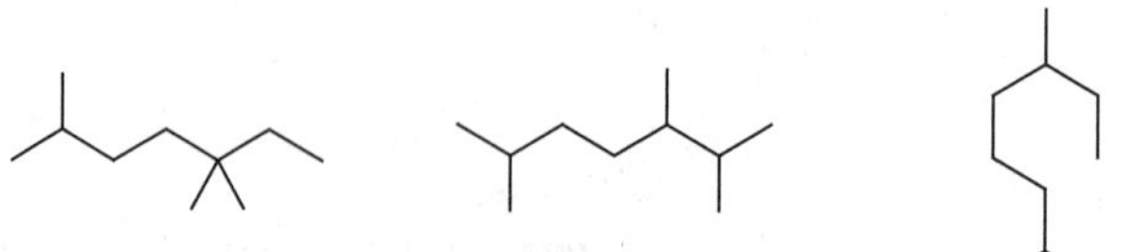

蒿烷 (artemisane)　薰衣草烷 (lavandulane)　月桂烷 (mycrane)

图 6-3　单萜基本骨架结构

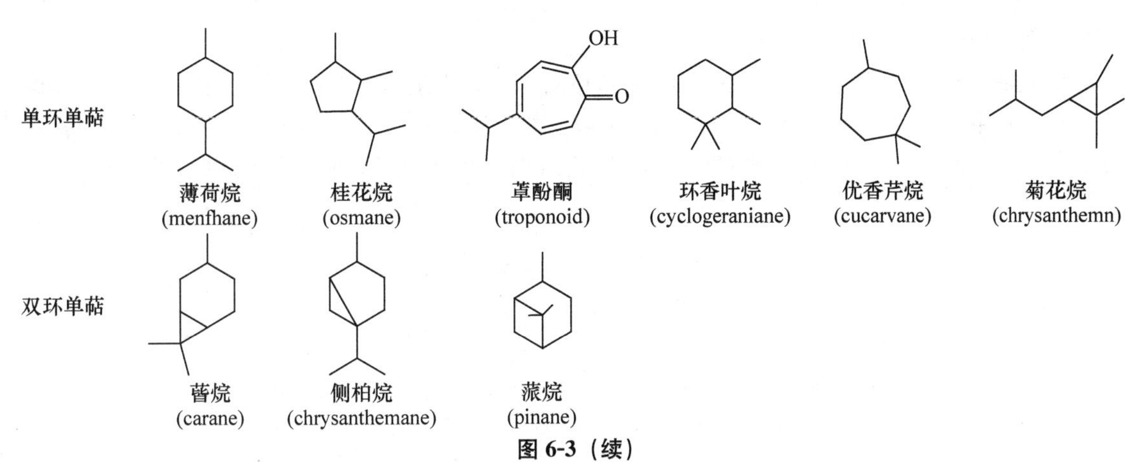

图 6-3（续）

环状单萜是由链状的焦磷酸香叶酯（GPP）通过双键异构化生成焦磷酸芳樟基酯（linalyl pyrophosphate，LPP），LPP 再经双键转位脱去焦磷酸基，生成具薄荷烷（menthane）骨架的碳正离子后，进一步生成薄荷烷衍生物。而薄荷烷碳正离子还可进一步环化，衍生出蒎烷（pinane）、侧柏烷（thujane）、蒈烷（carane）等双环化合物骨架（图 6-4）。

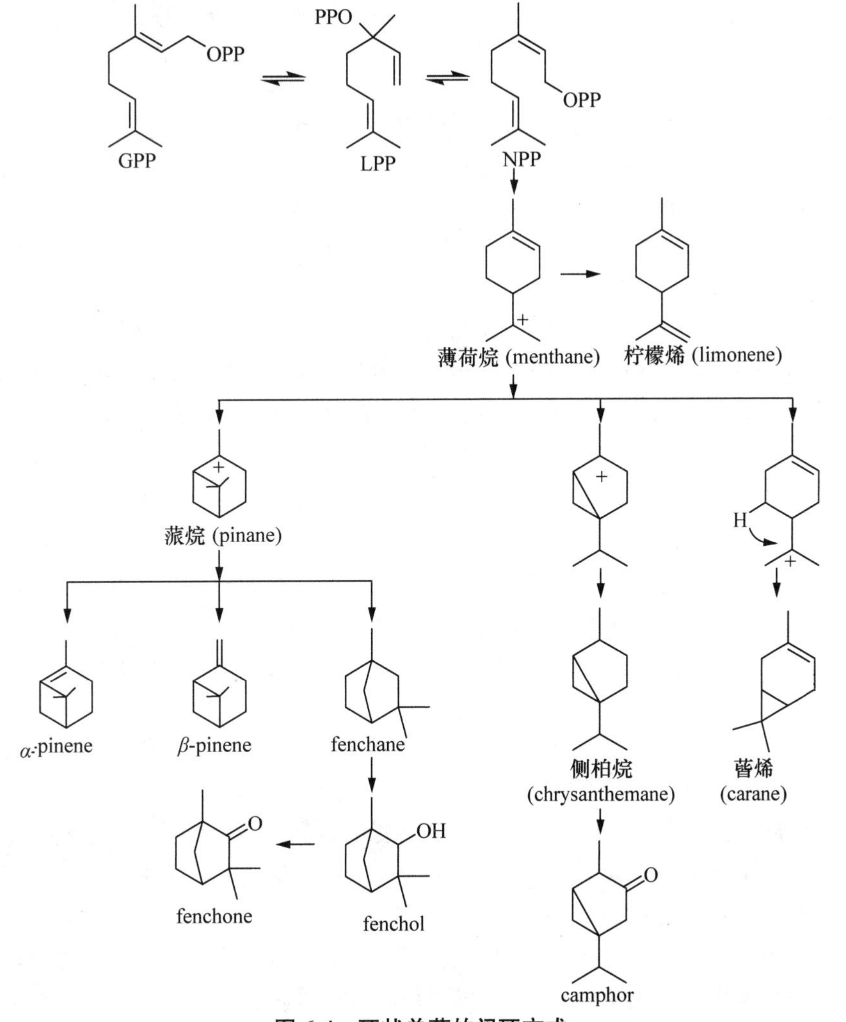

图 6-4　环状单萜的闭环方式

（二）分类

1. 链状单萜（acyclic monoterpenoids） 链状单萜往往是具有 2,6-二甲基辛烷结构的一系列含氧衍生物，其中比较常见的如牻牛儿醇（geraniol）、橙花醇（nerol）、香茅醇（citronellol）、芳樟醇（linalool），香茅醛（citronellal），柠檬醛（citral）和 *β*-月桂烯（*β*-myrcene）等萜烯类化合物。

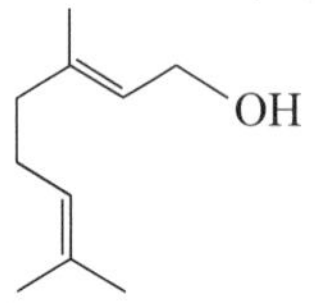

牻牛儿醇 (geraniol)　橙花醇 (nerol)　香茅醇 (citronellol)　芳樟醇 (linalool)

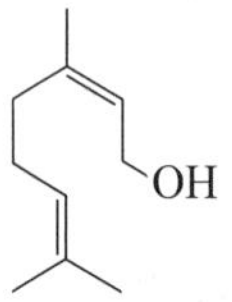

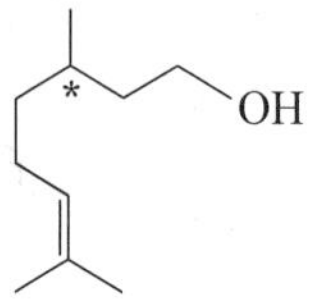

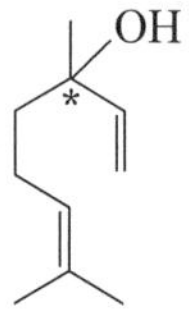

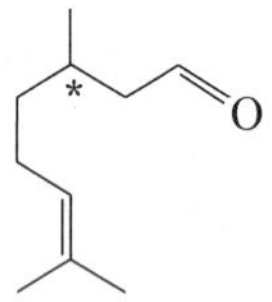

香茅醛 (citronellal)　*Z*-柠檬醛 (*Z*-citral)　*E*-柠檬醛 (*E*-citral)　*β*-月桂烯 (*β*-myrcene)

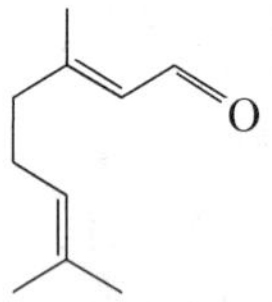

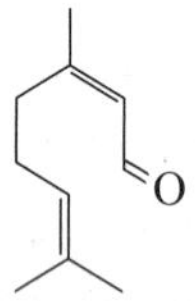

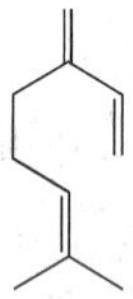

图中“*”代表手性碳。

牻牛儿醇又称“香叶醇”，是香叶油、玫瑰油的主要成分。可溶于乙醇、乙醚、丙二醇、矿物油和动物油，微溶于水，不溶于甘油。可与无水 $CaCl_2$ 形成结晶性的分子复合物，所得结晶复合物加水分解后，再经真空蒸馏即可提纯。同时，它也是众多单萜类天然产物的重要合成中间体。临床上用于治疗慢性支气管炎效果较好，可改善肺通气功能和降低气道阻力，具有起效快、副作用小等特点。还作为花香型日用香精使用。

橙花醇（nerol）存在于橙花油、柠檬草油和其他多种植物的挥发油中。橙花醇为牻牛儿醇的顺反异构体，通常与牻牛儿醇伴存于植物精油中。用香叶醇与氢碘酸反应，再用碱除去过量氢碘酸，得到混有香叶醇的橙花醇，再进行水蒸气蒸馏或真空蒸馏，可得到橙花醇成品。也可利用其能与二苯胺基甲酰氯［$(C_6H_6)_2NCOCl$］形成结晶性二苯胺基甲酸酯，该酯类化合物加碱皂化后，再进行真空蒸馏即可提纯。橙花醇是一种具有玫瑰花香的香精原料，目前全球年需求量达 5500 吨左右。

香茅醇（citronellol）存在于香茅油、玫瑰油等多种植物的挥发油中，天然挥发油所含的通常为右旋或左旋香茅醇及其消旋体。右旋香茅醇主要存在于芸香油、香茅油和柠檬桉油中；左旋香茅醇常存在于玫瑰油和天竺葵属植物的精油中，其中以左旋体的经济价值较高。

芳樟醇（linalool）是植物精油中最为常见的一类成分，含量极高。它是香叶醇、橙花醇的同分异构体。在香柠檬油中含有左旋体，而右旋体则存在于橘油的挥发油中。

香茅醛（citronellal）是香茅醇的氧化产物，也是重要的柠檬香气香料，大量存在于香茅油、桉叶油、柠檬油等挥发油中。

柠檬醛（citral）具有顺反异构体，反式为 *α*-柠檬醛，顺式为 *β*-柠檬醛，通常是混合物，以反式柠檬醛为主。柠檬醛存在于多种植物的挥发油中，以柠檬草油和香茅油的含量较高，在香茅油中可达 70%～85%，在柠檬草油中可达 80%。从挥发油中分离柠檬醛是采用加入亚硫酸氢钠使形成结晶性的加成物，顺式溶解性极微，而反式溶解性很好，故可将两者分开，再用稀酸或碱液分解，真空蒸馏进行提纯。柠檬醛具有柠檬香气，作为柠檬香味原料应用于香料和食品工业。香茅油中含大量柠檬醛，具有止腹痛和驱蚊作用，故在医药中有广泛用途。

β-月桂烯（β-myrcene）广泛存在于苹果、甜橙、柠檬、柑橘、芸香、松针等植物精油中，常用于配制各种花香型香精，在我国还可作为食品香料使用。

以上几种重要的链状单萜衍生物常常存在如下的相互转化关系，所以这几种链状单萜的含氧衍生物常常共存于同一挥发油中。

香茅醛　柠檬醛　β-月桂烯　E-柠檬醛

OPP　GPP　OPP　LPP　OPP　NPP

OH　OH　OH　OH

香茅醇　牻牛儿醇　芳樟醇　橙花醇

2. 单环单萜（monocyclic monoterpenoids）　在单环单萜中，薄荷醇及其衍生物是一类重要的组成部分。薄荷醇（menthol）是薄荷（*Mentha arvensis* var. piperasceus）、欧薄荷（*Mentha piperita*）、金钱草（*Glechoma longituba*）等挥发油中的主要成分。薄荷醇有3个手性碳原子，存在4对对映异构体，即±-薄荷醇（±-menthol）、±-异薄荷醇（±-isomenthol）、±-新薄荷醇（±-neomenthol）及±-新异薄荷醇（±-neoisomenthol）。此外，还有其他一些薄荷烷类衍生物，如反式香芹醇（*trans*-carvol）、香芹酮（carvone）、反式异薄荷烯醇（*trans*-isopiperitenol）、薄荷烯酮（pipertone）、布枯脑（diosphernol）、α-松油醇（α-terpineol）、百里香酚（thymol）以及香芹酚（carvacrol）。

(+)-薄荷醇 (1*S*,2*R*,5*S*)　(−)-薄荷醇 (1*R*,2*S*,5*R*)　(+)-异薄荷醇 (1*S*,2*R*,5*R*)　(−)-异薄荷醇 (1*R*,2*S*,5*S*)

(+)-新薄荷醇 (1*S*,2*S*,5*R*)　(−)-新薄荷醇 (1*R*,2*R*,5*S*)　(+)-新异薄荷醇 (1*R*,2*R*,5*R*)　(−)-新异薄荷醇 (1*S*,2*S*,5*S*)

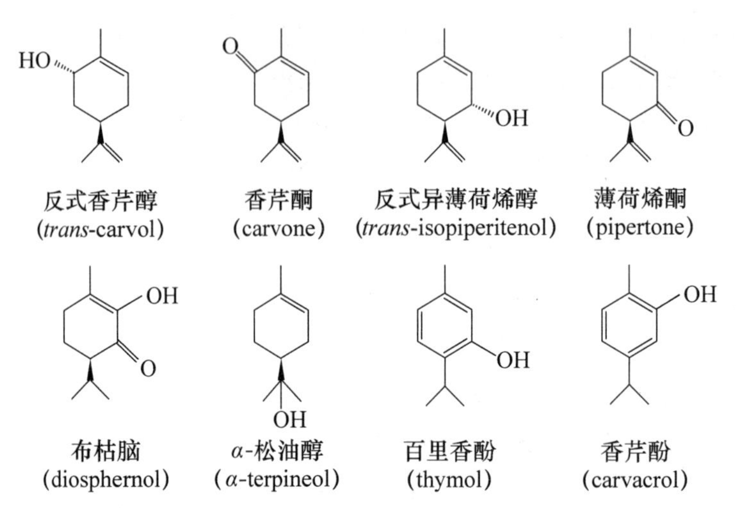

桉树烷型单萜也是一种常见的单萜，代表性化合物为1,8-桉树脑（1,8-cineole），也称桉油精，是桉叶油中的主要成分（约占70%）。将桉叶油分馏，收集175～180℃馏分，稍加精制即得。也可将芳香油中分馏得到的桉树脑加以冷却，通入盐酸或氢溴酸，分离桉树脑结晶，加碱处理分解结晶，再经精馏即得纯粹的桉树脑。桉树脑有似樟脑的香气，具有解热、消炎、抗菌、防腐、平喘及镇痛作用，常用作香料和防腐杀菌剂。

驱蛔素（ascaridole），别名土荆芥油精，驱蛔脑，具有抗疟、驱肠虫的作用，但毒性大，使用不安全，目前已很少单独使用。

紫罗兰酮（ionone）存在于千屈菜科指甲花挥发油中，为α-紫罗兰酮（α-ionone）及β-紫罗兰酮（β-ionone）的混合物。两者的分离是将其亚硫酸氢钠的加成物溶于水中，加入食盐使成饱和状态，则α-紫罗兰酮首先以针状结晶析出，从而与β-紫罗兰酮分离。α-紫罗兰酮具有馥郁的香气，可用于配制香料；β-紫罗兰酮可作为合成维生素A的原料。

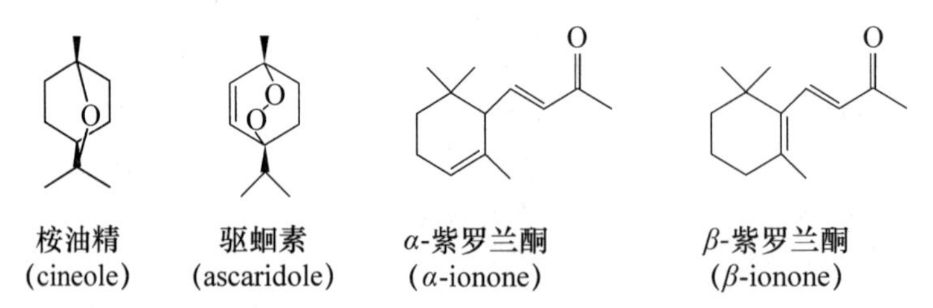

3. 双环单萜（bicyclic monoterpenoid） 龙脑（borneol）俗称樟醇、冰片，为白色六方形片状结晶，有升华性，熔点204～208℃，相对密度为1.011～1.020。其右旋体主要得自白龙脑香树（*Dryobalanops aromatica*）的挥发油，左旋体存在于艾纳香（*Blumea balsamifera*）全草中，合成品多为消旋体。龙脑有发汗、兴奋、解痉、驱虫、腐蚀和抗缺氧等作用。它和苏合香脂配合制成苏冰滴丸代替冠心苏合丸用于治疗冠心病、心绞痛。

樟脑烷型单萜也是一种较为常见的双环单萜。其中樟脑（camphor）习称辣薄荷酮，是最为常见的化合物之一，多为白色结晶性固体，易升华，有特殊钻透性的香味。天然樟脑中右旋体与左旋体共存，其中左旋体广泛存在于菊蒿（*Tanacetum vulgare*）的挥发油中，右旋体在樟树（*Cinnamomum camphora*）挥发油中约占50%。我国天然樟脑的产量占世界第一位。樟脑在医药工业上主要用于局部刺激和强心剂，其强心作用是由于其在体内氧化成π-氧化樟脑（π-oxocamphor）和对氧化樟脑（*p*-oxocamphor）所致。

龙脑 (borneol)　　樟脑 (camphor)　　*D*-氧化樟脑 (*D*-oxocamphor)　　对氧化樟脑 (*p*-oxocamphor)

蒎烯是我国产松节油的主要成分，又可分为 α-蒎烯（α-pinene）、β-蒎烯（β-pinene）、γ-蒎烯（γ-pinene），其中 α-蒎烯在松节油中含量可达 60%以上，为合成龙脑、樟脑的重要工业原料，并可作涂料溶剂、杀虫剂和增塑剂。此外，香桃木（*Myrtus communis*）的花和叶子中含有的桃金娘烯醇（myrtenol），毛茛科植物白芍（*Paeonia albifora*）的根中含有的具有镇静、抗炎、镇痛活性的芍药苷（paeoniflorin）和芍药内酯苷（albiflorin）均属于蒎烯类单萜化合物。

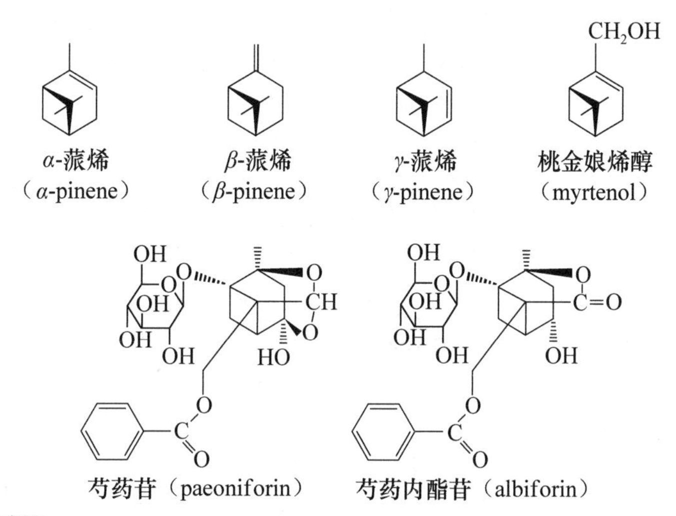

α-蒎烯（α-pinene）　β-蒎烯（β-pinene）　γ-蒎烯（γ-pinene）　桃金娘烯醇（myrtenol）

芍药苷（paeoniforin）　芍药内酯苷（albiforin）

（三）特殊的单萜

1. 革酚酮　革酚酮类（troponoides）化合物属于一类变形的单萜，其碳架不符合异戊二烯规则。较简单的革酚酮类化合物是一些霉菌的代谢产物，在许多柏科植物的心材中也含有此类化合物。α-崖柏素（α-thujaplicin）和 γ-崖柏素（γ-thujaplicin）在欧洲产崖柏（*Thuja plicata*）、北美崖柏（*Thuja occidentalis*）以及罗汉柏（*Thujosis dolabrata*）的心材中含有；β-崖柏素（β-thujaplicin），也称扁柏酚（hinokitol），存在于台湾扁柏（*Chamaecyparis taiwanensis*）及罗汉柏心材中。此类成分多具有抗菌活性，但同时多具有毒性。

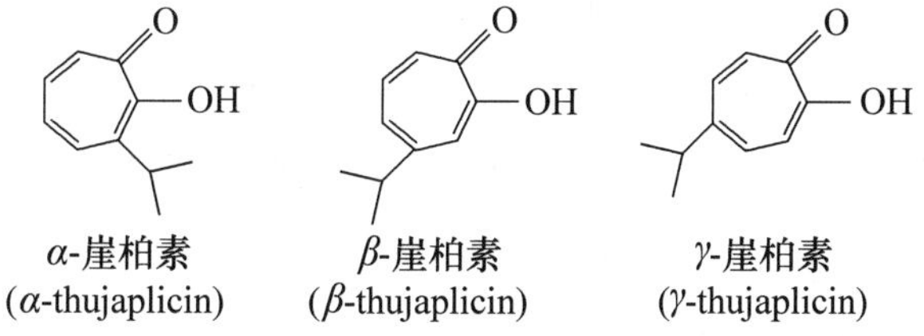

α-崖柏素 (α-thujaplicin)　β-崖柏素 (β-thujaplicin)　γ-崖柏素 (γ-thujaplicin)

革酚酮类化合物具有如下的基本特性：① 革酚酮具有芳香化合物性质，并且由于酚羟基其邻位的强吸电子基团（羰基）的存在而使分子显示较强的酸性，其酸性介于酚类和羧酸之间，即酚<革酚酮<羧酸；② 能与多种金属离子形成络合物结晶体，并显示不同颜色，可用于鉴别此类成分，如与铜离子的络合物为绿色结晶，铁离子络合物为赤红色结晶。

2. 环烯醚萜　环烯醚萜（iridoids）为臭蚁二醛（iridodial，也称彩虹二醛）通过分子内羟醛缩合而成的一类衍生物。从化学结构上看，环烯醚萜是含有环戊烷吡喃环结构单元，分子中多含有环烯醚键的特殊环状单萜衍生物。该类化合物包括取代环戊烷环烯醚萜（iridoid）和裂环环烯醚萜（secoiridoid）两种基本骨架。

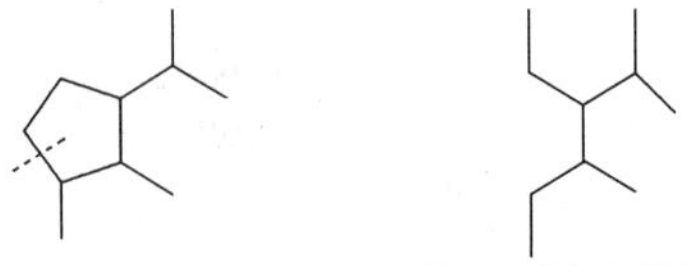

环烯醚萜骨架　　裂环环烯醚萜骨架

环烯醚萜类成分的生物合成途径主要是以植物体内活性焦磷酸香叶酯（GPP）为前体，经水解脱去焦磷酸后，经氧化形成柠檬醛，柠檬醛在环合过程中发生双键转位，再水合成一个伯醇基，伯醇基进一步被氧化，衍生为臭蚁二醛。臭蚁二醛发生烯醇化后，再进行分子内的羟醛缩合，即产生环烯醚萜。环烯醚萜 C_7 位羟基化得到马钱素（loganin），然后在生物酶的作用下开环、氧化，生成裂环番木鳖苷（secologanin），再进一步形成龙胆苦苷（gentiopicroside）。其生物合成途径如图 6-5 所示。

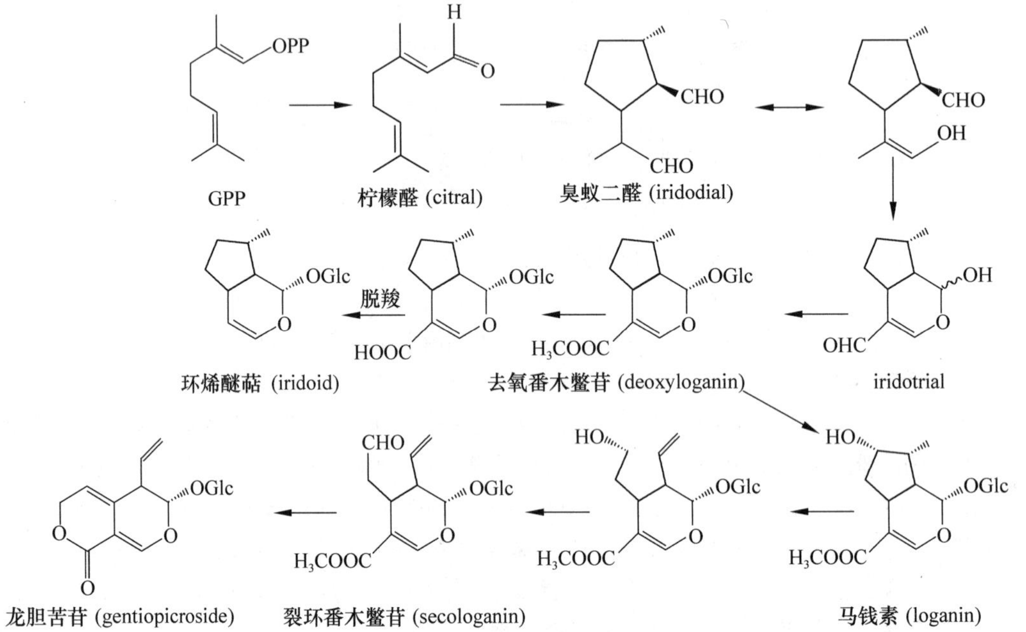

GPP　柠檬醛 (citral)　臭蚁二醛 (iridodial)　iridotrial　去氧番木鳖苷 (deoxyloganin)　脱羧　环烯醚萜 (iridoid)　马钱素 (loganin)　裂环番木鳖苷 (secologanin)　龙胆苦苷 (gentiopicroside)

图 6-5　环烯醚萜类化合物的生物合成途径

环烯醚萜及其苷在植物界分布较广，尤其是玄参科、唇形科、茜草科、木犀科和龙胆科等植物中较为常见。在植物体内多以 1-OH 糖苷形式存在。目前从植物中分离鉴定的环烯醚萜类化合物已达 1000 余种。

（1）环烯醚萜的理化性质

1）环烯醚萜苷大多数为白色结晶体，多具有旋光性，味苦。

2）环烯醚萜苷类易溶于水和甲醇，可溶于乙醇、正丁醇和丙酮，难溶于三氯甲烷、乙醚、环己烷和石油醚等亲脂性有机溶剂。

3）环烯醚萜苷易被水解，生成的苷元为半缩醛结构，其化学性质活泼，容易进一步分解或聚合，从而难以得到原始的苷元。苷元遇酸、碱和氨基酸等都能变色，如游离的苷元，遇到氨基酸类在加热的条件下，显深红色至深蓝色，最后生成蓝色沉淀，与皮肤接触，也能使皮肤染成蓝色。

此外，中药玄参、地黄等炮制后会变黑，这是由于玄参含有玄参苷（harpagoside）、地黄中的梓醇（catalpol）等，在共存的酶的作用下，水解成苷元，苷元发生聚合而呈黑色。

（2）结构分类及重要代表物

1）环烯醚萜苷：环烯醚萜成分多以苷的形式存在，且多为C-1羟基与葡萄糖结合成的单糖苷，苷元多具有10个碳原子，C-4或C-8多连有甲基，C-1、C-5、C-8、C-9多为手性碳原子，C-3或C-4位大多含有双键。环烯醚萜苷C-4位多连甲基或羧基、羧酸甲酯、羟甲基，故又称为C-4位有取代基环烯醚萜苷。

栀子苷（gardenoside）、京尼平苷（geniposide）和京尼平苷酸（geniposidic acid）是清热泻火中药山栀子的主要成分。栀子苷具有缓泻、镇痛、利胆、抗炎、治疗软组织损伤以及抑制胃液分泌和降低胰淀粉酶等作用。京尼平苷有泻下和利胆作用。京尼平苷元（genipin，京尼平）具有显著的促进胆汁分泌和泻下作用。此外，具有滋阴补肾作用的中药肉苁蓉中的肉苁蓉苷（boschnaloside）、马鞭草苷（verbenalin）和马钱素（loganin）均属于此类化合物。

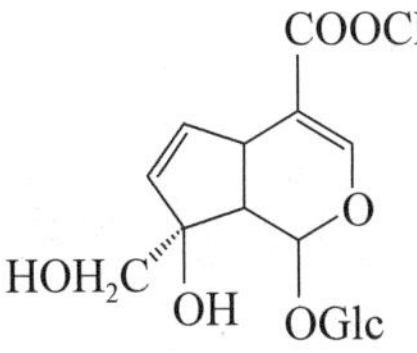

栀子苷 (gardenoside)　京尼平苷 (geniposide)　京尼平苷酸 (geniposidic acid)

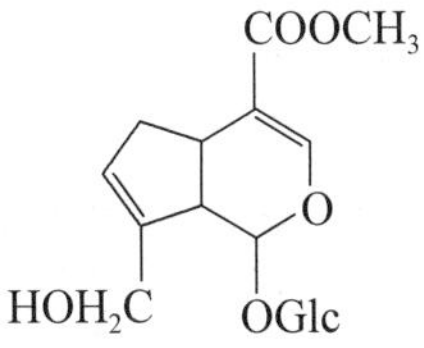

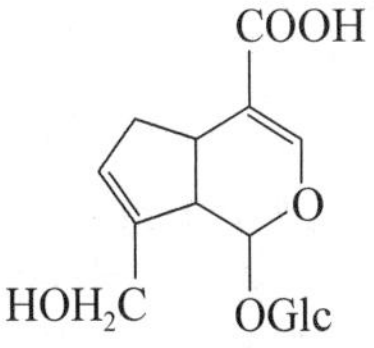

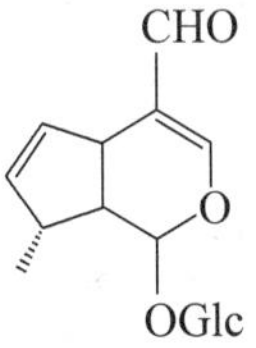

肉苁蓉苷 (boschnaloside)　马鞭草苷 (verbenalin)　马钱素 (loganin)

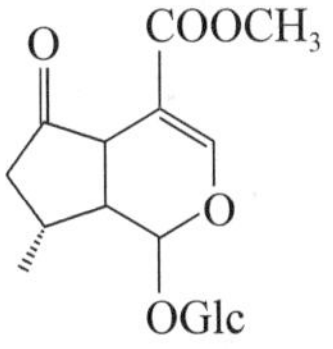

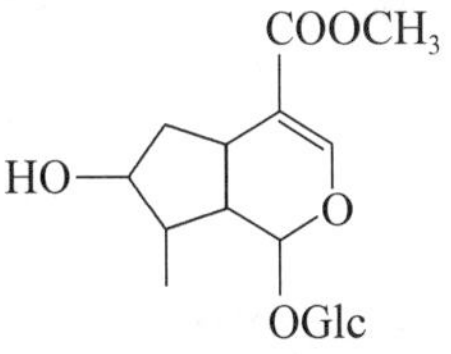

2）4-去甲环烯醚萜苷：它是环烯醚萜苷C_4位去甲基的降解苷，苷元由9个碳构成，又称作C-4位无取代基环烯醚萜苷，环上其他取代情况与环烯醚萜苷类似。广泛地分布于中药玄参、生地黄和车前草中，例如，玄参中的玄参苷（harpagoside）和哈帕苷（harpagide）、地黄（*Rehmannia glutinosa*）中降血糖作用的主要有效成分梓醇苷（catalpol）和车前草中的清湿热、利小便的桃叶珊瑚苷（aucubin）均属于4-去甲环烯醚萜苷。

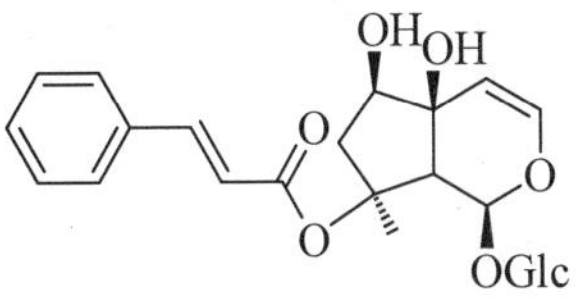

玄参苷 (harpagoside)　哈帕苷 (harpagide)　梓醇苷 (catalpol)　桃叶珊瑚苷 (aucubin)

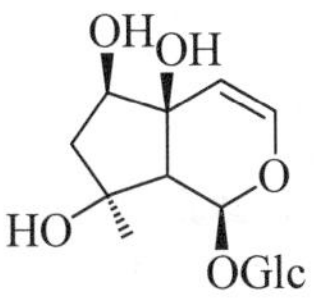

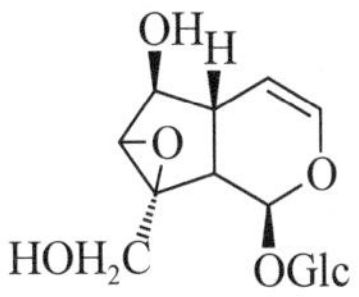

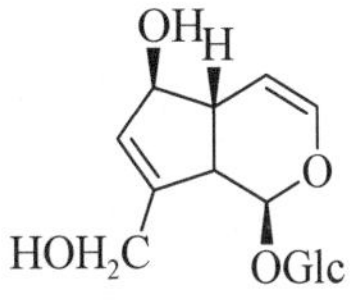

3）裂环环烯醚萜苷：裂环环烯醚萜苷的苷元结构中C-7-C-8位化学键断裂，C-7断裂后有时还可与C-11形成六元内酯结构。此类成分多具有苦味，在龙胆科的龙胆属和獐牙菜属植物中分布更为普遍，例如，龙胆苦苷（gentiopicroside，gentiopicrin）、獐牙菜苷（sweroside）、苦龙胆苷（amarogentin）、苦獐苷（amaroswerin）、獐牙菜苦苷（swertiamarin）以及洋橄榄（*Olea europoea*）叶子中的油橄榄苦苷（oleuropein）和洋橄榄内酯（elenolide）。

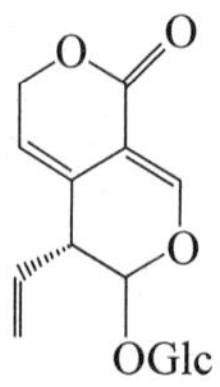

龙胆苦苷（gentiopicroside）　獐牙菜苷（sweroside）　獐牙菜苦苷（swertiamarin）

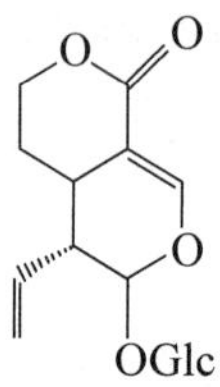

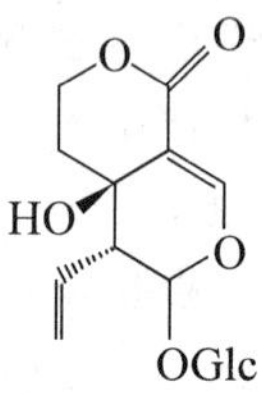

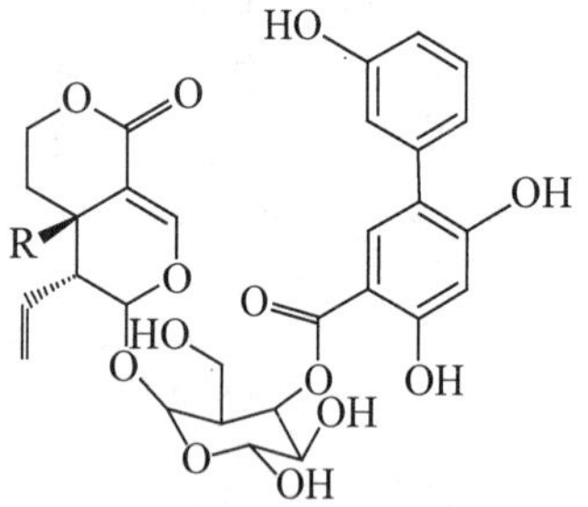

R=H　苦獐苷 (amaroswertin)
R=OH　苦龙胆苷 (amarogentin)

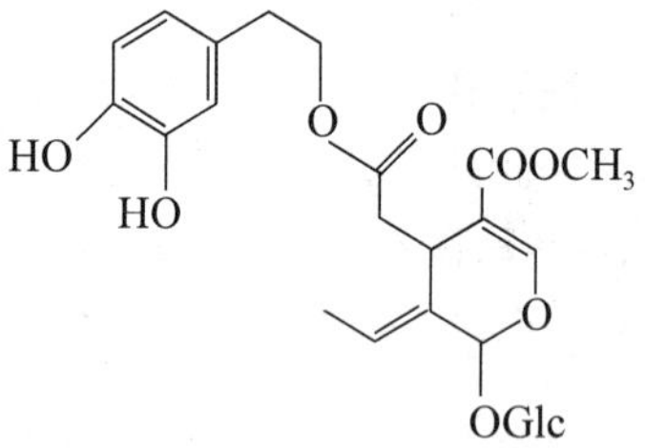

油橄榄苦苷 (oleuropein)

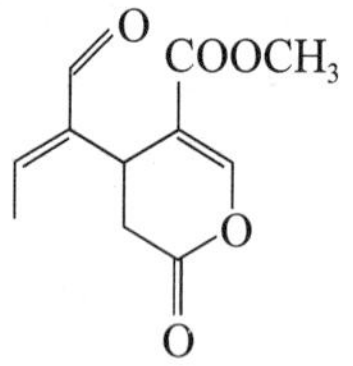

洋橄榄内酯 (elenolide)

3. 除虫菊酯类化合物　除虫菊酯（pyrethrins）是菊科植物除虫菊（*Pyrethrum cinerariaefolium*）干花中的一类单萜成分，由于分子重排，其分子虽然由异戊二烯单元衍生而来，但已不符合首尾相连的异戊二烯规则，例如除虫菊酯Ⅰ（pyrethrin Ⅰ）、除虫菊酯Ⅱ（pyrethrin Ⅱ）以及瓜菊酯（cinerin）等均属此类成分，它们可以快速穿透昆虫神经系统，具有极强的杀虫作用。

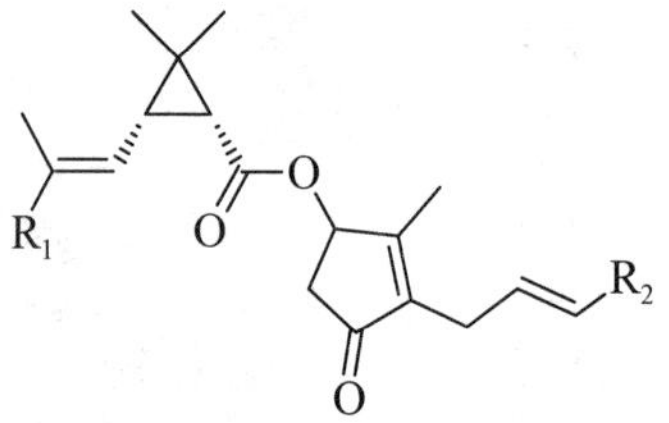

	R_1	R_2
除虫菊酯Ⅰ	CH_3	$CH_2=CH_2$
除虫菊酯Ⅱ	CO_2CH_3	$CH_2=CH_2$
瓜菊酯	CH_3	CH_3

4. 斑蝥素（cantharidine）　它是芫青科昆虫南方大斑蝥或黄黑小斑蝥的干燥体中含有的单萜类化合物。我国科研工作者首先发现了该化合物的抗肿瘤作用，尤其是对原发性肝癌效果显著，主要是通过抑制癌细胞的蛋白合成而影响 RNA 和 DNA 的合成，此外，斑蝥素还具有抗病毒、抗炎等作用。

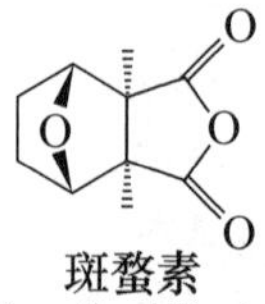

斑蝥素
(cantharidine)

二、倍半萜

（一）概述

倍半萜（sesquiterpenoids）是指骨架由 3 个异戊二烯单位构成、含 15 个碳原子的化合物类群。它的数量是萜类化合物中最多的一类，结构骨架超过 200 种，目前发现的倍半萜类化合物已有万余种，广泛分布于植物、微生物、昆虫、海洋生物中。倍半萜具有控制植物生长、昆虫保幼激素、抗菌、驱虫、抗肿瘤等生理和药理作用。与单萜一样，倍半萜也是植物挥发油的重要组成成分。

生药中常见结构骨架包括吉马烷（germacrane）、桉烷型（eudesmane）、橄榄烷（maliane）、土青木香烷（aristolane）、愈创木烷（guaiane）、蛇麻烷（humulane）、没药烷（bisabolane）、杜松烷（cadinane）、乌药烷（lindenrane）、丁香烷（caryophyllane）、伪愈创木烷（pseudoguaiane）、缬草烷（valeriane）、斧柏烷（thujopsane）、雪松烷（cedrane）、月桂烷（laurane）、异月桂烷（isolaurane）、菖蒲烷（acorane）、石竹烷（caryophyllane）、莽草烷（anisatane）和苦味毒烷（picrotoxane）等。

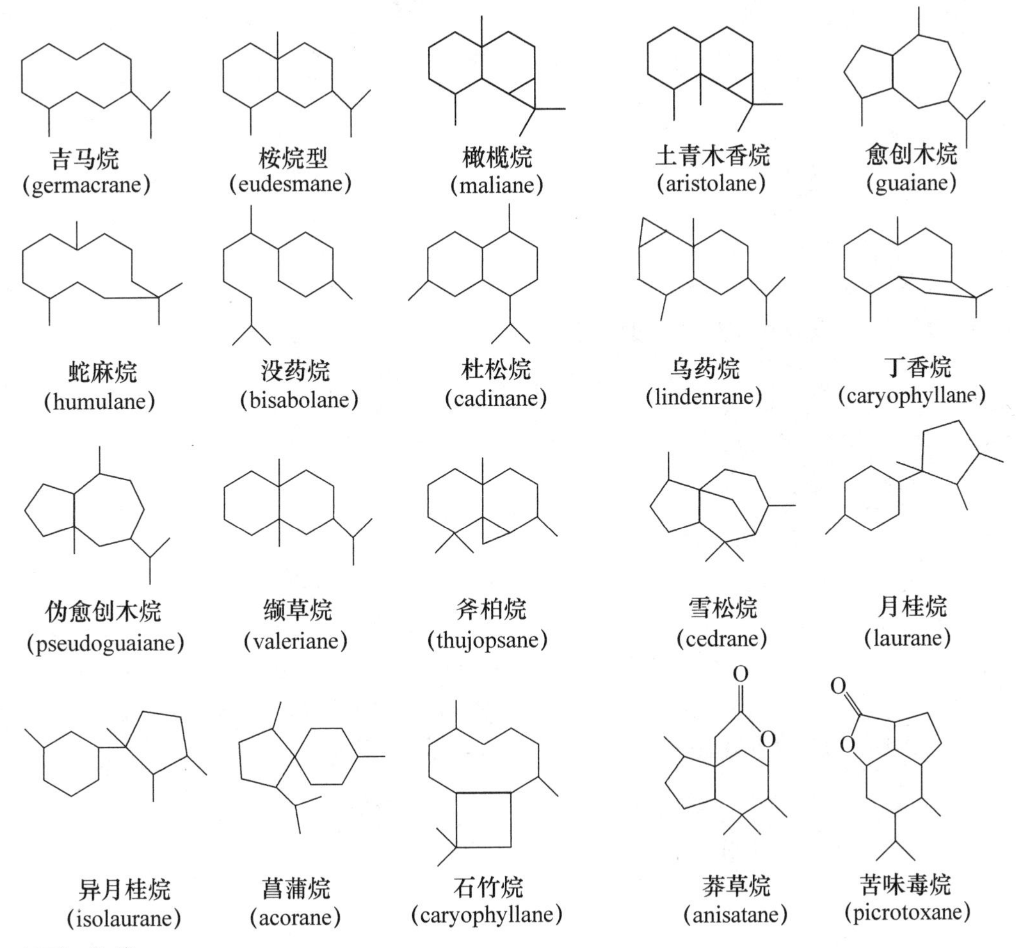

（二）分类

倍半萜类化合物按其结构碳环数可分为无环型、单环型、双环型、三环型、四环型倍半萜；按构成环的碳原子数分为五元环、六元环、七元环，直至十二元环等；也有按含氧官能团分为倍半萜醇、醛、酮、内酯等。

1. 无环倍半萜（acyclic sesquiterpenoids） 金合欢烯（farnesene）和金合欢醇（farnesol）是链状倍半萜类衍生物，又称麝子油烯，存在于枇杷叶、生姜及洋甘菊的挥发油中，后者则在金合欢花油中含量较多，为重要的高级香料原料。

CH_2OH

金合欢烯
(farnesene)

金合欢醇
(farnesol)

2. 单环倍半萜（monocyclic sesquiterpenoids） 青蒿素（artemisinin）属于过氧化物倍半萜，是从中药青蒿中分离到的抗恶性疟疾的有效成分。由于其在水及油中均难溶解，影响了其临床应用。为改善其溶解性，对其进行了结构修饰，并发现了抗疟效价高、速效的双氢青蒿素（dihydroqinghaosu）和蒿甲醚（artemether）等。

青蒿素 (artemisinin)　　双氢青蒿素 (dihydroqinghaosu)　　蒿甲醚 (artemether)

莪术根茎中含挥发油约1%～2.5%，莪术油中的成分为多种单环倍半萜类，例如，莪二酮（curdione）、1α,10β-环氧基莪二酮（1α,10β-epoxycurdione）、吉马酮（germacrone）等，具有抗早孕、抗菌、保肝、抗银屑病等作用，目前其抗病毒活性也正成为新的热点。

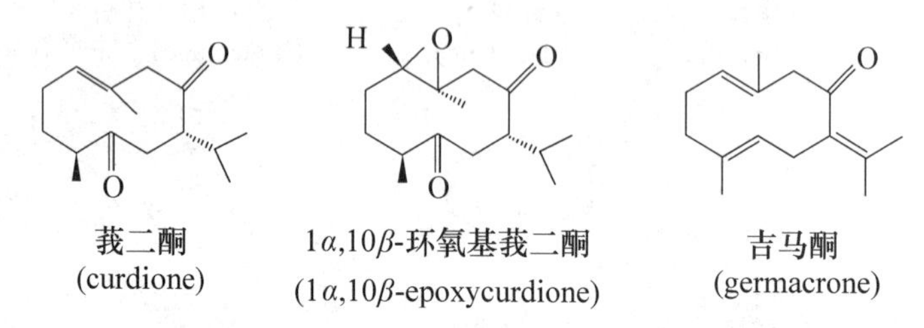

莪二酮 (curdione)　　1α,10β-环氧基莪二酮 (1α,10β-epoxycurdione)　　吉马酮 (germacrone)

3. 双环倍半萜（bicyclic sesquiterpenoids） 山道年（β-santonin）是植物山道年草和蛔蒿的头状花絮和全草中的主要成分，含有α-山道年和β-山道年两种异构体，均属于桉烷型倍半萜。该化合物具有强力的驱蛔作用，能够兴奋蛔虫神经节，使其神经发生痉挛性收缩，因而不能附着在肠壁上，当给予泻下药时，体内的蛔虫可以被有效地排除，但服药量过大，可产生黄视毒性。

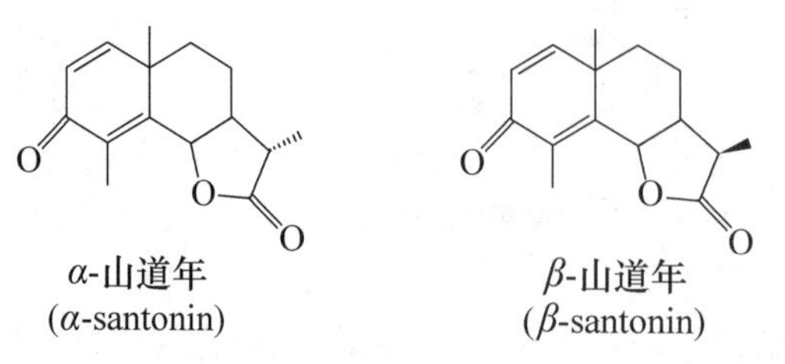

α-山道年 (α-santonin)　　β-山道年 (β-santonin)

此外，白术挥发油中具有抗肿瘤作用的苍术酮（atractylone），中药土木香中的土木香内酯（alantolactone）、异土木香内酯（isoalantolactone）等，均属于桉烷型倍半萜。

苍术酮 (atractylone)　　土木香内酯 (alantolactone)　　异土木香内酯 (isoalantolactone)

莪术醇（curcumol）是中药莪术中的主要活性成分之一，此外莪术还含有莪术烯醇（curcumenol）、莪术二醇（curcumadiol）等多种具有抗肿瘤活性的愈创木烷型倍半萜类化合物，临床上主要用于宫颈癌的治疗。

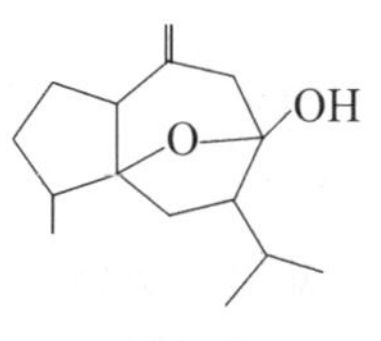

莪术醇
(curcumol)

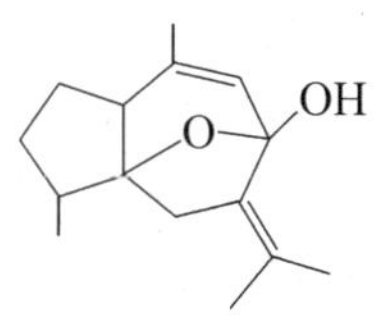

莪术烯醇
(curcumenol)

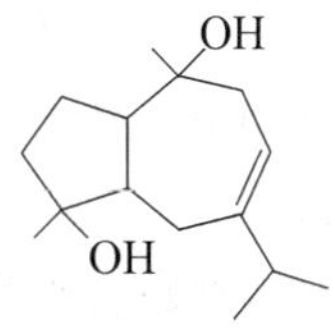

莪术二醇
(curcumadiol)

天山雪莲全草中含有的大苞雪莲内酯（involucratolactone）、雪莲内酯（xuelianlactone），以及中药木香中抗菌、抗肿瘤活性成分去氢木香内酯（dehydrocostuslactone）等都是愈创木烷型倍半萜类化合物。

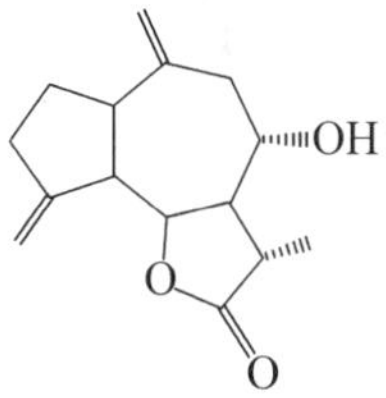

大苞雪莲内酯
(involucratolactone)

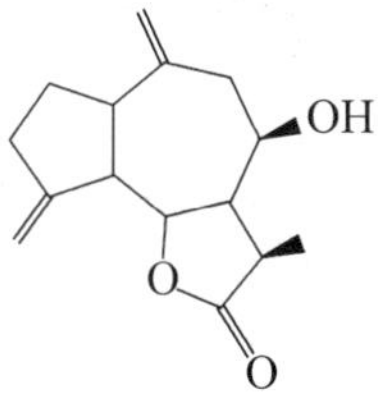

雪莲内酯
(xuelianlactone)

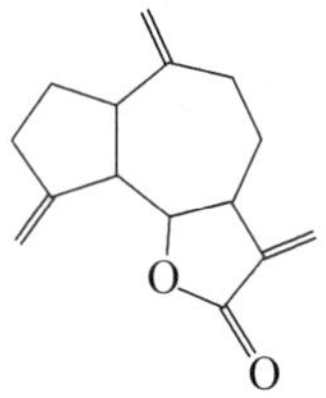

去氢木香内酯
(dehydrocostuslactone)

菊科植物圆叶泽兰（*Eupatorium rotundifolium*）的干燥地上部分含有多种抗白血病细胞毒活性的倍半萜类化合物，如泽兰苦内酯（eupharotin）、泽兰氯内酯（eupachlorin）和泽兰氧化氯内酯（eupachloroxin）等。

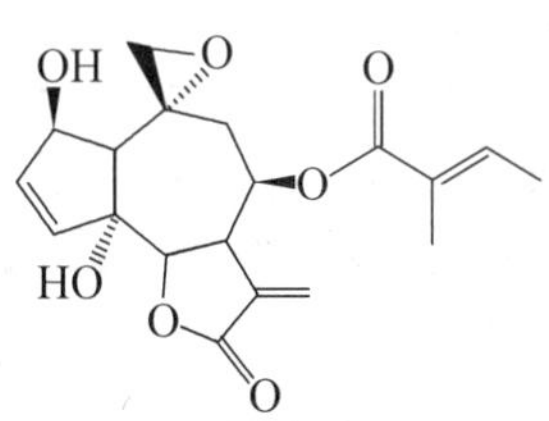

泽兰苦内酯
(eupharotin)

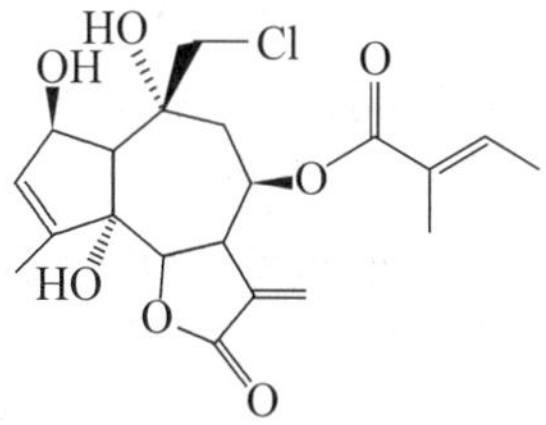

泽兰氯内酯
(eupachlorin)

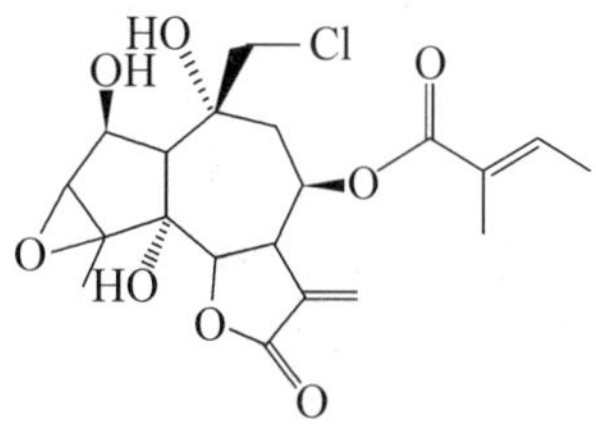

泽兰氧化氯内酯
(eupachloroxin)

4. 三环倍半萜（tricyclic sesquiterpenoids） α-白檀醇（α-santalol，檀香醇）存在于白檀木的挥发油中，有很强的抗菌作用，曾用为尿道消毒药。

环桉醇（cycloeudesmol）存在于对枝软骨藻（*Chondria oppsiticlada*）中，具有很强的抗金黄色葡萄球菌和白色念珠菌活性。

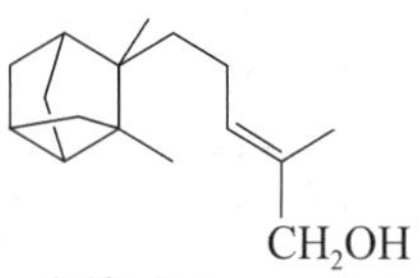

α-白檀醇 (α-santalol) 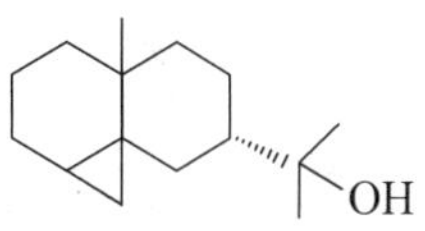 环桉醇 (cycloeudesmol)

（三）薁类化合物

薁类化合物（azulenoids）是一种特殊的倍半萜，它具有由五元环与七元环骈合而成的芳环骨架。这类化合物多具有抑菌、抗肿瘤、杀虫等生物活性。

薁类分子结构中具有高度的共轭体系，在可见光（360～700nm）吸收光谱中可观察到强吸收峰；可与苦味酸或三硝基苯试剂作用，形成有敏锐熔点的 π-络合物，可供鉴别使用；可以利用 sabety 反应鉴别，过程如下：取供试品适量溶于三氯甲烷，再加入 5%溴的三氯甲烷溶液，若产生蓝紫色或绿色时，则表明有薁类成分存在。

薁类化合物由于结构中的高度共轭体系的存在，因此属于弱极性化合物，可溶于石油醚、乙醚、乙醇及甲醇等有机溶剂，不溶于水，溶于强酸。薁的沸点较高，一般在 250～300°C，在挥发油分馏时，高沸点馏分如见到美丽的蓝色、紫色或绿色，表示可能有薁化合物的存在；同时也会大大影响挥发油的挥发性，进而影响其品质。许多愈创木烷型倍半萜属于薁的还原产物，该化合物在蒸馏、酸处理时，可与硫或硒共热（200～300℃）而氧化脱氢形成薁。

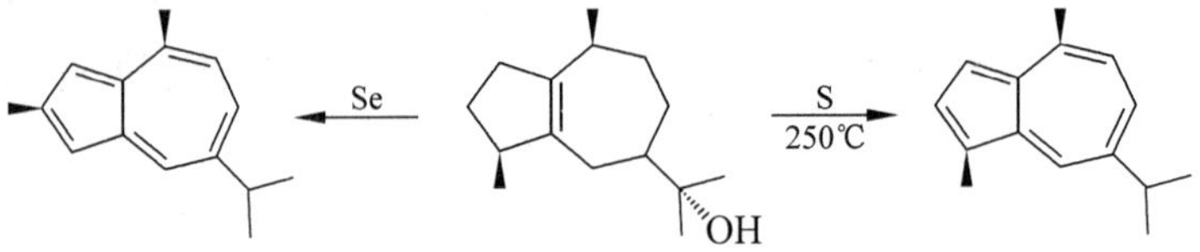

Se　　S 250℃　　OH

三、二萜

（一）概述

二萜（diterpenoids）是指骨架由 4 个异戊二烯单位构成，含 20 个碳原子的一类化合物。广泛分布于植物界，许多植物（如松柏科植物）分泌的乳汁、树脂等均以二萜类衍生物为主。许多二萜类化合物具有多方面的生物活性，如紫杉醇、穿心莲内酯、丹参酮ⅡA、银杏内酯、雷公藤内酯、甜菊苷、冬凌草甲素等都具有较强的生物活性，部分化合物已成为临床常用药物。二萜类成分不仅存在于植物中，目前在菌类、海洋生物中也发现了大量的二萜类次生代谢产物。

二萜类化合物是由焦磷酸香叶基香叶酯（geranylgeranyl pyrophosphate，GGPP）作为合成中间体，进一步衍生而成，多呈环状结构。目前发现的二萜类化合物的基本骨架已超过 100 余种，常见的结构类型：紫杉烷（taxane）、半日花烷（labdane）、松香烷（abietane）、海松烷（pimarane）、罗汉松烷（podocarpane）、卡山烷（cassane）、贝壳杉烷（kaurane）、贝叶烷（beyerane）和大戟烷（phorbane）等。

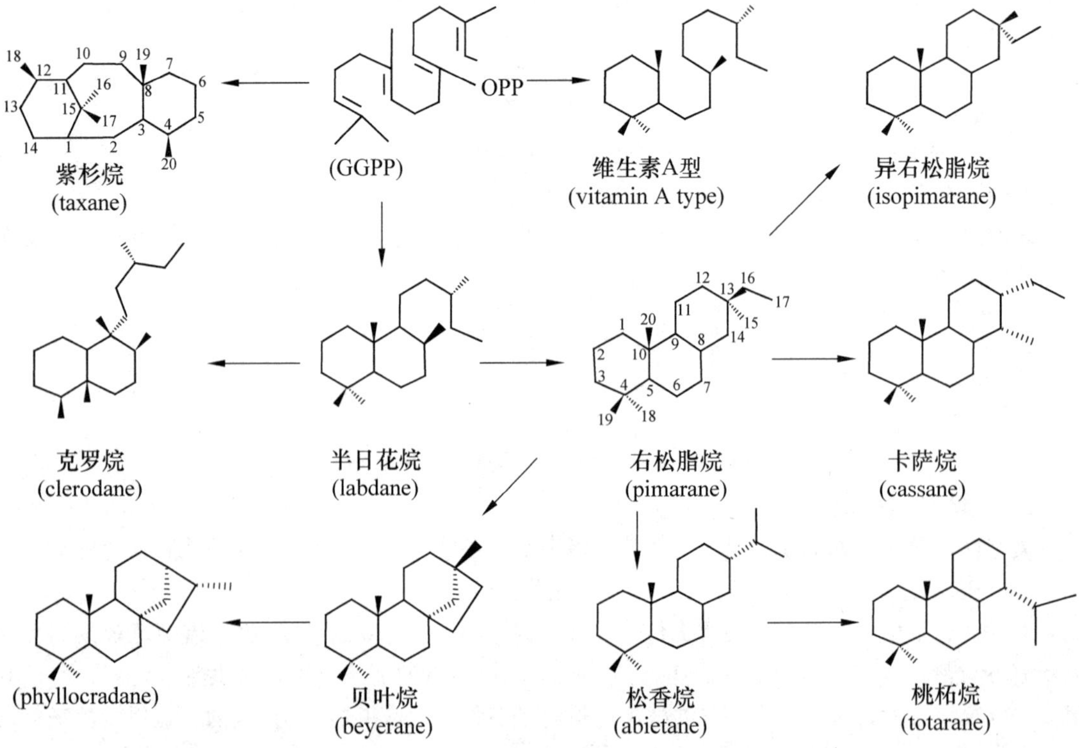

紫杉烷 (taxane)　OPP (GGPP)　维生素A型 (vitamin A type)　异右松脂烷 (isopimarane)

克罗烷 (clerodane)　半日花烷 (labdane)　右松脂烷 (pimarane)　卡萨烷 (cassane)

(phyllocradane)　贝叶烷 (beyerane)　松香烷 (abietane)　桃柘烷 (totarane)

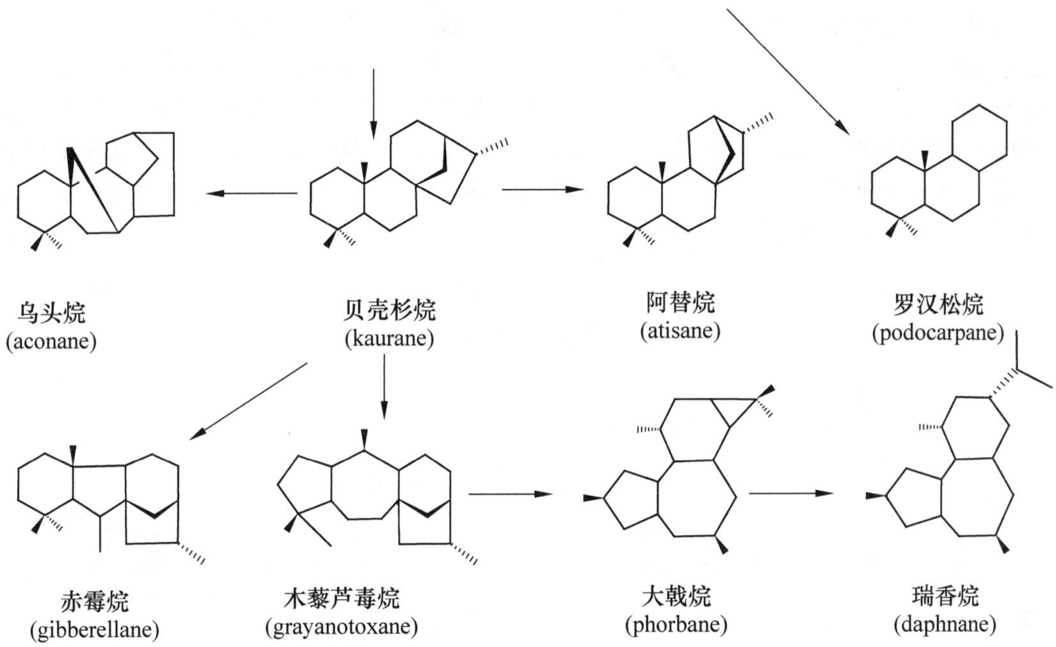

乌头烷
(aconane)

贝壳杉烷
(kaurane)

阿替烷
(atisane)

罗汉松烷
(podocarpane)

赤霉烷
(gibberellane)

木藜芦毒烷
(grayanotoxane)

大戟烷
(phorbane)

瑞香烷
(daphnane)

二萜的基本骨架，立体结构及生物合成

(二) 链状二萜 (acyclic diterpenoids)

链状二萜化合物在自然界存在较少，常见的只有存在于叶绿素中的植物醇（phytol）与叶绿素分子中的卟啉（porphyrin）结合成酯的形式存在于植物中，曾作为合成维生素 E、K_1 的原料。从海绵（*Hippospongia* sp.）中分离得到的 untennospongin A，属于 21 个碳的呋喃二萜，对冠状动脉具有血管舒张作用。

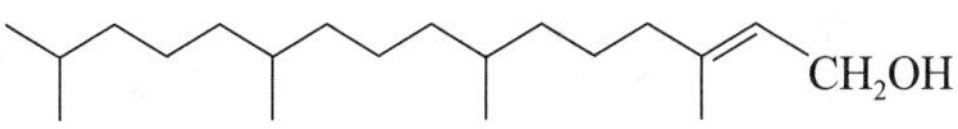

CH_2OH

植物醇 (phytol)

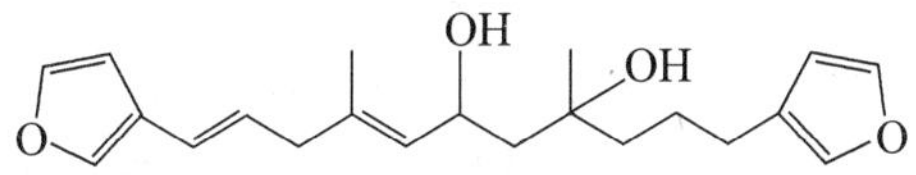

OH OH O O

untennospongin-A

(三) 环状二萜 (cyclic diterpenoids)

维生素 A（vitamin A）又名视黄醇，是一种重要的脂溶性维生素，只存在于动物性食物中，特别是鱼肝中含量较丰富，如鳖鱼和鳍鱼的肝油中富含维生素 A。维生素 A 与眼睛的视网膜内的蛋白质结合，形成光敏感色素，是保持正常夜间视力的必需物质，而且维生素 A 也是哺乳动物生长必不可少的物质。

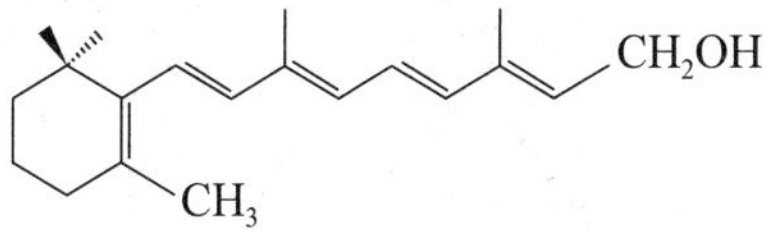

CH_2OH CH_3

维生素A (vitamin A)

穿心莲（*Andrographis paniculata*，又称一见喜）叶中含有较多二萜内酯及其苷类成分（穿心莲内酯、脱水穿心莲内酯、去氧穿心莲内酯、新穿心莲内酯），其中穿心莲内酯（andrographolide）、新穿心莲内酯（neoandrographolide）、脱水穿心莲内酯（dehydroandrographolide）和去氧穿心莲内酯（deoxyandrographolide）为抗炎作用的主要活性成分，临床用于治疗急性菌痢、胃肠炎、咽喉炎、感冒发热等，疗效确切，但水溶性不好。为增强穿心莲内酯的水溶性，将穿心莲内酯在无水吡啶中与丁二酸酐作用，制备成丁二酸半酯的钾盐；与亚硫酸钠在酸性条件下制备成穿心莲内酯磺酸钠，而成为水溶性化合物，用于制备浓度较高的注射剂。

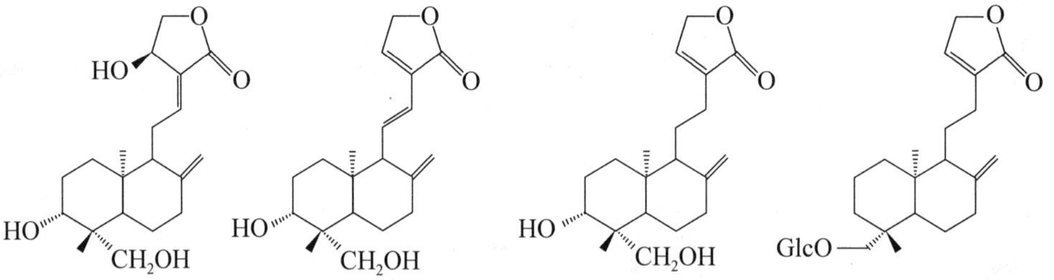

HO　O　O　HO　CH_2OH
穿心莲内酯
andrographolide

HO　O　O　CH_2OH
脱水穿心莲内酯
dehydroandrographolide

HO　O　O　CH_2OH
去氧穿心莲内酯
deoxyandrographolide

GlcO　O　O
新穿心莲内酯
neoandrographolide

无水吡啶　$HOOCCH_2CH_2COO$　$OCOCH_2CH_2COOH$　$KHCO_3$　单钾盐

HO　O　O　HO　OH
穿心莲内酯

$Na_2SO_3+H_2SO_4$　SO_3Na　HO　OH　$+ Na_2SO_4$

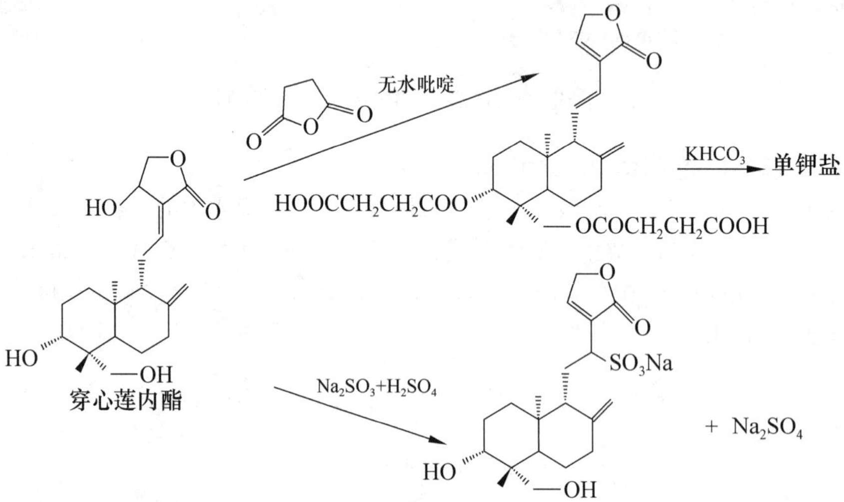

从马鞭草科植物欠愉大青（*Clerodendron infortunatum*）中分离得到的大青素（clerodin）、海州常山（*Clerodendron trichotomum*）中分离的海常黄素 A（clerodendrin A）及荆芥叶莸（*Caryopteris divaricata*）植物中分离的 caryoptin 都是具有新克罗烷（neoclerodane）骨架的苦味素，这类结构对昆虫幼虫显示有强的拒食活性。

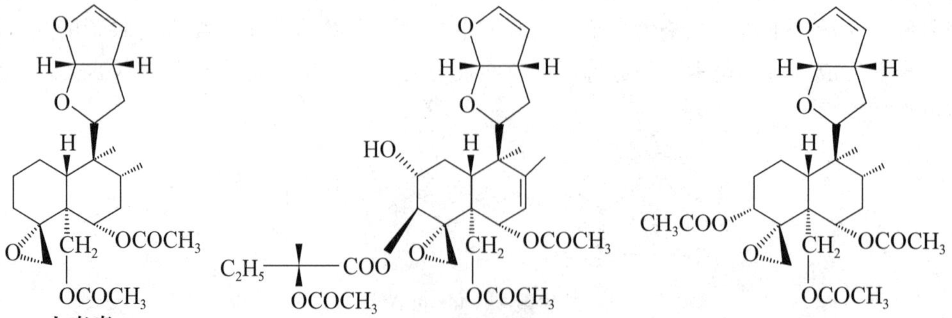

O　H　H　O　H　$OCOCH_3$　CH_2　$OCOCH_3$
大青素
(clerodin)

HO　C_2H_5　COO　$OCOCH_3$　$OCOCH_3$　CH_2　$OCOCH_3$
海常黄素A
(clerodendrin A)

CH_3COO　$OCOCH_3$　CH_2　$OCOCH_3$
caryoptin

银杏内酯（ginkgolides）是银杏（*Ginkgo biloba*）根皮及叶的强苦味成分，具有独特的12碳骨架结构，嵌有1个叔丁基和6个五元环，包括1个螺壬烷、1个四氢呋喃环和3个内酯环。已分离出银杏内酯A、B、C、M和J（ginkgolides A，B，C，M和J）等多种内酯。银杏内酯类可用来拮抗血小板活化因子，可治疗因血小板活化因子引起的休克状障碍。

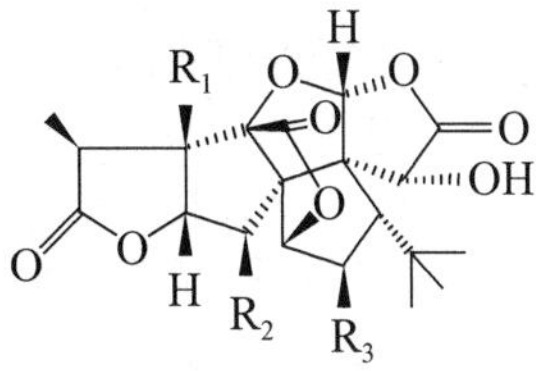

	R_1	R_2	R_3
银杏内酯A	OH	H	H
银杏内酯B	OH	OH	H
银杏内酯C	OH	OH	OH
银杏内酯M	H	OH	OH
银杏内酯J	OH	H	OH

中药土槿皮（*Cortex Pseudolaricis*），又名土荆皮，来源于松科植物金钱松的根皮和近根树皮，具有抗真菌、抗肿瘤、抗生育等作用，其主要成分为二萜，如土荆皮甲酸（pseudolaric acid A）、土荆皮乙酸（pseudolaric acid B）、土荆皮乙酸甲酯（methyl pseudolarate B）和土荆皮丙酸（pseudolaric acid C）等。其中土荆皮乙酸为主要成分，具有抗生育活性，可使早孕大鼠子宫内膜及肌层血管血流量减少，会导致胚胎死亡。

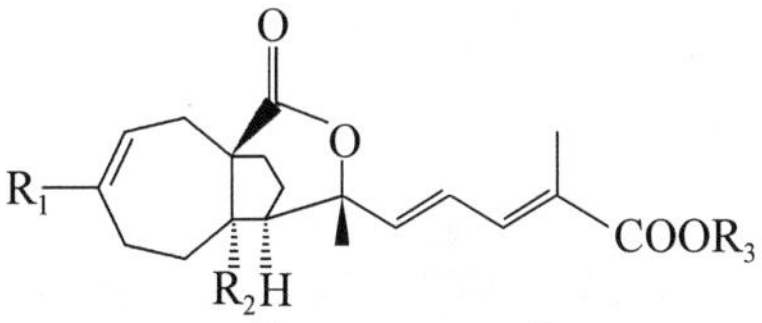

	R_1	R_2	R_3
土荆皮甲酸（pseudolaric acid A）	CH_3	$OCOCH_3$	H
土荆皮乙酸（pseudolaric acid B）	$COOCH_3$	$OCOCH_3$	H
土荆皮乙酸甲酯（methyl pseudolarate B）	$COOCH_3$	$OCOCH_3$	CH_3
土荆皮丙酸（pseudolaric acid C）	$COOCH_3$	OH	H

防己内酯（columbin）是从非洲防己（*Jatrorrhiza palmata*）根及中药金果榄（*Tinospora-capillipes*）块根中分离出的苦味素类成分，具有免疫抑制作用。

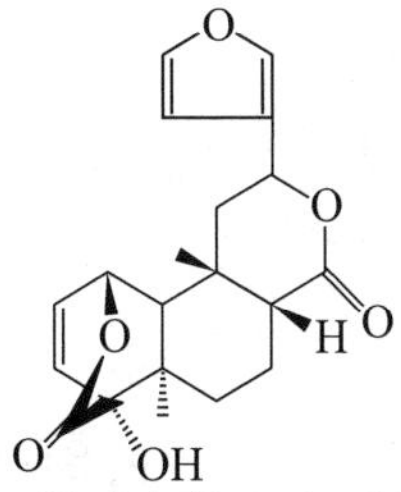

防己内酯 (columbin)

雷公藤甲素（triptolide）、雷公藤乙素（tripdiolide）、雷公藤内酯（triptolidenol）及16-羟基雷公藤内酯醇（16-hydroxytriptolide）是从雷公藤（*Tripterygium wilfordii*）根中分离得到的一系列具有抗肿瘤活性的二萜类化合物。雷公藤甲素对乳腺癌和胃癌细胞系集落形成有抑制作用，16-

羟基雷公藤内酯醇具有较强的抗炎、免疫抑制和雄性抗生育作用，但毒性也较大。雷公藤多苷能明显抑制小鼠脾淋巴细胞转化、降低血清溶血素水平，可用于类风湿性关节炎、原发性肾小球肾病、肾病综合征、慢性肝炎等的治疗。

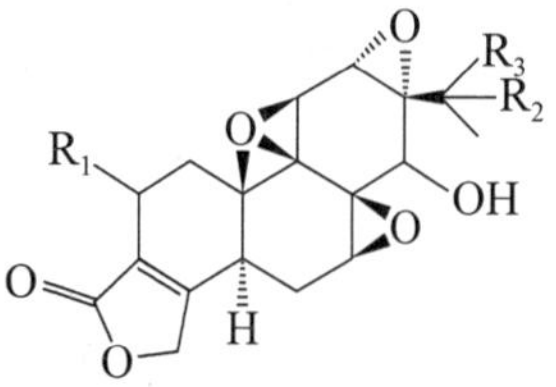

	R_1	R_2	R_3
雷公藤甲素	H	H	CH_3
雷公藤乙素	OH	H	CH_3
雷公藤内酯	H	OH	CH_3
16-羟基雷公藤内酯醇	H	H	CH_2OH

松脂是松树分泌的黏稠液体，其中含有左松脂酸（levopimaric acid）、松脂酸（pimaric acid）和松香酸（abietic acid），均属于松香烷类二萜。

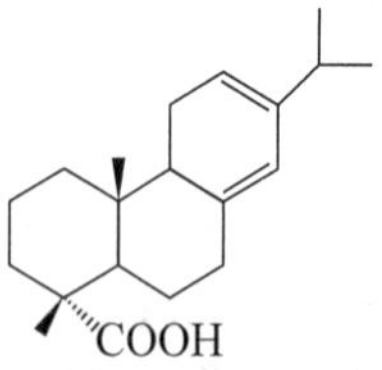

左松脂酸（levopimaric acid）　松脂酸（pimaric acid）　松香酸（abietic acid）

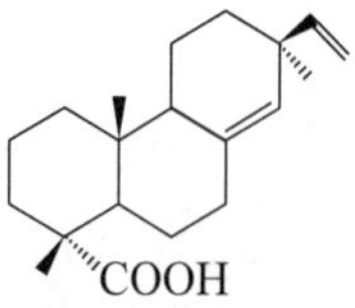

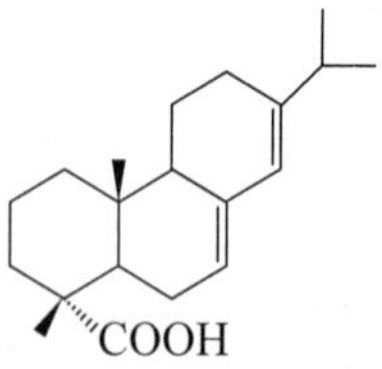

紫杉醇（taxol）又称红豆杉醇，是从太平洋红豆杉（*Taxus brevifolia*）的树皮中分离得到一种复杂的次生代谢产物，也是目前所了解的唯一一种可以促进微管聚合和稳定已聚合微管的药物。1992年底在美国FDA批准上市，临床用于治疗卵巢癌、大肠癌、乳腺癌和肺癌疗效较好，颇受医药界重视，临床需求量较大。

然而植物中紫杉醇的含量仅为百万分之二，为解决紫杉醇的来源问题，我国和欧美学者在组织细胞培养、寄生真菌培养、红豆杉栽培、紫杉醇全合成及紫杉醇半合成等方面作了大量的研究。其中以紫杉醇前体物巴卡亭Ⅲ（baccatin Ⅲ）和去乙酰基巴卡亭Ⅲ（10-deacetyl baccatin Ⅲ）为母核进行半合成制备紫杉醇的途径最为可行，而这两种化合物在红豆杉可再生的针叶和小枝中产率达0.1%。

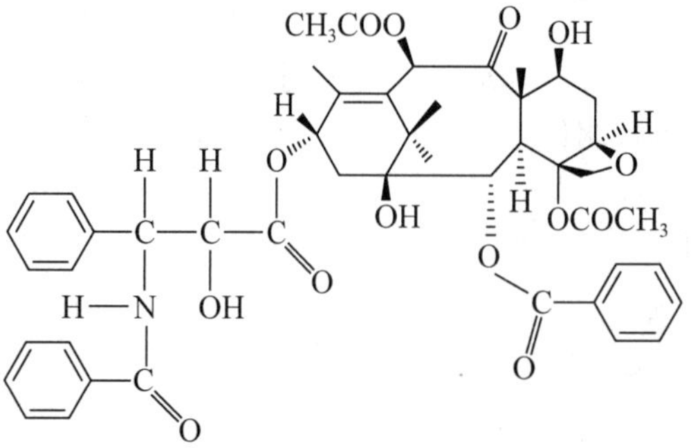

紫杉醇 (taxol)

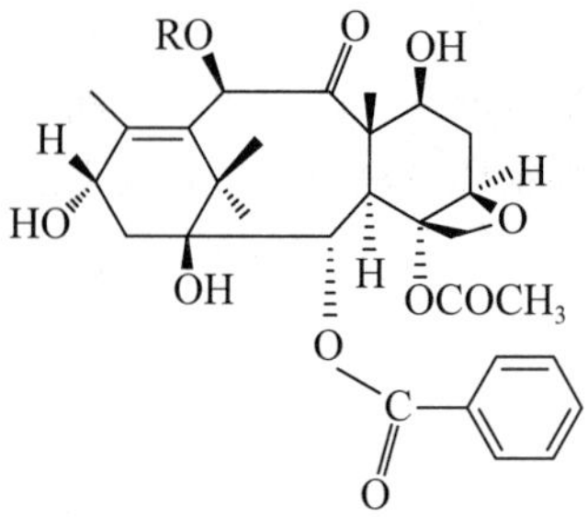

巴卡亭Ⅲ (baccatinⅢ) R=Ac
去乙酰基巴卡亭Ⅲ (10-deacetyl baccatinⅢ) R=H

丹参酮类化合物是活血化淤的中药丹参（*Salvia miltiorrhiza*）中的有效成分，从中分得的丹参酮Ⅰ（tanshinoneⅠ）、丹参酮ⅡA（tanshinoneⅡA）、丹参酮ⅡB（tanshinoneⅡB）等20多种脂溶性化合物，均具有强抑菌作用；其中丹参酮ⅡA磺酸化后成为水溶性产物，为一种治疗冠心病的药物。

丹参酮Ⅰ (tanshinone Ⅰ)　丹参酮ⅡA (tanshinone ⅡA)　丹参酮ⅡB (tanshinone ⅡB)　丹参酮ⅡA磺酸钠

唇形科香茶菜属植物中含有多种二萜类成分，至2000年从该属植物中分离得到的二萜类化合物共446个。其中一个主要代表植物药就是冬凌草，它是唇形科香茶菜属植物碎米桠 *Rabdosia rubescens*（Hamst.）的变种，以全株入药。冬凌草中化学成分甚为复杂，含有从单萜、倍半萜到二萜、三萜等一系列萜类化合物。从冬凌草叶的乙醚提取物中分离出多个二萜类成分，如冬凌草甲素、乙素。观察全株粗制剂临床疗效，发现它对肺腺癌、肺鳞癌、食管癌、艾氏腹水癌、肝癌有一定缓解作用；还可防治放射治疗的不良反应，如急、慢性咽炎，扁桃体炎，腮腺炎，气管炎，慢性迁延性肝炎等。其中的冬凌草甲素（rubescensin A，oridonin）和冬凌草乙素（rubescensin B，ponicidin）具有显著的抗肿瘤活性，且无明显毒性。因此冬凌草提取物具有抗菌和抗癌两大类产品的开发利用价值。另外，香茶菜甲素（amethystoidin A）也是香茶菜属植物叶中普遍存在的成分，有抗肿瘤及抑制金黄色葡萄球菌活性。

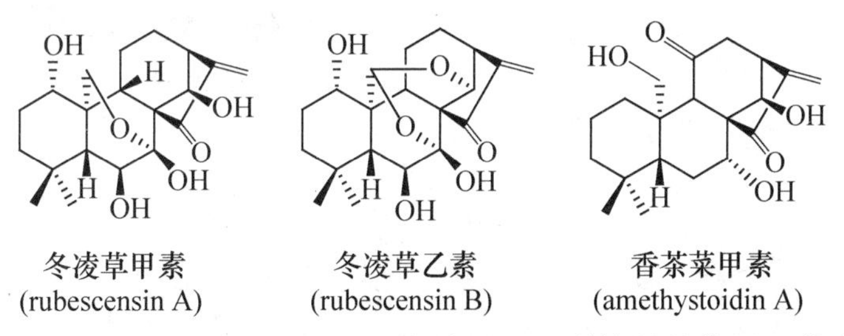

冬凌草甲素 (rubescensin A)　冬凌草乙素 (rubescensin B)　香茶菜甲素 (amethystoidin A)

菊科植物豨莶（*Siegesbeckia orientalis*）具有祛风湿、利筋骨的作用，其中含有多种对映-海松烯型和对映-贝壳杉烷型二萜。豨莶甲素（orientalin A）和豨莶乙素（orientalin B）是从中得到的两种新的对映体-海松烯型二萜。

豨莶甲素（orientalin A）　豨莶乙素（orientalin B）

四、二倍半萜

二倍半萜（sesterterpenoids）是指骨架由5个异戊二烯单位构成，含25个碳原子的一类化合物。这类化合物在生源上是由焦磷酸香叶基金合欢酯（geranylfarnesyl pyrophosphate，GFPP）衍生而成，多为结构复杂的多环化合物。与其他类型萜类化合物相比，数量少，迄今为止来自天然的二倍半萜有6种类型，约30余个化合物，分布在羊齿植物、植物病原菌、海洋生物海绵、地衣及昆虫分泌物中。

蛇孢假壳素 A（ophiobolin A）是从寄生于稻植物病源菌芝麻枯 *Ophiobulus miyabeanus* 中分离出的第一个二倍半萜成分，其具有 C_5-C_8-C_5 的基本骨架，该物质显示出抑制白鲜菌、毛滴虫菌等生长发育的作用。其在生物体内的生物合成途径是以 GFPP 为前体合成而来的。

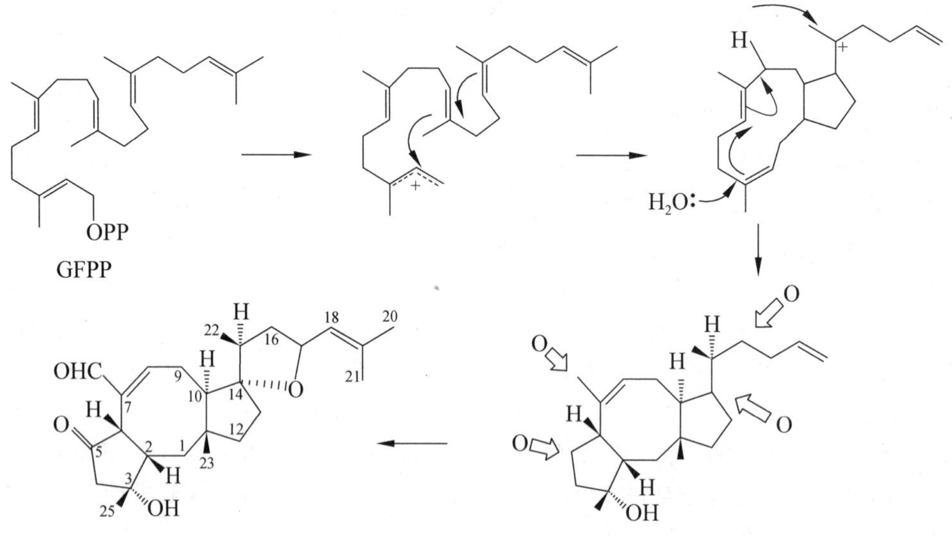

OPP

GFPP

H_2O:

蛇孢假壳素 A(ophiobolin A)

华北粉背蕨（*Aleuritopteris kuhnii*）是中国蕨科粉背蕨属植物，具有润肺止咳、清热凉血的功效。从其叶子的正己烷提取液中分离得到粉背蕨二醇（cheilanthenediol）和粉背蕨三醇（cheilanthenetriol），均属于三环二倍半萜类成分。

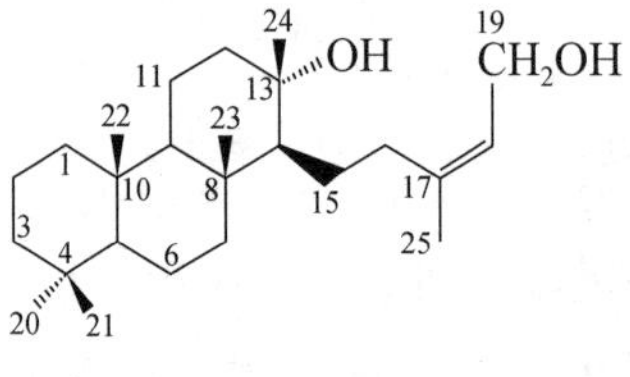

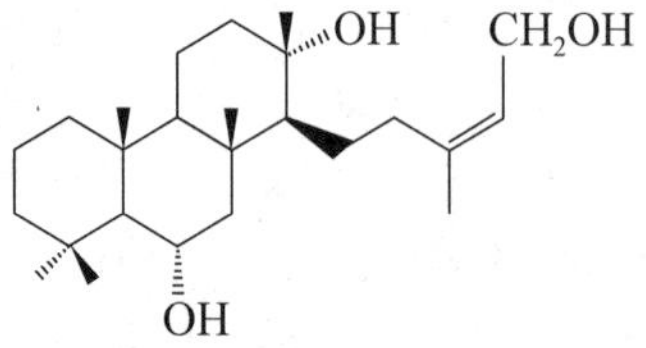

粉背蕨二醇（cheilanthenediol）　粉背蕨三醇（cheilanthenetriol）

呋喃海绵素-3（furanosponsin-3）是从海绵动物中分离得到的含呋喃环的一类链状二倍半萜；网肺衣酸（retigeranic acid）则是从网肺衣（*Lobaria retigera*）及其地衣的近缘种中得到的具有五环骨架的二倍半萜。

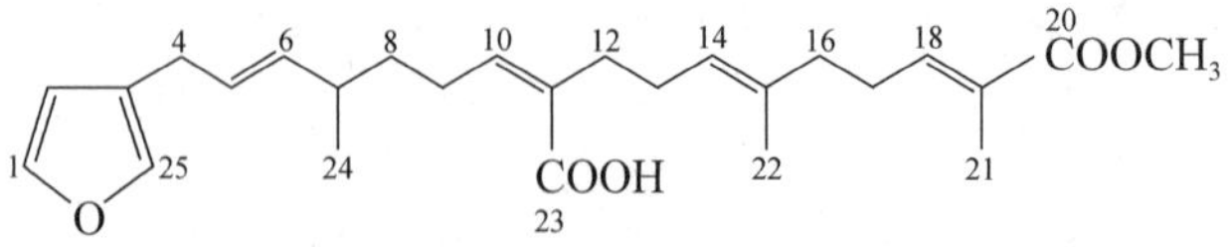

呋喃海绵素-3（furanosponsin-3）

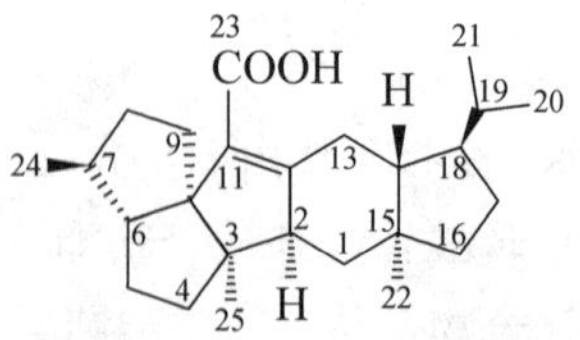

网肺衣酸（retigeranic acid）

此外，从海绵 *Fascioscingia carvernosa* 中分离得到的二倍半萜 cacospongianolide F 具有极强的细胞毒活性，对革兰氏阳性细菌有很强的抑制作用，对 *Bacillus subtilis* 的 MIC 为 0.78μg/ml。

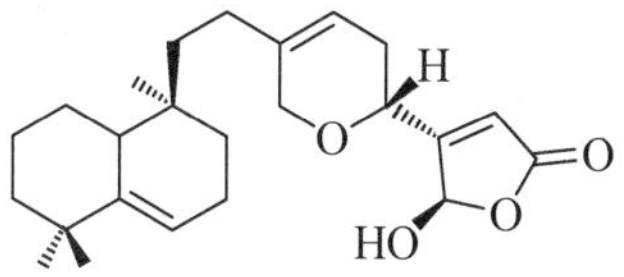

cacospongianolide F

第3节　萜类的理化性质

萜类化合物的范围很广，彼此间的结构与性质差异较大，但它们都由同一生源途径衍变而来，分子结构中绝大多数具有双键、羟基、羧基等官能团，并且较多萜类具有内酯结构，因而具有一些相同的理化性质及化学反应，既可以用于鉴别萜类成分也可作为提取纯化的方法。

一、萜类化合物的物理性质

1. 形态　单萜和倍半萜多为油状液体，在常温下可以挥发，低温下多为脑状物或蜡状物。单萜的沸点要比倍半萜低，随着单萜和倍半萜随相对分子质量和双键的增加、极性官能团的增多，化合物的挥发性降低，熔点和沸点相应增高。

2. 味　单萜和倍半萜多具有特殊香气，二萜类化合物具有苦味，有些味极苦，因此萜类化合物又称苦味素；但有的萜类化合物具有强的甜味，如甜菊苷的甜味是蔗糖的300倍。

3. 旋光和折光性　大多数萜类具有不对称碳原子和光学活性，且多有异构体存在。低分子萜类具有较大的折光率，与糖链连接后，其光学活性大大增加，折光率也会有所增加。

4. 溶解性　萜类化合物亲脂性强，易溶于有机溶剂，难溶于水。具有内酯环结构的萜类化合物，在碱性条件下内酯环可开裂，游离出羧基，故能溶于碱水，酸化后还原，又在水中形成沉淀，此性质可用于具内酯结构萜类化合物的分离与纯化。萜的苷类化合物具有一定的亲水性，能溶于热水，易溶于甲醇、乙醇溶液，不溶于亲脂性的有机溶剂，如石油醚、三氯甲烷和乙酸乙酯。

此外，萜类化合物对高温、强光和酸、碱较为敏感，易发生氧化、结构重排，引起结构和理化性质的改变，因此在提取、分离和储存过程中需要格外注意保存方法。

二、萜类化合物的化学性质

（一）显色反应

（1）10%～20%硫酸-乙醇：①应用范围：通用显色剂，如各种萜类化合物；②试液：10%～20%硫酸-乙醇溶液；③显色方法：喷洒上述试剂适量，然后在105℃条件下加热直至出现颜色，通常为蓝色、紫色等颜色。

（2）香兰素-浓硫酸：①应用范围：通用显色剂，尤其是单萜和倍半萜类化合物；②试液配制方法：1g香兰素溶解于100ml的浓硫酸中；③显色方法：喷洒上述试剂适量，在105℃条件下加热直至显蓝色、紫色等。

（3）茴香醛-浓硫酸：①应用范围：通用显色剂，尤其是单萜和倍半萜类化合物；②试液配制方法：用新鲜配制的显色剂，1ml浓硫酸中加入茴香醛-冰乙酸（0.5∶50）中；③显色方法：喷洒显色剂后，在 105℃条件下加热直至显蓝色、紫色等。

（4）磷钼酸：①应用范围：通用显色剂，尤其是萜醇或酯类化合物；②试液配制方法：50g/L 磷钼酸-乙醇溶液；③显色方法：喷洒显色剂后，在 120℃条件下加热直至显蓝色。

（二）化学反应

1. 加成反应

（1）双键加成反应

1）与卤化氢加成反应：萜类化合物中的双键能与氢卤酸类，如氢碘酸或氯化氢，在冰乙酸溶液中反应，置于冰水中会析出结晶性加成产物。例如柠檬烯与氯化氢在冰乙酸中进行加成反应，反应完毕加入冰水即析出柠檬烯二氢氯化物的结晶固体。

2HCl 冰乙酸

柠檬烯　柠檬烯二氢氯化物

2）与溴加成反应：含有双键的萜类成分可以与溴水反应，得到结晶性的加成物。在冰乙酸或乙醚与乙醇的混合溶液中滴加溴。该反应可用于萜类成分双键位置的判断。

$+ Br_2 \longrightarrow$

3）与亚硝酰氯反应：许多不饱和的萜类化合物能与亚硝酰氯（Tilden 试剂）发生加成反应，生成亚硝基氯化物。先将不饱和的萜类化合物加入亚硝酸异戊酯中，冷却下加入浓盐酸，混合振摇，然后加入少量乙醇或冰乙酸即有结晶加成物析出。生成的氯化亚硝基衍生物多呈蓝色，可用于不饱和萜类成分的分离和鉴定。同时，生成的氯化亚硝基衍生物还可进一步与伯胺或仲胺（常用六氢吡啶）缩合生成亚硝基胺类。后者具有一定的结晶形状和物理常数，在鉴定萜类成分上颇有价值。

+HCl ⟶ + Cl—N=O

亚硝酸异戊酯　亚硝酰氯 (Tilden试剂)

Cl—N=O　+HN　+HCl

不饱和萜类　氯化亚硝基衍生物　亚硝基胺类

（2）羰基加成反应

1）与亚硫酸氢钠加成：含羰基的萜类化合物可与亚硫酸氢钠发生加成反应，生成结晶性加成物，加酸或碱使其分解，生成原来的反应产物，如从香茅油中分离得到香叶醛。同时，含双键和羰基的萜类化合物在应用此法时要注意：反应时间过长或温度过高，可使双键发生加成，并形成不可逆的双键加成物，例如香叶醛的加成条件不同，加成产物则各异。

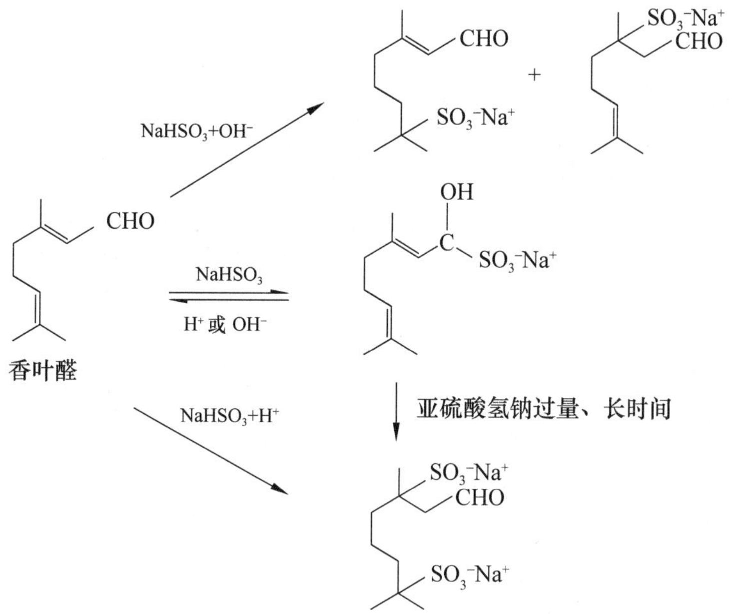

香叶醛

$NaHSO_3+OH^-$

$NaHSO_3$

H^+ 或 OH^-

$NaHSO_3+H^+$

亚硫酸氢钠过量、长时间

2）与吉拉德试剂加成：吉拉德试剂（Girard）是一类连有季铵基团的酰肼，常用的 Girard P 和 Girard T 试剂的结构式为：

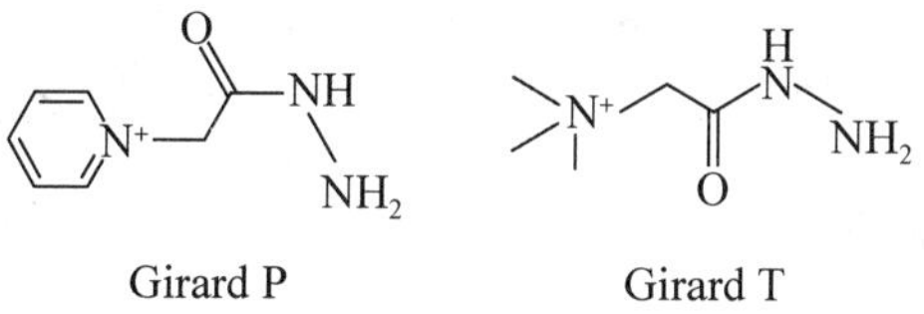

Girard P　　Girard T

分离含有羰基的萜类化合物常采用吉拉德试剂，使亲脂性的羰基转变为亲水性的加成物从而分离。在中性挥发油中，加入吉拉德试剂的乙醇溶液，再加入 10%乙酸促进反应。加热回流，反应完毕后加水稀释，分取水层，加酸酸化，再用乙醚萃取，蒸去乙醚后复得原羰基化合物即可。

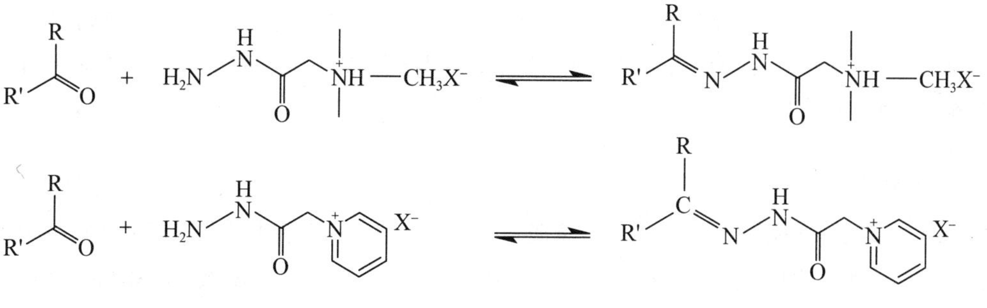

3）与硝基苯肼加成：含羰基的萜类化合物可与对硝基苯肼或2，4-二硝基苯肼在磷酸中发生加成反应，生成对硝基苯肼或2，4-二硝基苯肼的加成物。

H_2NNH O_2N NO_2 =NNH O_2N NO_2

2. 氧化反应 不同的氧化剂在一定的条件下，可以将萜类成分中各种基团氧化，生成不同的氧化产物。常用氧化剂有臭氧、铬酐（三氧化铬）、四乙酸铅、高锰酸钾和二氧化硒等，其中以臭氧的应用最为广泛。例如臭氧氧化萜类化合物中的烯烃反应，既可用来测定分子中双键的位置，亦可用于萜类化合物的醛酮合成。

铬酐是应用非常广泛的一种氧化剂，几乎可与所有可氧化的基团作用，利用强碱型离子交换树脂与三氧化铬制得具有铬酸基的树脂，它与仲醇在适当溶剂中加热回流，则生成酮，产率高达73%～98%，副产物少，产物极易分离、纯化。例如薄荷醇氧化成薄荷酮的反应如下：

OH CrO_3/H^+ O

薄荷醇 薄荷酮

高锰酸钾是常用的中强氧化剂，可使环断裂而氧化成羧酸。

O $KMnO_4$ O + HOOC HOOC

薄荷酮 丙酮 甲基己二酸

第4节 萜类化合物的提取分离

活性异戊二烯结构组成的萜类化合物种类繁多、骨架庞杂。其中低分子萜类（单萜和倍半萜）多为挥发性成分，单萜中的环烯醚萜多为苷类，多数为中性或酸性化合物，极少数以碱性形式存在。萜类结构千变万化，提取分离方法因其结构类型的不同而呈现多样化。鉴于单萜和倍半萜多为挥发油的组成成分，它们的提取分离方法将在挥发油中重点论述，本节仅介绍环烯醚萜苷、倍半萜内酯及二萜的提取与分离方法。

一、萜类的提取

1. 溶剂提取法 根据“相似者相溶”原理，选择适当溶剂将中药中的化学成分从药材中提取出来。常见溶剂的极性强弱顺序可表示如下：石油醚（60～90℃）＜二硫化碳＜四氯化碳＜苯＜二氯甲烷＜三氯甲烷＜乙醚＜乙酸乙酯＜丙酮＜乙醇＜甲醇＜乙腈＜水＜吡啶＜乙酸。非苷形式的萜类化合物具有较强的亲脂性，溶于甲醇、乙醇中，易溶于三氯甲烷、乙酸乙酯、苯、乙醚等亲脂性有机溶剂。由于甲醇、乙醇、丙酮的穿透能力较强，因此提取效率较高，故传统的提取方式通常是先用甲醇或乙醇提取，再用水分散后，用石油醚、三氯甲烷或乙酸乙酯等亲脂性有机溶剂萃取；也可将固体药材按提取用溶剂的极性递增方式，用不同溶剂，如石油醚或汽油（可提出挥发油、三萜类化合物），三氯甲烷或乙酸乙酯（可提出萜类的苷元等中等极性化合物），丙酮或乙醇、甲醇（提出大极性的萜类化合物）依次进行提取。

值得注意的是，萜类化合物，尤其是倍半萜内酯类化合物容易发生结构的重排，二萜类易聚合而树脂化，引起结构的变化，所以宜选用新鲜药材或迅速晾干的药材，并尽可能避免酸、碱的处理。含苷类成分提取，则要避免接触酸，以防在提取过程中发生水解，而且应按提取苷类成分的常法事先破坏酶的活性。

常规的提取方法可按是否加热分为冷提和热提两种。冷提法中常用的浸渍法和渗漉法可以使不稳定的萜类成分不被破坏，但提取效率低、消耗溶剂量大、费时长、操作比较麻烦。煎煮法和回流提取法是常用的热提取方法，提取效率高，但含挥发性或遇热易分解的萜类成分不宜用此法。

此外，近年来一些更为先进有效的方法也已应用到萜类成分的提取，如超临界流体萃取技术（supercritical fluid extraction，SFE）。在超临界状态下，将超临界流体与待分离的物质接触，通过控制不同的压力以及不同种类及含量的夹带剂，使超临界流体有选择性地把极性大小、沸点高低的成分依次萃取出来。已知可作为超临界流体的物质有很多，如乙烷、庚烷、二氧化碳等，其中以 CO_2 最为常用。其具有如下特点：① 萃取速度快、收率高、工艺流程简单、操作方便，萃取介质可循环利用，成本低；② 不残留有机溶剂，减少环境污染，无公害；③ 萃取温度低，适用于对热不稳定物质的提取；④ 可使用夹带剂（如甲醇、乙醇等），改变萃取介质的极性来提取极性物质，因此适于对极性较大和相对分子质量较大物质的萃取。

2. 碱提取酸沉淀法 利用内酯化合物在热碱液中开环成盐而溶于水中，酸化后又闭环，析出原内酯化合物的特性来提取倍半萜类内酯化合物。但应当避免长时间使用酸、碱处理，防止引起构型的改变。

二、萜类的分离

（一）结晶法分离

利用温度不同引起溶解度的改变来分离萜类成分，如常见的结晶及重结晶等操作。有些萜类的萃取液回收到小体积时，往往就会有结晶析出，过滤，结晶再以适量的溶剂重结晶，可得纯的萜类化合物。

（二）利用特殊结构官能团的分离

可利用萜类化合物含氧官能团进行分离，如倍半萜内酯可在碱性条件下开环，加酸后又环合，借此方法可与非内酯类化合物分离；萜类生物碱也可用酸碱法分离。含有不饱和双键、羰基等的萜类可用加成的方法制备衍生物加以分离，此部分将在“挥发油”中详细介绍。

（三）色谱法分离

1. 硅胶吸附色谱法 硅胶吸附色谱法适用于非极性和中等极性萜类化合物的分离，但不适用大极性的皂苷类成分的分离。正相吸附剂硅胶表面多孔，其骨架表面的硅醇基是主要的吸附官能团，可以与极性化合物以及不饱和分子发生吸附作用。对于待分离物质吸附能力主要取决于化合物的极性强弱和硅胶表面硅醇基的数目，因此，待分离化合物的极性越大，与硅胶的吸附能力越强，反之则越弱。当硅胶大量吸水后，表面的硅醇基被封闭，此时硅胶的吸附能力极弱，不再为吸附色谱，而是分配色谱，这一点在硅胶正相吸附色谱的使用中，需要格外注意实验环境、硅胶和流动相的含水量。

流动相（洗脱剂）常使用有机溶剂，如环已烷、乙醚、石油醚、三氯甲烷、乙酸乙酯、丙酮、甲醇等。溶剂的极性宜逐步增加，但跳跃不宜太大。实践中多用混合溶剂，并通过巧妙调节比例以改变极性，达到梯度洗脱分离的目的。一般混合溶剂中强极性溶剂的影响比较突出，故不可随意将极性差别很大的两种溶剂组合在一起使用。常用的溶剂系统有环已烷-苯、石油醚-乙酸乙酯、石油醚-丙酮、三氯甲烷-丙酮、三氯甲烷-甲醇等。

2. 反相键合硅胶色谱法 通常以反相键合相硅胶 RP-18、RP-8 或 RP-2 为填料，常用甲醇-水或乙腈-水等溶剂为洗脱剂。反相色谱柱需用与之相对应的反相薄层色谱进行检识，如预制的 RP-18、RP-8 等反相高效薄层板。

3. 活性炭吸附色谱法 活性炭是用来分离水溶性物质的主要方法之一，对于很多大极性萜类成分具有一定的分离效果。由于其价格便宜、来源方便，因此在食品和制药工业中有着广泛的应用。苷类的水提取液用活性炭吸附，经水洗除去水溶性杂质后，再选用适当的有机溶剂如稀醇、醇依次洗脱，回收溶剂，可起到除杂质的作用。

4. 大孔吸附树脂色谱法 利用大孔吸附树脂的多孔结构和选择性吸附功能可从中药提取液中分离精制有效成分或有效部位，最大限度地去粗取精，因此目前这项技术已广泛地运用于各类中药有效成分及中药复方的现代化研究中。在大极性萜类成分的分离制备中，亦可将提取液通过大孔吸附树脂，先用少量水洗去糖和其他水溶性成分，后改用 30%～80%甲醇或乙醇梯度洗脱，洗脱液减压蒸干，得粗制总萜类成分。

5. 凝胶色谱法 凝胶色谱法是利用分子筛的原理来分离相对分子质量不同的化合物，在用不同浓度的甲醇、乙醇或水等溶剂洗脱时，各成分按相对分子质量递减顺序依次被洗脱，即相对分子质量大的苷类成分先被洗脱下来，相对分子质量小的苷和苷元类成分后被洗脱下来。在天然产物的分离中，应用较多的填料是能在有机相中使用的 Sephadex LH-20。

用色谱法分离萜类化合物通常采用多种色谱法相组合的方法，即一般先通过硅胶柱色谱进行分离后，再结合低压或中压柱色谱、反相柱色谱、薄层制备色谱、高效液相色谱或凝胶色谱等方法进行进一步的分离。

三、提取分离实例

（一）甜菊苷的分离

甜菊苷（stevioside）是菊科草本植物最主要的一种甜味成分，甜度为蔗糖的 300 倍，带有轻微的薄荷醇苦味及一定程度的涩味。尽管甜菊苷号称为“天然甜味剂”，但一直未能得到欧美等国家的认可，目前世界上仅中国、日本、韩国、巴西、巴拉圭、泰国、马来西亚等 8 个国家批准使用，甜菊苷的每人每天允许摄入量（ADI）值为 5.5mg/kg。

甜菊苷提取分离工艺如图 6-6 所示。

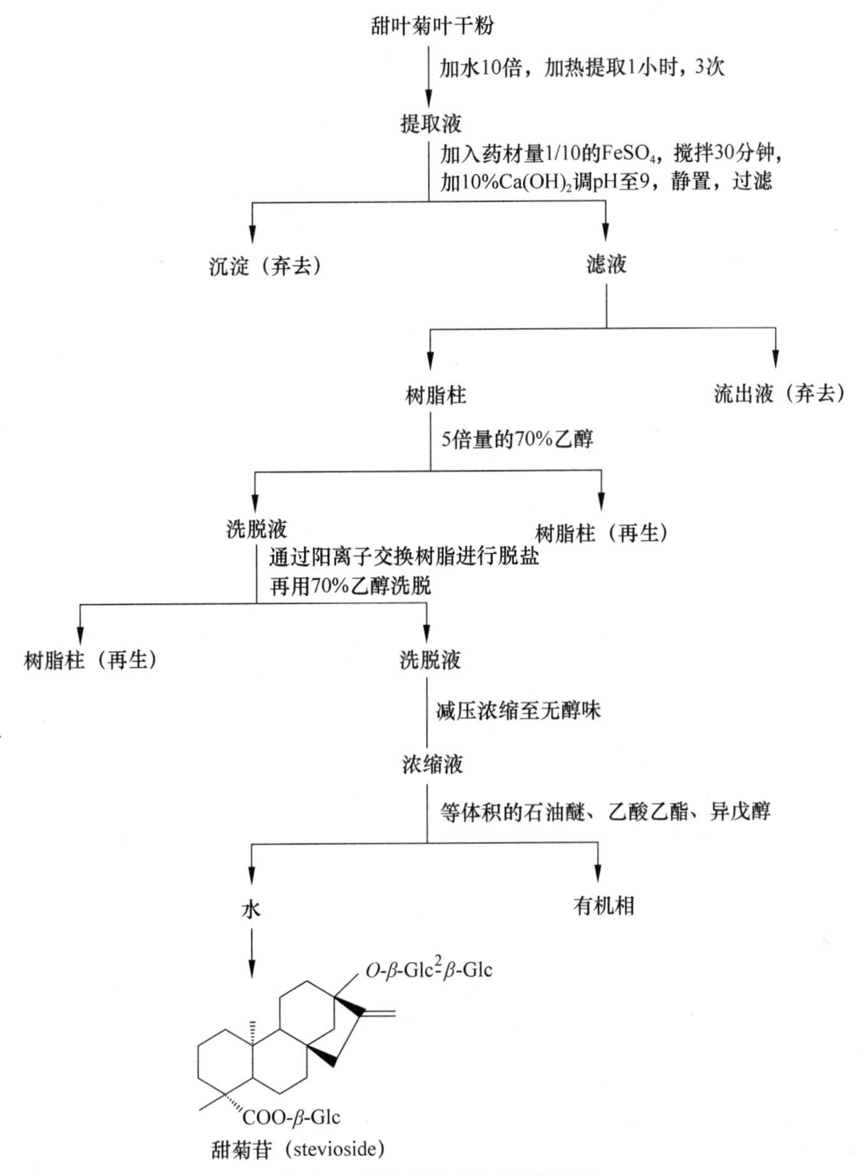

图6-6 甜菊苷分离工艺流程图

（二）土荆皮二萜类成分的分离

土荆皮（*Cortex Pseudolaricis*），又名金钱松、水松皮、荆树皮，来源于松科（pinaceae）植物金钱松 *Pseudolarix kaempferi* Gord. 的根皮和近根树皮，性辛、温、有毒，止痒杀虫，用于治疗手足癣、神经性皮炎、湿疹等。近年来，多与其他药物联合，外用治疗真菌感染引起的各类皮肤病。现代研究表明，其含有二萜内酯类成分，具有抗真菌、抗肿瘤、抗生育，使胆囊自截等作用。人们利用各种色谱技术对土荆皮进行系统研究，发现了多个二萜酸类成分，分别为：pseudolaric acid（**1**）、pseudolaric acid B(**2**)、pseudolaric acid C2(**3**)、deacetylpseudolaric acid A(**4**)、11*S*-deacetylpseudolaric acid A(**5**)、pseudolaric acid G(**6**)、pseudolaric acid F(**7**)、deacetylpseudolaric acid A2,3-dihydroxypropyl ester（**8**）、deacetylpseudolaric acid B2,3-dihydroxypropyl ester（**9**）及 deacetylpseudolaric acid B-*O*-*β*-*D* glucopyranoside（**10**）。这些化合物的提取分离流程如图6-7所示。它们的结构式位于图6-7后。

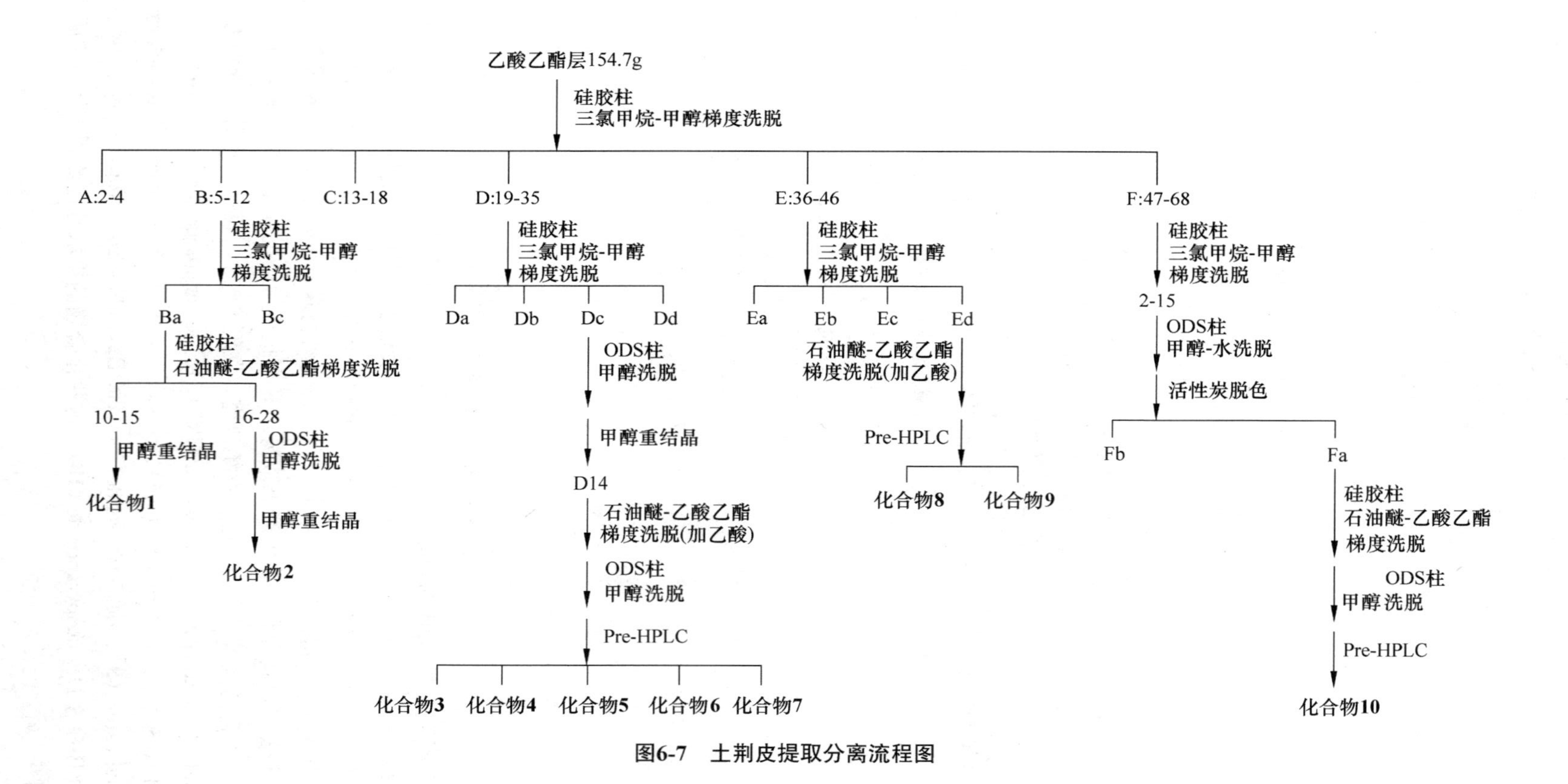

图6-7　土荆皮提取分离流程图

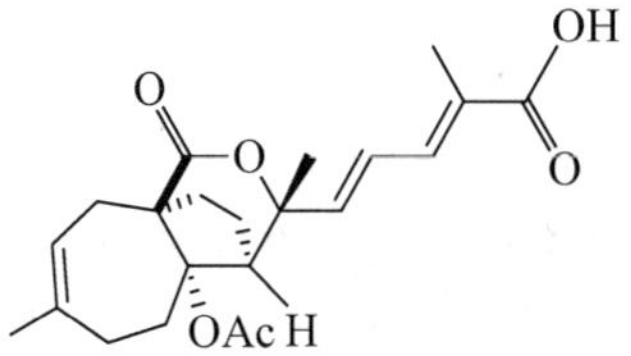

1

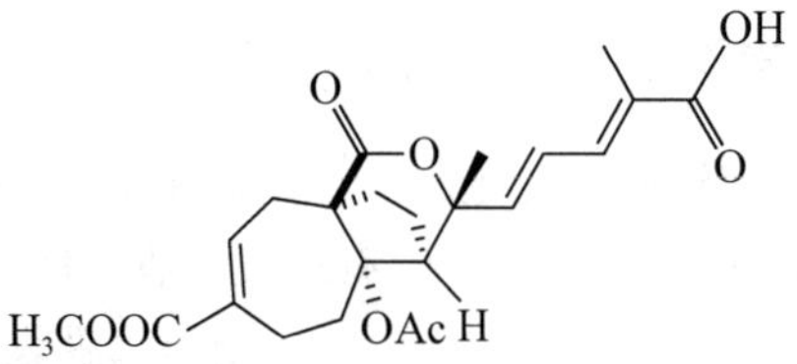

2

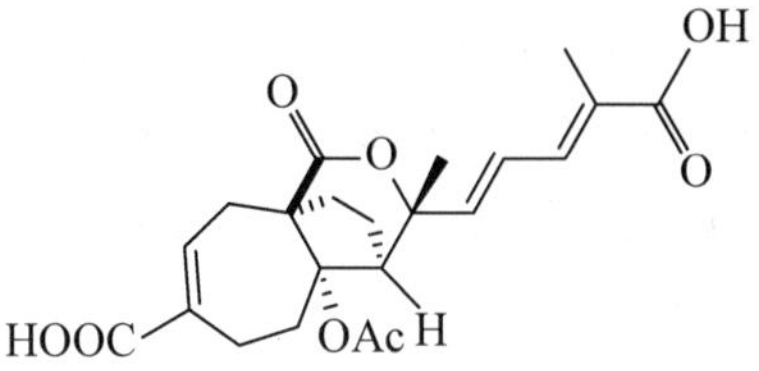

3

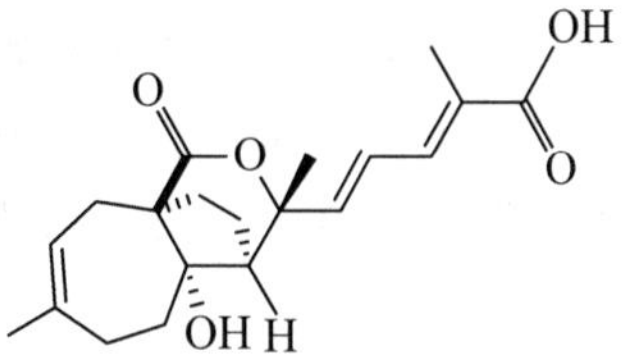

4

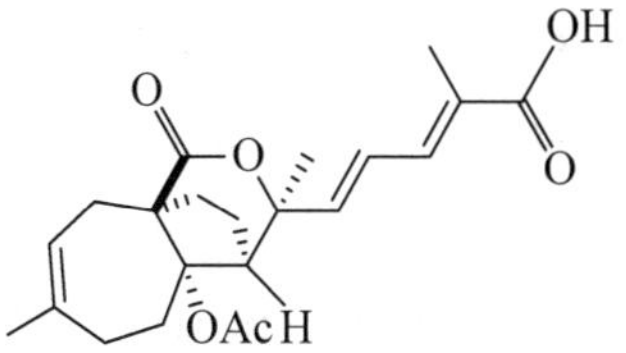

5

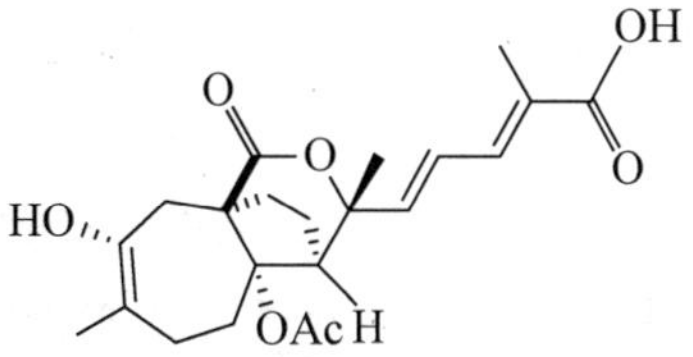

6

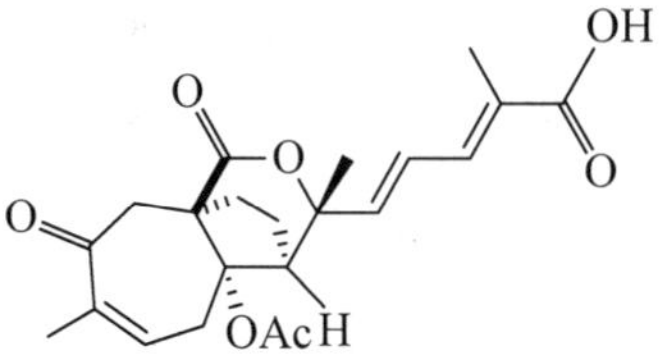

7

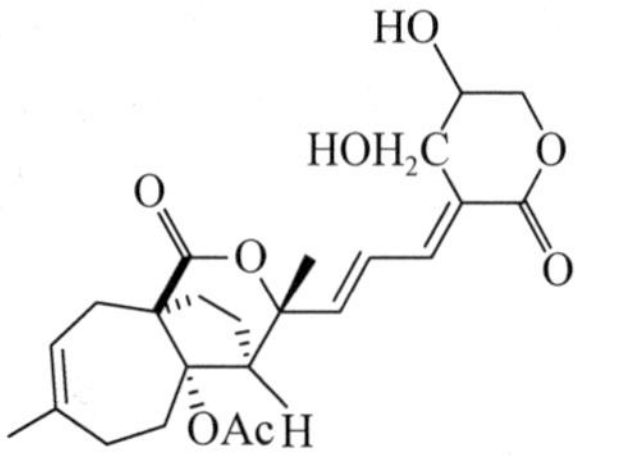

8

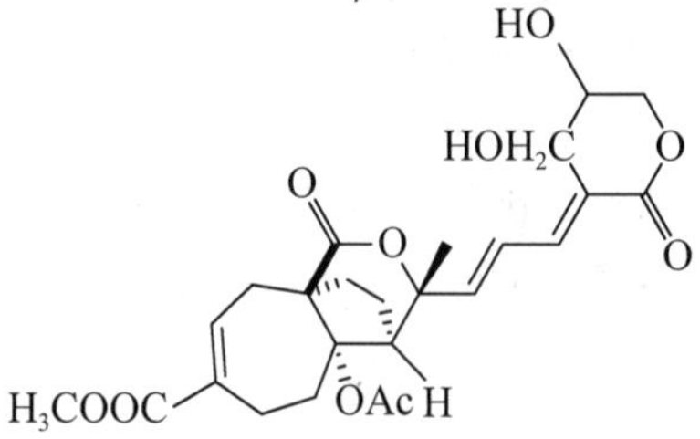

9

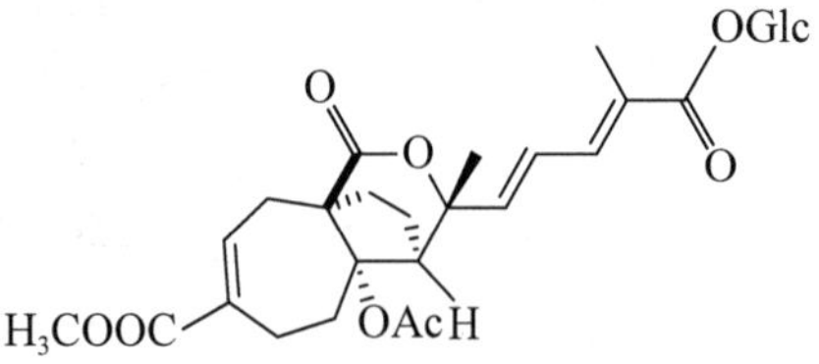

10

第 5 节 萜类化合物的结构研究

由于萜类化合物结构复杂，因此快速、准确地鉴定萜类成分结构十分重要。将未知萜类结构转变为已知化合物，然后将其 IR、mp.、R_f 或其他光谱数据与已知物数据对照的方法来推测其结构；也可采用半合成或全合成方法制备相应的合成产物以确证天然产物的结构；另外，一些母核新颖较复杂的萜类化合物的结构可采用 2D-NMR 和单晶 X 射线衍射分析等方法进行确定。由于波谱技术特别是核磁共振技术的发展，因此目前萜类结构的确定主要采用波谱学方法。

一、萜类化合物的紫外光谱

具有共轭双键的萜类化合物，在紫外光区产生吸收，在结构鉴定中有一定的意义。通常情况下，共轭双烯在 λ 215～270nm 有最大吸收，例如链状萜类的共轭双键体系在 λ 217～228nm 处有最大吸收；共轭双键体系在环内时，则最大吸收波长出现在 λ 256～265nm 处；当共轭双键有一个在环内时，则最大吸收波长出现在 λ 230～240nm 处。而含有 α、β 不饱和羰基的萜类则在 λ 220～250nm 有最大吸收，如甘草酸、甘草次酸等。具有紫外吸收官能团的最大吸收波长取决于该共轭体系在分子结构中的化学环境，此外与共轭双键的碳原子上氢的构型有一定关系，如 11-oxo，Δ^{12}-齐墩果烯型化合物，可用紫外光谱判断 18-H 的构型，当 18-H 为 β 构型，最大吸收波长为 248～249nm，18-H 为 α 构型，最大吸收波长为 240～243nm。

二、萜类化合物的红外光谱

红外光谱主要用来检测化学结构中的官能团。萜类化合物结构中多存在双键、共轭双键、甲基、环外亚甲基或含氧官能团等，可根据其 IR 特征吸收峰进行分辨，如贝壳杉烷型二萜的环外亚甲基则通常在 ν_{max} 900cm^{-1} 左右有最大吸收峰。

红外光谱在解决萜类内酯的存在及内酯环的种类上有实际意义。在 ν_{max} 1800～1735cm^{-1} 间出现强的羰基吸收峰，可考虑有内酯化合物存在，且其羰基吸收峰位置与内酯环大小及共轭程度有关。如在饱和内酯环中，随着内酯环碳原子数的减少，环的张力增大，吸收波长向高波数移动，六元环、五元环及四元环内酯羰基的吸收波长分别在 ν_{max} 1735、1770 和 1840cm^{-1}；不饱和内酯则随着共轭双键的位置和共轭的长短不同，其羰基的吸收波长亦有较大差异，此外红外光谱主要作为化学结构官能团确定的辅助手段。

三、萜类化合物的核磁共振谱

对于萜类化合物的结构测定来说，核磁共振谱是波谱分析中最为有力的工具，特别是近十年发展起来的具有高分辨能力的超导核磁分析技术和 2D-NMR 相关技术的开发和应用，提供了更多的结构信息。鉴于萜类化合物类型多、骨架复杂、结构庞杂，难以在有限的篇幅中作全面总结和归纳，文献收集整理了大量的氢谱、碳谱数据，对萜类化合物的结构测定有极其重要的参考价值。值得注意的是，^{1}H-^{1}H-COSY、HMBC 以及与已知同类化合物的 NMR 数据对比，对于解决萜类化合物的平面结构是十分重要的。

四、萜类化合物的质谱

萜类化合物结构类型纷繁复杂，虽然质谱测定报道的数据很多，但研究裂解方式的很少，即使进行了某些研究，所得的结果也常难以用来推测新化合物的结构。其原因是萜的基本母核多，无稳定的芳香环、芳杂环及脂杂环结构系统，大多缺乏“定向”裂解基团，因而在电子轰击下能够裂解的化学键较多，重排方式多，裂解复杂。从众多化合物的裂解方式可找到萜类裂解的一些规律如下：① 在电子轰击质谱中萜类化合物的分子离子峰除以基峰形式出现外，一般较弱；而在软电离质谱中多以准分子离子峰出现，如 $[M+H]^+$、$[M+Na]^+$。② 在环状萜类化合物中常进行 RDA 裂解。③ 在裂解过程中常伴随着分子重排裂解，尤以麦氏重排多见。④ 裂解方式受功能基的影响较大，得到的裂解峰大都主要是失去功能基的离子碎片，例如有羟基或羟甲基存在时，多有失水或失羟甲基、甲醛等离子碎片，例如土木香内酯的裂解规律。

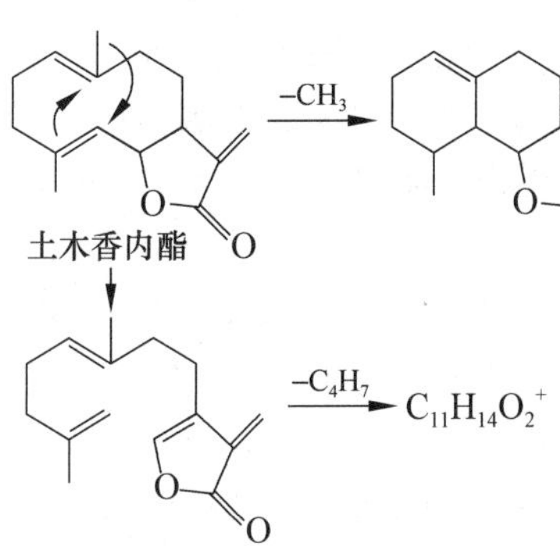

五、萜类化合物的结构鉴定实例

实例 6-1 青蒿素的结构解析

从民间抗疟草药黄花蒿（*Artemisia annua*）中分离出一种抗疟有效成分青蒿素（qinghaosu，artemisinin)，无色针晶，熔点 156～157°C，$[\alpha]_D^{20}$ +66.3°（*c*1.64，$CHCl_3$）。高分辨质谱揭示其相对分子质量为 282.1472，元素分析结果表明该化合物含 C 63.72%、H 7.86%，推测其分子式为 $C_{15}H_{22}O_5$。青蒿素的 IR 光谱在 831、881、1115cm^{-1}有过氧基的特征吸收峰，能与 1mol 的三苯基磷反应；质谱中有 *m/z* 250（M-32）的特征碎片；用 pd-$CaCO_3$催化氢化失去 1 个氧原子，形成环氧化合物，以上信息都表明青蒿素分子中含有 1 个过氧基。

青蒿素的 IR 光谱在 1750cm^{-1}有六元内酯环的特征吸收峰，与盐酸羟胺反应呈现内酯环的阳性反应；用 $NaBH_4$还原可生成仲羟基化合物，再用铬酐-吡啶氧化生成青蒿素，用 NaOH 滴定，消耗青蒿素和 NaOH 的摩尔比为 1∶1，从而证明青蒿素分子中含有 1 个内酯基。

在^{1}H-NMR（$CDCl_3$，500MHz）谱中，δ0.93（3H，d，*J*=6Hz，H-14）、1.06（3H，d，*J*=6Hz，H-13）、1.36（3H，s，H-15）为 3 个甲基氢信号；5.68（1H，s，H-5）为一个缩醛氢信号。δ 1.36 低场甲基是氧同碳上的甲基，当照射 δ 3.08～3.44，可使 δ 1.06 处的质子双峰变成单峰；反之照射 δ 1.06 处质子，可使δ 3.08～3.44 的质子多重峰变成双峰，说明 δ 3.08～3.44 是与δ1.06 甲基相邻的一个氢。该质子因受内酯羰基的去屏蔽效应而位于较低磁场；由于照射 δ 1.06 的甲基，δ 3.08～3.44 的质子变成双峰，说明该质子邻近的碳上只有 1 个氢原子。在更低场的 δ 5.68（1H，s）处出现一个单尖峰，推定是与两个氧原子相连碳上的 1 个氢，此质子无裂分，说明该氢原子所连的碳是与氧原子和叔碳原子相连接。

在^{13}C-NMR（$CDCl_3$，125MHz）谱中，共给出 15 个碳原子信号。在偏共振去偶谱中，δ 79.5（C-4）与 δ 105.0（C-6）为两个季碳单峰，因位于较低磁场，提示过氧基接在这两个季碳上。δ 32.5（C-7）、33.0（C-10）、45.0（C-1）、50.0（C-11）、93.5（C-5）为 5 个叔碳双峰，其中之一位于较低磁场，可推定系与两个氧原子相连的碳原子；δ 25.0（C-8）、25.1（C-9）、35.3（C-2）和 37.0（C-3）为 4 个仲碳三重峰；δ 12.0（C-14）、19.0（C-13）、23.0（C-15）为 3 个甲基碳四重峰；δ 172.0 为羰基碳的单峰。通过 X 线单晶衍射分析，最后确定了青蒿素的结构。

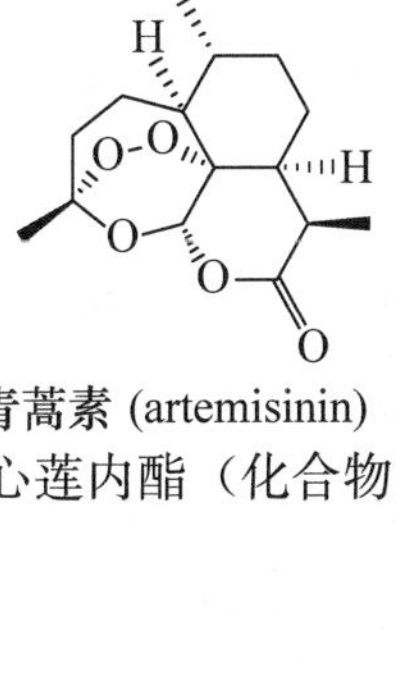

青蒿素 (artemisinin)

实例 6-2 8α-甲氧基-17-羟基去氧穿心莲内酯（**化合物 1**）的结构解析

中药穿心莲为爵床科植物穿心莲（圆锥须药草）（*Andrographis paniculata*）的干燥地上部分，可用于感冒发热、咽喉肿痛、口舌生疮、顿咳劳嗽、泄泻痢疾、热淋涩痛、痈肿疮疡及毒蛇咬伤。其主要的化学成分为二萜内酯类化合物，如穿心莲内酯（andrographolide）、穿心莲新苷（neoandrographolide）、14-去氧穿心莲内酯（14-deoxyandrographolide）、14-去氧-11，12-二去氢穿心莲内酯（14-deoxy-11，12-didehydroandrographolide）等。近年来又发现了一些新的此类化合物，如 8α-甲氧基-17-羟基去氧穿心莲内酯（化合物 **1**）。现对其结构进行解析：该化合物为白色粉末，$[\alpha]_D^{20}$ -35.2°（c 0.08，CH_3OH），UVλ_{max}（CH_3OH）：216nm。在 IR 光谱中，给出 α，β-不饱和内酯酮的特征吸收（1740 和 1636cm^{-1}）。HR-ESI-MS 给出其准分子离子峰为 m/z 405.2264 $[M+Na]^+$（相对分子质量为 405.23），提示其分子式为 $C_{21}H_{34}O_6$。在^1H NMR 谱中，δ 0.91（s）、δ 1.52（s）为两个甲基氢信号，δ 3.32（s）为一个甲氧基氢信号。^{13}C NMR 和 HMQC 谱提示 δ 135.0（s）、δ 145.5（d）、δ 70.9（t）和 δ 175.0（s）为 α，β-不饱和内酯环上的碳信号。与已知化合物 14-deoxyandrographolide 的核磁数据比较，发现 3 个新的连氧碳信号，分别为 δ 64.3（CH_2）、δ 49.6（OCH_3）和 δ 80.7（C）。在 HMBC 谱中，δ 3.97 处质子信号与 C-8（δ 80.7）和 C-9（δ 57.0）远程相关，δ 3.32 处甲氧基质子信号与 C-8 有 HMBC 相关。同时，H-9 与 C-8（δ 80.7）、C-11（δ 20.8）和 C-10（δ 39.1）存在远程相关，揭示有一个羟甲基和一个甲氧基链接在 C-8 上。此外 δ 80.3 处碳信号与 H-1、H-2、H-18、H-19 存在远程相关，提示 C-3 位上含有一个羟基。在 NOESY 谱中，H-17（δ 3.97）和 H-9（δ 1.48）相关，提示 8-CH_2OH 为 β 构型，而 8-OCH_3 为 α 构型。此外，H-3 与 H-5 和 CH_3-18 存在 NOE 相关，说明 3-OH 为 α 构型。通过与已知化合物的比较以及 2D-NMR 技术，确定化合物 **1** 为 8α-甲氧基-17-羟基去氧穿心莲内酯（8α-methoxyl-14-deoxy-17-hydroxyandrographolide），其 NMR 数据参见表 6-2。

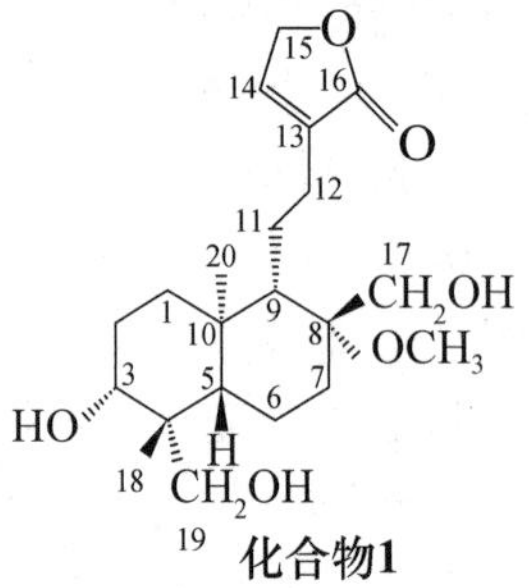

化合物1 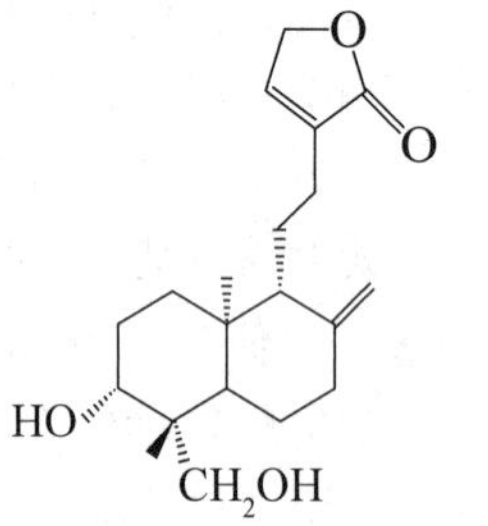　　14-deoxyandrographolide

表 6-2　化合物 1 的^1H-NMR（500MHz，吡啶 d_5）和^{13}C-NMR（125MHz，吡啶 d_5）数据

化合物 1			化合物 1		
No.	δ_H（J in Hz）	δ_C（mult.）	No.	δ_H（J in Hz）	δ_C（mult.）
1	1.15dt（13.2，4.8） 1.72brd（13.2）	39.5t	**12**	1.60m 2.21m	23.8t
2	1.89m 1.98m	28.8t	**13**		135.0s
3	3.70m	80.3d	**14**	7.12t（1.5）	145.5d
4		43.6s	**15**	4.75brs	70.9t
5	1.06dd（12.5，2.0）	56.5d	**16**		175.0s
6	2.48m 2.62m	29.0t	**17**	3.97m	64.3t
7	1.46dt（12.5，4.8） 2.40brd（12.5）	31.9t	**18**	1.52s	24.0q
8		80.7s	**19**	3.75d（10.5） 4.46d（10.5）	64.7t
9	1.48m	57.0d	**20**	0.91s	16.9q
10	—	39.1s	**OCH_3**	3.32s	49.6q
11	1.49m 1.82m	20.8t			

第6节 萜类化合物结构改造举例

在自然界中，萜类化合物是一类分布最广泛、种类繁多、骨架庞杂且具有多种生物活性的重要成分，在抗肿瘤、抗疟疾、心血管保护、抗菌、抗炎等新药研发领域占有重要的地位。诸如青蒿素、紫杉醇、穿心莲内酯、银杏内酯、斑蝥素等萜类化合物均已在临床上得到了广泛的应用。目前世界各大医药公司均已投入大量的人力和财力，积极开展对天然药物的研究，希望从中寻找到先导化合物，并已取得一定的研究成果，如发现抗疟新药蒿甲醚（artemether）和抗肿瘤药物紫杉醇衍生物-紫杉醚（taxotere）。因此，如何从资源丰富的萜类成分中发现活性更佳、毒性低、成药性好的新型药物，就成为目前药物研发领域的一个热点。本节将重点介绍临床已有的萜类药物的结构改造方法。

一、青蒿素的结构改造

青蒿素的发现与战争有着一定的关系，在抗美援越战争期间，很多士兵患上了疟疾，战斗力大大下降，因此从中药中寻找新型的特效抗疟疾药物就成了重要方向。20世纪70年代，我国科技工作者从中药黄花蒿（*Artemisia annua* L.）中发现了新型抗疟药物——青蒿素，打破了以往抗疟药物均含有氮原子的化合物框架，被誉为继氯喹之后的又一大突破。随着青蒿素在临床的广泛应用，其结构和理化性质上的不足便表现出来，由于其在水和油中几乎不溶解，口服吸收不好，因此难于制成有效的制剂。此外，其口服后的复发率也较高（30天的复发率为45.8%），为克服此不足，人们对其在进行了体内代谢和结构修饰研究。

在系统的结构改造研究中，人们发现青蒿素的抗疟活性主要归功于其过氧化物-缩酮-乙缩醛-内酯的结构，氢化后失去过氧桥便失去抗疟活性，而如使用硼氢化钠还原为二氢青蒿素，则抗疟活性增加。同时，在二氢青蒿素的结构基础上进行醚化，得到蒿甲醚（α-蒿甲醚占3%，β-蒿甲醚占97%），油溶性增加，便于制备乳剂注射，不仅提高了青蒿素的成药性，同时也使疟疾的复发率显著下降。此外利用二氢青蒿素与酰氯或酸酐的反应生成羧酸酯类衍生物如蒿酯钠（(青蒿琥酯钠，artesunate)，可提高青蒿素类药物的水溶性，用于制备针剂，对于鼠疟正常株的疗效好，杀虫速度快，适用于抢救脑疟和危重昏迷的疟疾患者。在人体内有效成分为二氢青蒿素。进一步的毒理学等临床前实验和三致实验均证明，蒿甲醚无明显的毒副作用且无致突变、致癌和致畸作用，随即该药在缅甸、泰国、巴西、加纳等十几个国家注册销售。

$NaBH_4$　甲醇　丁二酸酐

青蒿素 (artemisinin)　双氢青蒿素 (dihydroqinghaosu)　α-蒿甲醚 (α-artemether) 3%　β-蒿甲醚(β-artemether) 97%　蒿酯钠 (artesunate)

OCH_3　$OCOCH_2CH_2COONa$

此外，药物在体内代谢产物的鉴定，对于提高药物的成药性和结构改造，都是十分重要的。在研究青蒿素的人体代谢时发现，其口服后生物利用度低，大部分药物未被吸收以原型形式排出，而代谢物主要通过尿液排出，且均无抗疟活性，说明其在人体内主要的Ⅰ相代谢为羟基化，且表现为代谢灭活。

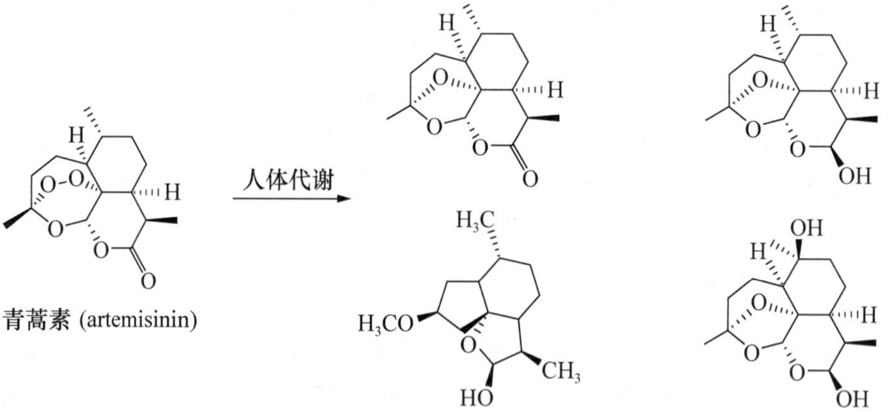

人体代谢

青蒿素 (artemisinin)

二、紫杉醇的合成与结构改造

紫杉醇（taxol）是近年来发现的最为有效的抗肿瘤药物之一，自从1992年问世以来，广泛用于卵巢上皮癌、肺癌、乳腺癌的治疗。但由于其自然资源奇缺，其在红豆杉属植物中含量仅为百万分之一，且红豆杉生长缓慢，树皮剥掉后，树木死亡，因此，目前临床上所使用的紫杉醇主要来源于植物提取或以10-去乙酰基巴卡亭（10-deacetyl baccatin）为原料的半合成。通过选择性保护C-7羟基和酯化C-10羟基，然后加上保护的侧链，去掉保护基团得到紫杉醇，总产率可达到53%。

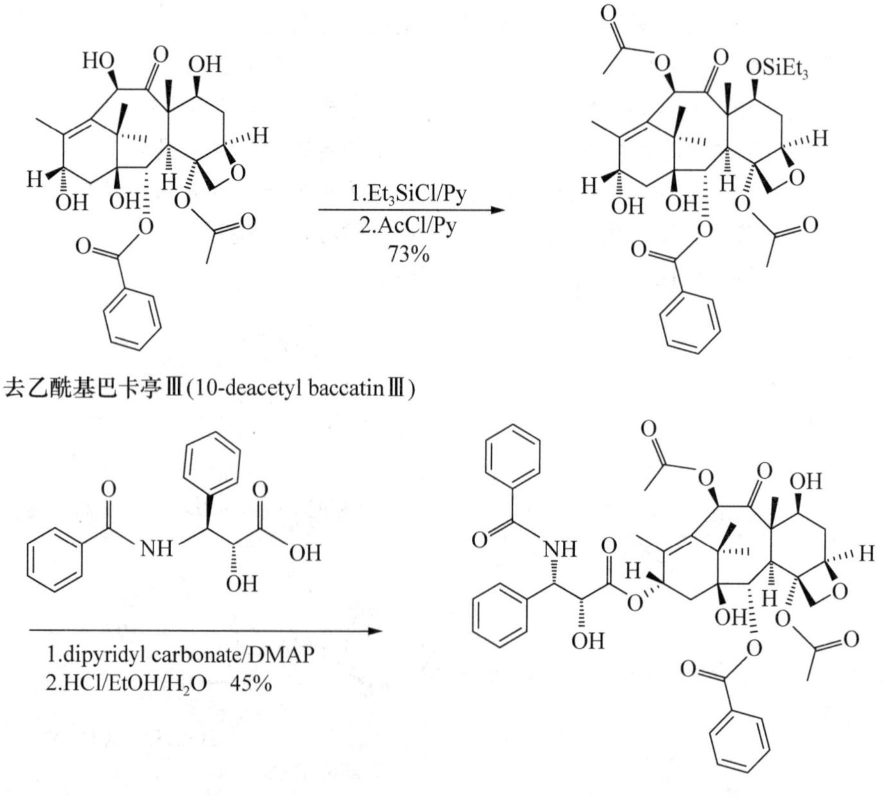

1.Et_3SiCl/Py
2.AcCl/Py
73%

去乙酰基巴卡亭Ⅲ(10-deacetyl baccatin Ⅲ)

1.dipyridyl carbonate/DMAP
2.$HCl/EtOH/H_2O$ 45%

另外，紫杉醇另一大缺点是水溶性极差，对一些肿瘤细胞株无效，并且易产生多药耐药性，因此对其结构进行优化就成了研究热点。其中一个代表性的化合物为紫杉醚（taxotere）是 3′-*N* 上的结构衍生物，活性好于紫杉醇。其合成路线如下：

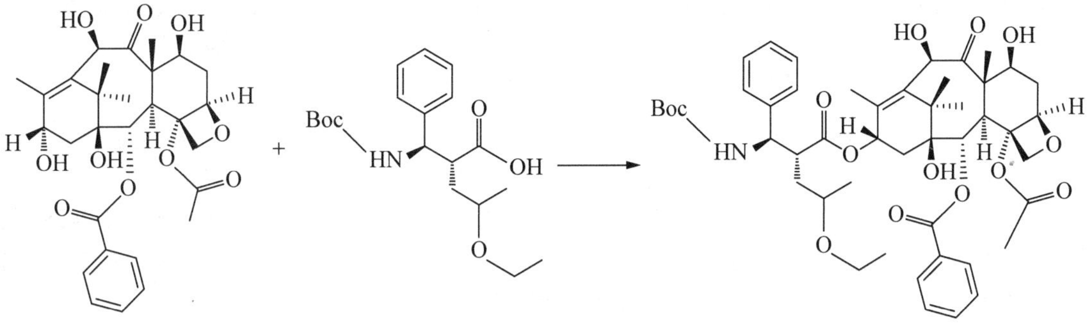

去乙酰基巴卡亭Ⅲ
(10-deacetyl baccatinⅢ)

紫杉醚 (taxotere)

迄今为止，紫杉醚是紫杉醇结构改造唯一被批准生产上市的新药，也是所有紫杉醇结构修饰中最成功的例子。

此外，近年来另一个备受关注的紫杉醇衍生物是多烯紫杉醇（docetaxel），别名多西他赛。它是紫杉醇结构改造过程中合成出来的衍生物。多烯紫杉醇可促进微管聚合并阻碍其解聚，从而阻止大量癌细胞分裂，导致癌细胞死亡。与紫杉醇相比，它抗瘤谱更广，抗瘤活性更强，与对氟尿嘧啶、长春新碱、顺铂、依托泊苷耐药的肿瘤细胞株无交叉耐药性，对部分紫杉醇耐药的肿瘤细胞株也具有活性。其对铂类原发耐药者具有较高的反应率（28%），疗效与紫杉醇雷同。在体抗肿瘤试验进一步提示多烯紫杉醇无一定作用程序，与多种化疗药物，如依托泊苷、环磷酰胺、氟尿嘧啶等有协同作用。

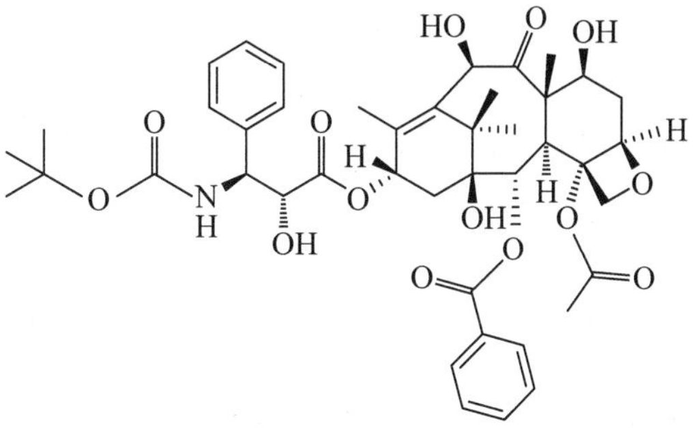

多烯紫杉醚 (docetaxel)

三、斑蝥素的结构改造

斑蝥素是昆虫斑蝥（*Mylabris phalerata*）中主要含有的活性成分，可治疗恶疮、口眼歪斜等。动物实验表明其具有很好的抗肿瘤活性，尤其是对小鼠腹水瘤。临床上主要治疗原发性肝癌，但具有较明显的不良反应，其中包括泌尿系统和消化系统等。为寻找高效低毒的斑蝥素替代品，人们合成了大量的斑蝥素衍生物。迄今为止，已发现的衍生物中去甲基斑蝥素（norcantharidine）和 *N*-羟基斑蝥胺（*N*-hydroxycantharidine）两者的毒性最小。目前，这两个化合物均已用于临床治疗原发性肝癌。

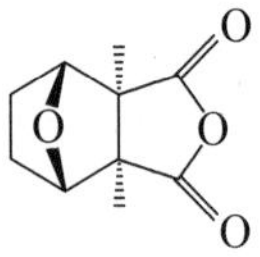

斑蝥素（cantharidine） 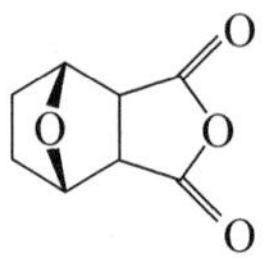　去甲基斑蝥素（norcantharidine） 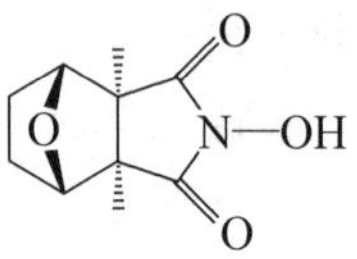　*N*-羟基斑蝥胺（*N*-hydroxycantharidine）

四、甜叶菊苷的结构修饰

甜叶菊二萜苷作为甜味剂已有一定的应用，人们发现糖基的不同甜度和口感存在着显著的差异，其中以 rebaudioside A 最优。为发现甜度更高和口感更好的甜叶菊二萜苷，人们以甜叶菊苷（stevioside）为原料，在碱性条件下，将 C-9 位的酯键糖基水解，用乙酸酐和吡啶将 C-13 乙酰化，然后利用环糊精葡萄糖转移酶和可溶性淀粉选择性地延长 C-13 位半乳糖（Gal）链长度，结果表明 C-13 位连有 3～4 个糖基的甜叶菊苷衍生物的甜度最高，并且甜度和口感还与糖链的构型（*R*/*S*）有关（表 6-3）。

表 6-3　甜叶菊苷衍生物的相对甜度和味质

名　称	相对甜度	味　质	糖基数
甜叶菊苷	143	0	2
rebaudioside A	243	+2	1
S/GAL/1	236	+5	2
S/GAL/2	289	+4	3
S/GAL/3	335	−1	4
R/GAL/1	167	−1	2
R/GAL/2	203	+3	3
R/GAL/3	312	+1	4

第 7 节　挥　发　油

一、概述

挥发油（volatile oils）又称精油（essential oils），是一类具有芳香气味的油状液体的总称。在常温下可以挥发，可随水蒸气蒸馏，具有广泛生物活性。我国著名的医药古籍《本草纲目》中记载着世界上最早提炼精制樟油、樟脑等挥发油的详细方法。

1. 挥发油的分布　挥发油主要存在于植物的油室、油管、腺毛、分泌细胞或树脂道中，大多数呈油滴状存在，并伴有树脂、黏液质等萜类聚合物。挥发油在植物体中的存在部位各不相同，有的全株植物中都含有，有的则在植物的某一器官中含量较高（如花、果、叶、根部分）。有时同一植物的药用部位不同，其所含挥发油的组成成分也会有差异，如樟科桂属植物的树皮挥发油中多含桂皮醛，叶中则主要含丁香酚，而根和木部则含樟脑多。

挥发油类成分在植物界分布很广，主要存在于种子植物中，特别是唇形科（薄荷、紫苏、藿香、荆芥、罗勒等）、伞形科（茴香、当归、芫荽、白芷、川芎、前胡、防风等）、菊科（艾叶、茵陈蒿、苍术、白术、木香、泽兰、佩兰等）、芸香科（橙、橘、降香、花椒等）、樟科（樟、肉桂等）和姜科（生姜、姜黄、郁金、莪术、山柰、高良姜等）等。此外，胡椒科、杜鹃花科、三白草科、松科、柏科、木犀科、蔷薇科、瑞香科、檀香科、藜科、天南星科、莎草科、毛茛科及萝藦科的某些植物中，也含有丰富的挥发油类成分。

2. 生物活性与应用　挥发油多具有祛痰、止咳、平喘、驱风、健胃、解热、镇痛、抗菌消炎等作用。例如香柠檬油对淋球菌、大肠杆菌和白喉菌有抑制作用；丁香油有局部麻醉、止痛作用；薄荷油有清凉、驱风、消炎、局部麻醉作用；茉莉花油具有兴奋作用；当归油用于镇痛；柴胡油用于退热；土荆芥油用于驱肠虫；茵陈蒿油用于抗霉菌等。临床上早已应用的有樟脑、冰片、薄荷脑、百里香草酚等。此外挥发油还是香料工业、食品工业和化学工业上的重要原料。

二、挥发油的组成

挥发油所含成分比较复杂，一种植物的挥发油中常常由几十种到数百种成分组成。不过构成挥发油的成分大多为相对分子质量小、极性小的化合物。类型大体上可分为如下 4 类：

1. 萜类化合物　挥发油中主要组成成分是单萜、倍半萜和它们的含氧衍生物，而且含氧衍生物多半是生物活性较强或具有芳香气味的。如樟脑油含樟脑（camphor）约为 50%；松节油中的蒎烯（pinene）含量约为 80%；山苍子油含柠檬醛（citral）8%；薄荷油含薄荷醇（menthol）约为 8%等。

2. 芳香族化合物　在挥发油中，芳香族化合物仅次于萜类，存在也相当广泛。挥发油中的芳香族化合物，多为具有 C_6-C_3 骨架、且有一个丙基的苯酚化合物或其酯类。例如桂皮醛（cinnamaldehyde）存在于桂皮油中；茴香醚（anethole）为八角茴香油及茴香油中的主要成分；丁香酚（eugenol）为丁香油中的主成分；α-细辛醚及 β-细辛醚（α-asarone，β-asarone）为菖蒲及石菖蒲挥发油中的主要成分。

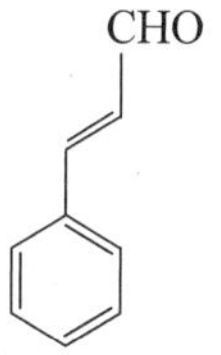

CHO　　　OCH$_3$ OH　　　OCH$_3$　　　OCH$_3$ H$_3$CO OCH$_3$　　　OCH$_3$ H$_3$CO OCH$_3$

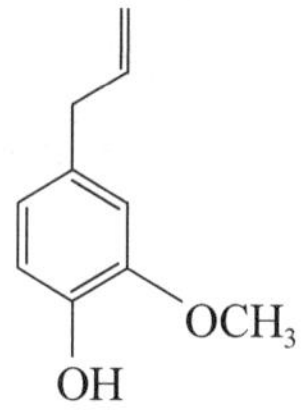

桂皮醛（cinnamaldehyde）　丁香酚（eugenol）　茴香醚（anethole）　α-细辛醚（α-asarone）　β-细辛醚（β-asarone）

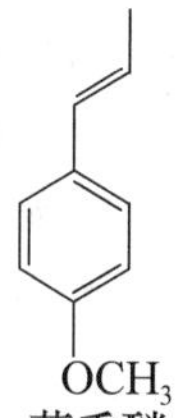

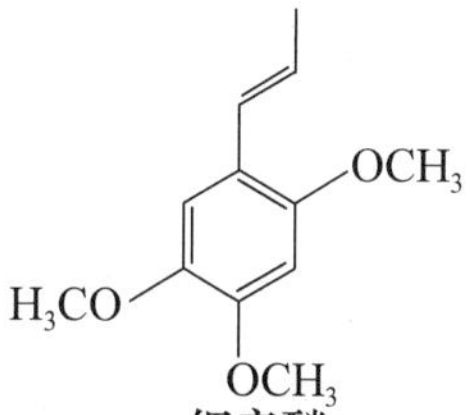

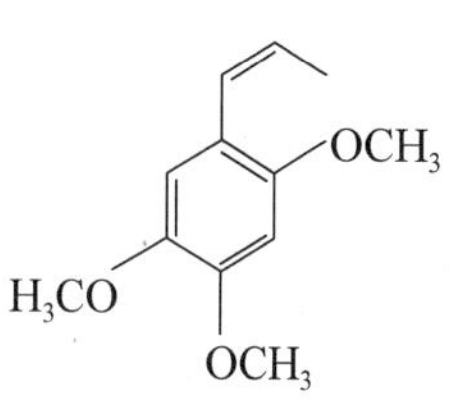

3. 脂肪族化合物　一些小分子脂肪族化合物在挥发油中常有存在。例如甲基正壬酮（methyl nonylketone）在鱼腥草、黄柏果实及芸香挥发油中存在；正庚烷（n-heptane）存在于松节油中；正癸烷（n-decane）存在于桂花挥发油中。在一些挥发油中还常含有小分子醇、醛及酸类化合物。如正壬醇（n-nonyl alcohol）存在于陈皮挥发油中等。

$$CH_3—\overset{\overset{O}{\|}}{C}—(CH_2)_8CH_3 \qquad CH_3(CH_2)_8CH_3 \qquad CH_3(CH_2)_5CH_3$$

甲基正壬酮　　　正癸烷　　　正庚烷

$$CH_3(CH_2)_7—CH_2OH \qquad CH_3—(CH_2)_8—\overset{\overset{O}{\|}}{C}—CH_2CHO$$

正壬醇　　　癸酰乙醛

4. 其他类化合物　除上述 3 类化合物外，还有一些挥发油样物质，如芥子油（mustard oil）、原白头翁素（protoanemonin）、大蒜油（garlic oil）等，也能随水蒸气蒸馏，故也称之为“挥发油”。黑芥子油是芥子苷经芥子酶水解后产生的异硫氰酸烯丙酯；挥发杏仁油是苦杏仁中苦杏仁苷水解后产生的苯甲醛；原白头翁素是毛茛苷水解后产生的物质；大蒜油则是大蒜中大蒜氨酸经酶水解后产生的物质，如大蒜辣素（allicin）等。此外，如川芎、麻黄等挥发油中的川芎嗪（tetramethylpyrazine）以及毒藜碱（anabasine）等小分子非极性生物碱，也是可以随水蒸气蒸馏的液体。

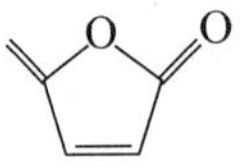

原白头翁素 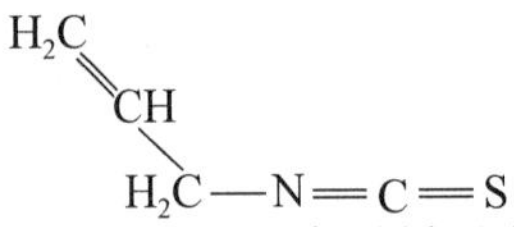　　异硫氰酸烯丙酯 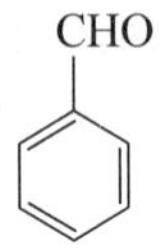　　苯甲醛

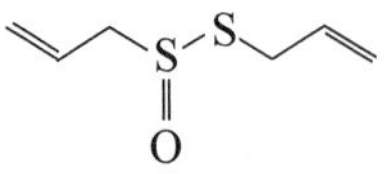

大蒜辣素 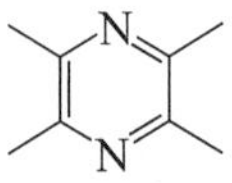　　川芎嗪 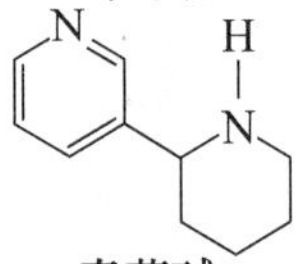　　毒藜碱

三、挥发油的性质

1. 性状

（1）颜色：挥发油在常温下大多为无色或微带淡黄色，也有少数因含有色素类杂质而具有颜色。如洋甘菊油因含有薁类化合物而显蓝色。

（2）气味：挥发油大多数具有香气或其他特异气味，有辛辣烧灼的感觉，多呈中性或酸性，常温下可自行挥发而不留任何痕迹，这是挥发油与脂肪油的本质区别。同时，挥发油的气味是判断其品质优劣的重要标志。

（3）形态：挥发油在常温下为透明液体，在低温下可以析出"脑"状物，如薄荷脑等。挥发油析出结晶性固体的温度，称为凝固点。这是挥发油精制方法之一，同时也是其品质判断的重要指标之一。

2. 溶解性　挥发油不溶于水，而易溶于各种低极性有机溶剂中，如石油醚、乙醚、三氯甲烷、甲醇、乙醇等。由于挥发油的水溶性较差，因此在制药工业中常将其制备成乳剂，以增加其溶解性。

3. 物理常数　挥发油的沸点分布范围一般为70～300℃，具有随水蒸气而蒸馏的特性；挥发油多数比水轻，也有比水重的（如丁香油、桂皮油），相对密度为0.850～1.065；挥发油几乎均有光学活性，比旋光度在－70°～177°范围内；且具有强的折光性，折光率在1.43～1.61之间。如2010版《中国药典》收载的薄荷油，其相对密度在0.888～0.908之间，旋光度在－24°～－17°范围内，折光率在1.456～1.466之间。具有抗肿瘤作用的莪术油相对密度在0.970～0.990之间，旋光度在＋20°～＋25°范围内，折光率在1.500～1.510之间。八角茴香油易溶于90％乙醇，相对密度在0.975～0.988之间，旋光度在－2°～＋1°范围内，折光率在1.553～1.540之间。上述这些物理常数都是判断挥发油品质优劣的重要指标，此外酸值、皂化值、酯值是重要的化学常数，也是表示质量的重要指标。①酸值：酸值是代表挥发油中游离羧酸和酚类成分的含量，以中和1g挥发油中含有游离的羧酸和酚类所需要氢氧化钾毫克数来表示；②酯值：代表挥发油中酯类成分含量，以水解1g挥发油所需氢氧化钾毫克数来表示；③皂化值：以皂化1g挥发油所需氢氧化钾毫克数来表示，事实上，皂化值等于酸值和酯值之和。

4. 稳定性　挥发油与空气及光线接触，常会逐渐氧化变质，使之比重增加，颜色变深，失去原有香味，并能形成树脂样物质，也不能再随水蒸气而蒸馏了。因此，挥发油产品应贮藏于棕色瓶内，装满、密塞，并在阴凉处低温保存。

四、挥发油的提取分离

（一）挥发油的提取

1. 水蒸气蒸馏法　本法的基本原理是根据道尔顿定律，相互不溶也不起化学作用的液体混合物的蒸汽总压，等于该温度下各组分饱和蒸气压（即分压）之和。挥发油与水不相混合，当受热后，二者蒸气压的总和与大气压相等时，溶液即开始沸腾，继续加热则挥发油可随水蒸气蒸馏出来。因此，天然药物中挥发油成分可采用水蒸气蒸馏法来提取。提取时，含挥发性成分药材的粗粉或碎片浸泡湿润后，直火加热蒸馏或通入水蒸气蒸馏，也可在中药提取罐中对药材边煎煮边蒸馏，药材中的挥发性成分随水蒸气蒸馏而带出，并分取油层。

此方法具有设备简单、操作容易、成本低、产量大、挥发油的回收率较高等优点，但原料易受强热而焦化聚合，使成分发生变化，所得挥发油的芳香气味也会发生变化，往往会降低香料的价值，因此不适用于名贵挥发油的提取。

2. 浸取法 对不宜用水蒸气蒸馏法提取的挥发油原料，可以直接利用有机溶剂进行浸取。常用的方法有油脂吸收法、溶剂萃取法、超临界流体萃取法。

（1）溶剂萃取法：用石油醚（30～60℃）、二硫化碳、四氯化碳、苯等有机溶剂浸提。浸取的方法可采用回流浸出法或冷浸法，减压蒸去有机溶剂后即得浸膏。得到的浸膏往往含有植物蜡类等物质，可利用乙醇对植物蜡等脂溶性杂质的溶解度随温度的下降而降低的特性，先用热乙醇溶解浸膏，放置冷却，滤除杂质，回收乙醇后即得净油。

（2）油脂吸收法：油脂一般具有吸收挥发油的性质，往往利用此性质提取热不稳定的贵重挥发油，如玫瑰油、茉莉花油等。通常用精制的猪油和牛油（3∶2～1∶1）混合物，均匀地涂在玻璃板两面，然后在玻璃板上面铺放金属网，网上放一层新鲜玫瑰花瓣，将玻璃板重叠起来，花瓣被包围在两层脂肪的中间，挥发油逐渐被油脂所吸收，待脂肪充分吸收芳香成分后，刮下脂肪，即为“香脂”，故称之油脂吸收法。吸收挥发油后的油脂可直接供香料工业使用，也可加入无水乙醇共搅，醇溶液减压蒸去乙醇即得精油。

（3）超临界流体萃取法：超临界流体，是介于气、液之间的一种既非气态又非液态的物态，这种超临界流体只能在其温度和压力超过临界点时才能存在。超临界流体的密度较大，与液体相仿，而它的黏度又较接近于气体。因此，超临界流体是一种十分理想的萃取剂。

超临界流体萃取（supercritical fluid extraction，SFE）分离过程的原理是利用超临界流体的溶解能力与其密度的关系，即利用压力和温度对超临界流体溶解能力的影响而进行的。在超临界状态下，将超临界流体与待分离的物质接触，使其有选择性地把不同极性大小、沸点高低和相对分子质量大小的成分依次萃取出来。当然，对应各压力范围所得到的萃取物不可能是单一的，但可以控制条件得到最佳比例的混合成分，然后借助减压、升温的方法使超临界流体变成普通气体，被萃取物质则完全或基本析出，从而达到分离提纯的目的，所以超临界CO_2流体萃取过程是由萃取和分离过程组合而成的。

CO_2超临界萃取的特点：① 超临界萃取可以在接近室温（35～40℃）及CO_2气体笼罩下进行提取，有效地防止了热敏性物质的氧化和逸散；② 使用SFE是最干净的提取方法，由于全过程不用有机溶剂，因此萃取物绝无残留的溶剂物质，从而防止了提取过程中对人体有害物的存在和对环境的污染，保证了100%的纯天然性；③ 萃取和分离合二为一，不仅萃取的效率高而且能耗较少，提高了生产效率也降低了费用成本；④ CO_2是一种不活泼的气体，萃取过程中不发生化学反应，且属于不燃性气体，无味、无臭、无毒、安全性非常好；⑤ CO_2气体价格便宜，纯度高，容易制取，且在生产中可以重复循环使用，从而有效地降低了成本。

现在采用二氧化碳超临界萃取技术工业生产的挥发油有大蒜素、姜油、肉桂油、广藿香油、当归油等，该方法能提高回收率和产品品质，缩短提取时间。用CO_2-SFE法从辽宁产月见草种子中提取月见草油与传统溶剂法相比较，其产品色泽和澄明度以及亚油酸含量均优于普通方法。

3. 冷压法 此法适用于新鲜原料，如橘、柑、柠檬果皮含挥发油较多的原料，可经撕裂，捣碎冷压后静置分层，或用离心机分出油层，即得粗品。此法所得挥发油可保持原有的新鲜香味，但可能溶出原料中的不挥发性物质，例如柠檬油常溶出原料中的叶绿素，而使柠檬油呈绿色。

（二）挥发油的分离

从植物中提取出来的挥发油均为混合物，根据要求和需要，可作进一步分离与纯化，以获得单体成分，常用方法如下。

1. 冷冻处理　将挥发油置于0℃以下使析出结晶，如无结晶析出可将温度降至－20℃，继续放置。取出结晶再经重结晶可得纯品。例如薄荷油冷至－10℃，12小时析出第一批粗脑，油再在－20℃冷冻24小时可析出第二批粗脑，粗脑加热熔融，在0℃冷冻即可得较纯薄荷脑。

2. 分馏法　利用成分沸点不同，汽化先后顺序不同进行分离。由于挥发油的组成成分多对热及氧气较敏感，因此分馏时宜在减压下进行。由于挥发油中碳原子的数目、双键的数目不同以及极性官能团的不同，造成成分之间沸点的差别。通常在35～70℃/10mmHg被蒸馏出来的为单萜烯类化合物，在70～100℃/10mmHg被蒸馏出来的是单萜的含氧化合物，在更高的温度被蒸馏出来的是倍半萜烯及其含氧化合物或薁类成分等。

3. 化学方法

（1）利用酸、碱性不同进行分离

1）碱性成分的分离：挥发油经过预试若含有碱性成分，可将挥发油溶于乙醚，加10%稀盐酸或硫酸萃取，分取酸水层，碱化，用乙醚萃取，蒸去乙醚可得碱性成分。

2）酚、酸性成分的分离：将挥发油溶于等量乙醚中，先以5%的碳酸氢钠溶液直接进行萃取，分出碱水液，再加稀酸酸化，用乙醚萃取，蒸去乙醚，可得酸性成分。用1%～5%氢氧化钠溶液萃取，分取碱水层，酸化后，用乙醚萃取，蒸去乙醚可得酚性成分。

（2）利用官能团特性进行分离：利用官能团的化学性质制备成相应的衍生物的方法进行分离。

1）醇性化合物的分离：将挥发油与丙二酸单酰氯或邻苯二甲酸酐或丁二酸酐等试剂反应生成酯，再将生成物溶于Na_2CO_3溶液，用乙醚洗去未反应的挥发油，碱溶液皂化，再以乙醚提出所生成的酯，蒸去乙醚残留物经皂化而得到原有的醇类成分。

R—OH ＋ 邻苯二甲酸酐 —吡啶→ 酸性邻苯二甲酸萜醇酯（COOH, C(=O)—OR） —皂化/NaOH→ 邻苯二甲酸二钠（COONa, COONa） ＋ R—OH

萜醇　邻苯二甲酸酐　酸性邻苯二甲酸萜醇酯　萜醇

2）醛、酮化合物的分离：分别除去酚、酸成分的挥发油母液，经水洗至中性，以无水硫酸钠干燥后，加亚硫酸氢钠饱和液振摇，分出水层或加成物结晶，加酸或碱液处理，使加成物水解，以乙醚萃取，可得原来的醛或酮类化合物。也可将挥发油与吉拉德试剂T回流1小时，使生成水溶性的缩合物，用乙醚除去不具羰基的组分，再以酸处理，又可获得羰基化合物。有些酮类化合物和硫化氢生成结晶状的衍生物，此物质经碱处理又可得到酮类化合物。用化学法系统分离挥发油中各种单一成分，挥发油的分离流程如图6-8所示。

4. 色谱分离法　由于挥发油中的化学成分属于非极性化合物，因此色谱法中以硅胶和氧化铝正相吸附柱色谱应用最广泛。由于挥发油的组成复杂，单纯地采用分馏法、低温析出法很难达到满意的分离效果，因此吸附色谱法往往作为主要的分离手段。一般待分离的挥发油类成分往往溶于乙醚、石油醚等极性小的溶剂，使其通过硅胶或氧化铝吸附柱，依次用石油醚、三氯甲烷、乙酸乙酯等按一定比例组成的混合溶剂进行洗脱，洗脱液分别以TLC或HPLC进行检查合并。然后

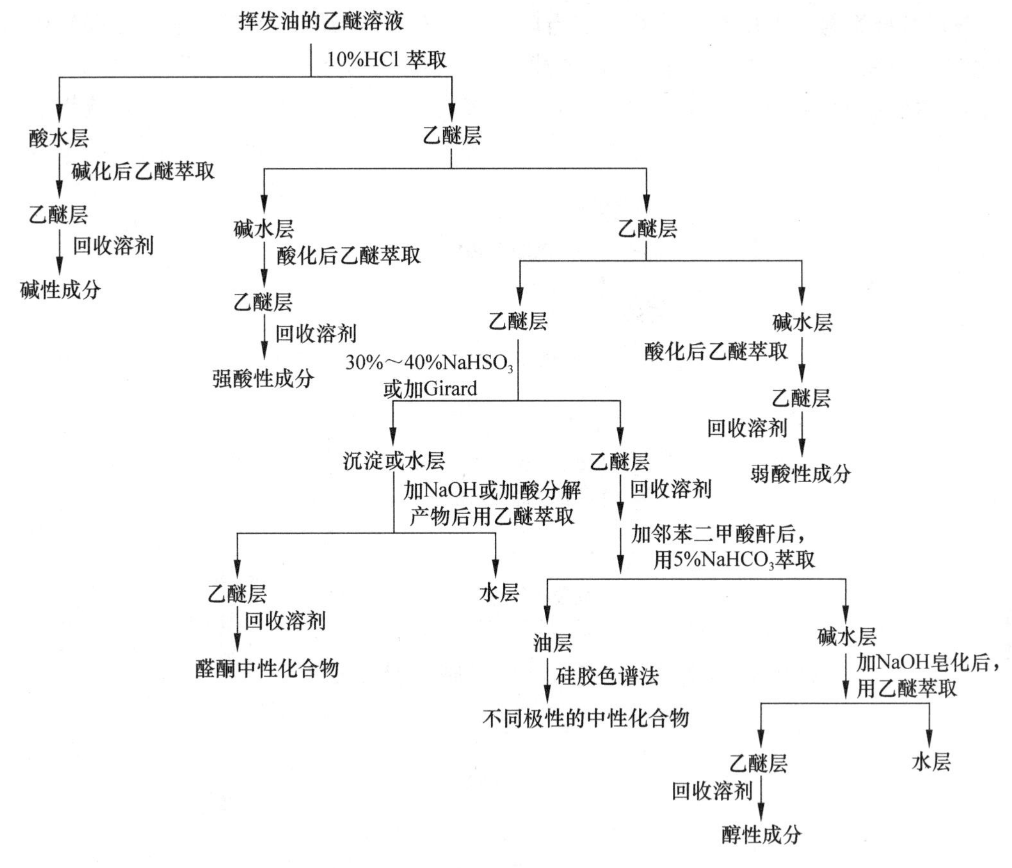

图 6-8　挥发油化学法系统分离流程

对各个流分反复进行色谱分离，最终得到单一化合物，用于活性和结构研究。如香叶醇和柠檬烯常常共存于许多植物的挥发油中，如将其混合物溶于石油醚，使其通过氧化铝吸附柱，用石油醚洗脱，由于柠檬烯的极性小于香叶醇，吸附较弱，可被石油醚先洗脱下来，然后再改用石油醚中加入少量丙酮的混合溶剂冲洗，则香叶醇就被洗脱下来，使二者得到分离。

除采用一般色谱法之外，还可采用硝酸银柱色谱或硝酸银薄层色谱进行分离。这是根据挥发油成分中双键的多少和位置不同，与硝酸银形成 π 络合物难易程度和稳定性的差别，来进行色谱分离。其分离色谱的规律如下：①对双键的吸附能力大于三键；②双键越多吸附能力越强；③末端双键吸附力大于一般双键；④顺式吸附力大于反式；⑤环外双键吸附力大于环内双键。一般硝酸银浓度 2%～2.5%较为适宜。例如 α-细辛醚（α-asarone）、β-细辛醚（β-asarone）和欧细辛醚（eduasarone）的混合物，通过用 2% $AgNO_3$ 处理的硅胶柱，用苯-乙醚（5∶1）洗脱，分别收集，并用 TLC 检查。由于 α-细辛醚苯环外双键为反式，而 β-细辛醚为顺式双键，欧细辛醚的双键为末端双键，故与 $AgNO_3$ 络合的能力最强的是欧细辛醚，β-细辛醚其次，α-细辛醚最弱。即 α-细辛醚应该最先被洗脱下来，欧细辛醚则最后被洗脱。

α-细辛醚（α-asarone）　　β-细辛醚（β-asarone）　　欧细辛醚（eduasarone）

5. 提取分离实例 当归为伞形科植物当归（*Angelica sinensis*）的干燥根，具有补血活血、调经止痛、润肠通便的功效，可用于血虚萎黄、眩晕心悸、月经不调。主要的活性成分为挥发油，其中以藁本内酯（ligustilide）的含量最高，占挥发油的45%以上，其提取分离流程如图6-9所示。

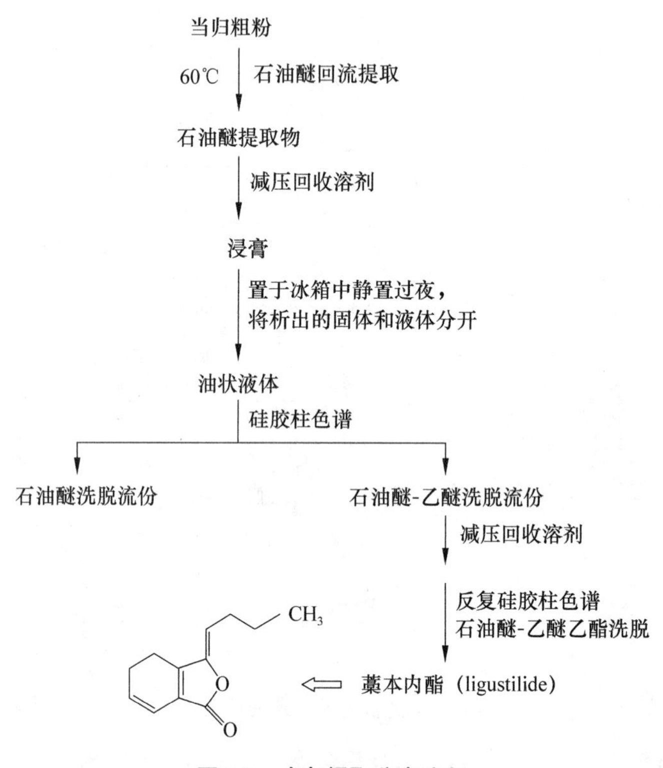

图6-9 当归提取分离流程

五、挥发油的鉴定

（一）物理常数的测定

挥发油鉴定的一个主要方法就是利用测定的挥发油物理常数（如相对密度、比旋光度、折光率和凝固点等）来进行评价。

（二）化学常数的测定

酸值、皂化值、酯值是重要的化学参数，也是反映产品质量的重要指标。测定挥发油的pH值，如呈酸性反应，表示挥发油中含有游离酸或酚类化合物；如呈碱性反应，则表示挥发油中含有碱性化合物，如挥发性碱类成分等。

（三）官能团的鉴定

1. 酚类 将挥发油少许溶于乙醇中，加入三氯化铁的乙醇溶液，如产生蓝色、蓝紫或绿色，表示挥发油中有酚类物质存在。

2. 羰基化合物 用硝酸银的氨溶液检查挥发油，如发生银镜反应，表示有醛类等还原性物质存在；挥发油的乙醇溶液加2,4-二硝基苯肼、氨基脲、羟胺等试剂，如产生结晶形衍生物沉淀，表明有醛或酮类化合物存在。

3. 不饱和化合物和薁类衍生物　于挥发油的三氯甲烷溶液中滴加溴的三氯甲烷溶液，如红色褪去表示油中含有不饱和化合物；继续滴加溴的三氯甲烷溶液，如产生蓝色、紫色或绿色，则表明油中含有薁类化合物。

4. 内酯类化合物　在挥发油的吡啶溶液中，加入亚硝酰氰化钠试剂及氢氧化钠溶液，如出现红色并逐渐消失，表示油中含有 α、β 不饱和内酯类化合物。

(四) 色谱法在鉴定中的应用

1. 薄层色谱　在挥发油的分离鉴定中 TLC 应用较为普遍，色谱条件如下：吸附剂多采用硅胶 G 或Ⅱ～III 级中性氧化铝 G；展开剂为石油醚-丙酮、三氯甲烷-丙酮、环己烷-三氯甲烷等溶剂系统；常使用 10%香草醛-浓硫酸，10%茴香醛-浓硫酸等作为显色剂。例如，中药木香中倍半萜类成分的硅胶薄层色谱方法：取本品粉末 0.5g，加三氯甲烷 10mL，超声 30 分钟，过滤，滤液作为供试品溶液。另取去氢木香内酯对照品、木香烯内酯对照品，分别加三氯甲烷制成每 1mL 含 0.5mg 的溶液，作为对照品溶液。分别吸取上述 3 种溶液各 5μL，分别点于同一以羧甲基纤维素钠为黏合剂的硅胶 G 薄层板上，以三氯甲烷-环己烷（5∶1）为展开剂，展开，取出，晾干，喷以 10%香草醛-浓硫酸溶液，加热至斑点显色清晰。供试品色谱中，在与对照品相应的位置上，显相同颜色的斑点。

2. 气相色谱-质谱（GC/MS）联用法　现多采用气相色谱-质谱-数据系统联用（GC/MS/DS）技术，大大提高了挥发油分析鉴定的速度和研究水平。该方法已成为对化学组成极为复杂的挥发油进行定性分析的一种有效手段，并可大大提高挥发油分析鉴定的速度。分析时，首先将样品注入气相色谱仪内，经分离后得到的各个组分依次进入分离器，浓缩后的各组分又依次进入质谱仪。质谱仪对每个组分进行检测，并与数据库的标准谱比对，来鉴定挥发油的组成。例如，利用气相色谱-质谱联用技术对留兰香中挥发油的组成进行分析。

经气相色谱-质谱联用分析检测到 103 个化合物，并用计算机软件对各峰质谱图进行 NIST 标准图谱检索，鉴定了其中 60 个化合物（表 6-4）。

表 6-4　留兰香 *M. spicata* 挥发油中主要成分的 GC-MS 鉴定

编号	t_{min}	成分	分子式	结构式	含量/%
1	8.290	2，5-二乙基四氢呋喃	$C_8H_{16}O$	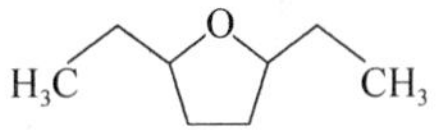	0.01
2	9.562	香桧烯	$C_{10}H_{16}$	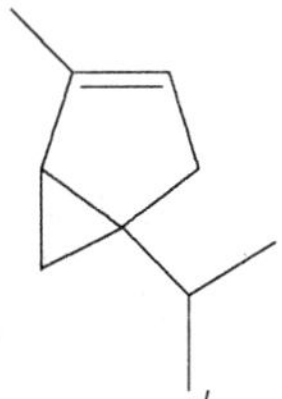	0.02
3	9.850	1R-α-蒎烯	$C_{10}H_{16}$	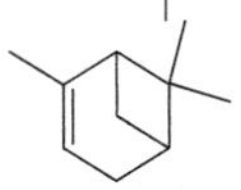	0.94
4	10.506	莰烯	$C_{10}H_{16}$	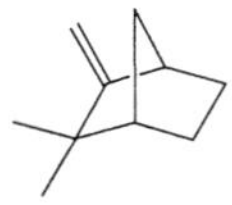	0.03

续表

编号	t_{min}	成分	分子式	结构式	含量/%
5	11.754	β-水芹烯	$C_{10}H_{16}$	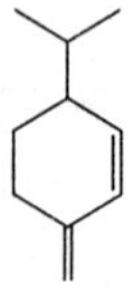	0.57
6	11.868	β-蒎烯	$C_{10}H_{16}$	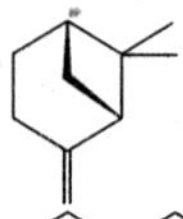	1.39
7	13.006	3-辛醇	$C_8H_{18}O$	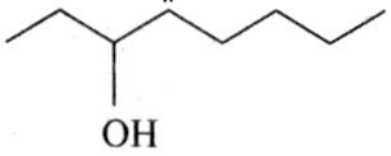 OH	0.06
8	13.195	伪柠檬烯	$C_{10}H_{16}$	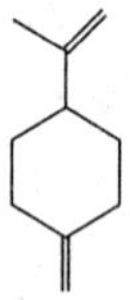	0.05
9	13.865	α-萜品烯	$C_{10}H_{16}$	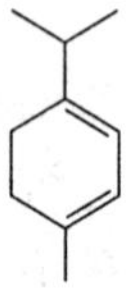	0.04
10	14.263	1,3,8-对薄荷三烯	$C_{10}H_{14}$	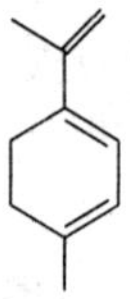	0.04
11	14.650	（±）-柠檬烯	$C_{10}H_{16}$	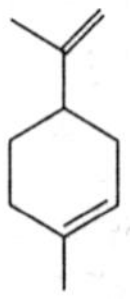	13.31
12	14.740	桉油素	$C_{10}H_{18}O$	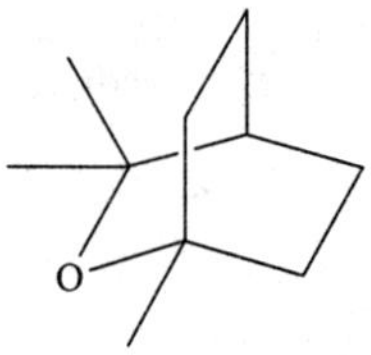 O	2.63
13	15.048	Z-3,7-二甲基-1,3,6-辛三烯	$C_{10}H_{16}$	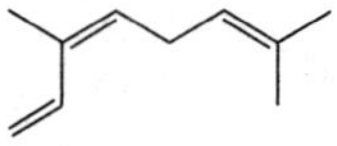	0.14
14	15.540	罗勒烯	$C_{10}H_{16}$	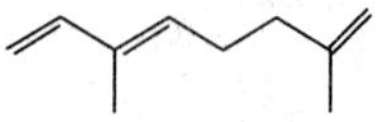	0.08
15	15.987	τ-萜品烯	$C_{10}H_{16}$	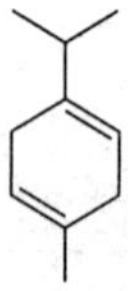	0.07

续表

编号	t_{min}	成分	分子式	结构式	含量/%
16	16.464	β-松油醇	$C_{10}H_{18}O$	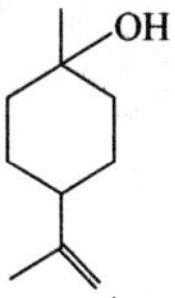 OH	0.02
17	17.443	蒈烯	$C_{10}H_{16}$	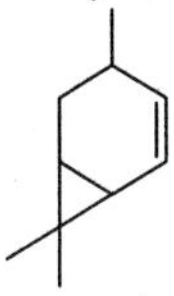	0.03
18	18.004	对薄荷-8-烯-1-醇	$C_{10}H_{18}O$	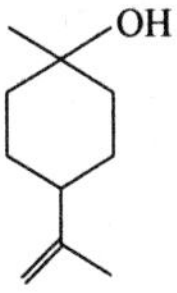 OH	0.01
19	18.159	芳樟醇	$C_{10}H_{18}O$	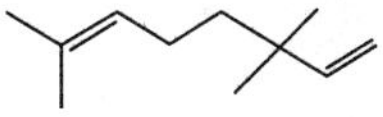	0.08
20	19.108	反-1-甲基-4-(1-甲基乙烯基)-2-环己烯-1-醇	$C_{10}H_{16}O$	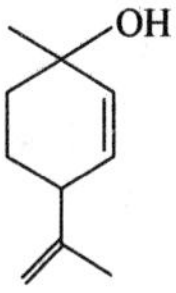 OH	0.22
21	19.391	乙酸-3-辛酯	$C_{10}H_{20}O_2$	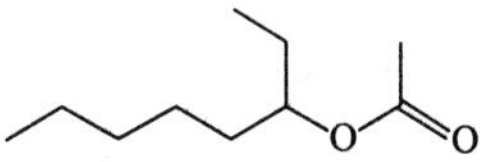 O O	0.29
22	19.838	反式-2,8-薄荷二烯-1-醇	$C_{10}H_{16}O$	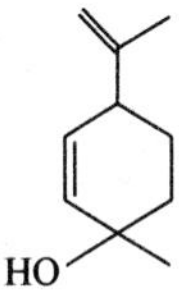 HO	0.06
23	19.922	反式-2,8-薄荷二烯-3-醇	$C_{10}H_{16}O$	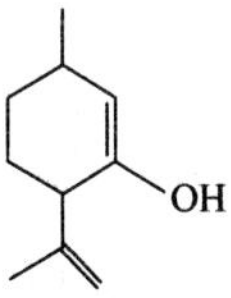 OH	0.19
24	21.204	甲基-3-亚乙基环戊二烯	C_8H_{12}	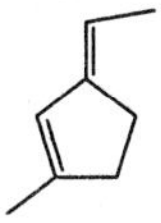	0.02
25	21.279	2,5,5-三甲基环戊二烯	C_8H_{12}	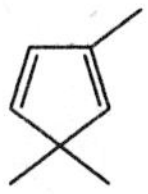	0.04
26	21.408	(-)-α-萜品醇	$C_{10}H_{18}O$	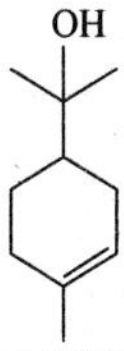 OH	0.28

续表

编号	t_{min}	成分	分子式	结构式	含量/%
27	21.855	*R*-(-)-对薄荷-1-烯-4-醇	$C_{10}H_{18}O$	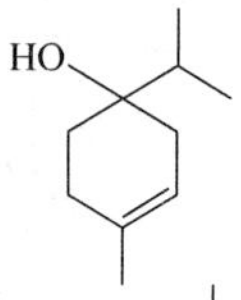 HO	0.23
28	22.993	二氢香芹酮	$C_{10}H_{16}O$	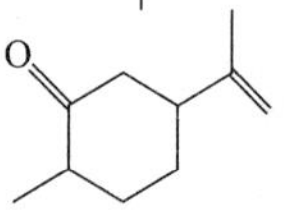 O	8.85
29	24.867	香芹醇	$C_{10}H_{16}O$	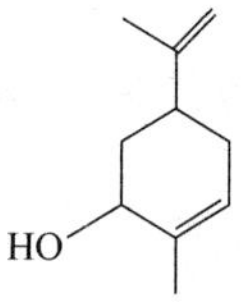 HO	0.44
30	25.428	*S*-香芹酮	$C_{10}H_{14}O$	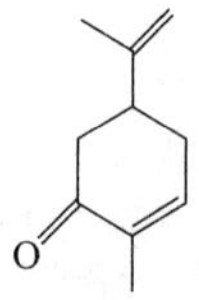 O	59.58
31	26.054	5-甲基-2-异丙基-3-环己烯-1-酮	$C_{10}H_{16}O$	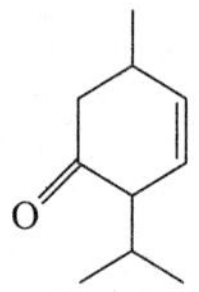 O	1.17
32	26.819	顺式香芹酮	$C_{10}H_{14}O_2$	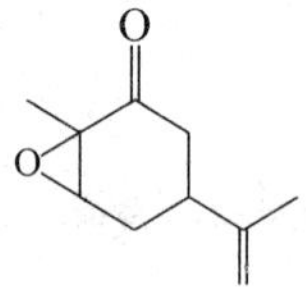 O O	0.61
33	27.112	龙脑乙酸酯	$C_{12}H_{20}O_2$	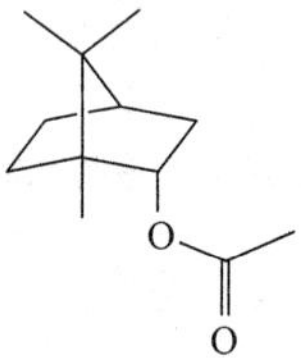 O O	0.06
34	27.401	四甲基四氢苯并吡喃	$C_{13}H_{20}O$	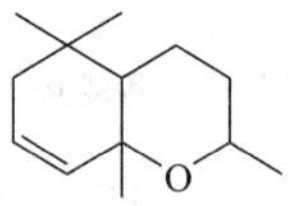 O	0.09
35	27.530	3，9 环氧-对薄荷-1，8(10)-二烯	$C_{10}H_{14}O$	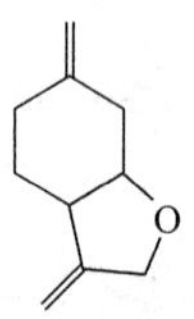 O	0.03
36	28.802	香桃木烯乙酸酯	$C_{12}H_{18}O_2$	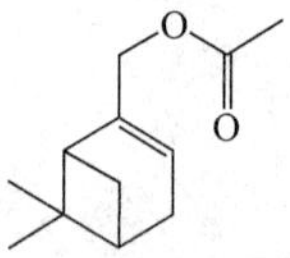 O O	0.04

续表

编号	t_{min}	成分	分子式	结构式	含量/%
37	30.208	6-烯丙基-2-甲氧基苯酚	$C_{10}H_{12}O_2$	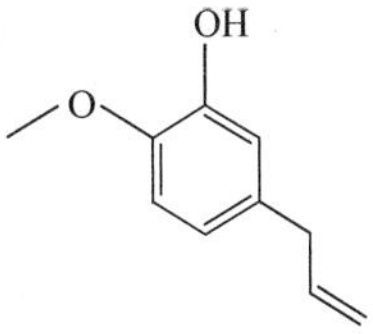	0.11
38	30.457	乙酸香芹酯	$C_{12}H_{18}O_2$	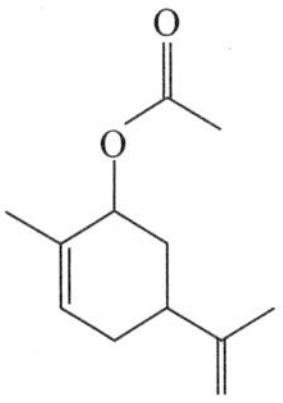	0.96
39	30.914	α-荜澄茄烯	$C_{15}H_{24}$	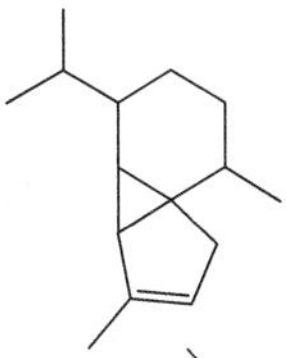	0.14
40	31.306	β-波旁烯	$C_{15}H_{24}$	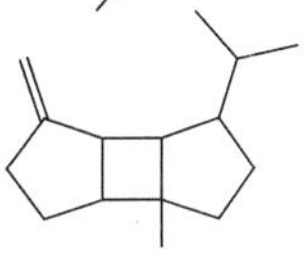	0.33
41	31.967	茉莉酮	$C_{11}H_{16}O$	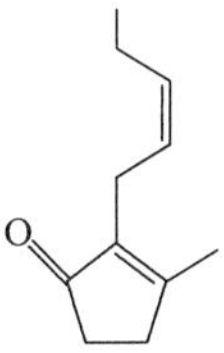	0.05
42	32.230	顺-β-石竹烯	$C_{15}H_{24}$	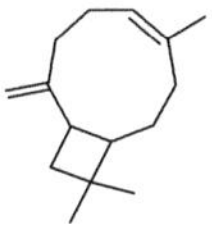	0.13
43	32.772	反-石竹烯	$C_{15}H_{24}$	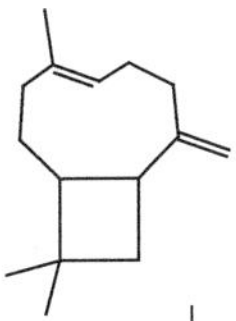	0.94
44	33.781	甲基-2-异丙基-9-亚甲基二环［4.4.0］癸-1-烯	$C_{15}H_{24}$	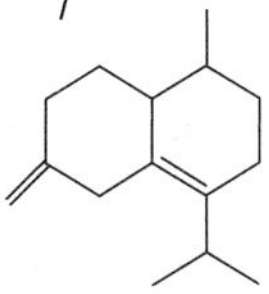	0.03
45	34.188	6,10-二甲基-5,9-十一碳二烯-2-酮	$C_{13}H_{22}O$	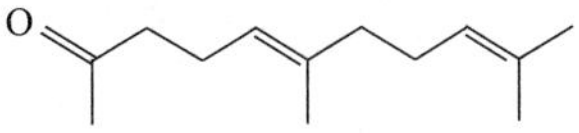	0.11
46	34.347	τ-杜松（杉）烯	$C_{15}H_{24}$	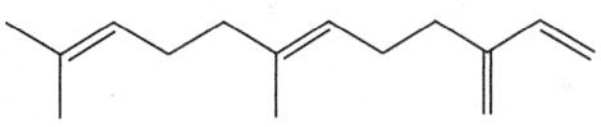	0.05

续表

编号	t min	成分	分子式	结构式	含量/%
47	34.680	β-拉松烯	$C_{15}H_{24}$	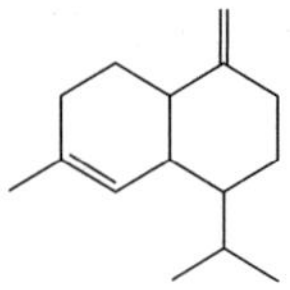	0.02
48	35.291	β-荜澄茄烯	$C_{15}H_{24}$	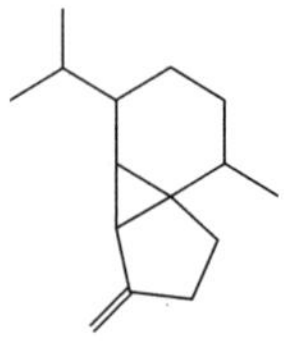	0.05
49	35.545	4-(2,6,6-三甲基-1-环己烯基)-3-丁烯-2-酮	$C_{13}H_{20}O$	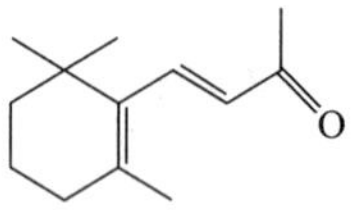	0.04
50	36.429	α-红没药烯	$C_{15}H_{24}$	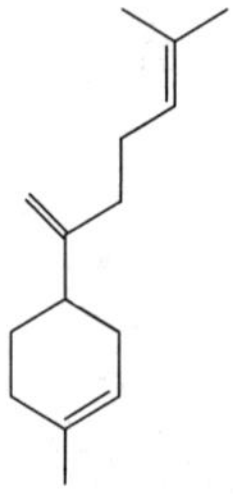	0.01
51	36.573	2,5-二甲基-1,4-苯二甲醛	$C_{10}H_{10}O_2$	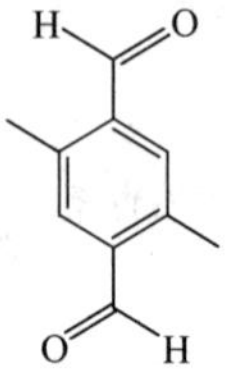	0.04
52	36.737	β-二氢沉香呋喃	$C_{15}H_{26}O$	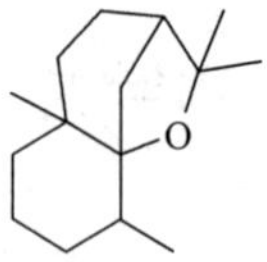	0.02
53	37.006	δ-杜松烯	$C_{15}H_{24}$	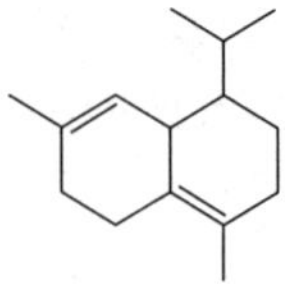	0.05
54	39.331	β-石竹烯氧化物	$C_{15}H_{24}O$	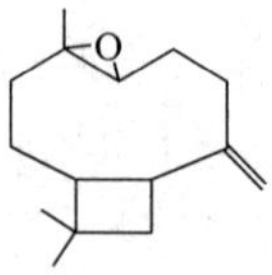	0.34
55	42.670	Z-3-十六碳烯-7-炔	$C_{16}H_{28}$	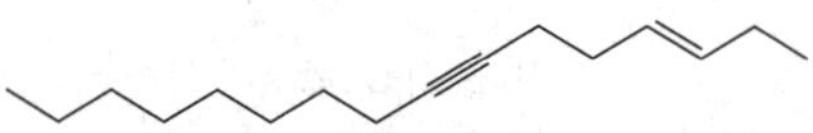	0.04

续表

编号	t_{min}	成分	分子式	结构式	含量/%
56	48.722	6,10,14-三甲基-2-十五烷酮	$C_{18}H_{36}O$	O	0.02
57	52.673	正十六酸	$C_{16}H_{32}O_2$	O OH	0.02
58	54.928	樟脑-10-磺酰胺	$C_{10}H_{17}PO_3S$	O O S NH_2 O	0.05
59	55.897	S-2,3,5,6-四氢-3,3,4,5,5,8-六甲基吲哚-1,7-二酮;	$C_{18}H_{22}O_2$	O O	0.02
60	57.237	6-(2-甲酰肼基)-N,N′-二异丙基-1,3,5-三嗪-2,4-二胺;	$C_{10}H_{19}N_7O$	HN H N N N N NH O NH_2	0.05

参考文献

李逾，贾忠建，1985. 新疆雪莲花化学成分的研究Ⅱ [J]. 高等学校化学学报，6 (5): 417-420.

吴继洲，孔令义，2008. 天然药物化学 [M]. 北京：中国医药科技出版社.

吴继洲，2010. 天然药物化学 [M]. 北京：高等教育出版社.

吴立军，2011. 天然药物化学 [M]. 6版. 北京：人民卫生出版社.

徐任生，2005. 天然产物化学 [M]. 2版. 北京：科学出版社.

杨世林，热娜·卡斯木，2010. 天然药物化学 [M]. 北京：科学出版社.

张春玲，吴立军，田代真一，等，2003. 冬凌草甲素通过激活 caspase 诱导 HeLa 细胞凋亡 [J]. 中国药理学通报，19 (5): 521-525.

赵凯存，宋振玉，1993. 双氢青蒿素在人体药代动力学及青蒿素的比较 [J]. 药学学报，28 (5): 342-346.

BUCKINGHAM J, 1998. Dictionary of natural products on CD-ROM [M]. London and New York: Chapman & Hall.

EISENRIEICH W, BACHER A, ARIGIONI D, 2004. Biosynthesis of isoprenoids via the non-mevalonate pathway [J]. Cellular and Molecular Life Sciences, 61: 1404-1426.

MA X C, GUO Z G, CHANG Y W, 2010. A new ent-labdane diterpenoid lactone from *Andrographis paniculata* [J]. Chinese Chemical Letter, 21 (5): 587-589.

学习重点

萜类化合物的生物合成途径为甲戊二羟酸（MVA），根据其含有异戊二烯单元的不同可分为单萜（C10）、倍半萜（C15）、二萜（C20）、二倍半萜（C25）和三萜（C30），迄今从萜类化合物中已发现许多著名药物，如抗疟疾药物青蒿素、抗肿瘤药物紫杉醇、抗炎药物穿心莲内酯等。萜类化合物的理化性质，包括溶解性、旋光性、结构稳定性、显色反应等对其分析和分离方法的建立有着至关重要的作用，应作为重点内容学习和掌握。萜类的提取方法根据其溶解性及结构是否含有特定官能团，可采用溶剂提取法和碱提取酸沉淀法；分离方法则主要采用各种色谱方法。本章中挥发油部分也是需要着重掌握的内容，包括挥发油的主要组成、物理化学常数、品质鉴定方法、提取精制方法以及其优缺点、成分组成鉴定等。

思　考　题

1. 萜类化合物在植物体内是如何产生的？对其生物合成途径的研究有哪些重要意义？
2. 特殊的单萜和倍半萜有哪些？其主要理化性质的特殊之处有哪些？
3. 举例说明挥发油的常用提取方法及其优缺点。
4. 简述挥发油的保存方法以及判定挥发油质量优劣的方法。

（马骁驰　周洪雷　孙成鹏）

第7章 三萜及其苷类

学习要求

1. 掌握四环三萜和五环三萜的分类、结构特征及重要的理化性质。
2. 熟悉三萜及其苷类的提取分离方法；通过苷化位移规律对其结构进行鉴定。
3. 了解三萜及其苷类的波谱特征、生物合成途径及生物活性。

三萜是由 C_{30} 骨架的角鲨烯发生氧化、环合、重排等反应生成的，它们的骨架复杂多样，结构中数量较多的手性碳原子形成了不同立体构型。三萜类化合物在自然界分布广泛，也承担着众多中药药效物质基础。例如，传统名贵中药人参，《神农本草经》记载“人参味甘微寒，主补五脏，安精神，定魂魄，止惊悸，除邪气，明目开心益智，久服轻身延年”，历经长期的医疗实践，被追捧为地之精灵；灵芝被《神农本草经》列为上品，可补气安神、止咳平喘，被历代医药家视为扶正固本的珍品，其神奇功效也与中国的传统文化结下了不解之缘，常以“仙草”出现于诗歌和神话传说中，令人心驰神往，三萜类化合物作为重要的药效物质在人参和灵芝中堪当重任。同样，在常用中药柴胡、甘草、黄芪等中，三萜均为其重要的活性成分。本章就来讲述三萜类化合物的结构、理化性质、提取分离方法及生物活性。

第1节 概　　述

三萜（triterpenoids）是由甲戊二羟酸衍生的，大多数是由30个碳原子组成的萜类化合物。该类化合物在生物体中有以游离形式存在的，也有以糖苷、酯或醚的形式存在的。三萜苷类化合物的苷元具有不同程度的亲脂性，而糖链具有较强的亲水性，使其成为一种表面活性剂，其水溶液振摇后能产生大量持久性肥皂样泡沫，故被称为三萜皂苷（triterpenoid saponins），该类皂苷多具有羧基，所以有时又称之为酸性皂苷。

三萜及其苷类广泛存在于自然界中，在单子叶植物、双子叶植物、菌类、蕨类、动物及海洋生物中均有分布，尤以双子叶植物中分布最多。游离三萜主要来源于菊科、豆科、大戟科、楝科、卫矛科、茜草科、橄榄科、唇形科等植物，三萜皂苷在五加科、豆科、葫芦科、远志科、毛茛科、石竹科、伞形科、鼠李科、报春花科等植物中分布较多。含有三萜及其苷类的常用中药有人参、灵芝、黄芪、甘草、柴胡、远志、桔梗等。许多植物中三萜皂苷含量很高，如甘草根含有2%～11%的三萜皂苷，皂树皮含有10%的三萜皂苷，七叶树种子含有高达13%的七叶皂苷。

三萜皂苷由三萜皂苷元和糖组成，常见的苷元有四环三萜和五环三萜，常见的糖有葡萄糖、半乳糖、木糖、阿拉伯糖、鼠李糖、葡萄糖醛酸、半乳糖醛酸，另外还有呋糖、鸡纳糖、芹糖和乙酰氨基糖等，多数糖为吡喃型糖，但也有呋喃型糖。有些苷元或糖上还有酰基等。这些糖多以低聚糖形式与苷元连接成苷，成苷位置多为3位或与28位羧基成酯皂苷（ester saponins），另外也有与16、21、23、29位等羟基成苷的。根据糖链的多少，可分为单糖链苷（monodemosides）、双糖链苷（bisdemosides）、三糖链苷（tridesmosides）。当原生苷由于水解或酶解，部分糖被降解时，所生成的苷叫次皂苷（prosapogenins）。

三萜皂苷水溶性较大，且多数结构复杂，同时，存在于同一植物中的三萜皂苷大多结构相近，因此三萜皂苷的分离纯化和结构解析曾是天然药物化学研究的难点。现代分离纯化技术、波谱分析方法的出现及细胞和分子水平的活性测试方法的迅速发展，使三萜及其苷类化合物的研究得到很大发展。越来越多的新三萜及其苷类被分离和鉴定，该类化合物新的生物活性也不断被发现。如1963年至1970年8年间报道的游离三萜为232个，1966年至1972年7年间也仅有30个皂苷的结构被鉴定，而1981年至1991年新报道的三萜类化合物为1966个，1992年至2000年发现的三萜类化合物为2725个，2001年至2010年分离鉴定的三萜类化合物有3986个，2011年至2015年五年内就有3515个三萜被分离鉴定。由于不断从天然生物资源中发现结构新颖的三萜类化合物，且表现出多种生物活性，所以三萜及其苷类化合物的研究成为天然药物重点研究领域之一，受到学者们的高度关注。

第2节 三萜类化合物的结构类型

已发现的三萜类化合物结构类型很多，多数三萜为四环三萜和五环三萜，也有少数为链状、单环、双环和三环三萜。近几十年还发现了许多由于氧化、环裂解、甲基转位、重排及降解等而产生的结构复杂的高度氧化的新骨架类型的三萜类化合物。

一、四环三萜

四环三萜（tetracyclic triterpenoids）主要分为达玛烷、羊毛甾烷、环阿屯烷、甘遂烷和葫芦烷型。

1. 达玛烷型 达玛烷（dammarane）型四环三萜的结构特点是A/B、B/C、C/D环均为反式稠合，8位有角甲基，且为*β*-构型；此外，有10*β*-CH_3和14*α*-CH_3，17位有*β*-侧链，C-20为*R*构型或*S*构型。

五加科植物人参*Panax ginseng*是传统名贵中药，史载于我国第一部本草专著《神农本草经》。国内外对人参属植物研究十分活跃，现已从人参中分离鉴定了150多个皂苷，其中活性皂苷的真正皂苷元原人参二醇（protopanaxadiol）和原人参三醇（protopanaxatriol）均为达玛烷型四环三萜，3和12位均有羟基取代。原人参二醇和原人参三醇的结构很相似，仅后者比前者多了1个6*α*-OH。该类人参皂苷中C-20大多数为*S*构型，近来也分离得到C-20为*R*构型的人参皂苷。达玛烷型的人参皂苷，糖链可连接于3位、6位及20位，如人参皂苷Rb_1即在苷元的3位及20位分别连有2个葡萄糖单元构成的糖链。

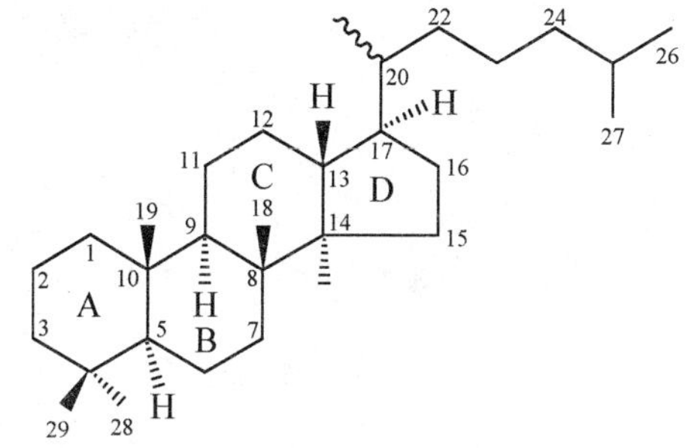

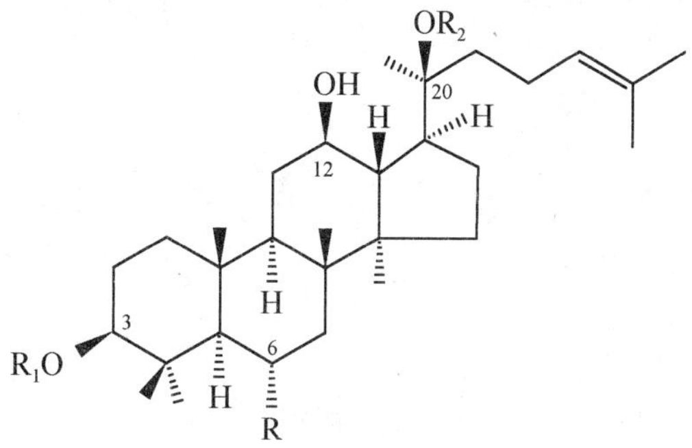

达玛烷

原人参二醇	R=H，R_1=R_2=H
原人参三醇	R=OH，R_1=R_2=H
人参皂苷Rb_1	R=H，R_1=Glc$\frac{2}{}$Glc，R_2=Glc$\frac{6}{}$Glc

从鼠李科植物酸枣（*Ziziphus jujuba*）的成熟种子中获得的酸枣仁皂苷 A 和 B（jujubosides A and B）也具有达玛烷型苷元。

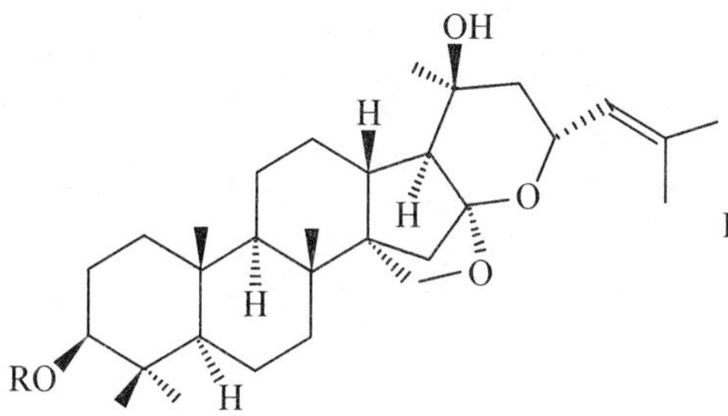

酸枣仁皂苷A

R=Glc$\frac{6}{}$Glc$\frac{3}{}$Ara$\frac{2}{}$Rha（Glc 2位连 Xyl）

酸枣仁皂苷B

Xyl$\frac{2}{}$Glc$\frac{3}{}$Ara（Ara 2位连 Rha）

2. 羊毛甾烷型 羊毛甾烷（lanostane）型四环三萜的结构特点是 A/B、B/C、C/D 环均为反式稠合，10、13、14 位分别连有 *β*、*β*、*α*-CH_3，17 位为 *β*-侧链，C-20 为 *R* 构型。

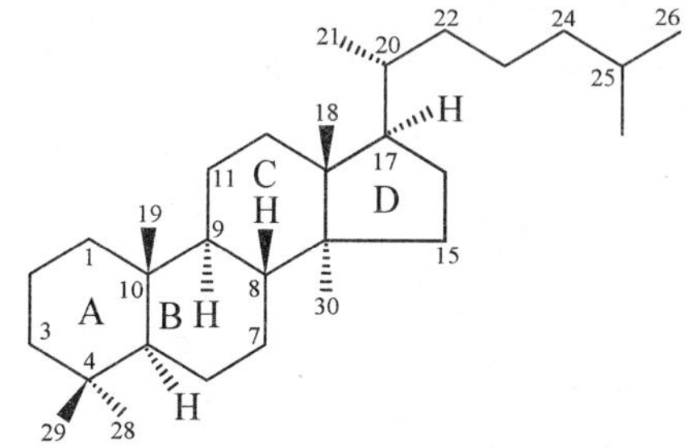

羊毛甾烷

灵芝为多孔菌科真菌赤芝（*Ganoderma lucidum*）或紫芝（*Ganoderma sinense* ）的干燥子实体，是补中益气、滋补强壮、扶正固本、延年益寿的名贵中药，已从中分离得到 100 多个四环三萜类化合物，属于羊毛甾烷高度氧化的衍生物。根据这些三萜分子中所含碳原子的数目，可分为 C-30、C-27 和 C-24 三种基本骨架，后两种为第一种三萜的降解产物，现各举一例，分别为灵芝酸 C（ganoderic acid C）、赤芝酸 A（lucidenic acid A）和赤芝酮 A（lucidone A）。

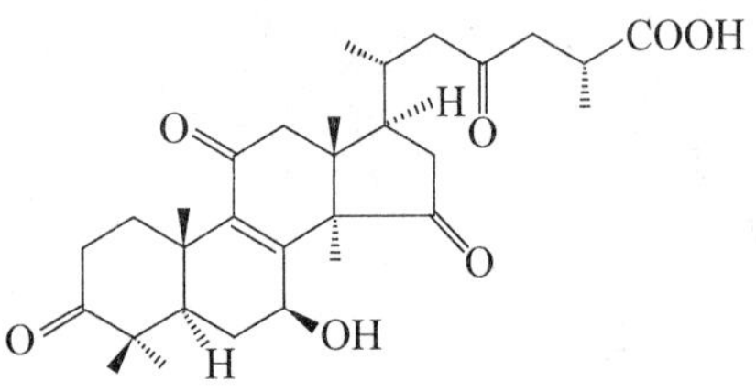

灵芝酸 C 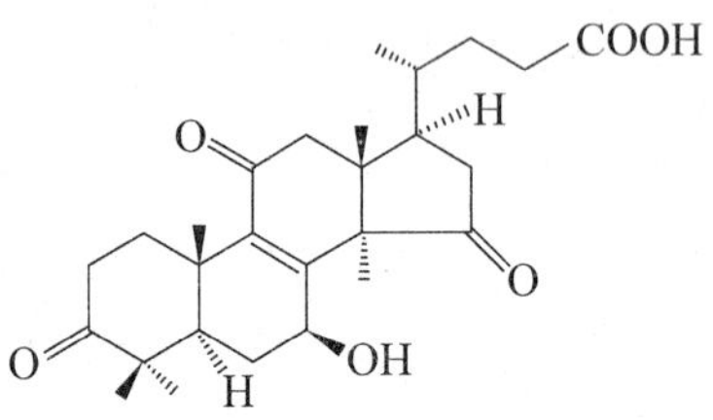　　赤芝酸 A 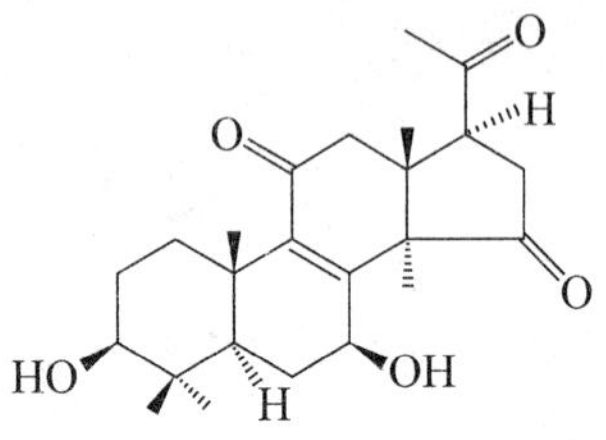　　赤芝酮 A

该类型皂苷亦存在于海洋生物中，如 Kobayashi 等从海绵 *Asteropus sarasinosum* 中分离得到 9 个 30-去甲羊毛甾烷型三萜低聚糖苷（30-norlanostanetriterpenoidal oligoglycosides），被命名为 sarasinosides A_1、A_2、A_3、B_1、B_2、B_3、C_1、C_2、C_3，糖与苷元 3 位成苷，其中 2 个糖为乙酰氨基糖，sarasinosides A_1、A_2、A_3为苷元双键位置不同的异构体；C_1、C_2、C_3为四糖苷；B_1、B_2、B_3为五糖苷；sarasinosides A_1、B_1有明显的毒鱼活性。

3. 环阿屯烷型　羊毛甾烷型四环三萜 19 位甲基可与 9 位脱氢形成三元环，该结构类型称为环阿屯烷（cycloartane）型四环三萜。

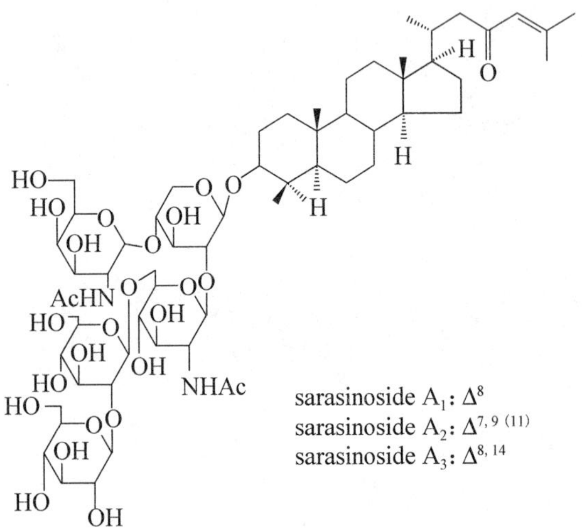

sarasinoside A_1: Δ^8
sarasinoside A_2: $\Delta^{7,9(11)}$
sarasinoside A_3: $\Delta^{8,14}$

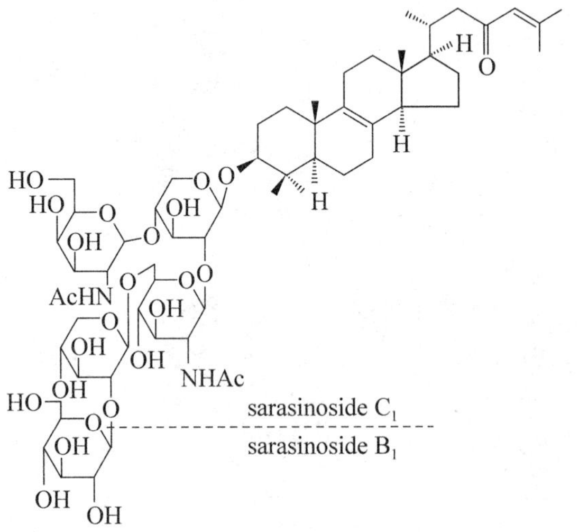

sarasinoside C_1 / sarasinoside B_1

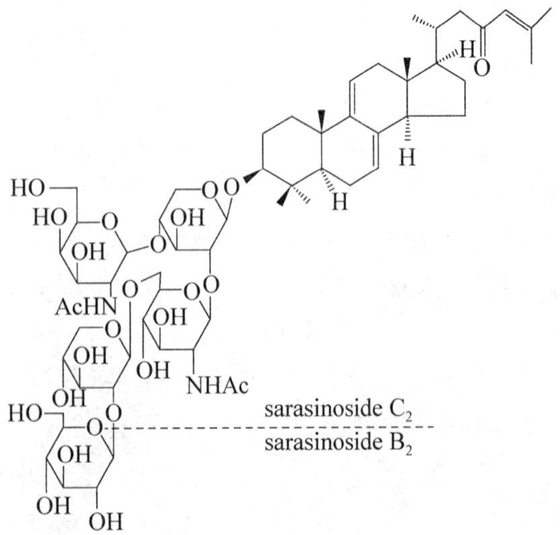

sarasinoside C_2 / sarasinoside B_2

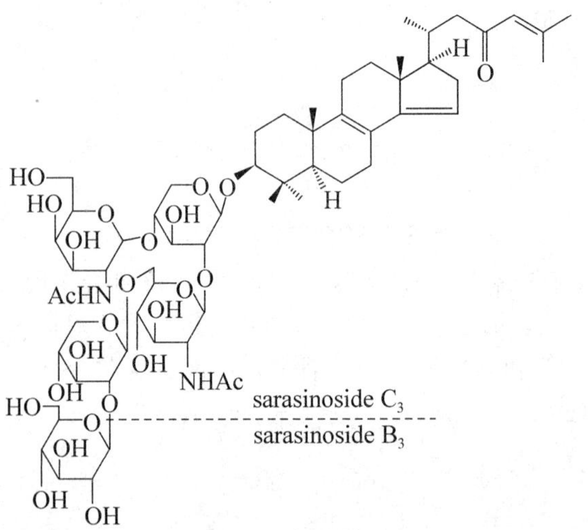

sarasinoside C_3 / sarasinoside B_3

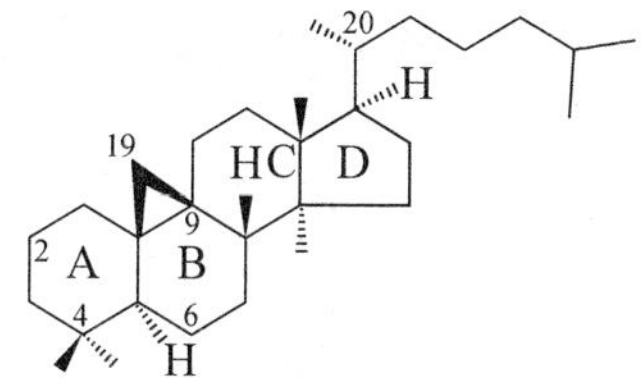

环阿屯烷

《中国药典》收载的膜荚黄芪（*Astragalus membranaceus*）具有补气、强壮之功效。从黄芪中分离得到20多个皂苷，绝大多数为环阿屯烷型四环三萜，多数皂苷的苷元为环黄芪醇（cycloastragenol），化学名称为（20*R*,24*S*)-3β,6α,16β,25-四羟基-20,24-环氧-9,19-羊毛甾烷，它在黄芪中与糖结合成单糖链、双糖链或三糖链的皂苷而存在。在双糖链皂苷中，如黄芪苷Ⅰ（astragaloside Ⅰ），其苷元的3和6位羟基分别与一分子糖相连，糖分子上还有乙酰基取代，是植物体中原有的；黄芪苷Ⅴ，其皂苷元的3和25位羟基分别与糖相连；黄芪苷Ⅳ（astragaloside Ⅳ），即黄芪甲苷是黄芪中最重要的皂苷，是其指标成分；而黄芪苷Ⅶ则是自然界发现的首个三糖链三萜苷（triterpene tridesmoside）。

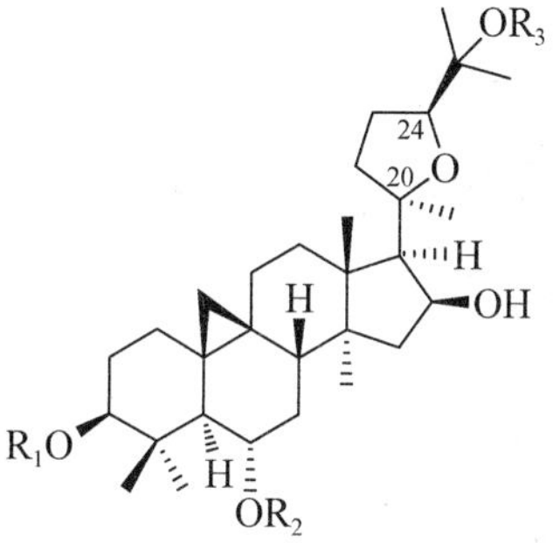

	R_1	R_2	R_3
环黄芪醇	H	H	H
黄芪苷Ⅰ	Xyl（2,3-diAc）	Glc	H
黄芪苷Ⅳ	Xyl	Glc	H
黄芪苷Ⅴ	Xyl $\overset{2}{—}$ Glc	H	Glc
黄芪苷Ⅶ	Xyl	Glc	Glc

4. 甘遂烷型　甘遂烷（tirucallane）型四环三萜同羊毛甾烷类似，A/B、B/C、C/D环均为反式稠合，而13、14位的甲基构型与羊毛甾烷相反，分别为α、β型，C-17位有α-侧链，C-20为*S*构型。如从藤桔属植物*Paramignya monophylla*的果实中分离得到的甘遂-7,24-二烯-21,23-二醇-3-酮和甘遂-7,24-二烯-3β,23-二醇均为甘遂烷型四环三萜。

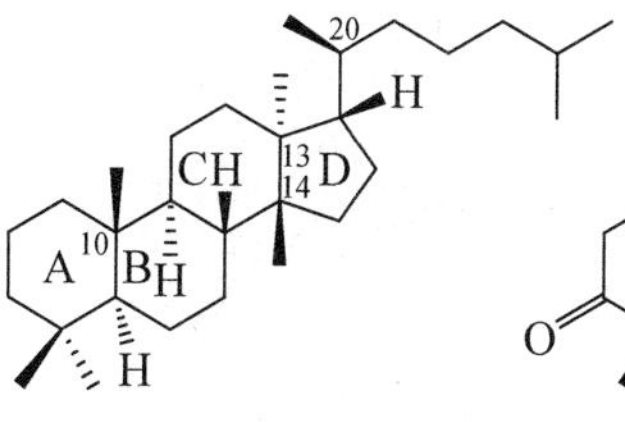

甘遂烷 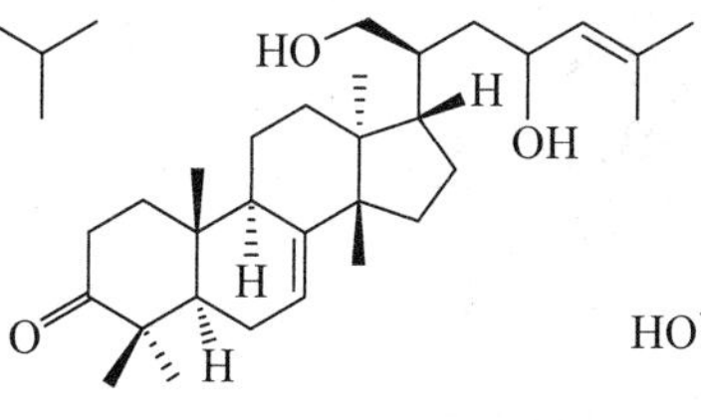　　甘遂-7,24-二烯-21,23-二醇-3-酮 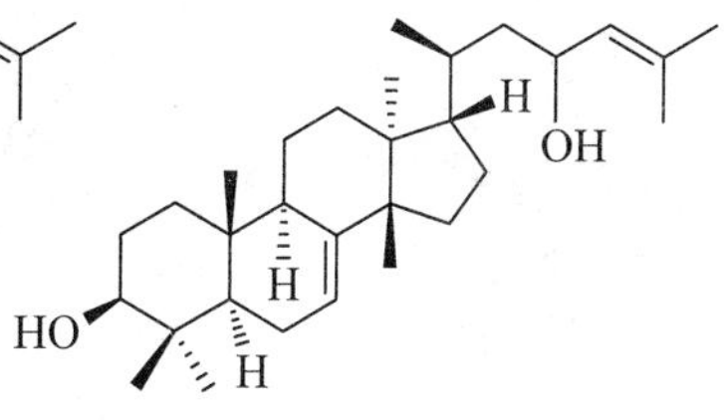　　甘遂-7,24-二烯-3β,23-二醇

5. 葫芦烷型 葫芦烷（cucurbitane）型基本骨架，可认为是由羊毛甾烯（lanostene）Δ^8进行质子化，在8位产生正碳离子，然后19-CH_3转移到9位，9-H转移到8位而形成的。因此A/B环上的取代和羊毛甾烷型化合物不同，有5β-H、8β-H、10α-H，9位连有β-CH_3，其余与羊毛甾烷型一样。

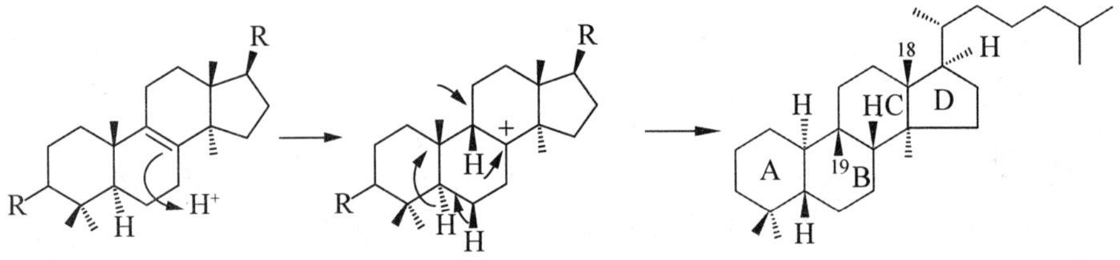

羊毛甾烯　　　　葫芦烷

葫芦烷型三萜主要存在于葫芦科植物，该类型三萜具有抗肿瘤、保肝及抗炎等广泛的生物活性。由雪胆属植物雪胆（*Hemsleya amabilis*）的根中分离得到雪胆甲素和乙素，临床试用于治疗急性痢疾、肺结核、慢性气管炎，均取得较好疗效。葫芦烷型三萜在植物中主要以糖苷的形式存在，如从葫芦科异株泻（*Bryonia dioica*）根中分到异株泻苷甲（bryoside）和异株泻苷乙（bryonoside），前者为三糖苷，后者为四糖苷。

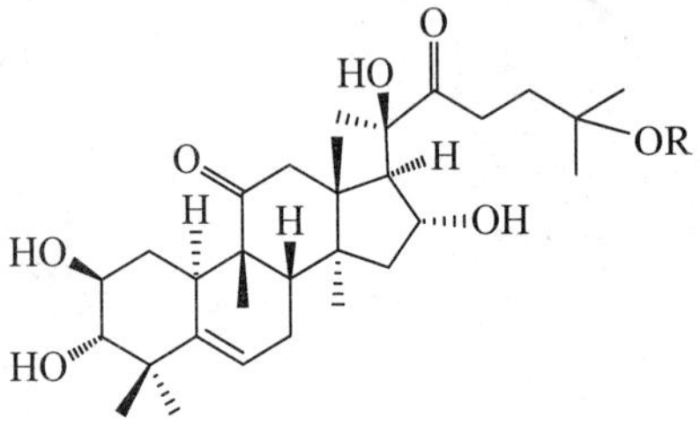

雪胆甲素 R=Ac
雪胆乙素 R=H

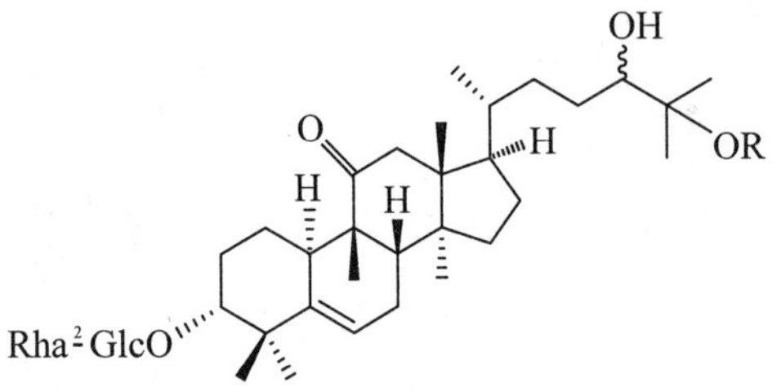

异株泻苷甲 R=Glc
异株泻苷乙 R=Glc^{2}Glc

除了上述常见的四环三萜结构类型之外，还存在一些所含碳原子数不足30个的降三萜，如楝烷（meliacane）型三萜化合物结构骨架由26个碳构成，又称四降三萜（tetranortriterpenoid）。楝烷型三萜化合物大量存在于楝科楝属植物中，具有苦味及昆虫拒食作用。从楝科植物川楝（*Melia toosendan*）的果实、根皮、树皮等部位获得的川楝素（toosendanin）被用作驱蛔虫药，有效率在90%以上。从印楝（*Azadirachta indica*）种子中分离得到的印楝素（azadirachtin）具有极强的昆虫拒食作用和昆虫蜕皮及生长抑制作用。以印楝素为主要活性成分的印楝果实提取物已被开发成抵御昆虫侵害的农药。

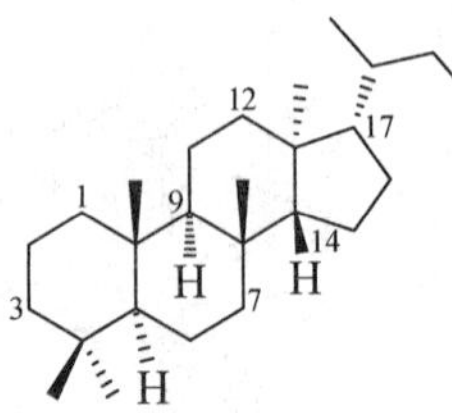

楝烷 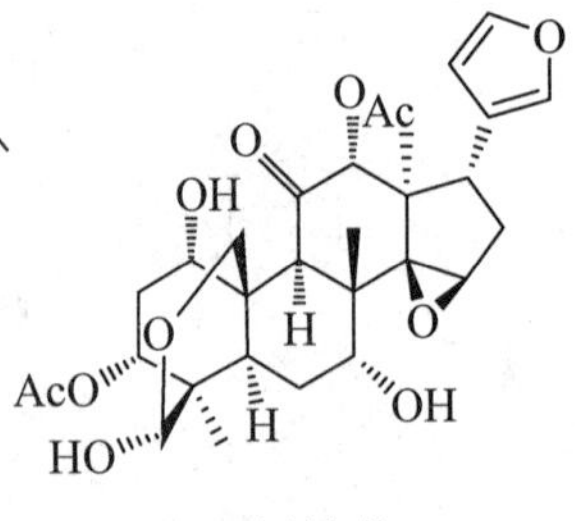　　　　川楝素 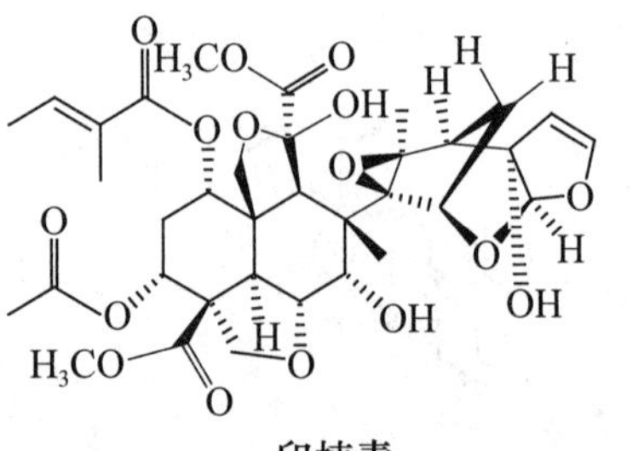　　　　印楝素

二、五环三萜

五环三萜（pentacyclic triterpenoids）类型较多，主要有齐墩果烷型、乌苏烷型、羽扇豆烷型和木栓烷型。

1. 齐墩果烷型 齐墩果烷（oleanane）型，又称β-香树脂烷（β-amyrane）型，结构中5个环皆为六元环，A/B、B/C和C/D环为反式稠合，D/E环多数情况下为顺式排列（即18β-H），大多含有3β-OH、$\Delta^{12,13}$双键和28位羧基。此类三萜在植物界分布极为广泛，有的呈游离状态，有的以酯或苷的结合形式存在。

游离的齐墩果酸（oleanolic acid）广泛存在于木犀科齐墩果（*Olea europaea*）、女贞（*Ligustrum lucidum*）等植物中，具有降转氨酶作用，临床用于治疗急性黄疸型肝炎，对慢性肝炎也有一定疗效。

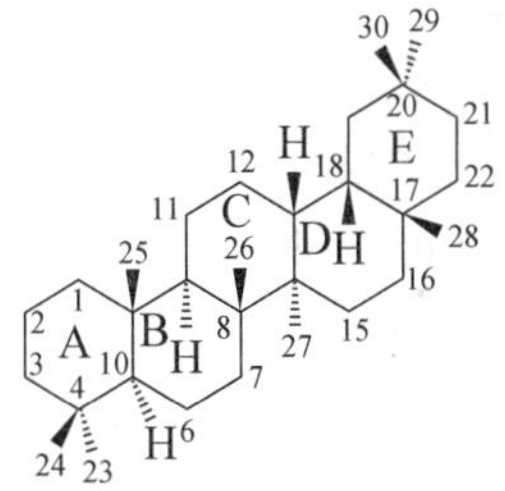

齐墩果烷 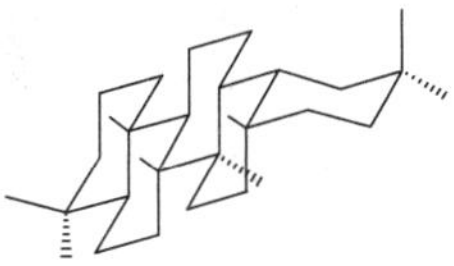　　D/E *cis* 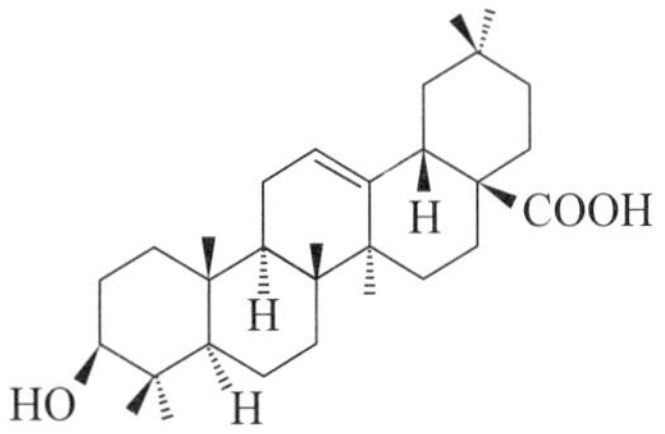　　齐墩果酸

甘草为常用中药，具有补脾益气、清热解毒、祛痰止咳、缓急止痛、调和诸药之功效，甘草酸及其苷元甘草次酸为主要有效成分。甘草酸又称甘草甜素，是甘草中含量最高的皂苷类成分，含量超过2%，野生优质甘草的含量甚至可达7%。迄今为止，已从甘草中分离得到20余种三萜皂苷类成分，其中包括乌拉尔甘草皂苷A和B（uralsaponins A and B）、黄甘草皂苷（glyeurysaponin）等。

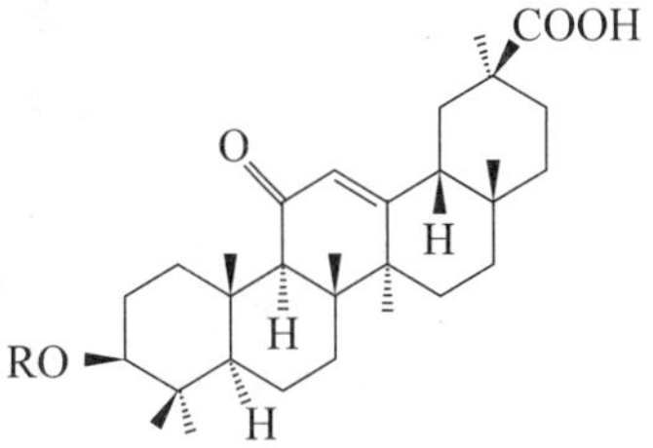

甘草次酸 R=H

甘草酸 R=$-\beta$-D-GlcA$\overset{2}{-}\beta$-D-GlcA

甘草酸具有抗过敏和抗炎作用，1950年以前，主要用于过敏性皮肤病的治疗。1958年，山本佑夫尝试将甘草酸用于临床治疗肝病，取得了良好的效果，而后甘草酸被广泛应用于多种肝病的治疗，包括慢性肝炎、胆汁郁积导致的肝损伤、肝硬化和肝癌等。

柴胡是常用中药，我国使用的柴胡主要是北柴胡 *Bupleurum chinense* 和南柴胡 *B. scorzonerifolium* 的根部，具有疏散退热、舒肝升阳之功效。从柴胡的干燥根中提得柴胡总皂苷（1.6%～3.8%），具有镇静、止痛、解热、镇咳和抗炎等作用，是柴胡的主要有效成分。

至今已从柴胡属植物中分离出100余个三萜皂苷类化合物，均为齐墩果烷型。其中柴胡皂苷a和d等是柴胡的主要成分，具有明显的抗炎作用及降低血清胆固醇和三酰甘油的作用，而柴胡皂苷c则无此活性。柴胡皂苷b_1、b_2、b_3、b_4都是在提取过程中形成的，从结构上比较，柴胡皂苷b_1和b_3均来源于柴胡皂苷a，而b_2和b_4来源于柴胡皂苷d。柴胡皂苷a、d的苷元分别为柴胡皂苷元F、G，柴胡皂苷e和c的苷元为柴胡皂苷元E。

从柴胡中还分离得到双糖链皂苷（如柴胡皂苷 u 和 v）及三糖苷柴胡皂苷 f。

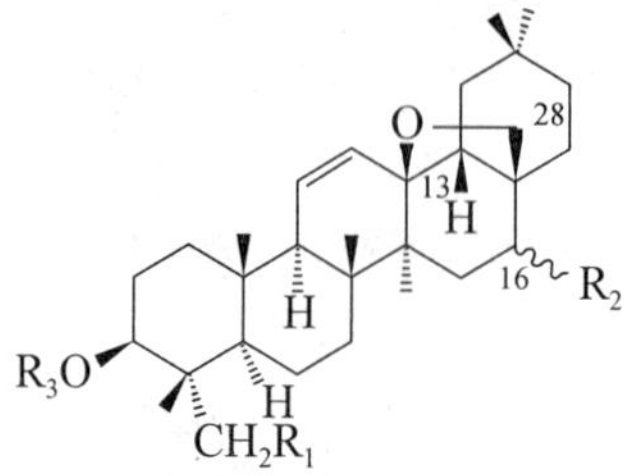

	R_1	R_2	R_3
柴胡皂苷 a	OH	β-OH	-Fuc$\overset{3}{-}$Glc
柴胡皂苷元 F	OH	β-OH	H
柴胡皂苷 d	OH	α-OH	-Fuc$\overset{3}{-}$Glc
柴胡皂苷元 G	OH	α-OH	H
柴胡皂苷 c	H	β-OH	-Fuc$\overset{3}{-}$Glc$\overset{4}{-}$Rha
柴胡皂苷 e	H	β-OH	-Fuc$\overset{3}{-}$Glc
柴胡皂苷元 E	H	β-OH	H

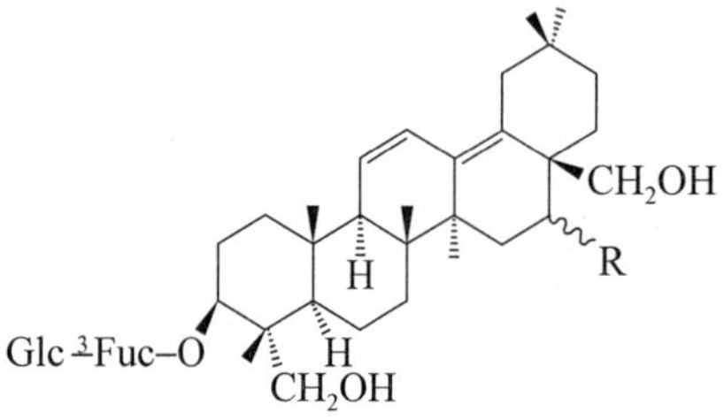

	R
柴胡皂苷b_1	β-OH
柴胡皂苷b_2	α-OH

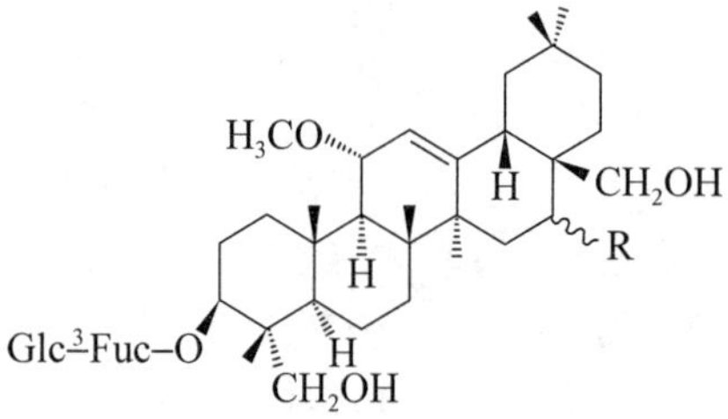

	R
柴胡皂苷b_3	β-OH
柴胡皂苷b_4	α-OH

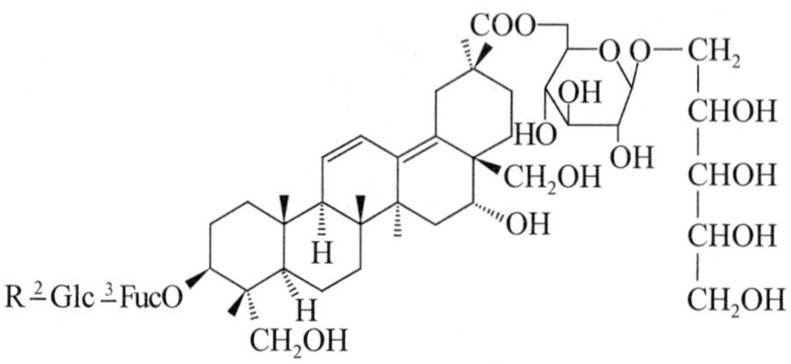

柴胡皂苷 u　R=Glc

柴胡皂苷 v　R=H

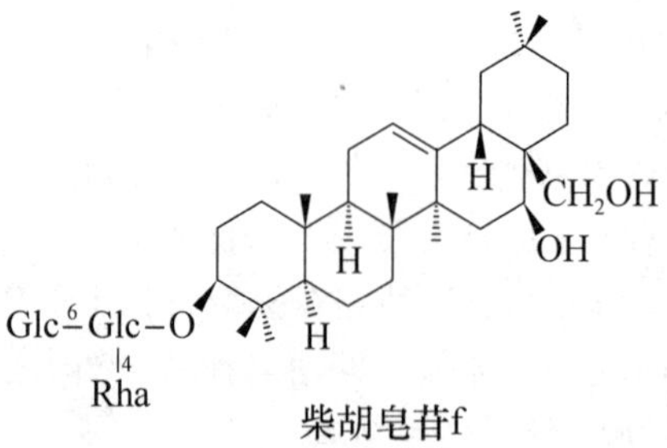

柴胡皂苷f

此外，商陆、远志、牛膝、合欢等中药中亦存在大量齐墩果烷型三萜皂苷。

2. 乌苏烷型 乌苏烷（ursane）型，又称 α-香树脂烷（α-amyrane）型，和齐墩果烷型三萜一样，结构中 5 个环皆为六元环，A/B、B/C、C/D 环均为反式稠合，D/E 环多为顺式排列。此类三萜大多是乌苏酸的衍生物，乌苏酸（ursolic acid）又称熊果酸，在熊果叶、栀子果实、女贞叶、车前草、白花蛇舌草、石榴树叶和果实等中广泛存在。

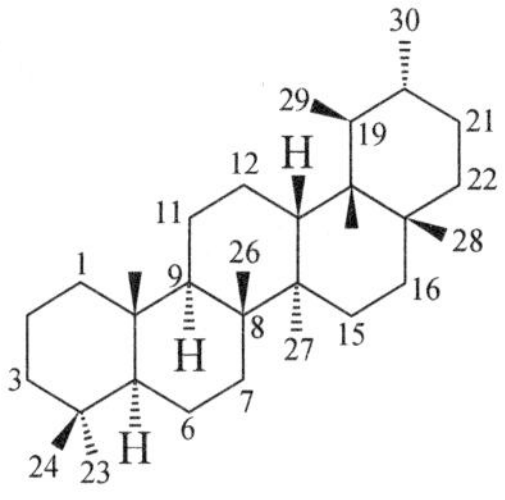

乌苏烷 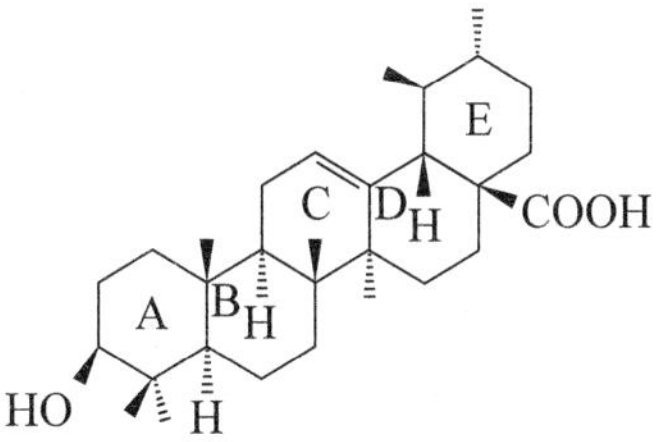　　乌苏酸

从地榆（*Sanguisorba officinalis*）的根和根茎中分离出地榆皂苷 B 和 E（sanguisorbins B and E），二者均是乌苏酸的苷。后又分离出地榆皂苷 Ⅰ和 Ⅱ（ziyuglucosides Ⅰ and Ⅱ），是 19α-羟基乌苏酸的苷。

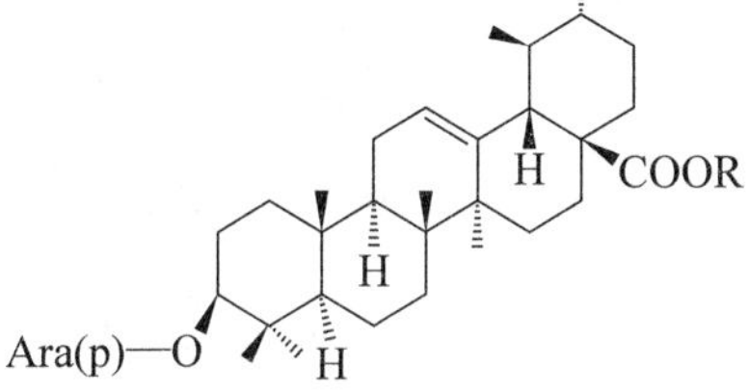

地榆皂苷B　R=H
地榆皂苷E　R=3-*O*-acetyl-Glc

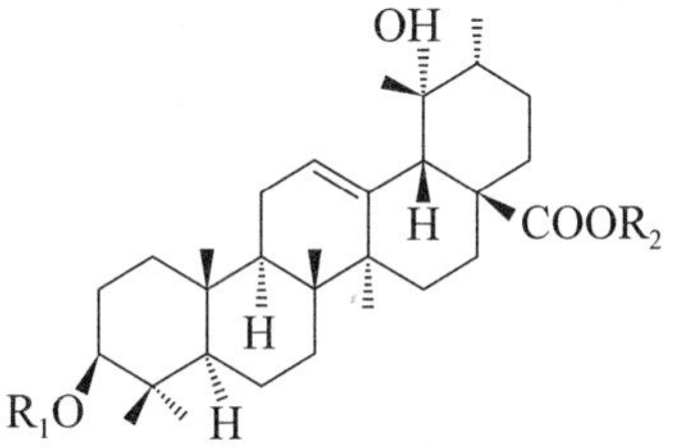

19α-羟基乌苏酸　$R_1=R_2=H$
地榆皂苷 Ⅰ　R_1=Ara(p)，R_2=Glc
地榆皂苷 Ⅱ　R_1=Ara(p)，R_2=H

从枇杷（*Eriobotrya japonica*）的叶子中分离得到 7 个乌苏烷型的游离的三萜化合物。

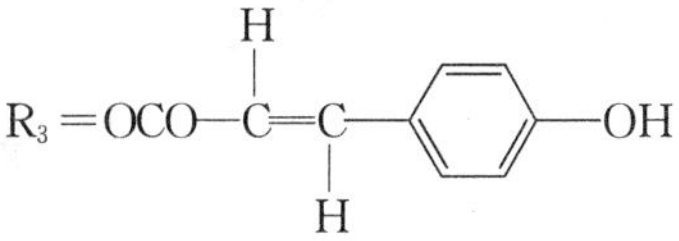

1 $R_1=R_2=OH$，$R_4=R_5=H$　　R_3=OCO—C(H)=C(H)—C₆H₄—OH
2 $R_1=R_2=OH$，$R_4=R_5=H$　　R_3=OCO—C(H)=C(H)—C₆H₄—OH
3 $R_1=OH$，$R_3=R_4=R_5=H$　　R_2=OCO—C(H)=C(H)—C₆H₃(OH)—OH
4 $R_1=R_4=R_5=H$，$R_3=OH$　　R_2=OCO—C(H)=C(H)—C₆H₄—OH
5 $R_1=R_4=OH$，　$R_2=R_3=R_5=H$ 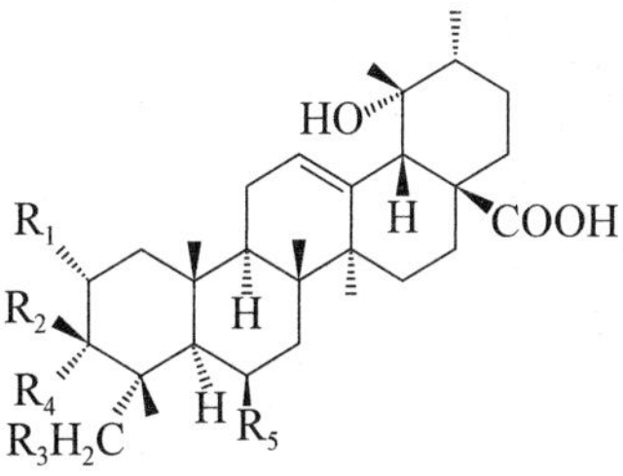
6 $R_1=R_3=R_4=OH$，　$R_2=R_5=OH$
7 $R_1=R_2=R_3=OH$，　$R_4=R_5=OH$

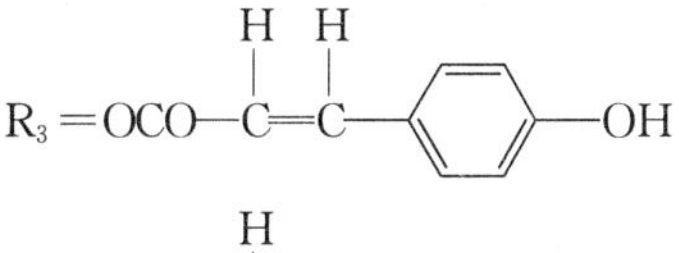

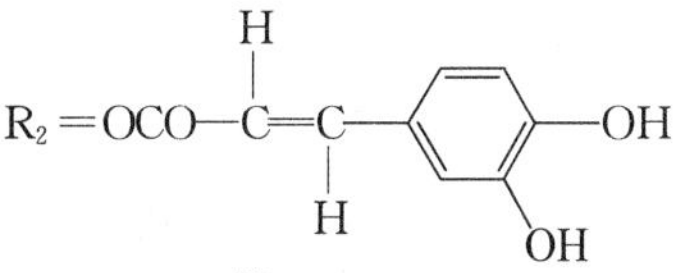

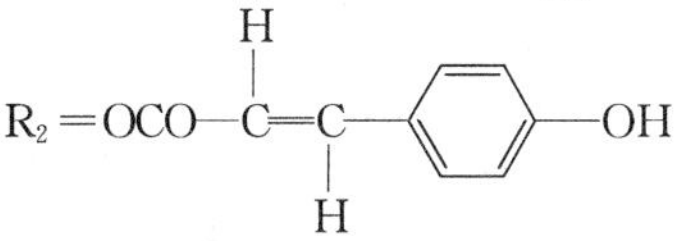

3. 羽扇豆烷型 羽扇豆烷（lupane）型三萜结构中 E 环为五元碳环，且在 E 环 19 位有异丙基以 α-构型取代，A/B、B/C、C/D 及 D/E 环均为反式排列。此类成分主要有黄羽扇豆（*Lupinus*

luteus）种子中存在的羽扇豆醇（lupeol），酸枣仁中的白桦醇（betulin）、白桦酸（betulinic acid）等，由它们衍生的皂苷为数不多。

毛茛科白头翁属植物白头翁（*Pulsatilla chinensis*）含有多种该类型三萜皂苷，如白头翁皂苷 A_3（pulchinenoside A_3）和白头翁皂苷 B_4（pulchinenoside B_4），其皂苷元均为 23-羟基白桦酸（23-hydroxybetulinic acid）。

爵床科老鼠簕属植物老鼠簕（*Acanthus ilicifolius*）是构成我国南部海岸红树林的重要树木之一，印度民间用于治疗脑卒中和气喘。从其中分得 1 个由羽扇豆醇和阿拉伯糖、葡萄糖醛酸组成的双糖苷（A）。

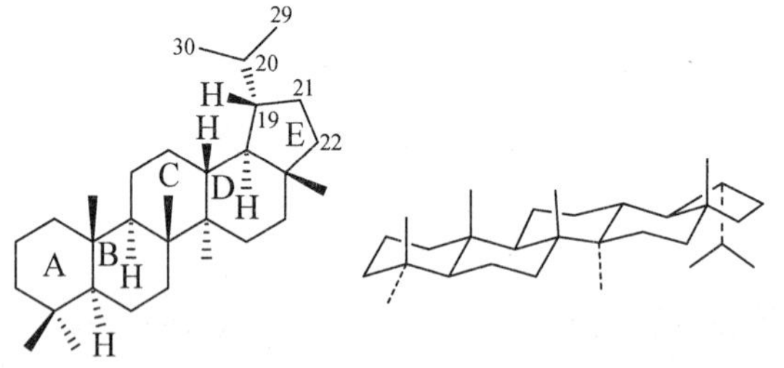

羽扇豆烷

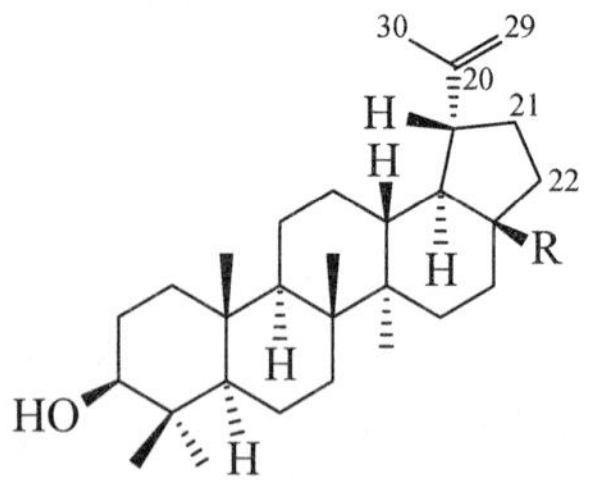

羽扇豆醇　$R=CH_3$
白桦醇　$R=CH_2OH$
白桦酸　$R=COOH$

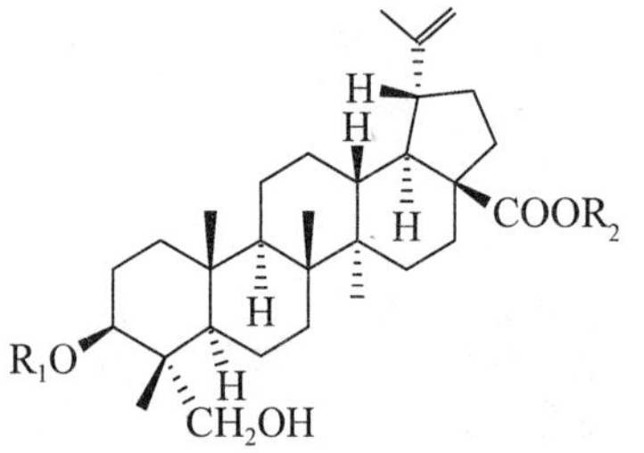

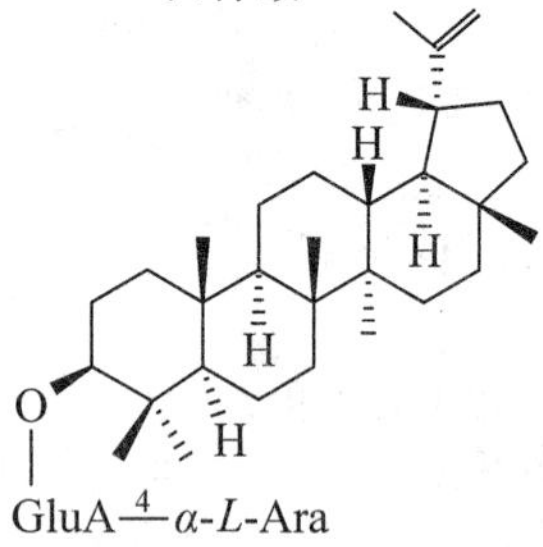

23-羟基白桦酸　$R_1=R_2=H$
白头翁皂苷 A_3　R_1=-Ara$\xrightarrow{2}$Rha，　$R_2=H$
白头翁皂苷 B_4　R_1=-Ara$\xrightarrow{2}$Rha，　R_2=-Glc$\xrightarrow{6}$Glc$\xrightarrow{4}$Rha

GluA$\xrightarrow{4}$*α*-*L*-Ara

4. 木栓烷型　木栓烷（friedelane）生源上是由齐墩果烯甲基转位而来的，其结构特点是 A/B、B/C、C/D 环均为反式，D/E 环为顺式，C-4、C-5、C-9、C-14 均有 *β*-CH_3。雷公藤（*Tripterygium wilfordii*）为卫矛科植物，在我国作为民间用药有很长的历史，对类风湿疾病有独特疗效，引起国内外广泛重视，从中已分离得到多种三萜，其中一类为木栓烷类三萜。如雷公藤酮（tripterggone）是由雷公藤去皮根中分离出的三萜化合物，化学名为 3-羟基-25-去甲基木栓烷-3，1(10)-二烯-2-酮-30-羧酸，是失去 25 位甲基的木栓烷型衍生物。

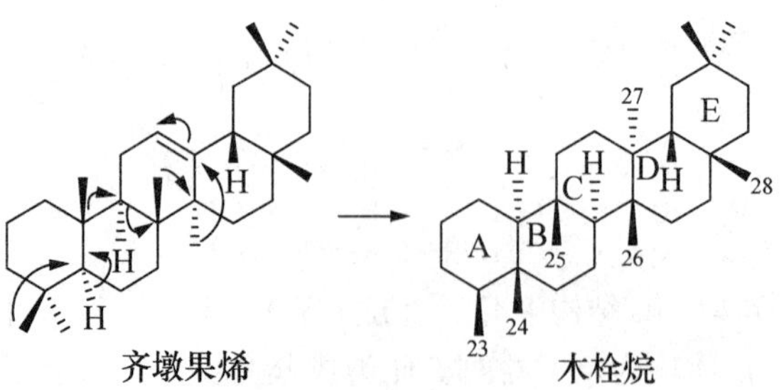

齐墩果烯　　木栓烷 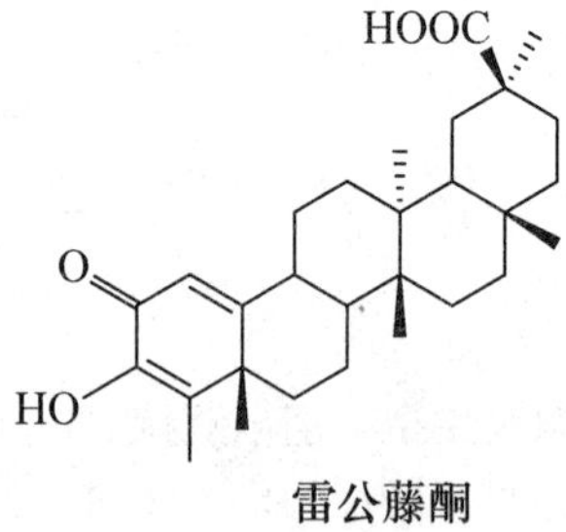　　雷公藤酮

从卫矛科植物 *Kokoona zeylanica* 中分离鉴定的木栓烷类化合物及其降解产物有 20 余个，Leslie 等人从该植物茎皮中分离得到 11 个化合物：fredelin（1）、D:A-friedo-oleanane-3,21-dione（2）、21α-hydroxy-D:A-friedo-oleanane-3-one（3）、kokoonol（4）、kokoononol（5）、kokoondiol（6）、zeylanol（7）、zeylanonol（8）、zeylandiol（9）、kokzeylanol（10）和 kokzeylanonol（11），化合物 11 具有抗癌活性。

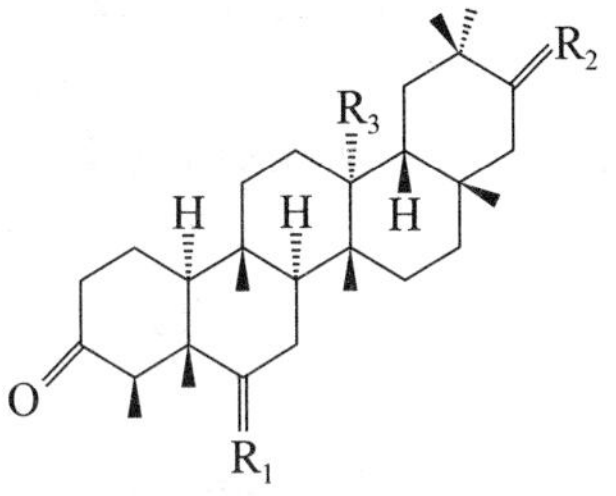

1　$R_1=R_2=H_2$，$R_3=CH_3$
2　$R_1=H_2$，$R_2=O$，$R_3=CH_3$
3　$R_1=H_2$，$R_2=\alpha$-OH，β-H，$R_3=CH_3$
4　$R_1=R_2=H_2$，$R_3=CH_2OH$
5　$R_1=H_2$，$R_2=O$，$R_3=CH_2OH$
6　$R_1=H_2$，$R_2=\alpha$-OH，β-H，$R_3=CH_2OH$
7　$R_1=\beta$-OH，α-H，$R_2=H_2$，$R_3=CH_3$
8　$R_1=\beta$-OH，α-H，$R_2=O$，$R_3=CH_3$
9　$R_1=R_2=\beta$-OH，α-H，$R_3=CH_3$
10　$R_1=R_2=H_2$，$R_3=CHO$
11　$R_1=R_2=H_2$，$R_3=COOH$

三、无环、单环、双环和三环三萜

无环三萜多为角鲨烯（squalene）类成分，最经典的成分角鲨烯主要存在于鲨鱼肝油中，一些植物油如橄榄油、茶籽油中也存在该成分。角鲨烯的直链结构被氧化和环合后可形成一系列手性中心。从苦木科植物 *Eurycoma longifolia* 中得到的一个角鲨烯类三萜化合物 longilene peroxide，结构中有 8 个不对称碳，3 个呋喃环。

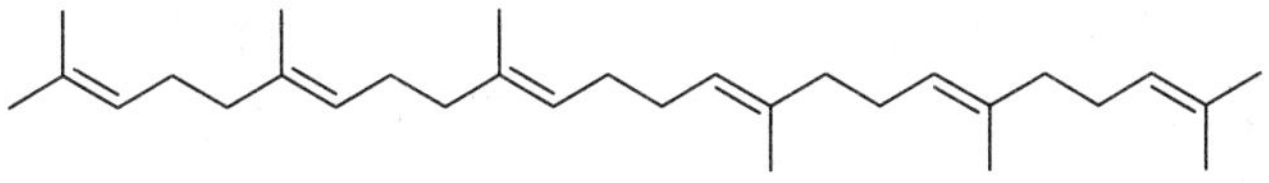

角鲨烯

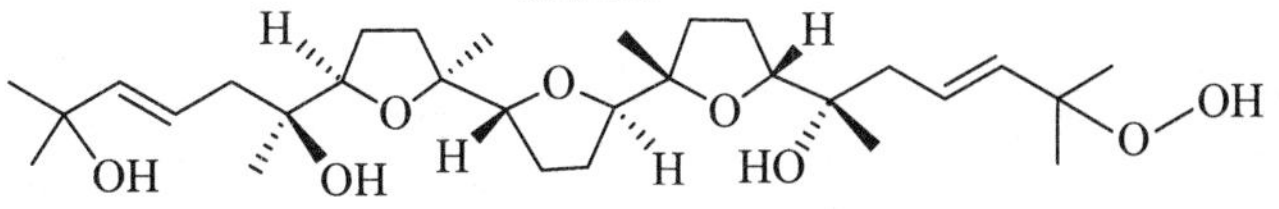

longilene peroxide

单环三萜中的单环多为六元环，环上取代基除甲基和亚甲基外，还连有多个侧链。从蓍属植物 *Achillea odorata* 中分离得到的蓍醇 A（achilleol A）具有单环骨架，这是 2，3-环氧角鲨烯（squalene-2，3-epoxide）在生物合成时环化反应停留在第一步的首例。

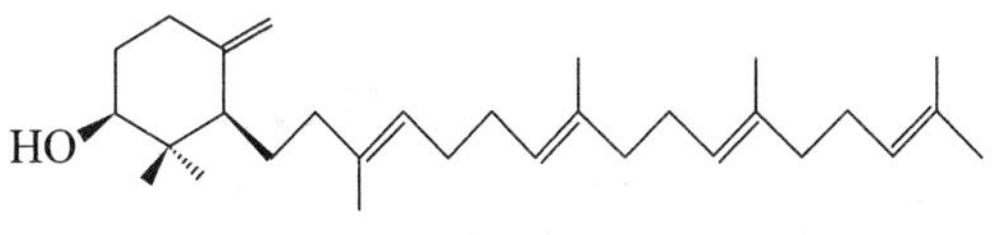

蓍醇A

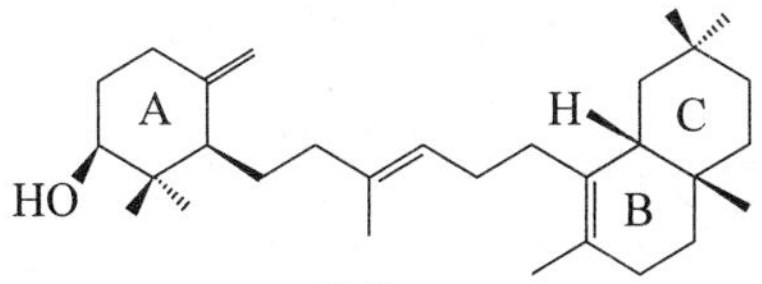

蓍醇B

双环和三环三萜在自然界中较为少见，从一种太平洋海绵中得到的 2 个双环三萜醇（naurols A 和 B）是一对立体异构体，在结构中心具有一个线型共轭四烯。蓍醇 B（achilleol B）是和蓍醇 A 从同一植物获得的，具有新的三环结构骨架。

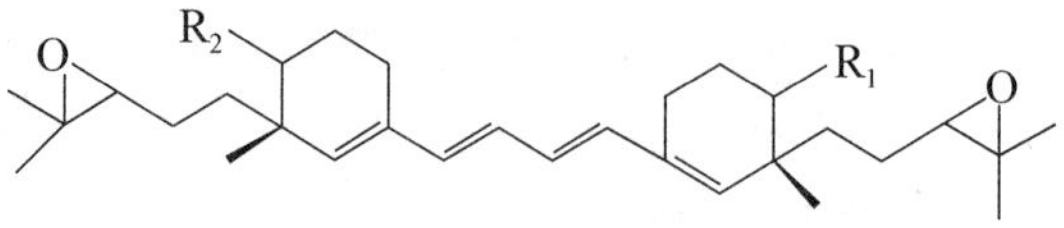

naurol A　R_1=R_2=β-OH
naurol B　R_1=R_2=α-OH

第3节　三萜类化合物的生物合成途径

甲戊二羟酸（mevalonic acid，MVA）途径是公认的三萜皂苷元生物合成的必由途径。以糖酵解产物乙酰辅酶A为起始物，经甲戊二羟酸中间体合成焦磷酸异戊烯酯（Δ^3-isopentenyl pyrophosphate，IPP）和焦磷酸γ，γ-二甲基烯丙酯（γ，γ-dimethylallyl pyrophosphate，DMAPP），IPP和DMAPP头尾相接缩合为焦磷酸香叶酯（geranyl pyrophosphate，GPP），继而与IPP缩合生成焦磷酸合欢酯（farnesyl pyrophosphate，FPP），2分子焦磷酸合欢酯（C_{15}）在角鲨烯合成酶（squalene synthase，SS）催化下头-头还原偶联生成C_{30}骨架的角鲨烯，角鲨烯环氧酶（SE）催化角鲨烯形成2,3-氧化角鲨烯。

2,3-氧化角鲨烯在氧化角鲨烯环化酶（oxidosqualene cyclase，OSCs）催化下，经过一系列的质子化、环化、重排和去质子化作用，形成100多种不同骨架的三萜化合物，不同三萜化合物具有不同立体构型的选择。2,3-氧化角鲨烯环化经历两种构象，即“椅-椅-椅”构象和“椅-船-椅”构象，三萜皂苷元主要通过“椅-椅-椅”构象形成。

四环三萜中达玛烷型和五环三萜是由“椅-椅-椅”式构象形成的。五环三萜的环化反应是先形成达玛烷C-20正离子（dammarenyl C-20 cation），再经过紫苑烷、羽扇豆烷和齐墩果烷碳正离子系（baccharenyl，lupenyl and oleanyl cationic species）重排形成五环β-香树素和α-香树素（β-amyrin and α-amyrin）。在植物*Rabdistia japonica*细胞悬浮培养中发现2位和5位氘标记的甲戊二羟酸酯作为前体形成齐墩果酸和乌苏酸的生物合成过程进一步证明了上述β-香树素和α-香树素的形成机制。

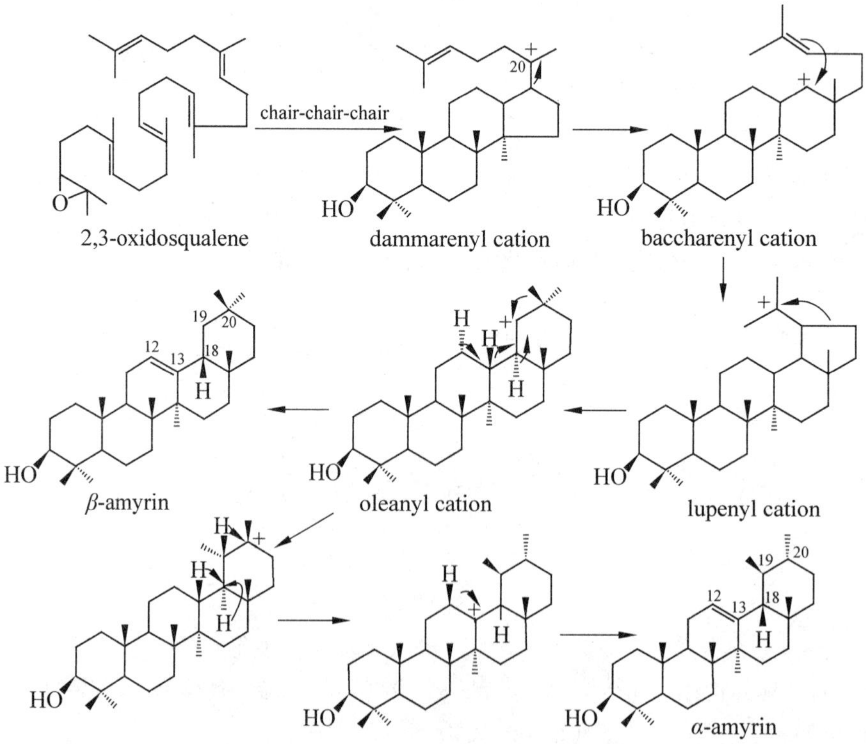

羊毛甾醇由2,3-氧化角鲨烯的椅-船-椅式构象形成。

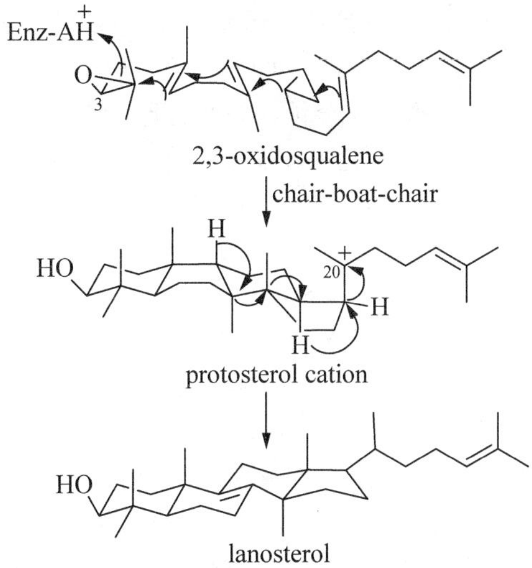

Enz-AH⁺ O 3

2,3-oxidosqualene

chair-boat-chair

H HO 20 H H

protosterol cation

HO

lanosterol

不同骨架的三萜类化合物，最后经细胞色素P450和糖基转移酶（glycosyltransferase，GT）的作用形成了各种类型的三萜皂苷。

$$\text{焦磷酸合欢酯}\xrightarrow{\text{角鲨烯合成酶}}\text{角鲨烯}\xrightarrow{\text{角鲨烯环氧酶}}\text{2,3-氧化角鲨烯}$$
$$\xrightarrow{\text{角鲨烯环化酶}}\text{三萜化合物}\xrightarrow{\text{细胞色素 P450 和糖基转移酶}}\text{三萜皂苷}$$

第4节 三萜类化合物的理化性质

一、性状

三萜类化合物多有较好的结晶，与糖结合成苷后，尤其是寡糖皂苷，由于糖分子的引入，使羟基数目增多，极性增大，且相对分子质量较大，不易结晶，因而三萜皂苷大多为白色或类白色无定形粉末。

皂苷多数具有苦而辛辣味，其粉末对人体黏膜有强烈刺激性，尤其是鼻内黏膜的敏感性最大，吸入鼻内能引起喷嚏。因此某些皂苷内服，能刺激消化道黏膜，产生反射性黏液腺分泌，而用于祛痰止咳。但有的皂苷无这种性质，例如甘草皂苷有显著而强的甜味，对黏膜刺激性弱。皂苷还具有吸湿性。

皂苷常在熔融前就分解，因此无明显的熔点。苷元的熔点随羟基数目的增加而升高。

二、溶解性

三萜类化合物极性较小，能溶于石油醚、苯、乙醚、三氯甲烷等有机溶剂，而不溶于水。三萜皂苷由于糖分子的引入，极性增大，可溶于水，易溶于热水、稀醇、热甲醇或乙醇中，几乎不溶或难溶于苯、乙醚等弱极性有机溶剂。含水丁醇或戊醇对皂苷的溶解度较好，因此是提取和纯化皂苷时常采用的溶剂。皂苷还具有助溶性能，可促进其他成分在水中的溶解。

三、表面活性

皂苷具有表面活性，可降低水溶液表面张力，故皂苷水溶液经强烈振摇能产生持久性的泡沫，且不因加热而消失，因此皂苷可作为清洁剂、乳化剂应用。皂苷的表面活性与其分子内部亲水性和亲脂性结构的比例相关，只有当二者比例适当，才能较好地发挥这种表面活性。某些皂苷由于亲水性过强或亲脂性过强，就不呈现这种活性。可用下面方法检测中药中是否含有三萜皂苷：首先，取1g中药粉末，加水10mL，煮沸10分钟后滤出水液，强烈振摇后产生持久性泡沫，15分钟内泡沫不消失，则中药中含有皂苷；然后，取两个试管，分别加入5mL 0.1mol/L HCl及0.1mol/L NaOH，再各滴加3滴中药水提液，振摇1分钟，如两管形成泡沫持久相同，则中药中含三萜皂苷，如碱液管的泡沫较酸液管持久时间长几倍，则含有甾体皂苷。

四、溶血作用

多数皂苷能与红细胞壁上的胆甾醇（cholesterol）结合生成不溶性的分子复合物，破坏血红细胞的正常渗透，使细胞内渗透压增加而发生崩解，从而导致溶血。若将皂苷水溶液注射入静脉中，毒性极大，低浓度水溶液就能产生溶血作用，所以通常称皂苷为皂毒类（sapotoxins），就是指其有溶血作用而言。皂苷水溶液肌内注射容易引起组织坏死，口服则无溶血作用，可能与其在胃肠中不被吸收有关。故而制备中药注射剂前必须考察其溶血性！常用溶血指数（指在一定条件下能使血液中红细胞完全溶解的最低浓度）作为测量溶血性的指标，例如甘草皂苷的溶血指数为1∶4000。

人参总皂苷就没有溶血的现象，其中以原人参三醇和齐墩果酸为苷元的皂苷有显著的溶血作用，而以原人参二醇为苷元的人参皂苷则有抗溶血作用。

五、化学性质

（一）颜色反应

三萜及其苷与强酸、中等强酸或路易斯酸（Lewis acid）在无水条件下作用，会发生颜色反应。常用的强酸有硫酸、磷酸、高氯酸，中等强酸有三氯乙酸，路易斯酸有氯化锌、三氯化铝、三氯化锑等。反应原理可能是羟基脱水生成双键，经双键移位、双分子缩合等反应生成共轭双烯，进而在酸作用下形成阳碳离子而呈色。因此，全饱和的、3位又无羟基或羰基的化合物不显色。本来就有共轭双键的化合物呈色较快，孤立双键的呈色较慢。常见的颜色反应如下：

1. 乙酸酐-浓硫酸反应（Liebermann-Burchard reaction） 将样品溶于乙酸酐中，加浓硫酸-乙酸酐（1∶20），可产生黄→红→紫→蓝等颜色变化，最后褪色；

2. 五氯化锑反应（Kahlenberg reaction） 将样品的三氯甲烷或醇溶液点于滤纸上，喷以20%五氯化锑的三氯甲烷溶液，该反应试剂也可选用三氯化锑饱和的三氯甲烷溶液代替（不应含乙醇和水），干燥后60～70℃加热，显蓝色、灰蓝色、灰紫色等多种颜色斑点；

3. 三氯乙酸反应（Rosen-Heimer reaction） 将样品溶液滴在滤纸上，喷25%三氯乙酸乙醇溶液，加热至100℃，生成红色渐变为紫色；

4. 三氯甲烷-浓硫酸反应（Salkowski reaction） 样品溶于三氯甲烷，加入浓硫酸后，呈现红色或蓝色，三氯甲烷层有绿色荧光出现；

5. 冰乙酸-乙酰氯反应（Tschugaeff reaction） 样品溶于冰乙酸中，加乙酰氯数滴及氯化锌结晶数粒，稍加热，则呈现淡红色或紫红色。

（二）沉淀反应

1. 与金属盐的沉淀反应 皂苷可以和铅盐、钡盐、铜盐等一些金属盐类发生反应产生沉淀。在三萜皂苷的水溶液中加入硫酸铵、乙酸铅或其他中性盐类即生成沉淀。利用这一性质可进行皂苷的提取和初步分离。

2. 与甾醇的沉淀反应 皂苷可与甾醇类反应形成难溶性分子复合物，除胆甾醇外，其他凡是含有3β-OH的甾醇也均可与皂苷结合生成难溶性分子复合物，常用的甾醇有*β*-谷甾醇、豆甾醇、麦角甾醇等。若3-OH为α-构型，或者是当3-OH被酰化或者生成苷键，就不能与皂苷生成难溶性分子复合物。三萜皂苷与甾醇形成的分子复合物不及甾体皂苷稳定。

（三）苷键的裂解

三萜皂苷在酸水解时常常伴随着羟基的脱水、连氧碳的构型异构化、醚键的断裂及张力环的开环等酸催化反应，导致得不到原生皂苷元。为得到原生皂苷元，常采用缓和条件的酸水解、Smith裂解、酶解等，必要时可进行双相水解。

例如达玛烷型四环三萜人参皂苷，用缓和条件水解（如50%HAc于70℃加热4小时），20位苷键可断裂生成较难溶于水的次级苷，进一步与HCl溶液室温下作用水解，可使3位苷键裂解得到原生皂苷元。若用HCl溶液加热煮沸水解，从水解产物中得不到原生的皂苷元。这是由于在HCl溶液中，20(*S*)-原人参二醇或20(*S*)-原人参三醇的20位碳原子发生差向异构化，转变为20(*R*)-原人参二醇或20(*R*)-原人参三醇，然后环合生成具有三甲基四氢吡喃环侧链的人参二醇（panaxadiol）或人参三醇（panaxatriol）。因此欲得到原生皂苷元，须采用缓和的方法进行水解，例如先用过碘酸钠氧化，水解后再用四氢硼钠还原，后在室温下用2mol/L H_2SO_4水解；或者在室温下用HCl水解，然后加入消除试剂叔丁醇钠。

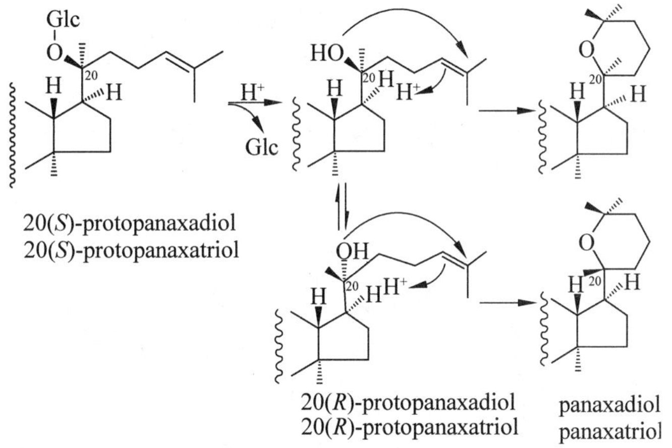

Glc O 20 H H H^+ Glc HO 20 H H^+ H O 20 H H

20(*S*)-protopanaxadiol
20(*S*)-protopanaxatriol

OH 20 H H^+ H O 20 H H

20(*R*)-protopanaxadiol
20(*R*)-protopanaxatriol

panaxadiol
panaxatriol

羊毛甾烷型四环三萜黄芪皂苷，酸性条件下进行水解时，除获得共同皂苷元环黄芪醇外，同时亦获得黄芪醇（astragenol），这是由于环黄芪醇结构中的三元碳环极易在酸性条件下开裂，生成具$\Delta^{9(11)}$，19-CH_3次生结构的缘故。因此后者不是真正的皂苷元，故一般采用两相酸水解或酶解的方法来断裂苷键，以避免三元环的开裂。

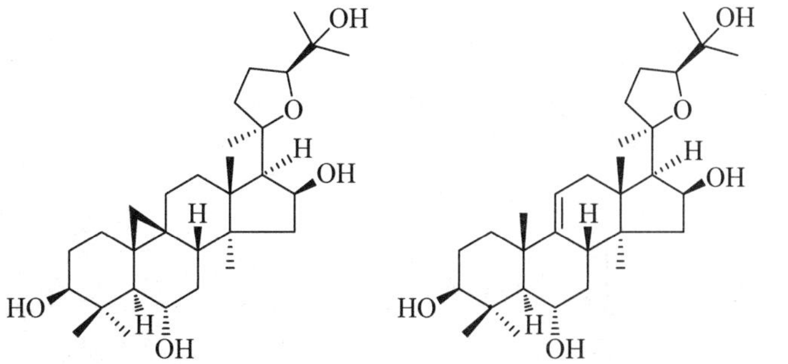

OH O H OH H HO H OH

环黄芪醇

OH O H OH H HO H OH

黄芪醇

又如齐墩果烷型五环三萜柴胡皂苷，结构中的13，28-氧环不稳定，在酸作用下醚键可能会断裂生成人工产物异环或同环双烯结构。例如，柴胡皂苷a和d在提取过程中易受酸的影响，转变为具异环双烯结构的柴胡皂苷 b_1 和 b_2，如果同时有甲醇存在，则醚环裂解，产生有 11-OCH_3 和 Δ^{12} 的苷 b_3 和 b_4。如果在提取溶液中加少量吡啶，则可减少上述结构改变。所以柴胡皂苷 b 系列化合物可能是提取过程中的人工产物。

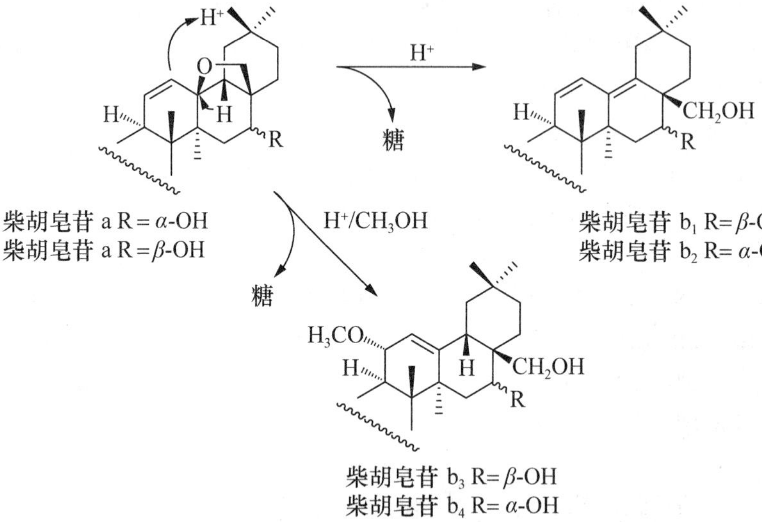
H+
糖
H+/CH3OH
糖
柴胡皂苷 a R = α-OH
柴胡皂苷 a R = β-OH
柴胡皂苷 b1 R=β-OH
柴胡皂苷 b2 R= α-OH
柴胡皂苷 b3 R=β-OH
柴胡皂苷 b4 R= α-OH

（四）内酯化反应

五环三萜化合物在 17 位有羧基取代，若羧基的 γ、δ 位有双键，易在酸催化下生成内酯。若与溴/甲醇溶液作用，则生成溴代内酯。

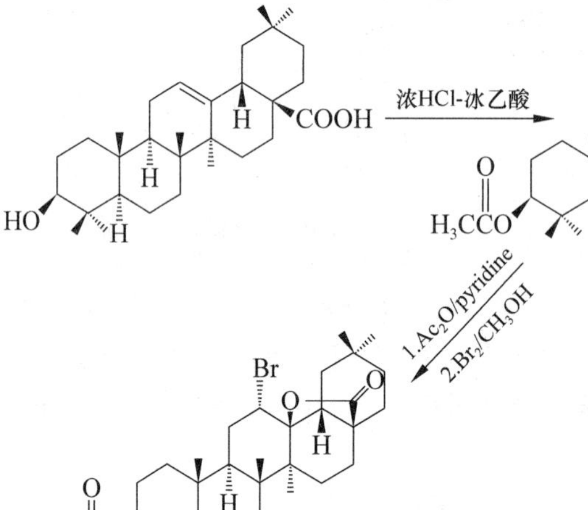
COOH
HO
浓HCl-冰乙酸
H3CCO
1.Ac2O/pyridine
2.Br2/CH3OH
Br

例如齐墩果烷型五环三萜合欢皂苷，酸水解时得到的苷元不是原生苷元，而是金合欢酸内酯（28→21β-内酯）。

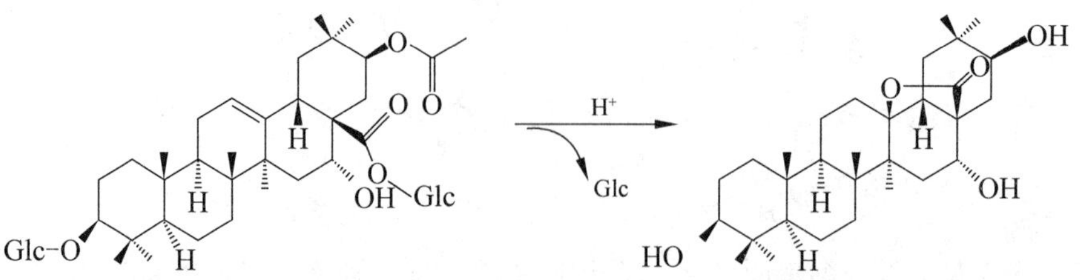
Glc-O
OH
Glc
H+
Glc
HO
OH

合欢皂苷　　　　金合欢酸内酯

（五）氧化反应

一些皂苷具有特殊的官能团或取代基，在相应的条件下会发生化学反应。因此可以结合这些化学反应对皂苷的结构进行鉴定，例如判断双键的位置、取代基的种类等，并可进行衍生化反应。

（1）Oppenauer 氧化

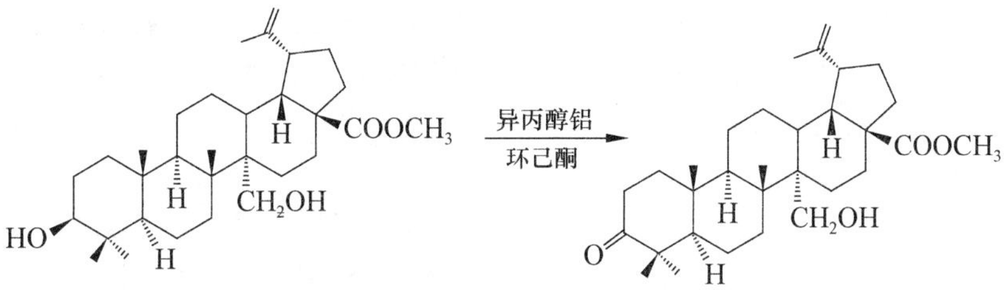

异丙醇铝 / 环己酮

（2）铬酐-冰乙酸氧化

CrO_3 / HAc

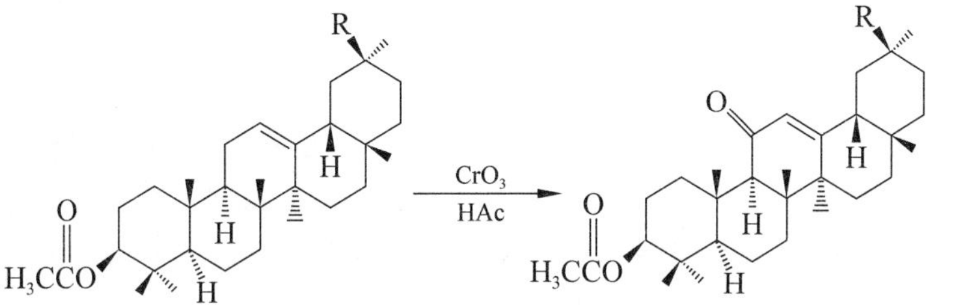

（六）还原反应

三萜类化合物中常见的官能团如羰基、羧基、羟基等都可以在适当的条件下被还原。

醛基、酮基 $\xrightarrow{\text{Wolff-Kishner-黄鸣龙反应}}$ 甲基、次甲基

羧基 $\xrightarrow{LiAlH_4}$ 羟甲基

羟基 $\xrightarrow[\text{2. } LiAlH_4]{\text{1. 对甲基苯磺酰化}}$ 甲基或次甲基

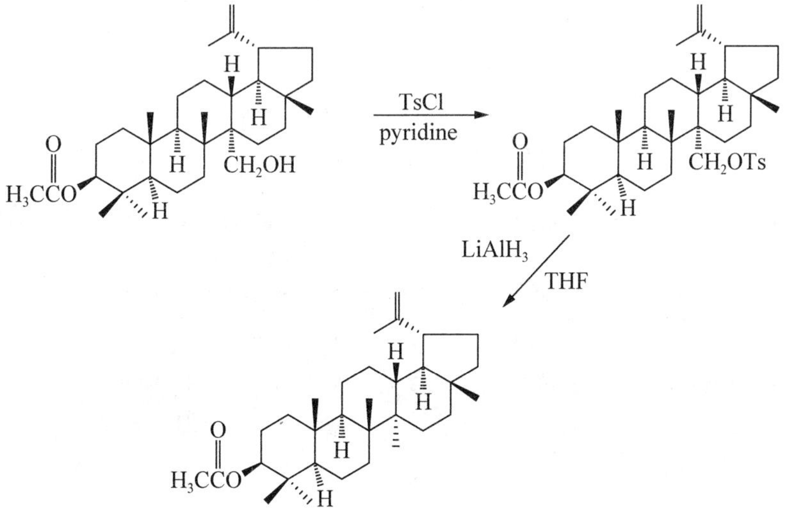

TsCl / pyridine

$LiAlH_3$ / THF

第5节 三萜类化合物的提取分离

一、三萜类化合物的提取与分离

三萜化合物的提取方法主要为溶剂法，可用甲醇、乙醇或稀醇提取，或用甲醇、乙醇提取后，再依次用石油醚、三氯甲烷、乙酸乙酯等溶剂进行分步萃取，三萜成分主要存在于三氯甲烷部位。由于三萜化合物在植物体中主要以皂苷形式存在，可将三萜皂苷进行水解，水解产物用三氯甲烷等溶剂萃取而获得三萜皂苷元。

三萜化合物的分离通常反复采用硅胶吸附柱色谱法，先用常压或低压硅胶柱做初步分离，再经中压柱色谱、薄层制备色谱、制备型高效液相色谱等方法获得最终分离。硅胶柱色谱常用溶剂系统为石油醚-三氯甲烷、苯-乙酸乙酯、三氯甲烷-乙酸乙酯、三氯甲烷-丙酮、三氯甲烷-甲醇、乙酸乙酯-丙酮等。

二、三萜皂苷的提取与分离

（一）提取

三萜皂苷常用醇类溶剂提取，若皂苷分子含有较多羟基、羧基等极性官能团，则需用稀醇提取。实验室通常采用甲醇或工业乙醇，提取液减压浓缩后用石油醚、乙醚、三氯甲烷或乙酸乙酯进行萃取，除去脂溶性成分，最后用正丁醇萃取，减压浓缩至干即得粗制总皂苷，此法为皂苷提取通法，如人参皂苷的提取流程如图7-1所示。

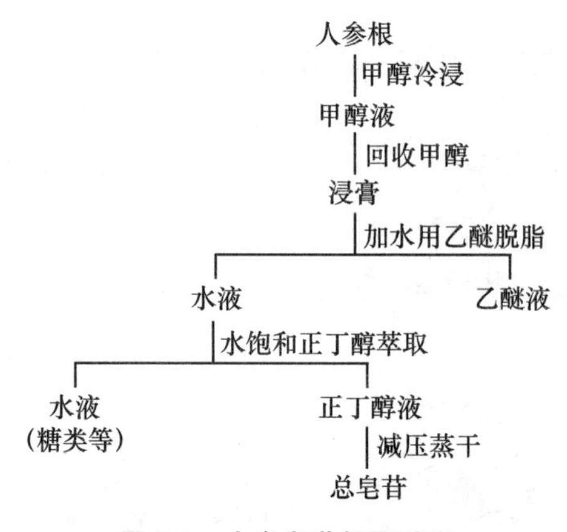

图7-1 人参皂苷提取流程

也可将醇提液减压回收后，通过大孔吸附树脂，先用少量水洗去糖和其他水溶性成分，然后用30%～80%甲醇或乙醇梯度洗脱，洗脱液减压蒸干，得粗制总皂苷。

由于皂苷难溶于乙醚、丙酮等溶剂，可将粗制总皂苷溶于少量甲醇或乙醇，然后逐滴加入乙醚、丙酮或乙醚-丙酮（1∶1）混合溶剂至皂苷析出为止，摇匀，使皂苷充分沉淀，滤过。由于开始时析出的沉淀杂质往往较多，故可过滤后在滤液中继续加入乙醚，得到纯度较高的皂苷。

利用一些皂苷结构中存在游离羧基的特点，可用碱水提取，如甘草酸的提取。

上述方法在大多数情况下通常只能获得总皂苷，为获得单一的皂苷化合物，需进一步采用色谱分离的方法。

（二）分离

由于三萜皂苷结构复杂，有较大的水溶性，同时，存在于同一植物中的皂苷大多结构相近，因此皂苷的分离纯化是天然产物化学研究中的难点。常规的柱色谱和制备薄层色谱方法很难分离得到皂苷类单体化合物，往往需要多种色谱技术的联合应用，才能获得三萜皂苷单体。

1. 吸附色谱 吸附色谱作为一种传统的分离方法常被作为继大孔吸附树脂分离之后的一种初步分离手段，吸附剂常用硅胶。在用硅胶色谱分离皂苷类化合物时，常采用三氯甲烷-甲醇、三氯甲烷-乙醇、乙酸乙酯-甲醇、乙酸乙酯-乙醇等溶剂系统。但在皂苷结构很接近的情况下，用硅胶色谱常无法实现有效分离。另外，硅胶对皂苷这类高极性化合物的吸附作用较大，利用硅胶色谱分离皂苷可能会导致样品的损耗，不适用于微量皂苷成分的分离，而采用分配硅胶色谱会获得较好的分离效果，三氯甲烷-甲醇-水是最常用的三元溶剂系统。

2. 反相色谱 20世纪80年代，反相填料在天然产物研究中获得广泛应用，对皂苷类化合物的分离纯化起到了巨大的推动作用。目前用于皂苷类化合物分离的反相载体主要是十八烷基键合硅胶（octadecylsilane，ODS）和辛烷基键合硅胶。默克（Merck）公司生产多种规格的反相填料，天津化学试剂二厂目前也开发出多种规格的键合相硅胶载体。水、甲醇、乙腈和乙醇是反相色谱中最常用的溶剂，在分离皂苷类化合物时，常用不同比例的甲醇-水、乙醇-水或乙腈-水为洗脱剂。使用乙腈-水溶剂系统时色谱柱的阻力小，常被用于高效液相色谱分离。由于乙腈较甲醇及乙醇价格更昂贵且毒性大，在初步阶段的皂苷反相色谱分离中一般不采用。

用反相载体分离皂苷类化合物时，可采用减压色谱、常压色谱及加压色谱等多种分离方式。当一些皂苷类成分结构非常相近，用其他分离方法难以纯化时，可采用高效液相色谱进行分离。从七叶树科植物天师栗（*Aesculus wilsonii*）干燥成熟果实（娑罗子）中提取得到的七叶皂苷具有抗炎、消肿、增加静脉张力等功效，已被开发用于临床。七叶总皂苷中存在一系列具有不同3位糖链及E环取代基团的皂苷，对这些皂苷进行有效分离具有一定难度。Apers等报道使用Waters Symmetry Shield C_8 色谱柱，利用高效液相色谱装置，可一次将七叶皂苷（escins）Ⅰa和Ⅱa成功分离。

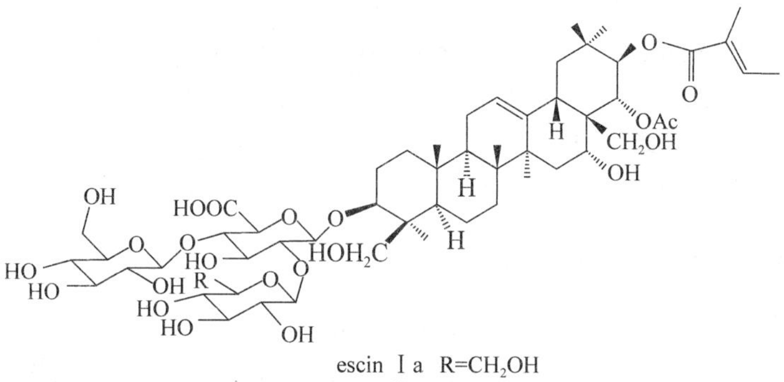

escin Ⅰa R=CH_2OH
escin Ⅱa R=H

Merck公司生产的Lobar预制柱是实验室进行皂苷类化合物制备性分离的有效装置。Lobar预制柱可用于分离克数量级的样品，其分离效果有时与HPLC接近。赵维民等利用RP-18 Lobar预制柱对植物玉叶金花（*Mussaenda pubescens*）的化学成分进行了分离，以乙醇-水、乙腈-水为洗脱剂，获得了一系列三萜皂苷类化合物。

3. 液液分配色谱 逆流色谱及离心分配色谱作为液液分配色谱，其优点在于不会对极性高的皂苷类化合物造成不可逆吸附，并可能将结构极其近似的成分分开。例如柴胡含有多种皂苷，这些柴胡皂苷因为结构上差异较小，用一般分离方法较难分开，尤其是柴胡皂苷a和d仅16位羟基的构型不同，在薄层色谱上的比移值非常接近，采用逆流分配法可成功地将其分开。

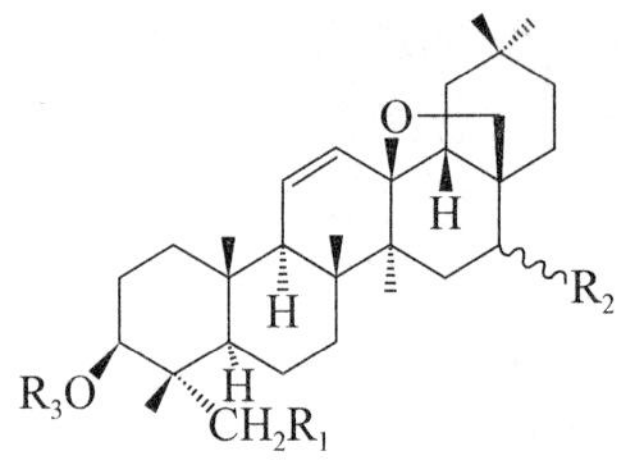

	R_1	R_2	R_3
柴胡皂苷 a	OH	β-OH	-Fuc^{3}Glc
柴胡皂苷 d	OH	α-OH	-Fuc^{3}Glc

第6节　三萜类化合物的结构研究

通常采用化学和波谱相结合的方法研究三萜及其苷的结构，具体内容包括苷元和糖片段的结构鉴定，以及苷元与糖链连接位置的确定等。前人对三萜类化合物已做过大量研究工作，目前所遇到的苷元大部分是已知化合物，其结构可根据波谱数据与文献报道的数据相比较而确定。皂苷与苷元相比结构较为复杂，在传统的结构研究方法中，苷键的裂解占有重要的位置，裂解方法包括酸水解、碱水解及温和的 Smith 降解和酶水解等。通过苷键裂解反应除可获得苷元及糖的信息外，还可获得次级皂苷。通过次级皂苷与原皂苷的比较可确定糖的连接顺序及连接位置。目前，波谱方法特别是核磁共振技术是鉴定三萜皂苷结构的首选方法。结构新颖复杂的三萜类化合物可采用 2D-NMR 和 X 射线单晶衍射分析等方法进行确定。

一、三萜类化合物的紫外光谱

紫外光谱可用于判断齐墩果烷型三萜化合物结构中双键的类型，如结构中只有一个孤立双键，仅在 205～250nm 处有微弱吸收，若有 α，β-不饱和羰基，最大吸收在 242～250nm；如有异环共轭双烯，最大吸收在 240、250、260nm。同环共轭双烯最大吸收则在 285nm。此外，11-oxo，Δ^{12}-齐墩果烯型化合物，可用紫外光谱判断 18-H 的构型，18-H 为 β-构型时，最大吸收为 248～249nm；18-H 为 α-构型时，最大吸收为 242～243nm。

二、三萜类化合物的红外光谱

根据一些三萜类化合物在红外光谱区域 A（1392～1355cm^{-1}）和区域 B（1330～1245cm^{-1}）的碳氢吸收可区别齐墩果烷型、乌苏烷型和四环三萜。例如齐墩果酸的衍生物在区域 A 只有 2 个吸收峰 1392～1379cm^{-1} 及 1370～1355cm^{-1}；而在区域 B 有较强的 3 个吸收峰 1330～1315cm^{-1}、1306～1299cm^{-1} 及 1269～1250cm^{-1}。熊果酸的衍生物在区域 A 和区域 B 各有 3 个吸收峰，区域 A 中 1392～1386cm^{-1}、1383～1370cm^{-1}、1364～1359cm^{-1}，区域 B 中 1312～1308cm^{-1}、1276～1270cm^{-1}、1250～1240cm^{-1}。四环三萜在区域 A 和 B 都各只有一个吸收峰。

三、三萜类化合物的核磁共振氢谱

三萜及其苷的氢谱特征是在高场有角甲基吸收峰，在 δ 0.18～1.50 左右出现堆积成山形的亚甲基吸收峰，在低场出现一些受双键、羰基或羟基影响的特征氢吸收峰。

一般甲基质子信号在 δ 0.625～1.50 间。四环三萜、乌苏烷型三萜氢谱中常可观察到双峰甲基信号，乌苏烷型三萜 29-CH_3 和 30-CH_3，均为二重峰（d），δ 值为 0.80～1.00，J 值约为

6.0Hz；羽扇豆烯型三萜的 C-30 烯丙甲基一般位于 δ 1.63～1.80，且呈宽的单峰（s），为该类化合物在氢谱上的特征峰。乙酰基中甲基信号为 δ 1.82～2.07，甲酯部分的甲基信号在 δ 3.60 左右。

烯氢信号的化学位移值一般为 δ 4.30～6.00；环内双键质子的 δ 值一般大于 5.00，环外双键质子的 δ 值一般小于 5.00。如在 Δ^{12}-三萜中 12 位烯氢在 δ 4.93～5.50 处出现一宽峰或分辨度不好的多重峰；若 11 位引入羰基，和双键共轭，则烯氢可因去屏蔽而向低场位移，在 δ 5.55 处出现一单峰。具 $\Delta9^{(11),12}$-同环双烯化合物，在 δ 5.50～5.60 处出现 2 个烯氢信号，均为二重峰。若为 $\Delta^{11,13(18)}$-异环双烯三萜，1 个烯氢为双峰，在 δ 5.40～5.60，另 1 个烯氢为 2 个二重峰，出现在 δ 6.40～6.80 处。

三萜化合物常有 OH 取代，连 OH 的碳上质子信号一般出现在 δ 3.20～4.00。连 OAc 的碳上的质子信号一般为 δ 4.00～5.50。对于大多数四环及五环三萜类化合物，3 位常有 OH 取代，因 4 位一般为季碳，如 2 位无取代基团时，3 位 H 的峰形与羟基的构型相关。当 H-3 表现为 dd 峰时，3 位羟基一般为β-构型。三萜皂苷糖部分 ^{1}H-NMR 特征可识别的主要是端基质子，其偶合常数可用于确定苷键构型。

四、三萜类化合物的核磁共振碳谱

与核磁共振氢谱相比，核磁共振碳谱信号分布在更广泛的范围，信号重叠的可能性降低，一个三萜或其皂苷的 ^{13}C-NMR 谱几乎可给出其每一个碳的信号。

一般角甲基出现在 δ 8.9～33.7，其中 23-CH_3 和 29-CH_3 为 e 键甲基，出现在低场，化学位移值依次为 δ 28.0 和 33.0 左右。苷元中烯碳在 δ 109.0～160.0，羰基碳为 δ 170.0～220.0，苷元和糖上与氧相连的碳的 δ 值为 60.0～90.0，其他碳一般在 60.0 以下。

根据碳谱中苷元的烯碳的个数和化学位移值不同，可推测一些三萜的双键位置（表 7-1）。

表 7-1 齐墩果烷、乌苏烷和羽扇豆烷类三萜主要烯碳化学位移

三萜及双键位置	烯碳 δ 值	其他特征碳
Δ^{12}-齐墩果烯	C-12：122.0～124.0，C-13：143.0～144.0	
11-oxo，Δ^{12}-齐墩果烯	C-12：128.0～129.0，C-13：155.0～167.0	11-C=O：199.0～200.0
Δ^{11}-13，28-epoxy-齐墩果烯	C-11：132.0～133.0，C-12：131.0～132.0	
$\Delta^{11,13(18)}$-齐墩果烯	C-11：126.0～127.0，C-12：126.0	C-13：84.0～85.5
（异环双烯）	C-13：136.0～137.0，C-18：133.0	
$\Delta^{9(11),12}$-齐墩果烯	C-9：154.0～155.0，C-11：116.0～117.0	
（同环双烯）	C-12：121.0～122.0，C-13：143.0～147.0	
Δ^{12}-乌苏烯	C-12：124.0～125.0，C-13：139.0～140.0	
$\Delta^{20(29)}$-羽扇豆烯	C-29：109.0，C-20：150.0	

确定苷键位置是 ^{13}C-NMR 谱的主要功能之一。根据苷化位移可获知苷化位置。三萜 3-OH 苷化，一般 C-3 向低场位移 δ 8.0～10.0，而且会影响 C-4 的化学位移值。糖之间连接位置的苷化位移约为 3.0～8.0。但糖与 28-COOH 成酯苷时，苷化位移是向高场位移，羰基碳苷化位移约为－2，糖的端基碳一般位移至 δ 95.0～96.0。

^{13}C-NMR 对皂苷分子中取代基的立体结构构型测定也十分有用。具有 16β-OH 的 C-16 化学位

移值为 67.5，具有 16α-OH 构型的异构体的 C-16 化学位移值为 74.0，16β-OH 型比 16α-OH 化学位移值小 6.5，它向高场位移 δ 6.5，但在异环双烯三萜中相反，如 C-16 为 α-OH，化学位移值为 δ 68.0，C-16 为 β-OH 时，化学位移值为 δ 77.0。

虽然利用现代核磁共振技术已能将三萜化合物结构中每个氢及碳信号进行完全归属，但将所获得化合物的碳谱数据与已知化合物碳谱数据进行比较，仍是解析三萜化合物结构的一个快速、简便的方法。Mahato 等归纳了 396 个具有各类骨架的五环三萜化合物的碳谱数据。Kalinovskii 和 Agrawal 分别对齐墩果烷型三萜的碳谱数据进行了整理。左国营等综述了碳谱化学位移在达玛烷型三萜皂苷元结构研究中的应用。上述大量有关碳谱数据的整理对鉴定三萜结构十分有益，限于篇幅，这里不再赘述。

五、三萜类化合物的质谱

1. 三萜化合物 电子轰击质谱（EI-MS）主要用于游离三萜类化合物的分子离子峰及裂解碎片峰的研究，可提供该类化合物的相对分子质量、可能的结构骨架或取代基位置等信息。三萜类化合物为数最多的是 Δ^{12}-齐墩果烯类化合物，因 C_{12}～C_{13}之间有双键具环己烯结构，易发生 RDA 裂解。

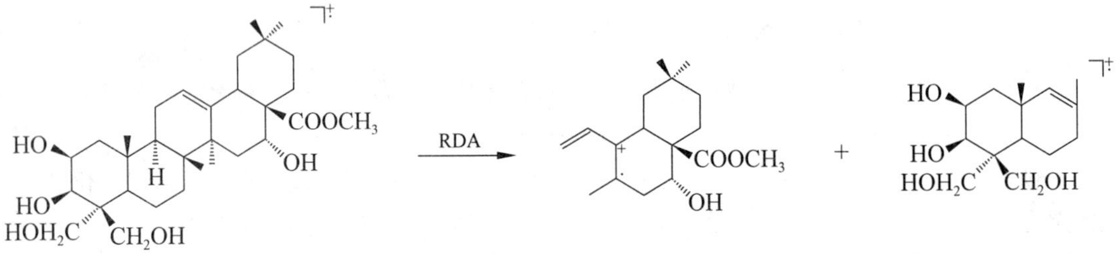

m/z 534　　RDA　　*m/z* 278　　+　　*m/z* 256

羽扇豆醇三萜皂苷元有一特征的碎片离子峰，即失去异丙烯基产生 M-41 离子峰。

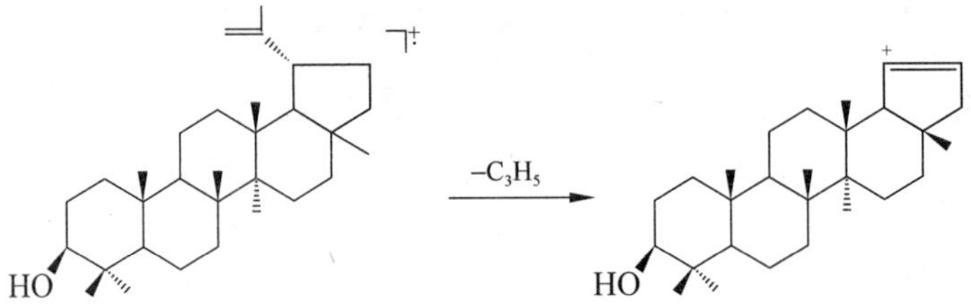

羽扇豆烷*m/z* 426　　$-C_3H_5$　　*m/z* 385

人参二醇裂解，同时失水，产生 *m/z* 341、189、175 碎片峰。人参三醇产生 *m/z* 339、187、173 碎片峰。

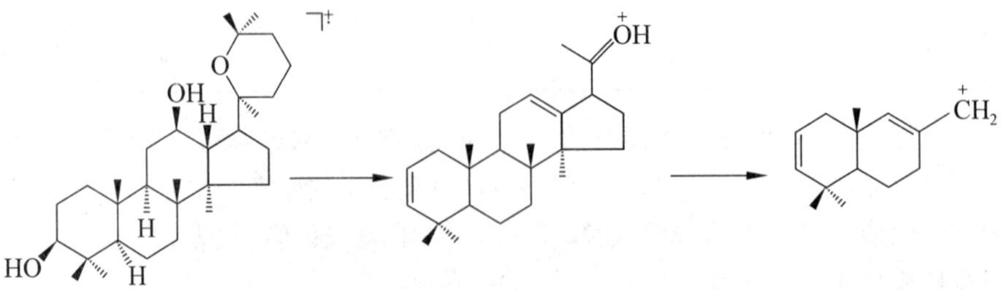

人参二醇　　*m/z* 341　　*m/z* 189

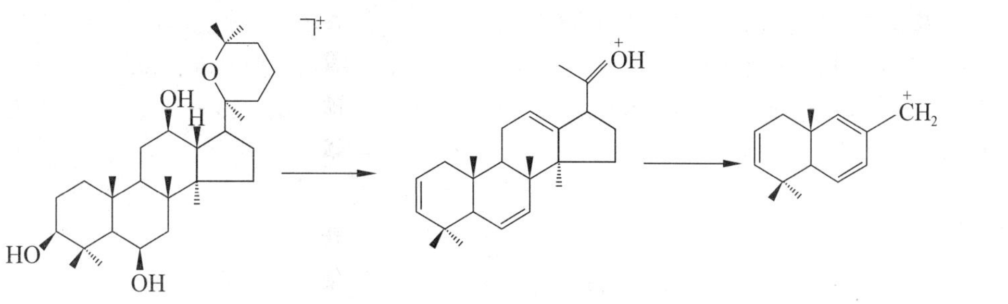

人参三醇　　m/z 339　　m/z 187

2. 三萜皂苷　皂苷是一类极性大、热不稳定、难挥发的天然产物。用传统的电子轰击质谱难以直接测定皂苷类化合物的相对分子质量，需先将其转化成衍生物后才能获得较好的质谱图，常用甲基化、乙酰化和三甲基硅醚化等衍生化方法。这些衍生化方法仅对含糖数目较少的皂苷有效，对于含糖数目多的皂苷，即使制备成衍生物后仍得不到分子离子峰。

目前普遍采用各种软电离质谱技术来测定皂苷类化合物的相对分子质量，如场解析质谱（FD-MS）、快原子轰击质谱（FAB-MS）、电喷雾电离质谱（ESI-MS）等。当选用负离子检测方式时，可观测到［M－H］$^-$的准分子离子峰；如选用正离子检测方式，可观察到［M＋H］$^+$、［M＋Na］$^+$和（或）［M＋K］$^+$等准分子离子峰。在用正离子检测方式测定皂苷的质谱时，有时只能观测到一个准分子离子峰，但无法确定该峰是［M＋H］$^+$或其他峰，这时结合使用负离子检测方式可帮助确定皂苷的相对分子质量。高分辨 FAB-MS 及高分辨 ESI-MS 等可直接获知皂苷的分子式，这有助于新皂苷的结构确证。

在皂苷的软电离质谱中，一般还可观察到一组连续失去糖单元的碎片离子信号，根据这些离子间的质量差可推测依次失去的是五碳糖(－132)、六碳糖（－162）、6-去氧糖（－146）或己糖醛酸（－176），由此可推定皂苷结构中糖的连接顺序。如从植物 *Cussonia barteri* 中分离得到的皂苷 cussonoside A 的负离子 FAB-MS 呈现了 941［M－H］$^-$准分子离子峰及 795［M－H－146］$^-$、633［M－H－146－162］$^-$和 471［M－H－146－162－162］$^-$碎片峰，以上数据给出苷元与糖的连接顺序，如结构式所示，其末端糖为鼠李糖。

此外，串联质谱技术（MS/MS）和激光解析质谱（LD-MS）等也被成功地应用于皂苷的研究。

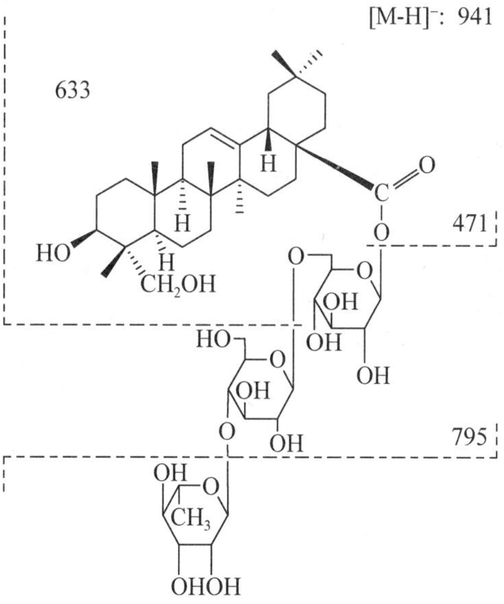

cussonoside A 的 FAB-MS
苷元与糖的连接方式

六、三萜类化合物研究实例

五加科植物人参 *Panax ginseng* 为传统名贵中药，始载于我国第一部本草专著《神农本草经》。人参具有大补元气、复脉固脱、补脾益肺、生津、安神、益智之功效，用于体虚欲脱、肢冷脉微、肺虚喘咳、惊悸失眠、神经衰弱、精神倦怠及各种气血津液不足症。人参在现代临床应用中主要治疗神经衰弱、心血管疾病、肿瘤等。人参主要分布在中国、朝鲜、韩国和日本，在我国主产于东北地区。对人参的化学成分研究开始于 20 世纪初，一直到 20 世纪 60 年代才逐步深入。经现代医学和药理研究证明，人参皂苷为人参的主要有效成分。

目前从人参及其地上部分共分离得到150多个人参皂苷，其中大多是活性成分。人参皂苷可用Rx表示，按硅胶薄层色谱 R_f 值的大小顺序，由小到大命名为人参皂苷Ro、Ra、Rb、Rc、Rd、Re、Rf、Rg、Rh等，再进而分为 Rb_1、Rb_2、Rb_3、Rg_1、Rg_2、Rg_3、Rh_1、Rh_2、Rh_3 等（图7-2）。

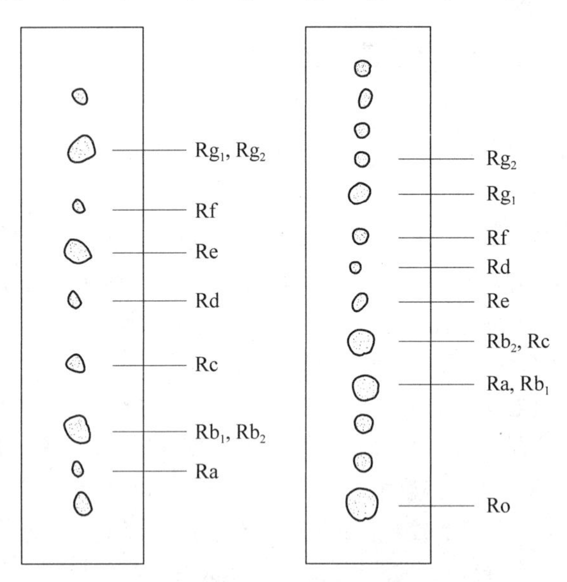

展开剂：正丁醇-乙酸乙酯-水（4:1:5）上层　　展开剂：三氯甲烷-甲醇-水（65:35:10）下层

图7-2　人参皂苷的薄层色谱图

1. 结构分类　人参皂苷有3种类型：

（1）由20(*S*)-原人参二醇［20(*S*)-protopanaxadiol］衍生的皂苷为A型，为达玛烷型四环三萜；

A型

人参皂苷 Rb_1　R_1=Glc^{2}Glc
R_2=Glc^{6}Glc

人参皂苷 Rb_2　R_1=Glc^{2}Glc
R_2=Glc^{6}Ara(p)

人参皂苷Rc　R_1=Glc^{2}Glc
R_2=Glc^{6}Ara(f)

人参皂苷Rd　R_1=Glc^{2}Glc
R_2=Glc

人参皂苷 Rh_2　R_1=Glc
R_2=H

（2）由20(S)原人参三醇［20(*S*)-protopanaxatriol］衍生的皂苷为B型，为达玛烷型四环三萜；

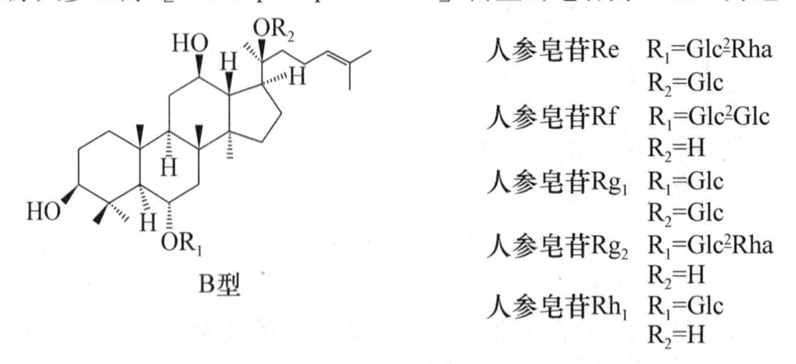

（3）由齐墩果酸衍生的皂苷为C型，为齐墩果烷型五环三萜。

人参皂苷R_o

2. 人参皂苷的提取分离 人参皂苷的分离主要采用硅胶柱色谱法，其中较难分离的成分，如 Rd 与 Re，Rb 与 Rc 可再经低压柱色谱法进行分离，色谱分离后反复重结晶得到单体。分离流程如图 7-3 所示。

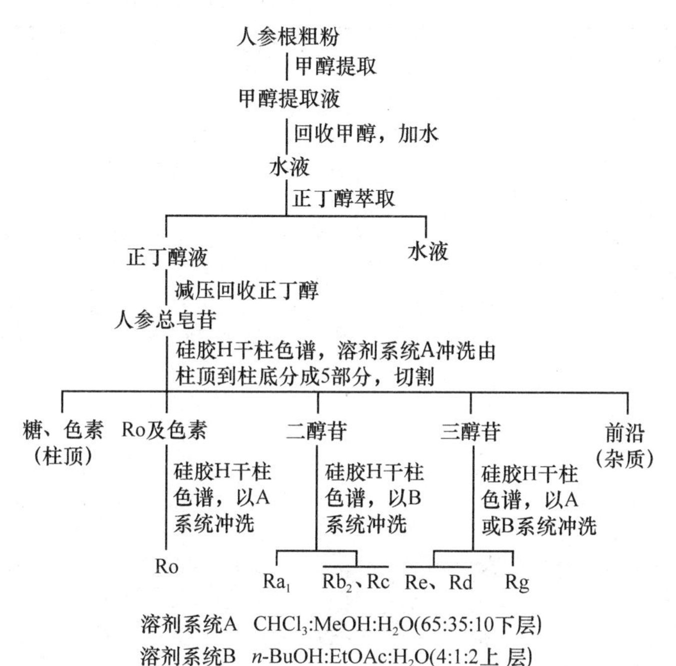

图 7-3 人参皂苷的提取分离流程

人参叶所含总皂苷含量比根高，可以作为提取皂苷的原料，目前已从人参叶中分离出的皂苷成分有 Rd、Re、Rg 和 Rh 等（图 7-4）。

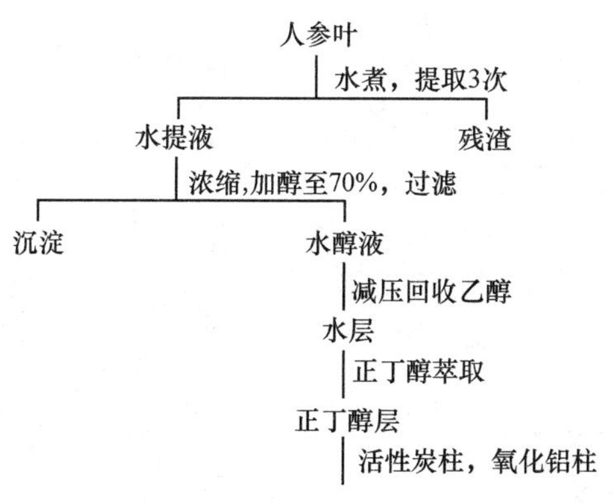

图 7-4 从人参叶中提取分离人参皂苷流程

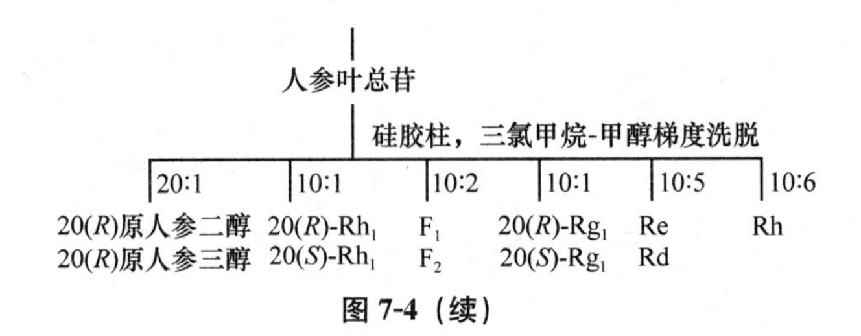

图 7-4（续）

人参皂苷的结构鉴定常采用^{13}C-NMR法，比较不同人参皂苷和皂苷元的^{13}C-NMR数据(表 7-2) 可以看出，二醇型与三醇型、20(*R*)与 20(*S*)、糖链位置与糖的种类和数量均有明显区别。

表 7-2　人参皂苷^{13}C-NMR 化学位移比较（pyridine-d_5）

碳	化合物					
	20(*S*)-ppd	20(*R*)-ppd	Rb_1	Rg_1	20(*S*)Rh_2	20(*S*)Rg_3
苷元部分						
C-1	39.5	39.5	39.1	39.5	39.4	39.5
C-2	28.2	28.3	26.6	27.6	27.3	27.3
C-3	77.9	78.0	89.3	78.6	88.9	89.2
C-4	39.5	39.4	39.6	40.1	40.3	40.3
C-5	56.3	56.4	56.3	61.3	56.4	56.8
C-6	18.7	18.8	18.6	77.8	18.7	18.7
C-7	35.2	35.2	35.1	44.9	36.0	36.1
C-8	40.1	40.1	39.9	41.0	37.2	37.2
C-9	50.4	50.5	50.1	49.9	50.7	50.7
C-10	37.3	37.4	36.8	39.5	39.8	39.9
C-11	32.0	32.3	30.8	30.8	32.2	32.2
C-12	70.9	70.9	70.1	70.3	71.1	71.1
C-13	48.5	49.3	49.3	48.9	48.8	48.9
C-14	51.6	51.8	51.3	51.3	51.9	51.9
C-15	31.8	31.5	30.8	30.6	31.5	31.6
C-16	26.8	26.7	26.6	26.4	26.8	26.9
C-17	54.7	50.7	51.6	51.6	54.8	54.9
C-18	16.2	16.2	16.2	17.4	16.8	16.7
C-19	15.8	15.9	15.9	17.4	16.4	16.4
C-20	72.9	73.0	83.5	83.3	73.2	73.2
C-21	26.9	22.6	22.6	22.3	27.0	26.9
C-22	35.8	43.3	36.1	35.9	35.4	35.5
C-23	22.9	22.8	23.1	23.2	23.1	23.2
C-24	126.2	126.0	125.8	125.8	126.4	126.5
C-25	130.6	130.8	131.0	130.9	130.7	130.8
C-26	25.6	25.8	25.8	25.7	25.7	25.8
C-27	17.6	17.7	17.9	17.7	17.7	17.7
C-28	28.6	28.7	28.0	31.6	28.3	28.3
C-29	16.4	16.5	16.5	16.2	16.0	16.0
C-30	17.0	17.4	17.3	17.0	17.3	17.3
糖部分						
3-Glc				6-Glc		

续表

碳	化合物					
	*20(*S*)-ppd	20(*R*)-ppd	Rb_1	Rg_1	20(*S*)Rh_2	20(*S*)Rg_3
1			105.0	103.7	106.7	103.3
2			82.9	75.3	75.9	81.4
3			77.2	80.0	78.7	78.2
4			71.5	71.6	72.2	72.0
5			78.0	79.3	78.0	77.8
6			62.6	62.9	63.3	63.2
Glc1			105.6			103.6
2			76.7			76.8
3			78.8			78.5
4			71.5			72.1
5			76.7			77.9
6			71.5			63.2
20-Glc1			97.9	98.1		
2			74.9	74.9		
3			78.6	78.8		
4			71.5	71.3		
5			76.7	77.8		
6			71.5	62.9		
Glc1			105.0			
2			74.9			
3			78.0			
4			71.5			
5			78.0			
6			62.6			

* ppd：原人参二醇。

第7节　代表性三萜类化合物的结构修饰

由于三萜类化合物在自然界中广泛存在、易于获得，因此常作为结构修饰的先导化合物。在这里，我们仅对报道最多的甘草酸和甘草次酸的结构修饰研究作一介绍。

甘草酸属齐墩果烷型化合物，有3位羟基、11位羰基、C-12-C-13双键和30位羧基，甘草次酸是甘草酸脱去2个葡萄糖醛酸后的苷元。对其进行的结构修饰工作主要集中在3位羟基和30位羧基的修饰方面，也有对11位羰基和C-12-C-13不饱和双键进行修饰及对五环母核进行改造的报道。在此，仅介绍在临床上广泛应用的药物——甘珀酸钠和甘草酸二铵。

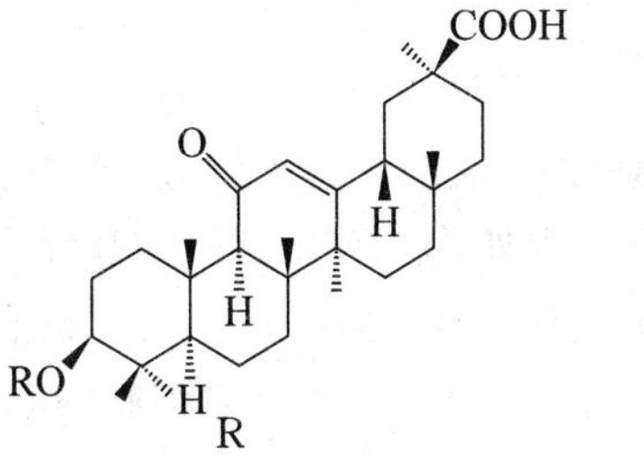

	R
甘草次酸	H
甘草酸	*β*-*D*-GlcA$\overset{2}{-}$*β*-*D*-GlcA

1. 甘珀酸钠 甘珀酸钠又名生胃酮，具有较强的抗炎作用，能够增加胃黏膜的黏液分泌，减少胃上皮细胞的脱落，在胃内可与胃蛋白酶结合，抑制酶的活力，从而保护溃疡面，促进组织再生和愈合。临床上主要用于治疗慢性消化性溃疡，也用于轻度肾上腺皮质功能不全。甘珀酸钠 20 世纪 60 年代由 Siegfried Gottfried 合成得到（图 7-5）。

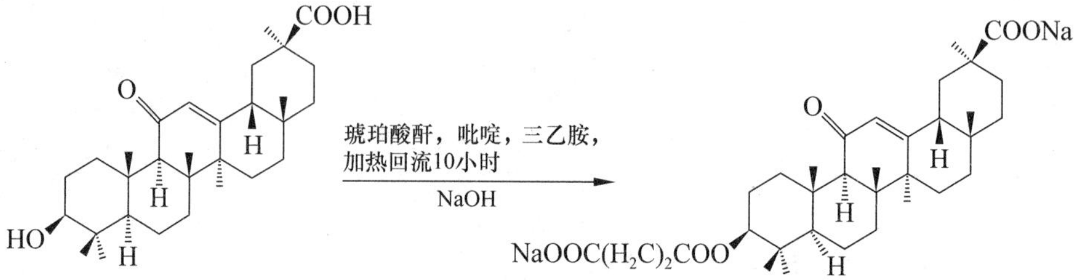

COOH; O; H; H; HO; H; 琥珀酸酐，吡啶，三乙胺，加热回流10小时; NaOH; COONa; O; H; H; $NaOOC(H_2C)_2COO$; H

图 7-5 甘珀酸钠合成路线

2. 甘草酸二铵 甘草酸二铵，商品名甘利欣、喜心生，具有较强的抗炎、保护肝细胞膜及改善肝功能的作用，作为临床上常用的抗炎保肝药物，可用于治疗各类急慢性肝炎引起的转氨酶升高，降低肝硬化和肝癌的发生率。其制备方法为：甘草酸单铵盐经 25%氢氧化钠或氢氧化钾水溶液回流 7～8 小时后，用 40%硫酸或盐酸调 pH 值 1～2，正丁醇萃取，有机层通入氨气至 pH>8，减压蒸去正丁醇，得甘草酸二铵粗品，乙酸或乙醇重结晶即得甘草酸二铵。

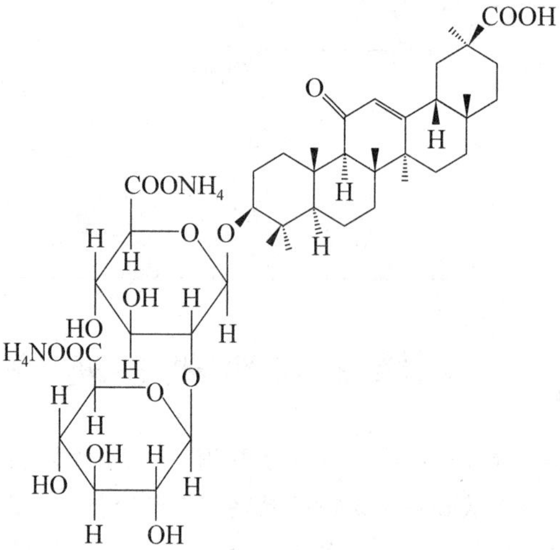

COOH; O; H; H; $COONH_4$; H; O; O; H; H; OH; H; HO; H; H_4NOOC; H; O; H; O; H; OH; H; HO; H; H; OH

甘草酸二铵

第 8 节 三萜类化合物的生物活性

三萜及其苷具有多种生理功能，是许多天然药物的主要活性成分，其生物活性主要包括抗肿瘤、抗炎、保肝、降血糖、中枢神经系统作用、免疫调节等。

1. 抗肿瘤活性 人参皂苷在体内外均具有显著的抗肿瘤活性。例如，人参皂苷 Rh_1 及其前体 Rg_1 对小鼠宫颈癌 U14 和 EAC 细胞有明显的抑制作用，且 Rh_1 的作用强于 Rg_1；人参皂苷 Rh_2 对人肝癌细胞 SMMC-772 有诱导分化作用，其机制为抑制细胞内端粒酶催化亚单位（hTERT）mRNA 的表达和细胞周期正调节因子 P16 蛋白、p21mRNA 的表达；人参皂苷 Rg_3 可明显抑制 B16 黑色素瘤的生长及胃癌诱导的血管内皮细胞的增殖。在体内，S-180 腹水癌实体型小鼠灌胃给予人参皂苷

Rh_2，可下调细胞间连接黏附分子（JAM）在肿瘤细胞的表达，抑制肿瘤组织血管及淋巴管的生长；卵巢癌模型裸鼠腹腔注射给予人参皂苷 Rh_2 和顺铂后较单用顺铂，小鼠的生存时间明显延长，而肿瘤的生长受到明显抑制。对人参皂苷单体的构效关系研究表明低糖链的皂苷及苷元具有较强的抗肿瘤作用，其活性规律为：原人参二醇型＞原人参三醇型；苷元＞单糖苷＞二糖苷＞三糖苷＞四糖苷；20（*R*）人参皂苷＞20（*S*）人参皂苷。

甘草次酸在体外可抑制白血病 HL-60 细胞、肝癌 HepG2 细胞、结肠癌 LoVo 细胞、胃癌 BGC823 细胞、宫颈癌 HeLa 细胞的增殖，研究结果提示甘草次酸是一种很有前景的抗肿瘤药物。

从积雪草中分离得到的积雪草酸已经发现具有广泛的药理作用，特别是通过线粒体依赖性途径减少炎症，抑制肿瘤细胞增殖和诱导细胞凋亡。

从小合欢 *Acacia concinna* 中分离得到的小合欢皂苷 A（kinmoonosides A）具有细胞毒活性，对人 HT-1080 纤维肉瘤细胞的 IC_{50} 值为 4.89μg/mL；从二色桌片参（*Mensamaria intercedens*）中分离得到的二色桌片参皂苷 A（intercedenside A）对 10 种人肿瘤细胞具有显著的细胞毒活性（IC_{50}＝0.6～2.0μg/mL），同时对小鼠 Lewis 肺癌及 S180 恶性肿瘤有较好的抑制作用。

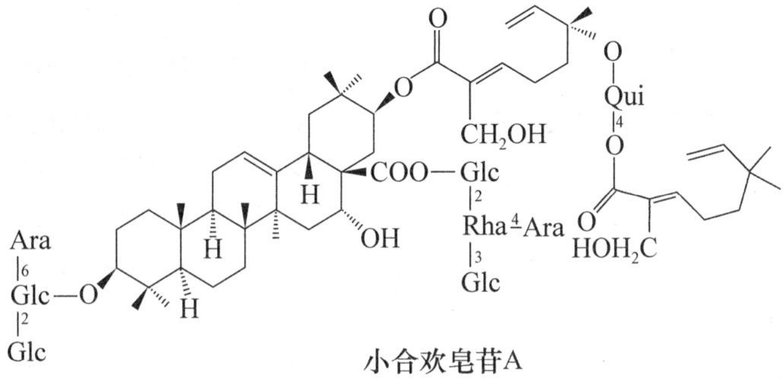

小合欢皂苷A

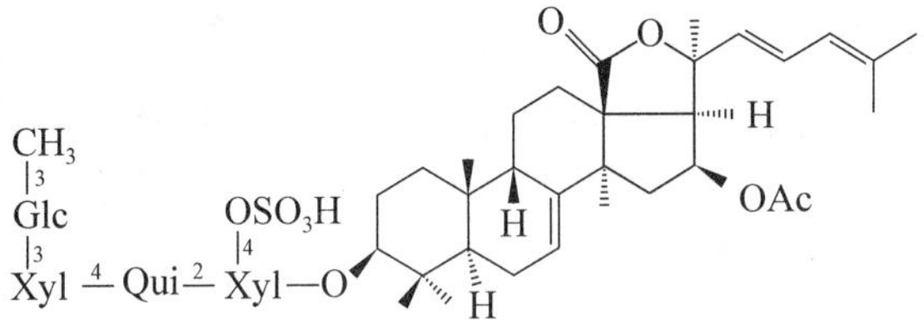

二色桌片参皂苷 A

2. 抗炎活性　大量实验研究表明三萜及其苷，特别是五环三萜皂苷具有显著的抗炎作用，并已应用于临床。例如齐墩果酸已应用于临床治疗肝炎；甘草次酸琥珀酸半酯的钠盐（甘珀酸钠），系自 20 世纪 60 年代至今临床常用抗溃疡药；雷公藤提取物临床用于治疗类风湿性关节炎、系统性红斑狼疮和肾炎等症；七叶皂苷的衍生物七叶皂苷钠在临床上广泛用于脊椎综合征治疗。

对枇杷 *Eriobotrya japonica* 提取物的研究发现其中大约有 10 余种五环三萜皂苷对 TPA 诱导的小鼠的耳肿胀具有明显的抑制作用。考查某些五环三萜皂苷结构变化对其抗炎活性的影响，结果表明齐墩果酸以及其类似物 C-3 氧化后对 5-脂氧化酶和体内的炎症过程具有更强的抑制作用。桦木酸及其衍生物则能通过抑制炎症过程中具有重要作用的磷脂酶 A2（PLA2）的活性，从而抑制炎症的发展。

3. 保肝活性　三萜及其苷类大多具有保肝作用，如人参皂苷、三七皂苷、绞股蓝皂苷、齐墩果酸、甘草酸、甘草次酸等，其中甘草酸为典型代表。

1958年甘草酸制剂应用于临床肝病的治疗，取得良好的疗效，此后甘草酸被广泛应用于多种肝病的治疗。体内实验证明甘草酸及其衍生物对脂多糖诱导的慢性肝损伤有很好的治疗作用，抗炎作用可能是对环磷酸腺苷磷酸二酯酶（cAMP-PDE）活性、氧化应激的抑制能力以及对细胞因子作用的调控。另外对 CCl_4 和 *D*-氨基半乳糖诱导的肝损伤均有明显的保护作用。甘草酸对肝脏的保护作用与其抗氧化和抗炎活性密切相关。

近年有人报道从金银花 *Lonicera japonica* 中分离得到的忍冬糖苷 A（Loniceroside A）具有保肝作用，可以有效对抗四氯化碳诱导的肝损伤；白头翁皂苷 A（Pulsatilloside A）对氰化钠和葡萄糖缺乏导致的 PC12 细胞损伤具有保护作用。

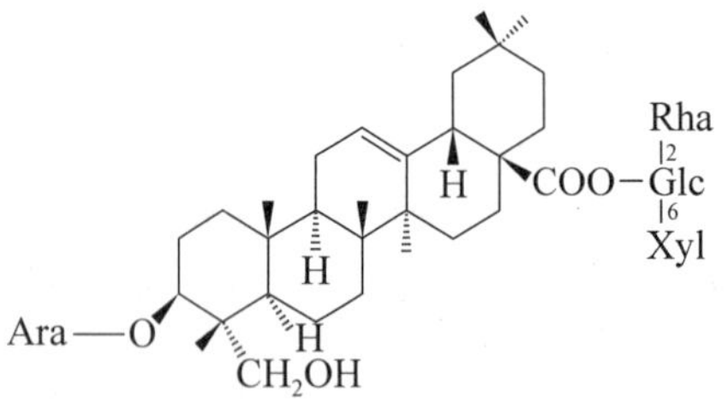

忍冬糖苷A 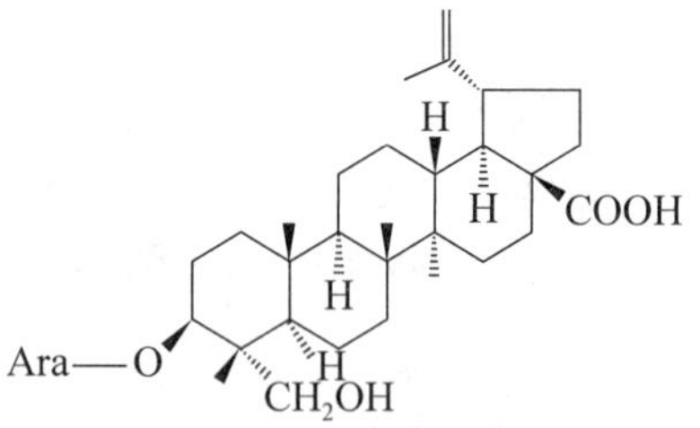　　　　白头翁皂苷A

4. 降糖活性　在具有降糖作用的植物药中，很多以三萜及其苷类为其生物活性成分，如苦瓜、夏枯草等。苦瓜提取物用于治疗糖尿病已有多年历史。近年的研究热点为苦瓜中的降糖活性物质——苦瓜皂苷。

研究表明齐墩果酸对四氧嘧啶诱导的糖尿病大鼠具有降血糖、降血脂和抗氧化功效，其抗氧化能力可能是其降血糖和降血脂作用的机制之一。

5. 对中枢神经系统的作用　人参皂苷，特别是 Rb_1 和 Rg_1，具有明显的提高记忆、抗衰老作用。Rb_1 和 Rg_1 能增强海马突触的密度，促进神经细胞的生长，促进乙酰胆碱转移酶和神经生长因子 mRNA 的表达。

远志皂苷能够提高痴呆大鼠的学习记忆能力，显著升高脑内 M 受体密度和增强胆碱乙酰转移酶活性，能有效地抑制胆碱酯酶的活性。另外，远志总皂苷对人神经母神经瘤 SH-SY5YAPP695 细胞中 Aβ 的分泌具有抑制作用，其机制可能是通过影响 APP 的 β-分泌酶的酶切位点的 APP 构象，从而抑制 APP 的 β-分泌酶水解过程。

6. 其他活性　三萜及其苷类除具有以上活性外，还有许多其他生物活性，如对心脑血管系统的作用、免疫调节作用、抗生育作用、抗菌作用等。

参考文献

方起程，2006. 天然药物化学研究 [M]. 北京：中国协和医科大学出版社.

王强，吴美清，赵玲辉，等，2008. 人参皂苷 Rh2 对小鼠移植瘤生长及对细胞间连接黏附分子表达的影响 [J]. 中国中药杂志，33 (18)：2116-2119.

吴立军，2007. 天然药物化学 [M]. 5 版. 北京：人民卫生出版社.

肖崇厚，1997. 中药化学 [M]. 上海：上海科学技术出版社.

徐任生，2004. 天然产物化学 [M]. 2 版. 北京：科学出版社.

周景良，章晓亮，2008. 甘草酸二铵盐的制备方法：200410074039.4 [P]. 2008-12-10.

B TANG，H QIAO，F MENG，et al，2007. Glycyrrhizin attenuates endotoxin-inducedacute liver injury after partial hepatectomy in rats [J]. Brazilian Journal of Medical and Biological Research，40 (12)：1637-1646.

C H LEE，2007. Protective mechanism of glycyrrhizin on acute liver injury induced by carbon tetrachloride in mice [J]. Biological & Pharmaceutical Bulletin，30 (10)：1898-1904.

D ZHAI，Y ZHAO，X CHEN，et al，2007. Protective effect of glycyrrhizin，glycyrrheticacid and matrine on acute cholestasis induced by alpha-naphthyl isothiocyanatein rats [J]. Planta medica，73 (2)：128-133.

GUNATILAKA A A LESLIE，NANAYAKKARA N P DHAMMIKA，SULTANBAWA M UVAIS S，1983. Studies on terpenoids and steroids. Part 1. Structures of six novel 27-hydroxy and 6β-hydroxy di- and trioxygenated D：A-friedo-oleanane triterpenes from *Kokoona zeylanica* [J]. Journal of the Chemical Society，Perkin Transactions 1，(10)：2459-2469.

H SUZUKI，L ACHNINE，R XU，et al，2002. A genomics approach to the early stages of triterpene saponin biosynthesis in *Medicago truncatula* [J]. Plant Journal，32 (6)：1033-1048.

I H CHEN，M C LU，Y C DU，et al，2009. Cytotoxic triterpenoids from the stems of *Microtropis japonica* [J]. Journal of Natural Products，72 (7)：1231-1236.

I ITURBEORMAETXE，K HARALAMPIDIS，K PAPADOPOULOU，et al，2003. Molecular cloning and characterization of triterpene synthases from *Medicago truncatula* and *Lotus japonicus* [J]. Plant molecular biology，51 (5)：731-743.

J D CONNOLLY，R A HILL，B T NGADJUI，1994. Triterpenoids [J]. Natural Product Reports，11 (5)：467-492.

J D CONNOLLY，R A HILL，BT NGADJUI，1994. Triterpenoids [J]. Natural Product Reports，11 (1)：91-117.

J D CONNOLLY，R A HILL，1989. Triterpenoids [J]. Natural Product Reports，6 (5)：475-501.

J D CONNOLLY，R A HILL，1999. Triterpenoids [J]. Natural Product Reports，16：221-240.

J D CONNOLLY，R A HILL，2000. Triterpenoids [J]. Natural Product Reports，17 (5)：463-482.

J D CONNOLLY，R A HILL，2001. Triterpenoids [J]. Natural Product Reports，18 (2)：131-147.

J D CONNOLLY，R A HILL，2001. Triterpenoids [J]. Natural Product Reports，18 (5)：560-578.

J D CONNOLLY，R A HILL，2002. Triterpenoids [J]. Natural Product Reports，19 (4)：494-513.

J D CONNOLLY，R A HILL，2003. Triterpenoids [J]. Natural Product Reports，20 (6)：640-659.

J D CONNOLLY，R A HILL，2005. Triterpenoids [J]. Natural Product Reports，22 (2)：230-248.

J D CONNOLLY，R A HILL，2005. Triterpenoids [J]. Natural Product Reports，22 (4)：487-503.

J D CONNOLLY，R A HILL，2007. Triterpenoids [J]. Natural Product Reports，24 (2)：465-486.

J D CONNOLLY，R A HILL，2008. Triterpenoids [J]. Natural Product Reports，25 (4)：794-830.

J D CONNOLLY，R A HILL，2010. Triterpenoids [J]. Natural Product Reports，27 (1)：79-132.

J S GUO，J Y WANG，W L KOO，2006. Anti-oxidative effect of glycyrrhizin on acute and chronic CCl_4-induced liver injuries [J]. Journal of Gastroenterology and Hepatology，21 (Suppl 2)：154-155.

K ABE，T IKEDA，K WAKE，et al，2008. Glycyrrhizin prevents of lipopolysaccharide/*D*-galactosamine-induced liver injury through down regulation of matrix metalloproteinase-9 in mice [J]. Journal of Pharmacy and Pharmacology，60 (1)：91-97.

K HARALAMPIDIS，M TROJANOWSKA，A E OSBOUM，2002. Biosynthesis of triterpenoid saponins in plants [J]. Advance in Biochemical Engineering/Biotechnology，75：31-49.

M BASYUNI，H OKU，E TSUJIMOTO，2007. Triterpene synthases from the *Okinawan mangrove tribe*，Rhizophoraceae [J]. Febs Journal，274 (19)：5028-5042.

R A HILL，J D CONNOLLY，2011. Triterpenoids [J]. Natural Product Reports，28 (6)：1087-1117.

R A HILL，J D CONNOLLY，2012. Triterpenoids [J]. Natural Product Reports，29 (7)：780-818.

R A HILL，J D CONNOLLY，2013. Triterpenoids [J]. Natural Product Reports，30 (7)：1028-1065.

R A HILL，J D CONNOLLY，2015. Triterpenoids [J]. Natural Product Reports，32 (2)：273-327.

R A HILL，J D CONNOLLY，2017. Triterpenoids [J]. Natural Product Reports，34 (1)：90-122.

R A HILL，J D CONNOLLY，2018. Triterpenoids [J]. Natural Product Reports，35 (8)：1294-1329.

R A HILL，J D CONNOLLY，2020. Triterpenoids [J]. Natural Product Reports，37 (6)：962-998.

T NABEKURA，T YAMAKI，K VENO，2008. Inhibition of P-glycoprotein and multidrug resistance protein 1 by dietary phytochemicals [J]. Cancer chemotherapy and pharmacology，62 (5)：867-873.

T YOSHIDA，K ABE，T IKEDA，et al，2007. Inhibitory effect of glycyrrhizin on lipopolysaccharide and *D*-galactosamine-induced mouse liver injury [J]. European Journal of Pharmacology，576（1-3）：136-142.

学习重点

三萜及其苷广泛存在于自然界，具有多种生物活性，其主要结构类型有四环三萜和五环三萜。四环三萜有达玛烷、羊毛甾烷、环阿屯烷、甘遂烷和葫芦烷型等。五环三萜有齐墩果烷、乌苏烷、羽扇豆烷和木栓烷型。其生物合成途径为甲戊二羟酸途径。三萜类化合物极性较小，而三萜皂苷由于糖分子的引入，极性增大，可溶于水，在丁醇或戊醇中的溶解度较好，因此常用正丁醇提取和纯化皂苷。皂苷通常具有表面活性和溶血作用，因此制备中药注射剂前必须考察其溶血性。常用甲醇、乙醇或稀醇提取三萜化合物，再用三氯甲烷萃取，由于三萜化合物在植物体中主要以皂苷形式存在，所以应先将三萜皂苷进行水解。常采用缓和条件的酸水解、Smith 裂解、酶解等以获取原生皂苷元，三萜及其苷的氢谱特征是在高场有角甲基吸收峰，在 δ 0.18～1.50 左右出现堆积成山形的亚甲基吸收峰。根据苷化位移可获知苷化位置，三萜 3-OH 苷化，一般 C-3 向低场位移 δ 8.0～10.0，糖之间连接位置的苷化位移约为 3.0～8.0；但糖与 28-COOH 成酯苷，苷化位移向高场位移，羰基碳苷化位移约为－2，糖的端基碳一般位移至 δ 95.0～96.0。软电离质谱和核磁共振技术是鉴定三萜及其苷结构的首选方法。

思 考 题

1. 请分析四环三萜和五环三萜主要结构类型之间的差异。

2. 中药甘草中主要含有三萜及其苷和黄酮类成分，试设计从中提取三萜总皂苷及黄酮的工艺路线。

3. 从辽东楤木（*Aralia elata Seem*）叶中分离得到的一化合物为白色粉末，难溶于三氯甲烷，易溶于甲醇；Liebermann-Burchard 反应及 Molisch 反应均为阳性。根据其化学反应结果及对各种波谱数据的解析，确定其结构式如下：

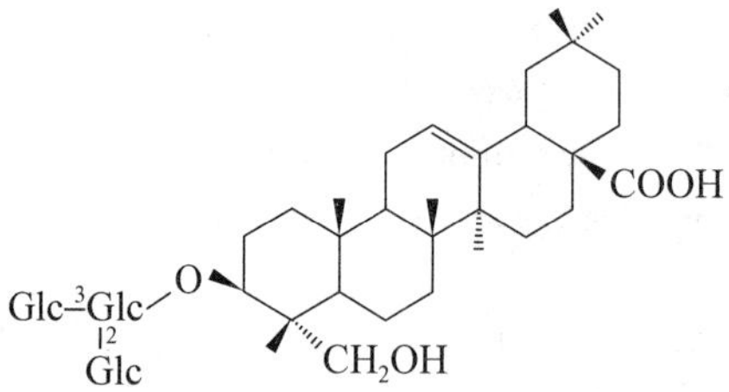

COOH
Glc-3-Glc-O
|2
Glc
CH_2OH

请回答下列问题：

（1）归属其 ^{1}H-NMR（C_5D_5N）谱中的下列数据（δ）：

0.80（3H，s）；0.96（3H，s）；1.01（3H，s）；1.08（3H，s）；1.27（3H，s）；1.30（3H，s）；5.47（1H，m）；5.70（1H，d，J=7.9Hz）；5.35（1H，d，J=7.6Hz）；4.83（1H，d，J=7.9Hz）。

（2）该化合物的 ^{13}C-NMR（C_5D_5N）谱中，δ 180.2 处的碳信号应归属于何基团的碳信号？

（韩　光　赵芬琴）

第8章 甾体及其苷类

学习要求

1. 掌握强心苷和甾体皂苷的结构与分类、理化性质、提取分离方法和波谱特征。

2. 熟悉甾体化合物的分类方法和显色反应；熟悉 C_{21} 甾类化合物的结构特点及重要的生物活性。

3. 了解强心苷的结构与生物活性的关系及其代表化合物；了解甾体化合物生物转化在药物研发中的作用。

第1节 概　述

甾体化合物（steroids）是自然界广泛存在的一类重要的天然产物，它与生理、保健、节育等诸多生命过程密切相关，并在医药、农业、畜牧业等领域起着重要作用。如强心药地高辛、抗过敏药氢化可的松、避孕药黄体酮、合成甾体激素的薯蓣皂苷元等都是甾体化合物。甾体化学已成为天然产物化学的一个重要分支，甾体药物已成为全球产量仅次于抗生素的第二大类药物，为人类的健康做出了特殊的贡献。

甾体化合物用于疾病的治疗可追溯到 1775 年英国医生 Withering 用洋地黄叶治疗风湿浮肿。但到 20 世纪 30 年代后期，各国学者才开始进行甾体激素的提取、分离、人工合成和药理活性研究。1936—1942 年 Reichstaim 等从动物的肾上腺获得可的松进行纯化、精制，确定其分子结构并可人工合成；1934 年 Kendell 分离出皮质激素纯品并获 4 种甾类成分，并用人工合成方法大量生产；1948—1949 年 Hench 将皮质素用于重症风湿病，发现各种病症奇迹般的消失并认为皮质激素对变态反应和感染等多种病有奇效。1950 年以上 3 位学者共同获得诺贝尔奖。我国甾体激素药物工业的奠基人是黄鸣龙（1898—1979 年）教授，他是我国著名的有机化学家。天然甾体化合物被称作 20 世纪研究最为透彻的药物。近几年，甾体类化合物发展速度很快，抗肿瘤、抗病毒、免疫调节、降血糖、降血脂、防治心脑血管疾病等新的生物活性以及双甾体、多胺甾体和甾体多羟基硫酸酯等新的化学结构不断地被发现。

甾体类化合物均具有环戊烷骈多氢菲（cyclopentano-perhydrophenanthrene）的四环结构，即甾体母核。“甾”字是由“田”字和“巛”字构成，“田”字的 4 个格象征 A、B、C、D 4 个环，“巛”字代表 C-10、C-13 和 C-17 位上的 3 个取代基，“甾”即“田头三根草”，十分形象地把甾类化合物的基本结构表示出来。

环戊烷骈多氢菲　　　　甾类化合物

甾核的C-10、C-13和C-17位上的取代基大多为β-构型，C-10和C-13位多为角甲基，C-3位多为羟基取代，可与糖结合成苷。甾体母核的其他位置还可以有羟基、羰基、双键、环氧醚键等基团取代。甾核A、B、C、D 4个环有不同的稠合方式，但B/C环均为反式。

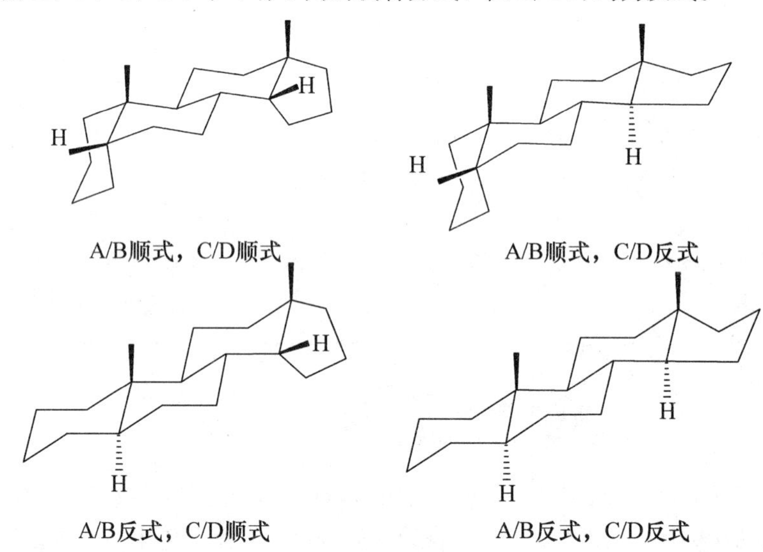

A/B顺式，C/D顺式　　A/B顺式，C/D反式

A/B反式，C/D顺式　　A/B反式，C/D反式

根据C-17位侧链结构不同，天然甾体化合物分为强心苷、甾体皂苷、C_{21}甾类、植物甾醇、昆虫变态激素、胆酸等多种类型（表8-1）。

表8-1　天然甾体化合物分类及甾核稠合方式

名　称	C-17侧链	A / B	B / C	C / D
强心苷	不饱和内酯环	顺、反	反	顺
甾体皂苷	含氧螺杂环	顺、反	反	反
C_{21}甾类	甲羰基衍生物	反	反	顺
植物甾醇	脂肪烃	顺、反	反	反
昆虫变态激素	脂肪烃	顺	反	反
胆酸类	戊酸	顺	反	反

甾体化合物与三萜化合物类似，在无水条件下，遇强酸亦能产生颜色反应，常用的酸有硫酸、高氯酸等强酸，三氯乙酸等中强酸及氧化锌、三氯化锑等Lewis酸。反应如下：

1. 乙酸酐-浓硫酸反应（Liebermann-Burchard reaction）　将样品溶于冰乙酸，加浓硫酸-乙酸酐（1∶20），产生红→紫→蓝→绿→污绿等系列颜色变化，最后褪色。三萜化合物也发生此反应，但反应现象有差异，三萜化合物没有绿色出现。

2. 三氯甲烷-浓硫酸反应（Salkowski reaction）　将样品溶于三氯甲烷中，沿壁滴加浓硫酸，三氯甲烷层呈现红色或青色，硫酸层呈现绿色荧光。

3. 三氯乙酸反应（Rosen-Heimer reaction）　样品和 25%三氯乙酸乙醇溶液反应呈现红色至紫色。多数是将样品滴于滤纸上，喷以 25%三氯乙酸乙醇溶液，干燥后，90℃加热数分钟，于紫外光下观察，呈现蓝色或黄绿色荧光。

4. 五氯化锑或三氯化锑反应（Kahlenberg reaction）　将样品醇溶液点于滤纸上，喷以 20%五氯化锑（或三氯化锑）三氯甲烷溶液（不应含乙醇和水），干燥后，60～70℃加热，呈现黄色、灰蓝色或灰紫色斑点。

甾体化合物是由甲戊二羟酸的生物合成途径转化而来的（图 8-1），由反式角鲨烯经过氧化、还原、脱羧、环合或重排等过程生成甾类化合物。

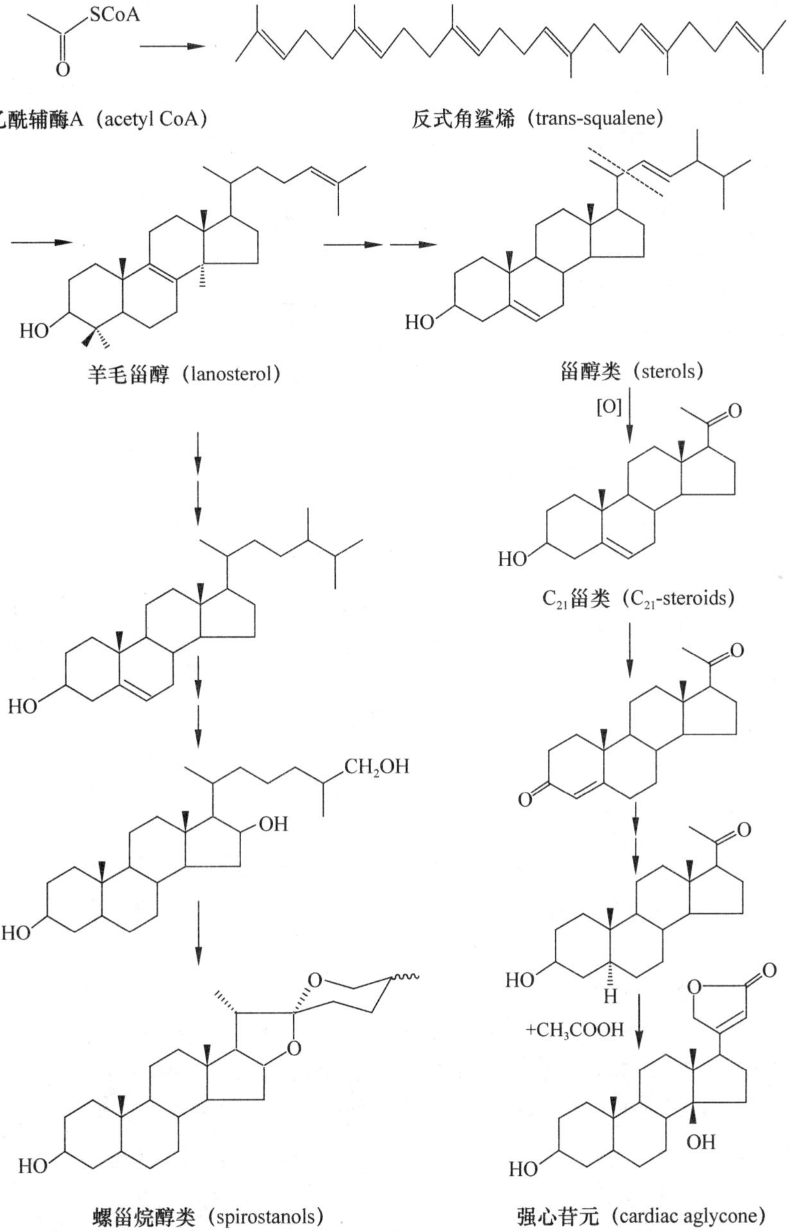
SCoA
O
乙酰辅酶A（acetyl CoA）
反式角鲨烯（trans-squalene）
HO
羊毛甾醇（lanosterol）
HO
甾醇类（sterols）
[O]
O
HO
C21甾类（C21-steroids）
O
O
HO
CH2OH
OH
HO
O
O
HO
H
+CH3COOH
O
O
O
O
HO
OH
HO
螺甾烷醇类（spirostanols）
强心苷元（cardiac aglycone）

图 8-1　甾体化合物生源合成途径

第2节 强 心 苷

强心苷（cardiac glycosides）是存在于植物中具有强心作用的甾体苷类化合物。强心苷类药物临床主要用于治疗充血性心力衰竭及节律障碍，如去乙酰毛花苷、地高辛、毛地黄毒苷、铃兰毒苷和毒毛旋花子苷 K 等。强心苷分布于玄参科、夹竹桃科、百合科、萝藦科、十字花科、卫矛科、豆科、桑科、毛茛科、梧桐科、大戟科等植物中，动物中至今尚未发现强心苷类成分，蟾蜍皮下腺分泌物中所含的具有强心作用的成分蟾毒配基类（bufogenins）是强心苷元类成分，而非苷类成分。强心苷是临床不可缺少的药物，但由于治疗指数狭窄和不易控制，因此，研制和开发新的高效低毒的强心苷药物具有重要意义。

强心苷是以甾醇为母体，在还原酶、氧化还原酶、苷化酶、乙酰化酶等作用下经多次转化而逐渐生成的，其生物合成途径如图 8-2 所示。

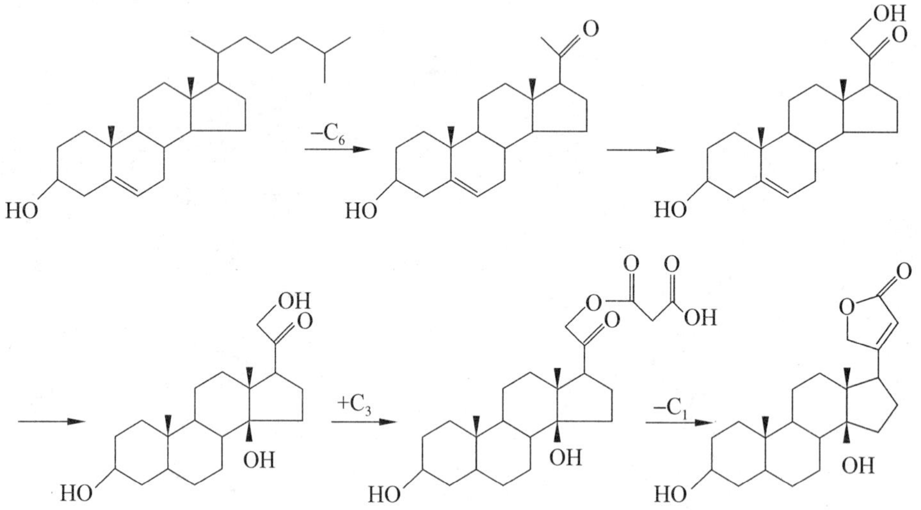

图 8-2 强心苷生源合成途径

一、强心苷的结构与分类

强心苷由强心苷元（cardiac aglycone）与糖两部分构成。强心苷元为甾体化合物，其结构特征是 C-17 位侧链取代不饱和内酯环，且根据不饱和内酯环的不同，将强心苷分为甲型强心苷和乙型强心苷。

（一）强心苷元结构

天然存在的强心苷元甾体母核 4 个环的稠合方式 A/B 环为顺式或反式两种，以顺式稠合居多，B/C 环均为反式，C/D 环一般为顺式（个别为反式）。甲型强心苷元 C-17 位侧链为五元不饱和内酯环，命名为 $\Delta^{\alpha\beta}$-γ-内酯；乙型强心苷元 C-17 位侧链为六元不饱和内酯环，命名为 $\Delta^{\alpha\beta,\gamma\delta}$-$\delta$-内酯。C-17 位侧链绝大多数为 β-构型，个别为 α-构型，但强心作用很弱甚至消失。

甲型强心苷元　　　　乙型强心苷元

强心苷元 C-10 位有$-CH_3$、$-CH_2OH$、-CHO 或-COOH 取代，为 β-构型，C-13 位均为$-CH_3$取代，为 β-构型。C-3 和 C-14 位多有羟基取代，C-3 位-OH 大多是 β-构型，少数是 α-构型，C-14 位-OH由于 C/D 环是顺式稠合，所以均为 β-构型。甾核其他位置上也可能有羟基取代，一般位于 1β、2α、5β、6、8、11、12、15β、16β 等。甾核上 C-16 位-OH 还可能与甲酸、乙酸或异戊酸等结合成酯。甾核上一般在 C-11 位或 C-12 位可能有羰基取代，在 C-4～C-5、C-5～C-6、C-9～C-11 或 C-16～C-17 之间可能有双键存在，在 7、8β，8、14β 或 11、12β 位结构中可能还含有环氧基。

强心苷以甾类化合物命名，甲型强心苷元以强心甾（cardenolide）为母核结构命名，例如毛地黄毒苷元（digitoxigenin）化学名为 3β,14β-二羟基-5β-强心甾-20(22)-烯［3β,14β-dihydroxy-5β-card-20(22)-enolide］。乙型强心苷元以海葱甾（scillanolide）或蟾酥甾（bufanolide）为母核结构命名，例如海葱苷元（scillaridin）化学名为 3β,14β-二羟基-海葱甾-4,20,22-三烯（3β,14β-dihydroxy-scilla-4,20,22-trienolide）。

毛地黄毒苷元　　　　海葱苷元

（二）糖的结构

构成强心苷的糖有 20 多种，除有六碳醛糖、五碳醛糖等常见的糖外，还有一些去氧糖，如 6-去氧糖、6-去氧糖甲醚、2,6-二去氧糖、2,6-二去氧糖甲醚、4,6-二去氧糖等。2,6-二去氧糖（也称 2-去氧糖、α-去氧糖）是强心苷和 C_{21} 甾苷特有的糖，可与其他苷相区别。

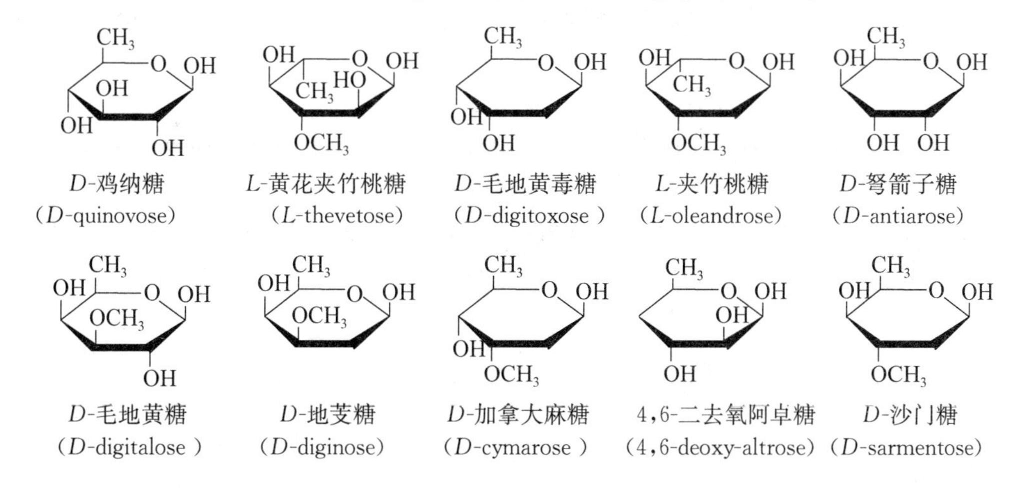

强心苷中糖多与苷元3-OH脱水结合成苷，个别有5-OH与糖脱水结合的苷（如绿海葱苷），单糖与单糖之间以直链连接，可多至5个单元。强心苷苷元与糖的连接方式一般有3中类型：苷元-（2,6-二去氧糖）$_x$-（*D*-葡萄糖）$_y$为Ⅰ型强心苷，如紫花洋地黄苷A；苷元-（6-去氧糖）$_x$-（*D*-葡萄糖）$_y$为Ⅱ型强心苷，如黄夹苷甲；苷元-（*D*-葡萄糖）$_y$为Ⅲ型强心苷，如绿海葱苷，Ⅲ型强心苷少见。

强心苷糖基上可能有乙酰基或氨基，如4′-乙酰基加拿大麻苷（4′-acetyl cymaroside）和毛花毛地黄苷A（B、C、D、E）的糖上有乙酰基，*N*-去甲米替非林（*N*-demethyl mitiphyllin）的糖上有氨基。

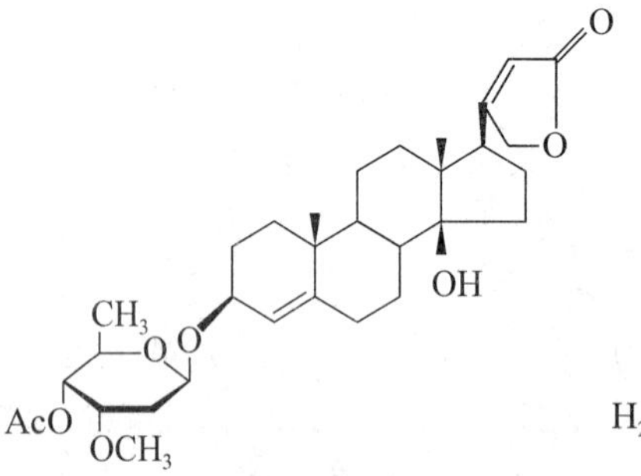

4′-乙酰基加拿大麻苷 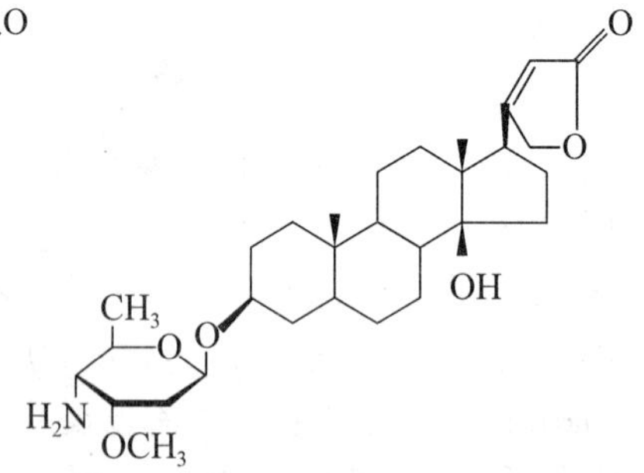　　　　*N*-去甲米替非林

（三）甲型强心苷

1. 毛地黄强心苷　由玄参科植物毛花毛地黄 *Digitalis lanata* 叶中分离出30余种强心苷，其苷元有毛地黄毒苷元（digitoxigenin）、羟基毛地黄毒苷元（gitoxigenin）、异羟基毛地黄毒苷元（digoxigenin）、双羟基毛地黄毒苷元（diginatigenin）和吉他洛苷元（gitaloxigenin）等5种，它们与3分子的毛地黄毒糖缩合形成的苷为毛花毛地黄中的次级苷（secondary glycosides），分别命名为毛地黄毒苷（digitoxin）、羟基毛地黄毒苷（gitoxin）、异羟基毛地黄毒苷（digoxin）、双羟基毛地黄毒苷（diginatin）和吉他洛苷（gitaloxin）。如果第3分子的毛地黄毒糖C-3位连有乙酰酯基，C-4位连有1分子*D*-葡萄糖，即为毛地黄中一级苷或原生苷（primary glycosides），分别命名为毛花毛地黄苷A、B、C、D、E（lanatoside A、B、C、D、E）。

其中，毛地黄毒苷（洋地黄毒苷）、异羟基毛地黄毒苷（地高辛）和去乙酰毛花苷（西地兰D）等为临床常用强心药。毛地黄毒苷为次级苷，亲脂性较强，口服吸收完全，作用持久而缓慢，多口服，用于慢性病例。异羟基毛地黄毒苷亦为次级苷，但由于C-12位引入羟基，亲脂性降低，口服难吸收，一般制成注射剂，用于急性病例，作用迅速，蓄积性小。去乙酰毛花苷（deslanoside）为一级苷毛花毛地黄苷C去乙酰基产物，亲水性更强，口服吸收不好，适于注射，作用与地高辛相似，毒性小，安全性大，为速效强心药。从紫花毛地黄叶中也分离出20多种强心苷，为毛地黄毒苷元、羟基毛地黄毒苷元和吉他洛苷元3种苷元衍生的苷，一级苷有紫花毛地黄苷A（purpurea glycoside A）、紫花毛地黄苷B（purpurea glycoside B）和葡萄糖吉他洛苷（glucogitaloxin）等。

毛地黄毒苷元 R_1=H R_2=H
羟基毛地黄毒苷元 R_1=H R_2=OH
异羟基毛地黄毒苷元 R_1=OH R_2=H
双羟基毛地黄毒苷元 R_1=OH R_2=OH
吉他洛苷元 R_1=H R_2=OCHO

毛地黄毒苷 R_1=H R_2=H
羟基毛地黄毒苷 R_1=H R_2=OH
异羟基毛地黄毒苷 R_1=OH R_2=H
双羟基毛地黄毒苷 R_1=OH R_2=OH
吉他洛苷 R_1=H R_2=OCHO

毛花毛地黄苷A R_1=H R_2=H
毛花毛地黄苷B R_1=H R_2=OH
毛花毛地黄苷C R_1=OH R_2=H
毛花毛地黄苷D R_1=OH R_2=OH
毛花毛地黄苷E R_1=H R_2=OCHO

2. 黄花夹竹桃强心苷 从夹竹桃科植物黄花夹竹桃（*Thevetia peruviana*）种仁中分离得到多种强心苷（表8-2）。其中黄夹次苷为黄夹苷元与*L*-黄花夹竹桃糖所形成的苷，比原生苷的强心效价提高5倍。黄夹苷（强心灵）即为黄夹次苷的混合物制成的制剂，目前用于科研和兽药。

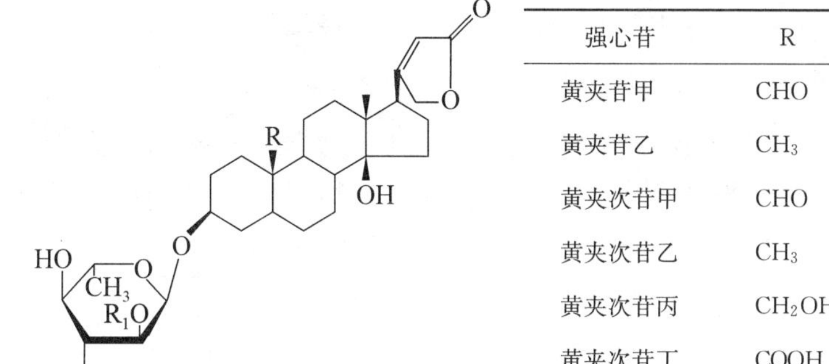

表8-2 黄花夹竹桃强心苷

强心苷	R	R_1
黄夹苷甲	CHO	*β-D*-葡萄糖-*O*-*β-D*-葡萄糖
黄夹苷乙	CH_3	*β-D*-葡萄糖-*O*-*β-D*-葡萄糖
黄夹次苷甲	CHO	H
黄夹次苷乙	CH_3	H
黄夹次苷丙	CH_2OH	H
黄夹次苷丁	COOH	H

3. 铃兰毒苷 由百合科植物铃兰（*Convallaria keiskei*）中分离得到由毒毛旋花子苷元（strophanthidin）与*L*-鼠李糖所形成的苷，即铃兰毒苷（convallatoxin），是一种强效强心药。

铃兰毒苷　　　　G-毒毛旋花子苷

4. 毒毛旋花子苷 由夹竹桃科植物毒毛旋花 *Strophanthus gratus* 成熟种子中分离得到*G*-毒毛旋花子苷（G-strophanthin），又称乌本苷（ouabain），是乌本苷元与 *L*-鼠李糖所形成的苷，为速效强心苷，可作为测定强心苷生物效价的标准品。

夹竹桃科植物罗布麻的干燥叶中含有毒毛旋花子苷元、加拿大麻苷、毒毛旋花子苷元-*β*-*D*-毛地黄糖苷、毒毛旋花子苷元-*β*-*D*-葡萄糖基-（1→4）-*β*-*D*-毛地黄糖苷。其毒性主要表现为恶心、呕吐，心动过缓、室性早搏、心房颤动、房室传导阻滞。

香加皮为萝藦科植物杠柳的干燥根皮，其含有的甲型强心苷主要为杠柳毒苷和杠柳次苷。杠柳毒苷是其毒性的主要来源，中毒后血压先升而后下降，心收缩力增强，继而减弱，心律不齐，乃至心肌纤颤而死亡。

（四）乙型强心苷

1. 海葱强心苷 由海葱 *Scilla maritima* 中分离得到海葱苷元（scillaridin）的衍生物原海葱苷A（proscillaridin A）、海葱苷 A（scillaren A）、葡萄糖海葱苷 A（glucoscillaren A）和绿海葱苷元（scilliglaucogenin）的 5-*O*-葡萄糖苷，即绿海葱苷（scilliglaucoside）。由红海葱中分离得到红海葱苷元（scillirosidin）的 *D*-葡萄糖苷，即红海葱苷（scilliroside），其毒性为海葱苷 A 的 300～500 倍，作为杀鼠剂应用。

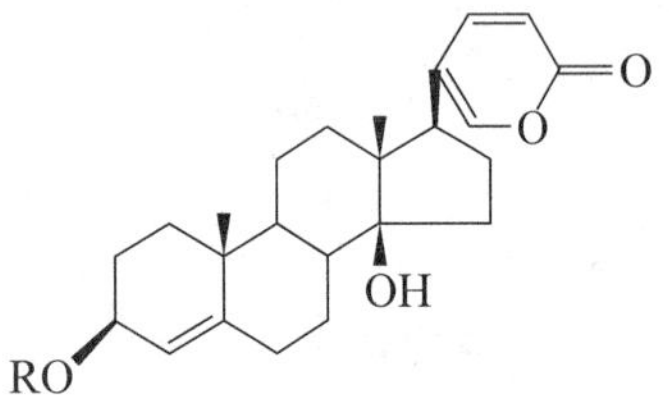

原海葱苷A R=-Rha
海葱苷A R=-Rha-Glc
葡萄糖海葱苷A R=-Rha-Glc-Glc

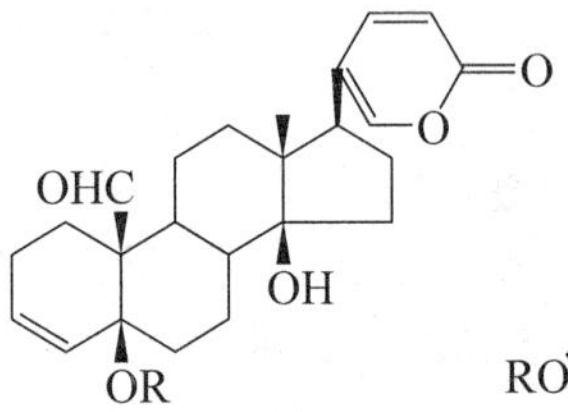

绿海葱苷 R=-Glc

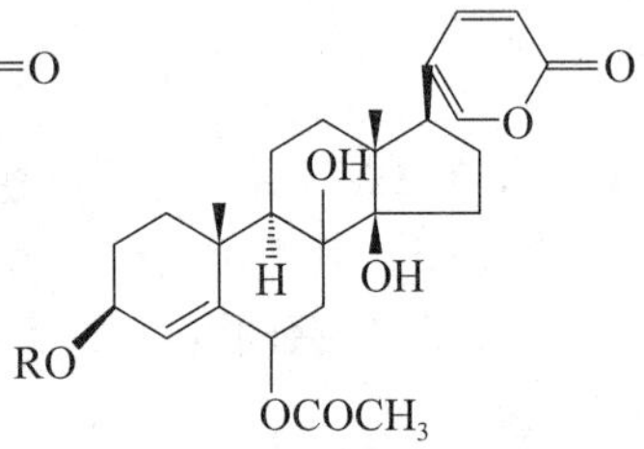

红海葱苷 R=-Glc

2. 其他强心苷 随着研究的深入，发现了一些特殊类型的强心苷，如 tyledoside C。此外，从 *Urainea physodes* 分离得到了 C/D 环反式稠合的强心苷 phyosodine C，且 C-14 位无-OH；从 *Melianthus comosus* 中得到 C-14 位去氧、C-15 和 C-16 环氧的乙型强心苷元。

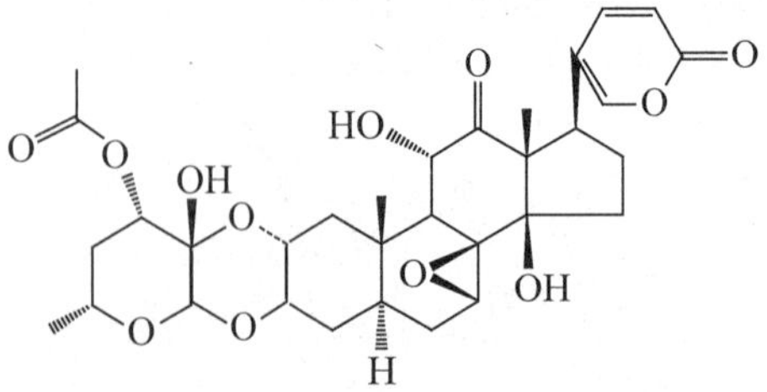

tyledoside C

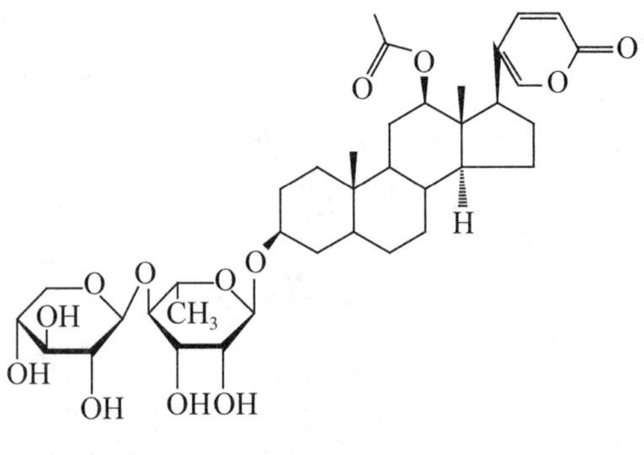

phyosodine C

二、强心苷的理化性质

（一）性状与溶解性

强心苷多为无色结晶或无定形粉末。可溶于水、醇及丙酮等极性溶剂，略溶于乙酸乙酯、含醇三氯甲烷，几乎不溶于乙醚、石油醚、苯等非极性溶剂。它们的溶解度也因糖分子数目和性质以及苷元分子中有无亲水性基团而有差异：① 随分子中糖的数目增多，极性增加，一般原生苷的极性大于次级苷，如毛花毛地黄苷 A 的极性大于毛地黄毒苷。② 苷元分子羟基数目越多，极性越大。如乌本苷是单糖苷，但有 8 个羟基，故在水中溶解度大，难溶于三氯甲烷；毛地黄毒苷虽为三糖苷，但整个分子仅有 5 个羟基，在水中溶解度小，易溶于三氯甲烷。③ 与糖的种类有关。一般苷元相同，其极性大小为羟基糖苷＞6-去氧糖苷＞2,6-二去氧糖苷。

（二）内酯环的水解

1. 碱性水溶液中的水解反应 强心苷元有内酯环结构，因此具有内酯的性质。当用 KOH 或 NaOH 的水溶液处理，内酯环开环，但酸化后又环合，反应是可逆的。利用此性质可提取与分离强心苷元。

2. 碱性醇溶液中的水解反应 强心苷如果用苛性碱的醇溶液处理，内酯环发生异构化，酸化后亦不能复原，致使结构发生不可逆转的改变，因此在提取分离强心苷时，应避免长时间强碱处理，防止强心苷结构发生变化。甲型强心苷与乙型强心苷水解产物是不同的，利用此性质可区分这两类强心苷，水解过程如图 8-3 和图 8-4 所示。

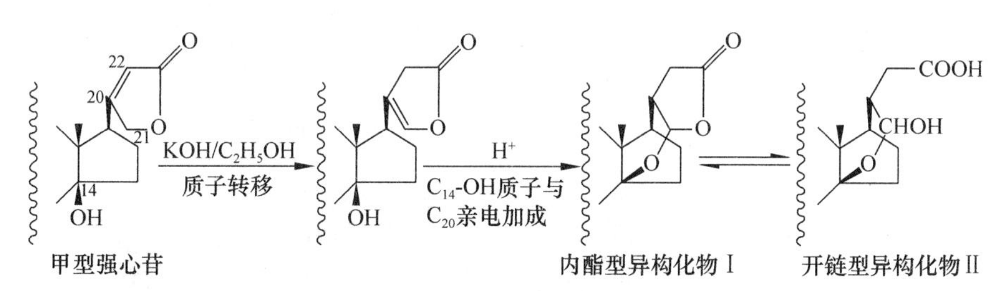

图 8-3 甲型强心苷内酯环开裂过程

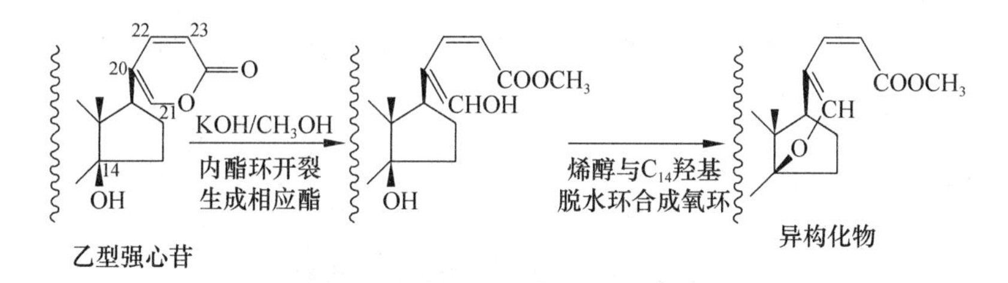

图 8-4 乙型强心苷内酯环开裂过程

（三）苷键的水解

强心苷苷键水解包括酸催化水解和酶催化水解，由于组成苷键的糖结构不同，水解难易亦不同，水解产物也有差异。

1. 酸催化水解 强心苷的酸水解有温和酸水解、强酸水解和盐酸丙酮法。

（1）温和酸水解：用稀酸在含水醇中经短时间加热回流，可水解 2-去氧糖的苷键。但在此条件，2-羟基糖的苷键不易水解断裂。如紫花毛地黄苷 A 的温和酸水解（图 8-5）。

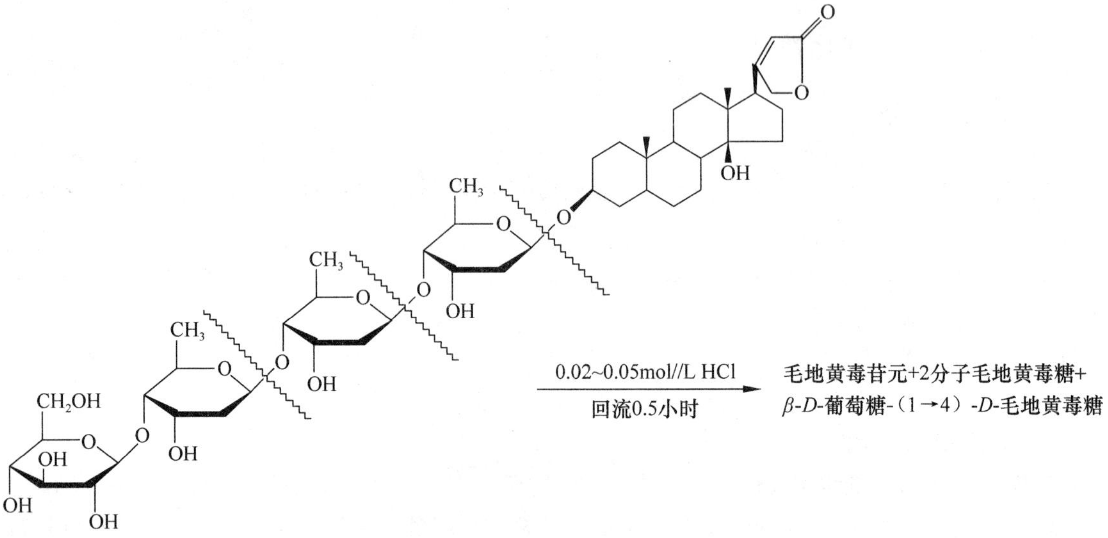

0.02~0.05mol//L HCl 回流0.5小时 → 毛地黄毒苷元+2分子毛地黄毒糖+ *β*-*D*-葡萄糖-（1→4）-*D*-毛地黄毒糖

图 8-5　紫花毛地黄苷 A 的温和酸水解

（2）强酸水解：在 2-羟基糖苷键水解过程中，2-位羟基易产生结构互变，从而阻碍水解反应的进行，水解较为困难，必须在强酸作用下延长水解时间或同时加压进行水解。强酸能水解所有的苷键，但由于反应比较剧烈，常引起苷元的脱水，产生脱水苷元。如紫花毛地黄苷 B 的强酸水解（图 8-6）。

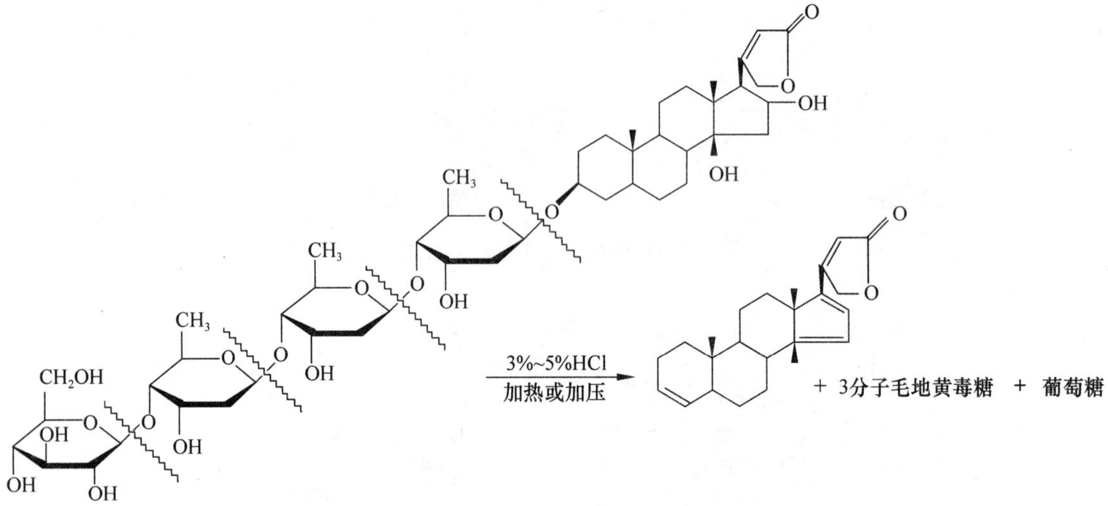

3%~5%HCl 加热或加压 → + 3分子毛地黄毒糖 + 葡萄糖

图 8-6　紫花毛地黄苷 B 的强酸水解

（3）盐酸丙酮法［曼尼西（Mannich）水解］：强心苷在丙酮溶液中、室温条件下与 0.4%~1%HCl 反应 2 周，丙酮与糖分子或苷元的邻二羟基反应生成五元或六元环缩酮，即丙酮化物（异丙叉衍生物）。盐酸丙酮法既可使苷元得到保护，又可阻止 2-位羟基产生结构互变，较容易完成水解过程。水解后脱去丙酮，可得到原来的苷元和糖的衍生物。如铃兰毒苷的 Mannich 水解（图 8-7）。

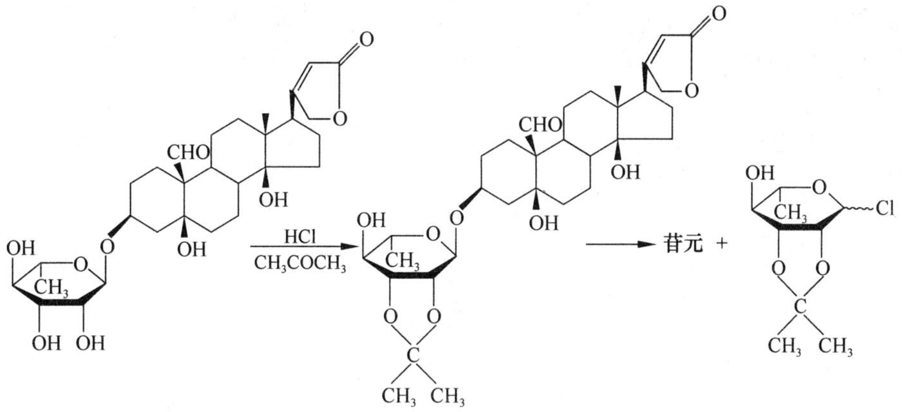

图 8-7　铃兰毒苷的盐酸丙酮法水解

2. 酶催化水解　酶催化水解有一定专属性，不同的酶作用于不同的苷键。如毒毛旋花子中的 *β-D*-葡萄糖苷酶（*β-D*-glucosidase）和毒毛旋花子双糖酶（strophanthobiase），前者只能水解掉 1 分子葡萄糖，使 K-毒毛旋花子苷生成 K-毒毛旋花子次苷 *β*，后者可水解掉 2 分子葡萄糖，得到加拿大麻苷。

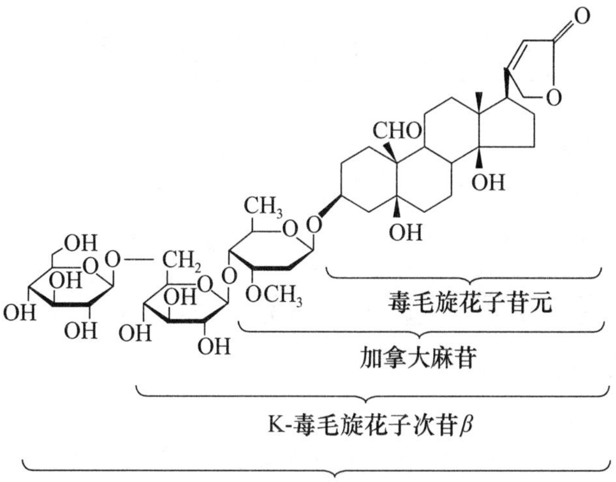

又如紫花毛地黄叶中存在紫花苷酶（digipurpidase），只能使紫花毛地黄苷 A 或紫花毛地黄苷 B 脱去 1 分子葡萄糖，生成毛地黄毒苷或羟基毛地黄毒苷（图 8-8）。

除了植物中与强心苷共存的酶外，其他生物中的水解酶亦能使某些强心苷水解。如蜗牛消化酶（snail enzyme）是从蜗牛肠管消化液中分离得到的一种混合酶，几乎能水解所有苷键，能将强心苷分子中的糖链随水解时间的延长由外向内逐一水解，直至获得苷元，常用来研究强心苷的糖链连接顺序（图 8-8）。

（四）显色反应

强心苷除能发生甾体母核所产生的显色反应外，还可发生特有结构不饱和内酯环和 2-去氧糖所产生的显色反应。

1. 不饱和内酯环产生的反应　甲型强心苷五元不饱和内酯环，在碱性醇溶液中发生异构化（参见强心苷内酯环水解），形成活性次甲基，从而能与某些试剂发生显色反应（表 8-3），反应产物在可见光区有特定的最大吸收，可用于定性定量分析。乙型强心苷无此类反应产生，因此此类反应可用于甲型强心苷与乙型强心苷的化学鉴别。

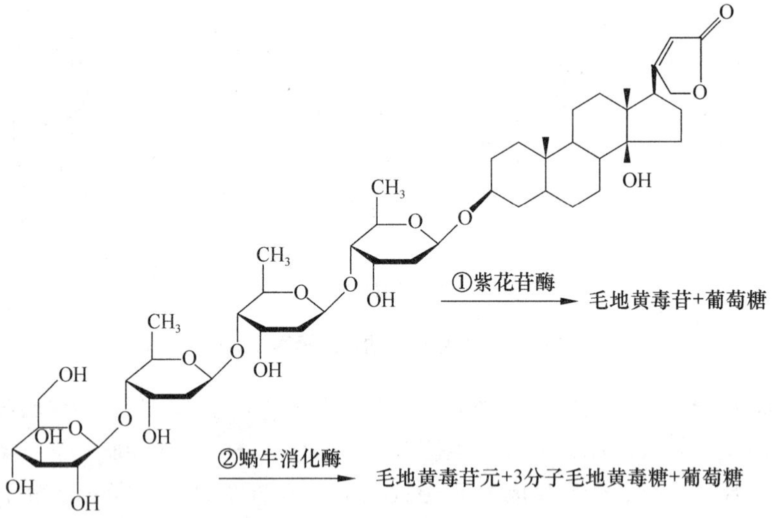

图 8-8　紫花毛地黄苷 A 的酶水解

表 8-3　活性次甲基显色反应

反应名称	试　剂	反应现象	λ_{max}/nm
Legal 反应	3%亚硝酰铁氰化钠；2mol/L NaOH	深红或蓝	470
Kedde 反应	2% 3,5-二硝基苯甲酸乙醇溶液；5%NaOH 乙醇溶液	紫红或红	590
Raymond 反应	1%间二硝基苯乙醇溶液；20%NaOH	紫红或蓝	620
Baljet 反应	2,4,6-三硝基苯酚（苦味酸）；5%NaOH	橙或橙红	490

注：此类反应也可作为薄层色谱或纸色谱的显色剂。先喷以硝基苯类试剂，再喷碱性醇溶液。

2. 2-去氧糖产生的反应

（1）Keller-Kiliani 反应：强心苷溶于含少量 $FeCl_3$ 的冰乙酸，沿壁滴加浓 H_2SO_4，观察界面和乙酸层颜色变化。如有 2-去氧糖存在，乙酸层渐渐呈现蓝色或蓝绿色。界面颜色是浓硫酸对苷元所起的作用渐渐扩散至下层所致，其颜色变化随苷元不同而不同。

此反应只对游离的 2-去氧糖或在反应的条件下能水解出 2-去氧糖的强心苷显色。对乙酰化的 2-去氧糖或苷键上未水解的 2-去氧糖或与其他羟基糖相连接的 2-去氧糖均呈阴性反应。因此对此反应不显色的，并非绝对没有 2-去氧糖。

（2）呫吨氢醇反应：取样品少许，加呫吨氢醇（xanthydrol）试剂（10mg 呫吨氢醇溶于 100mL 冰乙酸，加入 1mL 浓硫酸），置水浴上加热 3 分钟，只要分子中有 2-去氧糖存在，即可显红色。

（3）对二甲氨基苯甲醛反应：将样品醇溶液滴在滤纸上，干后，喷以对-二甲氨基苯甲醛试剂（1%对-二甲氨基苯甲醛乙醇溶液-浓盐酸 4∶1），于 90℃加热 0.5 分钟，如有 2-去氧糖，即可显灰红色斑点。

（4）过碘酸-对硝基苯胺反应：过碘酸能使 2-去氧糖氧化，生成丙二醛，再与对-硝基苯胺缩合而显黄色。这个反应可作为薄层色谱和纸色谱的显色剂。在薄层板上先喷以过碘酸钠溶液（1

份过碘酸钠饱和水溶液，2份蒸馏水)，室温放置10分钟，再喷以对-硝基苯胺试液（1%对-硝基苯胺乙醇溶液-浓盐酸4∶1)，即可在灰黄色背底下呈现深黄色斑点，在紫外光下观察，可见黄色荧光斑点。如再喷以5%NaOH-CH_3OH溶液，黄色斑点变成绿色。

三、强心苷的提取分离

从植物中提取和分离强心苷是比较复杂与困难的工作，一是强心苷的含量大多比较低，一般在1%以下；二是植物中含有能酶解强心苷的各种酶，原料在保存或提取过程中均可能发生强心苷的酶解，产生次级苷，增加了成分的复杂性，增大了分离和提纯的难度，所以要特别注意酶解的问题；三是由于强心苷元中羟基数目以及连接的糖的数目和种类差异较大，所以强心苷的溶解性差异较大；四是多数强心苷为多糖苷，常与糖类、皂苷、色素、鞣质等共存，这些成分的存在往往改变强心苷在溶剂中的溶解度，直接影响到强心苷的收率。

（一）提取

1. 原生苷的提取 由于植物中的酶容易将原生苷酶解为次级苷，因此在提取时首先要抑制酶的活性。一般选用70%～75%乙醇为溶剂提取原生苷，一方面可以破坏酶的活性，另一方面70%～75%乙醇对原生苷有较好的溶解度。原料最好选用新鲜植物，采集后低温（60℃以下）快速干燥。

2. 次级苷的提取 如果提取次级苷，可以利用植物中的酶自行水解后再进行提取。一般将生药粉末加等量水拌匀润湿，25℃～40℃酶解6～12小时后，用乙醇或乙酸乙酯等按提取原生苷的方法进行提取，或者先提取原生苷后再进行酶解得次级苷。提取时还应注意酸水解或碱水解对强心苷结构的影响。

（二）纯化

1. 溶剂法 一般先采用石油醚或乙醚等进行脱脂，然后选用适宜浓度的醇提取。也可先用醇或稀醇进行提取，提取液浓缩除去醇，残留水提液用石油醚或苯等萃取，除去亲脂性杂质。水液再用三氯甲烷-甲醇混合液萃取，提出强心苷，亲水性杂质则留在水层而被除去。

2. 沉淀法 铅盐沉淀法是一种常用的比较有效的纯化方法，可与鞣质、皂苷、黄酮等酸性成分生成水不溶性的盐而沉淀下来。但铅盐与杂质生成的沉淀对强心苷有吸附作用而导致强心苷损失。这种吸附与溶液中醇的含量有关，如毛地黄强心苷的水提液用$Pb(Ac)_2$试剂处理，醇含量为40%时，除杂质的效果最好，且对强心苷的吸附最少。此外，过量的铅试剂可引起某些强心苷脱酰基反应，纯化时应予注意。

3. 吸附法

(1) 活性炭吸附法：除亲脂性杂质选用活性炭吸附法，将强心苷稀醇提取液加入活性炭或通过活性炭柱，提取液中叶绿素等脂溶性杂质可被吸附而除去。

(2) 氧化铝吸附法：除水溶性杂质选用Al_2O_3吸附法，当提取液通过Al_2O_3柱，提取液中糖类、水溶性色素、皂苷等水溶性杂质可被吸附而除去。但强心苷有可能被吸附而损失，而且吸附量也与溶液中乙醇的浓度有关，应该引起注意。

(3) 大孔吸附树脂法：纯化强心苷也可采用大孔吸附树脂法。如选用D101大孔吸附树脂，选用不同浓度的乙醇洗脱，强心苷一般富集在70%～80%乙醇洗脱的流分中。

（三）分离

1. 萃取法 利用强心苷在互不相溶的两相溶剂中分配系数的不同而达到分离。例如毛花毛地黄苷A、B、C的分离，三者在三氯甲烷中的溶解度分别为1∶225，1∶550，1∶2000，苷C在三氯甲烷中的溶解度比苷 A 和苷 B 小，而三者在甲醇和水中的溶解度几乎相等（在甲醇中的溶解度为 1∶20，在水中几乎不溶）。用三氯甲烷-甲醇-水（5∶1∶5）为溶剂系统进行两相溶剂萃取，溶剂用量为总苷的 1000 倍，苷 A 和苷 B 很容易地分配到三氯甲烷层中，苷 C 则集中在水层。黄花夹竹桃苷 A（thevetin A）和 B（thevetin B）也可采用多次萃取分离。

2. 逆流分溶法 对于分离因子 β 值较小的强心苷如果采用萃取法常须进行几十次乃至上百次的转移操作，因此简单萃取法已不适用于分离 β 值较小的强心苷，故采用逆流分溶法（CCD 法）。例如黄花夹竹桃苷 A 与 B 的分离或毛花毛地黄苷 A 与 B 的分离。

3. 色谱法 色谱法分离强心苷可采用吸附色谱、分配色谱和液滴逆流色谱。一般分离次级苷、去氧糖苷、单糖苷等亲脂性苷或苷元，通常选用吸附色谱，如以硅胶为吸附剂，选用正己烷-乙酸乙酯、苯-丙酮、三氯甲烷-甲醇、乙酸乙酯-甲醇等为洗脱剂进行梯度洗脱。分离原生苷、多羟基苷等弱亲脂性苷，一般选用分配色谱，可用硅胶、硅藻土、纤维素为支持剂，以其吸附的水为固定相，选用乙酸乙酯-甲醇-水或三氯甲烷-甲醇-水为流动相，进行梯度分配色谱分离，也可采用反相色谱分离。分离亲水性强心苷也可采用聚酰胺色谱。

（四）检测方法与条件

在强心苷的提取分离过程中，多数以薄层色谱（TLC）、高效液相色谱（HPLC）分析与检测流分，同时用于筛选柱色谱的分离条件。

1. 薄层色谱 分离和检测强心苷也可采用吸附薄层色谱和分配薄层色谱。强心苷元多采用吸附薄层色谱，其吸附剂多为硅胶或中性氧化铝，展开剂多选用三氯甲烷-甲醇-甲酰胺（80∶19∶1）、乙酸乙酯-甲醇（95∶5）、三氯甲烷-甲醇（99∶1）或三氯甲烷-无水乙醇（98∶2）等。强心苷类化合物多采用分配色谱，可分为正相色谱或反相色谱。正相色谱多选用硅胶、硅藻土、纤维素为支持剂，可选用甲酰胺或甲酰胺的丙酮溶液为固定相，用甲酰胺饱和的苯、甲苯或苯-三氯甲烷为流动相。反相色谱多选用反相硅胶（ODS 等）为固定相，以甲醇-水或三氯甲烷-甲醇-水为流动相。

2. 高效液相色谱 一般采用 Rp-HPLC 法，多用 C_{18} 柱，以甲醇-水或乙腈-水进行梯度洗脱。

3. 显色方法 检测强心苷常用的显色剂多选用 Kedde 试剂（2% 3,5-二硝基苯甲酸乙醇溶液和 5%NaOH 乙醇溶液用前等量混合），喷雾后显紫红色，放置后褪色。或选用碱性三硝基苯试剂，在橙色背景下显橙红色。也可选用检测 2-去氧糖的显色剂。

（五）提取分离实例

1. 毛地黄毒苷的提取 毛地黄毒苷是从毛花毛地黄 *Digitalis lanata* 或紫花毛地黄 *Digitalis purpurea* 中分离得到的次级苷，可从毛花毛地黄中提取毛花毛地黄苷 A，水解掉 1 分子葡萄糖和乙酰基而得；或从紫花毛地黄中提取紫花毛地黄苷 A，利用紫花苷酶或苦杏仁酶水解掉 1 分子葡萄糖而得。但多数以紫花毛地黄叶为原料，采用先酶解、后提取的分离方法，经历发酵、提取、析胶、萃取、脱色、析晶和重结晶等过程，提取流程（图 8-9）。

2. 去乙酰毛花苷的提取 去乙酰毛花苷也称毛花苷 C，商品名西地兰，可从毛花毛地黄 *Digitalis lanata* 叶中提取原生苷毛花毛地黄苷 C，然后去乙酰化而得。毛花毛地黄苷 C 是毛花毛地黄特有的，而且是其主要成分，与之共存的有毛花毛地黄苷 A、B、D、E 等，其中苷 A 和苷 B 含量较高，但苷 A 和苷 B 的极性小于苷 C，可用三氯甲烷-甲醇-水溶剂系统进行萃取将苷 C 分离。毛花毛地黄苷 C 的提取应注意的问题是防止一级苷的酶解，所以原料的新鲜程度和选择起步溶剂很重要。去乙酰毛花苷的提取流程如图 8-10 所示。

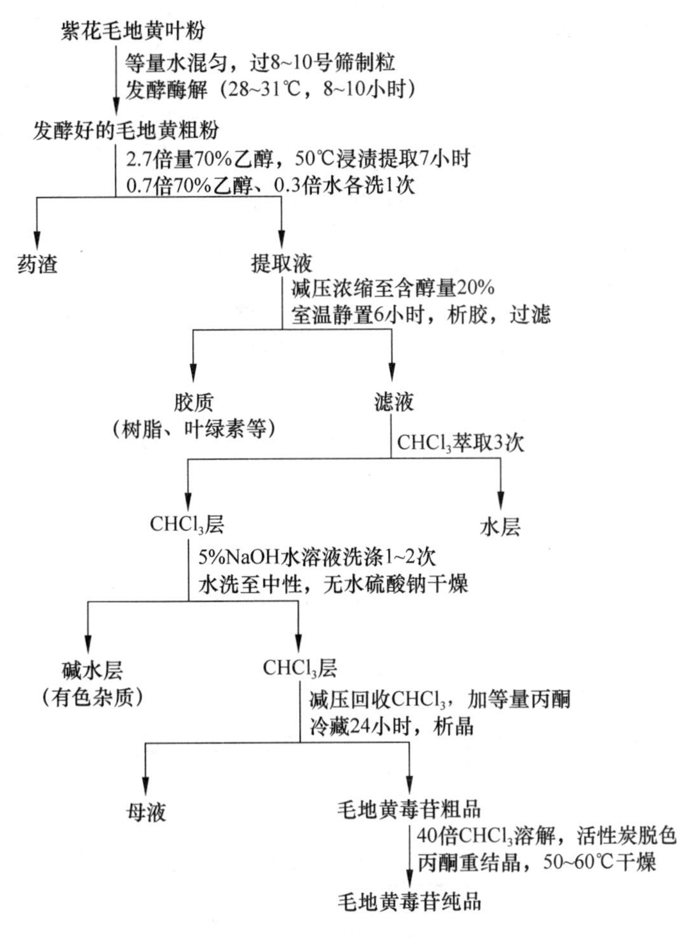

图 8-9　毛地黄毒苷的提取流程

四、强心苷的波谱特征

(一) 强心苷的紫外光谱

强心苷的紫外光谱可提供不饱和内酯环和共轭双键等信息，其特征是具有 $\Delta^{\alpha\beta}$-γ-内酯的强心苷（甲型强心苷），在 220nm 左右有最大吸收，lgε 约为 4.34；具有 $\Delta^{\alpha\beta,\gamma\delta}$-$\delta$-内酯的强心苷（乙型强心苷），在 295～300nm 处有最大吸收，lgε 约为 3.93，可利用二者的差异区分两类强心苷。如苷元引入共轭双键，在紫外区相应的位置上产生强吸收（表 8-4）。如在 C-11 或 C-12 位有羰基，因空间阻碍较大，不易被化学反应检出，但在紫外光谱 290nm 处有弱峰，lgε 约 1.90，如在 C-11 和 C-12 位均为羰基（双酮结构），吸收峰更向长波移动。

表 8-4　强心苷紫外光谱的特征吸收

结构特征	λ_{max}/nm	$\Delta^{16(17)}$	$\Delta^{8(9),14(15)}$	$\Delta^{14(15),16(17)}$
$\Delta^{\alpha\beta}$-γ-内酯	220	270	244	330
$\Delta^{\alpha\beta,\gamma\delta}$-$\delta$-内酯	295～300			

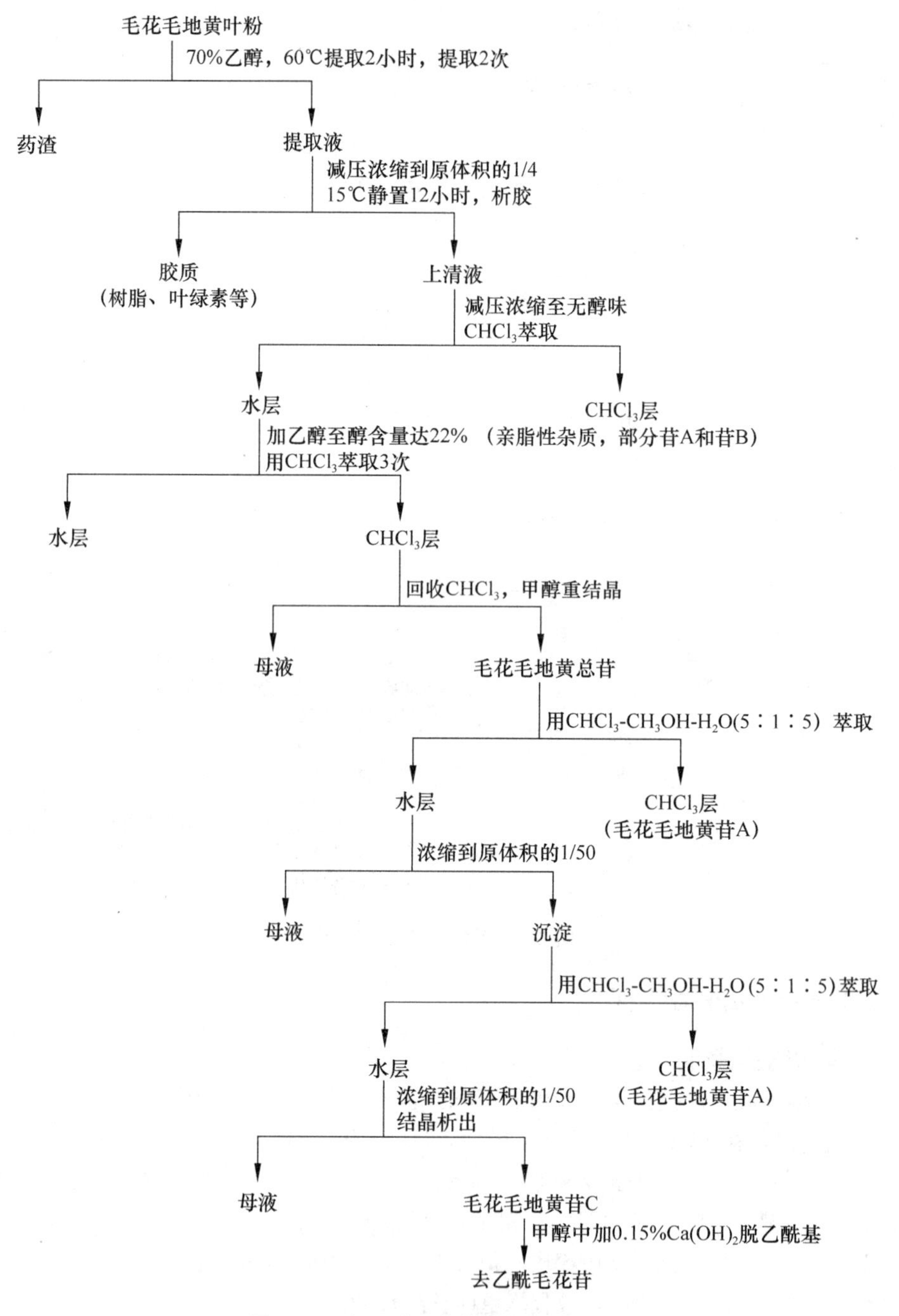

图 8-10　去乙酰毛花苷的提取流程

（二）强心苷的红外光谱

强心苷的红外光谱最特征的吸收是来源于不饱和内酯环的羰基所产生的吸收峰，该类化合物在 1800～1700cm^{-1}处由 1 个羰基产生 2 个吸收峰。较低波数的峰是 α，β 不饱和羰基产生的正常吸收，在极性溶剂中，吸收峰强度基本不变或略有加强；较高波数的峰是非正常吸收，随溶剂极性的增大，吸收峰强度减弱甚至消失。$\Delta^{\alpha\beta}$-γ-内酯（甲型强心苷）正常峰在 1756cm^{-1}左右，非正常峰在 1783cm^{-1}左右；$\Delta^{\alpha\beta,\gamma\delta}$-$\delta$-内酯（乙型强心苷）由于内酯环共轭程度增高，峰位向低波数移动约 40cm^{-1}，正常峰在 1718cm^{-1}左右，非正常峰在 1740cm^{-1}左右。

如3-乙酰毛地黄毒苷元IR光谱见图8-11A和图8-11B，其中1738cm^{-1}的峰是C-3位乙酰基上羰基产生的吸收，1756cm^{-1}是正常吸收，不随溶剂极性的变化而改变，1783cm^{-1}是非正常吸收，随溶剂极性增大（由CS_2改为$CHCl_3$），其吸收强度显著减弱。图8-11C为毒毛旋花子苷元在$CHCl_3$溶液中的IR光谱，其中1719cm^{-1}的峰是C-10醛羰基产生的吸收，1756cm^{-1}正常吸收强度未变，而1783cm^{-1}非正常吸收因溶剂极性影响而显著减弱。如果D环引入双键，不管与不饱和内酯环共轭与否，对红外光谱的影响都不大。

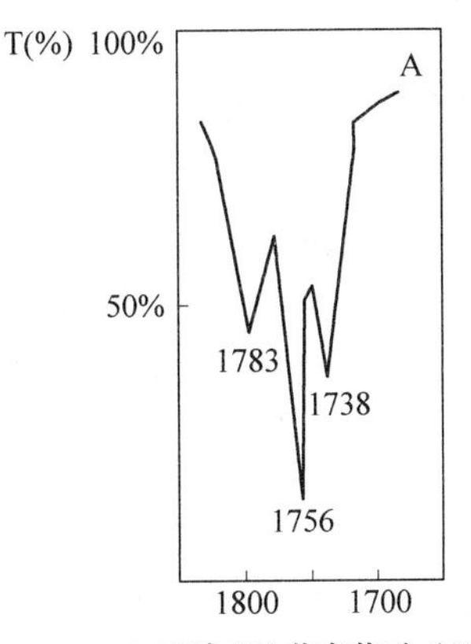

3-乙酰毛地黄毒苷元（CS_2）

3-乙酰毛地黄毒苷元（$CHCl_3$）

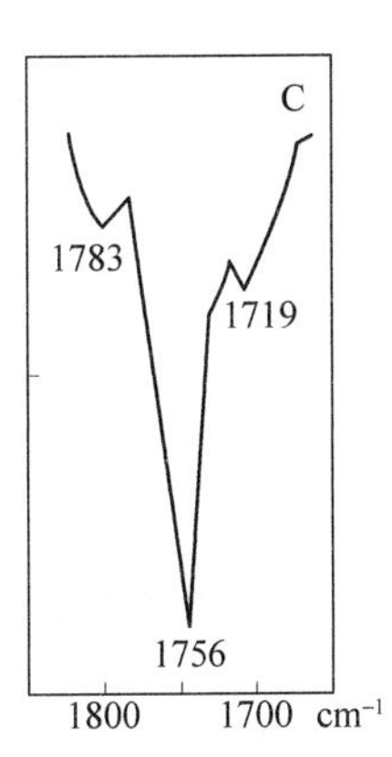

3-毒毛旋花子苷元（$CHCl_3$）

图8-11　甲型强心苷元的红外光谱

利用红外光谱不但可区别甲型和乙型强心苷，而且可依据非正常峰的强度因溶剂的极性增强而削弱甚至消失的现象，用来判定不饱和内酯环的存在与否。

（三）强心苷的质谱

1. 强心苷元的电子轰击质谱（EI-MS）

（1）来源于不饱和内酯环的特征碎片：强心苷元的电子轰击质谱除羟基脱水，醛基脱CO、双键的RDA裂解和脱甲基等裂解方式外，还出现一些由C-17位不饱和内酯侧链产生的特征碎片。甲型强心苷元质谱裂解产生m/z 111、124、163、164等含有γ-内酯环或内酯环加D环的碎片离子。

m/z111　m/z124　m/z163　m/z164

乙型强心苷元质谱裂解产生m/z 109、123、135、136等含有δ-内酯环的碎片。

m/z109　m/z123　m/z135　m/z136

（2）来源于甾核的离子碎片：强心苷元的质谱还有m/z 264、249、221、203等来自甾核的离子碎片，如果甾核上有羟基或羰基取代，这些离子的质荷比会产生相应的质量位移。如甾核A、

B、C 环上除 C-3 和 C-14 位-OH 外，增加 1 个-OH，则在 m/z 219（203＋16）处出现相对丰度 50％左右的峰。

m/z264　m/z249　m/z221　m/z203

2. 强心苷的快速原子轰击质谱（FAB-MS）　快速原子轰击质谱在测定强心苷结构中得到广泛应用，可以得到较强的［M＋H］$^+$、［M＋Na］$^+$ 和［M＋K］$^+$ 等准分子离子峰（quasi-molecular ion peaks），负离子 FAB-MS 给出［M－H］$^-$ 峰。毛地黄毒苷的负离子 FAB-MS 呈现 m/z 763［M－H］$^-$ 准分子离子峰以及 m/z 633（M－H－130）、m/z 503（M－H－130－130）、m/z 373（M－H－130－130－130）等离子峰。以上数据给出糖与糖的连接顺序，显示为 3 分子的毛地黄毒糖，与场解析质谱结果相一致。

digitoxin
M=764
[M-H]$^-$=763

（四）强心苷的核磁共振氢谱（^{1}H-NMR）

1. 强心苷元质子信号　强心苷元的核磁共振氢谱在高场区 δ1.00 左右可出现角甲基的单峰信号。如果出现 2 个角甲基信号，表明 C-10、C-13 位各有 1 个甲基，即 19-CH_3 和 18-CH_3。这 2 个甲基的化学位移值分别与甾核 C-5、C-14 位取代基的构型有关，从而可判定 A/B 环和 C/D 环稠合方式。19-CH_3 的化学位移值可推断 A/B 环的稠合方式（C-5 位取代基的构型），18-CH_3 的化学位移值可推断 C/D 环的稠合方式（C-14 位取代基的构型），化学位移值处于较高场的表明为反式稠合，处于较低场的表明为顺式稠合。

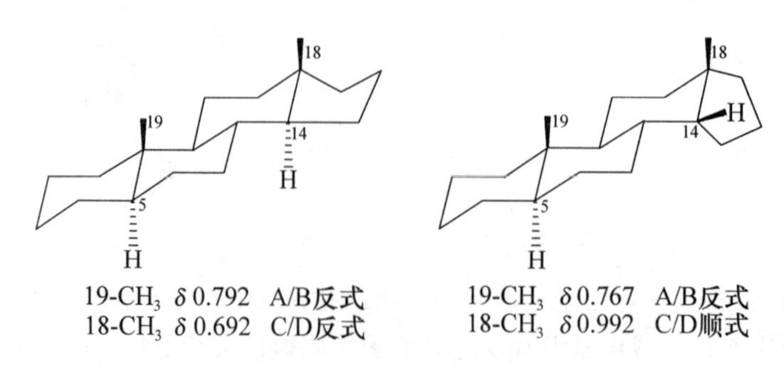

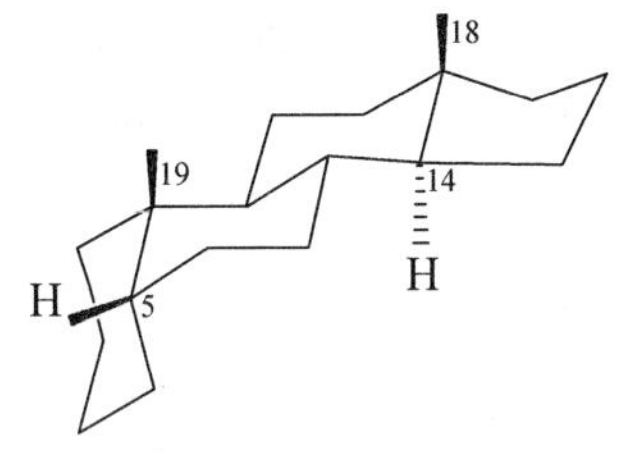

$19\text{-}CH_3$ δ 0.925 A/B顺式
$18\text{-}CH_3$ δ 0.692 C/D反式

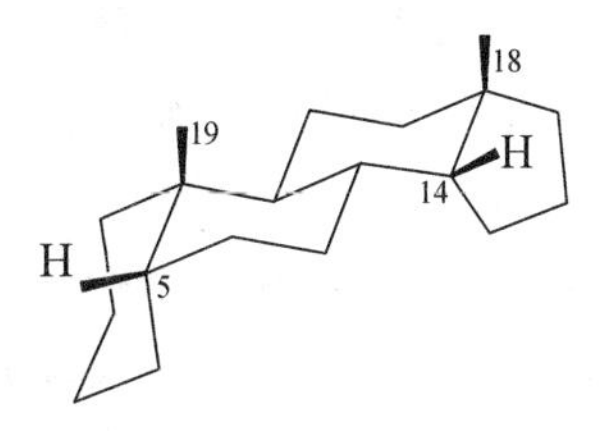

$19\text{-}CH_3$ δ 0.900 A/B顺式
$18\text{-}CH_3$ δ 0.992 C/D顺式

如果只出现1个角甲基信号单峰，则表明C-10位被-CHO、$\text{-}CH_2OH$等基团取代（因C-13均为$\text{-}CH_3$取代）。强心苷元^1H-NMR其他特征质子信号还有连氧碳质子信号和不饱和内酯环烯氢信号等（表8-5）。

表8-5 强心苷元^1H-NMR特征质子的化学位移及偶合常数

取代基	δ值	偶合常数	备 注
$18\text{-}CH_3$	1.0～1.1		3H（s）
$19\text{-}CH_3$	1.0～1.1		3H（s）
19-CHO	9.5～10.0		1H（s）
$19\text{-}CH_2OH$	4.0～4.5	J=12Hz	2H（Abq）
$16\text{-}CH_2$，17-H	2.0～2.5，2.8	J=9.5Hz	2H（m），1H（m，dd）
16-OR，16-H	4.9		1H（brs）
16-OR，15-H	2.0～2.7		2H（m）
OCH_3	3.5		3H（s）
$\Delta^{\alpha\beta}$-γ-内酯			
$21\text{-}CH_2$	4.5～5.7	J=1.8,18Hz	2H（dd）
22=CH（烯氢）	5.6～6.3		1H（brs）
$\Delta^{\alpha\beta,\gamma\delta}$-δ-内酯			
21=CH（烯氢）	7.2～7.4	J=2Hz	1H（d）
22=CH（烯氢）	7.8～8.0	J=2,10Hz	1H（dd）
23=CH（烯氢）	6.2～6.3	J=10Hz	1H（d）

2. 糖质子信号 强心苷中除常见的糖外，还有6-去氧糖、6-去氧糖甲醚、2,6-二去氧糖、2,6-二去氧糖甲醚、4,6-二去氧糖等一些特殊的糖，可利用一些特征信号加以识别。如6-去氧糖$C_5\text{-}CH_3$，在δ 1.0～1.5之间出现1个3H的双峰，J=6.5Hz；2-去氧糖C-2位上2个不等价质子与C-1位上质子偶合，使端基质子（δ 5.0）裂分为2组双重峰（dd，J=9.5，2Hz）；糖甲醚在δ 3.5左右出现$\text{-}OCH_3$的单峰；连氧碳质子信号一般在δ 3.5～4.5之间；端基质子处于较低场，δ 5.0左右，其δ值与J值因糖的种类和构型不同而不同。如β-*D*-葡萄糖苷中端基质子C_1-H和C_2-H呈二直立键偶合，J_{aa}为6～8Hz；α-*D*-葡萄糖苷中端基质子C_1-H处于水平键，与C_2-H直立键偶合，J_{ae}为2～4Hz。

（五）强心苷的核磁共振碳谱（^{13}C-NMR）

1. 强心苷元^{13}C-NMR信号 核磁共振碳谱是确定强心苷类化合物结构非常重要的方法，其碳谱一般具有以下规律：甾核骨架中CH和CH_2的化学位移属于饱和碳，在δ 20～59之间；连氧

碳的化学位移在 δ 66～86 之间，C-14 一般为季碳上取代-OH（连氧季碳），其化学位移在较低场 δ 84～86；甲型强心苷 $\Delta^{\alpha\beta}$-γ-内酯中的烯碳 C-20 和羰基碳 C-23 均处于较低场，δ 171～177，乙型强心苷 $\Delta^{\alpha\beta;\gamma\delta}$-δ-内酯羰基碳 C-24 处于较高场，δ 162～164。

强心苷元 ^{13}C-NMR 信号的归属，一般可以通过与标准化合物或已知化合物，如毛地黄毒苷元的图谱进行比较，并根据取代基位移加减规律判定取代基种类和取代位置。现将毛地黄毒苷元（Ⅰ）及其衍生物（Ⅱ～Ⅵ）的化学位移值列于表 8-6，根据表中数据分析强心苷元的结构。

表 8-6　毛地黄毒苷元及其衍生物的 ^{13}C-NMR 谱化学位移值

C位	Ⅰ	Ⅱ	Ⅲ	Ⅳ	Ⅴ	Ⅵ
C-1	30.0	30.0	30.0	30.7	24.8	35.8
C-2	28.0	28.0	27.9	27.9	27.4	33.9
C-3	66.8	66.8	66.6	66.7	67.2	199.2
C-4	33.5	33.5	33.3	33.5	38.1	124.1
C-5	35.9	36.4	36.4	36.8	75.3	170.4
C-6	27.1	27.0	26.9	26.6	37.0	32.7
C-7	21.6	21.4	21.9	24.0	18.1	31.9
C-8	41.9	41.8	41.3	36.7	42.2	35.9
C-9	35.8	35.8	32.6	45.1	40.2	53.7
C-10	35.8	35.8	35.5	36.2	55.8	38.6
C-11	21.7	21.9	30.0	21.4	22.8	20.9
C-12	40.4	41.2	74.8	37.7	40.2	37.9
C-13	50.3	50.4	56.4	54.2	50.1	44.3
C-14	85.6	85.2	85.8	146.3	85.3	55.8
C-15	33.0	42.6	33.0	108.3	32.2	24.3
C-16	27.3	72.8	27.9	135.8	27.5	25.9
C-17	51.5	58.8	46.1	158.0	51.4	50.7
C-18	16.1	16.9	9.4	20.1	16.2	13.3
C-19	23.9	23.9	23.8	24.0	195.7	17.4
C-20	177.1	171.8	177.1	173.5	177.2	170.8
C-21	74.5	76.7	74.6	72.1	74.8	73.4
C-22	117.4	119.6	117.0	119.5	117.8	116.3
C-23	176.3	175.3	176.3	176.8	176.6	173.9

分析表 8-6，① 化合物Ⅱ的数据与化合物Ⅰ毛地黄毒苷元比较，C-16 的 δ 72.8 为连氧碳，为-OH 取代 α-效应，C-15 和 C-17 的化学位移值相应地向低场位移，为-OH 取代 β-效应，由此表明 C-16 位-OH 取代，所以化合物Ⅱ为羟基毛地黄毒苷元。② 化合物Ⅲ的数据与化合物Ⅰ比较，C-12 的 δ 74.8 为连氧碳，C-11 和 C-13 的化学位移值相应地向低场位移，表明 C-12 位-OH 取代，所以化合物Ⅲ为异羟基毛地黄毒苷元。③ 化合物Ⅳ的数据与化合物Ⅰ比较，C-14、C-15、C-16、C-17 的 δ 108～158 为烯碳的值，表明 C-14～C-15 和 C-16～C-17 之间有双键，所以化合

物Ⅳ为$\Delta^{14,16}$-毛地黄毒苷元。④化合物Ⅴ的数据与化合物Ⅰ比较，C-5的δ 75.3为连氧碳，表明C-5位-OH取代；C-10的化学位移向低场位移20个化学位移，C-19 δ 195.7为醛基碳，所以化合物Ⅴ为5-羟基-10-醛基-毛地黄毒苷元。⑤化合物Ⅵ的C-3 δ 199.2、C-4 δ 124.1、C-5 δ 170.4构成α，β-不饱和羰基结构，C-14 δ 55.8，表明C-14位去氧，所以化合物Ⅵ为3-羰基-4-烯-14-去氧-毛地黄毒苷元。

化合物Ⅰ～Ⅲ　　化合物Ⅳ　　化合物Ⅴ　　化合物Ⅵ

尽管只分析了部分数据，不够全面，但对于强心苷元结构确定能提供参考，若结合^{1}H-NMR、MS、UV和IR进行分析，则可提供更多的信息。

2. 强心苷中去氧糖^{13}C-NMR信号　强心苷分子中的2-去氧糖和6-去氧糖以及它们的甲氧基糖在^{13}C谱中各碳有各自的化学位移值如表8-7所示。端基碳的化学位移在δ 95～104之间；6-去氧糖C-6′的化学位移在δ 17～19之间，如*L*-黄花夹竹桃糖；2-去氧糖C-2′的化学位移在δ 33～36之间，同时C-6′去氧，化学位移在δ 17～19之间，如*L*-夹竹桃糖；-OCH_3碳化学位移在δ 55～61之间，与-OCH_3连接的碳化学位移在δ 79～86之间，如表8-7列举的糖C-3′位均有-OCH_3取代。因此可根据这些信号，采用分析对比的方法，解决强心苷中有关糖的种类、数目以及连接的位置。

表8-7　2-去氧糖和6-去氧糖的^{13}C-NMR谱化学位移值

C位	*L*-夹竹桃糖	*D*-加拿大麻糖	*D*-地芰糖	*L*-黄花夹竹桃糖	*D*-毛地黄糖
C-1′	95.9	97.6	98.2	98.9	103.6
C-2′	35.8	36.4	33.1	73.8	70.9
C-3′	79.3	78.8	79.1	84.8	85.1
C-4′	77.1	74.0	67.0	76.6	68.7
C-5′	69.1	71.1	71.2	68.9	71.0
C-6′	18.6	18.9	17.6	18.5	17.4
OCH_3	56.9	58.1	55.1	60.6	57.2

五、强心苷的构效关系与结构修饰

强心苷的强心作用与其化学结构关系密切，无论是苷元的构型和取代情况，还是糖的种类和数目对其强心作用和毒性均有影响。

1. 强心苷元与强心作用的关系　①甾核的立体构型：A/B环为顺式或反式，C/D环为顺式稠合才有强心作用。如果C/D环为反式稠合或C-14位-OH脱水，强心作用消失。②不饱和内酯环构型：C-17位不饱和内酯环是强心作用的必需结构，且为β-构型，如异构化α-构型或开环，强心作用将很弱甚至消失。内酯环中双键饱和后，强心作用减弱，但毒性也降低，较为安全。③ C-10位的取代基：C-10 位甲基氧化成羟甲基或醛基后，强心作用稍有增强，但毒性也增大。④ 对于甲型强心苷元，如果 A/B 环顺式稠合，C-3 位-OH 为 β-构型的强心作用大于 α-构型的异构体；如果 A/B 环反式稠合，C-3 位-OH 构型对强心作用的影响不显著。⑤ 其他位置引入取代基，对强心作用也有影响。

2. 糖链对强心作用的影响 在强心苷中，虽然糖部分没有强心作用，但糖的种类和数目对强心作用影响很大。① 葡萄糖对强心作用的影响：毛地黄毒苷元分别与 1 分子、2 分子和 3 分子葡萄糖（6→1）结合成苷，随分子中糖的数目增加强心活性减弱，毒性也随之减弱。② 毛地黄毒糖对强心作用的影响：毛地黄毒苷元分别与 1 分子、2 分子和 3 分子毛地黄毒糖（4→1）结合成苷，随分子中糖的数目增加毒性增大，但对强心活性没有显著影响。③ 2,6-二去氧糖苷对心肌和中枢神经系统比葡萄糖苷有较强的亲和力，这类苷的亲脂性与其强心活性和毒性成正相关。而葡萄糖苷虽然强心活性不及 2,6-二去氧糖苷，但毒性也较弱，它有可能发展成为一类更为安全的强心药物。

3. 强心苷的结构修饰 为了寻找安全范围大、治疗指数大的强心药，人们曾对强心苷类药物进行了结构修饰研究。下面列举两个强心苷结构修饰的例子。

（1）毛地黄毒苷元氨基糖苷化：Bristol J. A. 等合成了毛地黄毒苷元-3-*O*-*β*-*D*-4-氨基糖苷（化合物Ⅰ），并且考察了该化合物对狗左心室心肌搏动增加作用，结果化合物Ⅰ与其类似天然产物毛地黄毒苷元-3-*O*-*β*-*D*-半乳糖苷（化合物Ⅱ）和毛地黄毒苷元相比，化合物Ⅰ的强心活性是化合物Ⅱ的 3 倍，是毛地黄毒苷元的 2 倍，并且可延长强心作用时间。

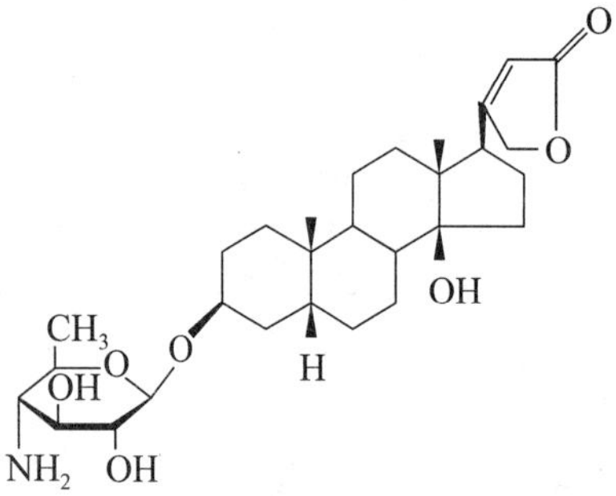

化合物Ⅰ 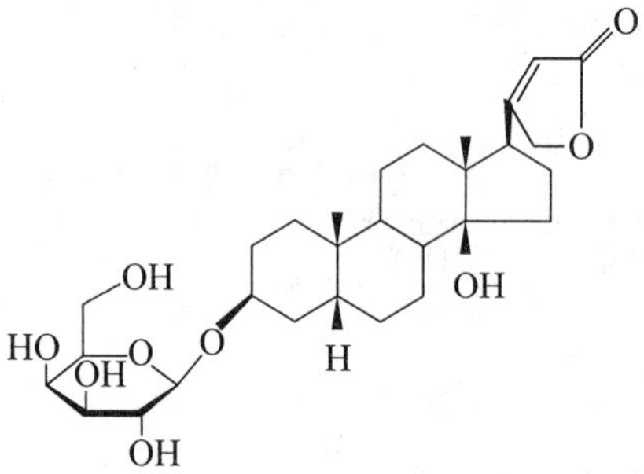　　　　化合物Ⅱ

（2）羟基毛地黄毒苷乙酰化：羟基毛地黄毒苷对离体心脏的强心作用与毛地黄毒苷基本相同，但由于其 C-16 位多 1 个-OH，亲脂性减弱，同时它对中枢神经系统的毒性也降低，比毛地黄毒苷小得多，所以羟基毛地黄毒苷很可能开发成为更为安全的强心药物。然而由于羟基毛地黄毒苷分子中 C-16 位-OH 的存在，对其脂溶性产生不利影响，使它不易被肠道所吸收，另一方面，它的水溶性也很差，几乎不溶于水和注射用溶剂，也不适于作静脉注射。鉴于羟基毛地黄毒苷的特性，利用药物潜伏化（drug latentiation）原理，将其制成五乙酰基衍生物（仲羟基全部酯化）作为前体药物供临床上应用。通过临床 2700 多例心力衰竭患者的治疗，结果证实五乙酰羟基毛地黄毒苷具有起效快、副作用小等优点，是较为安全的强心药。

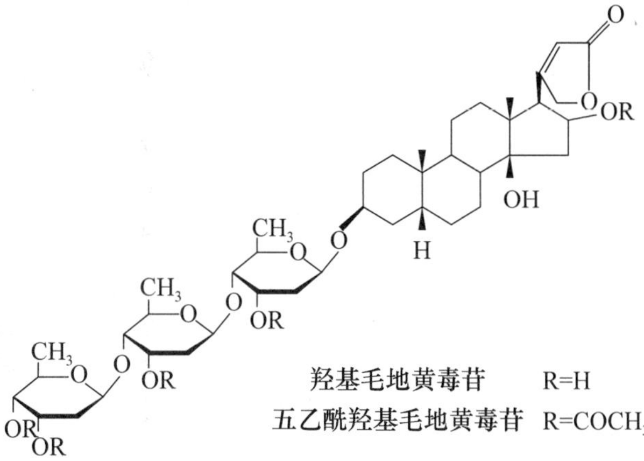

羟基毛地黄毒苷 R=H

五乙酰羟基毛地黄毒苷 R=$COCH_3$

第3节 甾体皂苷

甾体皂苷（steroidal saponins）是一类由螺甾烷（spirostane）类化合物与糖结合的寡糖苷，此苷类化合物在水溶液中经过振摇可产生持久的泡沫，故称为甾体皂苷，与三萜皂苷合称为皂苷，甾体皂苷不含有羧基，通常又被称为中性皂苷。甾体皂苷在植物界分布广泛，主要分布在薯蓣科、百合科、玄参科、菝葜科、龙舌兰科等植物中，在茄科、石蒜科、豆科、大戟科、菊科、葫芦科、荨麻科、泽泻科和鼠李科中也有分布，迄今发现的甾体皂苷类化合物已达1万种以上。自20世纪50年代开始，世界各国就以甾体皂苷元为原料合成甾体避孕药和激素类药物，90年代后，随着甾体皂苷在防治心脑血管疾病、抗肿瘤、抗菌、抗病毒、降血糖、降血脂、免疫调节和抗老年痴呆等方面生物活性的发现，一些新的甾体皂苷类药物已经进入临床，并取得满意的效果，如地奥心血康（黄山药皂苷）、心脑舒通（蒺藜皂苷）、宫血宁（重楼皂苷）和金刚藤（薯蓣皂苷和菝葜皂苷）等。

一、甾体皂苷的结构与分类

甾体皂苷是以C_{27}甾体化合物螺甾烷（spirostane）衍生物为苷元的一类寡糖苷，根据糖与苷元结合的位点数目，有单糖链苷（monodemosides）和双糖链苷（bisdemosides）两种形式。

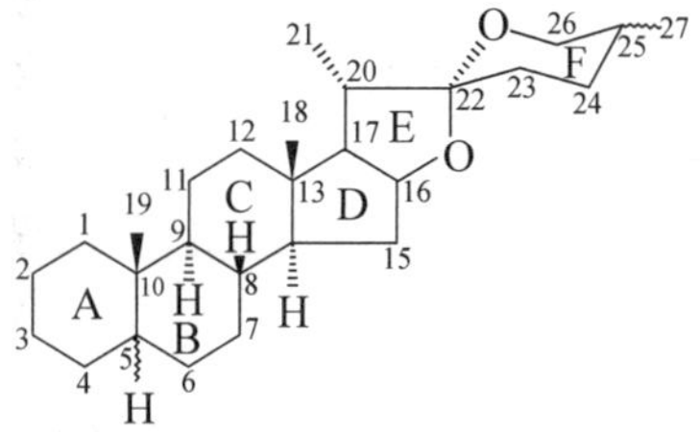

螺甾烷

螺甾烷母核结构中4个环的稠合方式为：A/B环顺式或反式稠合（5β或5α），以顺式稠合居多；B/C环反式稠合（8β，9α）；C/D环反式稠合（13β，14α）；E环与F环通过螺缩酮结构连接，构成螺甾烷的基本骨架。C-10和C-13位为角甲基，且为β构型；C-17位侧链为β构型，有C-20、C-22和C-25位3个手性碳原子。

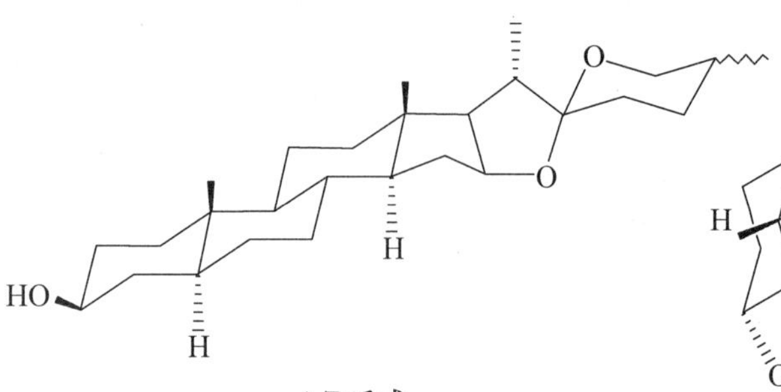

A/B反式 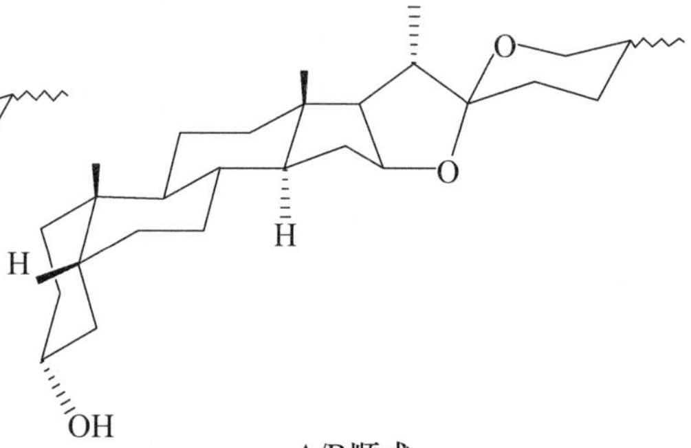　　　　A/B顺式

甾体皂苷元分子中大多数C-3位有羟基，且多为β-取向，少数为α-取向，若A/B环为顺式，C-3位羟基为α-取向（e键）较为稳定。其他位置上如C-1、C-2、C-4、C-5、C-6、C-11、C-12等也可能有羟基取代，各羟基可以是β-取向或α-取向，且分子中可以有多个羟基取代。某些甾体皂苷元分子中还含有羰基，可在C-3、C-6、C-7、C-11、C-12或C-15位，多数位于C-12位，是合成肾上皮质激素所需要的条件。某些甾体皂苷元分子中还含有双键，一般在C-5～C-6或C-9～C-11之间，可与C-12位羰基构成α,β-不饱和酮结构，少数C-25～C-27之间有环外双键。如新潘托洛皂苷元（neopentologenin或$\Delta^{25(27)}$-pentologenin）的A环上有5个羟基取代，并C-25～C-27之间有一个双键。

糖基大多数是通过C-3位-OH与皂苷元结合，但个别也有与其他位置羟基相连而C-3为-OH游离的情况，如沿阶草皂苷D（ophiopogonin D）的糖基通过C-1位-OH与苷元相连。

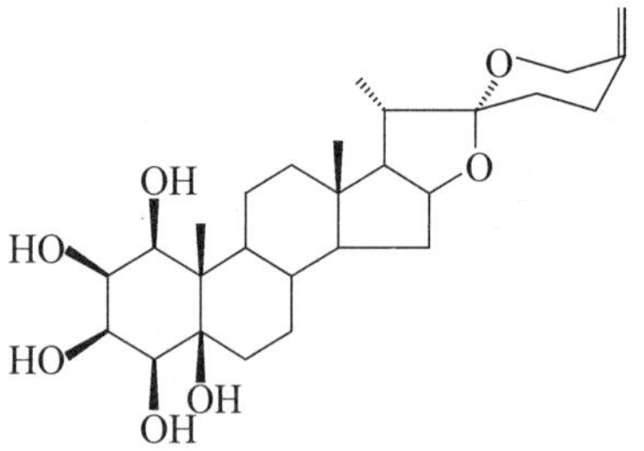

新潘托洛皂苷元 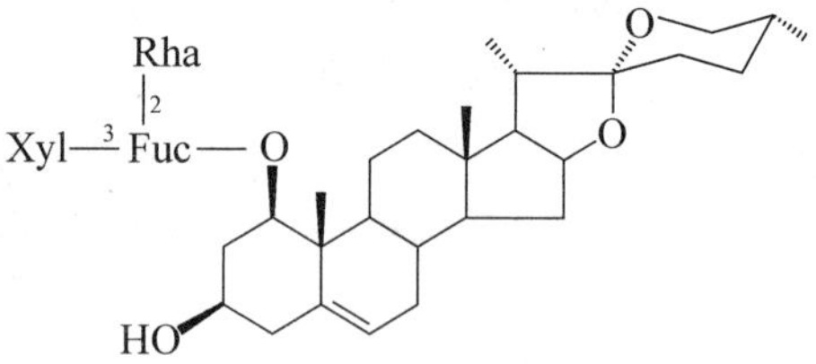　　　　沿阶草皂苷D

甾体皂苷元根据其F环的不同或环合与否及C-25构型，可将其分为螺甾烷醇类（spirostanols）、异螺甾烷醇类（isospirostanols）、呋甾烷醇类（furostanols）和变形螺甾烷醇类（pseudospirostanols）4种类型。

1. 螺甾烷醇及其苷类　螺甾烷醇的C-27位-CH_3位于F环平面上，处于直立键上，为β取向，C-25的绝对构型为*S*型。

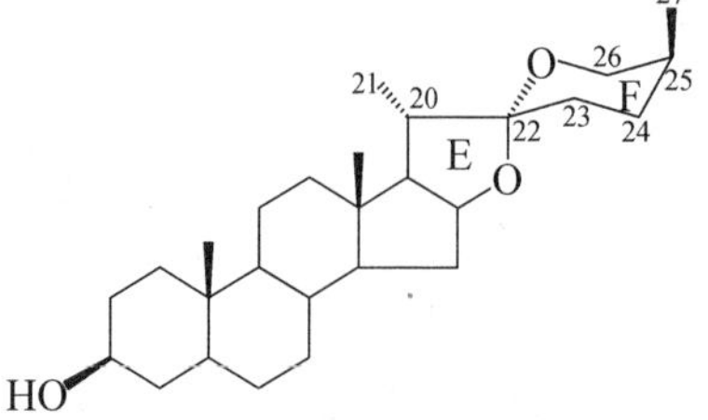

螺甾烷醇 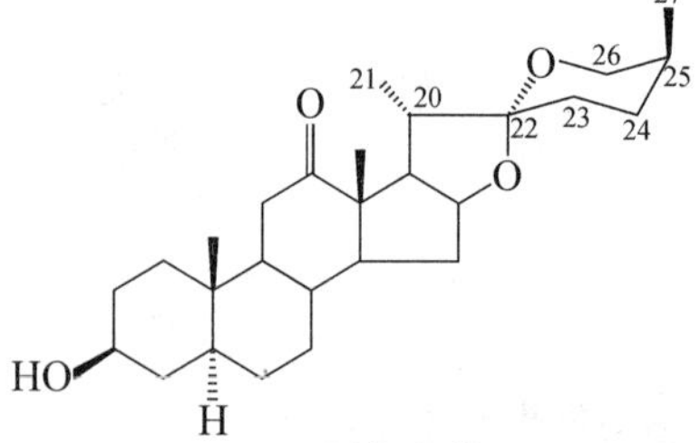　　　　剑麻皂苷元

剑麻皂苷元（sisalagenin）是螺甾烷醇的衍生物，结构命名为3β-羟基-5α-螺旋甾-12-酮，为剑麻*Agave sisalana Perrine*中剑麻皂苷的苷元。剑麻皂苷元由于C-12位有酮基，因此它是非常有

价值的合成激素的原料。

菝葜皂苷（parillin）是菝葜（*Smilax aristolochiaefolia*）根中分离得到的单糖链皂苷，其苷元菝葜皂苷元为螺甾烷醇的衍生物，在制备抗老年性痴呆、抗衰老、抗抑郁药物方面有新用途。

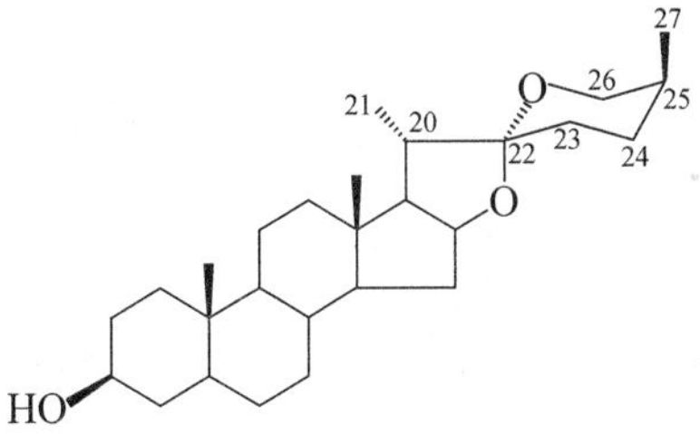

菝葜皂苷元 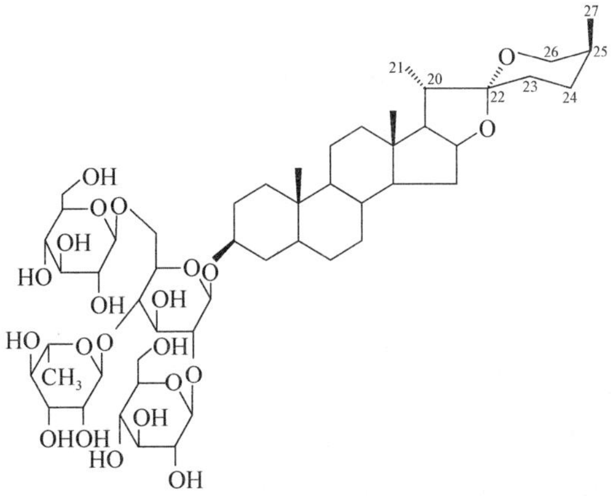　　菝葜皂苷

从埃及酸叶木（*Balanites aegyptica*）中分离得到3个螺甾烷醇皂苷，化合物Ⅰ、Ⅱ、Ⅲ对P-388肿瘤有明显的抑制作用，其ED_{50}分别为0.21，2.40，0.41μg/ml（对照品5-氟尿嘧啶的ED_{50}为0.08μg/ml）。

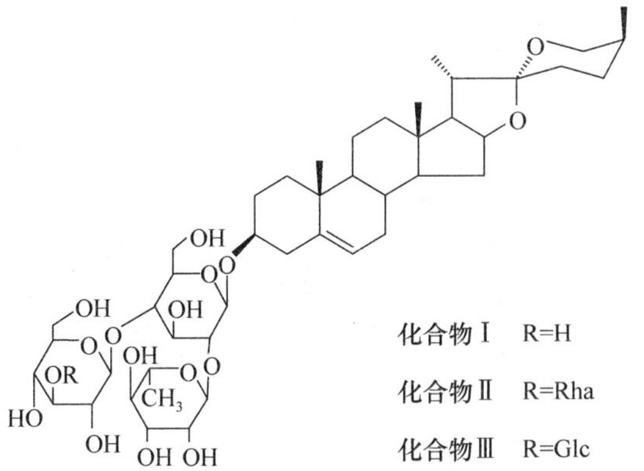

化合物Ⅰ　R=H

化合物Ⅱ　R=Rha

化合物Ⅲ　R=Glc

2. 异螺甾烷醇及其苷类　异螺甾烷醇的C-27位-CH_3位于F环平面下，处于水平键上，为α取向，C-25的绝对构型为*R*型。螺甾烷醇和异螺甾烷醇互为异构体，常共存于同一植物体内，由于25*R*型较*S*型稳定，因此25*S*型易转化为25*R*型。

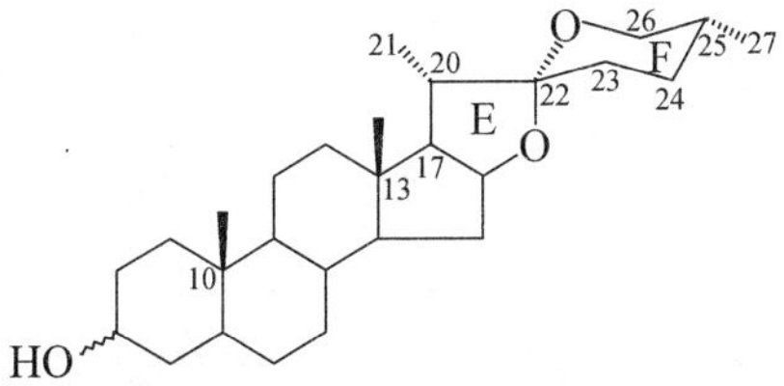

异螺甾烷醇 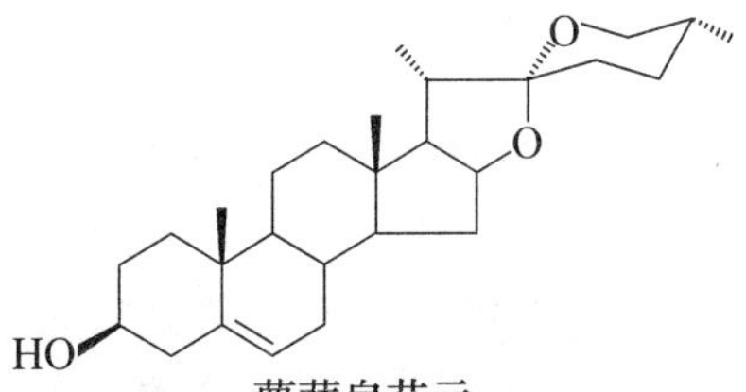　　薯蓣皂苷元

薯蓣皂苷元（diosgenin）是异螺甾烷醇的衍生物，结构命名为Δ^5-异螺旋甾烯-3β-醇，为薯蓣属植物根茎中薯蓣皂苷（dioscin）的苷元，是制药工业合成激素药物的重要原料。从薯蓣属植物黄山药（*Dioscorea panthaica*）或穿龙薯蓣（*D. nipponica*）中提取的甾体皂苷制成的地奥心血康胶囊，内含有8种薯蓣皂苷元衍生的皂苷，对冠心病、心绞痛有显著疗效。

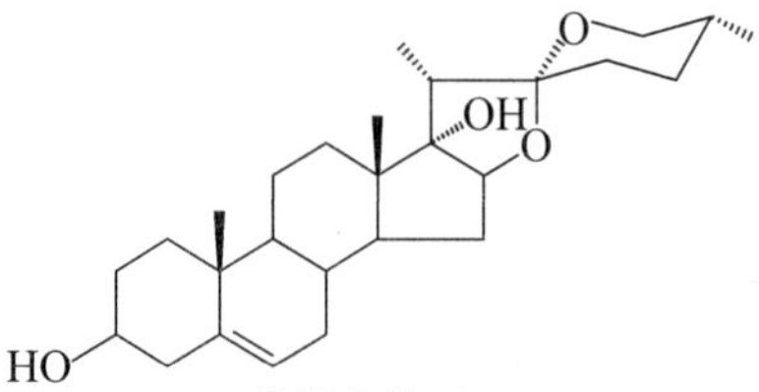

偏诺皂苷元 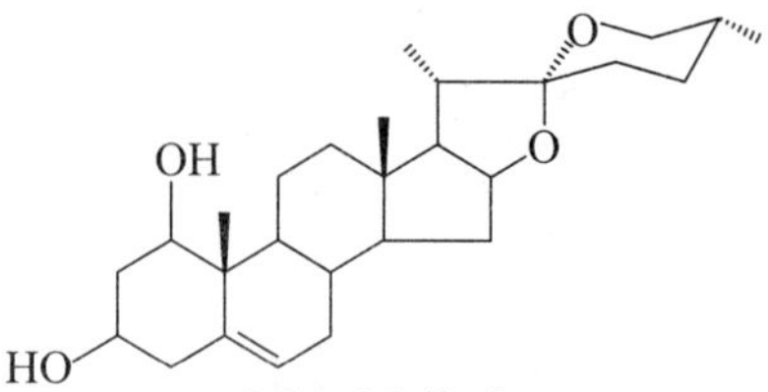　　　　鲁斯可皂苷元

重楼属（*Paris*）植物南重楼、滇重楼、七叶一枝花等十多种重楼均含有由薯蓣皂苷元和偏诺皂苷元衍生的甾体皂苷，是中药宫血宁胶囊的主要成分。

中药麦冬中甾体皂苷主要包括麦冬皂苷 A、B、B′、C、C′、D、D′，其中 A、B、C、D 的苷元为鲁斯可皂苷元，B′、C′、D′的苷元为薯蓣皂苷元。《中国药典》以鲁斯可皂苷元为对照品，测定麦冬总皂苷含量。麦冬具有抗心肌缺血、抗炎等生物活性。

从百合科龙血树属植物（*Dracaena mannii*）中分离的异螺甾烷醇皂苷化合物Ⅳ对 17 种真菌有明显的抑制作用，MIC 为 6.25μg/ml。从埃及酸叶木（*Balanites aegyptica*）中分离得到异螺甾烷醇皂苷化合物Ⅴ对 P-388 肿瘤有抑制作用，ED_{50} 为 0.22μg/mL。

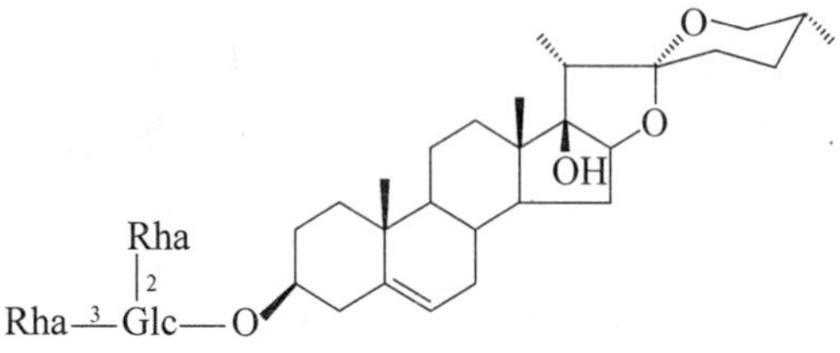

化合物Ⅳ 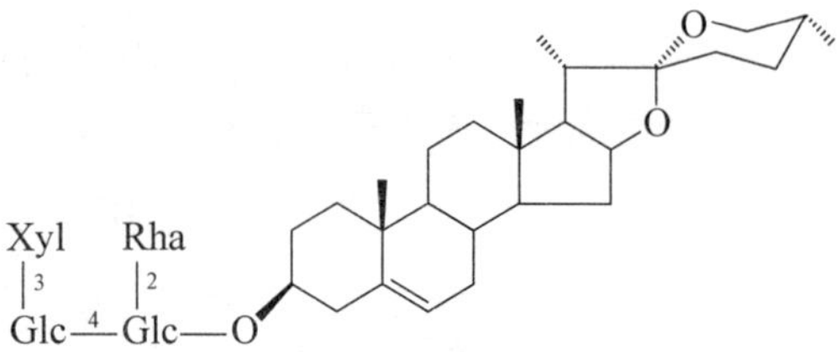　　　　化合物Ⅴ

3. 呋甾烷醇及其苷类　呋甾烷醇的 F 环为开链结构，除 C-3-OH 与糖链缩合形成苷键外，C-26-OH 与 *β-D*-葡萄糖缩合形成苷键，构成双糖链苷。这种由 F 环开裂而衍生的皂苷称为呋甾烷醇皂苷（furostanol saponins）。但呋甾烷醇皂苷的 C-26 位苷键易被酶解，脱掉 C-26 位上的葡萄糖，变成单糖链皂苷，F 环环合，随即变成以螺甾烷醇或异螺甾烷醇类为苷元的单糖链皂苷。

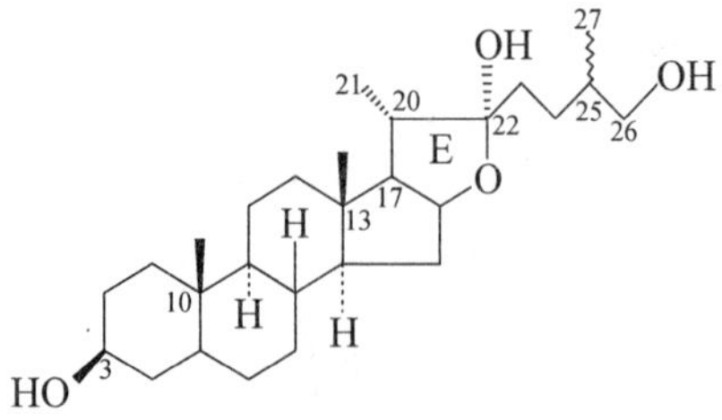

呋甾烷醇 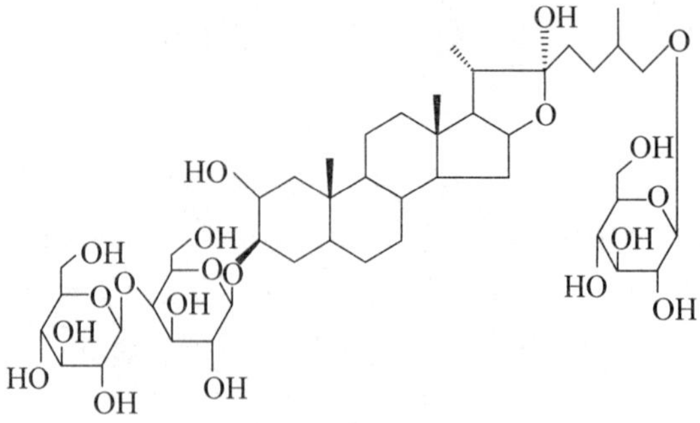　　　　蒺藜皂苷Ⅰ

蒺藜（*Tribulus terrestris*）中含有多种呋甾烷醇皂苷，如蒺藜皂苷Ⅰ。心脑舒通就是蒺藜果实中提取的总皂苷制剂，临床用于防治心脑血管病，具有扩张冠状动脉、改善冠脉循环等功能，在缓解心绞痛和改善心肌缺血方面有较好疗效。近年来，人们又从大蒜（*Allium sativum* L.）、小根蒜（*Allium. Macrostemon* Bag）和知母（*Anemarrhena asphodeloides* Bge）中分离得到呋甾烷醇皂苷。知母根茎中甾体皂苷含量 6%，其类型分别为螺甾烷醇类（如知母皂苷 AⅢ）、异螺甾烷醇类（如知母皂苷Ⅰ）和呋甾烷醇类（如知母皂苷 BⅡ、BⅤ）。其中知母皂苷 AⅢ含量最高。《中国药典》将知母皂苷 BⅡ作为知母药材的质量控制成分之一。知母具有解各种原因的发热、抗血小板凝聚等生物活性。

原菝葜皂苷（sarsaparilloside）是菝葜 *Smilax aristolochiaefolia* 根中的与菝葜皂苷共存的双糖链皂苷，但其 C-26 位的 β-葡萄糖苷键易被 β-葡萄糖苷酶酶解，脱去 C-26 位的葡萄糖，同时 F 环环合，转为以螺甾烷醇为苷元的单糖链皂苷，即菝葜皂苷。

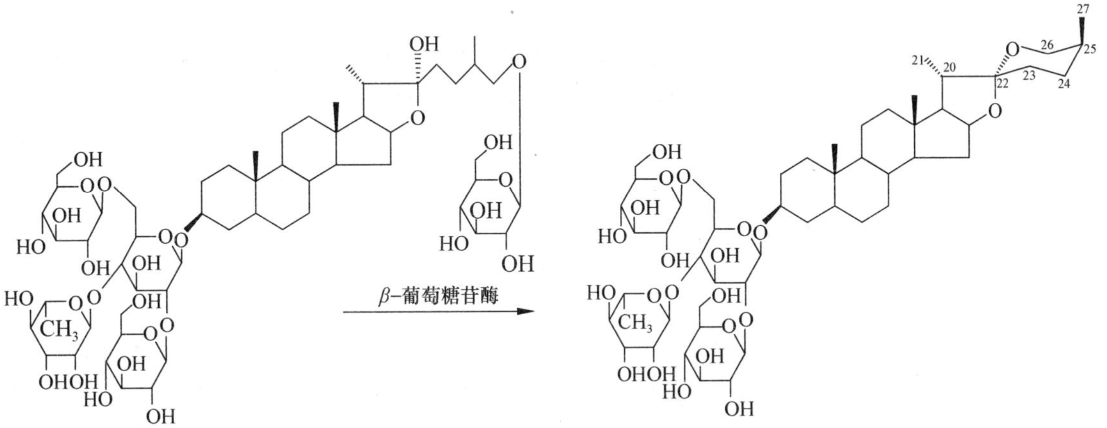

β-葡萄糖苷酶

原菝葜皂苷　　菝葜皂苷

呋甾烷醇型的双糖链皂苷不具有某些皂苷的通性，没有溶血作用，也不能和胆甾醇形成复合物，不具有抗菌活性。但属于螺旋甾烷衍生的单糖链皂苷，却有明显的抗霉菌作用，或兼有抗细菌作用。如原菝葜皂苷既没有溶血作用，也不与胆甾醇结合生成不溶性的分子复合物，更没有抗菌活性；而菝葜皂苷则具有较强的抗菌活性。

4. 变形螺甾烷醇及其苷类　变形螺甾烷醇类的 F 环为五元四氢呋喃环，也称呋螺甾烷型。自然界中以变形螺甾烷醇类为苷元的皂苷为数不多。

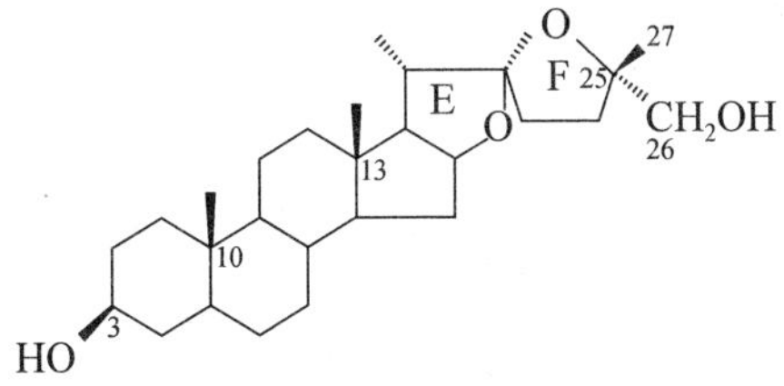

变形螺甾烷醇 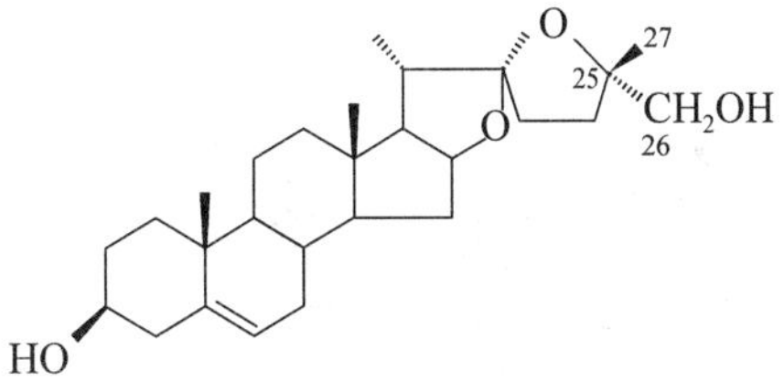　　纽替皂苷元

从茄科刺茄 *Solanum aculeatissimum* 根中分离得到的 aculeatiside A 和 aculeatiside B 是纽替皂苷元（nuatigenin）衍生的皂苷，二者均具有 C-26 位-OH 与 β-*D*-葡萄糖结合成苷键。它们经酸水解可得到原生皂苷元纽替皂苷元和其转化产物异纽替皂苷元（isonuatigenin）。

aculeatiside A
R=Rha $\xrightarrow{4}$ Glc—（Glc 2 位连 Rha）

aculeatiside B
R=Rha $\xrightarrow{3}$ Gal—（Gal 2 位连 Rha）

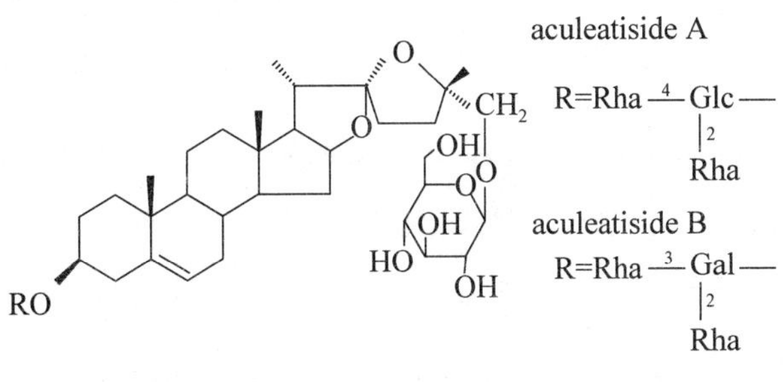

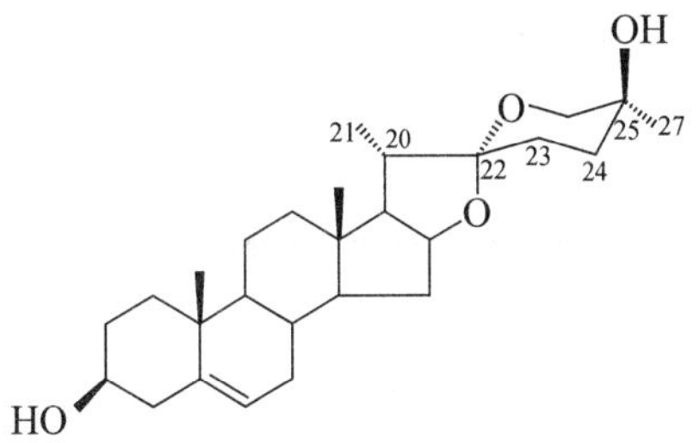

异纽替皂苷元

二、甾体皂苷的理化性质

（一）性状

甾体皂苷元多为无色结晶。甾体皂苷由于寡糖链的引入，极性增加，很难结晶，多为白色无

定形粉末。甾体皂苷元的熔点随分子中羟基数目增加而升高，一般单羟基化合物在208℃以下，三羟基化合物在242℃以上，双羟基或单羟基酮类介乎二者之间。甾体皂苷熔点较高，一般在熔融前即分解，测定的分解点在200～350℃之间。

（二）溶解性

甾体皂苷元能溶于石油醚、乙醚、乙酸乙酯、三氯甲烷等亲脂性溶剂中，不溶于水。甾体皂苷一般可溶于水，易溶于热水、甲醇和乙醇等极性溶剂，几乎不溶于或难溶于石油醚、苯、乙醚等亲脂性溶剂。

（三）表面活性与溶血性

甾体皂苷所具有的表面活性和溶血作用等与三萜皂苷相似，但F环开裂的双糖链皂苷往往不具溶血作用，且表面活性降低。

（四）沉淀反应

1. 与甾醇类化合物的沉淀反应 甾体皂苷醇溶液可与甾醇类化合物（如胆甾醇、*β*-谷甾醇、豆甾醇、麦角甾醇等）生成沉淀，生成的分子复合物用乙醚回流，甾醇溶于乙醚，而皂苷在乙醚溶液中析出，可利用此性质分离、纯化和检查甾体皂苷。该反应要求甾醇结构必须具有C-3位β-OH，多选用胆甾醇。三萜皂苷也可与甾醇类化合物形成分子复合物，但不及与甾体皂苷形成的复合物稳定。

2. 与碱性金属盐的沉淀反应 甾体皂苷水溶液可与碱式乙酸铅或氢氧化钡等碱性盐类生成沉淀，此性质可用于甾体皂苷的分离与精制。

（五）鉴别反应

甾体皂苷除具有甾核所具有的共性反应如乙酐-浓硫酸反应外，由于具有特有的螺缩酮结构，所以此类化合物还可以与E试剂和A试剂反应。F环裂解的双糖链皂苷与Ehrlich试剂（盐酸二甲氨基苯甲醛试剂，简称E试剂）反应显红色，与Anisaldehyde试剂（对茴香醛试剂，简称A试剂）反应，则显黄色，而F环闭环的单糖链皂苷如螺甾烷或异螺甾烷衍生皂苷元，只对A试剂显黄色，对E试剂不显色，借此可区分二者。

三、甾体皂苷的提取与分离

（一）甾体皂苷的提取与分离

随着甾体皂苷新的生物活性的发现和研究的不断深入，甾体皂苷的提取和开发越来越受到青睐。目前实验室和工业生产提取甾体皂苷所采用的方法与三萜皂苷基本相似，多采用以下提取分离方法：

1. 系统溶剂提取-色谱分离法 一般以甲醇或乙醇为溶剂进行提取，提取液浓缩成浸膏，以水稀释，用石油醚脱脂，再用正丁醇萃取得总皂苷。采用硅胶柱色谱分离可得甾体皂苷单体化合物。硅胶柱色谱一般选用三氯甲烷-甲醇-水、三氯甲烷-乙酸乙酯-甲醇-水作为洗脱剂或流动相，另外，水饱和的正丁醇可作为薄层色谱分析或微量制备的展开剂。对于反相硅胶色谱一般选用甲醇-水或乙腈-水为流动相。

2. 醇提取-大孔树脂富集-色谱分离法 将醇提浸膏以水稀释后，过大孔吸附树脂柱，水洗去糖等水溶性成分，30%～70%醇洗脱下来的流分为粗皂苷。最后用硅胶柱色谱或制备高效液相分离得单体化合物。

（二）甾体皂苷元的提取与分离

很多甾体皂苷元如薯蓣皂苷元、剑麻皂苷元等是合成甾体激素和甾体避孕药物的重要原料，因此甾体皂苷元的提取应用比较广泛，一般采用以下方法。

1. 萃取法 如果在植物中多以甾体皂苷元形式存在，可用有机溶剂直接萃取或采用超临界CO_2流体萃取，以适量的乙醇为夹带剂，如黄山药中薯蓣皂苷元的提取。

2. 醇提取-酸水解-有机溶剂萃取法　如甾体化合物在植物中多以苷的形式存在，可从植物中先提取甾体皂苷，然后进行水解得皂苷元，再用石油醚、三氯甲烷等有机溶剂萃取。此法是实验室中常采用的方法。

3. 酸水解-有机溶剂提取法　将植物在酸性溶液中加热水解后的药渣用有机溶剂提取，一般选用汽油或甲苯反复提取。此法是工业生产中常采用的方法，如薯蓣皂苷元的提取流程如图8-12所示。此法提取收率较低，在2%左右，如果将植物原料在酸水解前先发酵，既能缩短水解时间，又能提高薯蓣皂苷元的收率。剑麻皂苷元的提取也采用此法。

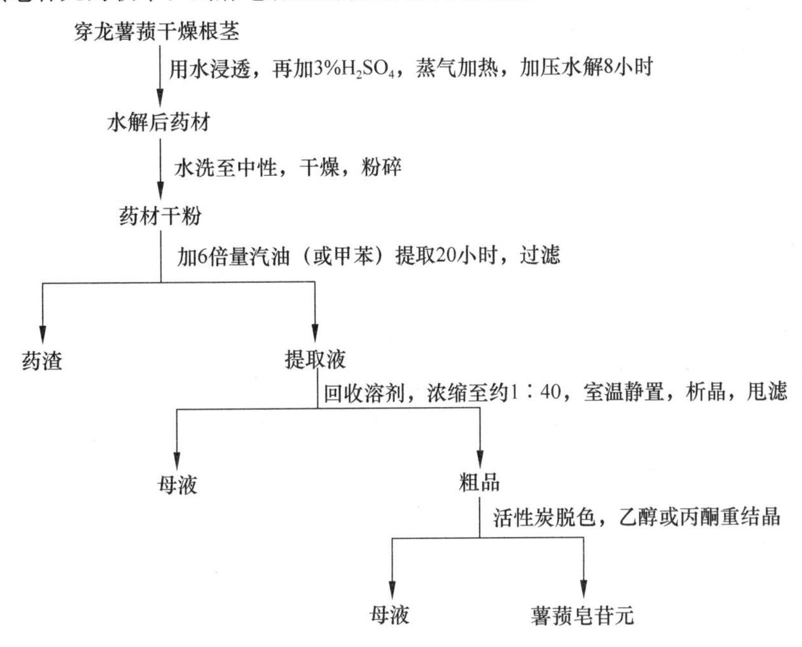

图8-12　薯蓣皂苷元的提取流程

四、甾体皂苷元的波谱特征

（一）紫外光谱

饱和的甾体皂苷元在200～400nm没有吸收；含孤立双键的苷元在205～225nm有1个较弱吸收；含羰基的苷元在285nm左右有1个弱吸收；含α,β-不饱和酮基的苷元在240nm左右有1个强吸收。

（二）红外光谱

含有螺缩酮结构的甾体皂苷元的红外光谱在980cm^{-1}（Ⅰ）、920cm^{-1}（Ⅱ）、900cm^{-1}（Ⅲ）和860cm^{-1}（Ⅳ）左右显示4个特征吸收谱带（图8-13）。Ⅰ带为最强峰，根据Ⅱ带和Ⅲ带的强度可判别C-25构型，一般C-25 *S*型的螺甾烷醇类的Ⅱ带峰强度大于Ⅲ带；而C-25 *R*型的异螺甾烷醇类的Ⅱ带峰强度小于Ⅲ带。

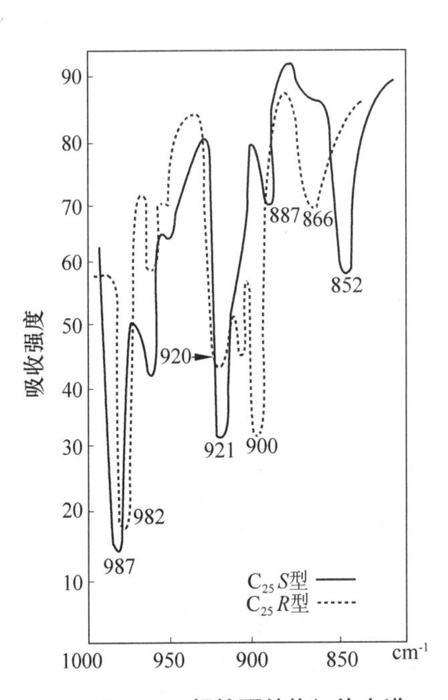

图8-13　螺缩酮结构红外光谱

（三）质谱

1. 甾体皂苷元的电子轰击质谱（EI-MS）　具有螺缩酮结构的甾体皂苷元的质谱有*m/z* 139的基峰、*m/z* 115的中

强峰和 m/z 126 的弱峰。

m/z 139　　m/z 115　　m/z 126

C-25 或 C-27 位有羟基取代，这 3 个峰均发生 16 个质量单位的位移，相应的峰为 m/z155、131 和 142；C-25 或 C-27 位有双键取代，这 3 个峰均下移 2 个质量单位，相应的峰为 m/z 137、113 和 124；C-23 位有羟基取代，m/z 139 基峰消失；C-17 位有 α-羟基取代，m/z 139 峰强减弱，而 m/z 126 变成基峰，并出现 m/z 155 强峰和 m/z 153 的中强峰。

m/z 155　　m/z 153

甾核和甾核加 E 环的离子特征，主要有 m/z 386、357、347、344、302、287、273、122 碎片离子峰。这些特征离子可鉴别甾体皂苷元的存在与否，并根据相应位移情况推测取代基种类、数目及取代位点。

2. 甾体皂苷的电喷雾质谱（ESI-MS）　甾体皂苷的正离子电喷雾质谱可测得较强的［M＋Na］$^{+}$的准分子离子峰和脱掉糖基的［碎片＋Na］$^{+}$高质量离子峰。例如蒺藜皂苷 A 的 ESI-MS 谱显示 m/z 939、777、615 等离子峰，表明该化合物的相对分子质量为 916（939－23），m/z 777（916＋23－162）、m/z 615（916＋23－162－162）和 m/z 453（916＋23－162－162－162）的 3 个峰，表明为准分子离子峰相继脱掉 3 个质量单位为 162 的糖。

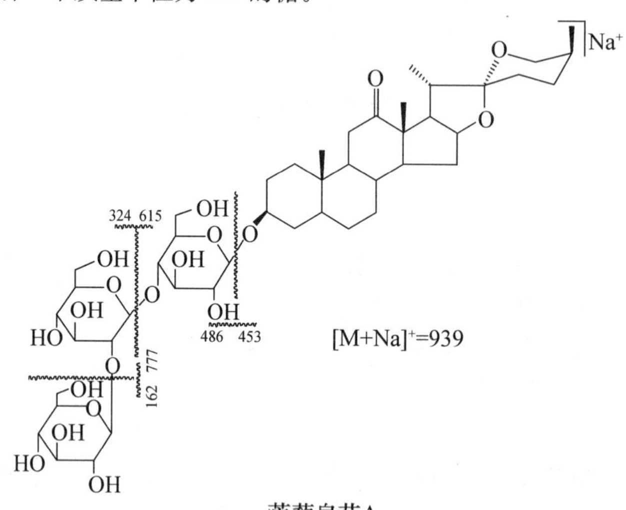

蒺藜皂苷A

（四）核磁共振氢谱

1. 苷元上甲基信号　甾体皂苷元的^{1}H-NMR 谱在高场区有 4 个甲基，18-CH_3 和 19-CH_3 为角甲基，均为单峰，18-CH_3 处于较高场；21-CH_3 和 27-CH_3 因被邻位氢偶合，均裂分为双峰，27-CH_3 处于较高场。如果 25-OH 取代，则 27-CH_3 变成单峰，并向低场位移。

2. C-25 构型的确定　27-CH_3 的化学位移值可区别 25 *R* 型和 25 *S* 型 2 种异构体，27-CH_3 为 α-取向（25*R* 构型）的化学位移值要比 β-取向（25 *S* 构型）处于较高场，25 *R* 型 27-CH_3 的化学位移值 δ 0.77～0.80，25 *S* 型 27-CH_3 的化学位移值 δ 0.97～1.07。26-CH_2 的 2 个氢的信号也区别 C-25

构型，在 25 *R* 型异构体中，C-26 位上的 2 个氢的化学位移相似，在 25 *S* 型异构体中，C-26 位上的 2 个氢的化学位移差别较大，Δδ 0.6 左右。

（五）核磁共振碳谱

^{13}C-NMR 是确定甾体皂苷结构最重要的手段，苷元信号的归属一般通过与已知化合物的图谱进行比较，参考取代基对化学位移的影响，确定苷元各碳的化学位移归属，推定皂苷元可能的结构。

甾体皂苷元的碳谱一般具有以下规律：① 甾核和螺缩酮骨架中的饱和碳（仲碳、叔碳和季碳）的化学位移在 δ 20～57 之间。C-25 位的化学位移值与 25 *R* 或 25 *S* 构型有关，如果 C-25 位无羟基取代，25 *R* 型的化学位移值在 δ 30 左右，25 *S* 型的化学位移值在 δ 26 左右。② 甲基碳的化学位移在高场，一般小于 δ 20，18-CH_3 的化学位移在 δ 16 左右，21-CH_3 的化学位移在 δ 14 左右，27-CH_3 的化学位移在 δ 17 左右，19-CH_3 化学位移与 C-5-H 的构型有关，当 C-5-αH（A/B 环为反式）时，19-CH_3 的化学位移在 δ 12 左右，但当 C-5-βH（A/B 环为顺式）时，19-CH_3 化学位移向低场位移至 δ 23 左右，同时 1～9 位碳都不同程度向高场位移。③ 连氧碳 C-16 的化学位移在 δ 80 左右，C-22 由于连接 2 个氧原子，化学位移在 δ 109 左右，C-26 的化学位移在 δ 65～69 之间，如果羟基与糖成苷，则发生苷化位移，一般在 δ 75 左右。④ 双键碳的化学位移在 δ 115～150 范围内。⑤ 羰基碳的化学位移在 δ 200 左右。

现将常见甾体皂苷元的化学位移值列于表 8-8，根据表中数据分析化合物结构。

表 8-8　常见甾体皂苷元的 ^{13}C-NMR 谱化学位移值

C 位	Ⅰ	Ⅱ	Ⅲ	Ⅳ	Ⅴ	Ⅵ
C-1	37.8	37.0	29.9	29.9	37.3	36.5
C-2	22.2	31.5	27.8	27.8	31.4	31.2
C-3	26.8	71.2	67.0	67.0	71.6	70.7
C-4	29.0	38.2	33.6	33.6	42.3	37.8
C-5	47.1	44.9	36.3	36.5	140.9	44.6
C-6	29.0	28.6	26.5	26.6	121.3	28.3
C-7	32.4	32.3	26.5	26.6	37.0	31.4
C-8	35.2	35.2	35.3	35.3	31.4	34.4
C-9	54.8	54.4	40.3	40.3	50.1	55.5
C-10	36.3	35.6	35.3	35.3	37.6	36.0
C-11	20.7	21.1	20.9	20.9	20.9	37.8
C-12	40.2	40.1	39.9	39.9	39.8	213.0
C-13	40.6	40.6	40.7	40.6	40.3	55.0
C-14	56.5	56.3	56.5	56.4	56.8	55.8
C-15	31.8	31.5	31.8	31.7	31.8	31.5
C-16	80.8	80.7	80.9	80.9	80.8	79.1
C-17	62.3	62.2	62.4	62.1	62.1	53.5
C-18	16.5	16.5	16.4	16.5	16.3	16.0
C-19	12.3	12.4	23.8	23.9	19.4	12.0
C-20	41.6	41.6	41.6	42.1	41.6	42.2
C-21	14.5	14.5	14.4	14.3	14.5	13.2
C-22	109.0	109.0	109.1	109.5	109.2	109.0
C-23	31.4	31.4	31.4	27.1	31.4	31.2
C-24	28.9	28.8	28.8	25.8	28.8	28.8
C-25	30.3	30.3	30.0	26.0	30.3	30.2
C-26	66.7	66.7	66.8	65.0	66.8	66.8
C-27	17.1	17.1	17.1	16.1	17.1	17.1

分析表8-8中的数据，①化合物Ⅱ的数据与化合物Ⅰ（25*R*）-5*α*-螺甾烷比较，C-3的*δ* 71.2为连氧碳，C-2和C-4相应位移，表明C-3位-OH取代，其他数据基本不变，所以化合物Ⅱ为（25 *R*）-5*α*-螺甾-3-醇。②化合物Ⅲ的数据与化合物Ⅱ比较，19-CH_3化学位移值移至*δ* 23.8，C-1～C-9向高场位移，表明5-*β*H，A/B环为顺式稠合，所以化合物Ⅲ为（25*R*）-5*β*-螺甾-3-醇。③化合物Ⅳ的数据与化合物Ⅲ比较，C-1～C-22的化学位移基本相同，C-25的向高场位移*δ* 5，表明C-25的构型变为*S*型，19-CH_3的化学位移值在*δ* 23.8，表明5-*β*H，所以化合物Ⅳ为（25 *S*）-5*β*-螺甾-3-醇。④分析化合物Ⅴ的数据，C-5～C-6的化学位移120～140，表明C-5～C-6有双键；由于受到C-5～C-6双键去屏蔽的影响，19-CH_3的化学位移值为*δ* 19.0，所以化合物Ⅴ为Δ^5-（25 *R*）-螺甾-3-醇。⑤化合物Ⅵ的C-3 *δ* 70.7，说明有-OH；C-12 *δ* 213.0，说明C-12为酮基；C-19 *δ* 12.0，表明5-*α*H；C-25 *δ* 30.2，表明25 *R*构型，所以化合物Ⅵ为3*β*-OH-（25 *R*）-5*β*-螺甾-12-酮。

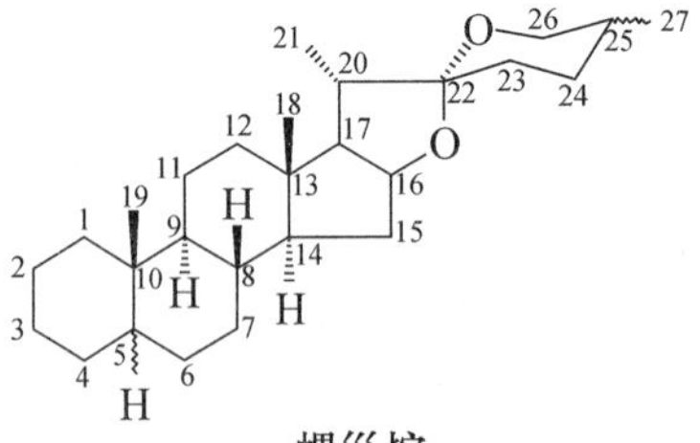

螺甾烷

Ⅰ （25 *R*)-5*α*-螺甾烷
Ⅱ （25 *R*)-5*α*-螺甾-3-醇
Ⅲ （25 *R*)-5*β*-螺甾-3-醇
Ⅳ （25 *S*)-5*β*-螺甾-3-醇
Ⅴ Δ^5-（25 *R*)-螺甾-3-醇
Ⅵ 3*β*-OH-（25 *R*)-5*α*-螺甾-12-酮

五、甾体皂苷研究实例

黄山药 *Dioscorea panthaica* Prain为我国特有的薯蓣科薯蓣属植物，主要分布于云南、四川等地，有祛风除湿、清热解毒之功效，用于治疗风湿性心脏病、风湿性关节炎、胃病及跌打损伤等症。其根茎含大量甾体皂苷，已分离鉴定出具有抗菌、抗炎、抗真菌、细胞毒性等作用的多种皂苷，为进一步寻找诱导肿瘤细胞凋亡的新的甾体皂苷成分或先导化合物，从黄山药中提取分离了1个新化合物（化合物Ⅰ)。现以黄山药中化合物Ⅰ为例，说明甾体皂苷的提取分离及结构鉴定过程。

1. 提取分离 黄山药根茎10kg以95%乙醇回流提取2次，回收乙醇得浸膏，加水10L溶解，过滤，除去不溶物，水溶液浓缩得浸膏。取浸膏50g经硅胶柱色谱分离，以三氯甲烷-甲醇（20∶1～1∶1）梯度洗脱，收集流分，将所得流分Fr. 60～78经制备高效液相色谱分离，得化合物Ⅰ(32mg)。

2. 结构鉴定 化合物Ⅰ，白色粉末，m. p. 180～182℃（dec.），$[\alpha]_D^{25}$-54.2°（pyridine)，通过ESI-MS、^{13}C-NMR、DEPT谱及综合解析，确定分子式为$C_{52}H_{84}O_{22}$。乙酐-浓硫酸反应及*α*-萘酚-浓硫酸反应均为阳性，香草醛反应显黄色，分析该化合物可能为甾体皂苷类化合物。ESI-MS正离子谱显示*m/z* 1083 $[M+Na]^+$准分子离子峰，负离子谱*m/z* 1059 $[M-H]^-$显示化合物Ⅰ的相对分子质量为1060，*m/z* 913（M－H－146）为脱掉1个脱氧六碳糖（质量为146）的碎片负离子，*m/z* 767（M－H－146-146）为脱掉2个脱氧六碳糖（146×2）的碎片负离子，推测分子中含有两个脱氧六碳糖。^{1}H-NMR（*δ* ppm）显示：高场区显示6个甲基质子信号峰，其中*δ* 0.69（3H，s，18-CH_3）、*δ* 1.05（3H，s，19-CH_3）、*δ* 1.09（3H，d，*J*＝6.3Hz，27-CH_3）、*δ* 1.76（3H，s，21-CH_3）4个甲基为甾体皂苷元上的甲基；*δ* 1.62（3H，d，*J*＝6.0Hz）和1.76（3H，d，*J*＝5.7Hz）分别为2个鼠李糖的甲基质子信号，与ESI-MS显示的2个脱氧六碳糖相吻合；低场区显示*δ* 3.33（3H，s）推测为1个甲氧基质子信号；*δ* 4.84（1H，d，*J*＝7.8Hz）、*δ* 4.94（1H，d，*J*＝7.2Hz）、*δ* 5.86（1H，d，*J*＝2.0Hz）、*δ* 6.40（1H，d，*J*＝2.0Hz）分别为4个糖的端基质子信号。化合物Ⅰ的酸水解液，通过薄层色谱检出*L*-鼠李糖和*D*-葡萄糖。^{13}C-NMR谱显示：有52个碳信号，其中24个糖部

分的碳信号，27个甾体皂苷元的碳信号，1个甲氧基的碳信号。低场区^{13}C-NMR和DEPT谱中的季碳信号δ140.9和叔碳信号δ121.9及不饱和质子信号δ5.18（1H，brd）表明C-5～C-6位有双键；δ151.8和δ108.7有2个季碳信号，表明C-20～C-22位有双键。将化合物Ⅰ的^{13}C-NMR数据与化合物pseudoprotodioscin的^{13}C-NMR数据比较，提示除化合物Ⅰ多一甲氧基信号外，二者糖部分及苷元部分C-1～C-20位的化学位移值基本一致。C-23和C-24的信号分别向低场位移39.8和13.9，分别为烷氧基取代的*α*-效应和*β*-效应，而C-25为*γ*-取代效应向高场位移0.9，由此可推定甲氧基连在C-23位。通过DEPT、COSY、HMQC、HMBC以及NOESY谱的综合分析确定了糖的连接方式和连接位置，由此确定化合物Ⅰ的结构为26-*O*-*β*-*D*-吡喃葡萄苷基-3*β*，26-二醇-23（*S*）-甲氧基-25（*R*）-$\Delta^{5,20(22)}$-二烯-呋甾-3-*O*-[*α*-*L*-吡喃鼠李糖基-(1→2)-*O*-*α*-*L*-吡喃鼠李糖基-（1→4）]-*β*-*D*-吡喃葡萄糖苷。化合物Ⅰ的^{13}C-NMR数据如表8-9所示。

表8-9 化合物Ⅰ的^{13}C-NMR数据

C位	δ	C位	δ	C位	δ	C位	δ
C-1	37.6 (t)	C-15	34.5 (t)	Glc		Rha	
C-2	30.2 (t)	C-16	84.7 (d)	C-1′	100.3 (d)	C-1‴	102.9 (d)
C-3	78.1 (d)	C-17	64.9 (d)	C-2′	78.7 (d)	C-2‴	72.6 (d)
C-4	39.0 (t)	C-18	14.4 (q)	C-3′	77.0 (d)	C-3‴	72.9 (d)
C-5	140.9 (s)	C-19	19.5 (q)	C-4′	78.6 (d)	C-4‴	73.9 (d)
C-6	121.9 (d)	C-20	108.7 (s)	C-5′	77.9 (d)	C-5‴	70.5 (d)
C-7	32.4 (t)	C-21	11.5 (q)	C-6′	61.3 (t)	C-6‴	18.5 (q)
C-8	31.4 (d)	C-22	151.8 (s)	Rha		Glc	
C-9	50.3 (d)	C-23	73.4 (d)	C-1″	102.1 (d)	C-1⁗	105.0 (d)
C-10	37.2 (s)	C-24	37.7 (t)	C-2″	72.6 (d)	C-2⁗	75.2 (d)
C-11	21.3 (t)	C-25	30.7 (d)	C-3″	72.8 (d)	C-3⁗	78.6 (d)
C-12	39.6 (t)	C-26	75.2 (t)	C-4″	74.2 (d)	C-4⁗	71.8 (d)
C-13	43.5 (s)	C-27	17.6 (q)	C-5″	69.6 (d)	C-5⁗	78.0 (d)
C-14	54.9 (d)			C-6″	18.7 (q)	C-6⁗	62.7 (t)

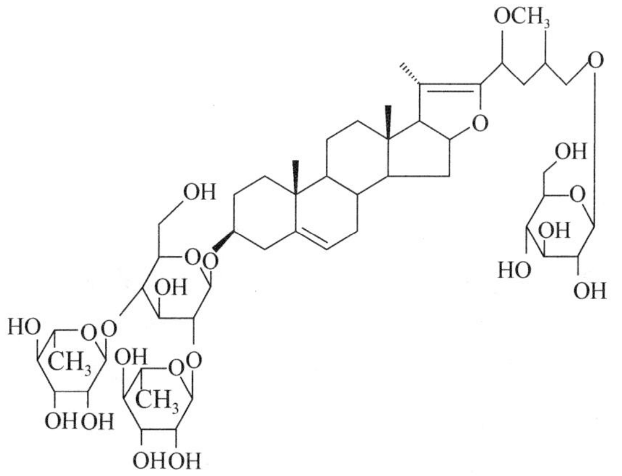

化合物Ⅰ

第4节　其他甾类成分

天然甾体化合物除强心苷类和甾体皂苷外，还有 C_{21} 甾类、植物甾醇（如谷甾醇、豆甾醇等）、昆虫变态激素（如 α-蜕皮素和 β-蜕皮素等）和胆酸等多种类型，近期又有 C_{23} 甾类化合物被发现，现仅对 C_{21} 甾类及其苷类、胆酸类和海洋甾体化合物做简单的介绍。

1. C_{21} 甾类及其苷类　C_{21} 甾类（C_{21}-steroids）是母核含有21个碳原子的孕甾烷（pregnane）或其异构体的衍生物。由于其具有抗炎、抗肿瘤、抗氧化、抗生育等生物活性，可直接用于临床或作为新药合成的原料。C_{21} 甾类成分分布比较集中和局限，主要分布于萝藦科、玄参科、夹竹桃科、毛茛科、楝科等植物中。

C_{21} 甾类化合物都具有孕甾烷的基本骨架，C-10、C-13位多为 β-CH_3，C-17位侧链有2个碳原子，结构中C-5～C-6位之间大多有双键，C-20位可能有羰基，C-17位侧链多为 α-构型，少数为 β-构型，C-3、C-8、C-11、C-12、C-14、C-17、C-20等位置上可能有羟基。C_{21} 甾类苷元基本结构如下：

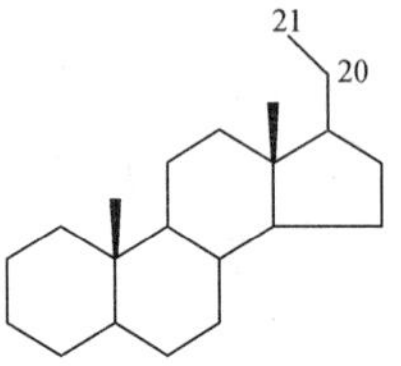

21　20

R₂　21　R₅　20　R₄　R₁　R₃　HO

孕甾烷 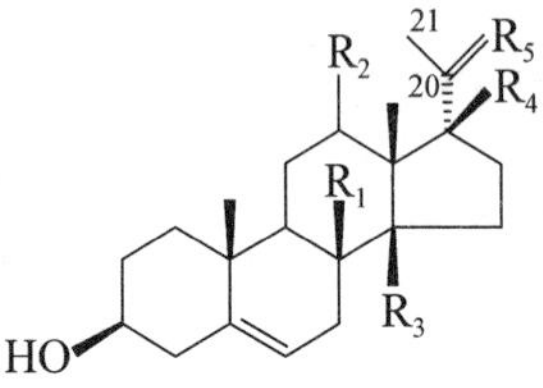　　C_{21} 甾（Ⅰ） 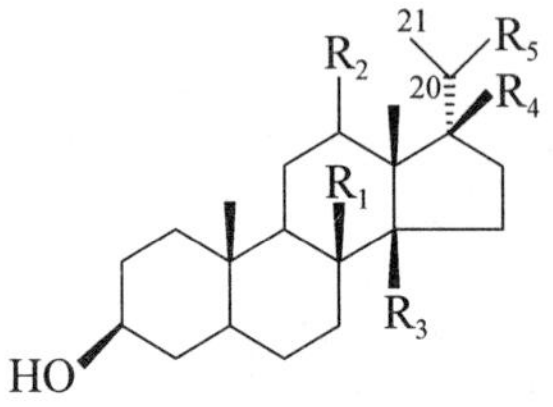　　C_{21} 甾（Ⅱ）

目前分离出的 C_{21} 甾类成分有两种存在形式：游离状态或与糖结合成苷的形式，常见的苷元有告达亭、青阳参苷元和本波苷元等。糖链多与C-3位-OH相连，分子中除含有羟基糖（多为葡萄糖）外，还含有2-去氧糖，因此 C_{21} 甾苷类成分能发生Keller-Kiliani反应。

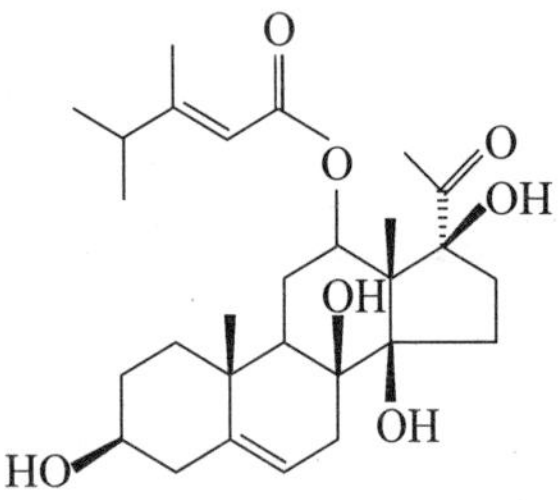

告达亭 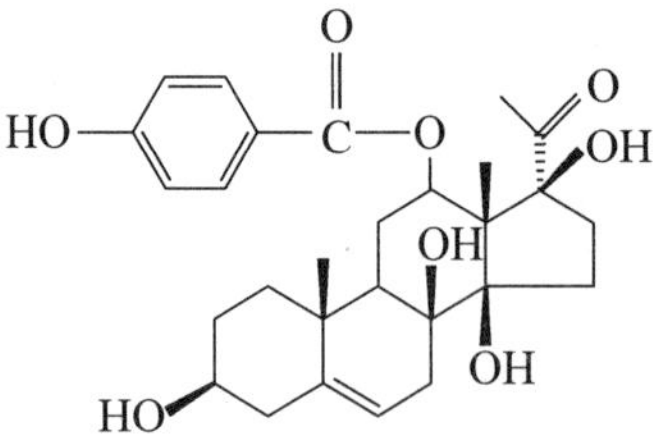　　青阳参苷元 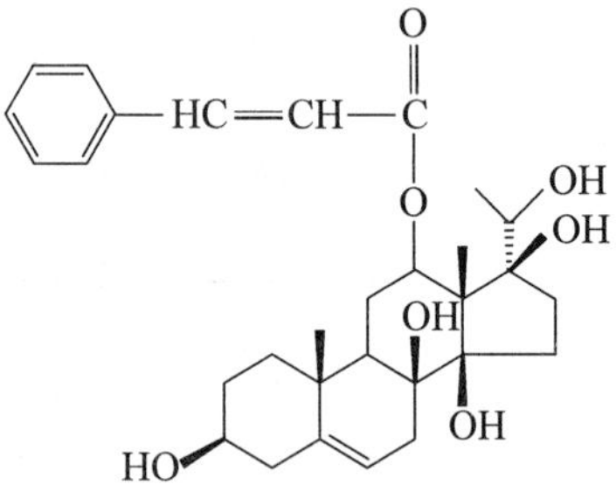　　本波苷元

如从民间用于治疗风湿性关节炎及跌打损伤的草药萝藦科鹅绒藤属植物断节参 *Cynanchum wallichii* 根中分离得到的断节参苷（wallicoside），是告达亭（caudatin）C-3位-OH的五糖苷，其中有3分子去氧糖（*D*-加拿大麻糖）和2分子葡萄糖。从其同属植物青阳参 *C. otophyllum* 根茎中分离得到具有抗惊厥作用的青阳参苷Ⅰ（otophylloside A）和青阳参苷Ⅱ（otophylloside B）。前者为青阳参苷元的 *D*-加拿大麻糖的三糖苷，后者为告达亭的 *D*-加拿大麻糖的三糖苷。从其同属植物飞来鹤 *C. auriculatum* 块根中分离得到3个具有抗肿瘤活性的 C_{21} 甾苷，cyanuricuoside A为四糖苷，cyanuricuoside B为五糖苷，cyanuricuoside C为六糖苷。

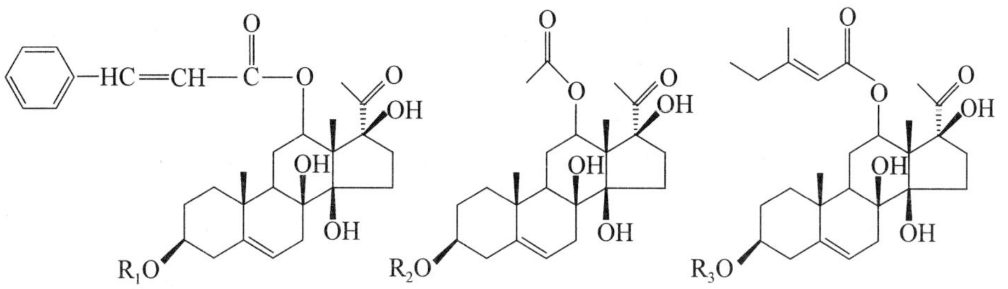

cyanuricuoside A　　cyanuricuoside B　　cyanuricuoside C

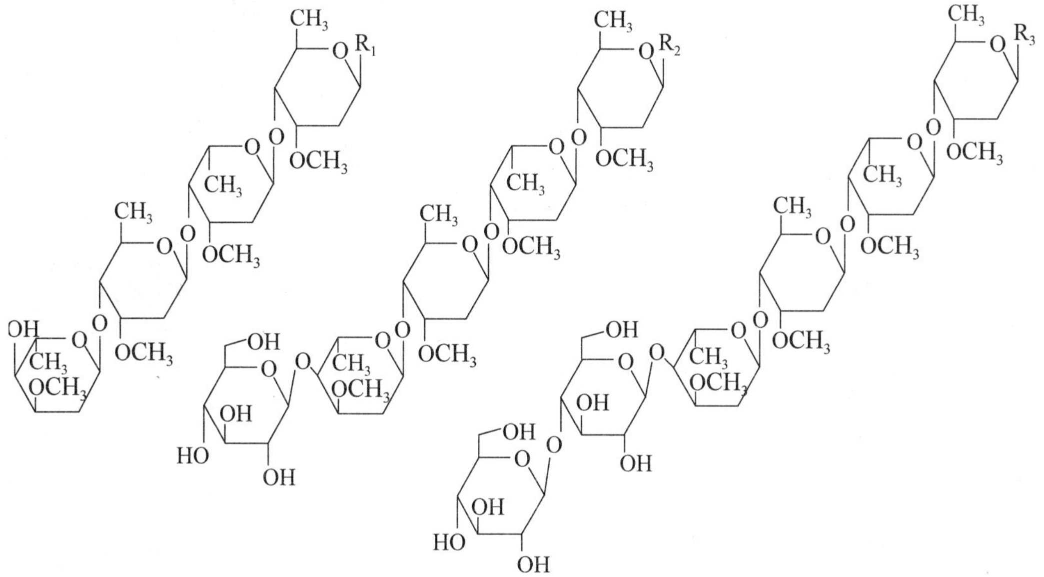

从枸杞 *Lycium chinense* 根皮中分离得到C-3位连接2个2,6-二去氧糖的化合物A表现出对胰岛细胞保护作用，并有助于提高胰岛细胞生存能力。

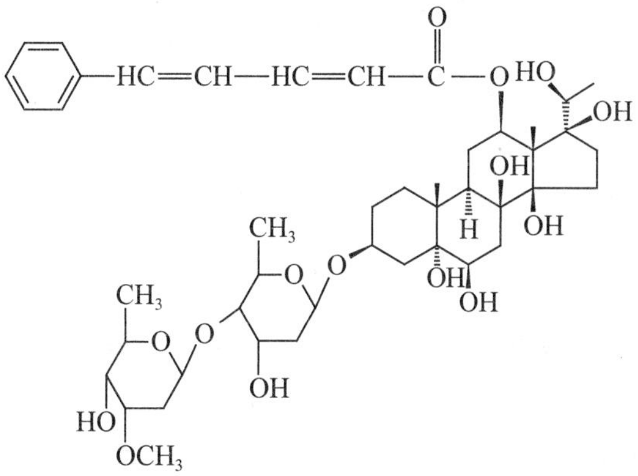

化合物A

2. 胆酸类　天然胆汁酸（bile acid）是胆烷酸的衍生物，在动物胆汁中通常与甘氨酸或牛磺酸的氨基以酰胺键结合成甘氨胆汁酸或牛磺胆汁酸，并以钠盐形式存在。动物胆（熊胆）或胆结石（牛黄）主要有效成分为胆汁酸。

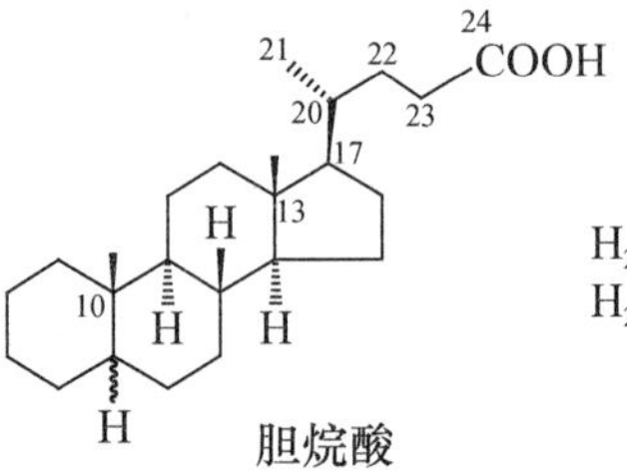

胆烷酸

$H_2N\text{-}CH_2\text{-}COOH$　甘氨酸

$H_2N\text{-}CH_2\text{-}CH_2\text{-}SO_3H$　牛黄酸

胆酸类化合物均具有胆烷酸的甾体母核，C-10、C-13 位为 β-CH_3，C-17 位侧链为 β-戊酸，C-3、C-7 和 C-12 位多有 α-或 β-OH 取代，母核上有双键、羰基等基团的取代。甾核 B/C 环、C/D 环多为反式稠合，A/B 环顺式稠合称为正系，如胆酸，反式稠合则为别系，如别胆酸。

常见胆汁酸类化合物有胆酸、去氧胆酸、猪去氧胆酸、鹅去氧胆酸、熊去氧胆酸等，其俗名命名是根据最先发现的动物加以定名的，如鹅去氧胆酸首先是从鹅的胆汁中提取的。高等动物胆汁的胆汁酸通常是 24 个碳原子的胆烷酸衍生物，而在鱼类、两栖类和爬行类动物中的胆汁酸则含有 27 个碳原子或 28 个碳原子，是粪甾烷酸的羟基衍生物，通常和牛磺酸结合。

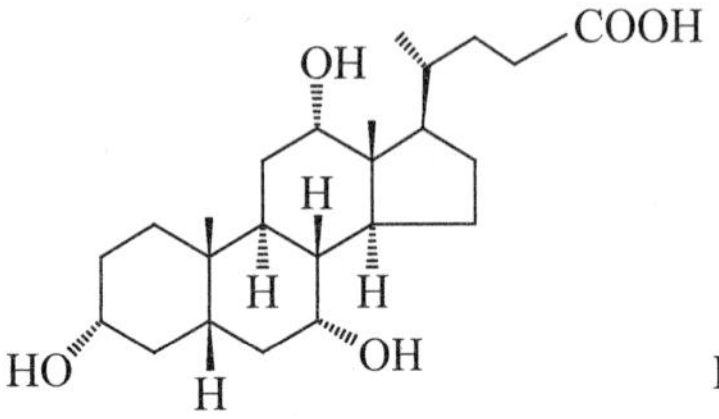

胆酸 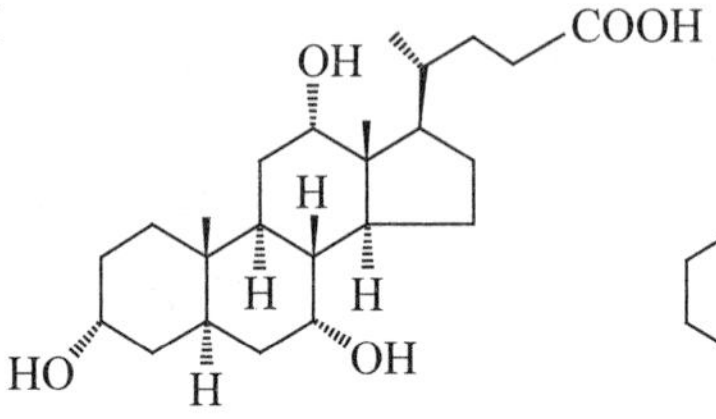　　别胆酸 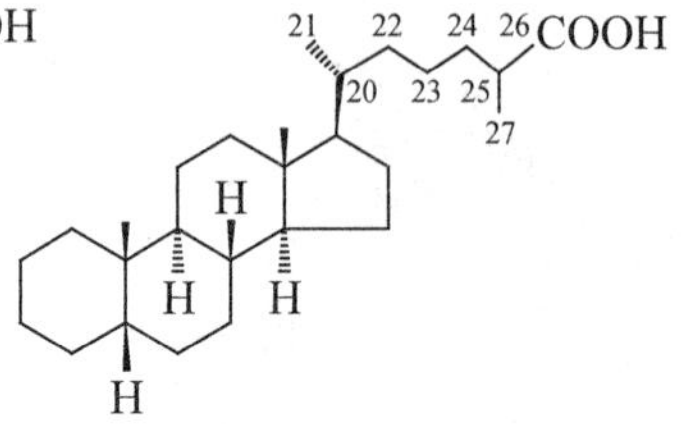　　粪甾烷酸

牛黄为牛科动物牛干燥胆结石，其含有约 8%胆汁酸，主要成分为胆酸、去氧胆酸（3α，12α-二羟-5β-胆烷酸）和石胆酸（3α-羟基-5β-胆烷酸）。《中国药典》以胆酸和胆红素为牛黄的质量控制成分。牛黄具有解痉、镇静、解热、解毒作用。

熊胆为熊科动物黑熊、棕熊的干燥胆囊和胆汁，其主要成分为牛磺熊去氧胆酸，此外还有鹅去氧胆酸、胆酸和去氧胆酸。它具有清热、解痉、明目和杀虫等功效。

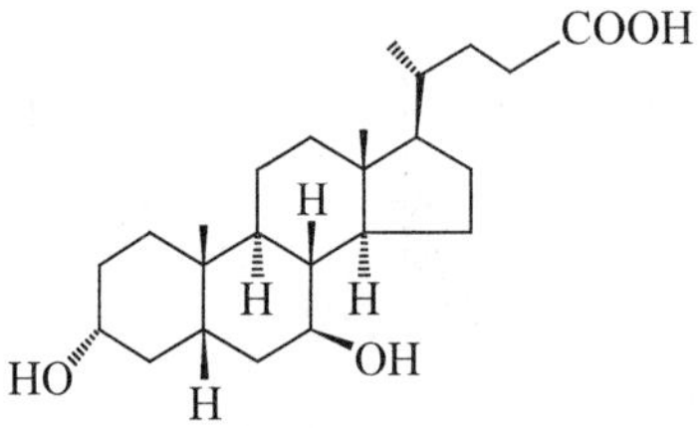

熊去氧胆酸 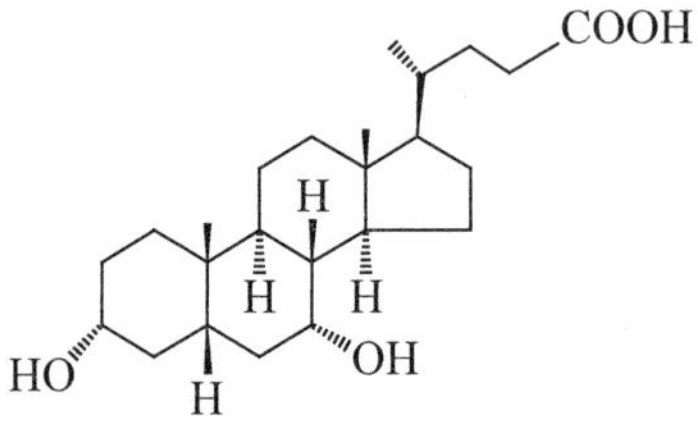　　鹅去氧胆酸

3. 海洋甾体化合物　很多海洋甾体化合物由于其结构具有陆生植物中未发现的丰富的骨架和支链，一直是药物学家关注的热点，一些新颖、独特的结构可能为疑难或重大疾病的治疗提供新的研究思路，一些正在被开发为药物，如从白斑角鲨 *Squalus acanthias* 中得到的一种氨基甾醇角鲨胺（squalamine）作为新生血管抑制剂类抗癌药物已进入Ⅱ期临床试验研究。

从产自台湾海峡的具边乳节藻 *Galaxaura marginata* 中分离到侧链具有氢过氧基取代的甾醇化合物（Ⅰ）对肿瘤细胞显示显著细胞毒作用。从产自日本沿海的光溜海绵中分离到具有二甲缩酮结构的新甾醇（Ⅱ）对 KB 细胞具有极强的细胞毒性，IC_{50}值为 4ng/ml。从海绵 *Crella* 中分离到具有细胞毒性的双甾醇硫酸盐 crellastatin A（Ⅲ），对人 NSCLC 细胞株的 IC_{50} 值为 1～5μg/ml。

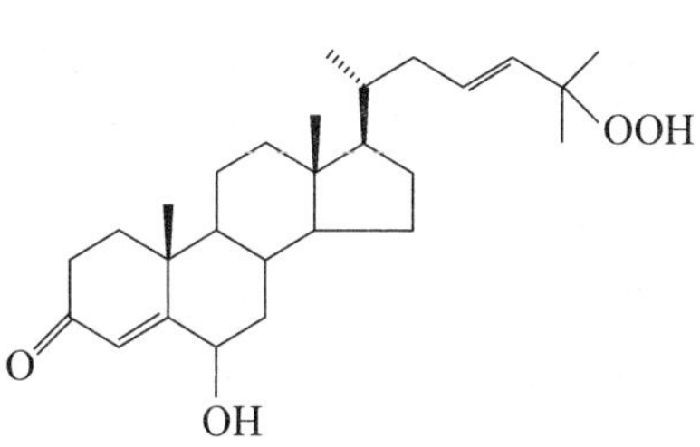

I

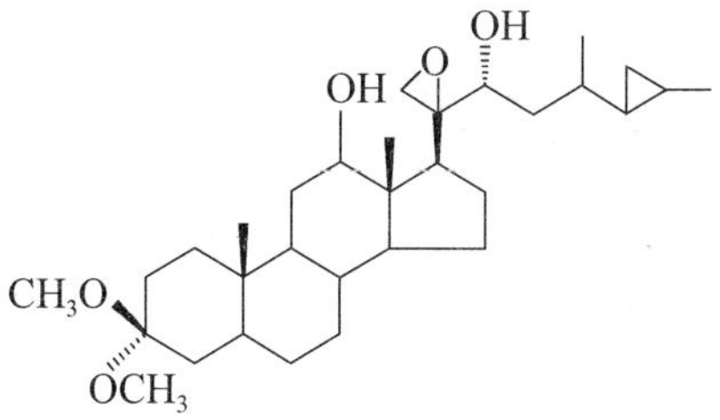

II

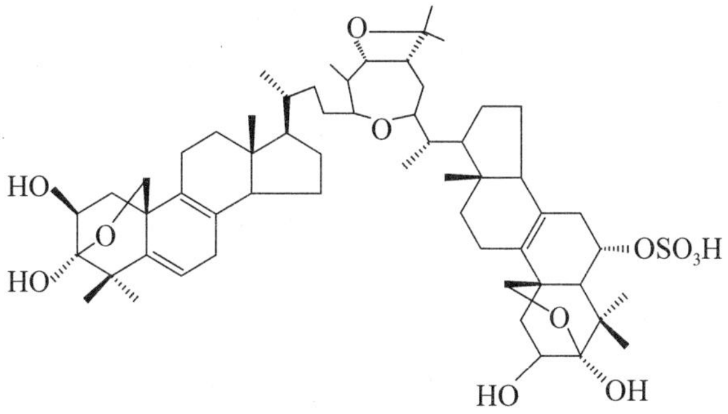

III

从韩国海绵 *Clathria gombawuiensis* 中分离到 3β，4α，6α，7β-四-OH（或 7β-磺酸基），15-CO 的甾体化合物 gombasterols A-F。

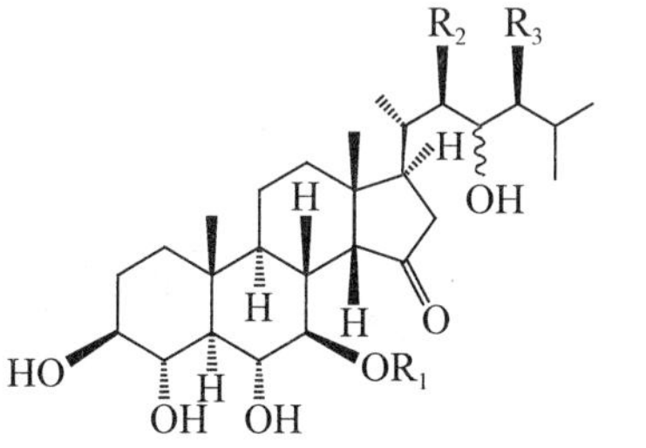

A R_1=H, R_2=OH, 23*R*, R_3=CH_3
B R_1=H, R_2=OH, 23*R*, R_3=H
C R_1=SO_3Na, R_2=OH, 23*R*, R_3=CH_3
D R_1=H, R_2=H, 23*S*, R_3=H

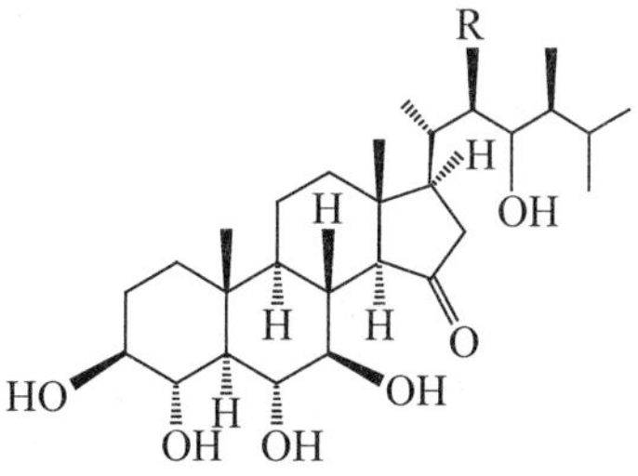

E R=OH
F R=H

从中国海绵 *Theonella swinhoei* 中分离到 6/6/5/7 环的甾体化合物 Swinhoeisterols C-F。经体外试验，其中 Swinhoeisterols C 对（h）p300 的抑制活性 IC_{50} 值为 8.8μmol/L。

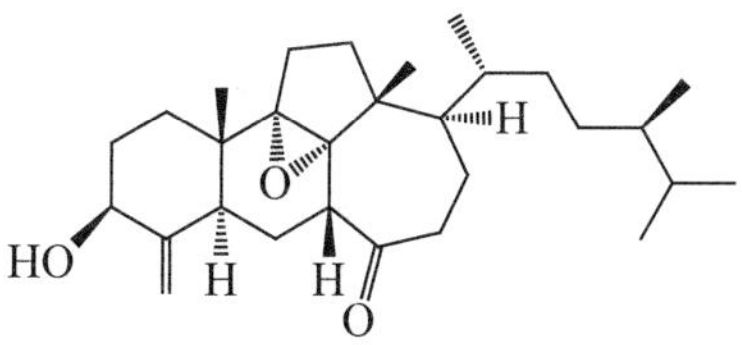

Swinhoeisterols C

第5节 代表性甾体化合物的结构修饰

以天然产物为先导化合物来合成更有效的药物是创制新药的一条切实可行的重要途径。100多年来，利用微生物对甾体化合物进行结构修饰在医药工业发挥了重要作用，如以天然产物薯蓣皂苷元或剑麻皂苷元为原料进行的生物转化，合成了氢化可的松、乙酸强的松、地塞米松等激素类药物，并广泛应用于工业化大生产中。

1. 薯蓣皂苷元为原料的甾体药物合成 微生物对甾体化合物可进行羟基化、脱氢化、羟基氧化、酮基还原、双键氢化、环氧化、异构化、侧链降解和水解等转化，并且几乎对甾核上每个碳原子都能进行羟基化，包括C-18、C-19和C-20位，完成许多化学方法难以完成的工作。

例如以薯蓣皂苷元为原料经过开环、氧化、环氧化等步骤合成16,17α-环氧黄体酮，再经过黑根酶羟化得C-11-α-OH中间体，经溴化氢开环、碘置换得乙酸可的松（cortisone acetate）。乙酸可的松是作用于糖代谢的激素药物，用于治疗艾迪生病、严重的过敏性支气管哮喘和皮炎、活动性风湿或类风湿性关节炎等。以薯蓣皂苷元为原料合成乙酸可的松，用化学方法合成需要很多步反应，工艺繁琐，产率低，用微生物转化法合成，工艺简单，总产率可达34%。

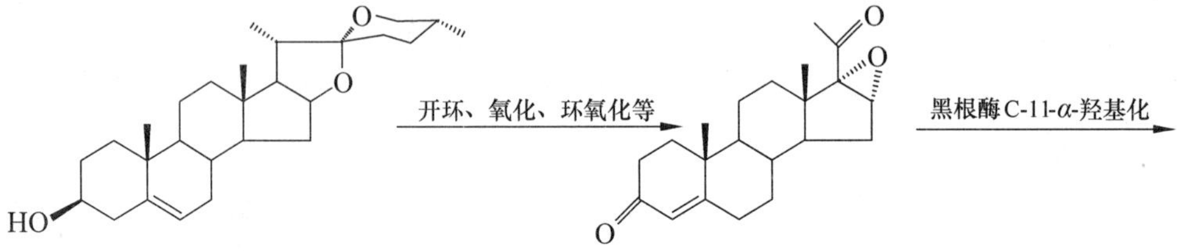

薯蓣皂苷元 —开环、氧化、环氧化等→ 16, 17α-环氧黄体酮 —黑根酶C-11-α-羟基化→

C-11-α-OH中间体 —溴化氢开环脱溴→ —C_{21}碘置换→ 乙酸可的松

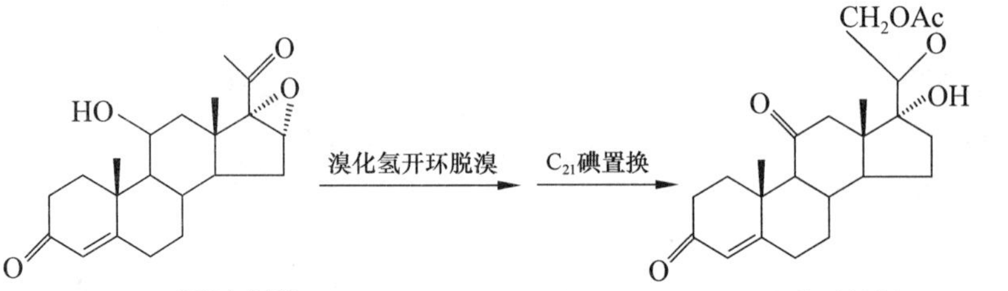

乙酸可的松经简单节杆菌C-1～C-2位脱氢，得去氢产物乙酸强的松（prednisone acetate），其抗炎作用是乙酸可的松的3～4倍，是我国应用量最大的皮质激素类药物，产率约占皮质激素类药物的60%。乙酸强的松除了用于治疗肾上皮质功能减退症、红斑狼疮、类风湿性关节炎等症及抗炎、抗过敏外，临床上还将其与抗肿瘤药物配伍用于白血病的治疗。最初采用二氧化硒脱氢，不但产率低，而且有微量硒残留，影响了产品质量。我国自1969年开始用微生物转化法生产乙酸强的松，收率达85%，且避免了硒残留问题。

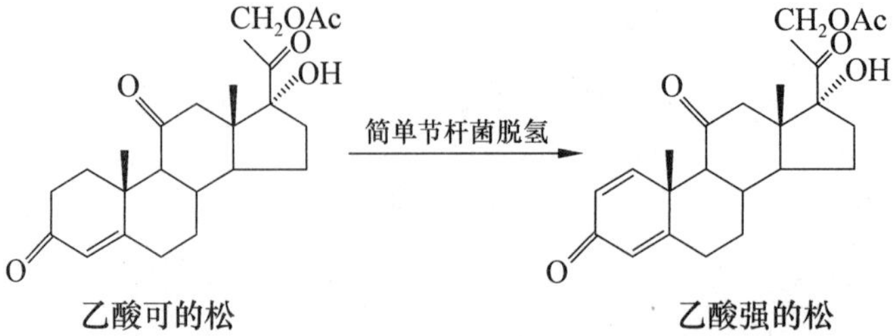

乙酸可的松 —简单节杆菌脱氢→ 乙酸强的松

微生物转化法不仅在甾体激素合成上得到广泛应用，而且还可以用于强心苷的水解、毛地黄毒苷的羟基化以及甾体生物碱的转化合成。鉴于微生物转化具有副产物少，稳定性好，转化率高的特点，相信微生物转化合成法将随着现代生物技术的发展和人类对酶体系的深入了解，得到更广泛的应用。

2. 剑麻皂素为原料的甾体药物合成　我国华南地区大面积种植的经济作物剑麻是制麻工业的原料，仅雷州半岛种植剑麻就达10余万亩，估计可年产剑麻1300多吨，抽取纤维后的剑麻叶片含有大量的剑麻皂素（tigogenin），国内现已研究其提取工艺，含量可达95%以上，为我国甾体药物生产提供了新的原料。我国利用剑麻皂素为原料合成的甾体药物有口服避孕药双炔失碳酯、骨骼肌松弛药哌库溴铵、哺乳动物性信息素雄甾烯酮、抗肿瘤药环硫雄醇、皮质激素氢化可的松、地塞米松及倍他米松等。

利用剑麻皂素（1）合成甾体药物时，首先需将其制成关键的中间体乙酸烯醇甾酮（Ⅰ）或表雄甾酮（Ⅱ），即先将剑麻皂素在乙酐中于180℃裂解F环为（2），用铬酸氧化开裂E环得（3），消除16-取代基团即得中间体乙酸烯醇甾酮（Ⅰ）。再将Ⅰ制成酮肟（4），在三氯氧磷存在下进行重排得酰胺（5），然后水解即得中间体表雄甾酮（Ⅱ）。由中间体Ⅱ出发可合成双炔失碳酯、哌库溴铵、雄甾烯酮、雄甾烯醇、雄甾二醇、环硫雄醇和蛋白同化激素美雄酮等。由中间体Ⅰ出发可合成氢化可的松、地塞米松、倍他米松等一系列甾体激素类药物。

(1) —$Ac_2O/HOAc$, 180℃→ (2) —$CrO_3/HOAc$→ (3) —KOAc→ Ⅰ

—$H_2NOH \cdot HCl/py$→ (4) —$POCl_3/py$→ (5) —$NaOH/C_2H_5OH$→ Ⅱ

现以口服避孕药双炔失碳酯的合成为例介绍剑麻皂素在合成甾体药物方面的应用。双炔失碳酯（anordrin）是一种女性使用的口服探亲避孕药，临床试验表明，同居期间连续服用数片即可达到避孕目的，市场需求量大。双炔失碳酯的合成工艺如下：

中间体Ⅱ以铬酸氧化，使A环开裂生成二羧酸（6），在乙酐中进行环化（6）得五元环酮（7），然后在氢氧化钠存在下通入乙炔进行炔化反应生成双炔醇（8），在酸催化下用丙酐将（8）酰化，反应得双炔失碳酯（Ⅲ）。

Ⅱ —CrO_3/H_2SO_4→ (6) —$Ac_2O/NaOAc$→ (7)

HC≡CH/NaOH → (8) → $(PrO)_2O$/TsOH → III

自1980年之后，国内在利用剑麻皂素合成甾体药物方面做了不少工作，然而因为剑麻皂素分子中比薯蓣皂苷元少了一个5(6)-双键，这一微小差别使有关中间体在用微生物引入11-羟基生产产量较大的皮质激素药物方面较为困难，只开发了一些具有5α-氢的甾体药物。后来中国科学院微生物研究所研究的一步发酵法，在构建A环1,4-双键的同时在C环引入11-羟基，具有收率高、步骤短的优点，如果能在放大试验中提高投料浓度，将会促进我国利用剑麻皂素生产皮质激素药物的快速发展。用化学方法在C环引入9(11)-双键以合成含氟皮质激素也获得初步成功，具有潜在优势。因此，期望把利用剑麻皂素资源工作深入开展下去，变废为宝，建立起我国以剑麻皂素为生产原料的甾体药物工业，促进我国甾体药物的发展，为人类作出更大的贡献。

参考文献

陈玉昆，2009. 甾族天然药物的提取及生产工艺［M］. 北京：科学出版社：134-137.

丛浦珠，苏克曼，2000. 分析化学手册——质谱分析［M］. 北京：化学工业出版社：818-821.

董梅，吴立军，陈泉，等，2001. 黄山药中甾体皂苷的分离与鉴定［J］. 药学学报，36（1）：42-45.

冯子玉，1994. 地奥心血康胶囊治疗冠心病心绞痛Ⅱ期临床试验［J］. 中国新药与临床杂志，13（3）：152-155.

国家食品药品监督管理局执业药师资格认证中心，2016. 执业药师考试指南中药学专业知识（一）［M］. 北京：中国医药科技出版社.

韩广甸，马兆扬，2002. 我国利用剑麻皂素合成甾体药物的研究进展［J］. 中国医药工业杂志，33（9）：459-464.

吕富华，1979. 强心苷研究的重要目的和途径［J］. 药学学报，14（10）：632-640.

裴月湖，娄红祥，2016. 天然药物化学［M］. 7版. 北京：人民卫生出版社.

宋晓凯，2004. 天然药物化学［M］. 北京：化学工业出版社：228-229.

徐雅娟，谢生旭，赵洪峰，等，2001. 蒺藜果中两种新甾体皂苷的分离和鉴定［J］. 药学学报，36（10）：750.

徐任生，2005. 天然产物化学［M］. 2版. 北京：科学出版社：437，688.

吴继洲，孔令义，2008. 天然药物化学［M］. 北京：中国医药科技出版社：461.

吴立军，2011. 天然药物化学［M］. 6版. 北京：人民卫生出版社：326-333.

杨学义，韩宝福，崔世贞，等，1992. 心脑舒通的药理和临床应用［J］. 中国新药与临床杂志，11（6）：23-26.

于德泉，杨峻山，1999. 分析化学手册——核磁共振波谱分析［M］. 北京：化学工业出版社：476-480，888-897.

姚新生，1995. 天然药物化学［M］. 2版. 北京：人民卫生出版社：390-392.

周维善，庄治平，2002. 甾体化学进展［M］. 北京：科学出版社：359-363.

周荣汉，段金廒，2005. 植物化学分类学［M］. 上海：上海科学科技出版社：185-186.

ACQUARONE N，CASTELLO C，ANTONUCCI G，et al，2009. Pharmacologic therapy in patients with chronic heart failure and chronic kidney disease：a complex issue［J］. Journal of Cardiovascular Medicine ，10（1）：13-21.

AN Y W，ZHAN Z L，ZHANG P C，et a1，2016. Bioactive octahydroxylated C_{21} steroids from the root bark of *Lycium chinense*［J］. J Nat Prod，79：1024-1034.

BRISTOL J A，EVANS D B，1981. Cardiotonic agents for the treatment of heart failure［J］. Annu Rep Med Chem，16：93-102.

DEBIEU D，GALL C，GREDT M，et al，1992. Ergosterol biosynthesis and its inhibition by fenpropimorph in fusariumspecies［J］. Phytochemistry，31（4）：1223-1233.

HIRAI Y, KONISHI T, SANADA S, 1982. Studies on the constituents of aspidistra elatior blume. I. on the steroids of the under ground part [J]. Chemical & Pharmaceutical Bulletin, 30 (10): 3476-3484.

HOLLAN I P, MCLUSKEY A, SAKOFF J A, et al, 2009. Steroids from an Australian sponge *Psammoclema sp*. [J]. Journal of Natural Products, 72 (1): 102.

KOHARA A, NAKAJIMA C, HASHIMOTO K, et al, A novel glucosyltransferase involved in steroid saponin biosynthesis in *Solanum aculeatissimum* [J]. Plant Molecular Biology, 2005, 57 (2): 225-239.

KOLKHOF P, GEERTS A, SCHFER S, et al, 2010. Cardiac glycosides potently inhibit creactive protein synthesis in human thepatocytes [J]. Biochemical and Biophysical Research Communications , 394 (1): 233-239.

LI J, TANG H, ZHANG W, et al, 2018. Swinhoeisterols from the south China sea sponge *Theonella swinhoei* [J]. J Nat Prod, 81: 1645-1650.

LIZUKA H, NAITO A, 1981. Microbial conversion of steroids and alkaloids [M]. New York: University of Tokyo Press, Springer-Verlag Ber lin Heidelloerg: 332.

MAHATO S B, SAHU N P, GANGULY A N, 1981. Steroidal saponins from *Dioscorea floribunda*: structures of floribundasaponins A and B [J]. Phytochemistry, 20 (8): 1943-1946.

MANITO P, 1981. Biosynthesis of natural products [M]. New York: John Wiley & Sons: 78-95.

MEGGES R, PORTIUS H J, REPKE K R, 1977. Penta-acetyl-gitoxin: the prototype of a pro- drug in the cardiac glycoside series [J]. Die Pharmazie, 32 (11): 665-667.

MU Q Z, LU J R, ZHOU Q L, 1986. Two new antiepilepsy compounds—otophyllosides A and B [J]. Scientia Inica (SeriesB), 29 (3): 295-301.

PRAKASA R T S, SARMA N S, MURTHY Y L N, et al, 2010. New polydroxy sterols from the marine sponge *Callypongia fibrosa* [J]. Tetrahedron Letters, 51: 3583.

PROKSCH P, ESRADA R, EBEL R, 2002. Drugs from the seas-current status and microbiological implications [J]. Appl Microbiol Biotechnol, 59 (2): 125-134.

TIAN, H Y, LUO, S L, JIANG R W, et al, 2013. C_{23} steroids from the venom of *Bufo gargarizans* [J]. J Nat Prod, 76, 1842-1847.

WATANABE Y, SANADA S, TADA A, et al, 1977, Studies on the constituents of ophiopogonis tuber. Ⅳ. on the structures of ophiopogonin A, B′, C, C′and D′ [J]. Chemical & Pharmaceutical Bulletin, 25 (11): 3049-3055.

WOO J K, HA T K Q, OH D C, et al. ,2017. Polyoxygenated steroids from the sponge *Clathria gombawuiensis* [J]. J Nat Prod, 80: 3224-3233.

学习重点

甾体类化合物均具有环戊烷骈多氢菲的甾核结构，根据甾核上C-17位侧链结构不同分强心苷、甾体皂苷、C_{21}甾类、植物甾醇、昆虫变态激素、胆酸等多种类型。强心苷是存在于植物中具有强心作用的甾体苷类化合物，分甲、乙两型；多采用不饱和内酯环和2-去氧糖反应鉴别；可利用溶剂法、沉淀法、萃取法和色谱法提取分离强心苷；根据UV、IR、NMR和MS特征鉴定强心苷的结构。甾体皂苷是一类由螺甾烷类化合物与糖结合的寡糖苷，其苷元分为螺甾烷醇类、异螺甾烷醇类、呋甾烷醇类和变形螺甾烷醇类4种类型；甾体皂苷具有表面活性和溶血性，与甾醇类化合物生成分子复合物，可利用此性质进行甾体皂苷的分离，实际工作中常用系统溶剂法以及大孔吸附树脂、硅胶、ODS等色谱法提取、分离、纯化甾体皂苷；此外可根据四大谱学特征鉴定甾体皂苷结构，特别是红外指纹区的特征吸收常用来区分螺甾烷醇和异螺甾烷醇两种结构类型。

思考题

1. 甾体化合物是根据什么进行分类的？主要包括哪些类型？

2. 如何用化学方法鉴别三萜皂苷、甾体皂苷和强心苷？

3. 人们从蟾蜍的皮下腺提取了具有强心作用的蟾力苏，为什么说动物中至今尚未发现强心苷？

4. 从毛花毛地黄叶中提取毛花毛地黄苷C的起步溶剂为70%乙醇，而提取毛地黄毒苷要先发酵后再用70%乙醇提取，为什么？

5. 如何利用理化法和光谱法鉴定强心苷的结构与类型？

6. 4种类型甾体皂苷类化合物的结构特征如何？如何利用IR光谱区分螺甾烷醇与异螺甾烷醇？

7. 如何用核磁共振氢谱和碳谱区分甾体皂苷元C_{25}的构型？

（张　宇）

第9章

生　物　碱

学习要求

1. 掌握：生物碱的概念、结构特征及主要结构类型；生物碱溶解度、碱性与结构的关系以及生物碱薄层显色反应等理化性质；利用溶解度、碱性及应用色谱方法分离生物碱的原理及方法；代表性生物碱的中英文名称、结构式、植物来源和生物活性；苄基四氢异喹啉类生物碱的紫外、核磁共振氢谱和碳谱的波谱特征。

2. 熟悉：生物碱的重要沉淀反应和显色反应；根据生物碱的结构和理化性质差异设计提取、分离方法；生物碱的主要质谱裂解规律。

3. 了解：生物碱的基本生物合成途径。

第1节　概　　述

生物碱是一类重要的次生代谢产物，也是最早发现的一类具有生物活性的天然有机化合物。生物碱的应用历史悠久，中国人饮茶习惯可追溯到上古神农氏时代，茶入口中有生津止渴、提神醒脑的作用，咖啡传说最早在埃塞俄比亚发现，因其口味醇香又有兴奋作用，传遍世界各地。现在知道茶和咖啡中起兴奋作用的就是生物碱成分咖啡因（caffeine）。1806年德国助理药剂师泽图纳（Sertüner F. W.）从鸦片中分离得到吗啡（morphine），首次报道其具有碱性。1818年药剂师迈斯纳（Meissner W.）首次提出生物碱（alkaloid）是植物中的基本成分的观点，alkaloid意为“类碱性”。

在充分研究生物碱的结构特点与生物体内分布规律的基础上，1983年派勒蒂埃（Pelletier）给出了比较合理的生物碱定义：生物碱是含有负氧化态氮原子的、存在于生物有机体内的、属于真正的次生代谢产物的环状化合物。环状结构排除了小分子的胺类、非环多胺和酰胺。负氧化态包括胺（−3）、氮氧化物（−1）、酰胺（−3）和季铵（−3）化合物，排除了含硝基（+3）和亚硝基（+1）的化合物；生物有机体将来源限于植物、动物与其他有机体；次生代谢产物排除了小分子胺类、氨基酸、氨基糖及抗生素、肽类、蛋白质、核酸、核苷酸和维生素等。

生物碱类化合物生物活性广泛，往往是药用植物的有效成分。如鸦片中镇痛成分吗啡，止咳成分可待因（codeine），麻黄中止咳平喘成分麻黄碱（ephedrine），颠茄中解痉成分阿托品（atropine），长春花中抗癌成分长春新碱（vincristine），黄连中抗菌消炎成分小檗碱（berberine）等。一些动、植物中的毒素也是生物碱成分，如箭毒中有肌肉松弛作用的毒马钱碱（toxiferine）和筒箭毒碱（tubocurarine），河鲀中有神经毒作用的河鲀毒素（tetrodotoxin）。食品中也含有生物碱成分，如茶和咖啡中的咖啡因、巧克力中的可可碱（theobromine）等。

由于生物碱有显著的生物活性，一直吸引着有机化学家的研究兴趣。巴黎医学院的派勒蒂埃教授和卡云图（Caventou J. B.）药师组成世界上第一个分离生物碱的团队，1817—1827 年分离了许多生物碱，如吐根碱（emetine，1817），马钱子碱（brucine，1817），士的宁（strychnine，1819），金鸡纳碱（cinchonine，1820），奎宁（quinine，1820），秋水仙碱（colchicine，1820），毒芹碱（coniine，1827），蒂巴因（thebaine，1835）等。毒芹碱是第一个鉴定结构的生物碱（1870 年），也是第一个合成的生物碱（1886 年）。吗啡是第一个商品化的天然产物，1826 年进入市场。截至 1950 年，植物来源的生物碱大约 1000 个，到 1973 年大约 3300 个，随着色谱分离和波谱鉴定技术的飞速发展，分离鉴定的生物碱数量大幅增加，2001 年 Cordell 报道，NAPRALERT^{SM}（Natural Products ALERT）数据库显示，从天然来源（植物、真菌、海洋有机体、哺乳动物等）分离得到的 15 万个天然产物中有 26 900 个生物碱，其中 21 120 个生物碱来源于植物。目前每年以大于 1500 个新结构的速度不断递增。截至 20 世纪末，从 90 种植物中得到的 119 个临床使用的单体药物中有 54 个为生物碱。

生物碱主要分布在植物界，其在植物中的分布规律不是很清楚。Cordell 报道，NAPRALERT^{SM}数据库显示，生物碱分布在 186 科 1730 属 7231 种高等植物中。双子叶植物夹竹桃科（Apocynaceae）、芸香科（Rutaceae）、毛茛科（Ranunculaceae）、豆科（Fabaceae，Leguminosae）、罂粟科（Papaveraceae）、防己科（Menispermaceae）、番荔枝科（Annonaceae）、茄科（Solanaceae）和小檗科（Berberidaceae）等科植物含生物碱较多。生物碱在特定植物中不同部位的分布规律尚不清楚，有一些生物碱集中分布在植物根部（如利血平，reserpine），有一些生物碱则主要分布在叶（如尼古丁，nicotine）、果实（如士的宁）、树皮（如奎宁）或树胶（如吗啡）中。

生物碱的研究促进了药理学的发展。由于生物碱活性很强，在研究生物碱活性时发现了一些受体、离子通道以及酶等，因此，一些生物碱作为重要的工具在确定药理作用、生理反应和生物化学机制方面起着重要的作用。例如由于一些生物碱在烟碱乙酰胆碱受体、毒蕈碱乙酰胆碱受体、α 和 β 肾上腺素受体、血清素受体、多巴胺受体、γ 氨基丁酸受体、谷氨酸和阿片受体等起着激动或拮抗作用，由此发现了这些受体。一些生物碱影响钠、钾、钙离子通道，一些生物碱有抑制乙酰胆碱酯酶或抑制神经递质摄入等作用，由此发现了这些离子通道以及酶等。

生物碱的研究也促进了有机化学和药物化学的发展，主要表现在 3 个方面：有机合成、手性合成和药物研发。1940 年至 1980 年间很多有机合成中经典的靶分子都是生物碱，如伍德沃尔德（Woodward R. B.）完成利血平、士的宁的立体合成，巴顿（Barton）通过苯酚氧化偶联反应合成苄基四氢异喹啉类生物碱。在手性合成方面，有的生物碱作为催化剂用于一些对映异构体的立体合成。在药物研发方面，很多现在仍在使用的药物都直接来源于植物中的生物碱，如罂粟碱（papaverine）、小檗碱和阿托品等。此外，通过结构改造以及构效关系研究，寻找疗效更好、结构更简单并易于大量生产的新型化合物，也是药物研发的一个重要方向。例如，人们对吗啡的研究发展了异喹啉类生物碱化学，发现了镇痛药哌替啶（pethidine，又称杜冷丁，dolantin）。又如对可卡因（古柯碱，cocaine）的研究发展了莨菪类生物碱化学，人们发现了局部麻醉药普鲁卡因（procaine）。因此，生物碱研究是天然有机化学与药物化学研究的重要基础。

吗啡　　哌替啶

可卡因　　普鲁卡因

第2节 生物碱的生源途径与结构分类

生物碱数量多，结构复杂，其分类主要有3种方法：第一种分类方法是按植物来源分类，如鸦片生物碱、麻黄生物碱、乌头生物碱等，早期文献多采用此法，缺点是无结构信息。第二种分类方法是按生物碱结构中氮原子所在的主要杂环母核分类，即化学分类法，如异喹啉类生物碱、吲哚类生物碱等，这种方法很直观，缺点是无法了解生物碱的生源途径。第三种分类方法是生源结合化学分类法，生物碱的生源途径主要有两方面：一方面来源于氨基酸，另一方面来源于甲戊二羟酸。此方法首先立足于生源，再考虑结构特点进行分类，如来源于鸟氨酸的吡咯类生物碱、吡咯里西啶类生物碱和托品烷类生物碱等。比较而言，生源结合化学分类法最能体现生物碱的生源和化学本质，本书即采用此法，生物碱结构分类如图9-1所示。

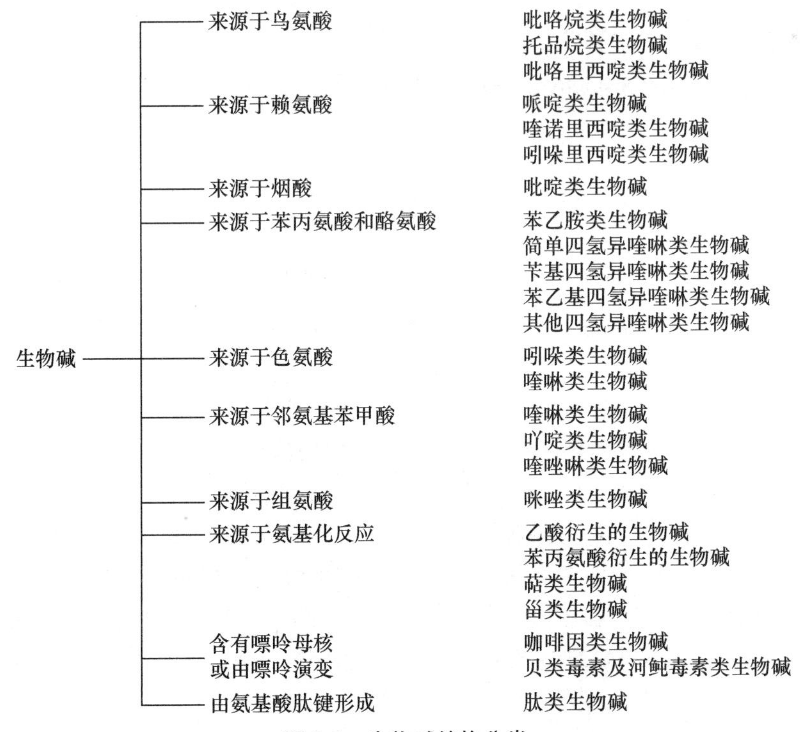

图9-1 生物碱结构分类

一、来源于鸟氨酸的生物碱

鸟氨酸（*L*-ornithine，*L*-Orn）是非蛋白氨基酸，在动物体内由精氨酸（*L*-arginine，*L*-Arg）形成，在植物中主要由谷氨酸（*L*-glutamic acid，*L*-Glu）生成。鸟氨酸结构中有 δ 和 α 氨基，其中 δ-氨基及羧基以外的碳共同形成了吡咯环（图 9-2），生源途径如图 9-3 所示。

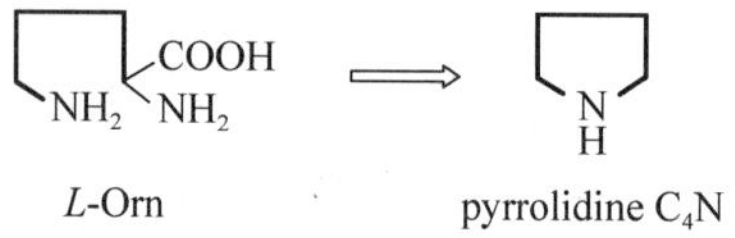

图 9-2　鸟氨酸形成吡咯环骨架

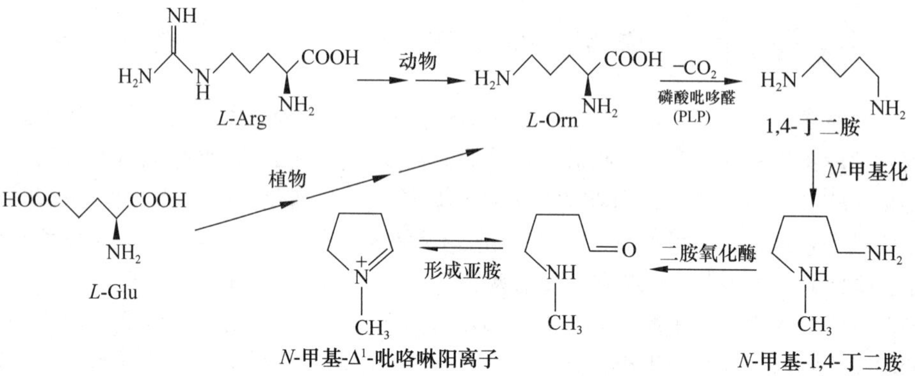

图 9-3　鸟氨酸形成吡咯环的生源途径

1. 吡咯烷类生物碱　吡咯烷（pyrrolidine）类生物碱结构简单，种数较少，生理活性不太显著。代表性化合物有水苏碱（stachydrine）、红古豆碱（cuscohygrine）等。

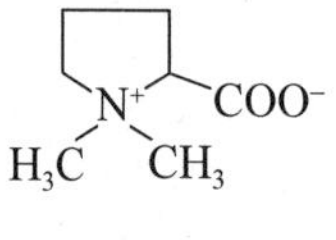

2. 托品烷类生物碱　托品烷（tropane）类生物碱由吡咯烷与哌啶骈合而成，常通过 3 位羟基与各种有机酸成酯存在。主要分布在茄科（Solanaceae）、古柯科（Erythroxylaceae）和山龙眼科（Proteaceae）等植物中，茄科曼陀罗属（*Datura*）植物中含量最丰富。代表性化合物有香曼陀罗（*Datura meteloides*）根中分离得到的托品醇（tropine）和伪托品醇（pseudotropine），颠茄（*Atropa belladonna*）中分离得到的莨菪碱（hyoscyamine）、阿托品和东莨菪碱（scopolamine），山莨菪（*Anisodus tanguticus*）中分离得到的山莨菪碱（anisodamine）和樟柳碱（anisodine），古柯（*Erythroxylum novogranatense*）树叶中分离得到的可卡因等。阿托品、东莨菪碱、山莨菪碱和樟柳碱均为 M 胆碱受体拮抗剂，临床用于胃肠道解痉、抑制唾液分泌、镇静和散瞳等。通过研究可卡因构效关系，设计合成了一系列局部麻醉药，如利多卡因、普鲁卡因等。

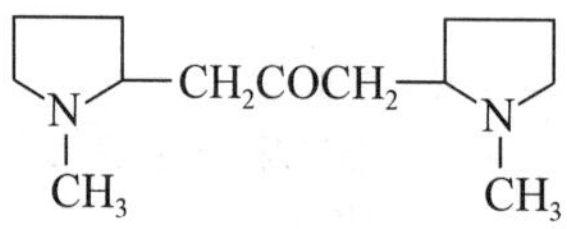

托品烷

托品醇　R_1=OH, R_2=H
伪托品醇 R_1=H, R_2=OH

莨菪碱　　阿托品　　东莨菪碱

山莨菪碱　　樟柳碱　　可卡因

3. 吡咯里西啶类生物碱　吡咯里西啶（pyrrolizidine）类生物碱基本骨架是由两分子鸟氨酸形成的两个吡咯烷经叔氮原子稠合而成。这类生物碱大部分由胺醇和酸两部分组成。主要分布在菊科千里光属（*Senecio*）、蟹甲草属（*Cacalia*）、囊吾属（*Ligularia*）、豆科野百合属（*Crotalaria*）等植物中，部分植物在民间用作舒筋活血、散瘀止痛的草药。代表性化合物有从 *Alstonia macrophylla* 中分离得到的大叶千里光碱（macrophylline）和野百合属植物农吉利（*Crotalaria sessiliflora*）中抗癌有效成分野百合碱（monocrotaline）。这类生物碱生物活性较强，但毒性也较大。

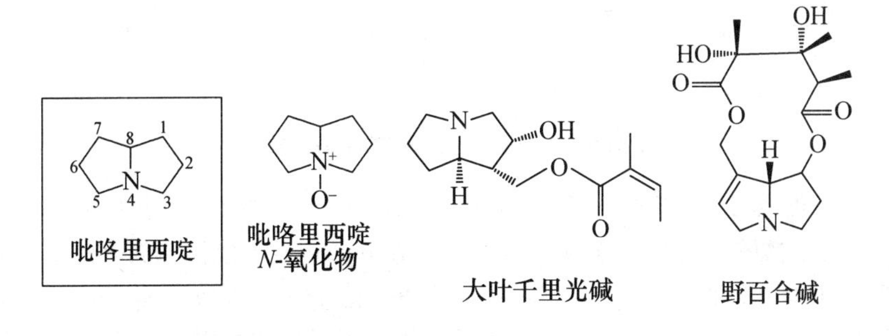

吡咯里西啶　　吡咯里西啶 *N*-氧化物　　大叶千里光碱　　野百合碱

二、来源于赖氨酸的生物碱

赖氨酸（*L*-Lysine，*L*-Lys）和鸟氨酸是同系物，由赖氨酸形成的是含氮的六元哌啶环（piperidine ring）（图 9-4），其生源途径如图 9-5 所示。

CO_2H NH_2 NH_2 ⟹ N H

L-Lys　　piperidine C_5N

图 9-4　赖氨酸形成哌啶环骨架

CO_2H NH_2 NH_2 —$-CO_2$ / PLP→ NH_2 NH_2 —氧化脱氨→ NH_2 O —形成亚胺→ N —H^+→ $\overset{+}{N}$ H

L-Lys　1,5-戊二胺　Δ^1-哌啶　Δ^1-哌啶阳离子

图 9-5　赖氨酸形成哌啶环的生源途径

1. 哌啶类生物碱　哌啶（piperidine）类生物碱结构简单，代表性化合物有胡椒碱（piperine）、景天胺（sedamine）、山梗酮碱（lobelanine）、洛贝林（lobeline）等。以洛贝林为例说明哌啶类生物碱的生源途径（图 9-6）。

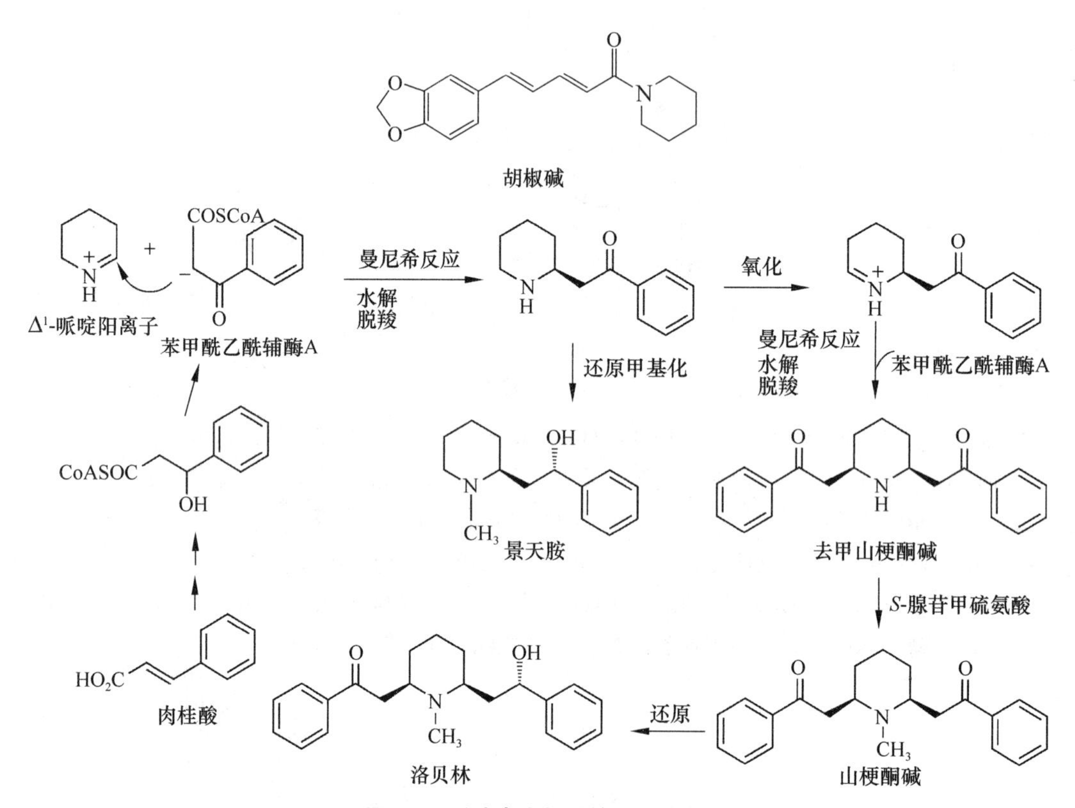

图 9-6　哌啶类生物碱的生源途径

2. 喹喏里西啶类生物碱　喹喏里西啶（quinolizidine）类生物碱是两个哌啶共用一个氮原子的稠环衍生物。这类生物碱主要存在于豆科毒豆属（*Laburnum*）、金雀儿属（*Cytisus*）、羽扇豆属（*Lupinus*）等植物中，毒性较大，食草动物一般不食用。毒豆（*Laburnum anagyroides*）种子中含量很高的金雀花碱（cytisine）对烟碱乙酰胆碱受体有很强的拮抗作用，比尼古丁强，用于辅助戒烟，根据金雀花碱结构改造合成的伐仑克林（varenicline）临床用于戒烟治疗。代表性化合物还有羽扇豆碱（lupinine）、苦参碱（matrine）、石松碱（lycopodine）。

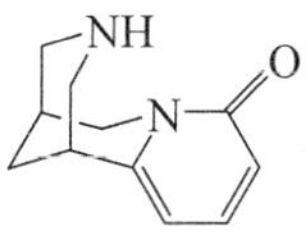

喹诺里西啶　金雀花碱 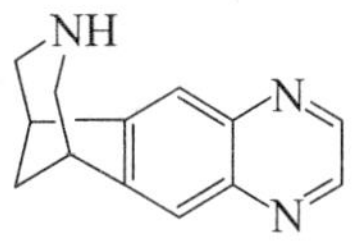　伐仑克林 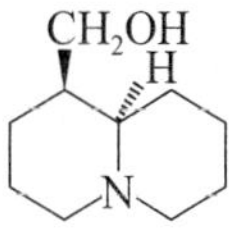　羽扇豆碱

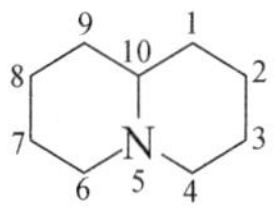

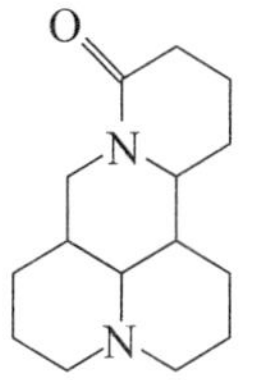

苦参碱 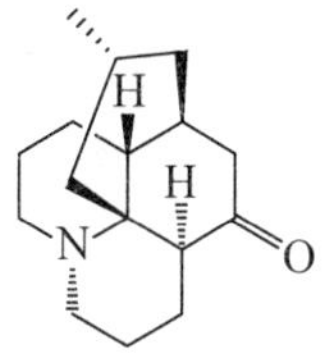　石松碱

3. 吲哚里西啶类生物碱 吲哚里西啶（indolizidine）类生物碱是由哌啶和吡咯共用一个氮原子的稠环衍生物。该类生物碱种数较少，但有很强的生物活性，对动物有毒性。主要存在于豆科黄耆属（*Astragalus*）、棘豆属（*Oxytropis*）植物以及一些真菌中。代表性化合物有中枢兴奋作用的一叶萩碱（securinine）、抗癌活性的娃儿藤定碱（tylophorinidine），多羟基取代的苦马豆素（swainsonine）是某些植物引起疯草中毒的主要毒素，有抗肿瘤活性。

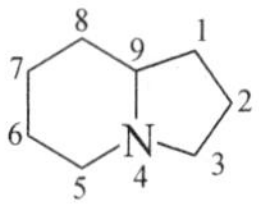

吲哚里西啶 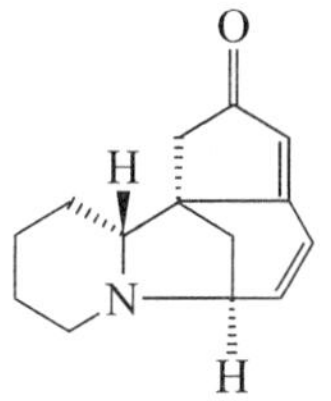　一叶萩碱 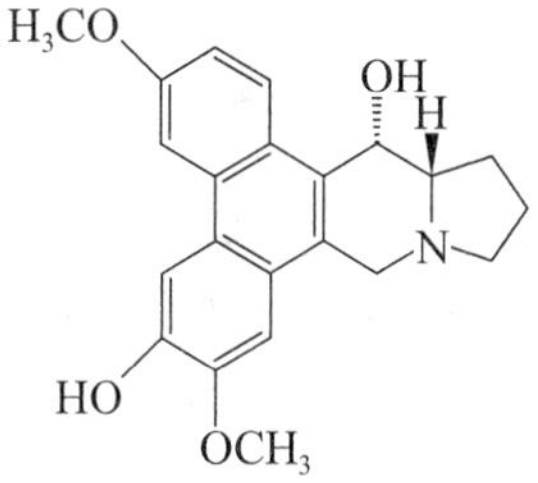　娃儿藤定碱 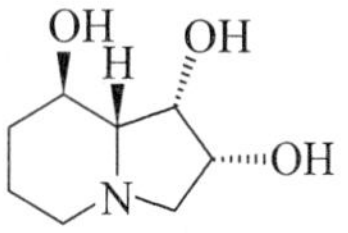　苦马豆素

三、来源于烟酸的生物碱

吡啶（pyridine）类生物碱结构中含有吡啶环，吡啶结构来源于烟酸（nicotinic acid），烟酸又称维生素 B_3（vitamine B_3）。动物体内烟酸是由色氨酸经犬尿氨酸途径通过苯环氧化开裂等多步反应形成，植物体内烟酸是经过不同的生源途径合成的，如烟草中生源前体是二羟基丙酮磷酸盐（dihydroxyacetone phosphate）和天门冬氨酸（aspartic acid，*L*-Asp），这两种生源途径都生成喹啉酸（quinolinic acid），再经脱羧生成烟酸（图 9-7）。茄科植物烟草（*Nicotiana tabacum*）中的生物碱主要有两种类型：一类是烟碱，又称尼古丁，由吡啶与吡咯连接而成；另一类是新烟碱（anabasine），由吡啶与哌啶连接而成。

代表性化合物有槟榔碱（arecoline）、胡芦巴碱（trigonelline）。

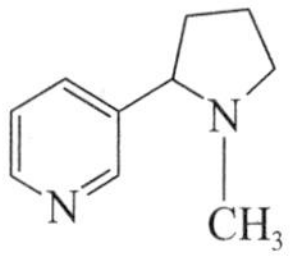

尼古丁 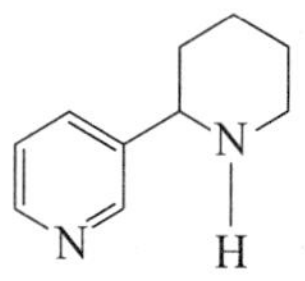　新烟碱 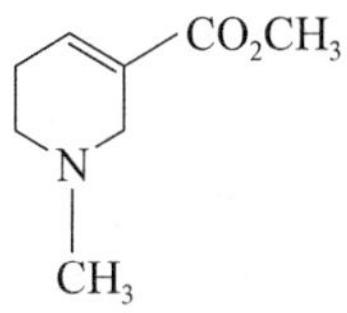　槟榔碱 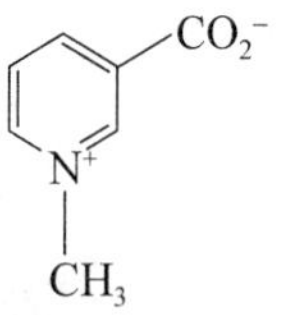　葫芦巴碱

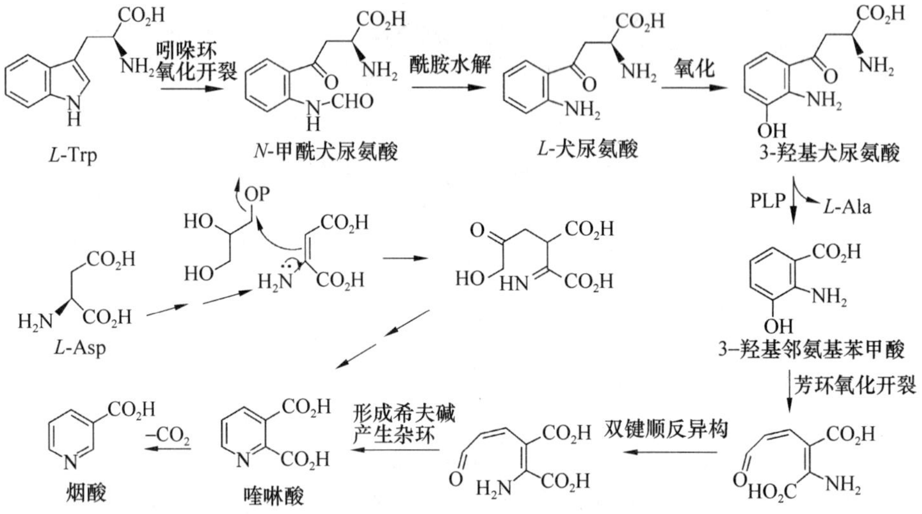

图 9-7　由色氨酸形成烟酸生物碱的生源途径

四、来源于苯丙氨酸和酪氨酸的生物碱

苯丙氨酸（phenylalanine，*L*-Phe）和酪氨酸（tyrosine，*L*-Tyr）是含有苯环的氨基酸，由此途径合成的生物碱最大的结构特点是含有苯环。

（一）苯乙胺类生物碱

苯乙胺（phenylethylamine）类生物碱较少，其生源途径如图 9-8 所示。酪氨酸脱羧得到最简单的苯乙胺类生物碱酪胺（tyramine），是一种血管收缩药，甲基化得到大麦碱（hordenine），是大麦中抑制发芽的成分，从威廉斯仙人球（*Lophophora williamsii*）中分离得到的仙人球毒碱（mescaline）在精神科用作致幻剂。

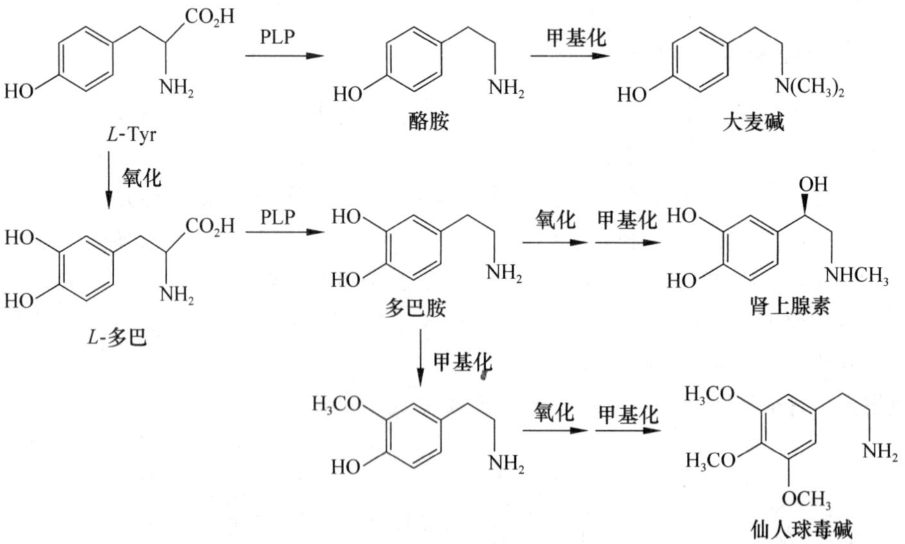

图 9-8　酪氨酸形成苯乙胺类生物碱的生源途径

（二）简单四氢异喹啉类生物碱

简单四氢异喹啉（tetrahydroisoquinoline）类生物碱指的是只在四氢异喹啉母核上有甲氧基、

羟基、甲基等取代基。代表性化合物有从威廉斯仙人球中分离得到的无盐掌胺（anhalamine）和无盐掌定（anhalonidine），比仙人球毒碱多出的1个碳和2个碳分别由乙醛酸和丙酮酸提供，其生源途径如图9-9所示。

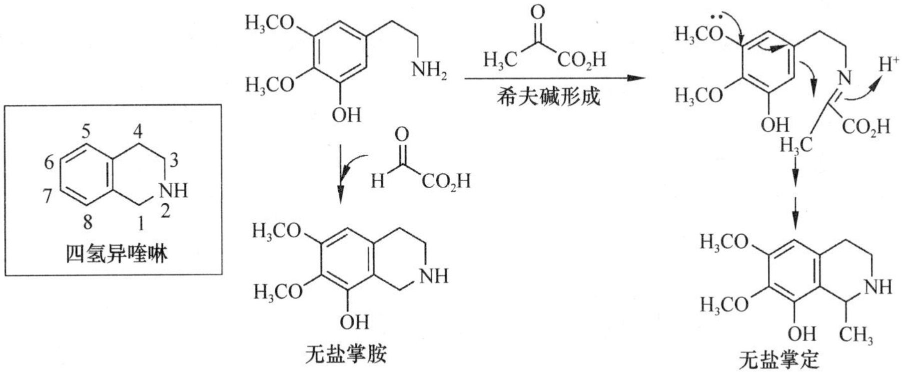

图 9-9 四氢异喹啉类生物碱的生源途径

（三）苄基四氢异喹啉类生物碱

苄基四氢异喹啉（benzyltetrahydroisoquinoline）类生物碱是结构中含有苄基四氢异喹啉母核的生物碱，其生源途径如图9-10所示。这类生物碱数量多、结构类型复杂，集中分布在木兰科、

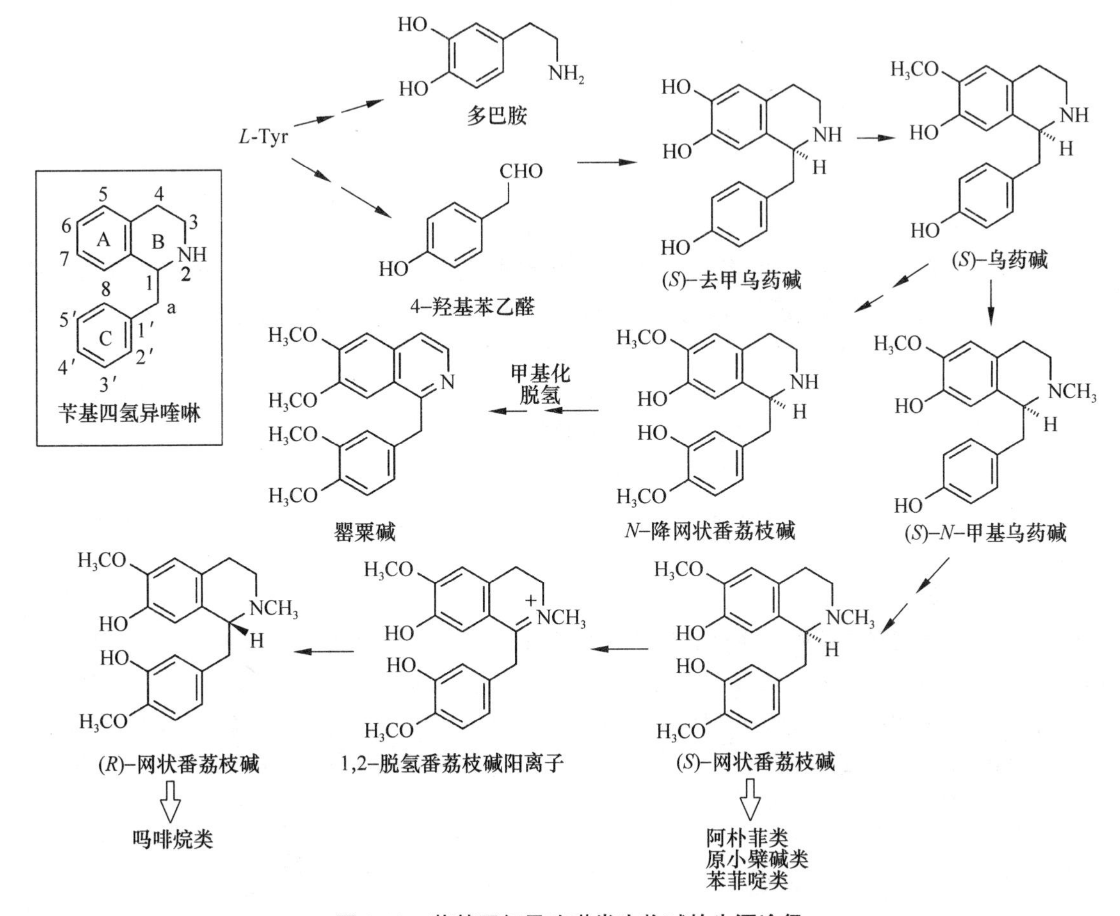

图 9-10 苄基四氢异喹啉类生物碱的生源途径

毛茛科和罂粟科等双子叶植物中，截至2005年底，报道的天然苄基四氢异喹啉类生物碱近2500个。此类生物碱生物活性多样，有多个化合物应用于临床，如抗菌的小檗碱、镇咳的可待因、镇痛的吗啡和颅痛定（rotundine）以及降压的粉防己碱（tetrandrine）等。这类生物碱按骨架分为15类，其中主要的有5类。

1. 简单苄基四氢异喹啉类 简单苄基四氢异喹啉类生物碱是苄基四氢异喹啉母核上只有羟基、甲氧基等取代基的生物碱。代表性化合物B环饱和型如乌药碱（coclaurine），B环芳香化型如罂粟碱。

2. 双苄基四氢异喹啉类 双苄基四氢异喹啉（bis-benzyltetrahydroisoquinoline）类生物碱是由两分子苄基四氢异喹啉经酚氧化偶联或芳基直接氧化偶联生成以醚键或联苯方式组成的二聚体。以异喹啉母核为头，以苄基为尾，连接方式有头-头连接（如粉防己碱）、尾-尾连接、头-尾连接（如筒箭毒碱），连接方式有芳基直接相连、芳基单醚、芳基双醚以及三醚等类型，其中以双醚最常见。代表性化合物有粉防己碱、防己诺林碱（fangchinoline）、筒箭毒碱。

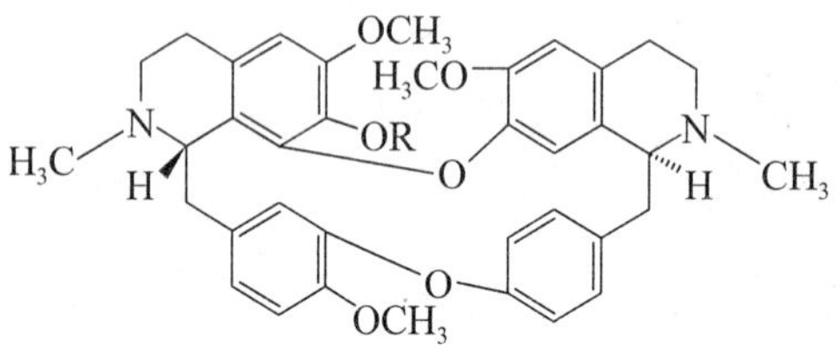

粉防己碱 R=CH_3
防己诺林碱 R=H

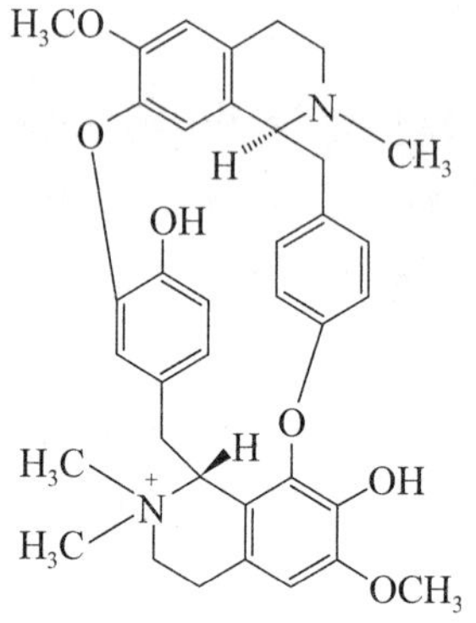

筒箭毒碱

3. 吗啡烷类 吗啡烷（morphinane）类生物碱是苄基四氢异喹啉环合产物，生源途径见图9-11。目前从自然界已分离到100多个吗啡烷类生物碱，主要分布在罂粟科和防己科植物中。代表性化合物有从鸦片中分离得到的镇痛药吗啡、镇咳药可待因、蒂巴因等。

4. 阿朴菲类 阿朴菲（aporphine）类生物碱是苄基四氢异喹啉的异喹啉部分8位与苄基部分的苯环环合形成的四环化合物，氮原子上常有甲基取代，A和D环常有羟基、甲氧基或亚甲二氧基取代。代表性化合物有异波尔定碱（isoboldine）、千金藤碱（stephanine）、具有显著抑制癌细胞活性的鹅掌楸碱（liriodenine）。千金藤碱氧化开裂产物马兜铃酸（aristolochic acid）有肾毒性。

5. 原小檗碱类 从结构上看，原小檗碱（protoberberine）类生物碱可看成两个异喹啉环稠合而成，从生源看，它是苄基四氢异喹啉获得1个碳原子（*N*-甲基提供）环合形成的。该类生物碱在植物中多为季铵碱。代表性化合物小檗碱（berberine）具有抗阿米巴、抗菌、抗炎等活性，是中药黄连、三颗针的主要药效成分。从延胡索（*Corydalis yanhusuo*）中分离得到的延胡索乙素［又称四氢巴马丁（tetrahydropalmatine）］有镇静止痛作用。小檗红碱（berberrubine）有抗菌、升压和止血等作用。

图 9-11 吗啡烷类生物碱的生源途径

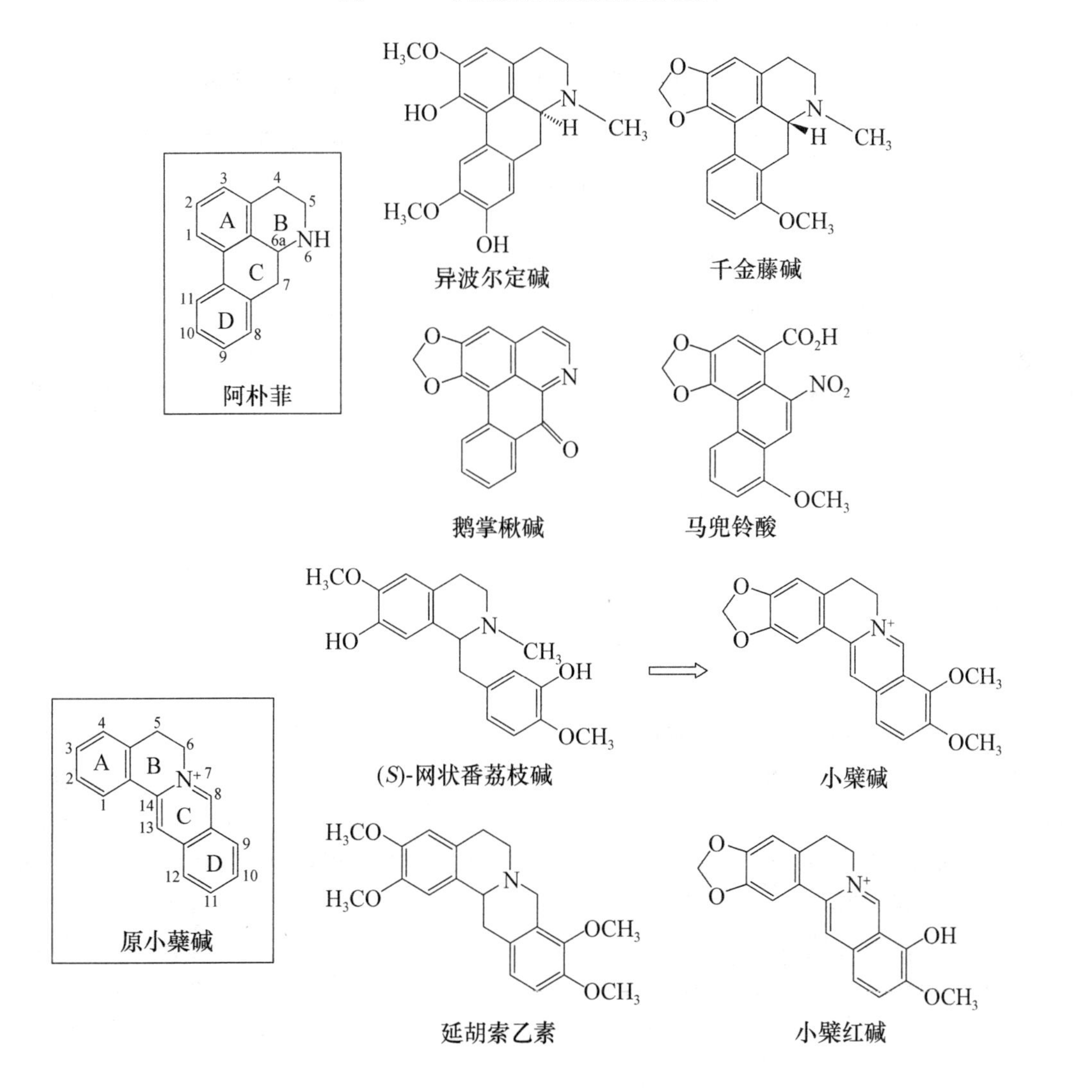

原小檗碱骨架可以继续修饰形成更多类型生物碱，如苯酞异喹啉类、普托品类、苯菲啶类等（图 9-12）。

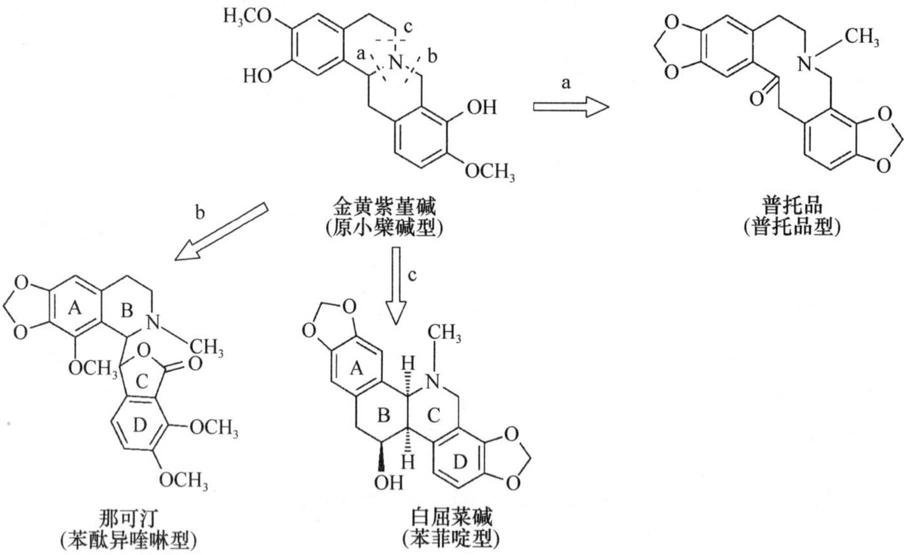

金黄紫堇碱
(原小檗碱型)

普托品
(普托品型)

那可汀
(苯酞异喹啉型)

白屈菜碱
(苯菲啶型)

图 9-12　由原小檗碱形成苯酞异喹啉类、普托品类、苯菲啶类生物碱

(1) 苯酞异喹啉类生物碱。苯酞异喹啉（phthalideisoquinoline）类生物碱是异喹啉母核的 1 位连接苯酞基，具有四环骨架，其中 C 环为内酯环。代表性化合物为从鸦片中分离得到的有镇咳作用但无成瘾性的那可汀（narcotine）。

(2) 普托品类生物碱。普托品（protopine）类生物碱从结构上看不含异喹啉母核，但从生源上看是由四氢原小檗碱衍生而来的，因此还是属于四氢异喹啉生物碱。该类生物碱在溴化氢作用下，脱去氮上甲基，形成原小檗碱类生物碱。代表性化合物普托品（protopine）。

(3) 苯菲啶类生物碱。苯菲啶（benzophenanthridine）类生物碱由原小檗碱 B 环开环重排而成。结构上有 4 个环，一般 A 环和 D 环为芳环，B 环、C 环全部氢化如白屈菜碱（chelidonine），B 环、C 环全芳香化如血根碱（sauguinarine），B 环、C 环部分氢化如二氢血根碱（dihydrosanguinarine）。

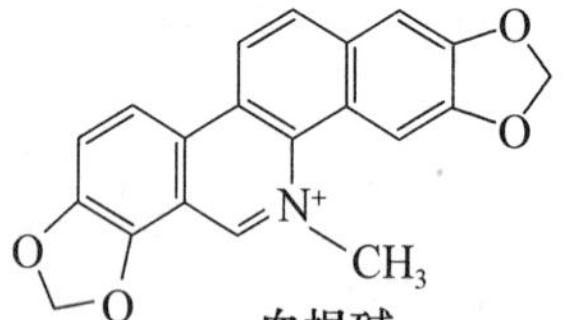

血根碱

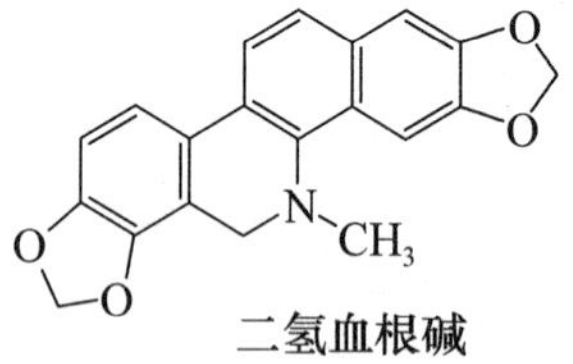

二氢血根碱

(四) 苯乙基四氢异喹啉类生物碱

苯乙基四氢异喹啉（phenethyltetrahydroisoquinoline）类生物碱的异喹啉母核 1 位连接苯乙基，根据结构不同分为 7 类，主要有 3 类：秋水仙碱类（colchicines）、三尖杉碱类（cephalotaxines）和高刺桐碱类（homoerythrines）。这些生物碱从化学结构上很难判断其生物合成途径及结构类型，同位素示踪实验显示这些生物碱生物合成均源于苯丙氨酸与酪氨酸，经过简单苯乙基四氢异喹啉，再转变为最终生物碱。该类生物碱主要分布在百合科、罂粟科和三尖杉科植物中。代表性化合物有秋水仙碱、三尖杉酯碱（harringtonine）、高刺桐碱（homoerythratine）。秋水仙碱最早从欧洲百合科植物秋水仙（*Colchicum autumnale*）球茎分离得到，用于治疗痛风，并具有抗癌活性，但毒性很大，秋水仙碱在生物学中用于植物染色体加倍，一是在细胞分裂前期抑制纺锤丝的形成，形成多倍体；二是在细胞分裂间期，诱导基因突变。三尖杉酯碱是异喹啉家族中一组结构独特的生物碱，是1-苯乙基四氢异喹啉的变形产物，有抗肿瘤活性，只分布在三尖杉科植物中。

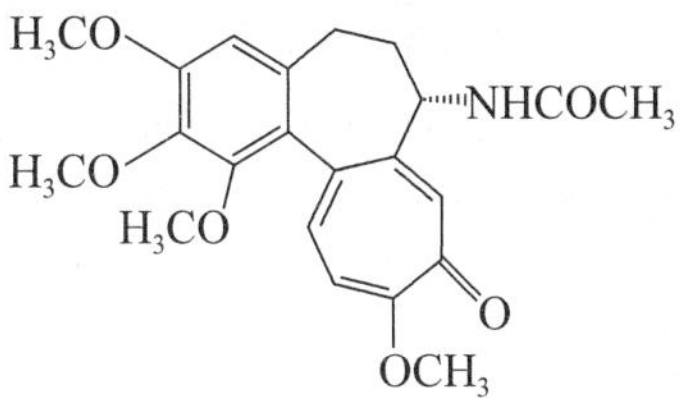

秋水仙碱 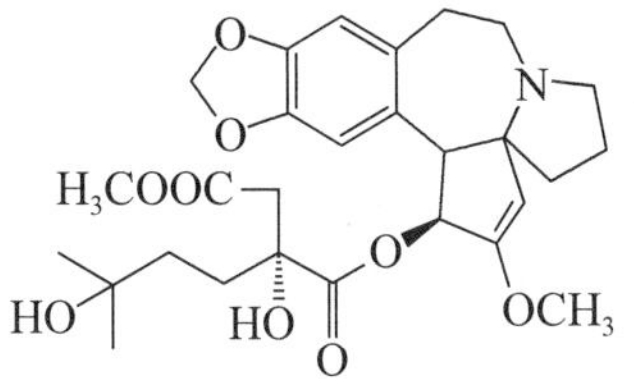　　三尖杉酯碱 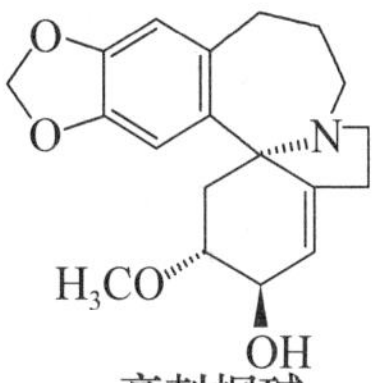　　高刺桐碱

（五）其他四氢异喹啉类生物碱

除了上面介绍的常见四氢异喹啉类型化合物外，还有一些不常见的四氢异喹啉类型。

1. 吐根碱类生物碱　吐根碱（emetine）类生物碱生物合成来源于苯丙氨酸-酪氨酸途径，由多巴胺或色胺的衍生物与来源于甲戊二羟酸的萜类——裂环番木鳖苷（secologanin）组成。代表性化合物有从吐根（*Uragoga ipecacuanha*）根中分离得到的用于治疗阿米巴痢疾的吐根碱。

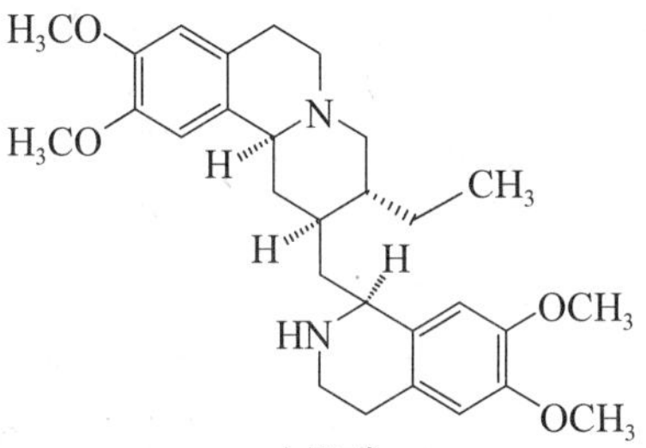

吐根碱 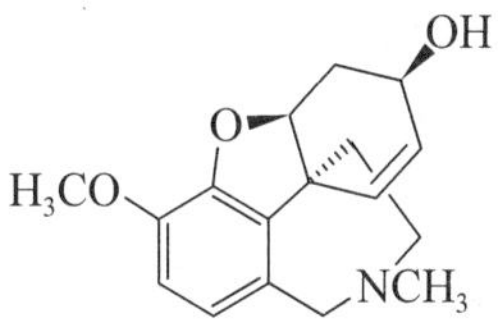　　加兰他敏

2. 苄基苯乙胺类生物碱　苄基苯乙胺（benzylphenethyl amine）类生物碱分子骨架由苄基和苯乙胺两部分组成，生源前体是3，4-二羟基苯甲醛和酪胺，二者分别来源于苯丙氨酸和酪氨酸。目前已从石蒜科植物中分离到500多个苄基苯乙胺类生物碱，几乎为石蒜科植物专有，因此，该类生物碱又称为石蒜科生物碱（amaryllidaceae alkaloid）。代表性化合物加兰他敏（galanthamine），具有抑制乙酰胆碱酯酶活性和调节烟碱乙酰胆碱受体活性的双重作用，用于阿尔茨海默病及精神分裂症的治疗。

五、来源于色氨酸的生物碱

色氨酸（tryptophan，*L*-Try）是含有吲哚环的芳香氨基酸，是吲哚和喹啉类生物碱的生源前体。

（一）吲哚类生物碱

吲哚（indoles）类生物碱是结构最复杂、数量较多的一类生物碱，已发现1500多个化合物，比较集中分布在夹竹桃科鸡蛋花亚科，从该亚科7属植物中分离得到1000余个吲哚类生物碱。此外，苦木科、茜草科、马钱科、唇形科中也有相当数量分布，同时在海洋生物如海绵、苔藓虫等中亦有发现。

1. 简单吲哚类生物碱　简单吲哚（simple indole ）类生物碱结构中只含有一个吲哚母核。代表性化合物有5-羟色胺（5-hydroxytryptamine）、芦竹碱（gramine）。5-羟色胺最早是从血清中发现的，又称血清素（serotonin），广泛存在于哺乳动物组织中，特别在大脑皮质层及神经突触内含量很高，是一种抑制性神经递质。在外周组织，5-羟色胺是一种强血管收缩剂和平滑肌收缩刺激剂。

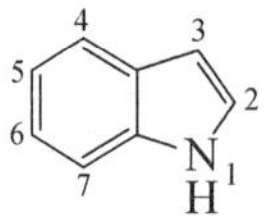

吲哚 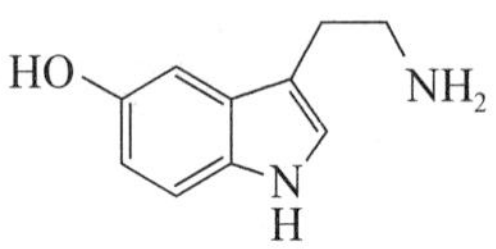　5-羟色胺 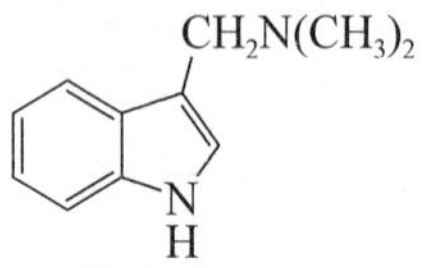　芦竹碱

2. β-卡波林类生物碱　β-卡波林（β-carboline）类生物碱可看成由吡啶与吲哚骈合而成，存在于苦木科（Simaroubaceae）、蒺藜科（Zygophyllaceae）、八角枫科（Alangiaceae）等科植物中，代表性化合物有哈曼尼（harmine）和骆驼蓬灵（harmaline）。

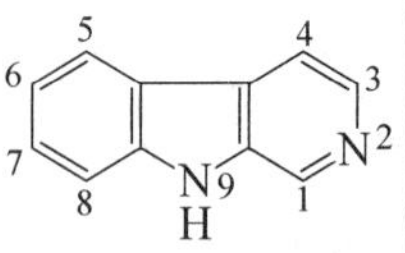

β-卡波林 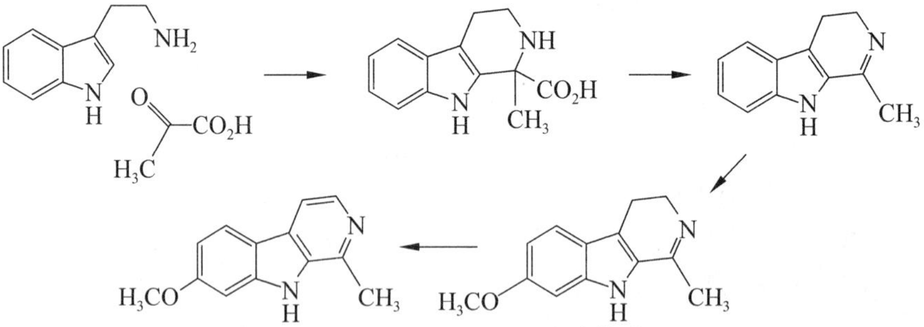　哈曼尼　骆驼蓬灵

3. 萜吲哚类生物碱　萜吲哚（terpenoid indole）类生物碱是由色胺生成的吲哚衍生物与各种类型萜形成的吲哚生物碱，是植物中存在的一大类生物碱，目前分离得到超过3000个萜吲哚生物碱。它主要存在于夹竹桃科（Apocynaceae）、马钱科（Loganiaceae）及茜草科（Rubiaceae）等植物中。

（1）半萜吲哚类生物碱。半萜吲哚（semiterpenoid indole）类生物碱主要存在于麦角中，也称麦角生物碱（ergot alkaloid or ergoline），存在于麦角属等真菌及旋花科番薯属（*Ipomoea* L.）、海鹤藤属（*Rivea* L.）等植物中。代表性化合物有从麦角菌中分离得到的子宫收缩药麦角新碱（ergometrine）和止血并治疗偏头痛的麦角胺（ergotamine）。

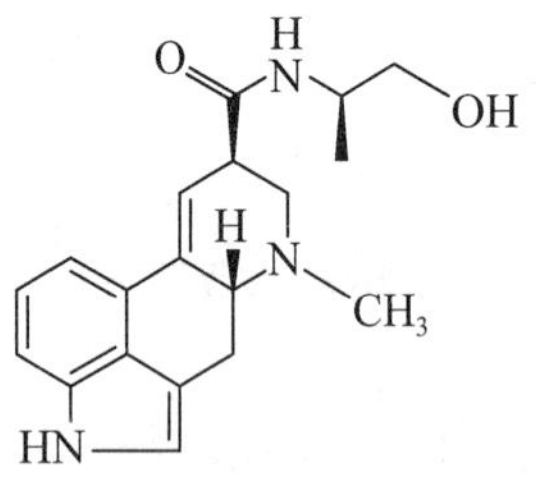

麦角新碱 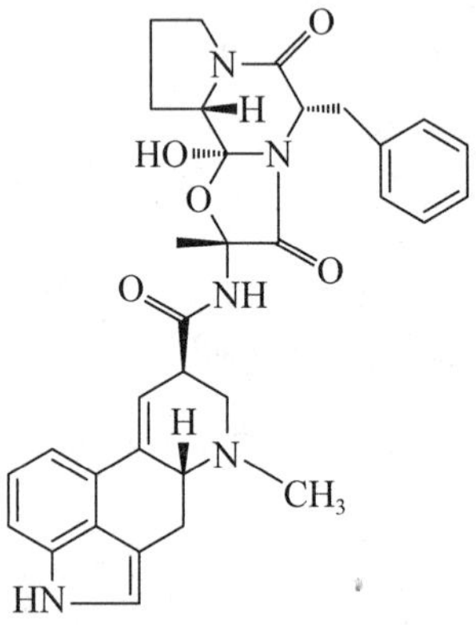　麦角胺

（2）单萜吲哚类生物碱。单萜吲哚（monoterpenoid indole）类生物碱是吲哚生物碱中最重要的一类，由色胺和一个C_{10}或C_9单萜片段形成，生源途径如图9-13所示。主要结构类型有：①柯楠属（*Corynanthe*）型，代表化合物阿马里新（ajmalicine）；②白坚木属（*Aspidosperma*）型，代表化合物水甘草碱（tabersonine）；③*Iboga*型，代表化合物长春花碱（catharanthine），其作用为抑制微管蛋白聚合，妨碍纺锤体微管形成，使核分裂停止于中期。

代表性单萜吲哚类生物碱有壮阳药育亨宾（yohimbine），降压药利血平；马钱子中分离得到的士的宁能选择性兴奋脊髓，增强骨骼肌的紧张度，临床用于轻瘫或弱视的治疗，由于毒性大，已很少作为中枢兴奋药使用。

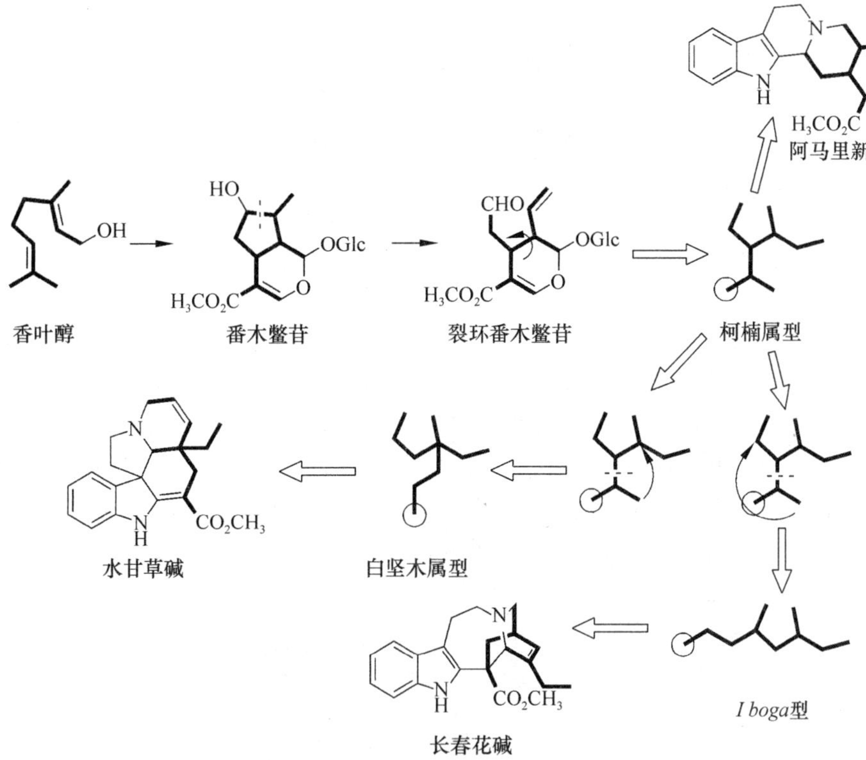

香叶醇 番木鳖苷 裂环番木鳖苷 柯楠属型 阿马里新 水甘草碱 白坚木属型 长春花碱 *I boga*型

图 9-13 单萜吲哚类生物碱的生源途径

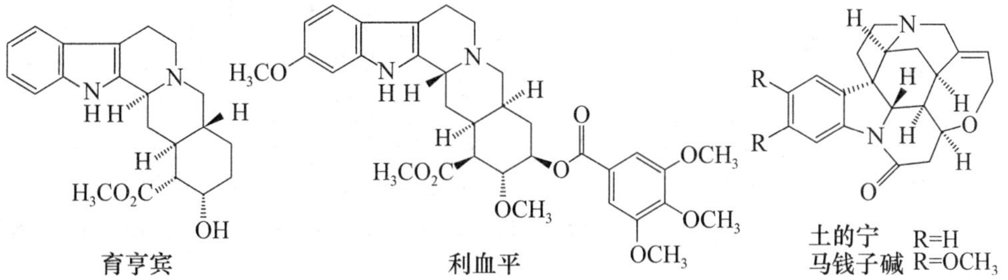

育亨宾 利血平 士的宁 R=H 马钱子碱 R=OCH_3

(3) 倍半萜吲哚类生物碱。倍半萜吲哚（sesquiterpenoid indole）类生物碱数量很少，仅从番荔枝科植物中分离得到，如 isopolyalthenol。

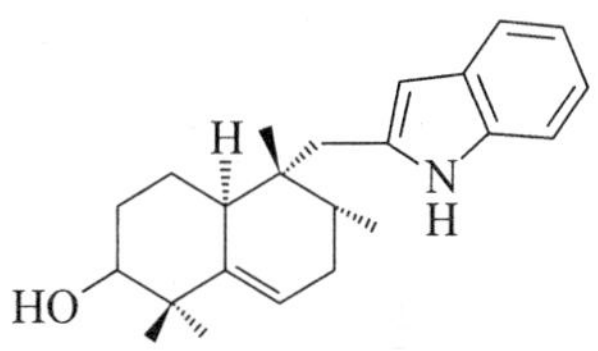

isopolyalthenol

4. 吡咯骈吲哚类生物碱 吲哚环的 C-2 和 C-3 都具有亲核性，发生亲核反应，形成吡咯骈吲哚（pyrroloindole）类生物碱（图 9-14）。这类生物碱生源上由色胺 C-3 甲基化及环合形成，如毒扁豆碱（physostigmine）；也可以经 C-3 自由基反应形成二聚体，如山蜡梅碱（chimonanthine）。毒扁豆碱是从非洲的毒扁豆种子中分离得到的，有缩瞳、调节痉挛、降低眼内压作用，用于治疗青光眼，也可用于中药洋金花麻醉的催醒及阿托品等抗胆碱药中毒的抢救。

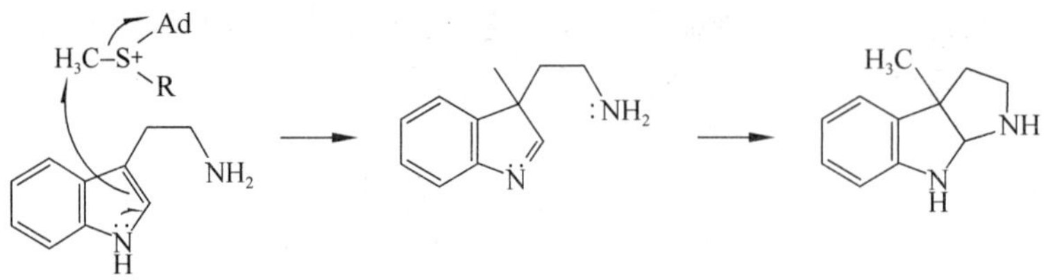

图 9-14 吡咯骈吲哚类生物碱的生源途径

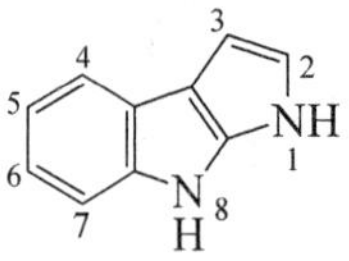

吡咯骈吲哚

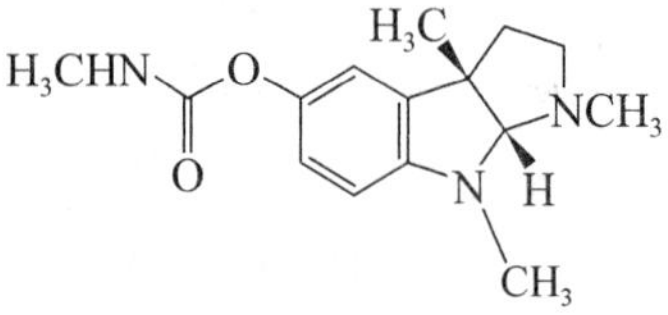

毒扁豆碱

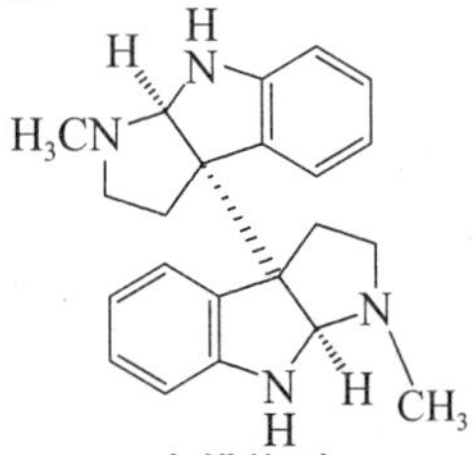

山蜡梅碱

5. 二聚吲哚类生物碱及多聚假吲哚类生物碱 二聚吲哚（bisindole）类生物碱指分子中含有两个吲哚母核，即由 2 个相同或不同的单分子吲哚生物碱通过碳-碳键连接而生成的二聚体。该类生物碱总数已超过 200 个，结构类型按生源可分为 3 种：色胺-色胺类、色胺-单萜吲哚类和单萜吲哚-单萜吲哚类。代表性化合物有从长春花（*Catharanthus roseus*）中分离得到的抗癌活性成分长春碱（vinblastine）和长春新碱。

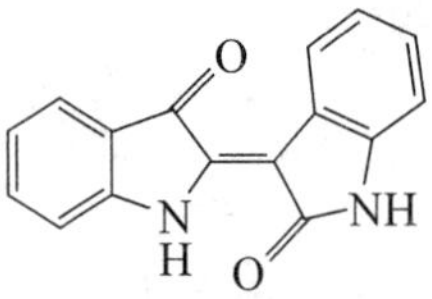

二聚吲哚

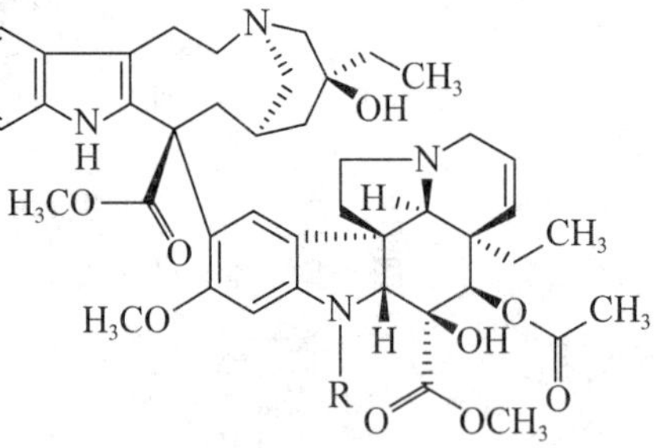

长春碱 R=CH_3
长春新碱 R=CHO

多聚假吲哚（polyindolenine）类生物碱是吲哚生物碱家族的新成员，主要结构类型有三聚体（如 hodgkinsine）、四聚体（如 quadrigemine）、五聚体（如 psychotridine）等。该类化合物具有抑制血小板聚集作用，且具有细胞毒活性。

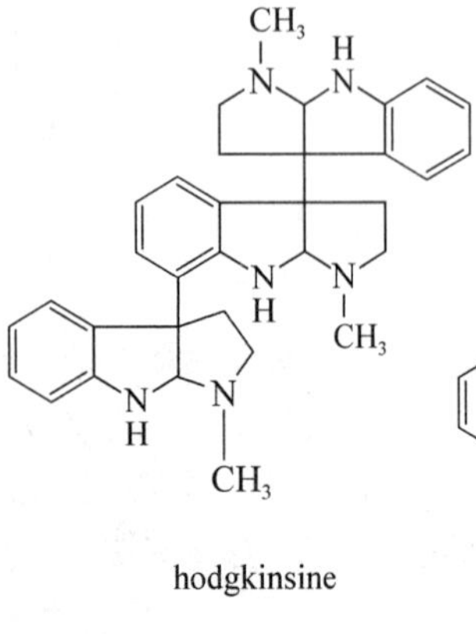

hodgkinsine

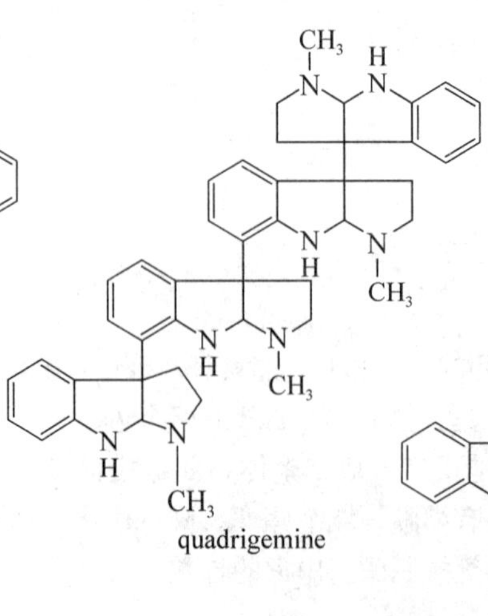

quadrigemine

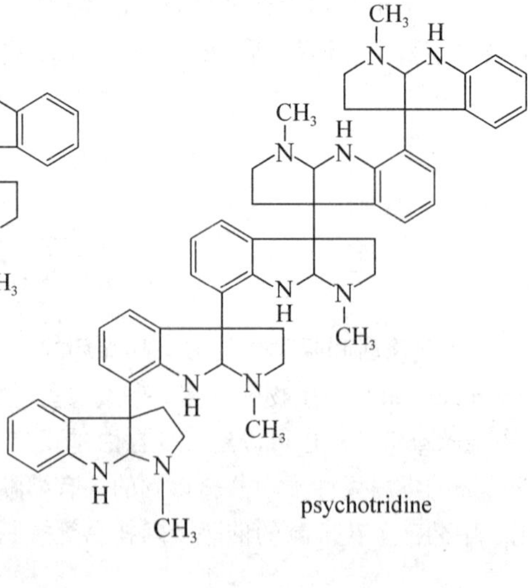

psychotridine

（二）喹啉类生物碱

喹啉（quinoline）类生物碱结构中含有喹啉环，生源上是由吲哚类生物碱经开环、环合而成。主要分布于芸香科及茜草科植物中。

吲哚　　喹啉　　奎宁

1. 简单喹啉类生物碱　简单喹啉类生物碱只在喹啉母核上有取代基，代表性化合物如从茜草科植物金鸡纳树（*Cinchona ledgeriana*）中分离得到的抗疟活性成分奎宁。

2. 吡咯骈喹啉类生物碱　吡咯骈喹啉（pyrroloquinoline）类生物碱生源上是由β-卡波林母核通过吲哚环扩环形成的。代表性化合物如从喜树（*Camptotheca acuminata*）中分离得到的抗癌活性成分喜树碱（camptothecin）。喜树碱因与单萜吲哚生物碱同生源，也属单萜吲哚类生物碱。

β-卡波林　　吡咯骈喹啉　　喜树碱

六、来源于邻氨基苯甲酸的生物碱

邻氨基苯甲酸（anthranilic acid）是色氨酸生物合成途径中的重要前体，由其合成喹啉类、喹唑啉（quinazoline）类、吖啶（acridine）类生物碱。

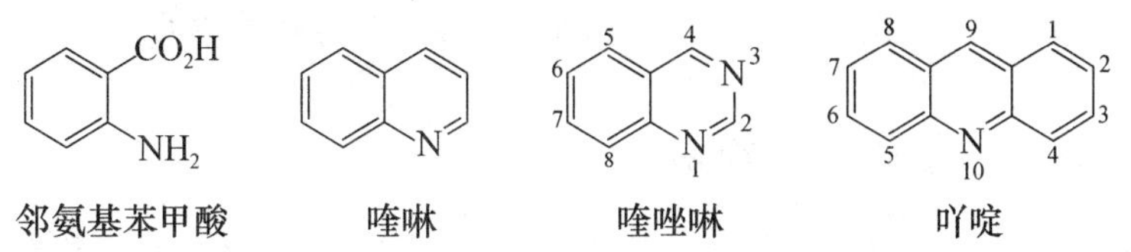

邻氨基苯甲酸　　喹啉　　喹唑啉　　吖啶

1. 喹啉类生物碱　喹啉类生物碱结构中含有喹啉母核，但是，不同的喹啉生物碱的生源途径是不同的，前面介绍的奎宁和喜树碱是通过色氨酸途径合成的，更多的喹啉母核由邻氨基苯甲酸和乙酸-丙二酸单位直接组合而成，代表性化合物是白藓碱（dictamnine）。

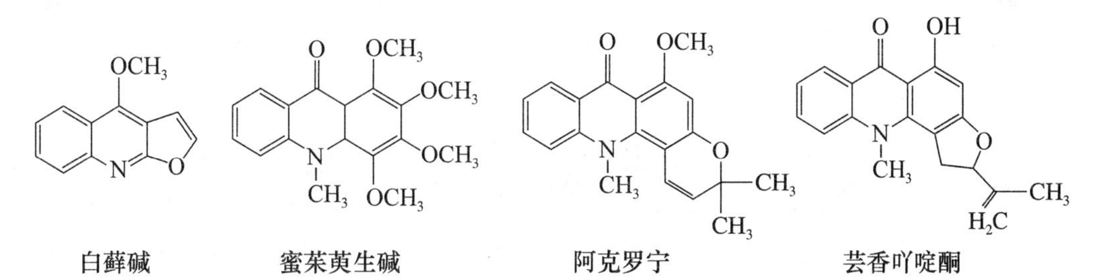

白藓碱　　蜜茱萸生碱　　阿克罗宁　　芸香吖啶酮

2. 吖啶类生物碱　邻氨基苯甲酸与3分子乙酸-丙二酸单位经碳链延伸、环合等反应生成吖啶类生物碱，因为氮杂环对位经常有羰基取代，也称为吖啶酮（acridone）类生物碱。代表性化合物有从芸香科蜜茱萸属植物 *Melicope fereana* 中分离得到的蜜茱萸生碱（又称蜜茱萸辛，melicopicine），从山油柑属植物 *Acronychia baueri* 中分离得到的抗肿瘤药阿克罗宁（又称山油柑碱，acronycine）；从芸香（*Ruta graveolens*）中分离得到的芸香吖啶酮（rutacridone）。

3. 喹唑啉类生物碱 喹唑啉（quinazoline）类生物碱结构中有喹唑啉母核，含氮环上常有羰基取代。从蒺藜科植物 *Peganum harmala* 中分离得到的骆驼蓬碱（peganine），因为也从爵床科植物鸭嘴花（*Adhatoda vasica*）中得到，因而又称为鸭嘴花碱（vasicine），有支气管扩张活性。从常山（*Dichroa febrifuga*）中分离得到的常山碱（febrifugine）有很强的抗疟活性，是奎宁的100～200倍，但是副作用很大，有肝毒性以及很强的催吐作用，限制其药用，以常山碱为模板合成的常山酮（halofuginone）用于硬皮病以及癌症的治疗。

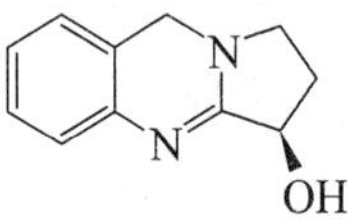

骆驼蓬碱（鸭嘴花碱）

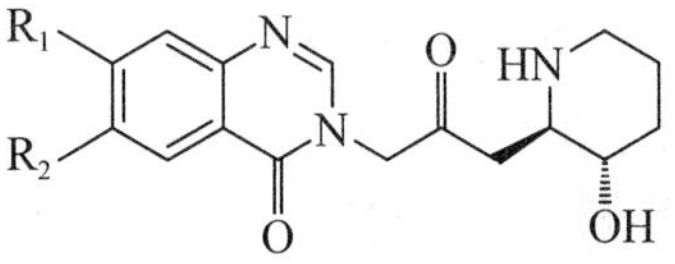

常山碱 $R_1=R_2=H$
常山酮 $R_1=Br$ $R_2=Cl$

七、来源于组氨酸的生物碱

组氨酸（histidine，*L*-His）结构中含有咪唑环，是咪唑（imidazole）类生物碱的生源前体。咪唑类生物碱不常见，代表性化合物如从芸香科植物毛果芸香（*Pilocarpus jaborandi*）中分离得到的用于缩瞳和治疗青光眼的毛果芸香碱（pilocarpine）。

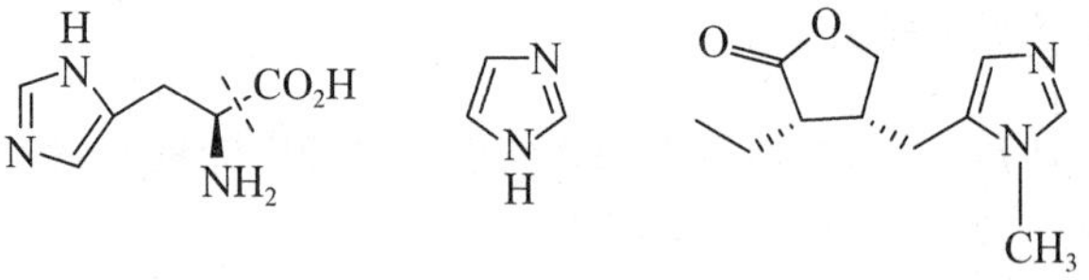

L-His　　咪唑　　毛果芸香碱

八、来源于氨基化反应的生物碱

大部分生物碱来源于氨基酸，小部分生物碱来源于非氨基酸前体，在生物合成后期插入氮原子，这类生物碱也称为伪生物碱（pseudoalkaloid），主要为萜类和甾类生物碱。

（一）乙酸衍生的生物碱

从毒芹（*Cicuta virosa*）中分离得到的毒芹碱和去氢毒芹碱（coniceine），从结构上看属于哌啶类生物碱，但生物合成研究发现其为乙酸衍生的生物碱（acetate-derived alkaloid），氮来源于丙氨酸（alanine，*L*-Ala），其生源途径如图9-15所示。

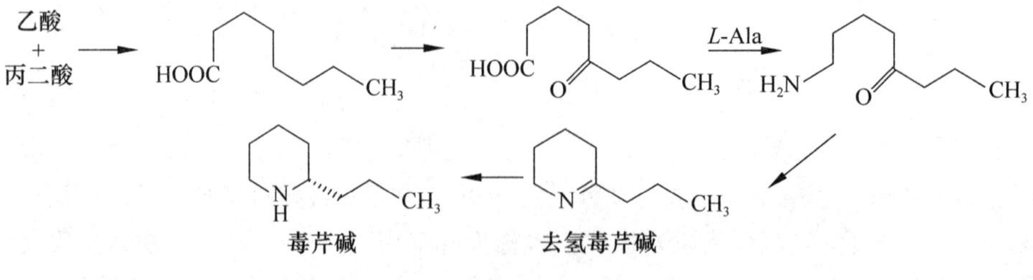

乙酸 + 丙二酸 → … → (*L*-Ala) → … → 去氢毒芹碱 → 毒芹碱

图9-15　毒芹碱生源途径

（二）苯丙氨酸衍生的生物碱

苯丙氨酸衍生的（phenylalanine-derived）生物碱结构特点是有苯丙胺的碳骨架。苯丙氨酸不作为生物合成的前体，只提供碳原子（C_6C_3、C_6C_2或C_6C_1单位）而不提供氮原子，其生源途径见图 9-16。草麻黄（*Ephedra sinica*）中的麻黄碱有止咳平喘作用。伪麻黄碱能促进去甲肾上腺素释放，间接发挥拟交感神经作用，消除鼻咽部黏膜充血和肿胀，减轻鼻塞症状，常作为感冒药组成成分。

图 9-16 苯丙氨酸衍生的生物碱生源途径

（三）萜类生物碱

萜类生物碱（terpenoid alkaloid）的生物合成过程中没有氨基酸参与，其生源途径与萜类类似，只是氧原子被氮原子取代。

1. 单萜生物碱 单萜生物碱（monoterpenoid alkaloid）主要分布在龙胆科植物中，由环烯醚萜和裂环环烯醚萜衍生而成，如从龙胆科植物龙胆草（*Gentiana scabra* Bge.）中分离得到的龙胆碱（gentianine）有抗炎、抗变态反应等活性。

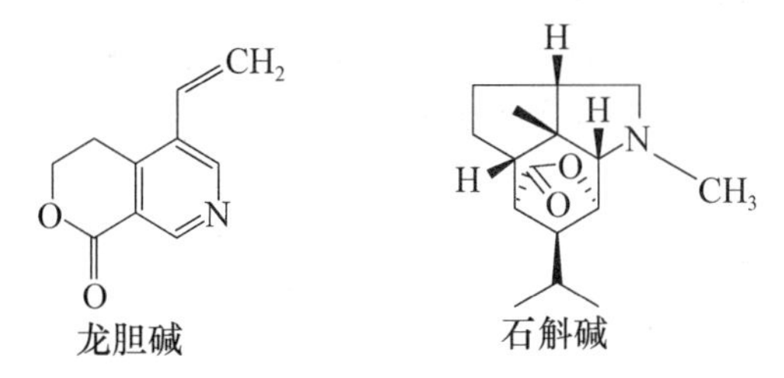

2. 倍半萜生物碱 倍半萜生物碱（sesquiterpenoid alkaloid）主要分布在兰科石斛属和睡莲科萍蓬草属植物中，如从石斛（*Dendrobium nobile*）中分离得到的石斛碱（dendrobine）有止痛、解热作用。

3. 二萜生物碱 二萜生物碱（diterpenoid alkaloid）一般由四环二萜或五环二萜氨基化形成含氮原子的杂环体系。从自然界分离得到 1000 多个二萜生物碱，大部分存在于毛茛科乌头属和翠雀属（*Delphinium*）以及蔷薇科绣线菊属（*Spiraea*）植物中，二萜生物碱具有广泛的生物活性，尤其在抗炎、镇痛、抗心律失常等方面作用显著。二萜生物碱分为 4 类：C_{18}、C_{19}、C_{20}和双二萜生物碱。C_{18}-二萜生物碱为降二萜，代表性化合物有临床用于镇痛的高乌甲素（lappaconitine）；C_{19}-二萜生物碱也是降二萜，代表性化合物乌头碱（aconitine）和 3-乙酰乌头碱（3-acetylaconitine）有镇痛作用，临床用于缓解癌症疼痛；C_{20}-二萜生物碱数量较多，绝大部分含有环外双键，骨架以海替生型和阿替生型为主，代表性化合物有从黄花乌头（*Aconitum coreanum*）中分离得到的关附甲素（guanfu base A，kwan-fu base A，guan-fu base A），可用于治疗心律失常，阿替生（atisine）用于解热，双二萜生物碱为两分子二萜生物碱缩合而成。

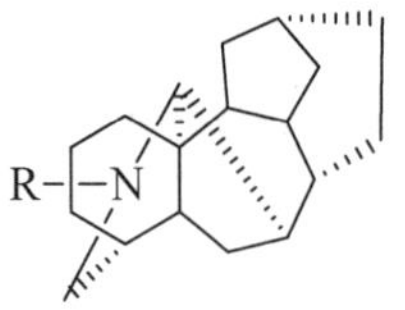

C_{18}-二萜生物碱骨架 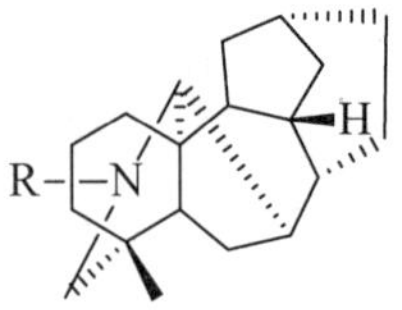　　C_{19}-二萜生物碱骨架 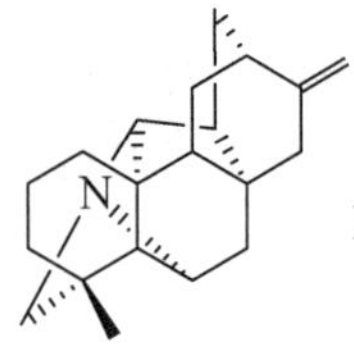　　海替生型 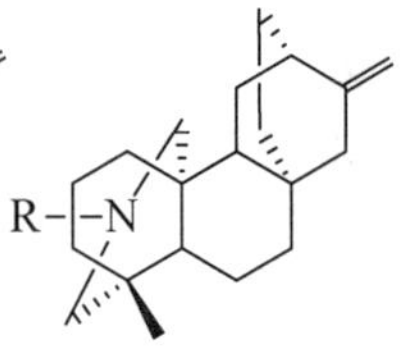　　阿替生型

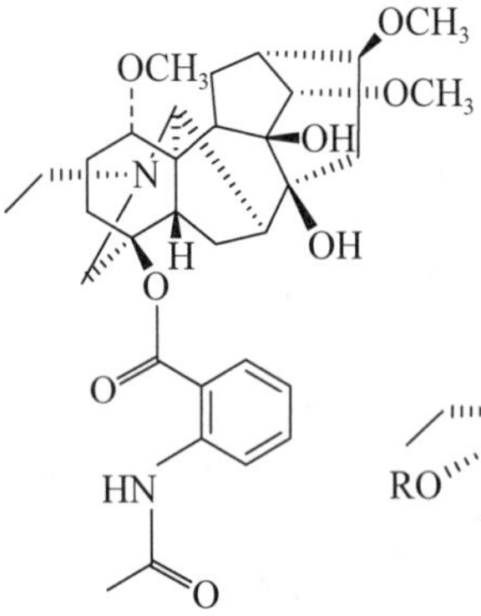

高乌甲素 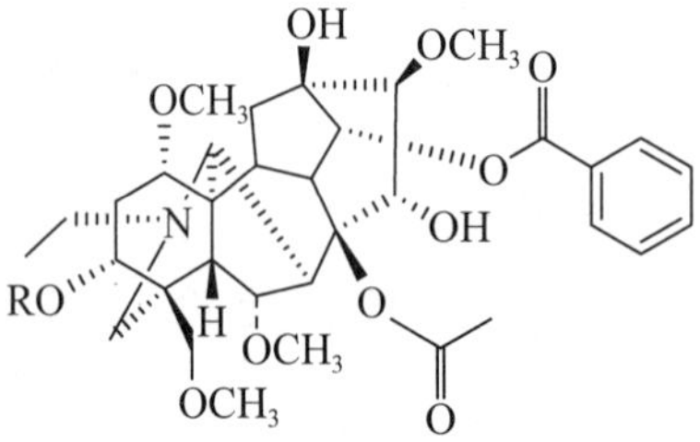　　乌头碱 R=H　　3-乙酰乌头碱 R=$COCH_3$　　关附甲素 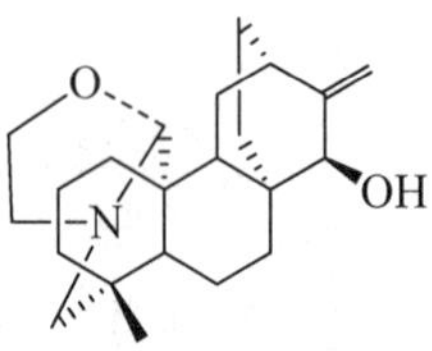　　阿替生

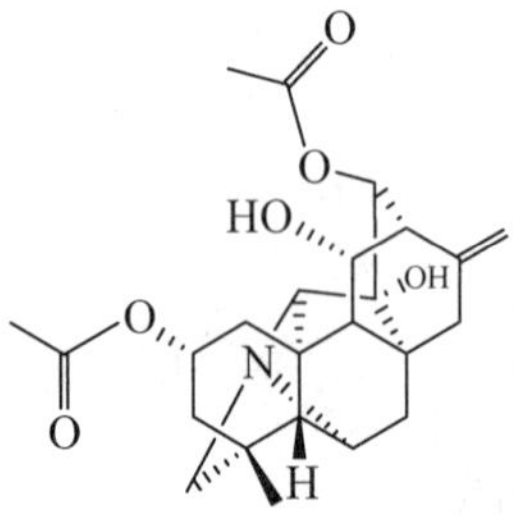

4. 三萜生物碱　三萜生物碱（triterpenoid alkaloid）指生源上来源于三萜，具有三萜或降三萜骨架的生物碱，这类生物碱大部分C-17位侧链断裂剩下2个碳骨架，具有19-环-4，4，14α-三甲基孕甾烷骨架，有24个碳原子母核，又称为C_{24}-环孕甾烷生物碱。临床应用的治疗胃肠病的药物“肠胃康”和治疗心血管疾病的药物“黄杨宁”是以含有该类生物碱的植物提取物为主要原料研制而成。这类生物碱主要分布在黄杨科黄杨属植物中，分为两类：一类是C-19甲基与C-9形成环丙烷并与B环桥连，代表性化合物有锦熟黄杨（*Buxus sempervirens*）中分离得到的环维黄杨星D（cyclovirobuxine D）和*Buxus hyrcana*中分离得到的胆碱酯酶抑制活性成分*E*-buxenone；另一类是C-9与C-10之间的键断裂，B环扩为七元环，代表性化合物有*Buxus hyrcana*中分离得到的具有乙酰和丁酰胆碱酯酶抑制活性的hyrcanone。

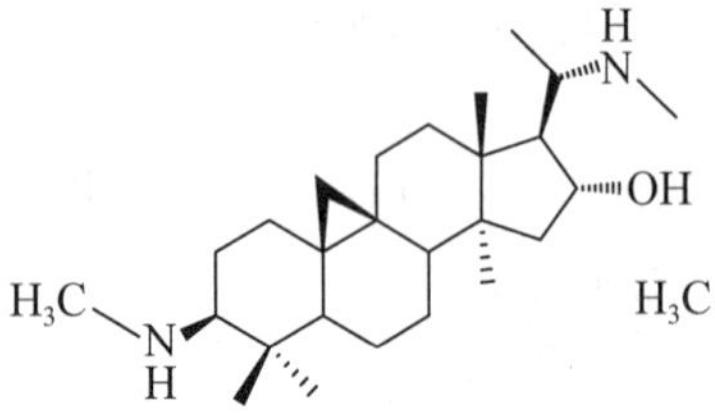

环维黄杨星D 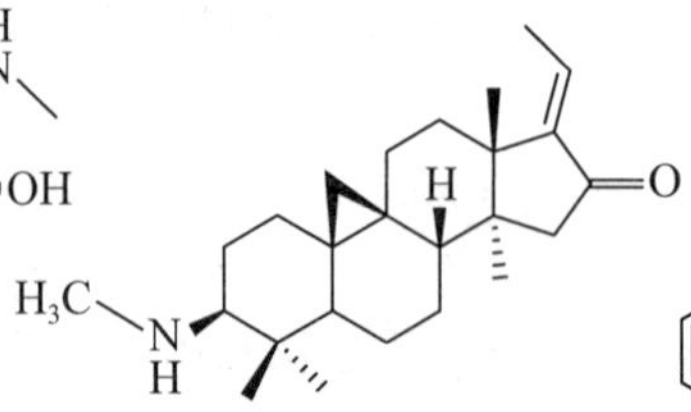　　*E*-buxenone 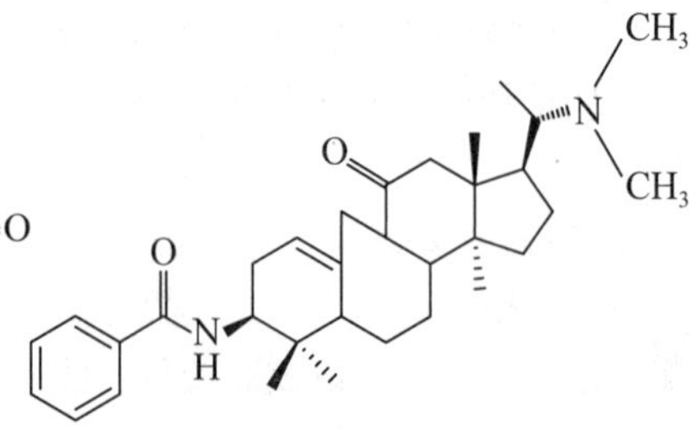　　hyrcanone

（四）甾类生物碱

甾类生物碱（steroidal alkaloid）为天然甾体含氮衍生物，其氮原子来源于天然甾体的氨基化，因此甾类生物碱都具有甾体母核，氮原子一般在侧链上。甾类生物碱根据甾体母核结构主

要分为3类，即孕甾烷（pregnane，C_{21}）类、胆甾烷（cholestane，C_{27}）类和异胆甾烷（isocholestane，C_{27}）类。甾体生物碱生源途径如图9-17所示。

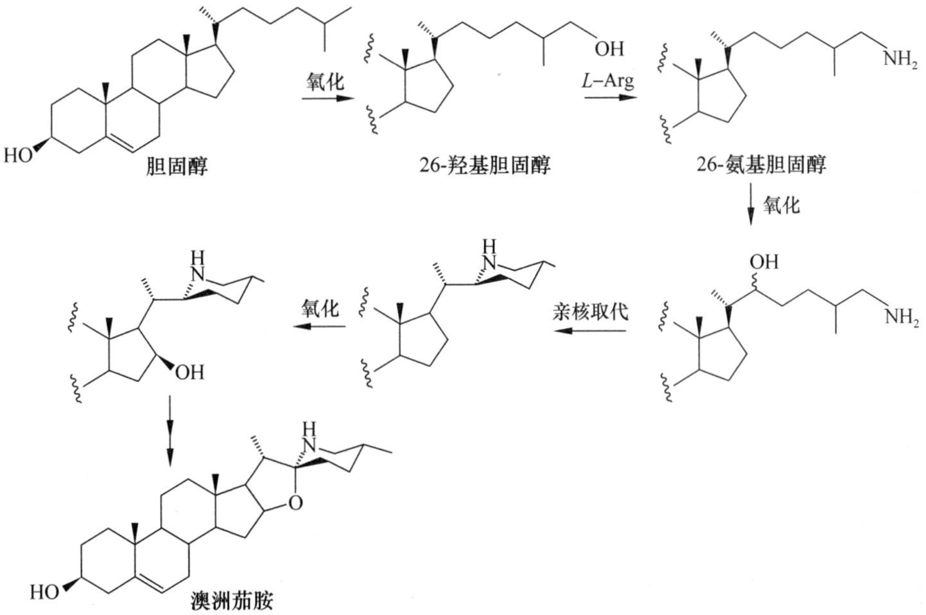

图 9-17 甾类生物碱生源途径

1. 孕甾烷类生物碱 这类生物碱主要指孕甾烷C-3或C-20位单氨基或双氨基取代的衍生物。大部分化合物中氮原子以氨基态形式作为侧链连接在环外，小部分化合物中氮原子与邻近碳原子以杂环形式存在，形成稳定结构。天然来源的孕甾烷类生物碱大部分来源于夹竹桃科植物，少量来源于毒蛙和毒鸟。代表性化合物有丝胶树碱（funtumine）、冠止泻木宁丙（regholarrhenine C）和箭毒蛙毒素A（batrachotoxinin A）。

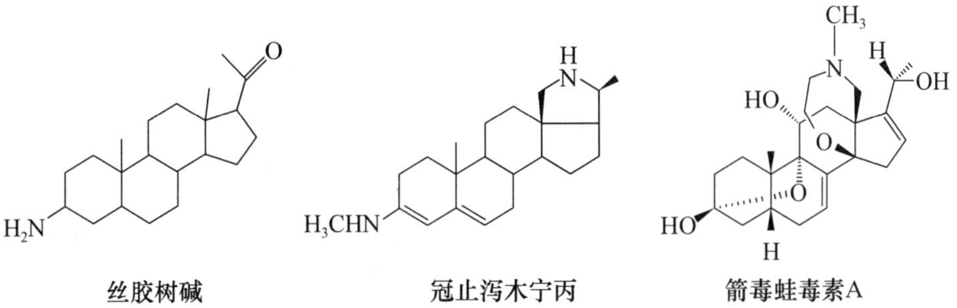

2. 胆甾烷类生物碱 C_{27}甾体生物碱是天然甾体的含氮衍生物，在植物体中由甾醇氨基化而成，按骨架类型可分为胆甾烷（cholestane）类和异胆甾烷（isocholestane）类。胆甾烷类生物碱主要分布在茄科茄属植物中，常以苷的形式存在，代表性化合物有澳洲茄胺（solasodine）、番茄碱（tomatidine）以及角鲨胺（squalamine），角鲨胺是从角鲨肝脏分离得到，具有很强的抗微生物及抗癌活性。异胆甾烷类生物碱是由胆甾烷结构中C环（六元环）和D环（五元环）产生异位形成的，主要分布在百合科藜芦属和贝母属植物中，代表性化合物有sevedinine和贝母甲素（peimine）。

角鲨胺

番茄碱　　sevedinine　　贝母甲素

九、嘌呤类生物碱

嘌呤（purine）类生物碱指含有嘌呤母核及其由嘌呤演变的结构类型。

1. 咖啡因类生物碱　嘌呤类生物碱含有嘌呤母核，其生源途径与核苷、核苷酸、核酸的组成成分腺嘌呤及鸟嘌呤类似（图 9-18），为了与腺嘌呤及鸟嘌呤区别，用植物中分离得到的咖啡因代表这类生物碱，称为咖啡因（caffeines）类生物碱。这类生物碱较少，代表性化合物有咖啡因、茶碱（theophylline）、可可碱。咖啡因是茶、咖啡、可乐等饮料中的兴奋成分，也作为中枢兴奋药使用；茶碱具有强心、利尿、扩张冠状动脉、松弛支气管平滑肌和兴奋中枢神经系统等作用，主要用作平滑肌松弛药；可可碱是巧克力的主要苦味成分。

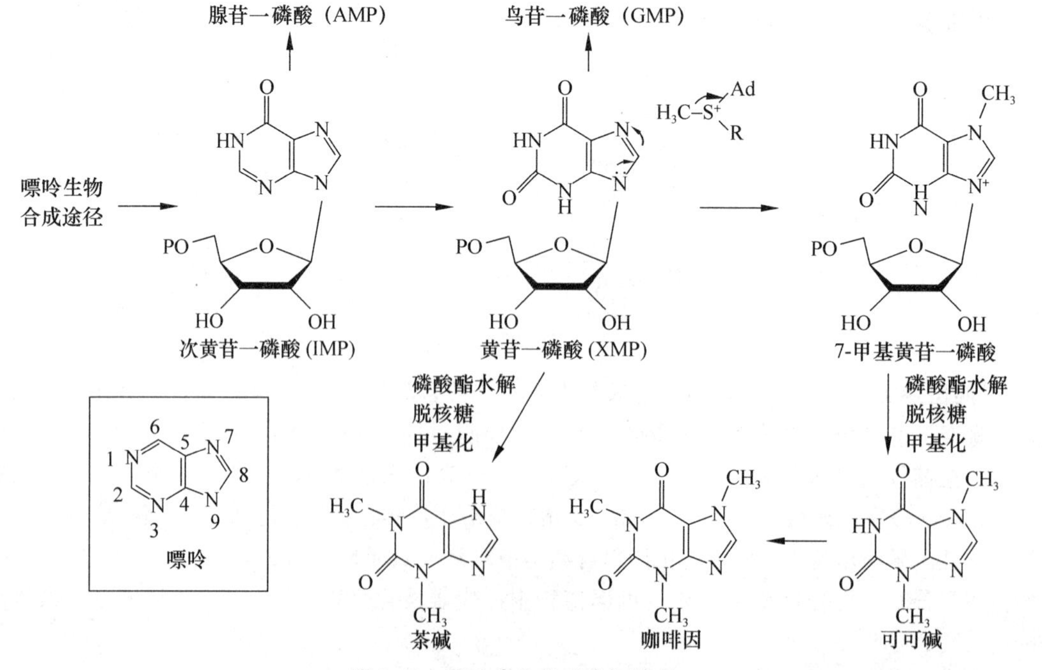

图 9-18　嘌呤类生物碱生源途径

2. 贝类毒素及河鲀毒素类生物碱 贝类毒素（saxitoxin）是海洋毒素之一，是蛤贝中毒致瘫的主要成分。河鲀毒素（tetrodotoxin）是另一类海洋神经毒素，结构中含有极性的胍基，是河鲀中主要毒性成分。贝类毒素和河鲀毒素是强的钠通道阻滞剂，是非常有用的药理学工具。

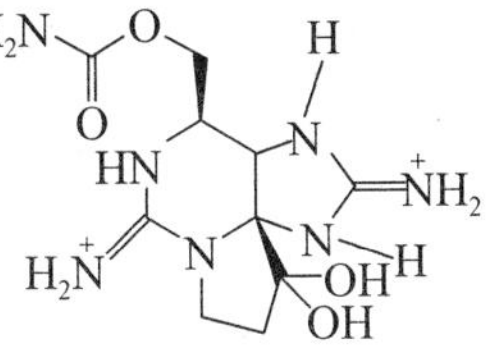

贝类毒素 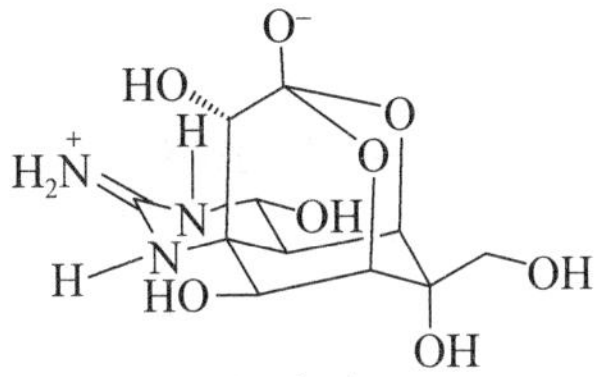　　河鲀毒素

十、肽类生物碱

肽类（peptide）生物碱即植物环肽（plant cyclopeptide），一般指高等植物中主要由氨基酸肽键形成的环状含氮化合物。在高等植物中已发现数百个肽类生物碱，主要由2～37个*L*-构型的编码或非编码氨基酸残基组成。肽类生物碱主要存在于鼠李科、石竹科、茜草科、茄科、荨麻科等植物中，海绵中也有发现。根据肽类生物碱骨架是否由肽键组成分为两大类，即杂环肽和均环肽；再根据其成环多少分为单环肽、双环肽、多环肽等。代表性化合物有镇静活性的 sanjoinine A、抗肿瘤活性的 RA-Ⅶ、免疫抑制活性的 cycloleonurinine 以及结构新颖的具有子宫收缩活性的 kalata B1。

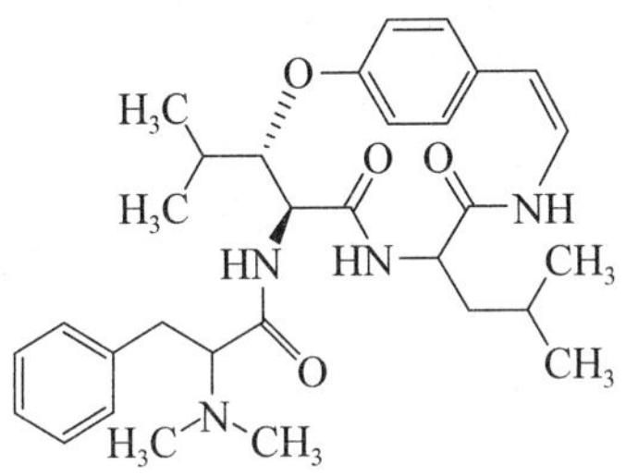

sanjoinine A 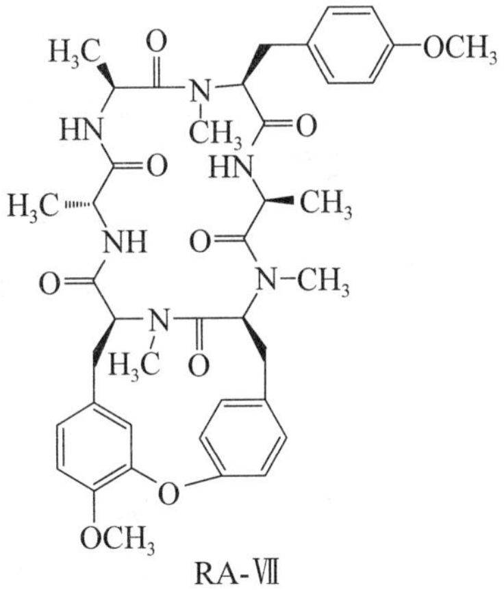　　RA-Ⅶ

第3节 生物碱的理化性质

一、性状

生物碱类成分由 C、H、N 组成，绝大多数含 O。

多数生物碱为结晶性固体，少数为无定形粉末，有些小分子生物碱为液体，如尼古丁。

生物碱一般无色，少数具有较长共轭体系的生物碱有颜色，如小檗碱为黄色，血根碱为红色。

绝大多数生物碱有苦味，少数生物碱有其他味道，如胡椒碱有辣味，甜菜碱有甜味。

个别小分子生物碱有挥发性，如麻黄碱。有的小分子生物碱有升华性，如咖啡因。

二、旋光性

生物碱结构中如果有手性碳原子或本身为手性分子，则具有旋光性。生物碱的旋光性易受pH、溶剂等因素影响。生物碱的生理活性与其旋光性密切相关，通常左旋体活性强。

三、溶解性

生物碱在不同溶剂中的溶解度与结构中氮原子的存在状态、分子大小、结构中极性官能团的种类和数目以及溶剂等密切相关。

生物碱根据溶解性分为脂溶性生物碱和水溶性生物碱。脂溶性生物碱包括大多数叔胺碱和仲胺碱，易溶于苯、乙醚、卤代烷烃等亲脂性有机溶剂，特别是三氯甲烷，溶于甲醇、乙醇、丙酮等亲水性有机溶剂，不溶于水。水溶性生物碱主要指季铵型生物碱，易溶于水、酸水，溶于甲醇、乙醇，不溶于极性小的有机溶剂。有些小分子叔胺生物碱和液体生物碱，如麻黄碱、苦参碱、秋水仙碱、烟碱等，既类似脂溶性生物碱又类似水溶性生物碱。

有些生物碱结构中既有碱性氮原子，又有酸性基团，如酚羟基、羧基等，这类生物碱称为两性生物碱。如吗啡既能与酸结合成盐，又能与苛性碱成盐。

多数生物碱能与无机酸或有机酸成盐而溶于水，生物碱盐碱化至碱性，生物碱又以游离碱析出而溶于有机溶剂，可利用此性质进行生物碱纯化。但生物碱与某些特殊无机酸（如硅钨酸，磷钨酸）及有机酸（如苦味酸）成盐后不溶于水，可利用此性质鉴别和分离某些生物碱。

四、沉淀反应

大多数生物碱在酸性条件下可以和某种沉淀试剂反应生成不溶性复盐或络合物沉淀，这些沉淀呈不同颜色，有助于生物碱类的检识。生物碱沉淀试剂很多，大多为重金属盐类或相对分子质量较大的复盐，常用的有下列几种。

1. 苦味酸试剂（Hager's reagent） 与生物碱生成黄色沉淀。

2. 硅钨酸试剂（Bertrand reagent） 与生物碱生成白至浅黄色沉淀。

3. 硫氰化铬铵试剂（雷氏铵盐，Ammonium Reineckate） 与生物碱生成粉红色沉淀。

4. 碘化汞钾试剂（Mayer's reagent） 与生物碱生成白色沉淀。

5. 碘化铋钾试剂（Dragendorff's reagent） 与生物碱生成橙色沉淀。

有些物质可与碘化铋钾试剂产生假阳性反应，如蛋白质、多肽、鞣质等，因此，在鉴定时应排除干扰，多做几个反应或将被试样品进行处理，再进行沉淀反应。

有少数生物碱不易和常用的沉淀试剂反应生成沉淀，例如麻黄碱，可能由于其分子中氮原子在侧链上，同时分子较小，不容易产生沉淀。

五、显色反应

生物碱多能与一些试剂反应生成不同的颜色，可作检识生物碱用。能使生物碱显色的试剂称为生物碱显色试剂。此类试剂种类很多，常用的显色试剂有下列几种。

1. 改良碘化铋钾试剂 用于TLC或PC显色，多数生物碱显橙色。

2. Mandelin试剂 能使莨菪碱显红色，奎宁显淡橙色，吗啡显棕色，可待因显蓝色，士的宁显蓝紫色。

3. Fröhde试剂 能使乌头碱显黄棕色，吗啡显紫色转棕色，可待因显暗绿色至淡黄色，小檗碱显棕绿色，秋水仙碱显黄色。

4. Marquis 试剂 能使吗啡显紫红色，可待因显蓝色。

5. 浓硫酸 能使秋水仙碱显黄色，可待因显淡蓝色，小檗碱显绿色。

6. 浓硝酸 能使吗啡显红蓝色至黄色，可待因显黄色，士的宁显淡黄色（于100℃加热蒸干，残渣遇氨气转为紫红色），乌头碱显红棕色。

7. 浓盐酸 能使藜芦碱显红色，小檗碱在加氨水情况下可显红色。

还有一些特征性显色剂，如1%硫酸铈铵磷酸溶液（长春碱显酱紫色，长春新碱显蓝色）及Vitali反应（可检识东莨菪碱、阿托品和山莨菪碱）。

六、生物碱的碱性

生物碱结构中都含有氮原子，大部分氮原子能提供孤电子对，因此，大部分生物碱有碱性。生物碱的碱性通常用 pK_a值表示。

$$pK_a = pH + \lg [B^- H^+]/[B^-]$$

pK_a实际上是生物碱的共轭酸（即生物碱盐）的离解指数，很明显，共轭酸越稳定，则 pK_a值越大，生物碱的碱性越强。

生物碱结构类型很多，氮原子附近的环境差异很大，因此，不同结构生物碱的碱性强弱有很大差异，一般将生物碱碱性分为4类：①强碱：$pK_a>12$；②中强碱：pK_a 7～12；③弱碱：pK_a 2～7；④极弱碱：$pK_a<2$。

生物碱碱性强弱的差异，即氮原子结合质子（或提供电子）的能力强弱，取决于氮原子成键时的价状态（杂化方式）和成键后的化学环境。其中氮原子的价状态是决定生物碱碱性强弱的内因，起决定作用。下面讨论影响生物碱碱性的因素。

（一）氮原子杂化方式对碱性的影响

氮原子在成键时与碳原子相似，也有3种杂化方式：sp^3、sp^2和sp，在杂化轨道中p电子比例多，其活动性大，且易供给电子，因此碱性强；反之，s电子比例多则碱性弱。因此，一般情况下，碱性强度随p电子杂化程度升高而增强，即碱性由强到弱依次为sp^3杂化N>sp^2杂化N>sp杂化N。生物碱中氮多为sp^3和sp^2两种杂化方式，因此，常见生物碱碱性由强到弱顺序为：季铵碱>N-烷杂环>脂肪胺>芳香胺>N-芳杂环及N-烯杂环>酰胺>吡咯>腈。如烟碱中N_1为sp^2杂化，N_2为sp^3杂化；吗啡中氮原子为sp^3杂化，罂粟碱中氮原子为sp^2杂化。

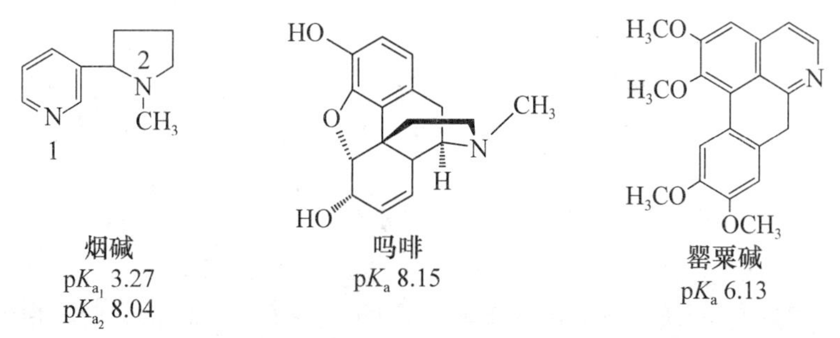

烟碱 pK_{a_1} 3.27 pK_{a_2} 8.04　　吗啡 pK_a 8.15　　罂粟碱 pK_a 6.13

1. sp^3杂化氮原子 sp^3杂化氮原子外层的5个电子完全杂化，p成分比例较大，而s成分相对较少，电子受核约束力小，结合质子能力较强，因此碱性比较强。含sp^3杂化态氮原子的生物碱包括脂肪烃胺类和脂环烃胺类，又称为氨型生物碱，pK_a值范围在7～12之间。较典型的例子为麻黄碱类、四氢原小檗碱类、莨菪烷类、喹喏里西啶类、甾体类以及萜类生物碱等。

2. sp^2不等性杂化态氮原子 sp^2不等性杂化态氮原子在成键时，外层的5个电子未完全杂化，即尚有 1 个 p 电子未杂化，p 单电子参与共轭，因此，氮上孤对电子结合质子能力较弱，pK_a 值范围在 2～7 之间。含有 sp^2 不等性杂化态氮原子的生物碱有简单的吡啶衍生物、喹啉、异喹啉、吖啶、苯菲啶等含吡啶环的苯稠合物，这些生物碱的碱性与吡啶类似。

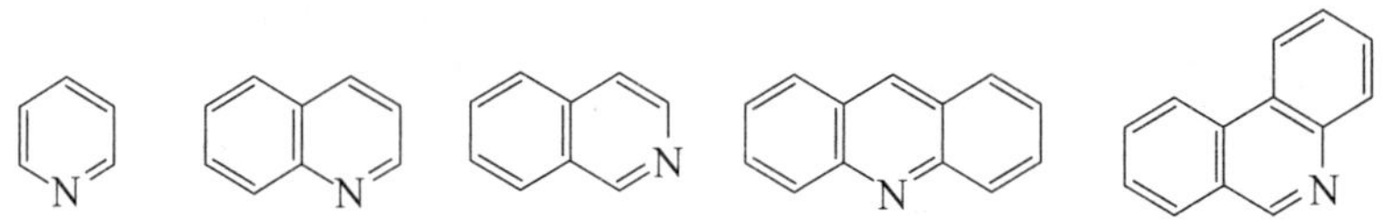

pK_a	5.25	4.94	5.40	5.60	4.52
	吡啶	喹啉	异喹啉	吖啶	苯菲啶

3. sp^2 等性杂化态氮原子 sp^2 等性杂化态氮原子未共用电子对为未杂化的 p 电子，由于参与 p-π 共轭而使碱性减弱，减弱程度与共轭程度成正相关关系。

（1）吡咯和嘌呤型：吡咯的氮原子处于五元杂环中，未杂化轨道垂直于环平面，未杂化的 p 电子对与环上 4 个 π 电子构成芳香六 π 电子体系（p-π 共轭），即多 π-N-芳杂环，共轭程度很高，因此显示极弱的碱性，其质子化作用需在高浓度的氢离子条件下进行。反之，在特定结构环境中还可表现出酸性，如茶碱能与强碱（NaOH）作用形成钠盐，临床用的止喘药氨茶碱就是茶碱与乙二胺形成的复盐，表明吡咯的氮显酸性。

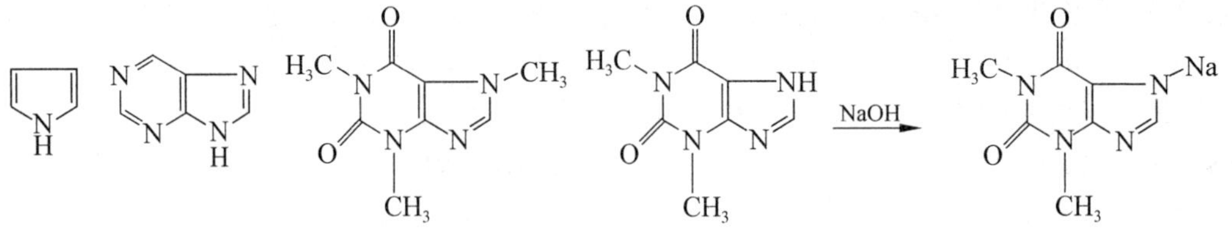

pK_a 0.4　　pK_a 1.22　　茶碱 pK_a 1.08

（2）苯胺型：苯胺是最简单的芳胺，虽然氮原子是 sp^3 杂化，由于氮与苯环直接相连，氮上未杂化的 p 电子对与苯环 π 电子云形成 p-π 共轭，即氮原子是接近于等性 sp^2 杂化方式成键，从而使 N 原子电子云密度降低，故碱性（苯胺，pK_a=4.62）比氨型 sp^3 杂化的氮原子（环己胺，pK_a=10.64）小很多，毒扁豆碱中 N_1 碱性比 N_2 碱性小。一般情况下，四氢喹啉类和二氢吲哚类的碱性与苯胺相当。

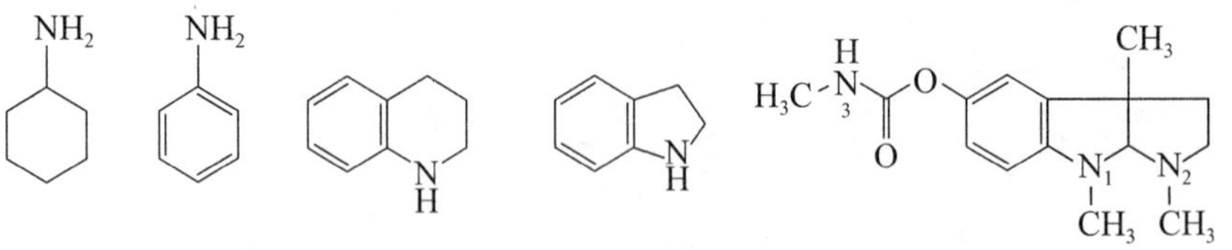

环己胺　　苯胺　　四氢喹啉　　二氢吲哚　　毒扁豆碱

（3）酰胺型：酰胺中的 N 为等性 sp^2 杂化方式与羰基碳直接相连，由于羰基氧原子的诱导效应和 N 上孤电子对与羰基形成 p-π 共轭的作用方向一致，从而大大降低了 N 上电子云密度，使碱性减弱至 $pK_a<2$，在水溶液中几乎不能与酸成盐，酰胺中氮的碱性介于吡咯与苯胺之间，故常称酰胺型生物碱为中性生物碱，如秋水仙碱（pK_a=1.85）、胡椒碱（pK_a=1.42）。然而，当氮原子与两个羰基形成二酰亚胺时，由于烯醇式互变异构，使二酰亚胺显示类似吡咯的酸性，如可可豆碱（pK_a=0.12）可与 NaOH 生成钠盐。

（二）氮原子的化学环境对碱性的影响

当氮原子杂化状态相同时，凡能影响氮原子上孤电子对电子云密度分布的因素，都能影响生物碱的碱性，如诱导效应、诱导-场效应、共轭效应等。

1. 取代基电性效应 生物碱分子中的氮原子的电子云密度受氮原子附近取代基影响，取代基的电性效应通常指诱导效应（I）与共轭效应（M），在非共轭系统中，诱导效应发挥主要作用；在共轭系统中，两者往往同时存在。根据作用方式不同，分为供电效应（＋I，＋M）和吸电效应（－I，－M）。

（1）供电效应：供电子基团（如烷基等）能增加氮原子周围电子云密度而使生物碱碱性增强（＋I）。如 NH_3（pK_a 9.75）＜CH_3NH_2（pK_a 10.64）＜$(CH_3)_2NH$（pK_a 10.70），氮上引入供电子取代基甲基，使碱性增强，取代基越多，碱性越强。咖啡因氮上比茶碱多一个甲基，碱性强于茶碱。

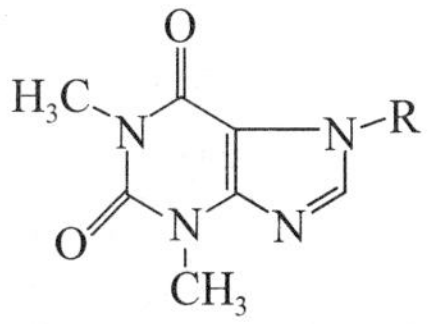

咖啡因 R=CH_3 pK_a 1.22
茶碱 R=H pK_a 1.08

在共轭体系中，氮上孤电子对与供电子基（如-C=N）共轭时，生物碱的碱性增强（＋M）。含胍基的生物碱大多呈强碱性，因为胍基接受质子后形成季铵离子，并且具有高度共轭稳定性，因而显强碱性（图 9-19）。

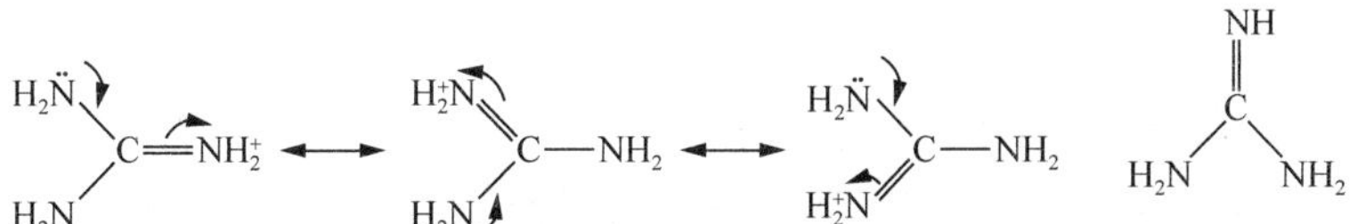

胍 pK_a 13.6

图 9-19 胍及其接受质子形成高度共轭的季铵离子结构

如果氮原子与供电子基处于共轭体系中，即使两者不直接相连，也同样能起到增强碱性的作用，如吡啶环上不同位置的甲基取代都会使碱性增强，3-甲基只有诱导作用（＋I），2-甲基和 4-甲基除诱导作用（＋I）外，还有共轭效应（＋M），两者加合作用使碱性增强得更多，其他如甲基吡咯、甲基吲哚亦有类似的碱性增强现象。

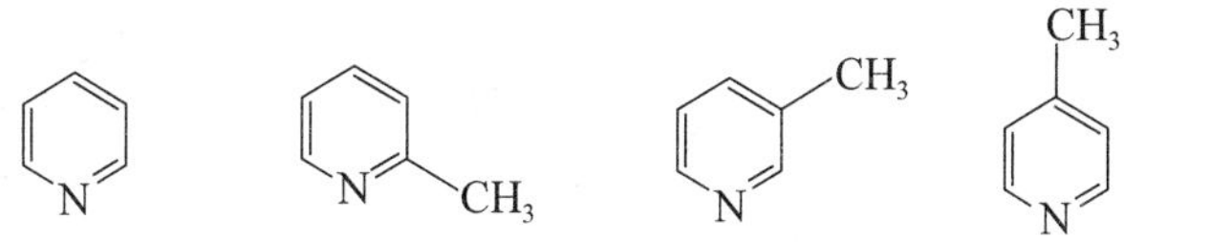

pK_a 5.25 5.95 5.75 6.05

（2）吸电效应：氮原子附近（邻位、间位）连有吸电子基团（如芳环、酰基、酯酰基、醚氧、羟基、双键等），会使氮原子周围电子云密度降低，从而使碱性减弱（－I）。去甲麻黄碱的碱性既小于麻黄碱又小于苯丙胺，但其原因不同，小于麻黄碱是因为氮上没有供电子的甲基取代，小于苯丙胺是因为氨基碳的邻位碳上存在吸电子的羟基引起的（－I）。托派古柯碱的碱性强于古柯碱是由于古柯碱氮原子 β 位上有一个吸电子的酯酰基（－I）。石蒜碱碱性小于二氢石蒜碱是由于石蒜碱氮原子附近存在吸电子取代基双键所致（－I）。当氮原子与氧原子形成氮氧化物（连接方式通常以 N→O 或者 N^+-O^- 表示），如氧化苦参碱，由取代基产生的电性效应通过化学键传递而使其碱性减小。

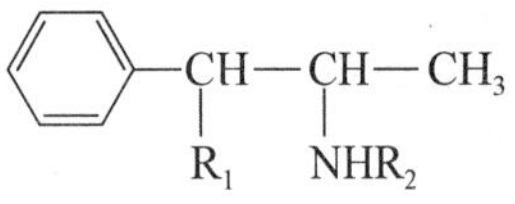

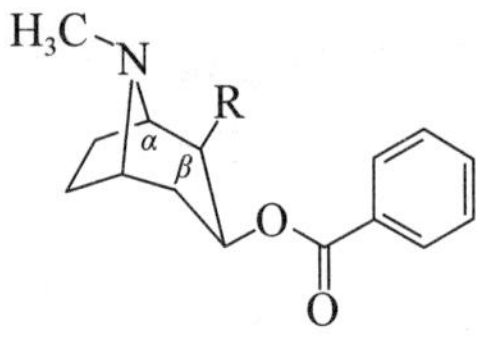

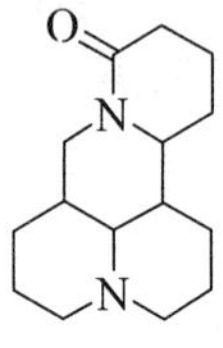

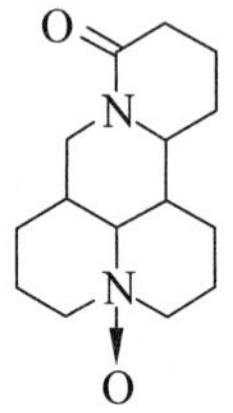

苯丙胺	R_1=R_2=H	pK_a 9.8	托派古柯碱	R=H	pK_a 9.88	苦参碱	氧化苦参碱
去甲麻黄碱	R_1=OH R_2=H	pK_a 9.0	古柯碱	R=$COOCH_3$	pK_a 8.31		
麻黄碱	R_1=OH R_2=CH_3	pK_a 9.58					

双键和羟基的吸电子诱导效应使生物碱碱性减小，并且该性质具有普遍性，但是，具有氮杂缩醛（酮）结构的生物碱容易质子化形成季铵碱，表现强碱性（图 9-20），如阿替生碱性很强（pK_a12.9）。醇胺型小檗碱也属于氮杂缩醛，很容易形成稳定的季铵型小檗碱，呈强碱性（pK_a11.5）。

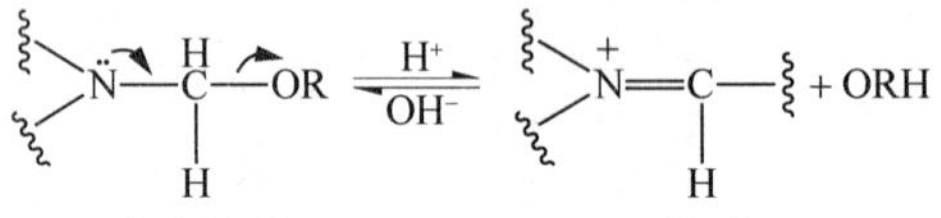

氮杂缩醛　　季铵碱

图 9-20　氮杂缩醛质子化

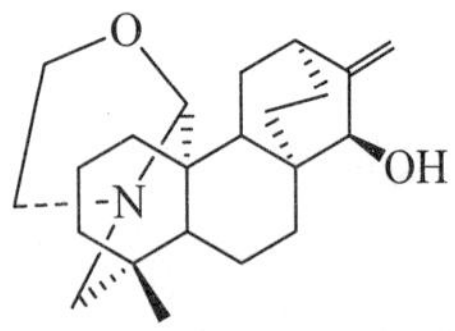

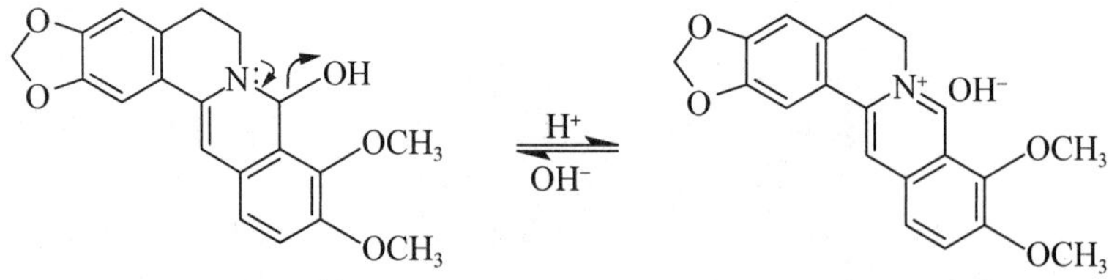

阿替生　　醇胺型小檗碱　　季铵型小檗碱

阿马林（ajmaline）虽然也有 α-羟胺结构，但因氮原子处在稠环桥头，受 Bredt's 规则*限制，当氮杂缩醛体系中氮原子处在稠环“桥头”时不能发生质子化使碱性增强，反而因羟基的吸电子诱导效应使碱性减弱，氮上孤电子对不能发生转位，因而只是中等强度碱。同样的原因，伪士的宁（pseudostrychnine）的碱性弱于士的宁。

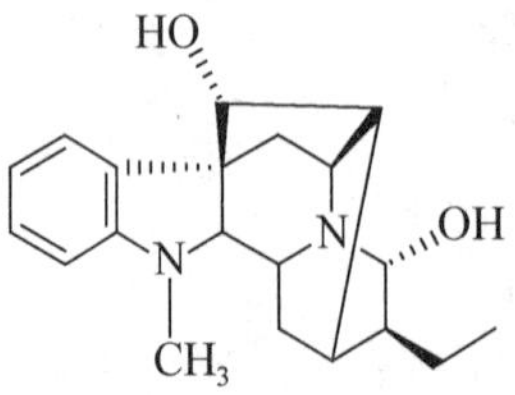

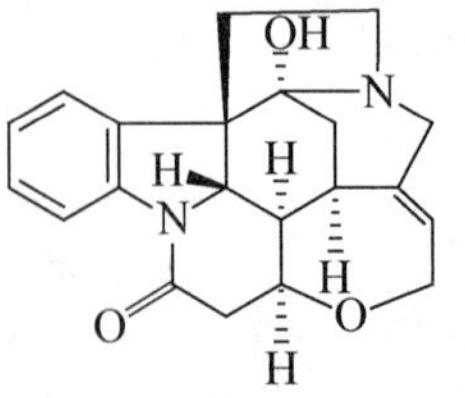

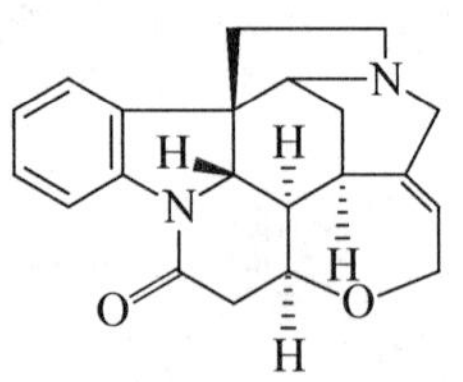

阿马林　　伪士的宁 pK_a 5.60　　士的宁 pK_a 8.29

如果氮原子与具有 π 电子的基团相连时，氮原子上的孤电子对由于形成 p-π 共轭体系，一般

* Bredt's 规则：在稠环系统中，如有原子桥，在桥头不可能存在 C=C 或 C=N 双键，除非环是中环或大环，这是因为双键二头的 4 个取代基必须在同一平面上，要形成五元环或六元环是不可能的。

情况下，该体系中氮原子的碱性要比未形成 p-π 共轭的氮原子的碱性弱（-M）。生物碱中常见的 p-π 共轭体系有苯胺型、酰胺型和烯胺型。苯胺和酰胺型在“氮原子杂化方式对碱性的影响”中已经做过介绍，下面介绍烯胺型生物碱的碱性。

分子中存在烯胺结构的生物碱通常存在图 9-21 所示的平衡，A 中 R_1 和 R_2 为烷基时是叔烯胺，R_1 或 R_2 中有一个为 H 时是仲烯胺，B 为 A 的共轭酸。仲烯胺的共轭酸不稳定，平衡向烯胺方向进行，碱性较弱；叔烯胺的共轭酸稳定，平衡向共轭酸方向进行，形成季铵碱，碱性强，如 *N*-甲基-2-甲基吡咯（p*K*a 11.94）。

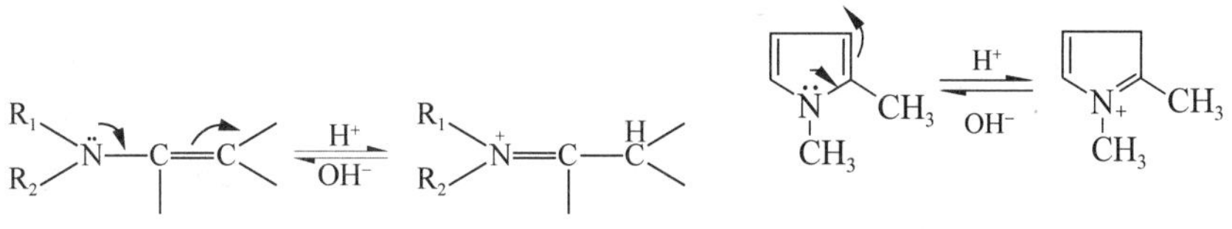

A　B　*N*-甲基-2-甲基吡咯

图 9-21　烯胺型生物碱

在立体条件允许的情况下，氮原子的孤电子对与双键的 π 电子发生转位生成季铵型的共轭酸而显强碱性，如蛇根碱分子中 N_2 的 α、β 位有双键，N_2 形成季铵碱，N_1 为 N_2 的电子接受体，因而碱性强。有这种结构的生物碱如果受到 Bredt's 规则限制，双键不能发生转位，则双键只起吸电子诱导效应，碱性降低，如新士的宁的碱性小于士的宁。

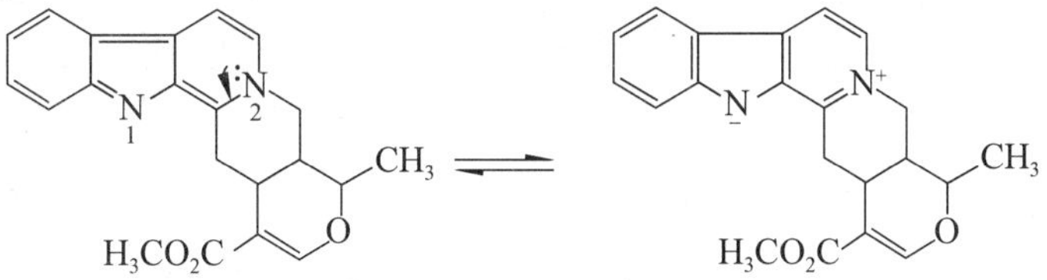

蛇根碱

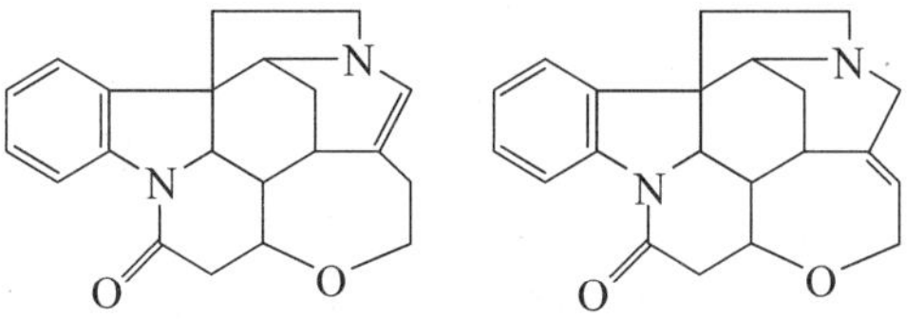

新士的宁 pK_a 3.80　　士的宁 pK_a 8.29

含有吡啶环的生物碱的碱性也有差别，喹啉和苯菲啶的碱性小于吡啶，异喹啉和吖啶的碱性大于吡啶，原因在于喹啉分子中苯环对 α-N 有吸电子（-I）作用使碱性降低；苯菲啶分子中一个苯环对 α-N 有吸电子（-I）作用，另一个苯环对 β-N 有弱的吸电子（-I）作用和弱的正向共轭效应（+M），其碱性减弱表明苯环对 α -N 的吸电子作用起主导作用；异喹啉分子中苯环对 β-N 有弱的吸电子（-I）作用和弱的正向共轭效应（+M），使得异喹啉的碱性与吡啶碱性相当；吖啶的碱性增强与苯环对 α -N 的吸电子效应不符，可能是由于吖啶共轭杂化体中有类对醌结构，当 9-位为羰基时，这种类对醌结构使得吖啶酮的碱性明显降低。喹唑啉结构中第二个氮原子的嵌入，类似硝基的诱导效应引起碱性降低，喹唑啉属于弱碱。

	吡啶	喹啉	苯菲啶	异喹啉
pK_a	5.25	4.94	4.52	5.40

	吖啶	吖啶酮	喹唑啉
pK_a	5.60	3.45	3.51

2. 静电场效应 生物碱分子中有两个以上氮原子时，即使杂化形式相同，甚至周围的化学环境完全相同，每个氮原子的碱性也是不同的。当分子中一个氮原子质子化形成一个强的吸电子基团［$R_1(R_2)N^+H$-］时，它对另一个氮原子产生诱导效应和静电场效应。静电场效应是两个氮原子中的一个氮原子质子化后形成正电场，通过静电引力使另一个氮原子碱性降低的现象。诱导效应通过碳链传递，随着碳链增长影响逐渐降低；静电场效应通过空间直接传递，又称直接效应，影响大小只与两个氮原子空间距离有关。如烟碱分子中 N_2 碱性较强优先质子化，产生的正电场对 N_1 产生静电场效应使 N_1 电子云密度降低而碱性减弱，小于吡啶（pK_a 5.25）。又如鹰爪豆碱分子中两个氮原子的碱性差别很大（$\Delta pK_a=8.1$），原因是两个氮原子只相隔 3 个碳原子，空间又靠得很近，N_1 质子化对 N_2 既有诱导效应又有静电场效应。吐根碱分子中的两个氮原子相隔 5 个碳原子，空间离得很远，N_1 质子化对 N_2 的诱导效应和静电场效应都不大，所以碱性差别不大（$\Delta pK_a=0.87$）。

烟碱：pK_{a_1} 3.27，pK_{a_2} 8.04

鹰爪豆碱：pK_{a_1} 11.4，pK_{a_2} 3.3

吐根碱：pK_{a_1} 7.56，pK_{a_2} 8.43

3. 立体效应 一般指阻碍氮质子化或影响其共轭酸稳定性从而影响碱性的空间因素，包括生物碱的分子构象及氮原子附近取代基团的种类以及溶剂影响其立体结构等因素。

（1）直接立体障碍：氮原子附近有立体障碍时，影响氮的质子化，使碱性降低。如 *N*，*N*-二甲基苯胺由于氮上孤电子参与 p-π 共轭使得碱性减小，在其邻位引入一个甲基后，由于甲基使得氮上孤电子对与苯环不在同一个平面内而无法形成 p-π 共轭，因而碱性增大；在邻位再引入一个甲基后由于空间位阻使得碱性减弱，如果甲基换成叔丁基，则氮原子受到的空间位阻更大，碱性更弱。又如东莨菪碱因 6,7-氧杂环的屏障阻碍 N 质子化，加上氧原子的吸电子效应，使其碱性明显减弱（莨菪碱 $pK_a=9.65$）。

N, *N*-二甲基苯胺：pK_a 4.39

邻甲基*N*, *N*-二甲基苯胺：pK_a 5.15

2, 6-二甲基*N*, *N*-二甲基苯胺：pK_a 4.81

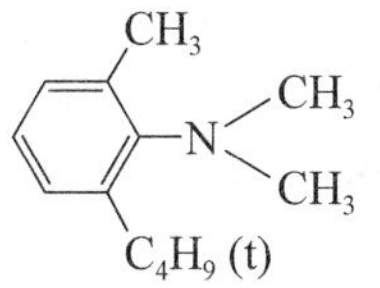

pK_a 2.93
2-甲基-6-叔丁基-N, N-二甲基苯胺

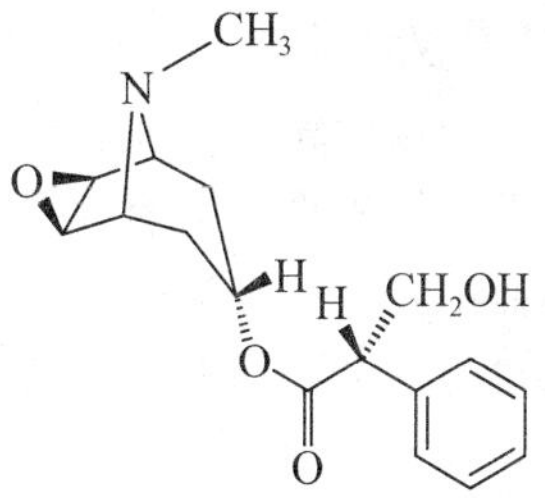

pK_a 7.50
东莨菪碱

（2）溶剂化立体效应：溶剂化是指N质子化后生成共轭酸的溶剂化，这种溶剂化一般可增强共轭酸的稳定性，从而增强生物碱的碱性，但由于溶剂化需要空间条件，可能形成空间障碍而起到相反的作用。以伯、仲、叔3种脂肪族甲胺为例，说明与溶剂化有关的立体效应对生物碱碱性的影响。由于取代基电效应（+I）作用，3种甲胺的碱性强弱顺序应是：叔胺＞仲胺＞伯胺，以氯苯为溶剂或在气相中测定的结果与之相符；若以苯为溶剂则碱性强弱顺序为：仲胺＞叔胺＞伯胺；若以丁二醚或水为溶剂其碱性强弱又变为：仲胺＞伯胺＞叔胺。这种碱性次序的变化说明溶剂的影响不可忽视，溶剂使仲胺碱性增强，使叔胺碱性减弱。可以解释为在酸性水溶液中，仲胺有两个甲基供电子增加N上电子云密度，使碱性增强，正离子水化作用也提高碱度，加之空间条件有利于水合物的对称性，均促使共轭酸稳定性增加，从而显示更强的碱性。叔胺虽有3个甲基供电子增加N上电子云密度，但其共轭酸水化的空间障碍也随之增加，从而增加了水化的困难，削弱了水化物的稳定性，即削弱了共轭酸的稳定性，故叔胺显示较弱的甚至弱于伯胺的碱性。伯胺虽然供电子基团较少，但却因空间条件有利，有较多的水合键形成稳定共轭酸，从而显示居中的碱性。

4. 分子内氢键和碱性的关系 生物碱N原子参与形成分子内氢键时，通常会使碱性减弱；当生物碱的共轭酸质子参与形成分子内氢键时，因增加了共轭酸的稳定性使碱性增强。如芽子碱（ecgonine）及其甲酯含有相同的氨型N（环叔胺），但前者N参与形成分子内氢键使碱性降低。

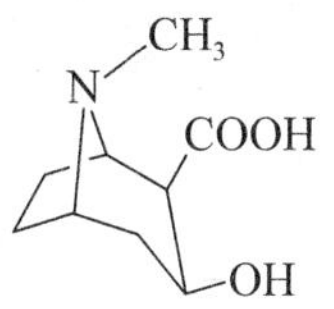

pK_a 2.78
芽子碱

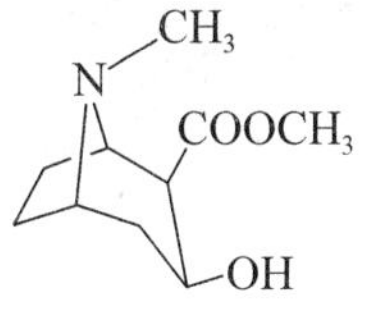

pK_a 9.16
芽子碱甲酯

顺式10-羟基二氢去氧可待因（-OH与-N同向，pK_a＝9.41）具备共轭酸质子与羟基形成分子内氢键所需共平面的空间条件，因此碱性增强（反式pK_a＝7.71）。麻黄碱（pK_a＝9.58）与伪麻黄碱（pK_a＝9.74）的共轭酸质子与羟基形成分子内氢键，需要通过键扭转达到共平面，当麻黄碱扭转时，甲基与苯基两个大基团因互相排斥而使氢键难以形成，导致碱性偏弱。

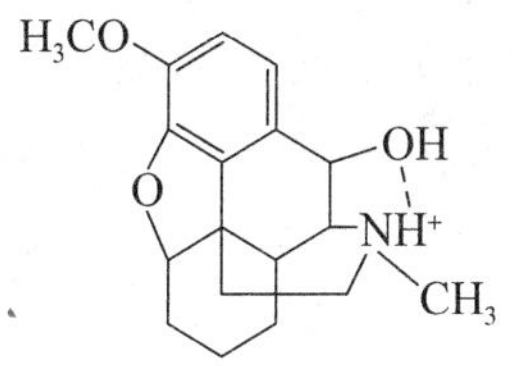

10-羟基二氢去氧可待因

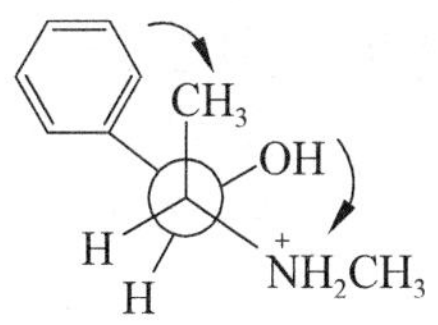

麻黄碱

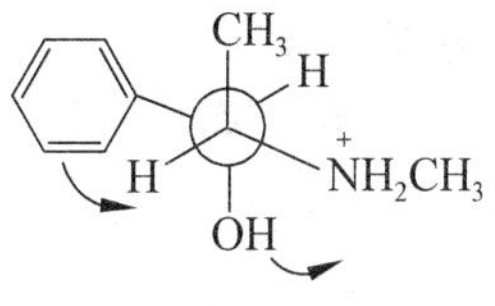

伪麻黄碱

5. 季铵生物碱 叔胺碱的进一步烷基化（未共用电子对成键）的产物（即N形成似NH_4^+的正离子）称为季铵，季铵的碱性发生了本质的改变，由于N上失去了未共用电子对，铵离子本身不显示任何碱性，但季铵生物碱水溶液中因OH^-的存在而显示较强的碱性，如小檗碱。某些两性生物碱在中性水溶液中，分子中强酸性基团与强碱性基团以分子内盐（含季铵离子）的形式存在，其碱性体现在羧基负离子上，如倒叩草碱（achyranthine）。蛇根碱（pK_a=10.8）的质子化是发生在与季氮同一共轭系统中的吲哚氮负离子上，因此碱性很强。

小檗碱 pK_a 11.5　　倒叩草碱　　蛇根碱 pK_a 10.8

（三）生物碱成盐方式与分子结构的关系

大部分生物碱有碱性，能与酸成盐，但不同生物碱由于结构不同，成盐方式也不同。

1. 氨型与吡啶型生物碱 氨型与吡啶型生物碱绝大多数能与酸结合成盐，成盐方式为碱性氮原子与质子结合。生物碱分子中往往含一个或多个氮原子，不同氮原子碱性不同，通常只有强碱和中强碱的N能与质子结合，形成的盐比较稳定，这样的N称为分子的碱性中心，根据成盐氮原子数的不同，可将生物碱分为单酸度碱和二酸度碱两类。

（1）单酸度碱：单酸度碱指能与1分子一元酸（HX）成盐，包括含有1个或1个以上氮原子的生物碱。如毛果芸香碱和麦角胺。

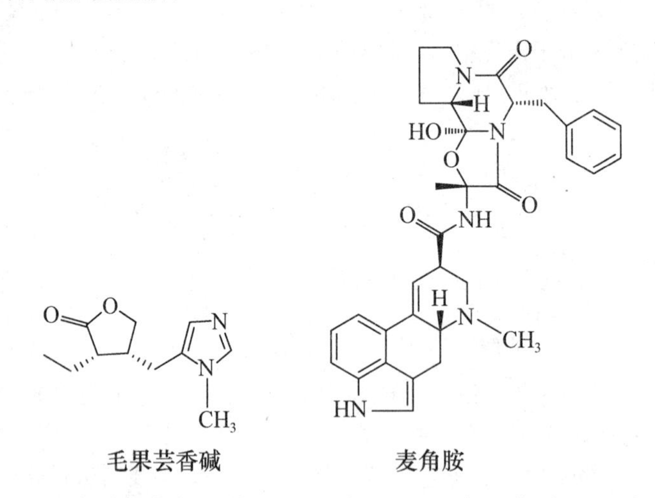

毛果芸香碱　　麦角胺

（2）二酸度碱：二酸度碱指能与2分子一元酸（HX）或1分子二元酸（H_2Y）成盐的生物碱。如奎宁成盐有盐酸奎宁、二盐酸奎宁和硫酸奎宁。盐酸奎宁是1分子盐酸与奎宁成盐，显中性，水中溶解度1∶16，易溶于三氯甲烷；二盐酸奎宁是奎宁分子中两个N均和质子结合，由于喹啉-N碱性弱而显酸性，水中溶解度增大（1∶0.6），难溶于三氯甲烷。红豆树宁碱（ormosanine）分子有3个氮原子，由于N_1与N_2存在场效应，只有一个N能与质子结合，因此也属于二酸度碱。

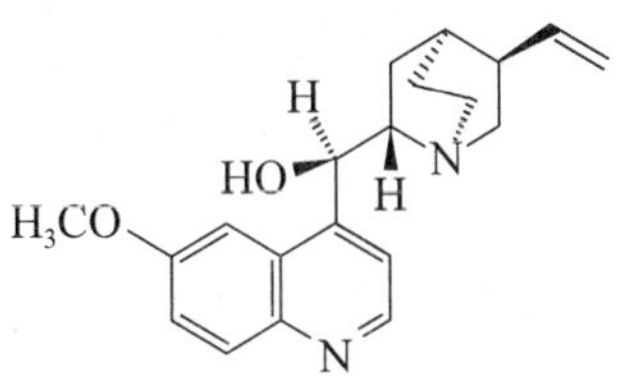

奎宁　　红豆树宁碱

2. 特殊氨型-N生物碱的成盐方式　极少数含氨型-N生物碱由于结构特殊，在与酸成盐时，质子不是与碱性氮原子结合，而是结合到分子的其他部位，甚至引起局部结构的改变。

（1）质子与内酯基结合：杂环氮原子与分子中内酯基邻近，成盐时往往引起内酯环开裂，导致 H^+ 与 COO^- 结合。如臭单枝夹竹桃辛（cimicine）与酸反应即形成羧酸和季铵（图 9-22）。

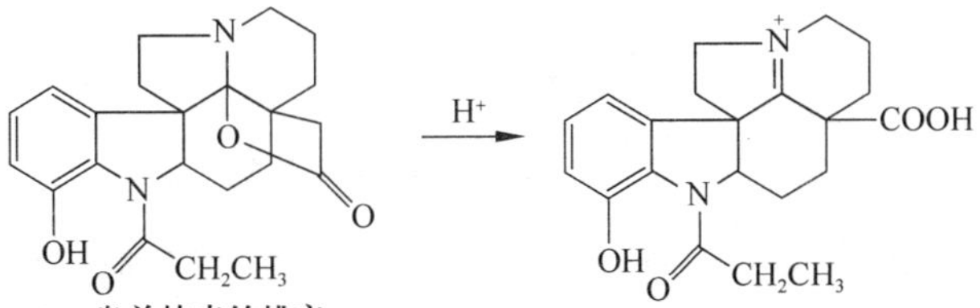

臭单枝夹竹桃辛

图 9-22　质子与内酯结合成盐方式

（2）质子与羰基结合：氮原子在空间上靠近分子内羰基时，常产生跨环效应，即成盐时质子与羰基氧原子结合还原为羟基，同时形成C-N键。如普托品型生物碱在酸性条件下形成四氢原小檗碱骨架（图 9-23）。

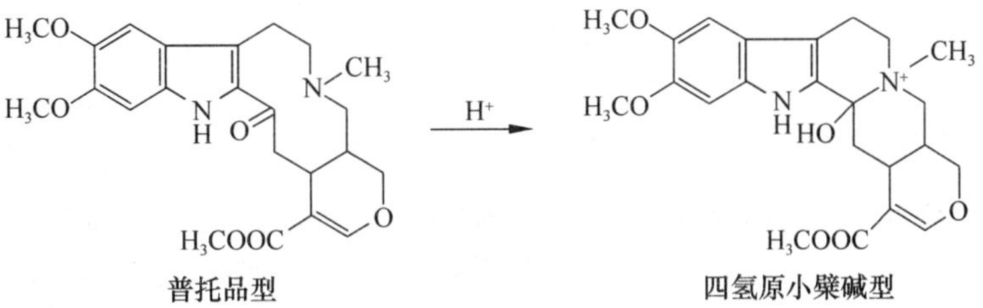

普托品型　　四氢原小檗碱型

图 9-23　质子与羰基结合成盐方式

（3）质子与*β*-碳结合：分子含烯胺结构，存在p-π共轭，N上电子云移向*β*-碳，成盐时质子与*β*-碳结合形成亚胺盐，如二氢鸭脚木碱（dihydroalstonine）与HCl成盐（图 9-24）。

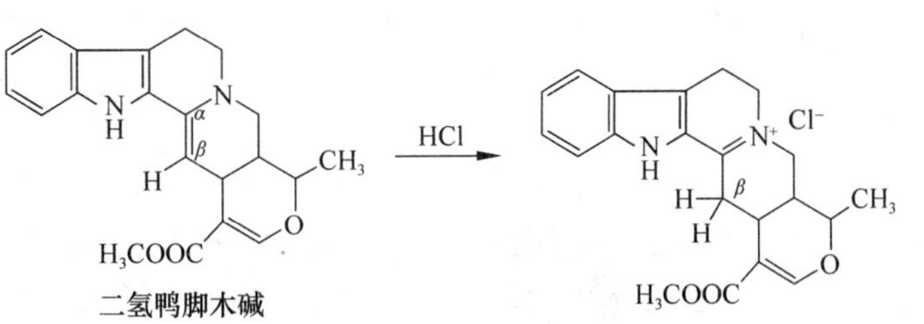

二氢鸭脚木碱

图 9-24　烯胺结构生物碱成盐方式

3. 含氨型-N的两性生物碱成盐方式　两性生物碱一般指分子中含较强碱性基团（氨型-N），同时也含有较弱酸性基团（如酚羟基等），两者在中性水溶液中不能同时离子化，在酸性条件下碱基与质子结合形成共轭酸正离子，在强碱性条件下形成弱酸负离子与强碱成盐。有时酚羟基的存在不仅对 N 的质子化没有减弱作用，相反，在空间条件允许时还可与共轭酸质子形成氢键，从而起到增强碱性的作用。

4. 季铵碱成盐方式 季铵碱成盐是指其分子中的 OH^- 与质子结合。这种结合在碱性条件下往往是可逆的。如季铵型小檗碱在盐酸中形成盐酸小檗碱（图 9-25）。但是也有例外，如季铵型小檗碱在碱性溶液中可进一步异构化形成醇胺型碱，苯菲啶型生物碱也有类似的互变异构反应。

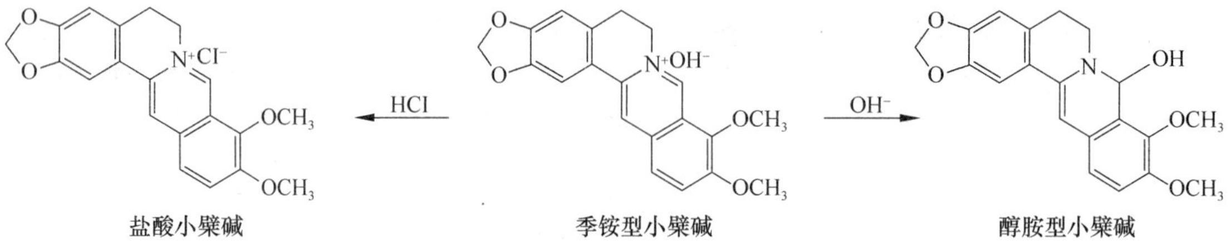

N^+Cl^- OCH_3 OCH_3 盐酸小檗碱 ← HCl ― N^+OH^- OCH_3 OCH_3 季铵型小檗碱 ― OH^- → N OH OCH_3 OCH_3 醇胺型小檗碱

图 9-25 季铵型小檗碱成盐方式

总之，有些生物碱在酸性或碱性溶液中存在形式比较复杂，故提取分离时应给予足够的重视。

第 4 节 生物碱的提取与分离

生物碱的提取与分离一般考虑 3 个因素：生物碱在植物体内存在状态、药材中所含杂质的情况以及生物碱本身碱性大小等。一般来说，少数具有挥发性的生物碱，如麻黄碱及一些液体生物碱，可以用水蒸气蒸馏法提取；具有升华性的生物碱，如咖啡碱，可用升华法提取，绝大多数生物碱可用溶剂提取法提取出总生物碱后，再进一步分离。下面主要介绍溶剂提取法。

一、生物碱的提取

具有碱性的生物碱在植物体内常与有机酸（如咖啡酸、枸橼酸、草酸等）结合成盐存在，而弱碱性或中性生物碱则以不稳定的盐或游离碱的形式存在（如咖啡因）。游离生物碱一般溶于亲脂性有机溶剂或醇而不溶于水，生物碱盐一般溶于水或醇而不溶于亲脂性有机溶剂，因此常用的提取溶剂有乙醇、水和亲脂性有机溶剂。提取物根据药材中含有其他类成分的情况选择酸、碱处理纯化得到总生物碱。

（一）水或酸水提取法

水提取法只能提取植物中以盐形式存在的强碱性生物碱，不能提取游离存在的弱碱性或中性生物碱。酸水提取法可以提取植物中大部分生物碱，控制 $pH\text{-}pK_a<2$，使植物中生物碱完全成盐，一些难成盐的生物碱可能提取不完全。

酸水提取法常用 0.5%～1%的盐酸、硫酸、乙酸或酒石酸为溶剂，采用浸渍法或渗漉法提取，如药材淀粉含量少可采用煎煮法。酸水提取法安全、便宜，但带入许多亲水性杂质，如多糖、蛋白质、鞣质、有机酸、苷、无机成分等，提取液体积大，浓缩困难，如要得到总生物碱，可以用下列方法进行后处理。

1. 离子交换树脂法 酸水提取液通过强酸型阳离子交换树脂柱，生物碱盐的阳离子交换在树脂上而与非碱性成分分离。对于亲脂性生物碱，可采用氨液碱化树脂使生物碱游离，树脂晾干后，用亲脂性有机溶剂提取树脂即得总生物碱；对于水溶性生物碱，可用酸水溶液洗脱得生物碱盐。

2. 沉淀法 水或酸水提取液中加入碱液（常用氨水、石灰乳或石灰水等）碱化，使生物碱盐转为游离生物碱，因难溶于水而沉淀析出；也可以在水或酸水提取液中加入饱和盐溶液使生物碱或生物碱盐沉淀析出；季铵碱很难用上面两种方法纯化，可以在水提取液中加入生物碱沉淀试剂（雷氏铵盐、磷钨酸或硅钨酸等），形成不溶于水的复盐析出，复盐再通过树脂或化学方法处理得到季铵碱。

3. 有机溶剂萃取法 酸水提取液中加入碱液（常用氨水、石灰乳或石灰水等）碱化，使生物碱盐转为游离碱，用三氯甲烷或甲苯等有机溶剂萃取，浓缩即得总脂溶性生物碱。水溶性生物碱（如季铵碱）很难用一般的有机溶剂从水中萃取出来，通常经强碱（NaOH）碱化后用正丁醇或异戊醇萃取得到总水溶性生物碱，如益母草中水溶性成分益母草碱甲就是用戊醇萃取得到。

（二）醇提法

游离生物碱及生物碱盐一般都溶于甲醇和乙醇，因此常用甲醇或乙醇提取生物碱。甲醇极性比乙醇大，对生物碱盐的溶解性比乙醇好，沸点比乙醇低，但甲醇对视神经毒性很大，因此，一般实验室和工业多用乙醇提取，有时也用稀乙醇（60％～80％）或酸性醇作溶剂。

醇提取液中除含有生物碱及生物碱盐外，含有大量脂溶性成分，稀醇提取液含有一些水溶性成分，通常采用酸水萃取-碱化-有机溶剂萃取的方式纯化，也可将稀醇提取液通过大孔吸附树脂柱，先用水洗净柱体，再用稀酸水溶液洗脱，可得总生物碱。

（三）亲脂性有机溶剂提取法

植物细胞中的生物碱一般以盐的形式存在，因此，一般先用少量碱水（稀氨水、碳酸钠或石灰乳）湿润药材，使生物碱盐充分转化为游离碱，再用亲脂性有机溶剂（如三氯甲烷、二氯甲烷或甲苯等）提取生物碱。

有时为了提取药材中碱性较弱的生物碱，用水润湿药材使植物细胞膨胀，直接用亲脂性有机溶剂提取，此时强碱及中强碱仍以盐的形式存在，弱碱盐不稳定遇有机溶剂转变为游离碱被提取出来。如长春花中含有的长春碱和长春新碱属于弱碱性生物碱，在长春花中含量极微，如果提取总生物碱后再分离，不仅操作繁琐，而且得率很低，因此生产中将药材粉末用水润湿后直接用苯提取，只有长春碱和长春新碱等弱碱性的生物碱被提取，杂质含量较少便于分离。对于含油脂多的药材，最好先用石油醚等溶剂脱脂后再进行提取。

二、生物碱的分离

提取得到的总生物碱一般需要根据所含生物碱碱性强弱、极性大小或分子大小的不同选择合适的方法进行分离。对于不常见的液体生物碱可根据其沸点不同，通过常压或减压分馏分离，如毒芹中的毒芹碱和羟基毒芹碱，石榴皮中的伪石榴皮碱、异石榴皮碱和甲基异石榴皮碱等通过减压分馏得到。

（一）总生物碱的初步分离

生物碱结构类型多样、碱性及极性差别很大，一般总生物碱通过酸、碱及有机溶剂系统处理可以得到弱碱性生物碱、中强碱性和强碱性生物碱、水溶性生物碱三部分，前两部分又分为酚性和非酚性两类，其分离流程如图 9-26 所示。

（二）利用生物碱或生物碱盐溶解度差异分离

不同结构的生物碱极性差异很大，在有机溶剂中溶解度差异也大，可利用溶解度差异进行分离。大部分游离生物碱在有机溶剂中溶解度规律为：三氯甲烷＞丙酮＞乙醇＞甲醇＞乙酸乙酯＞

乙醚>苯>己烷。大多数游离生物碱易溶于三氯甲烷，少数生物碱易溶于其他有机溶剂。可将总生物碱溶于三氯甲烷中，浓缩至合适的浓度，分次加入少量热乙醇，混匀后放冷，乙醇中溶解度小的生物碱先结晶析出，母液再用其他溶剂处理可能析出另一种成分。也可用特定的有机溶剂分离，如粉防己碱（溶于冷苯）和防己诺林碱（不溶于冷苯）可用冷苯分离，莨菪碱（溶于 CCl_4）和东莨菪碱（不溶于 CCl_4）可用 CCl_4 分离，苦参碱（溶于乙醚）和氧化苦参碱（不溶于乙醚）可用乙醚分离。

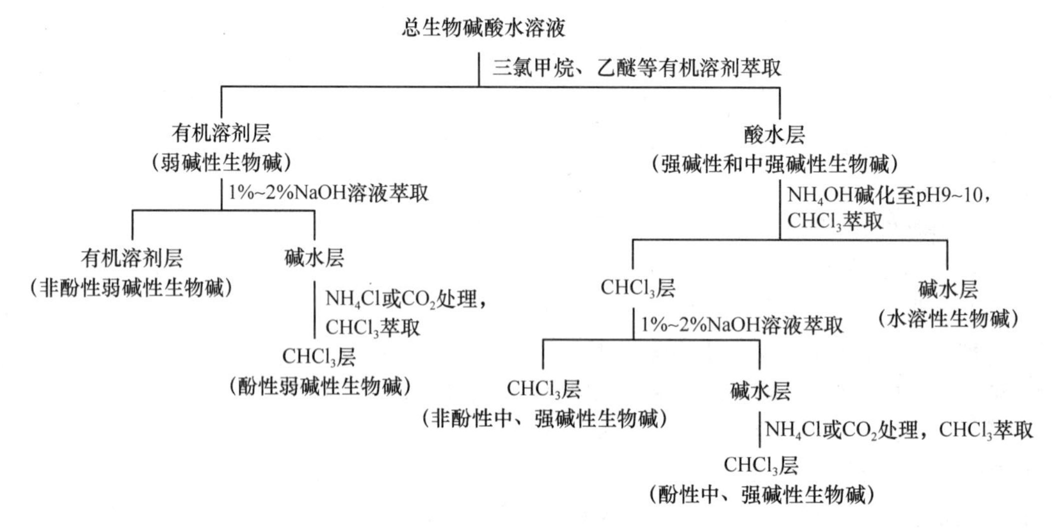

图 9-26 生物碱系统分离流程图

生物碱与不同酸生成的盐在不同溶剂中的溶解度也可能存在明显的差异，可利用这种差异分离生物碱。常用的盐有盐酸盐、氢溴酸盐、氢碘酸盐、硝酸盐、过氯酸盐、草酸盐和苦味酸盐等。如麻黄中含有的麻黄碱和伪麻黄碱是一对光学异构体，其草酸盐在水中溶解度不同，麻黄碱草酸盐溶解度小于伪麻黄碱草酸盐，因此可从水溶液中析出，将母液用氯化钙处理析出盐酸伪麻黄碱。

（三）利用生物碱特殊官能团差异分离

生物碱分子中除有碱性基团外，还含有其他官能团，可利用各生物碱官能团差异进行分离。

1. 利用羧基或酚羟基分离 有羧基的生物碱可溶于碳酸氢钠溶液，有酚羟基的生物碱可溶于氢氧化钠溶液。如鸦片中吗啡和可待因的分离就是利用吗啡结构中有酚羟基而可待因没有，用NaOH溶液处理即可将两者分离。

2. 利用内酯或内酰胺分离 有内酯或内酰胺结构的生物碱与苛性碱溶液在加热条件下开环生成溶于水的羧酸盐，与不具有这类结构的成分分离，然后加酸环合从水溶液中析出。如喜树碱和苦参碱的分离（图 9-27）。

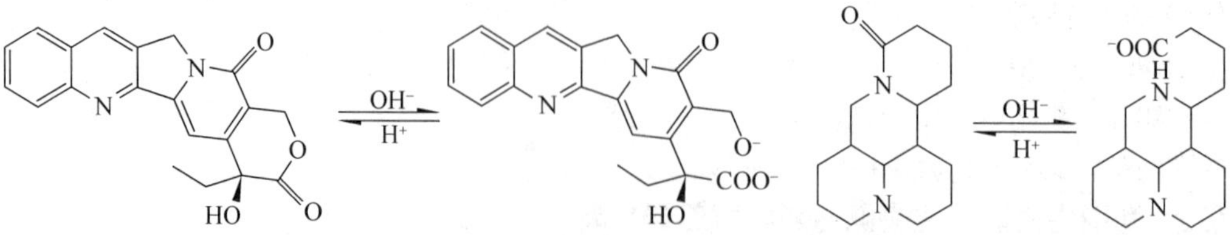

喜树碱　　苦参碱

图 9-27 利用内酯或内酰胺性质分离

3. 利用制备官能团衍生物分离 仲胺生物碱与亚硝酸（常用 $NaNO_2+H_2SO_4$）生成亚硝酸衍生物，或与氯乙酰胺或氯甲酸乙酯生成相应的酯，而叔胺生物碱不反应，可利用此方法分离这两类生物碱，仲胺衍生物加酸水解后又得到原生物碱。如石榴皮中异石榴皮碱（isopelletierine）与氯甲酸乙酯反应生成相应的氨基甲酸乙酯（bp. 150～160℃/13 mmHg），而甲基异石榴皮碱（methylisopelletierine）（bp. 114～117℃/26 mmHg）不发生反应，利用二者沸点不同用蒸馏法分离，异石榴皮碱氨基甲酸乙酯与浓盐酸加热至120～130℃即析出纯的异石榴皮碱。含羟基的生物碱也可用酯化的方法进行分离，如美登木碱的分离。

（四）利用生物碱碱性差异分离

碱性差异较大的生物碱可采用pH梯度萃取的方法分离。游离生物碱三氯甲烷溶液可采用pH由高到低的酸水溶液依次萃取，各酸水溶液分别碱化析出沉淀或用有机溶剂萃取，则分别得到碱性由强到弱的生物碱。生物碱盐水溶液可采用pH由低到高的碱水溶液依次碱化，用有机溶剂萃取，则分别得到碱性由弱到强的生物碱。如千金藤非酚性生物碱的三氯甲烷溶液用酸性由弱到强的不同pH缓冲溶液萃取，各缓冲液萃取部分分别用10%氢氧化钠液碱化，乙醚萃取，回收溶剂得到不同碱性的生物碱，pH 5.8缓冲液中是岛藤碱（insularine），pH 4.4缓冲液中是表千金藤碱（epistephanine），pH 2.8缓冲液中是原千金藤碱（protostephanine）和千金藤碱，pH 2.0缓冲液及三氯甲烷中是莲花宁碱（hasubanonine）。

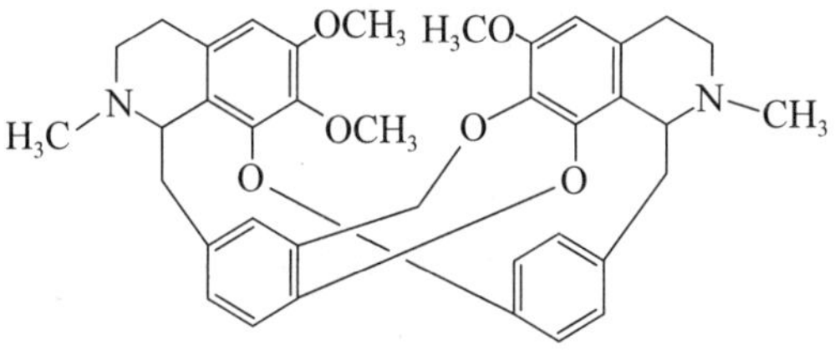

岛藤碱 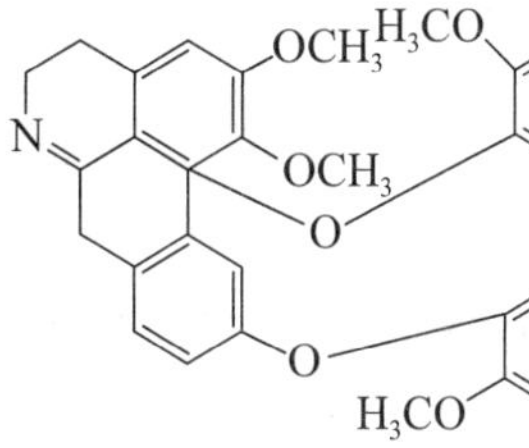　　表千金藤碱

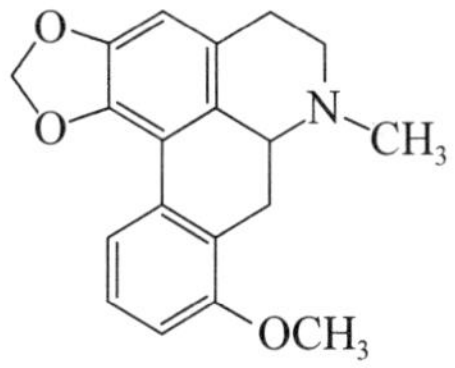

千金藤碱 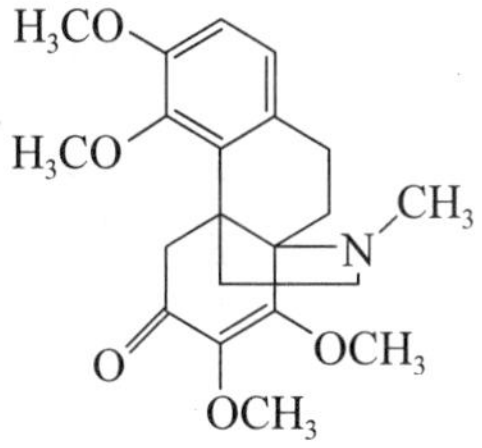　　莲花宁碱 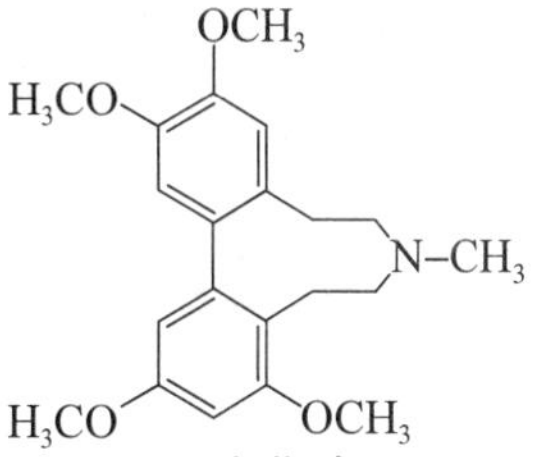　　原千金藤碱

（五）利用色谱法分离

用上述方法可初步分离生物碱成分，但是很多结构类似的成分很难分离，特别是一些含量低的成分更难分离，此时往往需要采用色谱法分离。游离生物碱可采用吸附色谱法分离，生物碱苷或极性较大的生物碱可采用反相色谱或分配色谱分离，更难分离的生物碱多采用制备或半制备HPLC分离。利用色谱法分离生物碱时应注意溶剂、酸碱性、吸附剂的选择以及防止生物碱的氧化等。

1. 吸附色谱 常用的吸附剂有氧化铝、硅胶。

（1）氧化铝色谱：氧化铝有弱碱性，吸附力一般比硅胶强，适合分离亲脂性较强的生物碱。如用氧化铝柱色谱分离，用苯-三氯甲烷（1∶2）洗脱分离得到长春碱和长春新碱。

（2）硅胶色谱：硅胶色谱法应用比较多，常以苯、三氯甲烷、乙醚等有机溶剂或混合溶剂为洗脱剂，因为硅醇基显弱酸性，生物碱有碱性，会产生强吸附，因此用硅胶色谱分离生物碱时经常在洗脱剂中加入适量的碱（氨水、二乙胺等）。如金龟子绿僵菌（*Metarhizium anisopliae*）干燥菌丝体甲醇提取浸膏经溶剂萃取及酸碱处理得到总生物碱，经硅胶柱色谱分离，三氯甲烷-甲醇-氨水-水（70∶26∶2∶2）洗脱得到苦马豆素；百合科植物平贝母（*Fritillaria ussuriensis*）提取物经硅胶柱色谱分离，三氯甲烷-甲醇-二乙胺（4∶2.5∶1）洗脱得到西贝母碱 3-*O*-葡萄糖苷（sipeimine glycoside）；*Jatrorhiza palmata* 提取物经硅胶薄层色谱分离，异丙醇-1mol/L 碳酸铵-二氧六环（15∶5∶1）展开，得到非洲防己碱（columbamine），药根碱（jatrorrhizine），巴马亭（palmatine）和小檗碱。

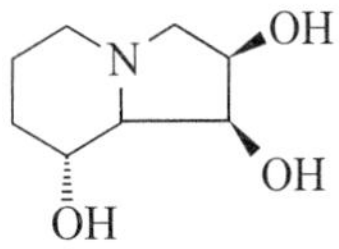

苦马豆素 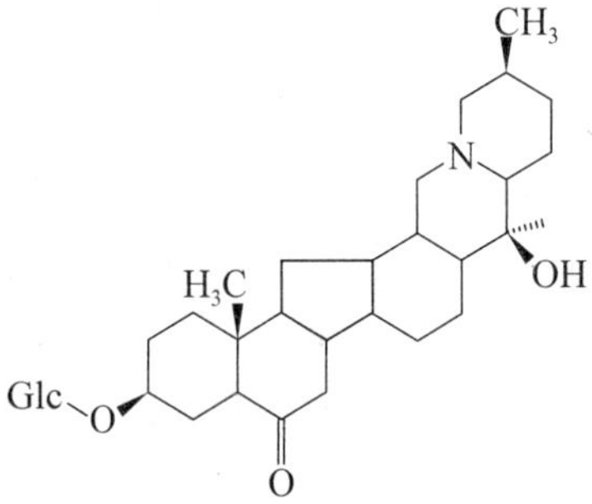　　西贝母碱3-*O*-葡萄糖苷

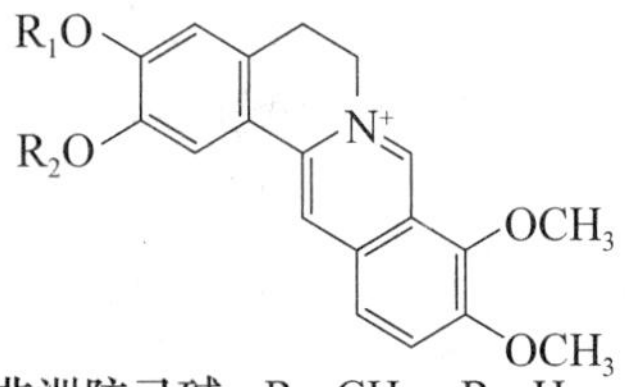

非洲防己碱	R_1=CH_3，R_2=H
药根碱	R_1=H，R_2=CH_3
巴马亭	R_1=R_2=CH_3
小檗碱	R_1，R_2=CH_2

2. 凝胶色谱　相对分子质量不同的生物碱可利用凝胶的分子筛原理分离。常用葡聚糖凝胶 Sephadex LH-20，以三氯甲烷或三氯甲烷-甲醇混合液洗脱。如长叶长春花（*Cathatanthus longifolius*）总生物碱经 Sephadex LH-20 柱色谱分离，三氯甲烷-甲醇（3∶7）洗脱，得到二聚吲哚类生物碱和单吲哚类生物碱。

用 Sephadex LH-20 分离麦角生物碱时，选择不同洗脱系统，色谱行为差别很大。如用 95% 乙醇洗脱，得到麦角新碱（相对分子质量 325），麦角克碱（ergocristine，相对分子质量 609）和麦角异胺（ergotaminine，相对分子质量 581），不完全按照分子筛原理分离，麦角新碱分子中只有 1 个苯环，凝胶对其吸附性能较弱，先洗脱，麦角克碱和麦角异胺分子中均有 2 个苯环，吸附性较强，后洗脱；如果改用丙酮或二甲基甲酰胺为洗脱剂，则凝胶的吸附性能消失，完全按照分子筛原理分离。

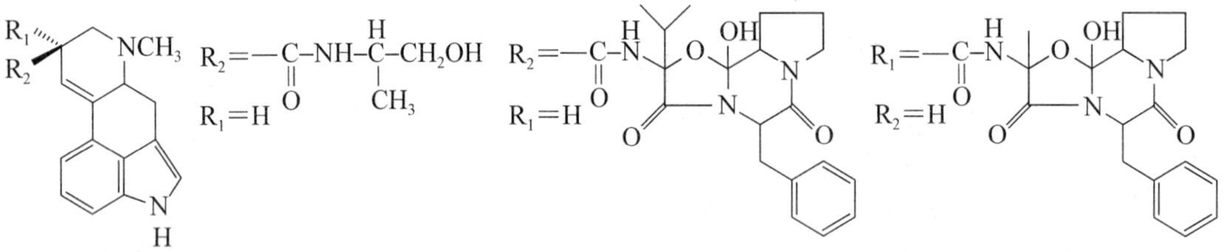

麦角生物碱　　麦角新碱（R_1=H）　　麦角克碱（R_1=H）　　麦角异胺（R_2=H）

3. 分配色谱　分配色谱常以硅胶为支持剂。如三尖杉酯碱和高三尖杉酯碱为同系物，结构极为类似，用吸附色谱很难分离，采用硅胶分配色谱法，以 pH 5.0 缓冲液（三氯甲烷-磷酸氢二钠-枸橼酸）为固定相，pH 5.0 缓冲液饱和的三氯甲烷为流动相，依次得到高三尖杉酯碱和三尖杉酯碱。

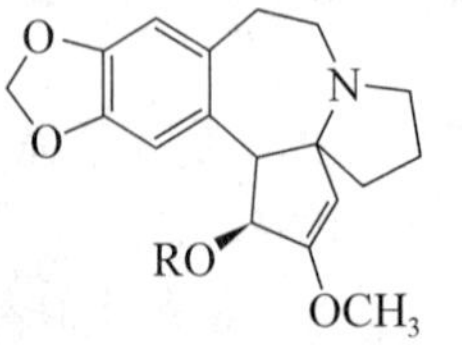

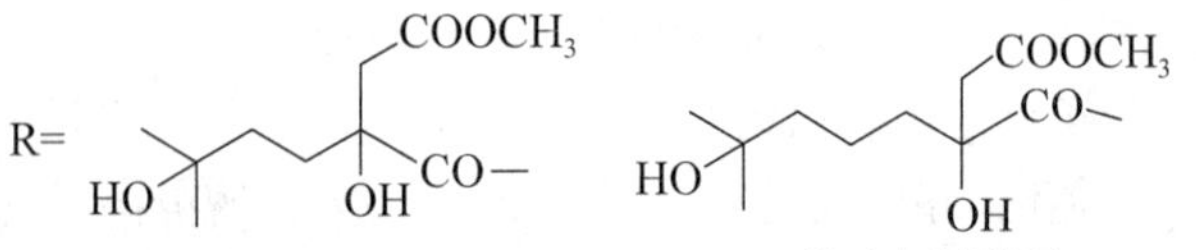

三尖杉酯碱　　高三尖杉酯碱

分配色谱法常用的有 HSCCC 和 pH 区带逆流色谱法。这两种方法都有制备量大、分离效果好及损失小等优点。如莲（*Nelumbo nucifera*）叶生物碱用 HSCCC 方法分离，溶剂系统为四氯化碳

-三氯甲烷-甲醇-0.1mol/L盐酸（1∶3∶3∶2），一次可分离粗提取物120mg；采用pH区带逆流色谱法，溶剂系统为石油醚-乙酸乙酯-甲醇-水（5∶5∶2∶8），静置分层后，上层加入三乙胺使其浓度为10mmol/L，作为固定相，下层加入盐酸使其浓度为5mmol/L，作为流动相，一次可分离粗提取物4.0g，得到*N*-去甲荷叶碱（*N*-nornuciferine，120mg）、荷叶碱（nuciferine，1020mg）和裂叶罂粟碱（roemerine，96mg），HPLC检测纯度均大于98%。

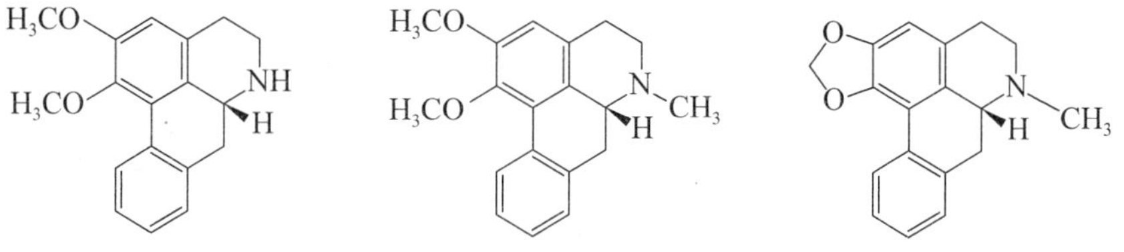

N-去甲荷叶碱　　荷叶碱　　裂叶罂粟碱

4. HPLC法　半制备型和制备型HPLC广泛用于生物碱的分离，最常用的是反相色谱，流动相一般为甲醇-水或乙腈-水系统，通常在流动相中加入氨水或二乙胺。如用制备HPLC（C_{18}柱，流动相为10～40%甲醇－0.2～0.5%氨水）分离得到黄柏碱（phellodendrine）。

三、提取分离方法对生物碱结构的影响

一些生物碱在提取分离过程中，受溶剂、酸、碱、光、空气以及色谱条件等因素影响，结构会发生变化。因此，在提取分离过程中要注意这些因素的影响，以免破坏化合物的结构。

1. 溶剂的影响　苯菲啶类生物碱用碱性醇溶液重结晶时，易发生C_8位引入烷氧基的反应，即在碱性溶液中发生氮杂缩醛化，在酸性条件下反应可逆。如博落回碱（bocconine）盐酸盐用氨水碱化后再用乙酸乙酯萃取，所得萃取物用乙醇重结晶得到8-乙氧基二氢博落回碱（图9-28）。

博落回碱　8-乙氧基二氢博落回碱

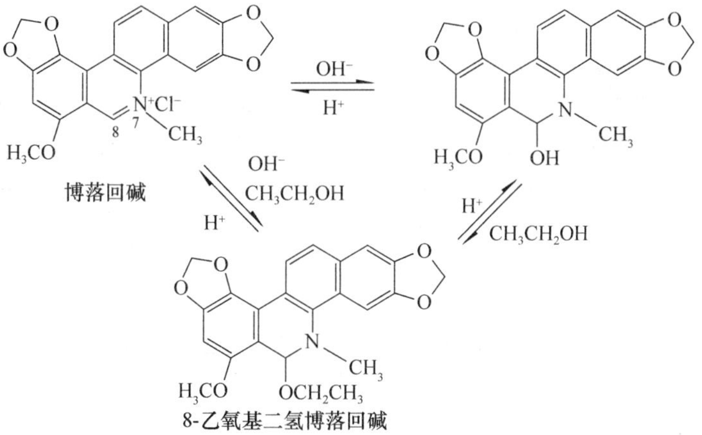

图9-28　苯菲啶类在碱性条件下发生氮杂缩醛化反应

常山根中得到的抗疟活性成分常山碱和异常山碱（isofebrifugine）的分子式相同，前者难溶于三氯甲烷和乙醇，后者易溶于三氯甲烷，二者可互相转化，常山碱在三氯甲烷中加热可转化为异常山碱，异常山碱在乙醇中加热又可转化为常山碱（图9-29）。

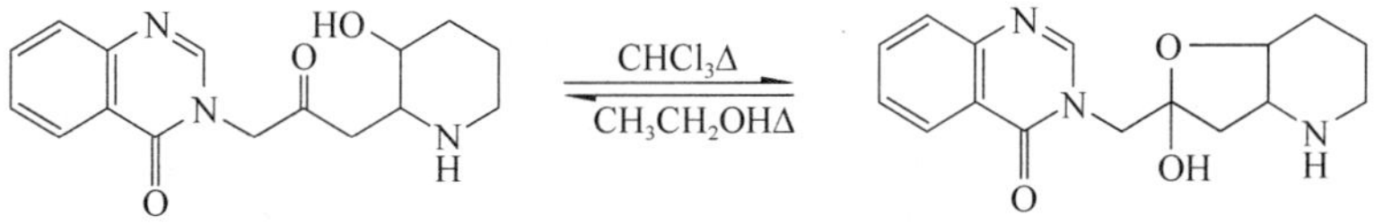

常山碱　异常山碱

图9-29　溶剂的影响

2. 酸、碱的影响 在生物碱的提取分离过程中，经常会用到酸和碱，酸、碱对生物碱结构影响也很大，如苯菲啶类生物碱在碱性条件下和溶剂发生反应。

大多数生物碱有手性中心，即光学活性，一般在较高 pH 值的碱性溶液中容易消旋，如 l-莨菪碱在碱液中甚至在水溶液或三氯甲烷溶液中加热都容易产生烯醇互变反应，转变为其消旋体阿托品（图 9-30）。

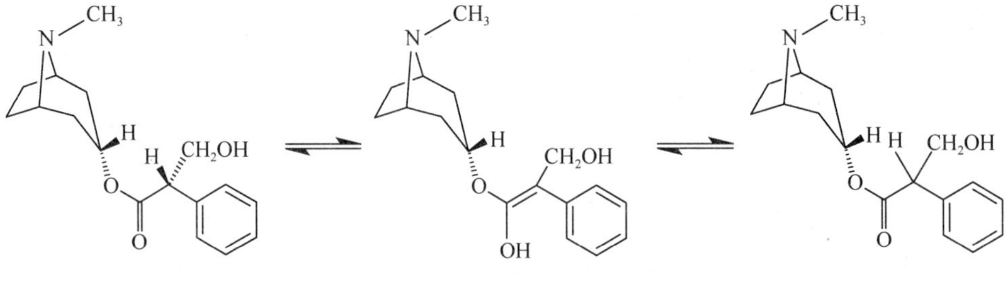

l-莨菪碱　　阿托品

图 9-30 溶剂碱性对结构的影响

有些非生物碱成分经氨水处理形成人工产物生物碱，如龙胆科植物中得到的龙胆碱，是植物中含有的环烯醚萜成分当药苦苷和龙胆苦苷在用氨水碱化植物提取物并用三氯甲烷萃取时氮原子取代分子中氧原子形成的。

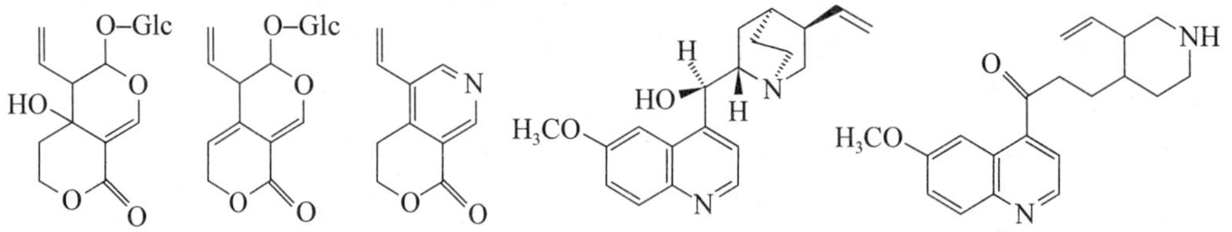

当药苦苷　龙胆苦苷　龙胆碱　奎宁　奎宁毒

另外，奎宁类生物碱在酸性溶液中容易使环状的 C-N 键断裂生成奎宁毒（quinotoxine，quinicine）。

生物碱的碱性一节提到有些含氮杂缩醛或烯胺结构的生物碱在酸中可转变为季铵与酸生成季铵盐，而在碱中则以叔胺碱形式存在，因而表现出不同的溶解性能，因此，在提取分离过程中可能出现在不同部分。

3. 色谱分离的影响 色谱分离时，填料也可能影响生物碱结构。如飞燕草属植物中分离得到飞燕草碱（delphisine），其母液经 pH 梯度萃取及氧化铝柱色谱分离得到飞燕啶碱（delphidine），为确定氧化铝对生物碱结构的影响，将飞燕草碱己烷溶液置于氧化铝色谱柱上，放置 3 天后，用含 3%乙醇的己烷洗脱，定量产生飞燕啶碱。

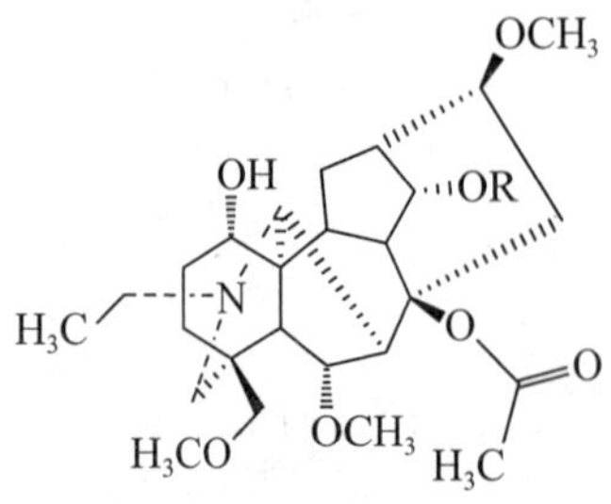

飞燕草碱 R=Ac
飞燕啶碱 R=H

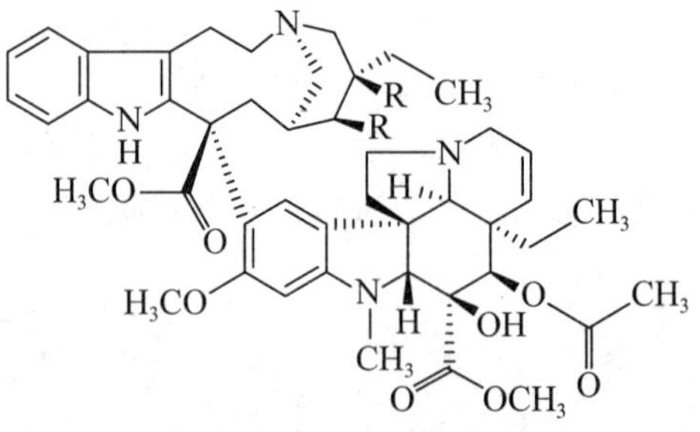

无水长春花碱 2R=2H
白长春花碱　2R=–O–

4. 其他影响 提取分离过程中暴露在空气中也可能导致生物碱结构发生改变。如长春花属植物中得到的二聚吲哚类生物碱白长春花碱（leurosine），是在分离过程中由无水长春花碱经空气缓和氧化产生的，将无水长春花碱三氯甲烷或丙酮溶液室温放置72小时，可转变为白长春花碱。又如罂粟碱三氯甲烷溶液在日光下放置可产生多种氧化产物（图9-31）。

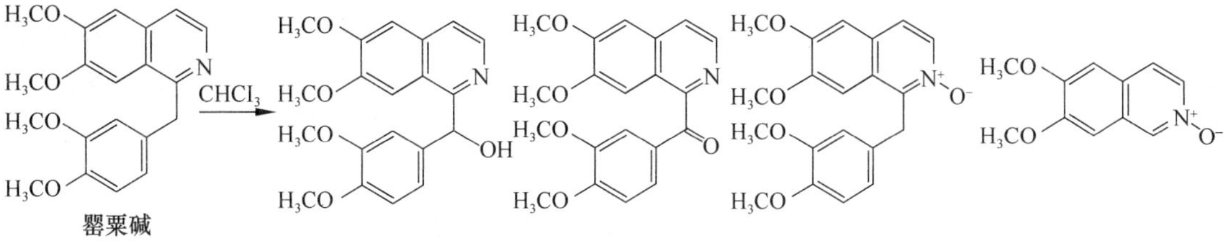

罂粟碱

图9-31 罂粟碱在三氯甲烷中日光下放置产生的氧化产物

从小檗科植物 *Leontice leontopatalum* 中分离得到花瓣碱（petaline）和狮足草碱（leonticine），实验证明狮足草碱是花瓣碱的雷氏盐或其氯化物或碘化物通过 Amberlite IRA-400（OH）阴离子交换树脂柱时发生霍夫曼降解反应的产物。

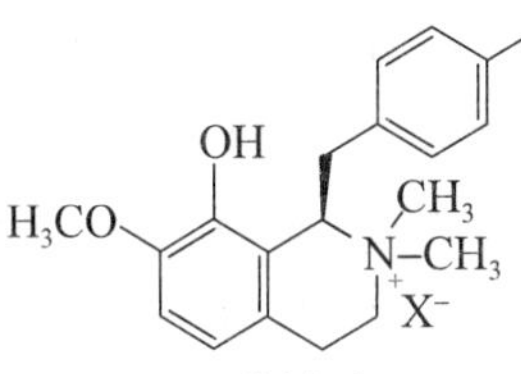

花瓣碱 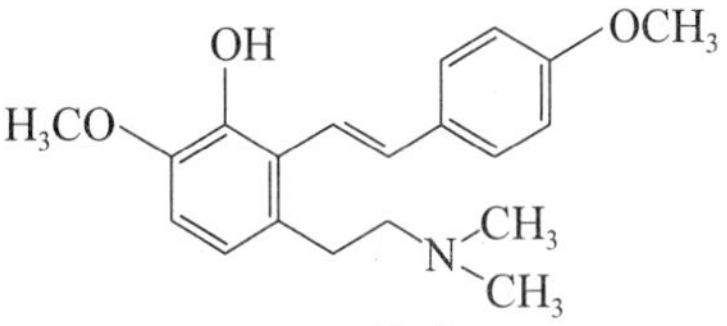　　狮足草碱

第5节 生物碱结构研究

生物碱结构类型多样，骨架复杂，早期结构鉴定（特别是骨架的确定）多依靠化学降解、制备衍生物以及全合成等方法，需要样品量大且费时。随着波谱技术的发展，现在生物碱结构鉴定主要依靠UV、IR、NMR、MS以及X-Ray等技术。目前已经确定上万个生物碱结构，积累了丰富的波谱规律。下面介绍代表性生物碱的UV、IR、MS以及NMR规律。

一、生物碱类化合物的紫外光谱

吡啶、喹啉、异喹啉、吲哚等生物碱结构中有能引起紫外吸收的共轭系统，共轭系统的长短及组成、共轭系统中助色团的种类、位置及数量等都影响紫外吸收，因此，紫外光谱对确定这些生物碱的结构类型起着一定作用。下面以阿朴菲类生物碱为例介绍UV谱在结构鉴定中的应用。

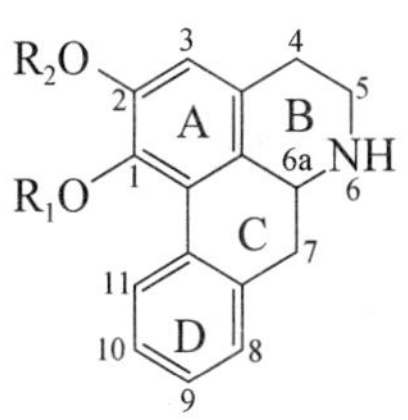

阿朴菲 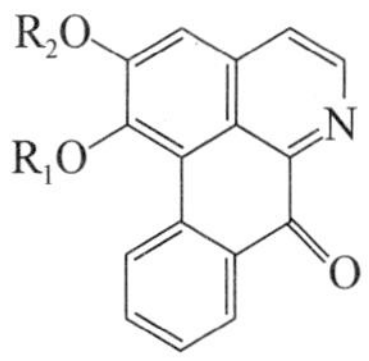　　氧化阿朴菲 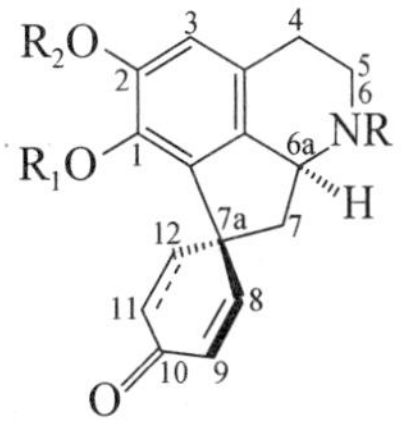　　原阿朴菲

阿朴菲类生物碱主要有阿朴菲、氧化阿朴菲和原阿朴菲3类。阿朴菲UV谱主要由联苯体系生色团电子跃迁引起，A环1位和2位多带有含氧取代基，因此，阿朴菲UV谱主要取决于D环取代基的取代位置，与取代基种类关系不大。以1，2，9，10-四取代阿朴菲（280～285nm）为基准讨论取代基的影响，1，2，10，11-四取代阿朴菲由于1位和11位取代基有较大的空间位阻导致整个分子张力增加，共平面程度下降导致超共轭效应减小，从而使吸收峰紫移（268～276nm）。D环无取代阿朴菲由于甲氧基与苯环共轭效应降低，吸收峰紫移至270～275nm。氧化阿朴菲由于全部芳香化并带有共轭羰基，紫外吸收向长波移动至可见光区，此类生物碱为黄色，在酸性溶液中向更长波移动，溶液变为红色。原阿朴菲由四氢异喹啉及双烯环己酮两个生色体系构成，UV谱由两个生色团加合而成（表9-1）。

表9-1 阿朴菲类生物碱紫外吸收特点

阿朴菲结构	UV λ_{max}/nm
1，2-二取代阿朴菲	**270～275**，310～320
1,2,10,11-四取代阿朴菲	220～225（最强），**268～276**（较强），302～310
1,2,9,10-或1,2,8,9-四取代阿朴菲	**280～285**，303～310，两个峰强度相当
氧化阿朴菲	240～250，270～280，300～320，**380～450**
原阿朴菲	215，228～235，280～290

如果碱性较强的氮原子与发色团相连或氮原子参与发色团时，测定紫外光谱的溶剂将影响测定结果，在中性溶剂和在酸性溶剂中测定的图谱不同，一般来说，中性溶剂中吸收峰会红移。同理，含有酚羟基的生物碱在碱性溶液中测定的吸收峰比在中性溶剂中测定的吸收峰会红移。

二、生物碱类化合物的红外光谱

红外光谱主要用于鉴定生物碱结构中的功能基，此外，对确定生物碱骨架的立体构型、某些功能基的位置及构型也有帮助。

喹喏里西啶、四氢原小檗碱、吐根碱、吲哚类的育亨宾型等都具有喹喏里西啶环，喹喏里西啶的2个环有顺式和反式两种稠合方式（能量上反式稠合稳定，顺式稠合不稳定），这两种稠合方式的红外光谱有明显区别，反式稠合的喹喏里西啶在2700～2800cm^{-1}范围有2个以上Bohlmann吸收峰。Bohlmann吸收峰产生的必要条件是氮原子邻位至少有2个C-H竖键与氮的孤电子对成反式。反式喹喏里西啶和吲哚里西啶符合这个条件，但是反式喹喏里西啶盐、季铵盐、*N-O*化合物及内酰胺等结构中的氮上没有游离孤电子对，则没有Bohlmann吸收峰。

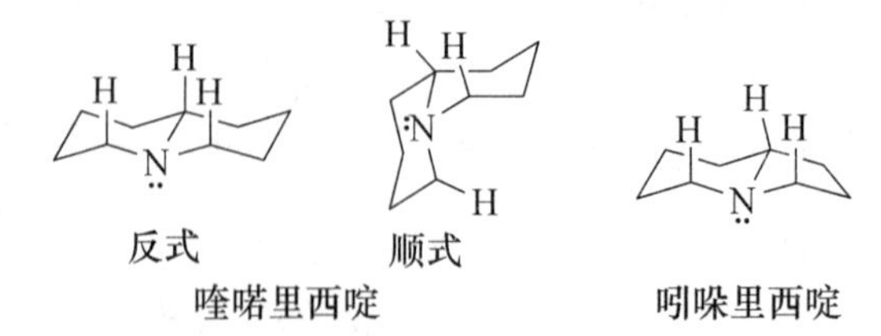

红外光谱有时可帮助判断取代基的构型，如从黄羽扇豆（*Lupinus lutens*）中分离得到一对异构体——羽扇豆碱与表羽扇豆碱（epilupinine），均为喹喏里西啶类生物碱，羽扇豆碱Bohlmann吸收峰在2786cm^{-1}，表羽扇豆碱Bohlmann吸收峰在2765cm^{-1}，表明二者都是反式喹喏里西啶，二者的区别是羽扇豆碱羟基吸收在3270cm^{-1}，表羽扇豆碱羟基吸收在3580cm^{-1}，说明羽扇豆碱结

构中的 CH_2OH 为 α 型，与氮形成分子内氢键，因而红外吸收峰向低波数移动，表羽扇豆碱的 CH_2OH 为 β 型。这也可以解释羽扇豆碱的对甲苯磺酸酯能形成四元环的 1，5-endo 次甲基季铵盐，而表羽扇豆碱的对甲苯磺酸酯则不能形成这种四环季铵盐。

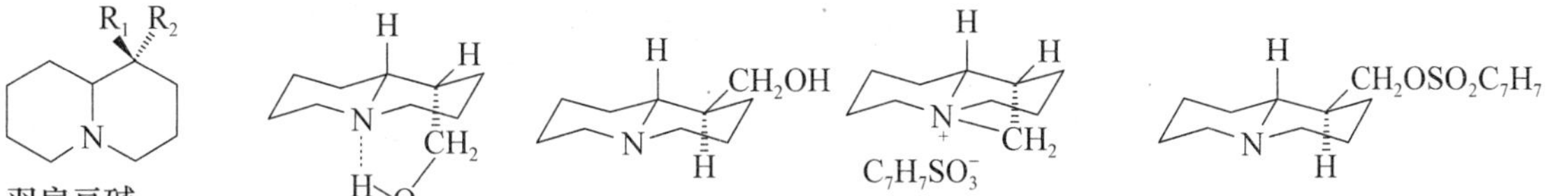

羽扇豆碱 R_1=H, R_2=CH_2OH
表羽扇豆碱 R_1=CH_2OH, R_2=H

羽扇豆碱　　表羽扇豆碱　　羽扇豆碱对甲苯磺酸酯　　表羽扇豆碱对甲苯磺酸酯

三、生物碱类化合物的核磁共振氢谱

生物碱结构类型多，各种类型生物碱核磁共振规律文献都有报道，本书以四氢异喹啉生物碱为例介绍核磁共振氢谱在生物碱结构鉴定中的应用。

1. 简单四氢异喹啉类　芳香质子 δ 6.5～7.5，脂肪质子 δ 4.2～4.4（H-1），δ 3.2（H-3），δ 2.8～3.1（H-4），常见取代基 δ 2.36～2.60（N-CH_3），δ 3.4～4.0（O-CH_3）。

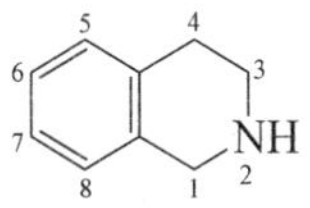

四氢异喹啉

2. 苄基四氢异喹啉类　氮原子有取代时，A 环和 C 环处于分子同侧，受 C 环苯环环电流屏蔽作用，7 位和 8 位的甲氧基或氢都在较高场。如果 8 位有甲氧基取代，由于空间位阻，苄基会处在 A 环异侧，7-OCH_3 将不再受 C 环影响，但是 N-CH_3 会受到 C 环影响位于较高场。氮原子无取代时，A 环和 C 环处于分子异侧，7 位和 8 位的甲氧基或氢的化学位移不受影响。

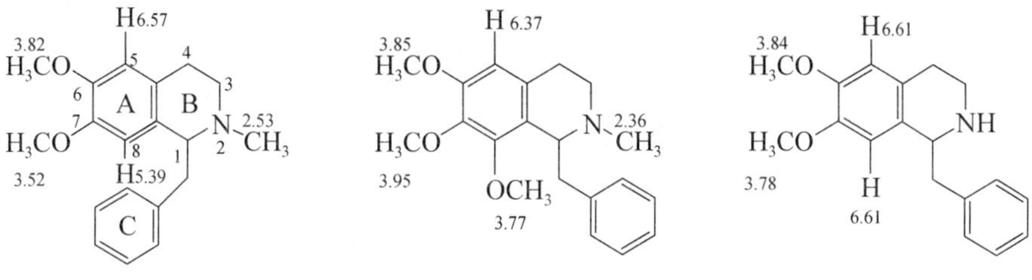

3. 阿朴菲类　阿朴菲类生物碱氢谱中芳香质子以及取代基的化学位移和偶合常数对判断取代基位置有意义。

（1）芳香质子：苯环无取代时，芳香质子 δ 7.2～7.4；苯环有氧取代时，邻、对位氢向高场移动。H-11化学位移受 C-1 取代基类型影响较大，如果 1，2 位为亚甲二氧基，H-11 δ 7.49～8.00；如果 1 位为甲氧基或羟基，H-11 δ 8.09～8.74。

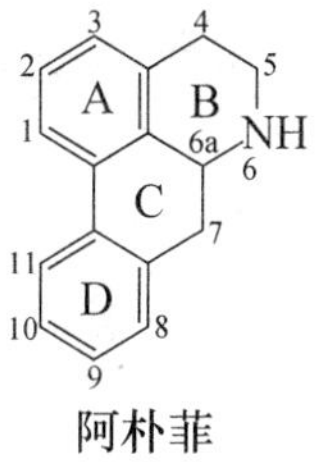

阿朴菲

(2) 甲氧基：不同位置取代的甲氧基，其化学位移有差别，δ（C-1-OCH_3）：3.4～3.7，δ（C-11-OCH_3）：3.6～3.8，δ（其他 OCH_3）：3.8～3.9。

(3) 亚甲二氧基：-OCH_2O-中两个质子不等价，δ 5.80～6.10，取代位置不同，J 差别较大，在 1,2 位，J 为 4～12Hz，在 2,3 位，J 为 2～4Hz，在 9,10 位为单峰，在 10,11 位，J 为 8Hz。

4. 四氢原小檗碱类 四氢原小檗碱 B/C 环为喹嗪里西啶结构，用氢谱可确定 B/C 环构象和 C-13-甲基的构型。

A

B

(1) B/C 环构象：由于受氮原子孤电子对的影响，8 位碳上两个质子为磁不等同质子，互相偶合。A 结构中 B/C 环反式稠合，8 位的两个质子为 AB 系统裂分（J=16.0Hz），化学位移值差别较大（$\delta_{直立}$ 3.49，$\delta_{平伏}$ 4.19）。B 结构中 B/C 环顺式稠合，8 位的两个质子偶合时部分重叠，故为单峰，化学位移值差别较小（$\delta_{直立}$ 3.97，$\delta_{平伏}$ 4.14）。

(2) 13 位甲基构型：13 位甲基构型可以通过甲基化学位移值和 $J_{13,14}$ 偶合常数确定。A 结构：H-13 和 H-14 顺式（$J_{13,14}$=3.0Hz），B/C 环反式稠合，此时 13-CH_3 为 β-直立键，位于较高场 δ 0.97；B 结构：H-13 和 H-14 反式（$J_{13,14}$=7.5Hz），B/C 环顺式稠合，13-CH_3 为 α-平伏键，位于较低场 δ 1.48。

四、生物碱类化合物的核磁共振碳谱

阿朴菲类生物碱包含四氢异喹啉母核以及苄基部分，因此，以阿朴菲为例介绍生物碱的碳谱特征。

阿朴菲类母核包括芳香碳和脂肪碳，苯环上常见羟基、甲氧基、亚甲二氧基取代，氮上甲基取代，脂肪碳有时可见羟基取代或氧化成羰基。阿朴菲类碳谱低场区主要是芳香碳信号，氧取代芳香碳δ 136～152，氧取代邻、对位芳香碳 δ ～110；高场区主要是脂肪碳信号，δ～63（C-6a 同时连接苯环和氮），δ～53（C-5 连接氮原子），δ34-37（C-7），δ28-29（C-4）；常见取代基 δ55-60（OCH_3），δ～43（NCH_3），δ～100（-OCH_2O-）。

五、生物碱类化合物的质谱

生物碱的 EI-MS 谱可以给出分子离子峰及碎片峰，根据质谱裂解规律分析碎片峰，可以帮助判断生物碱结构。对于不稳定或难气化的生物碱可测定 FD-MS、FAB-MS 或 ESI-MS。下面介绍 EI-MS 中常见的几种裂解规律。

1. 氮原子 β 键裂解 生物碱特征裂解为氮原子 β 键裂解，发生在与氮原子相连的 α 碳和 β 碳之间，此键在脂肪氮杂环外时更易发生裂解，可看成环外的 α 裂解。产生的碎片离子多为含氮的基团，常为基峰或强峰。氮原子 α 碳连接大基团的 β 键容易断裂，如辛可宁发生裂解时，先断裂环外的 β 键，生成的 m/z 136 碎片峰为基峰（图 9-32）。

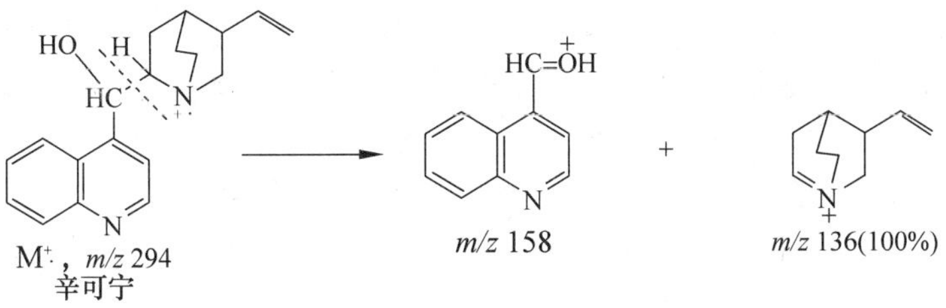

M⁺·, m/z 294
辛可宁

m/z 158

m/z 136(100%)

图 9-32 生物碱氮原子 β 键裂解

2. RDA 裂解 生物碱分子中存在相当于环己烯结构时，可发生 RDA 裂解，产生一对互补离子，如四氢原小檗碱型生物碱延胡索乙素 RDA 裂解产生一对互补离子，保留 AB 环的 a 碎片（m/z 191）和保留 D 环的 b 碎片（m/z 164），根据其 m/z 值可推测 AB 环和 D 环取代基种类和数目（图 9-33）。

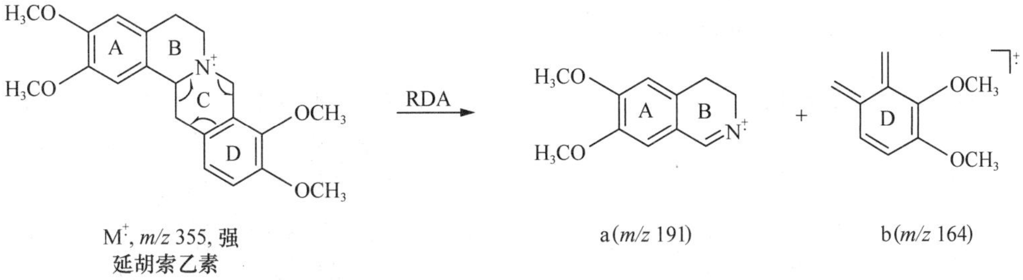

RDA

M⁺·, m/z 355, 强
延胡索乙素

a(m/z 191)

b(m/z 164)

图 9-33 四氢原小檗碱 RDA 裂解

3. 其他裂解 生物碱母核为完整的芳香体系或该芳香体系占母核的主要部分时，很难发生环裂解，M^+ 或［M-H］$^+$ 为强峰，主要发生侧链裂解。如 β-卡波林类生物碱苦木碱乙（kumujian B）的 EI-MS 谱中脱掉侧链的碎片峰 m/z168 为基峰（图 9-34）。

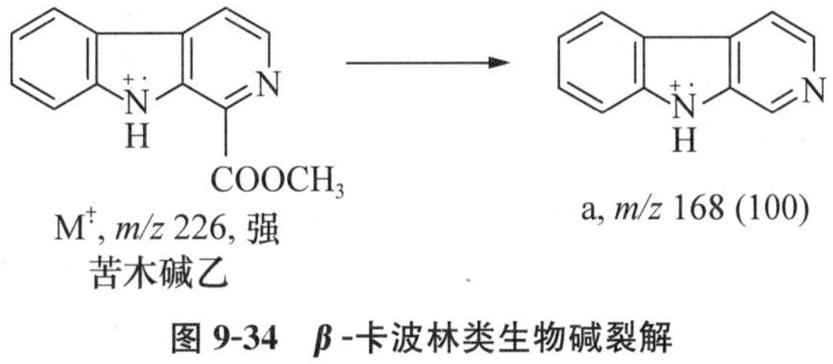

M⁺·, m/z 226, 强
苦木碱乙

a, m/z 168 (100)

图 9-34 β-卡波林类生物碱裂解

生物碱母核为分子紧密排列的多环体系如甾体或三萜，其母核很难发生裂解，M^+ 或［M-H］$^+$ 很强，主要发生环外 α-裂解。如非土非那明碱丙（funtuphyllamine C）基峰为侧链 α-裂解产生的含氮的碎片离子 m/z 72（图 9-35）。

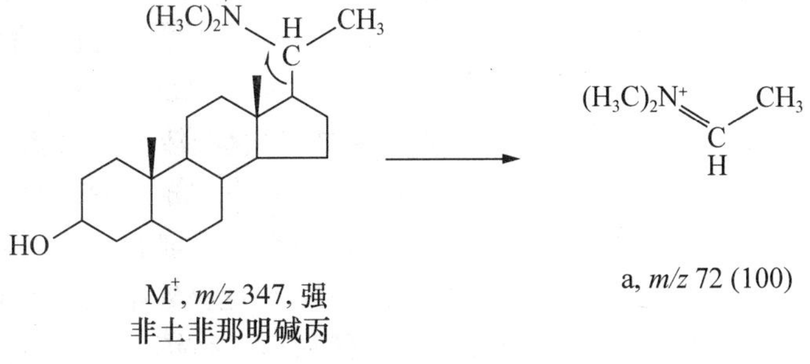

M⁺·, m/z 347, 强
非土非那明碱丙

a, m/z 72 (100)

图 9-35 甾类生物碱裂解

生物碱结构不止一个氮原子时，EI-MS 常可见到双电荷峰。如双苄基四氢异喹啉生物碱粉防己碱 EI-MS 谱中可见到单电荷分子离子峰 m/z 622，双电荷分子离子峰 m/z 311，基峰 m/z 198 是双苄基裂解后产生的双电荷峰（图 9-36）。

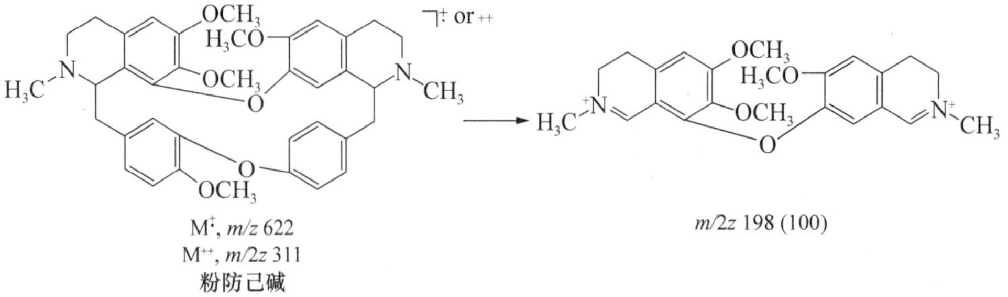

$M^{+\cdot}$, m/z 622
M^{++}, $m/2z$ 311
粉防己碱

$m/2z$ 198 (100)

图 9-36　双苄基四氢异喹啉生物碱裂解

六、生物碱结构鉴定方法及实例

生物碱类型多样，结构复杂，因此，研究生物碱前要查阅相关文献，了解拟研究生物碱的波谱规律，综合分析 UV、IR、MS、^{1}H-NMR、^{13}C-NMR 数据以及各种二维谱确定平面结构，再通过 NOE、CD 谱甚至单晶 X-Ray 确定立体构型。

实例 9-1　从番荔枝科植物假鹰爪枝（*Desmos chinensis*）乙醇提取物的三氯甲烷部分分离得到一红色针晶 A（三氯甲烷-丙酮），mp. 202～203℃。碘化铋钾反应呈阳性，3，5-二硝基苯肼反应呈阳性；高分辨 ESI-MS m/z 366.3672，给出分子式 $C_{20}H_{15}O_{6}N$；UV（CH_3OH）λ_{max} 477.5、385.5、288.0、246.0nm；IR（KBr）ν1642、1600、1580、1452、1336、1069cm^{-1}；^{1}H-NMR（400MHz，DMSO-d_6）δ 3.94（3H，s）、3.99（3H，s）、4.23（3H，s）、6.24（2H，s）、7.09（1H，d，J=2.8Hz）、7.41（1H，d，J=2.8Hz）、8.28（1H，d，J=5.6Hz）、8.78（1H，d，J=5.6Hz）；^{13}C-NMR（100MHz，DMSO-d_6）δ 179.6、160.8、158.5、150.5、141.1、140.3、134.7、132.8、122.0、119.9、119.3、116.1、115.9、114.3、106.0、103.5、102.7、60.9、56.7、56.1。请根据上述数据推测化合物 A 可能的结构。

解析：由化合物 A 高分辨质谱推导出其分子式 $C_{20}H_{15}O_{6}N$，计算不饱和度为 14，碘化铋钾反应呈阳性，3，5-二硝基苯肼反应呈阳性，表明 A 可能为含有羰基的生物碱。UV 最大吸收峰在 477.5、385.5、288.0、246.0nm，IR（KBr）ν1642（羰基）、1600、1580、1452、1336（芳环）cm^{-1}，结合^{1}H-NMR 和^{13}C-NMR 数据可知 A 是高氧化芳香化生物碱，结构中有 3 个甲氧基［δ_H 3.94（3H，s）、3.99（3H，s）、4.23（3H，s）、δ_C 60.9、56.7、56.1］和一个亚甲二氧基［δ_H 6.24（2H，s）、δ_C103.5］。

此外，^{1}H-NMR 谱给出 4 个芳氢（烯氢）信号，其中一对质子信号 δ 7.09（1H,d,J=2.8Hz）和 7.41（1H,d,J=2.8Hz）为间位偶合芳香质子，另一对质子信号 δ 8.28（1H，d，J=5.6Hz）和 8.78（1H，d，J=5.6Hz）不属于芳香质子，应为芳杂环质子。^{13}C-NMR 谱给出一个羰基碳信号 δ 179.6 和 15 个芳碳（烯碳）信号，推测其为氧化阿朴菲类生物碱。根据生源，大部分阿朴菲类生物碱 C-1 和 C-2 位都有氧取代，两个间位偶合的芳香质子信号 δ 7.09 和 7.41 在较高场，不可能是 C-1 和 C-11 位质子，只能在 C-8 和 C-10 位。这样 C-9 和 C-11 位只能甲氧基取代，亚甲二氧基只能取代在 C-1、C-2 位，所以最后一个甲氧基连在 C-3 位，因此，化合物 A 结构确定为 3，9，11-三甲氧基-1，2-亚甲二氧基氧化阿朴菲（3，9，11-trimethoxy-1，2-methylenedioxyloxoaporphine）（图 9-37）。该结构最后经过解析 NOE 和 HMBC 谱而得以确证，其^{1}H-NMR 和^{13}C-NMR 数据见表 9-2。

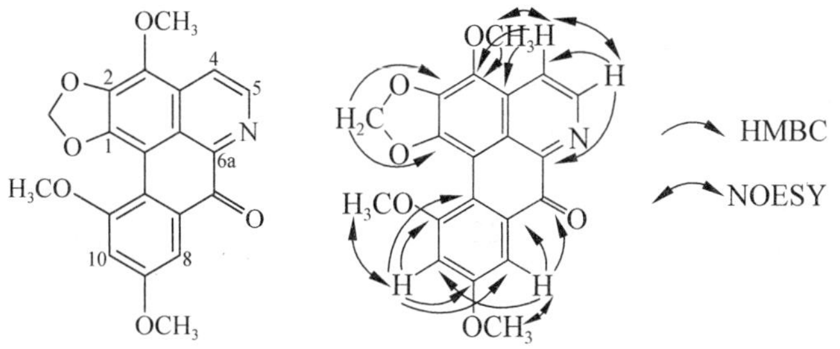

图 9-37 化合物 A 的结构以及 HMBC 和 NOESY 谱解析

表 9-2 化合物 A 的 ^{1}H-NMR 和 ^{13}C-NMR 数据

No.	^{1}Hδ，m，J（Hz）	^{13}C	No.	^{1}Hδ，m，J（Hz）	^{13}C
1		150.5	7a		116.1
1a		114.3	8	7.41，d，2.8	102.7
1b		119.3	9		160.8
2		141.1	10	7.09，d，2.8	106.0
3		134.7	11		158.5
3a		122.0	11a		115.9
4	8.28，d，5.6	119.9	—OCH_2O—	6.42，s	103.5
5	8.78，d，5.6	140.3	3-OCH_3	4.23，s	60.9
6a		132.8	9-OCH_3	3.94，s	56.1
7		179.6	11-OCH_3	3.99，s	56.7

第 6 节 代表性生物碱类化合物的结构修饰

Nenman N. J. 曾报道，1981—2002 年上市的新化学实体药物中，直接来源于天然产物的只占 5%，而与天然产物相关的占 50%，在抗癌药和抗感染药中比例更高，接近 2/3，其中大部分是以有活性的天然药物为先导化合物经结构修饰仿生合成的药物，因此天然产物结构修饰也是天然药物化学的研究内容之一，下面以代表性生物碱研究为例，介绍生物碱的结构修饰。

1. 长春碱结构修饰 长春碱和长春新碱是《中国药典》收载的抗肿瘤药。20 世纪 50 年代从夹竹桃科植物长春花（*catharanthus roseus*）中分离得到，1960 年开发成为抗癌药，虽然抗癌活性强，但是同时存在细胞毒性强及水溶性差的问题，因此临床应用受到限制。为此，科学家们一直致力于长春碱的结构修饰，希望在保持或提高抗癌活性基础上尽量降低其毒性和增加水溶性，目前已有多种长春碱类药物临床用于治疗肿瘤，如长春瑞滨（vinorelbine）、长春地辛（vindesine）、长春氟宁（vinflunine）、脱水长春碱（anhydrovinblastine）等。

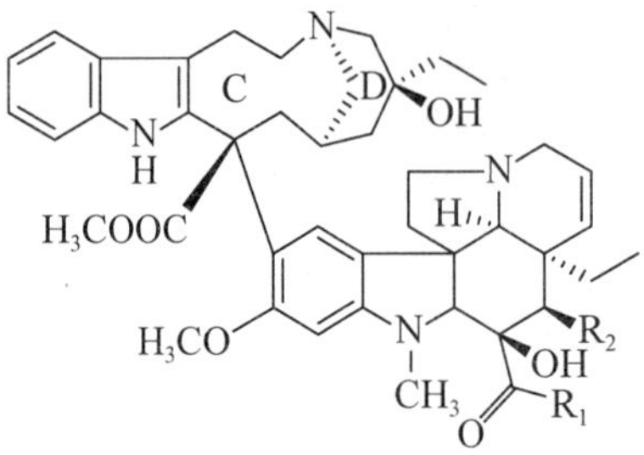

长春碱　R_1=OCH_3, R_2=OAc
长春地辛　R_1=NH_2, R_2=H

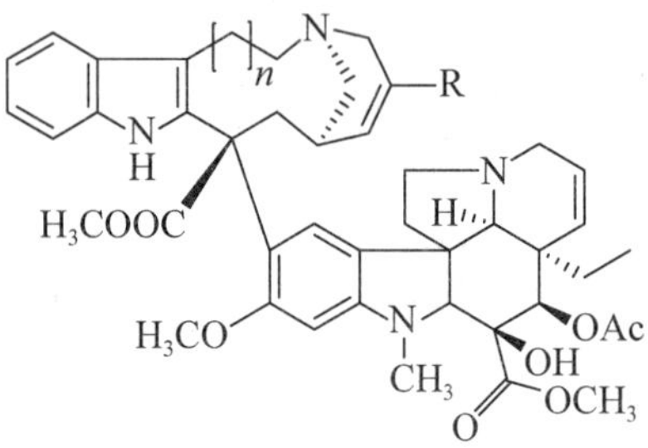

长春瑞滨　R=CH_2CH_3, n=0
长春氟宁　R=CF_2CH_3, n=0
脱水长春碱　R=CH_2CH_3, n=1
(n=0表示该碳被脱去)

长春瑞滨和长春氟宁是长春碱结构改造的典型代表，将长春碱C环的九元环脱掉一个碳形成八元环，显著降低神经毒性，D环脱氢形成双键使其具有更强的亲脂性和更高的组织亲和力，即对微管的亲和力增大，抗癌活性更强。长春瑞滨是美国FDA批准的用于治疗非小细胞肺癌的一线药物，具有广谱抗肿瘤活性，不良反应少，在细胞有丝分裂中期与微管蛋白结合，抑制微管形成，导致细胞凋亡，其对非小细胞肺癌杀伤作用比长春碱强1倍，比长春新碱强20多倍，可做成口服制剂，与注射剂生物利用度相同，但患者使用更方便。

2. 喜树碱结构修饰　喜树碱（camptothecin）是1966年首次从我国特有珙桐科植物喜树（*Camptotheca acuminata*）中分离得到的，由于体外对HeLa细胞和L1210细胞及啮齿类动物有较强的抗癌活性，引起人们的关注。20世纪70年代进入临床，曾用于治疗胃癌、膀胱癌、白血病等，但由于喜树碱水溶性极微，在膀胱中容易析出结晶，刺激膀胱壁引起血尿，因而使用受限。1985年发现喜树碱是通过特异性抑制DNA拓扑异构酶Ⅰ起抗癌作用的，而大多数抗癌药物为拓扑异构酶Ⅱ抑制剂，因此受到国内外科学家的格外重视，科学家对其结构进行改造。

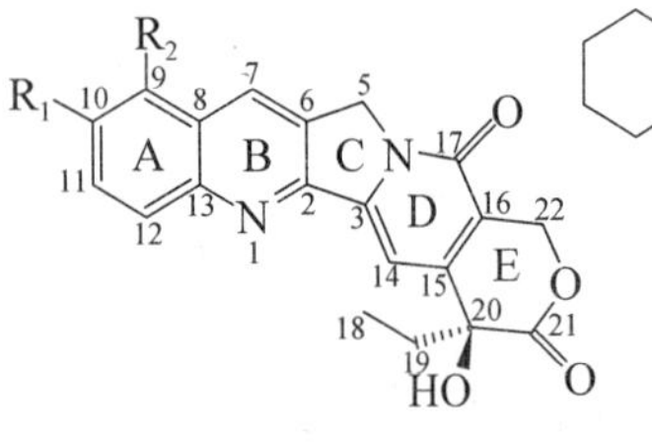

喜树碱　R_1=R_2=H
10-羟基喜树碱　R_1=OH,R_2=H
拓扑替康　R_1=OH,R_2=$CH_2N(CH_3)_2$

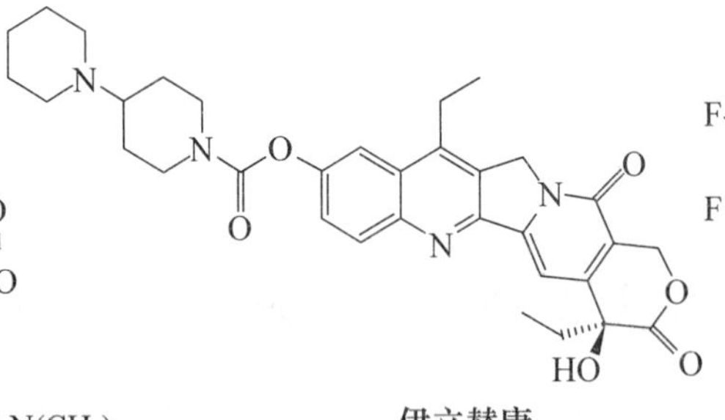

伊立替康

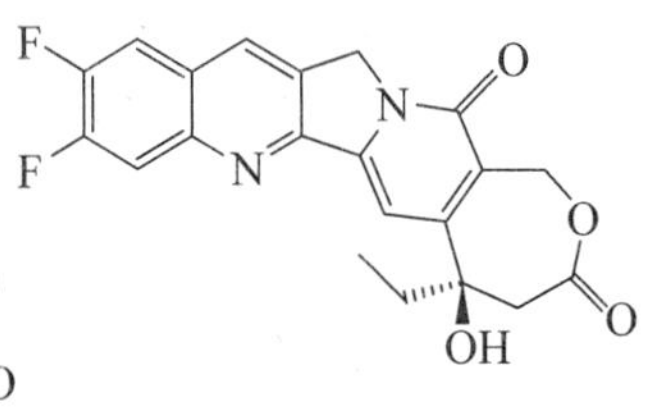

二氟替康

为了改善喜树碱溶解性和E环内酯的稳定性，从而提高抗癌活性并减小副作用，对喜树碱进行的结构修饰和改造主要集中在A、B和E环，其中7，9，10和20位是改造的重点位置。7位引入脂溶性基团，如伊立替康（irinotecan，CPT-11），抗癌活性大幅度提高，E内酯环的稳定性也有很大改善；10位引入羟基，如10-羟基喜树碱有利于E内酯环的稳定性；9位引入胺基形成盐酸盐，如拓扑替康（topotecan），水溶性大大增加，是羟基喜树碱的100倍。

喜树碱的结构改造产物有许多已经上市或处于临床研究阶段，如伊立替康于1994年在美国上市，用于治疗结直肠癌；1996年拓扑替康获准在美国上市，用于治疗卵巢癌，1999年获准治疗小细胞肺癌，并已在英国、德国、法国等数十个国家和地区上市；羟基喜树碱在我国上市，主治肠癌、胃癌、肝癌和胰腺癌等消化系统癌症和头颈部癌症。另外，还有许多衍生物处于临床研究阶段，如9-硝基喜树碱、silatecan、gimatecan、lurtotecan和CKDS-602等。高喜树碱类E环含有七元β-羟基ε-内酯环，如二氟替康（diflomotecan）保留了抗癌活性且E环更稳定，是新一代拓扑异构酶-Ⅰ抑制剂。自1994年伊立替康上市以来，喜树碱类药物由于疗效确切，作用靶点独特，已成为临床上使用最多的五大类抗癌药物之一。

3. 可卡因结构修饰 1884年，可卡因作为局部麻醉药应用于临床，但是它具有成瘾性、组织刺激性和诱发变态反应等毒副作用。可卡因通过与多巴胺转运载体结合抑制多巴胺摄入发挥作用，多巴胺转运载体结合位点由3部分组成：1个亲电或氢键区域与可卡因分子中的胺基结合；1个或2个氢键与可卡因分子中酯基作用；1个亲脂口袋能够容纳可卡因分子中的芳香部分（图9-38）。

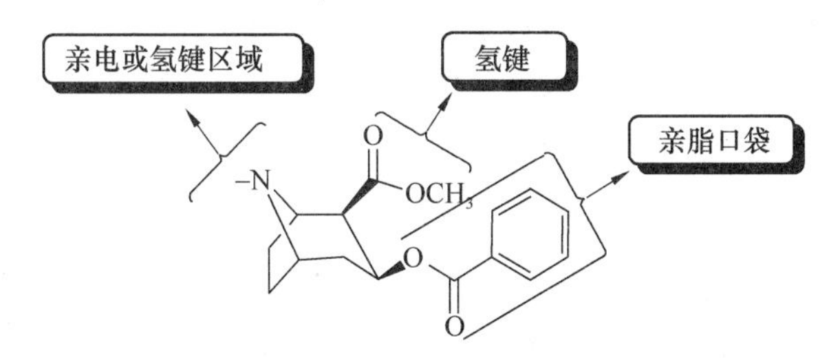

图9-38 可卡因与多巴胺转运载体相互作用示意图

为了降低可卡因的毒副作用及成瘾性，增强其局部麻醉作用及抗抑郁活性，人们进行了大量的结构修饰改造工作，取得了可喜的成绩。以可卡因为先导化合物合成苯甲酸酯类和氨基酰胺类局部麻醉药就是最成功的例子。

将可卡因分子拆分成苯甲酸酯、甲酸酯以及托品烷骨架3部分，只有苯甲酸酯和碱性氨基两部分是活性必需的，托品烷的双环不重要，可以简化，基于此研制了一系列麻醉作用好、无成瘾性、毒副作用小、安全性高的苯甲酸酯类局部麻醉药，普鲁卡因是这类药物中第一个用于临床的药物；丁卡因（tetracaine）、丙美卡因（proxymetacaine）和奥布卡因（oxybuprocaine）是眼科常用局麻药；美普卡因（meprylcaine）和海克卡因（hexylcaine）通过引入甲基增加位阻，减慢酯键水解延长麻醉时间。氨基酰胺类局部麻醉药有利多卡因（lidocaine）和布比卡因（bupivacaine）。

利多卡因除了作为局部麻醉药，因为有显著的抗心律失常作用而用于治疗心肌梗死后的室性心律不齐。起同样作用的还有普鲁卡因胺（procainamide）和氟卡尼（flecainide）。

普鲁卡因 R_1=H, R_2=NH_2
丁卡因 R_1=H, R_2=$NHCH_2CH_2CH_2CH_3$
丙美卡因 R_1=NH_2, R_2=$OCH_2CH_2CH_3$
奥布卡因 R_1=$OCH_2CH_2CH_3$, R_2=NH_2

美普卡因　海克卡因

利多卡因　布比卡因　普鲁卡因胺　氟卡尼

4. β-常山碱结构修饰 常山（*Dichroa febrifuga*）用于治疗疟疾已有两千多年历史，黄常山碱（febrifugine），也称为β-常山碱（β-dichroine），是其抗疟有效成分之一，其抗疟活性是奎宁的100～200倍，但因为它具有强烈的催吐作用而阻碍了其临床应用。β-常山碱抗疟作用机制为分子中的羰基和哌啶环上的羟基容易与疟原虫内微量金属形成螯合物，因而合成了一系列保留其喹唑啉环并具有螯合作用的类似物，其中常咯啉（changrolin）疗效与临床常用的抗疟药物氯喹（chloroquine）相仿，但毒副作用明显低于氯喹，在抗疟临床观察中，发现常咯啉有减少心脏异位节律作用，继续研究确定常咯啉对各种病因引起的室性早搏和阵发性心动过速有良好疗效，对使用过其他抗心律失常药无效的顽固性心律失常患者也有良好的效果，目前已经作为抗心律失常药应用于临床。常咯啉在临床应用中发现有改变皮肤色泽的副作用，继续结构改造得到舒心啶（sulcadine），动物实验证明舒心啶对各种心律失常模型有明显疗效，多项指标优于常咯啉，有开发应用前景。

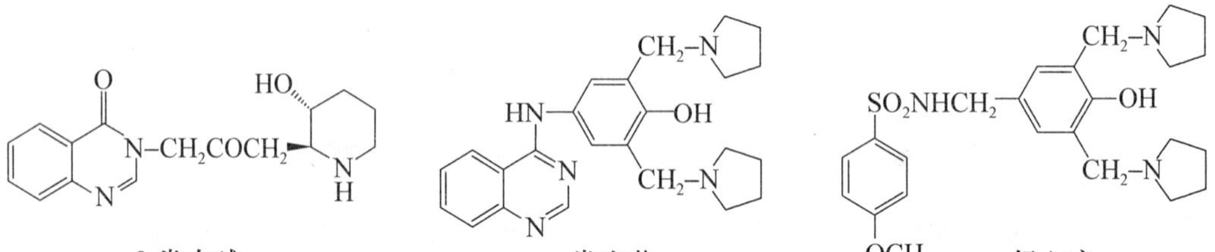

β-常山碱　　常咯啉　　舒心啶

5. 阿托品结构修饰 莨菪碱和阿托品（消旋莨菪碱）临床用作M胆碱受体拮抗剂，但对中枢胆碱受体和外周胆碱受体缺乏选择性，副作用较大。通过*N*-烃基化制成季铵盐，增大分子极性，减低药物通过血脑屏障的浓度，使其主要作用于外周M-胆碱受体。阿托品经过结构修饰的产物很多已经在临床使用，如溴甲阿托品（atropine methobromide）具有解除胃肠痉挛及抑制胃酸分泌的作用，临床用于胃、十二指肠等胃肠道疾病的治疗；异丙托溴铵（ipratropum bromide）松弛支气管平滑肌作用较强，对呼吸道腺体和心血管系统的作用不明显，临床用于防治支气管炎和哮喘。东莨菪碱经过结构修饰的外周抗胆碱药有丁溴东莨菪碱（scopolamine butylbromide），用于治疗胃肠痉挛、蠕动亢进、胆绞痛、肾绞痛等，亦为内窥镜术前用药，也可用于气钡低张造影前和腹部CT前；氧托溴铵（oxitropium bromide）用于支气管哮喘的治疗。

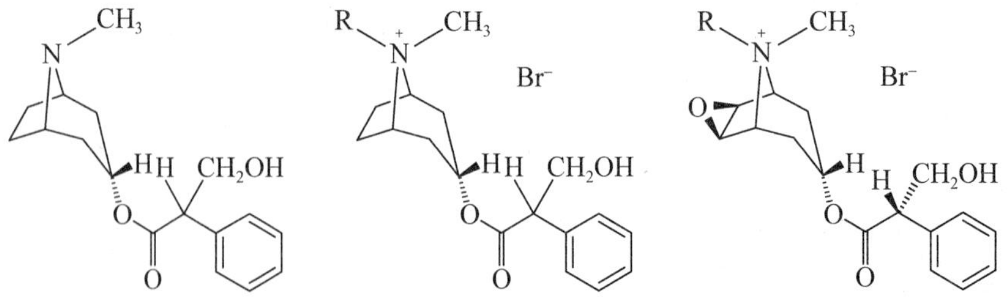

阿托品

溴甲阿托品　R=CH_3
异丙托溴铵　R=$CH(CH_3)_2$

丁溴东莨菪碱　R=$(CH_2)_3CH_3$
氧托溴铵　R=$CH(CH_3)_2$

其他基于托品烷生物碱开发的药物还有：苯扎托品（benzatropine）能抑制多巴胺摄入，用于治疗帕金森病；后马托品（homatropine）、托吡卡胺（tropicamide）和环喷托酯（cyclopentolate）临床用作散瞳药。

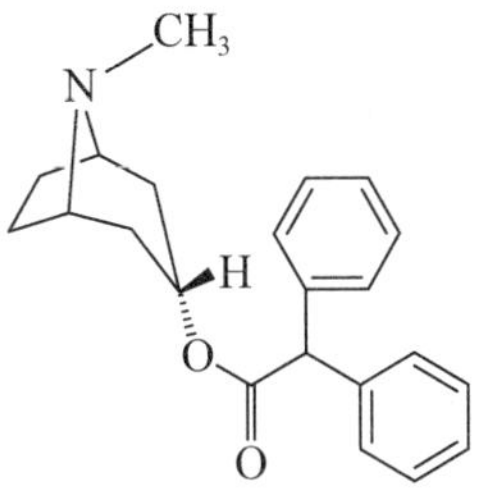

苯扎托品 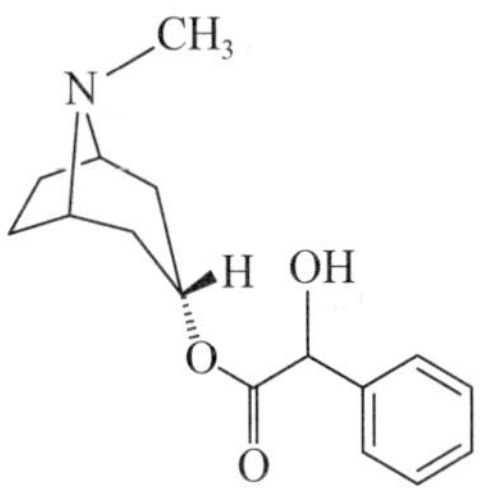　　后马托品 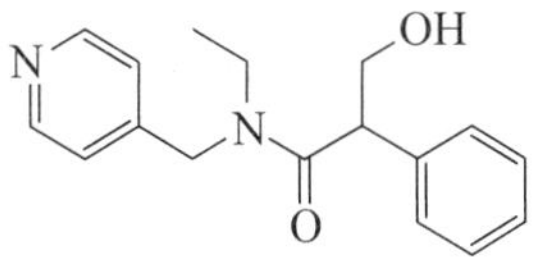　　托吡卡胺 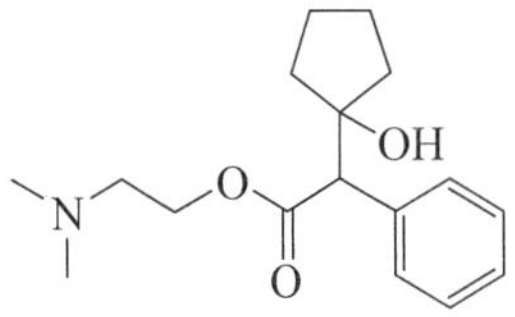　　环喷托酯

6. 吗啡结构修饰　吗啡镇痛效果好，但由于成瘾性限制其应用，早期药厂曾合成二乙酰吗啡即海洛因（heroin），将其用于镇痛、止咳，效果优于吗啡，但不久就因其更强的成瘾性被列入毒品名单。构效关系研究发现吗啡结构中芳环和哌啶环形成的立体结构是中枢镇痛活性必需的，氮和芳环形成的三维结构使得吗啡与大脑中减少疼痛的受体结合。因此，结构改造尽量保留活性部分，去掉氮上甲基后接上各种取代基，或将醇羟基衍生化，醚环断开，甚至只保留部分骨架，合成和半合成的吗啡衍生物数量很多，大部分有吗啡样的麻醉、镇痛等作用，但没有成瘾性；一些有可待因样的镇咳作用，而没有镇痛作用；还有少数有拮抗作用。

去掉吗啡结构中醚桥的右甲吗喃（dextromethorphan）有镇咳作用，但是没有镇痛和成瘾性；去掉醚桥用甲基代替环已烷的镇痛新（pentazocine）既有兴奋作用又有拮抗作用；盐酸哌替啶（即杜冷丁）只保留苯环和哌啶环，是应用最广泛的合成吗啡衍生物，作用比吗啡弱，但是作用迅速、镇痛作用时间短，有成瘾性；芬太尼（fentanyl）、阿芬太尼（alfentanil）和瑞芬太尼（remifentanil）都是用苯胺代替苯，芬太尼由于有高亲脂性，其镇痛活性是吗啡的50～100倍，这3个药作用迅速，均用于手术过程中；美沙酮（methadone）结构中没有哌啶环，只是立体结构类似吗啡，是二战期间德国合成的替代吗啡的麻醉性镇痛药，用于创伤、术后、癌症等引起的重度疼痛治疗以及阿片类依赖者的脱毒治疗和替代维持治疗；吗啉乙基吗啡（pholcodine）只在吗啡酚羟基增加侧链，用于缓解剧烈干咳和中度疼痛。

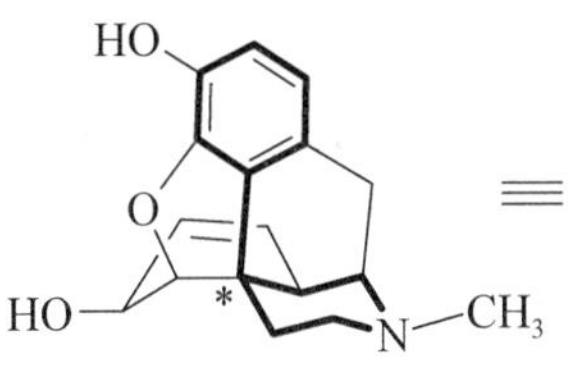

吗啡 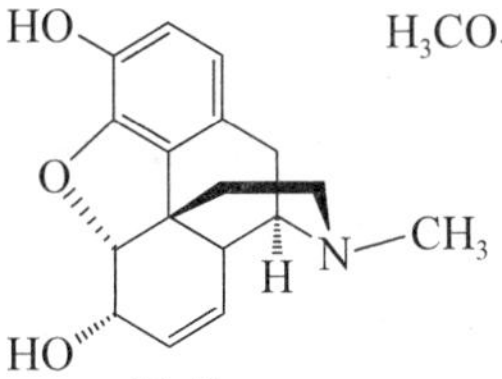　　吗啡 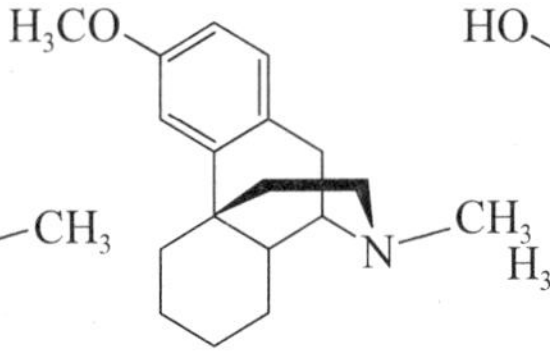　　右甲吗喃 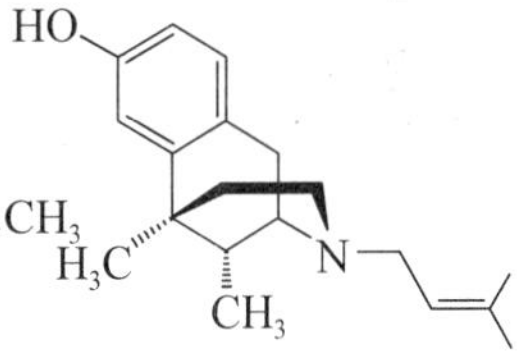　　镇痛新

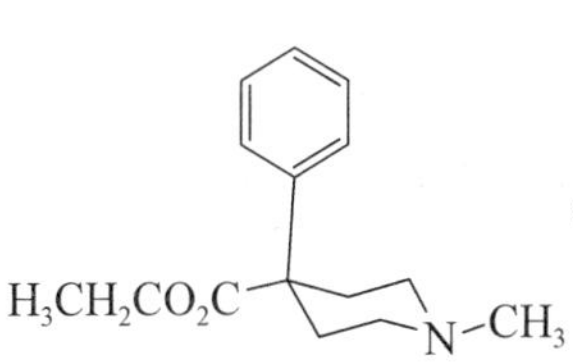

哌替啶 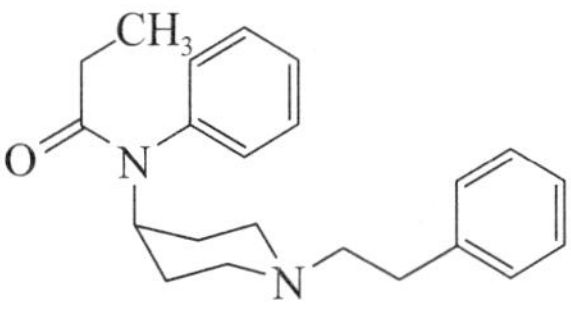　　芬太尼 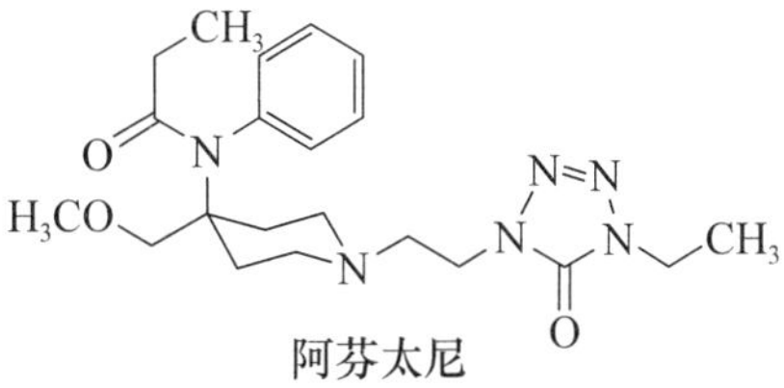　　阿芬太尼

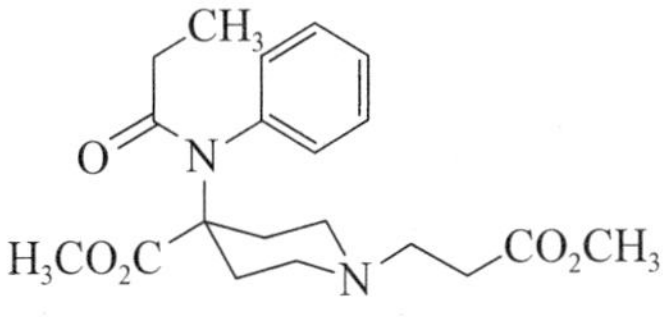

瑞芬太尼 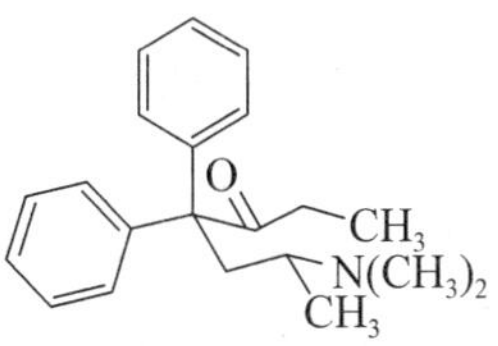　　美沙酮 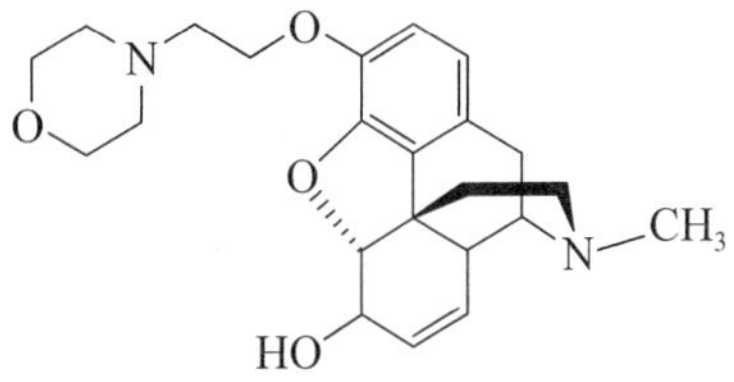　　吗啉乙基吗啡

很多吗啡类药物是通过蒂巴因结构改造得到的，氧可酮（oxycodone）用于中度疼痛的止痛或解痉；二氢埃托啡（dihydroetorphine）是20世纪70年代末合成的强效镇痛药，1991年批准上市，镇痛作用比吗啡强1000倍以上，但依赖性强，目前临床上已基本不使用；丁丙诺啡（buprenorphine）1984年在日本、澳大利亚上市，1991年在我国上市，用于手术后、癌症、烧伤等中重度疼痛治疗以及阿片类依赖的脱毒治疗。

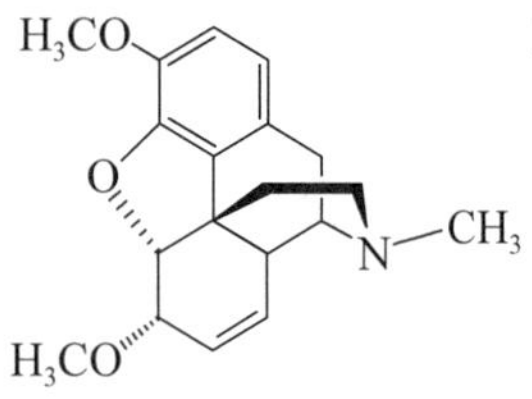

蒂巴因 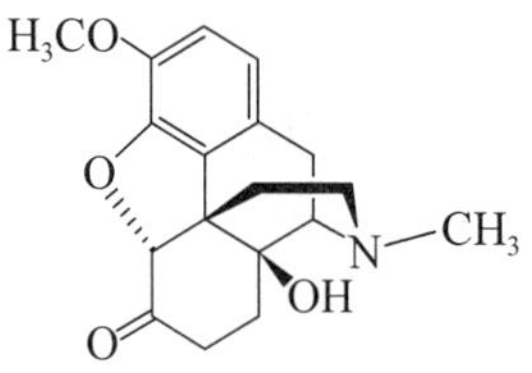　　氧可酮 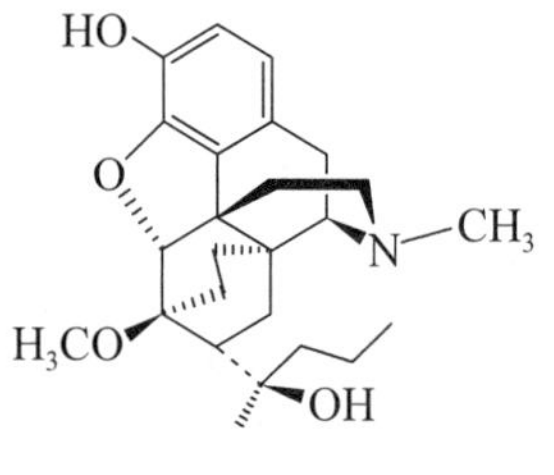　　二氢埃托啡 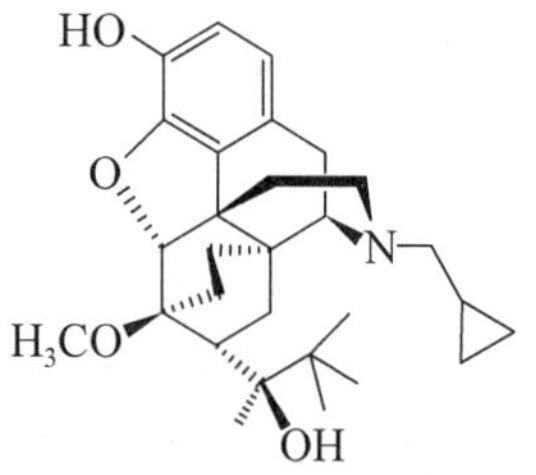　　丁丙诺啡

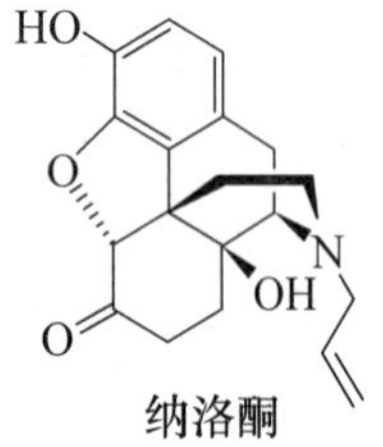

纳洛酮 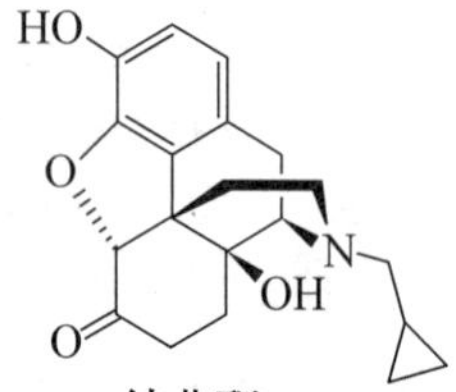　　纳曲酮 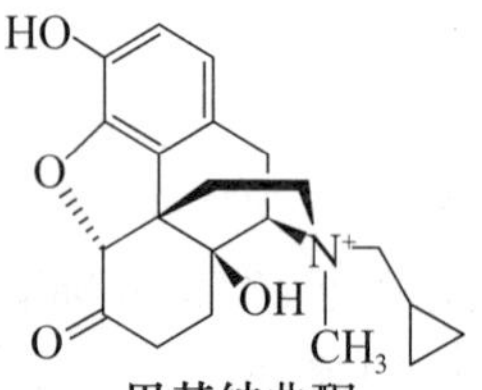　　甲基纳曲酮

纳洛酮（naloxone）1960年合成，1963年开始用于临床，主要用于阿片类药物急性中毒的解救，只能注射给药。纳曲酮（naltrexone）由美国杜邦公司开发，1984年上市，既是外周性又是中枢性阿片受体拮抗剂，纳曲酮临床主要用于阿片类毒品的脱瘾以及防止复吸，可以口服给药。另外，研究表明纳曲酮在防治酒精依赖中作用很好，对某些精神疾病（如儿童孤独症）、自伤行为及贪食行为等有改善作用。甲基纳曲酮（methylnaltrexone）是外周性阿片受体拮抗剂，不跨过血脑屏障，可治疗阿片类镇痛药引起的胃肠功能紊乱。

7. 筒箭毒碱结构修饰　箭毒（curare）是南美印第安人用葛藤属植物 *Chondrodendron tomentosum* 浸出液制造而成，最多可能含有30多种植物浸出物，涂抹在箭头上使用，其中4%～7%是生物碱类成分。防己科箭毒中最重要的成分是双苄基四氢异喹啉类生物碱右旋筒箭毒碱（d-tubocurarine），在神经肌肉节点处与乙酰胆碱竞争N受体从而抑制兴奋传导，使动物横纹肌松弛而不能跑动，动物由于呼吸肌麻痹而中毒死亡，但是由于不抑制呼吸中枢，所以可以通过人工呼吸救治。筒箭毒碱作为肌肉松弛剂用于外科手术，特别是需要放松紧张肌肉的腹部手术、扁桃体切除术等，也用于一些神经系统疾病的治疗，如多发性硬化症、强直收缩和帕金森病等，使僵硬的肌肉暂时松弛，控制抽搐，但是只能缓解症状，不能治愈。

根据筒箭毒碱合成了一系列药物，筒箭毒碱两个氮原子之间有10个原子，在生理pH条件下两个氮原子都带电荷，原子间距离1.4nm，主要由结构和立体化学决定，与两者之间原子数目关系不大。十烃季铵（decamethonium）是第一个合成的箭毒类肌肉松弛剂，已经被淘汰；琥珀酰胆碱（suxamethonium）因为有2个酯键在体内很容易被酯酶水解而作用时间短；阿曲库铵（atracurium）是美国FDA批准使用的非去极化肌松剂，两个季氮原子间有13个原子，通过非酶催化的Hofmann消除反应降解，而不为血浆胆碱酯酶水解，因此，不依赖肝和肾功能，特别适用于那些酶较低或非典型拟胆碱酯酶患者，阿曲库铵有4个手性中心，是10个立体异构体的混合物，其中的一个异构体顺式阿曲库铵（cis-atracurium）肌松作用为阿曲库铵的4倍，作用持续时间相仿，心血管副作用较少；米库氯铵（mivacurium）两个氮原子间有16个原子，是强效肌松剂；潘库溴铵（pancuronium）两个季氮之间是甾体骨架，其作用强度是筒箭毒碱的5倍；维库溴铵（vecuronium）相当于单季铵结构，副作用最小；罗库溴铵（rocuronium）也是甾体骨架，作用迅速，没有心血管副作用。神经肌肉阻断药物按作用时间可分为4类：超短时（8分钟，琥珀酰胆碱）；短时（15～30分钟，米库氯铵）；中时（30～40分钟，阿曲库铵）；长时（60～120分钟，潘库溴铵）。

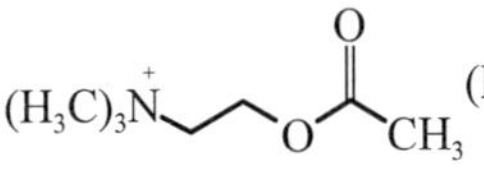

乙酰胆碱 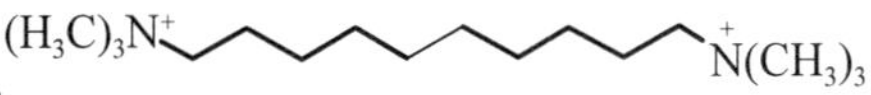　　十烃季铵 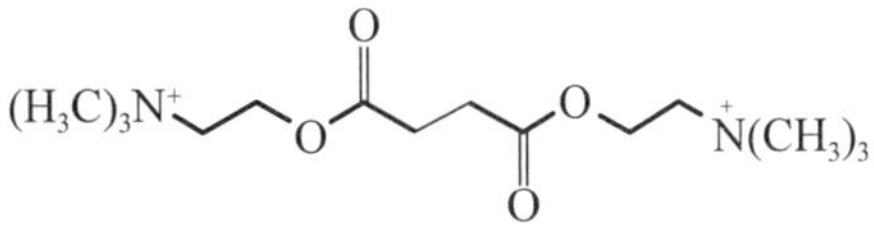　　琥珀酰胆碱

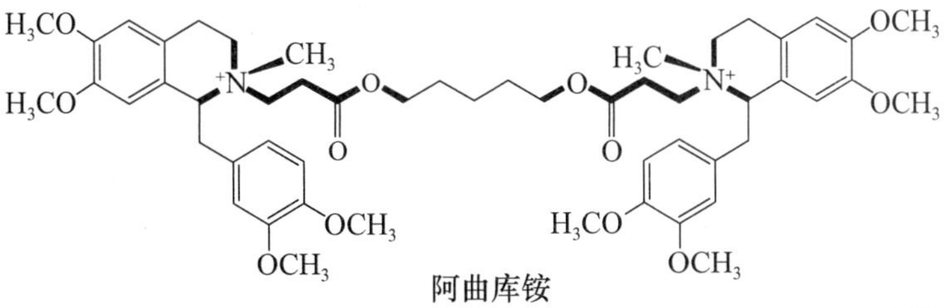

阿曲库铵

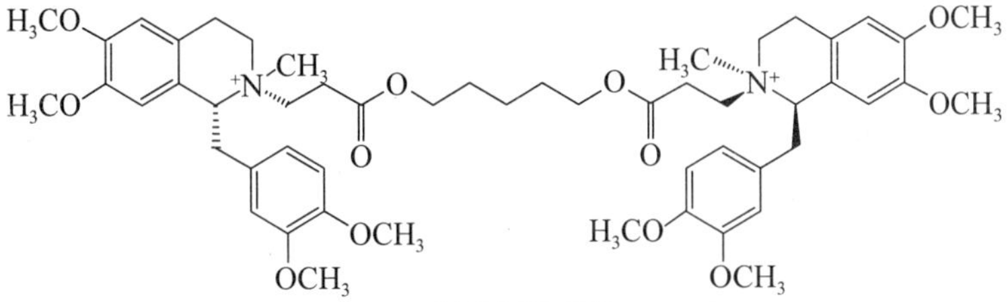

顺式阿曲库铵

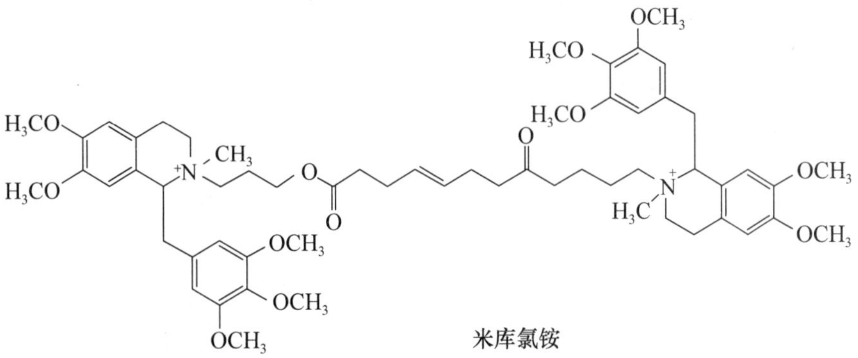

米库氯铵

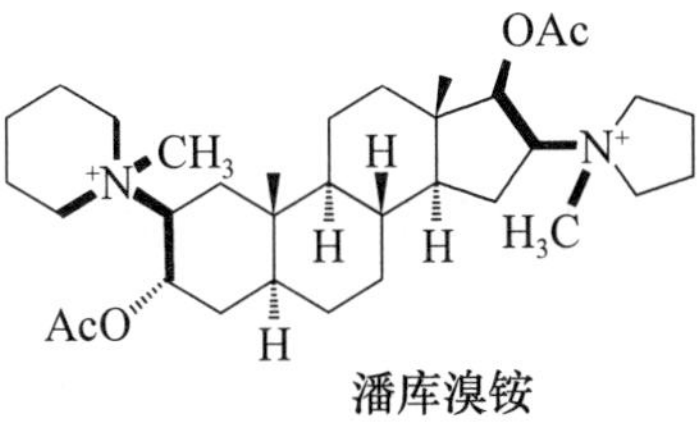

潘库溴铵 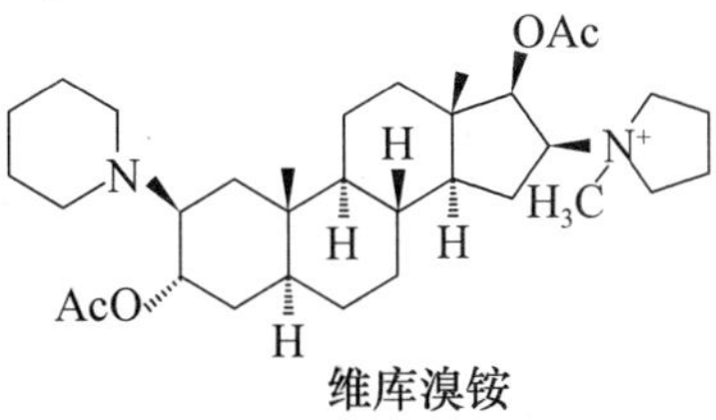　　维库溴铵 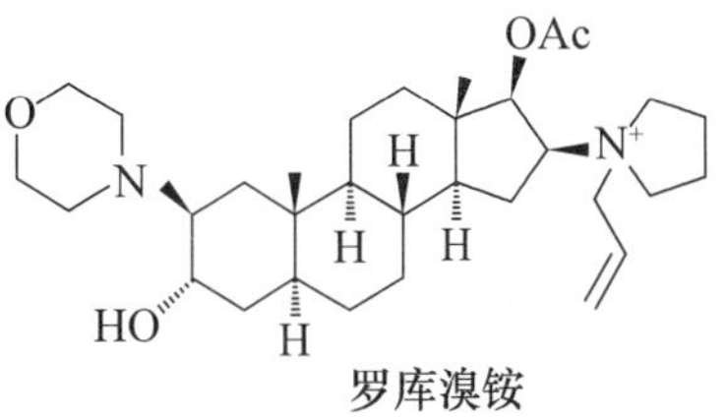　　罗库溴铵

十烃季铵和琥珀酰胆碱这样的直链结构被称为去极化阻断剂，开始模拟乙酰胆碱作用而后持续在受体上引起肌肉长时间麻痹直到该药被代谢，这类成分不能被乙酰胆碱酯酶抑制剂逆转，因此副作用大。筒箭毒碱和杂环系列被称为非极化或竞争性肌肉松弛剂，像筒箭毒碱和潘库溴铵这样的刚性结构分子也可能跨过或者阻塞一些受体位点而不是激活它们而起拮抗作用，其作用可以被乙酰胆碱酯酶抑制剂新斯的明逆转。

第7节 生物碱的生物活性

生物碱类成分生物活性多样，活性较强，成药性很好，目前临床使用的生物碱药品已达百种，下面介绍生物碱类成分的主要生物活性。

1. 镇痛和镇静作用 吗啡有很强的镇痛和麻醉作用，但由于成瘾性现在只在终末疼痛时使用。可待因镇痛作用只有吗啡的十分之一，但几乎没有成瘾性，作为中等强度镇痛药、镇咳药用于临床。诺斯卡品比可待因镇咳效果好，没有镇痛和麻醉作用，但有可能致畸。具有镇痛活性的成分还有防己碱（sinomenine）盐酸盐（治疗风湿痛）、乌头碱、茵芋碱（skimmianine）、东莨菪碱、延胡索乙素（四氢巴马亭，其左旋体为颅痛定）。胡椒碱有明显的抗惊厥和镇静作用。

2. 抗癌活性 具有抗癌活性的生物碱很多，代表性的有喜树碱、羟基喜树碱、长春碱、长春新碱、秋水仙碱、三尖杉酯碱、高三尖杉酯碱、苦参碱、氧化苦参碱、小檗红碱、诺斯卡品、美登素（maytansine）、玫瑰树碱、汉防己甲素、龙葵碱、吴茱萸碱（evodiamine）等，属于不同结构类型的生物碱，抗癌作用机制也不尽相同。另外还有大量生物碱体外实验有细胞毒活性，这里就不一一介绍了。下面主要介绍几种代表性的抗癌作用机制不同的生物碱。

小檗红碱是9-去甲基小檗碱，其酯在体内水解生成内铵盐，该分子存在带正电荷的季铵N又有带负电荷的酚离子，形成内铵盐，有人提出内铵盐是该药抗肿瘤活性的特征之一，季铵正离子集中在显负电性的肿瘤细胞表面，酚羟基负离子易于进入显正电性的肿瘤细胞内部，发挥抗肿瘤作用。

秋水仙碱、长春碱、大环内酯类美登素及诺斯卡品等药物的抗癌机制是抑制微管蛋白活性。这些药物通过与微管蛋白特定位点结合导致微管蛋白二聚体结构变形，从而阻止微管蛋白组装成微管，并引起原有微管解聚，不能形成纺锤丝，使细胞有丝分裂停止在中期。秋水仙碱的A环与β微管蛋白354半胱氨酸结合，C环定位于239半胱氨酸和N末端之间。长春碱则与位于微管正端的异二聚体表面的β微管蛋白175～213氨基酸残基结合，由于长春碱占位不仅影响新的异二聚体加入，而且新加入的异二聚体会使二聚体界面产生弯曲，继而导致直的原纤丝弯曲，影响原纤丝间的作用，使微管难以延长。

喜树碱及其衍生物抗癌机制是特异性抑制拓扑异构酶Ⅰ（ToPo Ⅰ）的活性。喜树碱通过与ToPo Ⅰ-DNA可裂解复合物可逆结合，形成CPT-ToPo Ⅰ-DNA三元稳定复合物，抑制DNA解螺旋，诱导DNA不可逆性断裂，导致癌细胞死亡。通过对喜树碱及其衍生物构效关系研究发现：20*S*-喜树碱抗癌活性较高；E环断裂后抗癌活性几乎丧失，E环扩环成七元环并保持β-羟基-ε内酯结构活性保留，并且E环更稳定；7位引入脂溶性基团（如乙基等）抗癌活性大幅度提高，E内酯环的稳定性也有很大改善；9位和10位引入的大部分基团都对活性有利，10位引入羟基有利于E内酯环的稳定性，引入胺基可形成盐酸盐而增大水溶性，减小副作用。玫瑰树碱有抑制拓扑异构酶Ⅱ活性的作用，直接作用于拓扑异构酶Ⅱ，在无DNA的情况下能形成稳定的复合物，促进拓扑异构酶Ⅱ介导的DNA断裂，但几乎不抑制拓扑异构酶Ⅱ重新连接断裂DNA。

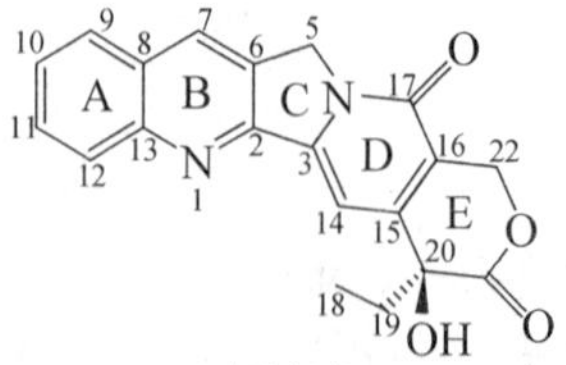

喜树碱

苦参碱、氧化苦参碱、槐果碱（sophocarpine）、槐定碱（sophodine）都有较好的抗癌活性。苦参碱抗癌机制：对肿瘤细胞有直接杀伤作用；通过抑制肿瘤细胞DNA的合成、抑制相关酶的活性、影响肿瘤细胞的正常周期，从而抑制肿瘤细胞增殖；通过控制相关因子的表达抑制肿瘤转移；通过影响与肿瘤相关基因的表达及影响端粒酶的活性来诱发细胞发生凋亡；诱导某些肿瘤细胞（如K562白血病细胞）向正常细胞（如红细胞系、巨核细胞系和单核细胞系）分化；对正常细胞不产生破坏作用，甚至能升高白细胞数，提高机体免疫功能。

三尖杉酯碱、高三尖杉酯碱和罂粟碱的抗癌机制是诱导肿瘤细胞分化。通过抑制细胞 Na^+/K^+-ATP酶活性，抑制肿瘤细胞膜上胸腺嘧啶核苷载体和蛋白激酶的活性，诱导白血病细胞进入正常分化，主要用于治疗白血病。罂粟碱能与前列腺素 E_2 协同作用，诱导类神经细胞分化，降低人前列腺癌细胞的恶变。

汉防己甲素、防己诺林碱、小檗胺（berbamine）、头花千金藤碱（cepharanthine）、蝙蝠葛碱（dauricine）以及从古柯属植物中分离得到的pervilleine B和pervilleine C等抗癌机制是抗肿瘤多药耐药。肿瘤多药耐药是指肿瘤细胞上过度表达的跨膜P-糖蛋白能将多种抗癌药物排出肿瘤细胞外，使肿瘤细胞内药物积累减少，导致产生多药耐药的现象。汉防己甲素等双苄基四氢异喹啉类生物碱的结构与P-糖蛋白结构类似，通过阻断P-糖蛋白药物外排或显著逆转凋亡抗性而逆转多药耐药。双苄基四氢异喹啉上的酚羟基使活性降低，其他取代基则使活性增强，双醚键型（汉防己甲素）或三醚键型活性比单醚键型（蝙蝠葛碱）活性强，头-尾相连的形式使分子扭曲度提高，有利于与P-糖蛋白结合而提高活性。pervilleine B联合用药能逆转长春碱对口腔表皮癌细胞KB-V1耐药菌株的活性，单独使用无活性。

3. 神经系统作用

1）作用于胆碱能受体

胆碱能受体（acetylcholine receptor）分为两类，即毒蕈碱型受体（muscarinic receptor，M受体）和烟碱型受体（nicotinic receptor，N受体）。M受体广泛存在于副交感神经节后纤维支配的效应器细胞上，当乙酰胆碱与这类受体结合后，可产生一系列副交感神经末梢兴奋效应，包括心脏活动抑制，支气管平滑肌、胃肠道平滑肌和瞳孔括约肌等收缩，以及消化腺分泌增加等。这类受体能与毒蕈碱结合产生类似的效应（毒蕈碱和乙酰胆碱空间结构相似），因而命名为毒蕈碱受体。作用于M受体的药物有M受体激动剂和M受体拮抗剂。N受体存在于交感和副交感神经节神经元的突触后膜和神经肌肉接头处的终板膜上，当乙酰胆碱与N受体结合后，导致神经节后神经元和骨骼肌的兴奋。这类受体能与烟碱结合产生类似效应，因而命名为烟碱受体。

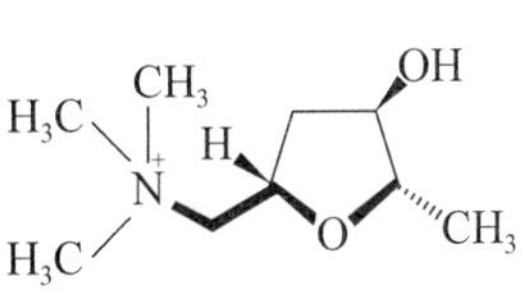

毒蕈碱 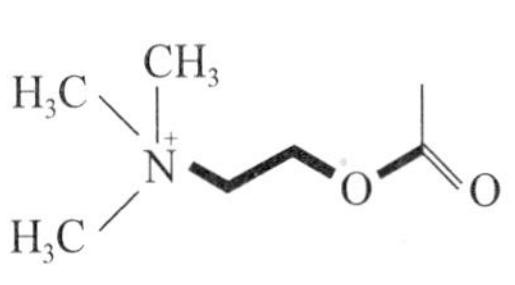　乙酰胆碱 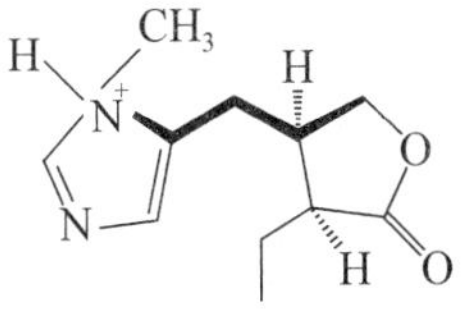　毛果芸香碱 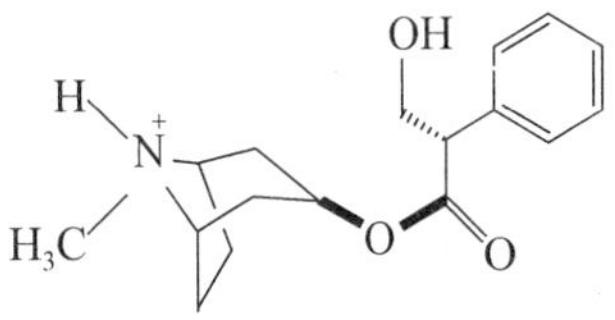　莨菪碱

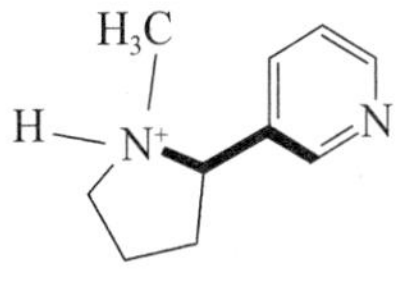

烟碱 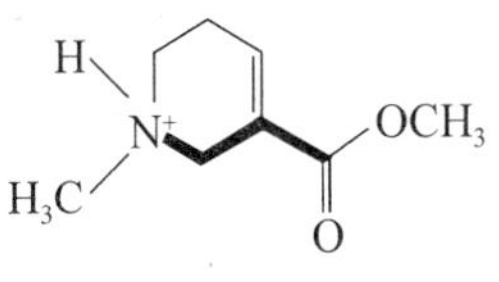　槟榔碱 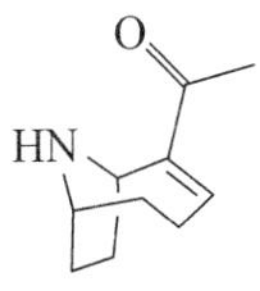　类毒素-a

（1）M受体激动剂：毛果芸香碱和槟榔碱滴眼液治疗青光眼，机制是药物与眼中的M受体结合引起瞳孔缩小并促进液体外流降低眼压。此外，槟榔碱在一定剂量下能刺激M受体以补偿乙酰胆碱的不足，促进机体兴奋，提高学习和记忆能力。毛果芸香碱可用于缓解口腔癌和喉癌放疗患者口干症状。

（2）M受体拮抗剂：莨菪碱的氮和酯链构成的空间结构与乙酰胆碱空间结构相似，因此可以与M受体结合，侧链在与受体结合时也起作用，这可以解释对映体活性差别很大。莨菪碱和东莨菪碱用于胃肠道解痉、外科手术中抑制唾液分泌、散瞳等。东莨菪碱有中枢神经镇静作用，用作晕动症的镇静剂。阿托品也可以作为乙酰胆碱酯酶抑制剂毒扁豆碱（眼科缩瞳药）、新斯的明（neostigmine，治疗青光眼）、有机磷酸酯类杀虫剂的解毒剂。樟柳碱对中枢作用强，临床用于解有机磷中毒，还可以治疗视网膜血管痉挛、脑血管闭塞性疾患以及血管神经性偏头痛等。山莨菪碱具有扩张微小动脉、改善微循环的作用，治疗急性微循环障碍性疾病、急性阑尾炎、中毒性休克、急性肾炎合并心力衰竭、高血压脑病及肺部改变、美尼尔氏综合征、胰腺炎等。一叶萩碱可以兴奋脊髓，临床治疗急性脊髓灰白质炎及某些植物神经系统紊乱所引起的头晕等。罂粟碱、蝙蝠葛中得到的蝙蝠葛苏林碱和八角枫中得到的八角枫碱都具有松弛平滑肌作用，罂粟碱主要用于缓解伴有动脉痉挛的大脑及外周血管疾病。

（3）N受体激动剂：从水华鱼腥藻（*Anabaena flos-aquae*）和水华束丝藻（*Aphanizomenon flos-aquae*）中分离得到的托品烷类生物碱类毒素-a（anatoxin-a）是强效N受体激动剂，高神经毒性，动物饮用含有蓝藻的水会迅速死亡，被称为“速死因子”，可作为有效的药理学探针。

（4）N受体拮抗剂：烟碱毒性很大，无药用价值；槟榔碱主要用于驱绦虫；石杉碱甲、加兰他敏、毒扁豆碱类的卡巴拉汀（rivastigmine）等与中枢神经系统N受体竞争性结合，是选择性的抑制剂，可显著改善轻、中度阿尔兹海默患者（Alzheimer's disease）的认知功能，延缓脑细胞功能减退的进程。石杉碱甲的活性最强，除了治疗阿尔兹海默病外，还能改善青少年的学习记忆障碍，预防神经毒气的损害和谷氨酸引起的神经中毒，能明显保护因缺血、缺氧引起的神经细胞凋亡，说明可能对血管性痴呆有治疗作用。加兰他敏、二氢加兰他敏可用于治疗小儿麻痹后遗症、重症肌无力和外伤性截瘫等，毒性较小。一叶秋碱可治疗小儿麻痹后遗症、面部神经麻痹。士的宁可导致中枢神经兴奋、抽搐，毒性非常大，常用作杀虫剂，特别是毒杀鼹鼠。防已科箭毒中主要成分筒箭毒碱和马钱科箭毒中主要成分毒马钱碱都竞争性作用于神经肌肉节点处的N受体，从而抑制兴奋传导，使动物横纹肌松弛而不能跑动，动物由于呼吸肌麻痹而中毒死亡，其作用与分子中两个季铵氮原子之间合适的距离有关。

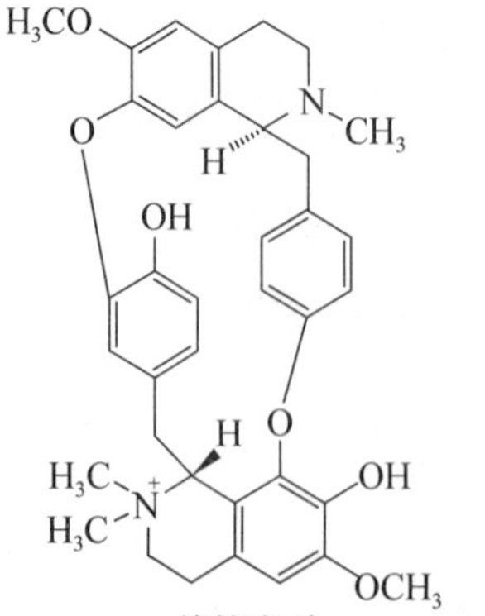

筒箭毒碱 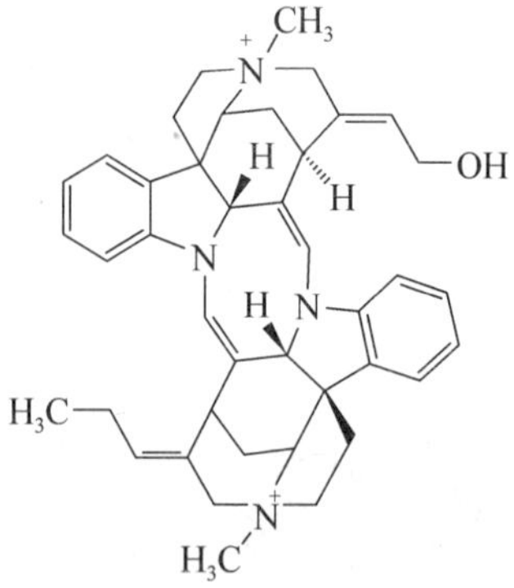　　毒马钱碱

2）作用于5-羟色胺受体

麦角新碱作用于肾上腺素受体和5-羟色胺受体，引起子宫收缩用于催产，同时可止血；麦角胺是肾上腺素受体和5-羟色胺受体的部分抑制剂，由于其有明显的外周血管收缩作用，不适用于催产，但可用于偏头痛急性发作的治疗。

3）作用于多巴胺受体

人大脑多巴胺能系统失调与许多神经行为紊乱疾病密切相关，如多动症等运动障碍疾病、精神分裂症、躁狂症、抑郁症和药物滥用等。帕金森病（Parkinson's disease）由于神经退化使得多巴胺分泌不足而影响了兴奋和抑制递质的平衡。用左旋多巴（*L*-dopa）治疗能增加大脑中多巴胺水平，缓解帕金森病的症状。

麻黄碱间接作用于多巴胺受体，产生去甲肾上腺素样作用，可以扩张支气管缓解哮喘症状，使黏膜血管收缩缓解鼻充血症状。伪麻黄碱也作为解充血剂广泛用于感冒、咳嗽处方药中。

4. 心脑血管疾病相关的活性 苦参碱、去甲乌药碱、小檗碱、氧化苦参碱等有正性肌力作用，直接增强心肌收缩力，改善左心室功能。

苦参碱、甲基莲心碱、小檗碱及奎尼丁等有抗心律失常作用。苦参碱能对抗多种实验性心律失常，对乌头碱所致心律失常效果尤佳，产生非特异性“奎尼丁样”作用。

苦参碱能扩张冠状动脉、增加冠脉血流量，降低血清甘油三酯，降低血液黏度。

汉防己甲素有明显的降压、抗心绞痛作用，能显著降低心肌耗氧量，缩小心肌梗死范围，是治疗心绞痛、预防心肌梗死的有效药物。

麻黄碱使心肌收缩力增强，心输出量增加，而心率变化不大，麻黄碱具有升压作用，左旋麻黄碱作用最强，右旋麻黄碱约为左旋麻黄碱的一半。利血平、汉防己甲素、防己诺林碱、小檗胺、头花千金藤碱、蝙蝠葛碱、钩藤碱、异钩藤碱、鼠尾草碱以及麻黄地下部分含有的大环酰胺类生物碱有降血压作用。

二氢石蒜碱有抗脑缺血活性；吴茱萸果实中得到的吲哚喹唑啉类生物碱吴茱萸次碱和川芎中的川芎嗪等有抗心肌缺血活性；藜芦属植物中得到的甾体生物碱乌苏瑞宁（verussurinine）有抗血栓活性。

5. 抗糖尿病活性 桑树中得到的1-脱氧野尻霉素（1-deoxynojirimycin，DNJ）是一种不能在人体代谢的氮杂糖，由于与葡萄糖结构相似，显示很强的葡萄糖苷酶抑制活性，对DNJ进行结构修饰，主要是引入疏水基团增加其亲脂性，如*N*-羟乙基-1-脱氧野尻霉素（商品名米格列醇，miglitol）能抑制蔗糖酶、麦芽糖酶、乳糖酶等多种酶，但不抑制α-淀粉酶，不会造成糖吸收障碍，因而高效低毒，是治疗糖尿病的重大突破。

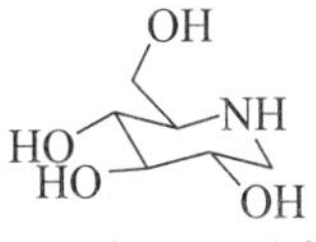

1-脱氧野尻霉素 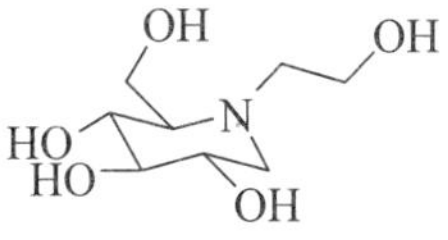　　米格列醇 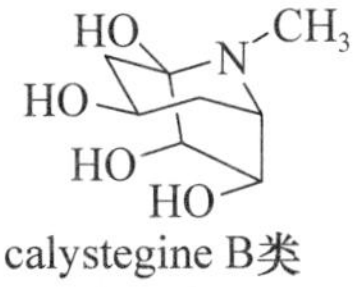　　calystegine B类 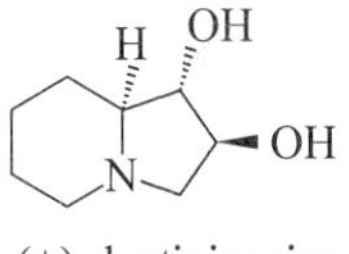　　(+) -lentiginosine 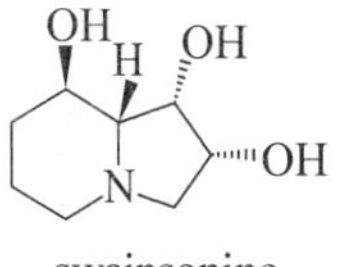　　swainsonine

Calystegine类多羟基水溶性托品烷生物碱结构与糖类似，是多种糖苷酶抑制剂，如calystegine B_1、B_2和C_1是β-葡萄糖苷酶抑制剂；calystegine B_2和C_2是α-牛乳糖苷酶和α-甘露糖苷酶抑制剂等。羟基吲哚里西啶类生物碱结构与糖类似，绝大多数有糖苷酶抑制活性，如(+)-lentiginosine、swainsonine等。

动物实验和临床研究证明，小檗碱对于改善糖尿病及其并发症的各种症状有明显效果。作用机制：降低正常小鼠、四氧嘧啶或自发形成的糖尿病小鼠的血糖并改变糖耐量；显著增强大鼠胰岛素敏感性，强度与二甲双胍相似；还能提高大鼠肝糖原含量，对 2 型糖尿病有较好的疗效；与二甲双胍类似，增加肝细胞的葡萄糖消耗量是不依赖于胰岛素的独立作用；有助于改善糖尿病大鼠模型或患者的脂质代谢紊乱，降低血清胆固醇、甘油三酯的含量，抑制二磷酸腺苷诱导的家兔血小板聚集，这预示着它可能在防止心血管并发症方面有应用前景。

6. 止咳平喘作用 麻黄碱、伪麻黄碱、甲基麻黄碱、茶碱等均能引起支气管扩张，也能舒张支气管平滑肌，用于治疗支气管哮喘。可待因和那可丁用于止咳。

7. 保肝作用 苦参碱可从多环节、多途径发挥抗肝损伤作用，能有效保护肝细胞，尤其是保护膜性结构效果明显，临床上已用于治疗肝炎和肝纤维化，上市药品有苦参碱注射液、氧化苦参碱注射液等。

8. 抗菌、抗病毒、杀虫活性 很多异喹啉类生物碱、吲哚类生物碱、喹啉类生物碱、哌啶类生物碱、肽类生物碱等具有抗菌活性。小檗碱、药根碱、黄连碱、巴马亭具有广谱抗菌活性，特别对金黄色葡萄球菌和耐药金黄色葡萄球菌有较好的抑制作用，盐酸小檗碱可治疗细菌性痢疾和一般性炎症。苦参碱和红豆杉碱均有治疗细菌性痢疾的作用。

奎宁用于治疗疟疾，特别是多药耐药的恶性疟疾，其作用机制是与疟原虫结合形成复合物抑制 DNA 的复制和 RNA 的转录，从而抑制原虫的蛋白质合成。常山碱抗疟活性是奎宁 100 倍以上，异常山碱抗疟活性与奎宁相当，但这两种生物碱有呕吐等毒性反应。

苦参碱有抗科萨奇病毒活性，用于病毒性心肌炎的治疗。吖啶酮生物碱对单纯疱疹病毒、人巨细胞病毒、EB 病毒、HIV 病毒和腺病毒等显示显著的抑制作用。

中草药用于防治害虫历史悠久，《本草纲目》记载的 1892 种药物中用于防治害虫的百部、藜芦、苦参等都含有生物碱成分，目前报道有杀虫活性的生物碱有烟碱、喜树碱、百部碱、苦参碱、乌头碱、雷公藤碱、藜芦碱、苦豆子碱、毒扁豆碱、黄连碱、小檗碱、三尖杉碱、莨菪碱、毒蕈碱、胡椒碱、辣椒碱、马钱子碱、普罗托品等。对昆虫的影响主要有几个方面：影响昆虫神经系统如乙酰胆碱酯酶抑制；刺激或抑制昆虫取食；影响昆虫的成活及发育；影响昆虫产卵等。

第 8 节 生物碱研究实例

天然药物研究涉及的内容非常多，包括研究对象的选择、生物活性的筛选、活性成分的提取分离及结构鉴定、活性成分的结构修饰及构效关系研究，找到前体药物，进一步开发成药物。一旦成药，还要考虑原料资源问题，一般通过合成或半合成等方法降低药物成本等。下面以石杉碱甲为例介绍从分离天然药物活性成分到药物开发的过程。

一、石杉碱甲的发现

蛇足石杉（*Huperzia serrata*）又名千层塔、蛇足草、蛇足石松等，为石杉科石杉属蕨类植物。全草入药，有清热解毒、生肌止血、散瘀消肿的功效，治疗跌打损伤、瘀血肿痛、内伤出血，外用治痈疔肿毒、毒蛇咬伤、烧烫伤等。该药有毒，中毒时可出现头昏、恶心、呕吐等症状。在民间和临床应用时，医生们观察到患者伴随着胆碱能副作用，如腹痛、肌肉抽搐等，预示该草药有能与胆碱酯酶作用的化学成分。1972 年浙江省医科院的研究人员首次报道蛇足草中的非酚性强碱性生物碱有松弛横纹肌作用，建议用于重症肌无力的治疗。后与中国科学院上海药物研究所合作研究活性部位的生物碱成分，中国科学院上海药物研究所刘嘉森等人于1986年分离得到同时对重症肌无力和阿尔茨海默病模型有活性的石杉碱甲（huperzine A），在1986年的"Can J Chem"上详细介绍了石杉碱甲的提取分离方法、完全的结构鉴定以及强效的乙酰胆碱酯酶抑制活性；1985年中国军事医学科学院徐择邻等从华南马尾杉（*Phlegmariurus fordii*（*Baker*）Ching）中分离得到福定碱（fordine），发表在《解放军医学杂志》上。后来研究发现石杉碱甲、福定碱以及1960年Valenta Z等分离的selagine（发表在Tetrahedron Letters，1960，10∶26-33）和1984年台湾的陈春雄从石松科石松属植物*Lycopodium serratum* var. *longipetiolatum*中得到的isoselagine（发表在《台湾药学杂志》，1984，1∶1-7）结构相同，其实都是石杉碱甲，化学名为（5R,9R,11E)-5-氨基-11-亚乙基-5,6,9,10-四氢-7-甲基-5，9-亚甲环芳辛并-2(1)-吡啶酮［(5R,9R,11E)-5-amino-11-ethylidene-5,6,9,10-tetrahydro-7-methyl-5,9-methanocycloocta［b］pyridin-2(1H)-one］，分子式$C_{15}H_{18}N_2O$，相对分子质量242，熔点228～230℃。

二、石杉碱甲的生物活性

石杉碱甲是迄今为止天然产物中发现的最强效乙酰胆碱酯酶抑制剂，动物实验及临床实验都证明石杉碱甲具有促智及明显改善多种实验性记忆障碍的作用。体外酶活性抑制实验表明，石杉碱甲比国际市场上治疗阿尔茨海默病的两种药他克林（tacrine）和多奈哌齐（donepezil）的乙酰胆碱酯酶抑制活性和丁酰胆碱酯酶抑制活性（产生外周神经系统毒副作用）具有更高的选择性。药理实验证实其还具有保护神经细胞对抗β-淀粉样蛋白产生的毒性及其诱导的细胞凋亡作用，对于促智、改善记忆和老年人行为能力均有疗效。1994年该药物上市，主要治疗良性记忆障碍、改善痴呆患者和脑器质性病变引起的记忆障碍等疾病，还能改善青少年学习记忆障碍，预防神经毒气损害和谷氨酸引起的神经中毒，能明显保护因缺血、缺氧引起的神经细胞凋亡，说明可能对血管性痴呆也有治疗作用。

三、石杉碱甲资源

随着社会老龄人口的增加，阿尔茨海默病患者日益增多，目前石杉碱甲主要来源于少数石杉科植物，远不能满足临床用药需求，迫切需要找到新的石杉碱甲资源或提高植物中提取效率以及合成石杉碱甲等方法以解决目前石杉科植物中含量低、用药需求受到限制的难题。为此，国内外学者在石杉碱甲的植物资源分布、结构修饰与构效关系以及全合成等方面做了大量工作，力求找到活性更好、成本更低的药物。

（一）植物资源

中国石松目分为两科，即石杉科（Huperziaceae）和石松科（Lycopodiaceae）（狭义）。石杉科植物有5个属26个种，中国有13种植物资源。国内很多学者测定国内不同产地采集的石杉科、马尾杉科和石松科的67个种（species）、11个变种（varieties）和2个变形（forma）植物，以及21个不同产地的蛇足石杉，以及同一产地不同采收季节、植物不同部位的蛇足石杉样品中的石杉碱甲含量，结果表明，马尾杉科植物石杉碱甲含量普遍高于石杉科植物，石松科植物含量普遍偏低或未检出，含量最高的是龙骨马尾杉（*Phlegmariurus carinatus*），其含量是蛇足石杉的近4倍。不同产地、不同采收季节以及植物不同部位的蛇足石杉中石杉碱甲含量也不同，生长于潮湿森林环境的植物含量相对较高，从初春到中秋，石杉碱甲含量呈上升趋势，9月以后有所下降，所以，最好的采收季节是中秋，叶片中含量高于茎中含量，提示石杉碱甲可能在叶中合成而后通过茎向地下部位运输。

（二）组织培养和微生物来源

通过试管等体外组织培养粗糙马尾杉发现，其中所含石杉碱甲的量远远高于自然状态下生长的植株，未来有可能成为石杉碱甲的新来源。

石杉科植物植株矮小，生长缓慢，繁殖困难。蛇足石杉生长周期长，难以进行组织培养，蛇足石杉愈伤组织生长同样非常缓慢。在对蛇足石杉、观赏植物马尾杉等植物内生真菌发酵培养研究中，发现一些菌株含有石杉碱甲，说明通过石杉科植物的内生真菌发酵获取石杉碱甲有可能是另一个来源，这既可以保护有限的植物资源，又可以拓宽药源，但是到工业生产还有很长的距离。

（三）提取分离工艺

1. 提取 石杉碱甲提取法包括酸水提取法和有机溶剂提取法。常用的方法有1%酒石酸溶液浸泡、盐酸溶液渗滤、乙醇回流提取以及连续回流提取等，其中以1%酒石酸溶液浸泡提取为最常用的方法。

2. 纯化

（1）酸碱处理：石杉碱甲结构中含有吡啶酮内酰胺和氨基，两者对pH值敏感，在稀氨水（pH～9）条件下以游离态存在，易溶于非极性三氯甲烷，在稀盐酸（pH<3）条件下以盐的形式存在，易溶于水。因此，酸水提取液先用稀氨水调pH 9，再用三氯甲烷萃取除去亲水性杂质，三氯甲烷萃取液用稀氢氧化钠溶液反复洗涤除去强碱性杂质，三氯甲烷萃取液用0.2%～0.5%盐酸萃取，酸水萃取液再用稀氨水调pH至8～9并以三氯甲烷萃取，这样反复操作即可得到石杉碱甲含量较高的总生物碱。在酸碱处理时，要特别注意pH值，因为酸性太强，分子可能异构化；酸性太弱，石杉碱甲不能完全离子化影响水溶性；碱化时碱性太强，强碱性成分不能除去；碱性太弱，石杉碱甲不能完全游离也会影响其脂溶性。

（2）活性炭脱色：总生物碱经阳离子交换树脂、大孔吸附树脂、Sephadex LH-20柱色谱等方法虽然可以去除一部分杂质，但效果不明显，且费时、得率低，采用活性炭脱色效果好，条件为：酸水萃取液稀释15倍，调pH 1～2，活性炭用量为稀释前体积的15%，脱色时间5～10分钟。

（3）重结晶：将活性炭脱色得到的产品调pH>9，用三氯甲烷萃取，萃取液浓缩至干，丙酮回流溶解并放置析晶，重结晶3次后纯度能达到97%。

（四）结构修饰和改造

石杉碱甲是一种具有刚性三环骨架的分子，石杉碱甲分子的各个基团（吡啶酮环、脂桥环、环外双键和桥头氨基）必须同时准确地与AChE上的关键氨基酸残基相结合，才能抑制AChE的活性。通过模拟鼠脑中AChE和石杉碱甲结合配位实验，发现石杉碱甲吡啶酮环上的两个杂原子与AChE活性位点上的两个氨基酸残基Tyr337和Phe338结合，产生定位作用使石杉碱甲准确进入酶活性部位，同时分子上的其他基团也与酶活性位点上其他氨基酸残基之间形成氢键，导致酶的结构发生变化，开口合拢，不再允许其他分子进入，甚至水分子也不能进入。这样，酶不能与乙酰胆碱结合，酶的活性被抑制。因此，从结构简化、C_{10}位取代、吡啶酮环、脂环桥、环外双键、桥头氨基等几个方面对石杉碱甲进行结构修饰改造，在数量众多的合成石杉碱甲类似物和衍生物中，只有保留了石杉碱甲基本结构的希夫碱化合物才能保留活性；C_{10}位引入直立键甲基取代的化合物活性是石杉碱甲的8倍，引入平伏键甲基或任何大于甲基的取代基的化合物活性基本丧失。朱大元设计了能使希夫碱结构稳定的化合物希普林（ZT-1），其体外AChE抑制活性与石杉碱甲相仿，但是选择性是石杉碱甲的两倍，药代动力学实验和临床实验证明ZT-1是石杉碱甲的前药，它在体内缓慢释放石杉碱甲，使石杉碱甲在体内的血药浓度保持相当稳定，增加了药物的作用时间，降低了毒性和副作用，提高了生物利用度。ZT-1 目前完成了在欧洲的Ⅱ期临床实验，有望成为第一个中国人独立研发、具有自主知识产权、进入欧美主流医药市场的创新药物。

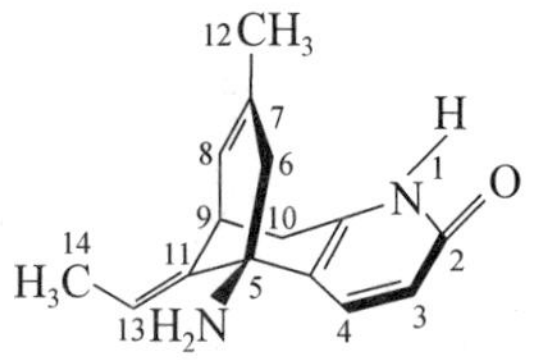

石杉碱甲 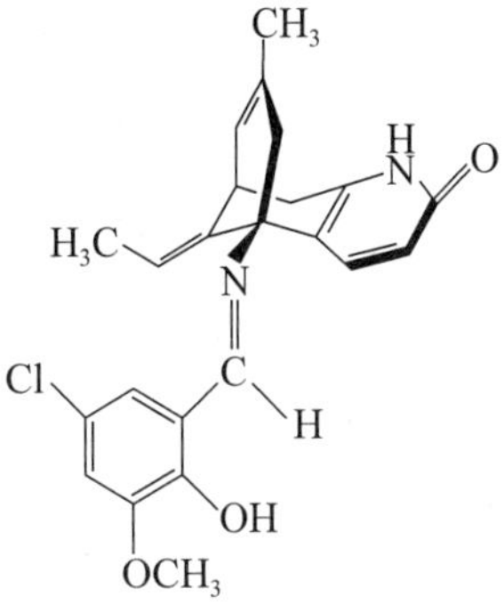　　ZT-1

西班牙巴塞罗那大学的 Camps 等将石杉碱甲的结构片段与现有结构最简单的 AChE 抑制剂他克林结合，合成 19 个类似物（见系列 1），显示出比石杉碱甲和他克林更好的 AChE 抑制活性。香港科技大学的 Carlier 等合成一系列他克林和石杉碱甲片段（保留 A 环+B 环+氨基）用烷链连接的化合物（见系列 2），其中当 n=10 时其 AChE 抑制活性是石杉碱甲的 13 倍，是他克林的 25 倍，不过选择性低于石杉碱甲。系列 3 是将两个石杉碱甲片段（保留 A 环+B 环+氨基）用烷链连接起来，当 n=12 时，其 AChE 抑制活性是石杉碱甲的 2 倍。

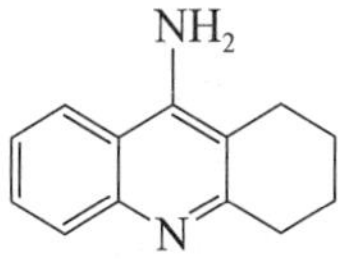

R_1为CH_3或CH_2CH_3
R_2为H, F, Cl或CH_3
R_3为H, F, Cl或CH_3

他克林 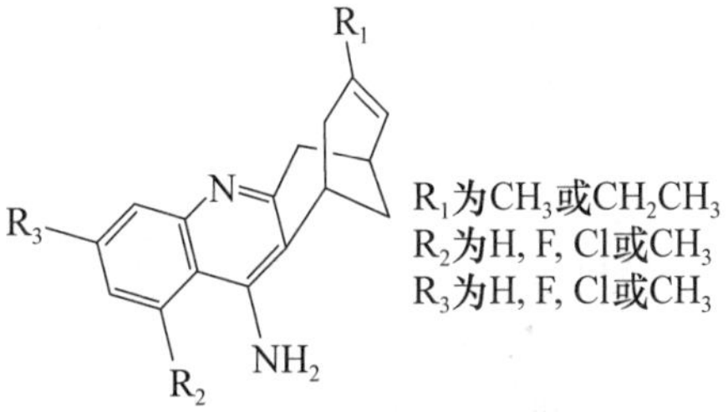　　系列1

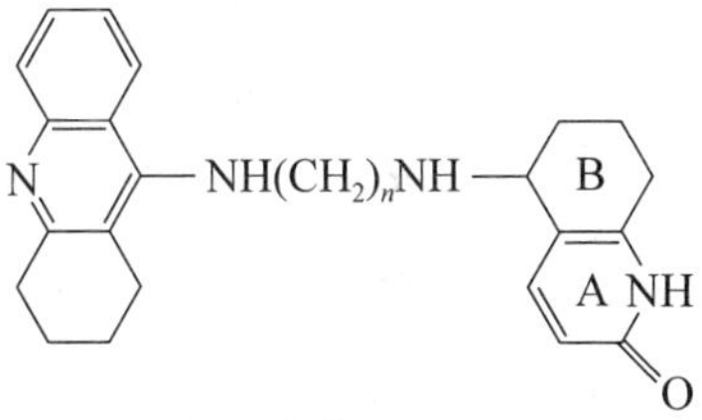

系列2 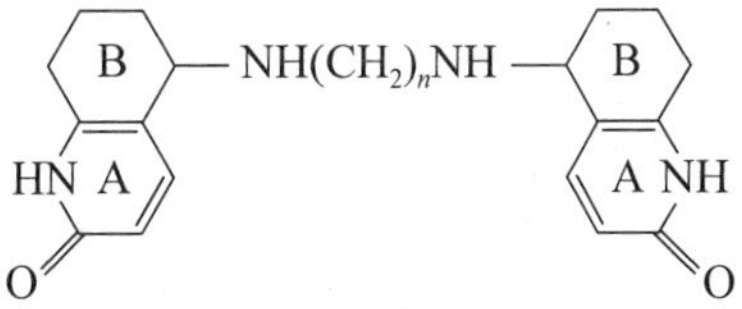　　系列3

（五）全合成

中国科学院上海药物研究所的嵇汝运及美国匹兹堡大学的 Kozikowski 在 1989 年分别报道了外消旋石杉碱甲的全合成研究成果（图 9-39、图 9-40）。两个课题组采用不同的原料通过不同的方法都合成了关键中间体 β-酮酯（**1**），然后按照同样的策略经 Michael-aldol 反应构建石杉碱甲的三碳桥环，再经 Wittig 反应形成环外的亚甲基，最后利用 Curtius 重排反应合成氨基。两个课题组采用的反应条件不同，导致产率不同，E-产物含量也不同。

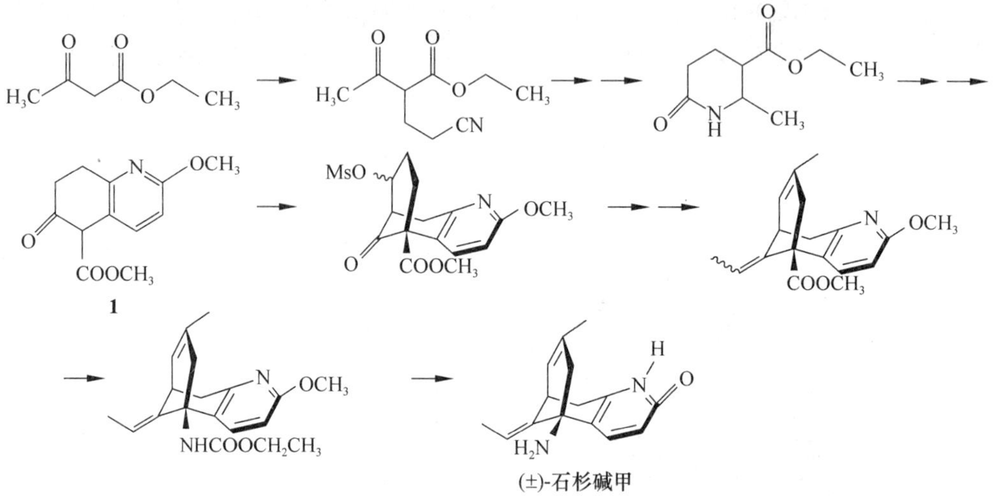

(±)-石杉碱甲

图 9-39　嵇汝运石杉碱甲部分合成路线（总共 15 步反应）

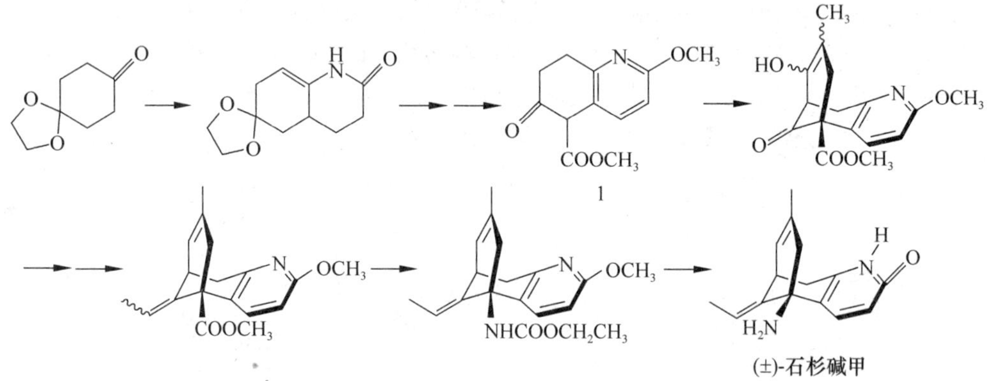

(±)-石杉碱甲

图 9-40　Kozikowski 石杉碱甲部分合成路线（总共 12 步反应）

1993 年，Kozikowski 改进了部分合成路线（三碳桥环形成反应），收率明显提高（图 9-41）。

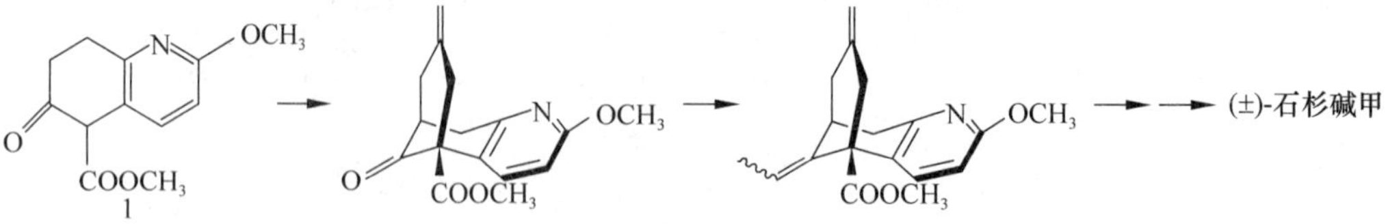

(±)-石杉碱甲

图 9-41　Kozikowski 改进的石杉碱甲部分合成路线

药理研究表明合成的石杉碱甲消旋体对 AChE 的抑制活性只有天然(－)-石杉碱甲的 1/38，说明(＋)石杉碱甲几乎没有活性。1991 年 Kozikowski 首次报道了天然(－)-石杉碱甲的全合成路线（图 9-42）。这个合成路线将中间体 1 与(－)-8-苯基薄荷醇进行酯交换反应，得到手性酯，然后再进行一系列反应得到(－)-石杉碱甲。

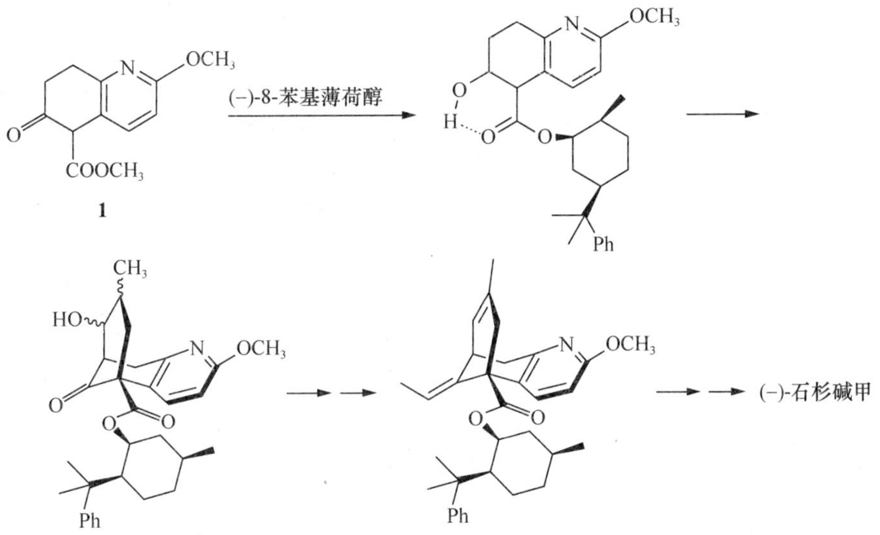

图 9-42 Kozikowski 合成(－)-石杉碱甲的部分路线

国内外很多课题组还在不断优化和改进(－)-石杉碱甲的合成方法，但是，目前的合成方法经济成本远比植物提取的方法高，还不能满足药用需求。

参 考 文 献

北京医学院，北京中医学院，1980. 中草药成分化学 [M]. 北京：人民卫生出版社.

丛浦珠，2000. 质谱学在天然有机化学中的应用 [M]. 北京：科学出版社.

方起程，2006. 天然药物化学研究 [M]. 北京：中国协和医科大学出版社.

黄量，于德泉，1988. 紫外光谱在有机化学中的应用 [M]. 北京：科学出版社.

李克雄，徐鹏，徐为公，2010. 苦参碱生物碱抗癌作用研究进展 [J]. 中国新药杂志，19 (21)：1948-1963.

李杨，左国营，2010. 生物碱类化合物抗菌活性研究进展 [J]. 中草药，41 (6)：1006-1014.

林启寿，1977. 中草药成分化学 [M]. 北京：科学出版社.

刘雪婷，张琼，梁敬钰，2004. 假鹰爪枝中新的氧化阿朴菲生物碱 [J]. 中国天然药物，2 (4)：205－207.

王锋鹏，2008. 生物碱化学 [M]. 北京：化学工业出版社.

裴月湖，娄红祥，2016. 天然药物化学 [M]. 7 版. 北京：人民卫生出版社.

肖崇厚，1999. 中药化学 [M]. 上海：上海科学技术出版社.

徐任生，叶阳，赵维民，2004. 天然产物化学 [M]. 2 版. 北京：科学出版社.

徐勇华，饶琼，王沫，2007. 杀虫生物碱研究概述 [J]. 农药研究与应用，11 (5)：12-16.

易家宝，颜杰，李旭明，2009. 石杉碱甲结构改造的研究进展 [J]. 天然产物研究与开发，21：1080-1083.

于德全，杨峻山，1999. 分析化学手册第七分册：核磁共振波谱分析 [M]. 2 版. 北京：化学工业出版社.

赵玉英，2012. 天然药物化学 [M]. 北京：北京大学医学出版社.

邹晨辉，申竹芳，2004. 黄连生物碱抗糖尿病机制的研究进展 [J]. 中草药，35 (11)：附 2-附 5.

CORDELL G A，QUINN-BEATTIE M L，FARNSWORTH N R，2001. The potential of alkaloids in drug discovery [J]. Phytotherapy Research，15 (3)：183-205.

DEWICK P M，2009. Medicinal natural products：a biosynthetic approach [M]. 3rd ed. New York：John Wiley and Sons.

KOZIKOWSKI A P，CAMPIANI G，AAGAARD P，et al，1993. An improved synthetic route to huperzine a new analogs and their inhibition of acetylcholinesterase [J]. Journal of the Chemical Society，Chemical Communications，10：860-862.

MANN J，DAVIDSON R S，HOBBS J B，et al，1999. Natural products：their chemistry and biological significance [M]. 北京：世界图书出版公司.

PELLETIER S W，1983. Alkaloids：chemical and biological perspectives：vol 1 [M]. New York：John Wiley and Sons.

QIAN L G，JI R Y，1989，A total synthesis of（±）-huperzine A [J]. Tetrahedron Letters，30（16）：2089-2090.

XIA Y，KOZIKOWSKI A P，1989. A practical synthesis of the Chinese "nootropic" agent huperzine A：a possible lead in the treatment of Alzheimer's disease [J]. Journal of the American Chemical Society，111（11）：4116-4117.

YAMADA F，KOZIKOWSKI A P，REDDY E R，et al，1991. A route to optically pure（－）-huperzine a molecular modeling and in vitro pharmacology [J]. Journal of the American Chemical Society，113（12）：4695-4696.

学习重点

生物碱是含有负氧化态氮原子的存在于生物有机体内的属于真正的次生代谢产物的环状化合物。大部分生物碱由氨基酸途径生物合成得到，主要结构类型有托品烷类、喹喏里西啶类、吲哚里西啶类、四氢异喹啉类、苄基四氢异喹啉类、吲哚类、喹啉类、苯丙胺类、萜类、甾体及嘌呤类等。游离生物碱大部分溶于三氯甲烷，生物碱盐溶于水。生物碱的碱性强弱与氮原子杂化方式、氮原子所处的化学环境（包括诱导效应、静电效应、立体效应及分子内氢键）有关，一般来说，季铵碱的碱性最强，酰胺碱的碱性最弱。生物碱有碱性，可以用酸水溶液提取，游离生物碱可以用乙醇或三氯甲烷提取；可以利用游离生物碱或生物碱盐溶解度差异、生物碱碱性差异进行分离，也可以利用色谱法分离生物碱，最常使用的有氧化铝色谱、硅胶色谱、葡聚糖凝胶色谱、反相硅胶色谱以及制备 HPLC 等。可以利用紫外光谱特征鉴别阿朴菲类生物碱的取代基位置；红外光谱对一些生物碱骨架的立体构型、某些功能基的位置及构型的确定有一定帮助；生物碱常采用 EI-MS 测定质谱，除了给出相对分子质量信息外，根据生物碱特征的氮原子 β 键裂解以及环己烷 RDA 裂解产生的碎片离子确定生物碱结构片段；异喹啉类生物碱（特别是阿朴菲生物碱）的核磁共振氢谱和碳谱特征对结构鉴定非常有用。很多生物碱具有非常强的生物活性，临床使用历史悠久。

思 考 题

1. 简述影响生物碱碱性的因素及其影响。
2. 简述具有抗癌活性生物碱的名称及其所属的结构类型。
3. 简述阿朴菲生物碱核磁共振氢谱和碳谱主要特征。
4. 简述生物碱的提取方法及其原理。
5. 简述生物碱的主要分离方法及其影响因素。
6. 举例说明生物碱在天然产物研究中的重要性。

（梁　鸿）

第10章 芪类化合物

学习要求

1. 掌握芪类化合物的概念、结构特征及主要结构类型；掌握芪类化合物的理化性质及提取分离方法。

2. 熟悉芪类化合物的光谱特征及其在结构鉴定中的应用。

3. 了解芪类化合物的生物活性。

法国悖论（French paradox）是20世纪80年代法国流行病学家Serge Renaud首次阐述的一个论点，法国人平时饮食中摄取大量的高含量胆固醇和饱和脂肪酸食物，但患心血管疾病的概率却比其他国家同样饮食的人要低得多。美国农业部2002年统计：法国人每天比美国人多吃32g脂肪、4倍的黄油、60%奶酪和3倍猪肉，但因冠心病导致的死亡率，法国仅有十万分之八十三，而美国则高达十万分之二百三十。研究结果表明，法国人日常饮食的红酒中某些成分起到了保护心脏的作用，这一消息使得美国红酒销售量当年增加了44%。Andrei等利用超高效液相色谱-三重四极杆质谱分析法，确定了红葡萄酒提取物中含有白藜芦醇（resveratrol）、白皮杉醇（piceatannol）、葡萄素（ε-viniferin）、紫檀芪（pterostilben）等芪类化合物，它们具有抑制动脉粥样硬化和血栓形成、抗炎、抗氧化、舒张血管等作用，是葡萄酒中一类重要的活性成分。

白藜芦醇（resveratrol）属于芪类化合物，最早由Takaoka M. 于1940年从毛叶藜芦（*Veratrum grandiflorum*）根中分离得到。Coggon P. 等于1965年从香坡垒（*Hopea odorata*）和赫氏棒果香（*Balanocarpus heimii*）中首次分离得到了白藜芦醇的聚合体hopeaphenol，并于1966年确定了其结构为白藜芦醇的四聚体。在随后的20余年中，人们陆续从植物中发现了20多种白藜芦醇聚合物。1993年，Sotheeswanran等首次将这些化合物作为一类化合物进行了报道，提出了芪类化合物（stilbenoids）的概念。

芪类化合物是具有1,2-二苯乙烯骨架的单体及其聚合物的总称。随着分离技术及波谱技术的发展，越来越多的芪类化合物被发现，仅1995年至2008年，人们就从33个科的植物中分离和鉴定了约400个新的芪类化合物。目前，作为独特的一类化合物，芪类化合物已经形成了一个新的研究领域，国内学者对这一类化合物的结构、分类、分布、光谱特征及生物活性等进行了总结，完善了结构分类法。除了从植物中获得外，人们利用化学方法或酶催化仿生合成法等合成了一些芪类化合物，探讨了某些芪类化合物的生源合成途径，为深入研究及开发利用芪类化合物奠定了基础。

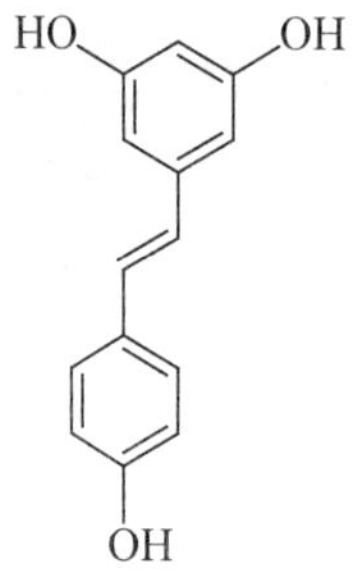

反式白藜芦醇 (*trans*-resveratrol) 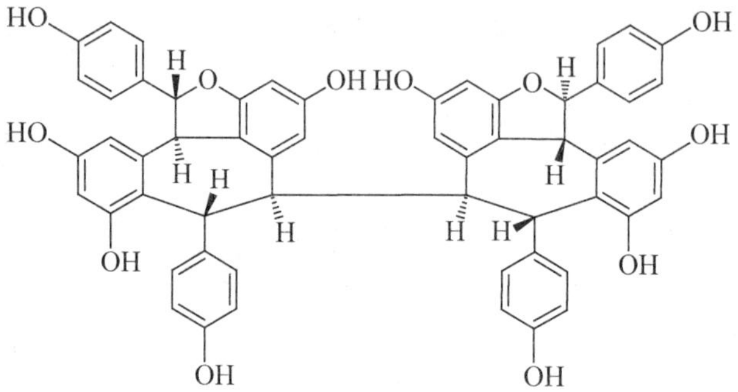　　　　hopeaphenol

从化学结构来看，有些芪类化合物仅含有一个1,2-二苯乙烯骨架的结构单元，而有些芪类化合物含有2个或2个以上的1,2-二苯乙烯骨架的结构单元，因此，芪类化合物可以分为单芪类化合物（monomeric stilbenes）和低聚芪类化合物（或芪类低聚体）（oligomeric stilbenes或oligostilbenes）两种。将含有1个1,2-二苯乙烯骨架结构单元的芪类化合物称为单芪类化合物，将含有2～9个1,2-二苯乙烯骨架结构单元的芪类化合物称为低聚芪类化合物或芪类低聚体。

由于单芪类化合物的种类不同、相互间连接方式和连接位置的不同，也就形成了低聚芪类化合物结构的多样性，同时也使芪类化合物具有多种生物活性，如具有抗菌、抗炎、抗病毒、抗癌、保肝等药理作用。

芪类化合物在自然界中的分布是比较广泛的，且单芪类化合物和低聚芪类化合物在植物中的分布也有一定的规律性。如在1995年至2008年之间发现的400个新的芪类化合物分布在33个科的植物中，其中15个科的植物中仅发现单芪类化合物，如槭树科（Aceraceae）、使君子科（Combretaceae）等；10个科的植物中仅发现低聚芪类化合物，如龙舌兰科（Agavaceae）、血皮草科（Haemodoraceae）；而莎草科（Cyperaceae）、龙脑香科（Dipterocarpaceae）、买麻藤科（Gnetaceae）、鸢尾科（Iridaceae）、豆科（Leguminosae）、桑科（Moraceae）、兰科（Orchidaceae）和蓼科（Polygonaceae）8个科的植物中既有单芪类化合物，又有低聚芪类化合物。

第1节　芪类化合物的主要结构类型

一、单芪类化合物

单芪类化合物是指仅含有一个1,2-二苯乙烯骨架（即C_6-C_2-C_6）结构的一类化合物。在两个苯环及中间二碳骨架的碳上均可以有取代基取代，常见的取代基有苯基、苄基、异丁酰基、异戊烯基、苯丙素类取代基、单萜类取代基（如牻牛耳基、薄荷烷取代基等）、糖基等，因此，可按照有无取代基以及取代基种类的不同将单芪类化合物分为以下几类。

1. 二苯乙烯单体类　常见的二苯乙烯单体有：白藜芦醇（resveratrol）、白皮杉醇（piceatannol）、丹叶大黄素（rhapontigenin）、异丹叶大黄素（isorhapontigenin）、氧化白藜芦醇（oxyresveratrol）、买麻藤醇（gnetol）类，它们都含有一个3，5-二羟基取代的苯环（B环），其差别主要是A环上取代基种类或位置不同，A环上常见的取代基有羟基、甲氧基。

头环 B 尾环 A

	R_1	R_2	R_3	R_4
白藜芦醇（resveratrol）	H	H	OH	H
白皮杉醇（piceatanol）	H	OH	OH	H
丹叶大黄素（rhapontigenin）	H	OH	OCH_3	H
异丹叶大黄素（isorhapontigenin）	H	OCH_3	OH	H
氧化白藜芦醇（oxyresveratrol）	OH	H	OH	H
买麻藤醇（gnetol）	OH	H	H	OH

其中，白藜芦醇是最具代表性的二苯乙烯单体类单芪化合物。人们认识芪类化合物首先是从白藜芦醇开始的，1940 年首次从毛叶藜芦根中分离得到白藜芦醇，1963 年 Nonomura 等发现该物质是治疗炎症、脂类代谢和心脏病的有效成分，1992 年在葡萄酒中首次发现了白藜芦醇，并确认葡萄酒中普遍存在丰富的白藜芦醇，1997 年 Jang 等在《科学》（*Science*）上报道了白藜芦醇具有防治癌症的作用，迄今为止，仍然有很多学者在对白藜芦醇进行研究。

1982 年，Pettit 等首次从南非使君子科（Combretaceae）风车藤属植物 *Combretum caffrum* 的树皮中分离得到 combretastatin，随后从该植物中得到了 combretastatin A-1～A-6 系列化合物，其中 combretastatin A-2～A-5 通过抑制微管聚合而具有抗有丝分裂作用，而 combretastatin A-4 的活性最强，其磷酸盐 combretastatin A-4 phosphate（CA-4-P）已经进入第Ⅲ期临床，有希望成为治疗甲状腺癌的新药。

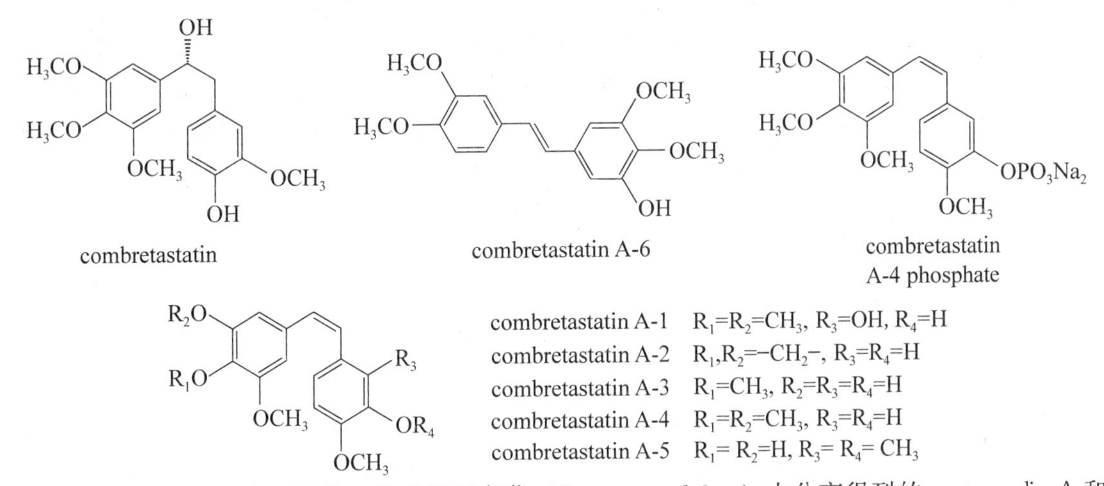

combretastatin　combretastatin A-6　combretastatin A-4 phosphate

2. 苯基或苄基二苯乙烯类 从垂子买麻藤（*Gnetum pendulum*）中分离得到的 gnetupendin A 和 gnetupendin B 是带有苄基取代的异丹叶大黄素衍生物，其中 gnetupendins A 对环氧化酶-Ⅱ有抑制作用。从闭苞买麻藤 *Gnetum cleistostachyum* 中分得的 gnetucleistol A 为白皮杉醇与苯基相连的衍生物，从龙脑香科植物 *Shorea hemsleyana* 中分得的 hemsleyanol E 为白藜芦醇与苯甲酰基相连的衍生物。

gnetupendins A R=H
gnetupendins B R=OH

gnetucleistol A

hemsleyanol E

3. 苯丙素取代二苯乙烯类 从买麻藤科大子买麻藤（*Gnetum montanu* f. *megalocarpum* Markgr）中分离得到的 gnetumontanin C 和 gnetumontanin D 均属于苯丙素取代二苯乙烯类单芪化合物，是由异丹叶大黄素与阿魏酸聚合而成的。从金山葵（*Syagrus romanzoffiana*）的种子中分离到的 13-hydroxykompasinol A 具有抑制 α-葡萄糖苷酶的作用。

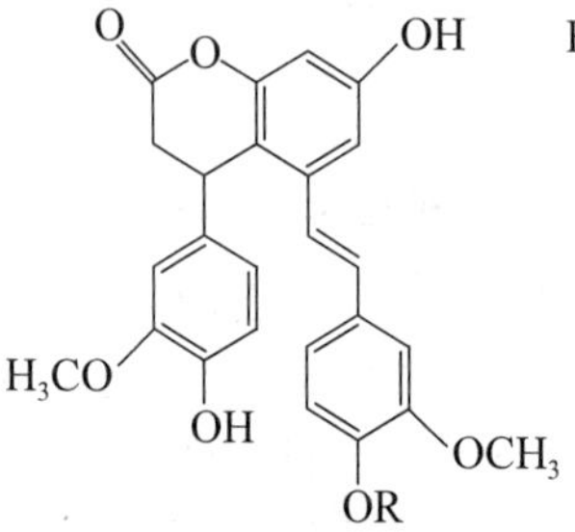

gnetumontanin C R=H
gnetumontanin D R=Glc

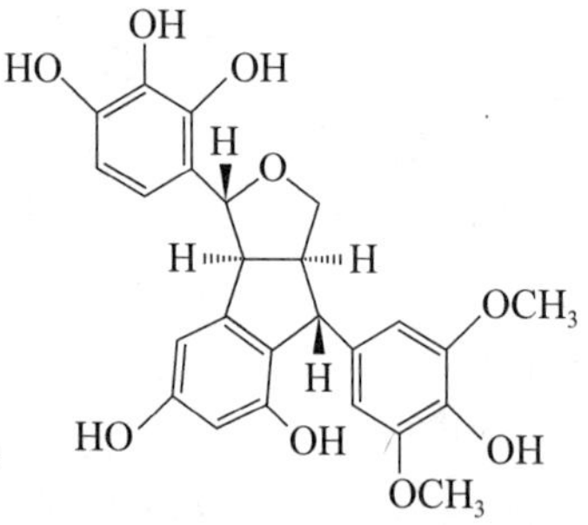

13-hydroxykompasinol A

4. 异丁酰基二苯乙烯类 从津巴布韦楝科（Meliaceae）植物 *Ekebergia benguelensis* 的树皮中分离得到 4 个二苯乙烯-异丁酰基类衍生物，其中化合物 1 的异丁酰基与苯环上的羟基环合成内酯环，形成了香豆素母核骨架，其结构确定为 5-[(1*E*)-2-(4-hydroxyphenyl) ethenyl]-4,7-dimethoxy-3-methyl-2*H*-1-benzopyran-2-one，并通过 X-单晶衍射所证实。化合物 **3**（1-{2-hydroxy-6[(1E)-2-(4-hydroxyphenyl) ethenyl]-4-methoxyphenyl}-2methyl-1-propanone）的含量较高，认为是化合物 **1** 的前体。其中化合物 **1** 对人肺癌细胞株 Lu1 的 ED_{50} 为 5.1μg/mL，化合物 **3** 和 **4** 对人口腔表皮样癌细胞株 KB、激素依赖性人类前列腺癌细胞株 LNCaP 的 ED_{50} 分别为 9.9μg/mL、7.5μg/mL。

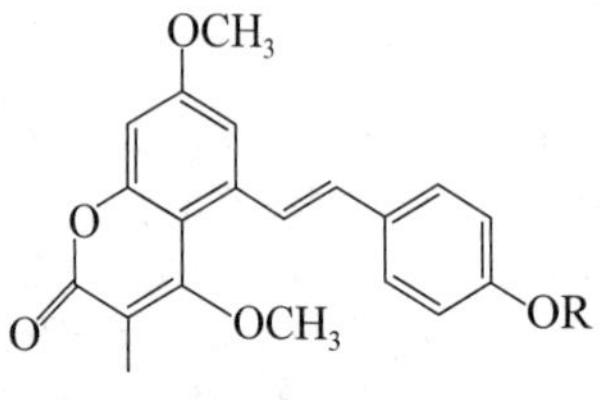

化合物 1 R=H
化合物 2 R=Glc

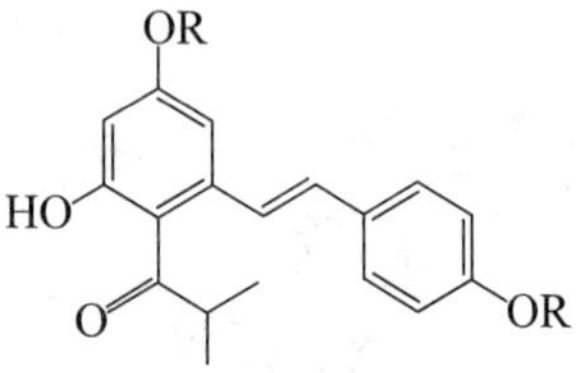

化合物 3 R=CH_3
化合物 4 R=H

5. 异戊二烯基或单萜取代二苯乙烯类 从植物中得到的异戊烯基取代的二苯乙烯类衍生物数量较多，一般异戊烯基取代在苯环上。如马来西亚买麻藤（*Gnetum gnemonoides*）中得到的 gnemonside A，其苯环上有 1 个异戊二烯基，具有降血脂作用。从大戟科血桐属植物 *Machaerium multiflorum* 中分离得到的 schweinfurthin D 为异丹叶大黄素与 1 个牻牛耳基和 1 个环香叶烷基结合而成的衍生物，具有较强的细胞毒活性。

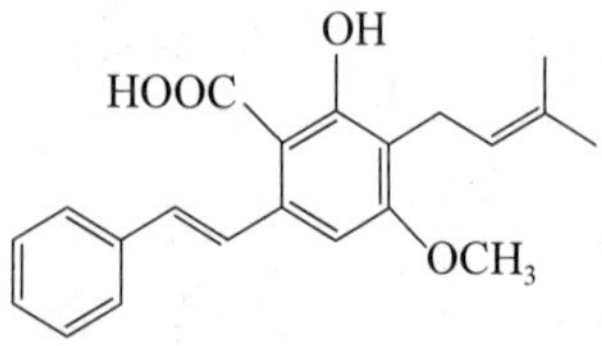

gnemonside A

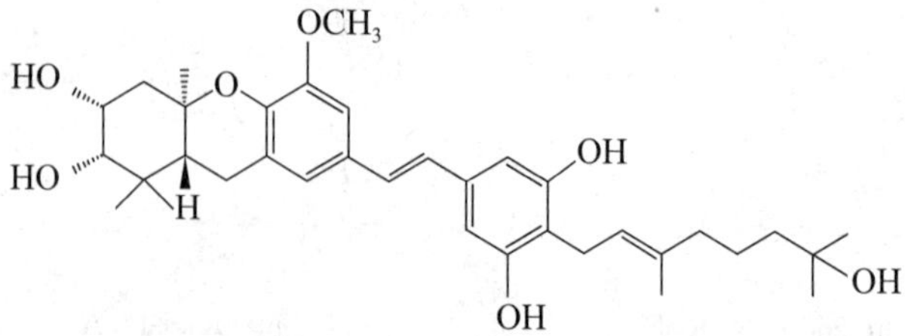

schweinfurthin D

6. 苯基苯骈呋喃类 人们还从植物中得到了双键与苯环上的羟基环合而成的2-苯基苯骈呋喃类单芪化合物。从植物 *Erythrina addisoniae* 分离得到的化合物 2′-*O*-demethylbidwillol B、addisofuran A 和 addisofuran B 均为异戊烯基取代的苯基苯骈呋喃类衍生物，对于2型糖尿病靶点蛋白质酪氨酸磷酸酶1B的抑制活性 IC_{50} 均为13.6～15.7μmol/L，它的线性异戊烯基链对其活性影响较大，当其环合时，活性降低。从滇波罗蜜（*Artocarpus lakoocha*）中分离得到的 lakoochin A 和lakoochin B也属于苯基苯骈呋喃类单芪化合物，均具有抗结核分支杆菌的作用，其中 lakoochin B 对乳腺癌细胞株 BC、鼻咽癌细胞 KB 具有较好的抑制作用（IC_{50} 分别为3.1μg/ml 和 6.1μg/ml）。从细梗胡枝子（*Lespedeza virgata*）中分离得到的化合物 lespedezavirgatol 具有很好的抗氧化作用，采用 TEAC（trolox equivalent antioxidant capacity）法测定其氧化自由基吸收能力（oxygen radical absorbance capacity，ORAC），在浓度为 1.5μmol/L 时，其 ORAC 值为 762.96，而同浓度下维生素 C 的 ORAC 值则为 164.56；在大鼠肾组织匀浆和血浆中有抗脂质过氧化作用，其 IC_{50} 值分别为 0.16mmol/L 和 0.18mmol/L，而维生素 C 的 IC_{50} 值分别为 3.05mmol/L 和 5.54mmol/L。

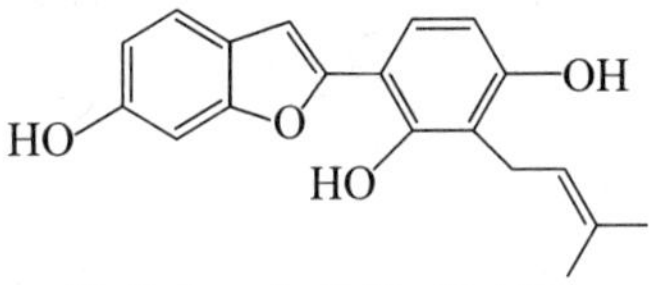

2′-*O*-demethylbidwillol B 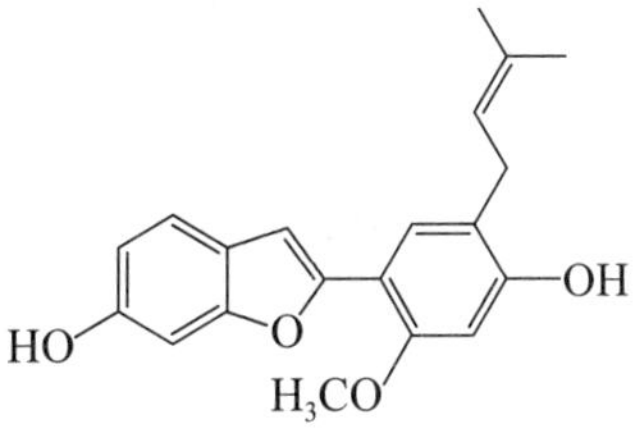　addisofuran A 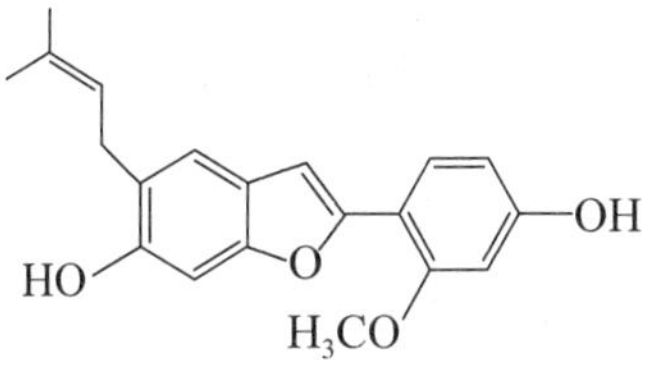　addisofuran B

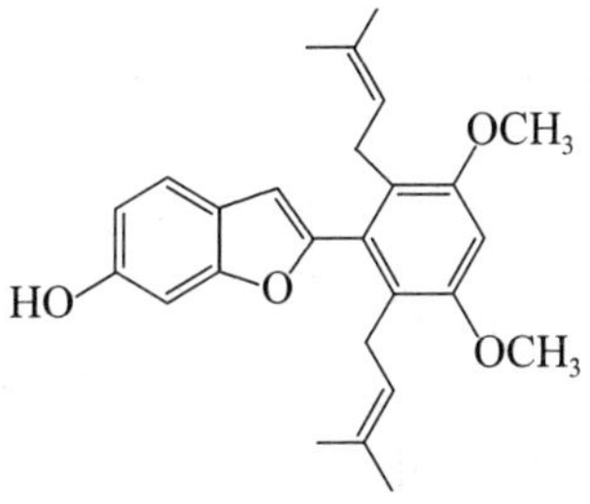

lakoochin A 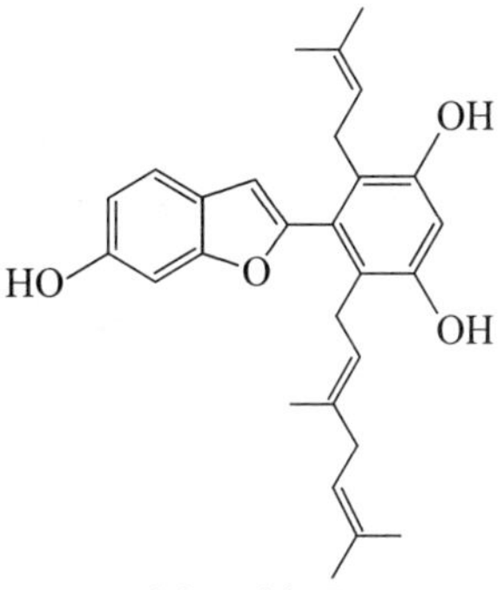　lakoochin B 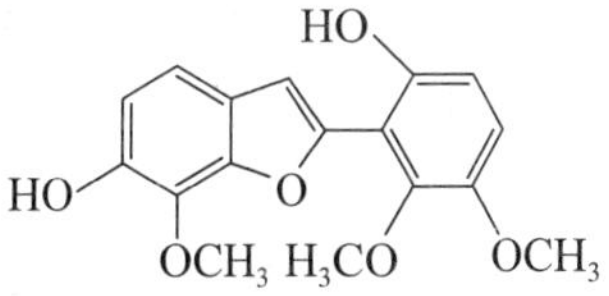　lespedezavirgatol

目前，从植物中发现了多种单芪类化合物与糖基结合而成的苷，如上述异丁酰基二苯乙烯类化合物 gnetumontanins D。从韩国民间用药地锦槭（*Acer mono*）中分离得到的化合物 **5**（5-*O*-methyl-(*E*)-resveratrol 3-*O*-*β*-*D*-glucopyranoside）和化合物 **6**（5-*O*-methyl-(*E*)-resveratrol 3-*O*-*β*-*D*-apiofuranosyl-(1→6)-*β*-*D*-glucopyranoside）分别是由白藜芦醇与糖结合而成的单糖苷和双糖苷，它们可抑制 H_2O_2 损伤大鼠肝细胞所致还原型谷胱甘肽的减少，对肝脏具有保护作用。从植物白皮沙拐枣（*Calligonum leucocladum*）中分离得到的化合物 **7**（*E*-resveratrol 3-(6-galloyl)-*O*-*β*-*D*-glucopyranoside）与抗生素合用，可增强其对耐甲氧西林金黄色葡萄球菌（methicillin-resistant *Staphylococcus aureus*，MRSA）的抑制作用，同时具有较好的抗 DPPH 自由基清除作用。

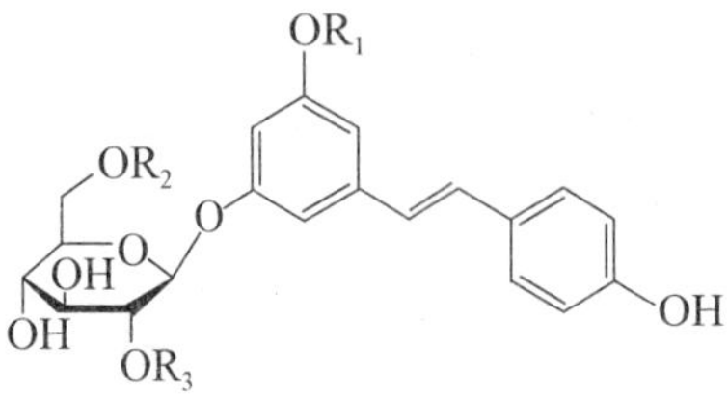

化合物 5　$R_1=CH_3$，$R_2=R_3=H$

化合物 6　$R_1=CH_3$，$R_2=$apiose，$R_3=H$

化合物 7　$R_1=R_3=H$，$R_2=$galloyl

二、低聚芪类化合物

低聚芪类化合物是指含有 2～9 个 1,2-二苯乙烯骨架结构单元的二苯乙烯类聚合体。通常白藜芦醇、白皮杉醇、丹叶大黄素、异丹叶大黄素、氧化白藜芦醇和买麻藤醇是组成低聚芪类化合物最常见的基本单元。目前，发现的低聚芪类化合物聚合度为 2～8，绝大多数是由上述 6 种基本单元组成的。由于组成的基本单元种类较多，单元之间有多种连接位置和连接方式，因此，低聚芪类化合物的结构是复杂多样的。

1993 年，Sotheeswaran 等首次对低聚芪类化合物进行了分类，将其分为 A 型和 B 型两大类结构：A 型结构中至少含有一个氧杂环，通常为反式 2-苯基-2,3-二氢苯骈呋喃环结构；B 型结构中不包含任何氧杂环。A 型白藜芦醇的低聚体（如三聚体、四聚体等）都是以二聚体 ε-viniferin 为中间体衍化而成的；B 型白藜芦醇低聚体则是由白藜芦醇单体直接通过 C—C 键连接起来的，不含任何氧杂环。随着从植物中发现的芪类化合物越来越多，组成芪类化合物的基本单元不仅仅局限于白藜芦醇，也有白皮杉醇、异丹叶大黄素、氧化白藜芦醇等。

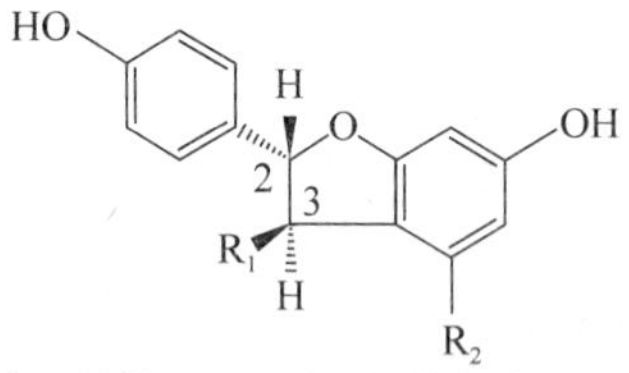

反式2-苯基-2,3-二氢苯骈呋喃环的结构

2001 年，在原分类的基础上提出了一种新的分类方法，首先按照组成低聚芪类化合物单体的不同分为 5 大类，然后每一类再按照 Sotheeswaran 的方法分成 A、B 两类。2009 年，这种分类方法又得到了补充，将其分为 6 大类，每一类再分为 A 型、B 型两类结构。在此基础上，将上述分类方法进一步完善，根据组成芪类低聚体的基本单元的不同，将其分为以下几类：

（一）白藜芦醇低聚体

目前，天然来源的白藜芦醇低聚体有 300 多种，其中大部分属于 A 型（结构中含有氧杂环），只有少数属于 B 型（结构中不含氧杂环）。近年来，从植物中得到的白藜芦醇低聚体分别由 2～8 个数目不等的白藜芦醇单体聚合而成。

1. A 型白藜芦醇低聚体　结构中至少含有 1 个氧杂环，一般为顺式或反式 2-苯基-2,3-二氢苯骈呋喃环结构，是由二苯乙烯骨架的中间双键碳与另一个二苯乙烯的苯环结合而成的，如中国台湾地区民间用药葡萄科（Vitaceae）细本葡萄（*Vitis thunbergii*）中分离得到的（+）-ε-viniferin 和（+）-vitisin C，其中（+）-ε-viniferin 是由两分子白藜芦醇以头尾相连形成的（含有 3,5-二羟基的苯环为头，含有 4-羟基的苯环为尾），而四聚体（+）-vitisin C 则是由 2 分子的（+）-ε-viniferin 以尾尾相连聚合而成的。通过对多种白藜芦醇低聚体进行分析，发现聚合度更大的白藜芦醇低聚体均是经（+）-ε-viniferin 聚合而成的。（+）-ε-viniferin 具有很强的捕获自由基的能力（EC_{50} 为 2.8μmol/L），而（+）-vitisin C 则有较强的抗血小板聚集作用（IC_{50}为 3.1μmol/L）。

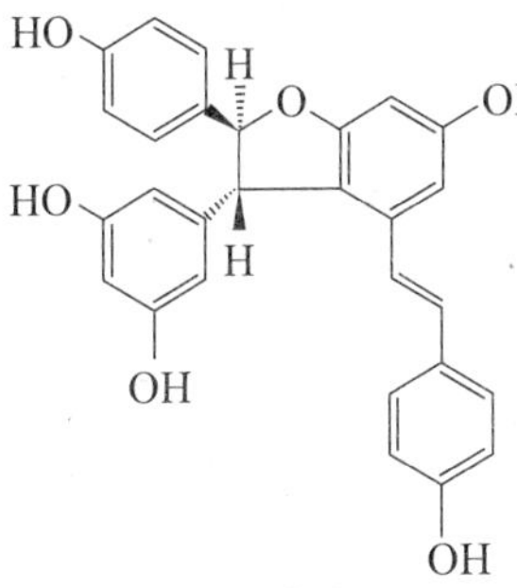

(+)-ε-viniferin 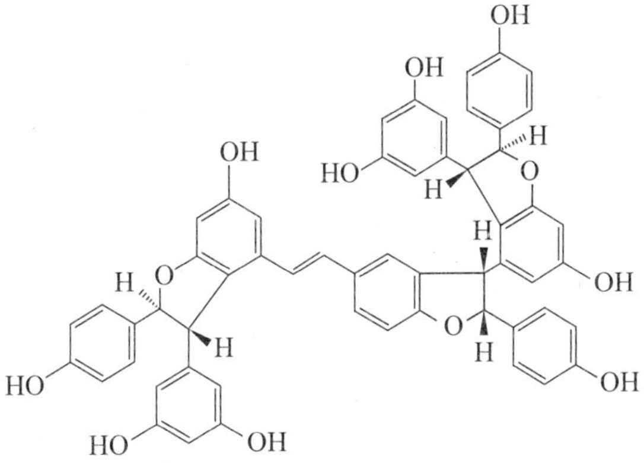　　(+)-vitisin C

在该类低聚体中，双键一般为反式，如(＋)-ε-viniferin 和(＋)-vitisin C，但也发现了少数双键为顺式的化合物，如从蓼科植物 *Rheum maximowiczii* 中分离得到的化合物 maximol B。惟一的八聚体 vateriaphenol A 是从植物白达玛脂树（*Vateria indica*）中分离得到的，是目前发现的聚合度最大的低聚芪类化合物。

从龙脑香科植物 *Shorea hemsleyana* 和买麻藤科植物马来西亚买麻藤中得到的 hemsleyanoside F 为白藜芦醇二聚体的单糖苷，结构中所含的七元脂环为很多该类化合物的低聚体所拥有，如芪类八聚体 vateriaphenol A。

此外，还有个别化合物中白藜芦醇的 B 环被氧化、开环和降解，然后与另一个白藜芦醇的双键环合成七元环，如从芍药 *Paeonia lactiflora* 种子中分离得到的 paeonilactiflorol 和 carasiphenol A，其对蛋白质酪氨酸磷酸酶 1B（PTP1B）有一定的抑制作用（IC_{50}为 27.23 和 137.43μmol/L），对 α-葡萄糖苷酶有抑制作用（IC_{50}分别为 13.57 和 32.88μmol/L）。

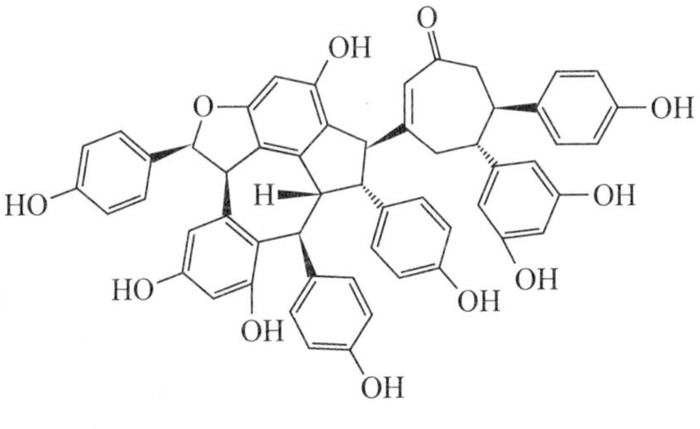

paeonilactiflorol 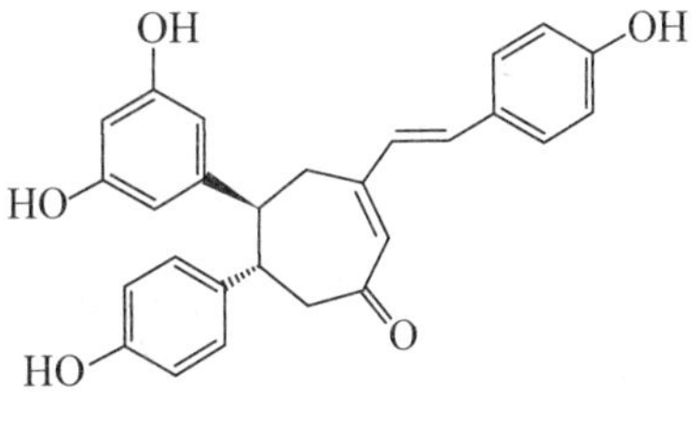　　carasiphenol A

2. B 型白藜芦醇低聚体　结构中不含氧杂环，白藜芦醇之间通过 C—C 键相连而形成低聚体。该类结构在自然界中发现的相对较少。从植物虎杖（*Polygonum cuspidatum*）中分离到的化合物 **8** 是由白藜芦醇通过 C—C 键直接相连而成的，它含有一个四元脂环，是目前自然界中发现的惟一一个具有该骨架的芪类化合物，具有抗脂质过氧化作用。从植物 *Vitis vinifera* 中得到的 pallidol 也属于 B 型结构。

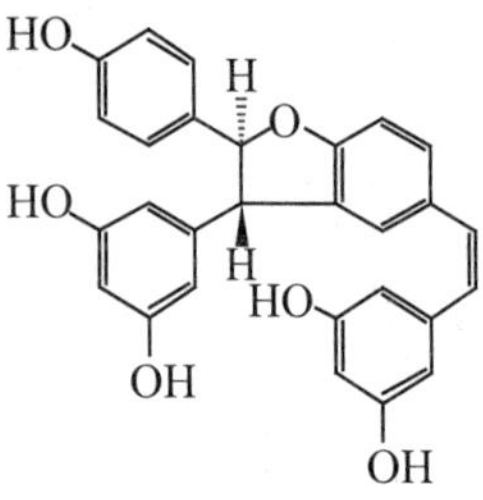

maximol B

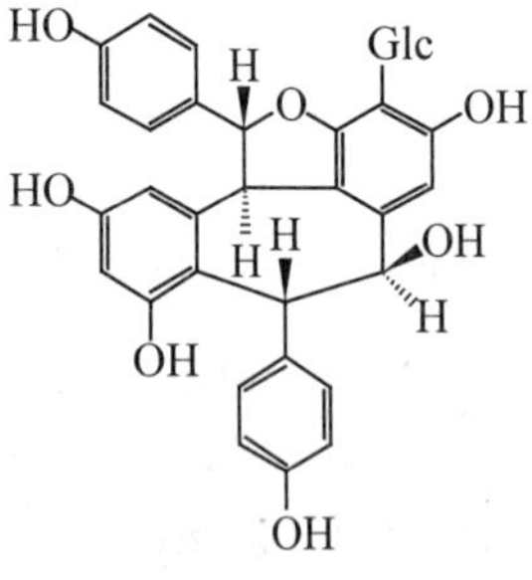

hemsleyanoside F

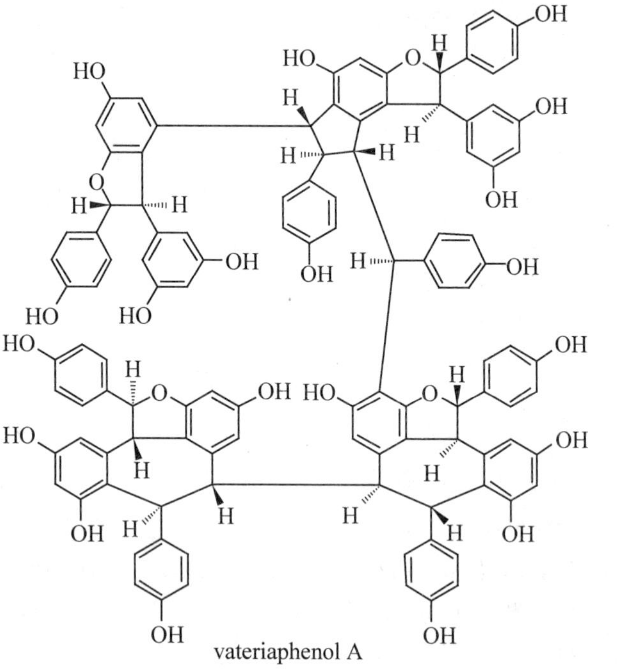

vateriaphenol A

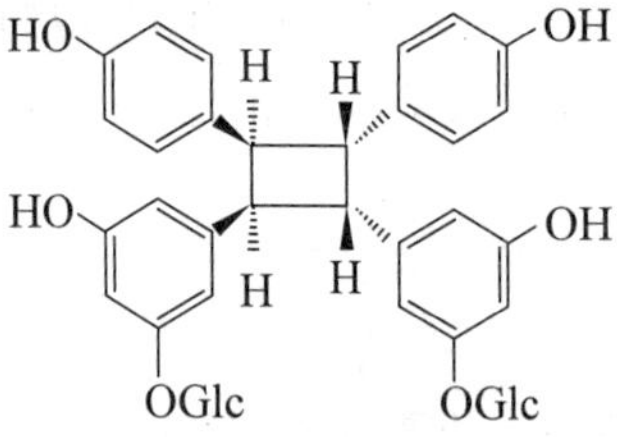

化合物8

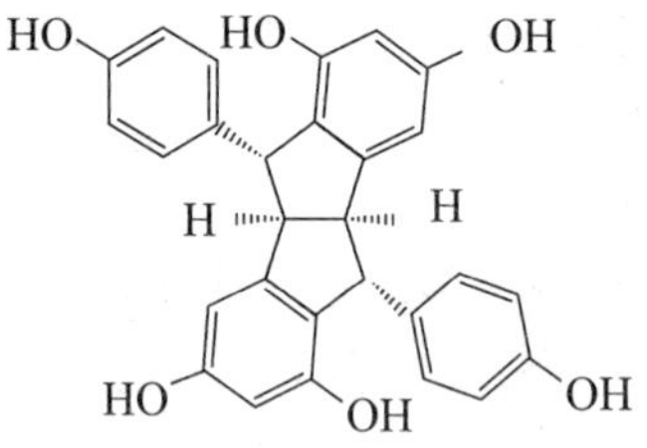

pallidol

（二）异丹叶大黄素低聚体

目前，从自然界中发现的异丹叶大黄素低聚体的数量较多，仅少于白藜芦醇低聚体。与白藜芦醇低聚体类似，根据其结构中是否含有氧杂环可再分为 A 型和 B 型。

1. A 型异丹叶大黄素低聚体 结构中至少含有一个氧杂环，一般为顺式或反式 2-苯基-2,3-二氢苯骈呋喃环结构。如从射干（*Belamcanda chinensis*）、垂子买麻藤等植物中分离得到的 shegansu B 就是由 2 个异丹叶大黄素聚合而成的。化合物 gnetuhainin N 和 gnetuhainin O 是从植物海南买麻藤（*Gnetum hainanense*）中分离得到的，它们均是由 3 个异丹叶大黄素聚合而成的，只是 C-7a 和 C-8a 的绝对构型不同，其中 gnetuhainin N 对组胺受体有一定的拮抗作用。

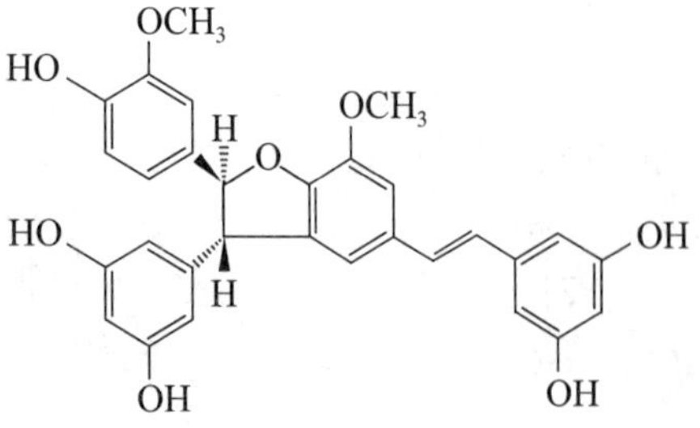

shegansu B

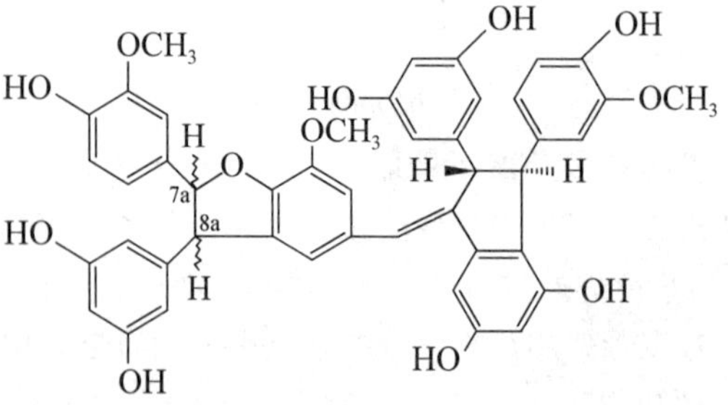

gnetuhainin N H-7= α，H-8 = β
gnetuhainin O H-7= β，H-8 = α

2. B型异丹叶大黄素低聚体 结构中不含氧杂环，异丹叶大黄素之间通过C-C键相连而形成低聚体。gneafricanin F是从植物 *Gnetum africanum* 中分离得到的，由2个异丹叶大黄素聚合而成。从植物海南买麻藤中分离得到的gnetuhainin R是由4个异丹叶大黄素聚合而成的，对组胺受体的拮抗作用很强，IC_{50}为0.1μmol/L。

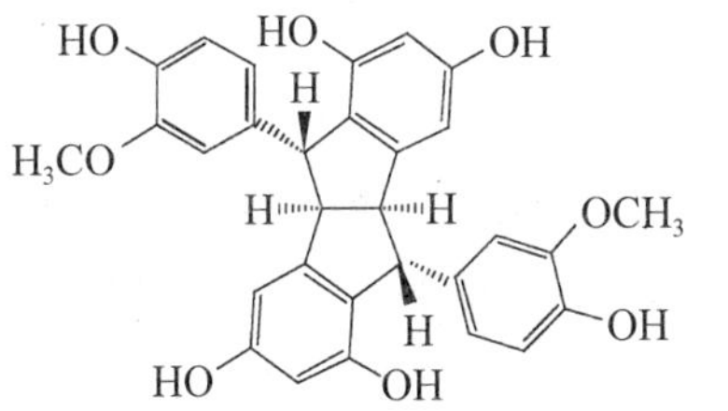

gneafricanin F

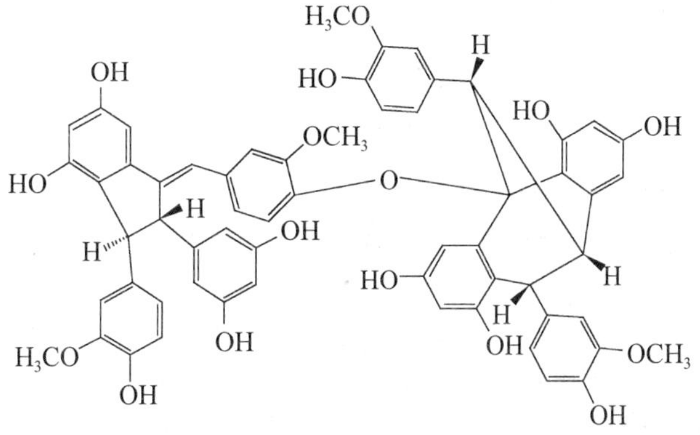

gnetuhainin R

（三）白皮杉醇低聚体

与前两者相比，目前发现的白皮杉醇低聚体相对较少。白皮杉醇低聚体是由2个或2个以上的白皮杉醇单体聚合而成的，也可以根据结构中是否有含氧杂环分为A型和B型。

1. A型白皮杉醇低聚体 结构中有含氧杂环存在，可以是含氧五元环，也即顺式或反式2-苯基-2,3-二氢苯骈呋喃环结构，如从植物红花锦鸡儿（*Caragana rosea*）地上部分分得的scirpusin B就是由2个白皮杉醇通过1个五元氧杂环聚合而成的，且结构中的双键是顺式的，具有较好的抗HIV-1（ⅢB）活性，EC_{50}为7μg/mL。此外，含氧杂环也可以是二氧六环的结构，如从莎草科植物甜莎草（*Cyperus longus*）中分得的longusol C是由2个白皮杉醇通过1个二氧六环聚合而成的。苯骈二氧六环结构是A型白皮杉醇低聚体的一个特征结构，与白皮杉醇的一个苯环上含有邻二酚羟基结构密切相关。

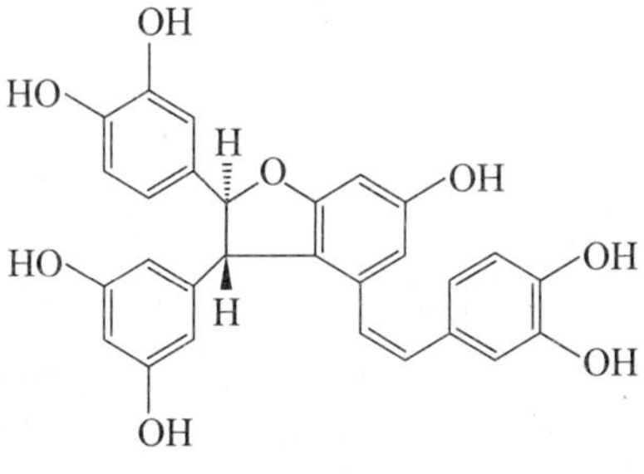

scirpusin B

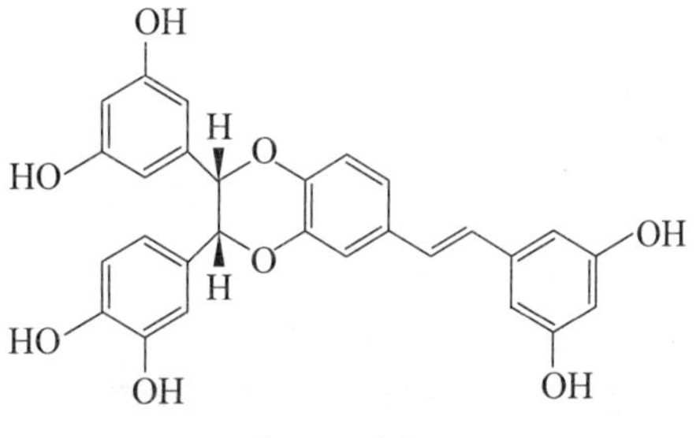

longusol C

2. B型白皮杉醇低聚体 结构中不含氧杂环，两个白皮杉醇之间通过C—C键聚合而成。从植物 *Cassia garrettiana* 的芯材中分离得到的cassigarol A是由2个白皮杉醇通过C—C键直接相连而成的。化合物tibeticanol也属于B型结构，是从藏锦鸡儿（*Caragana tibetica*）中分离得到的，具有较强的自由基清除能力（IC_{50}为1.33μmol/L）。

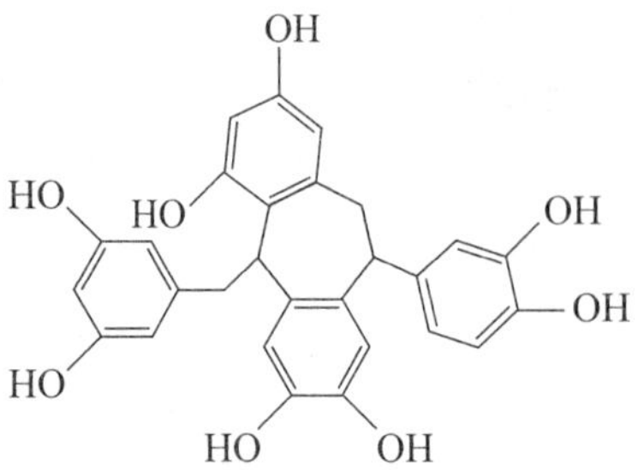

cassigarol A 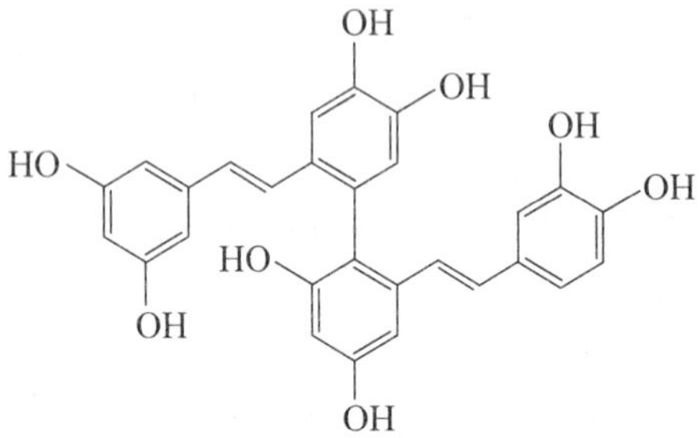　　　　tibeticanol

（四）氧化白藜芦醇低聚体

目前，从植物中得到的氧化白藜芦醇低聚体数量较少，仅有几个，但也可根据是否含有氧杂环分为 A 型和 B 型。如从植物小叶买麻藤（*Gnetum parvifolium*）中分离得到的 parvifolol C 是由 2 个氧化白藜芦醇聚合而成的低聚体，结构中含有 1 个六元氧杂环，属于 A 型。andalasin A 和 artogomezianol 先从植物光叶桑（*Morus macroura*）分离得到，后又从植物长圆叶波罗蜜（*Artocarpus gomezianus*）中得到，均是由 2 个氧化白藜芦醇通过 C—C 键相连而成的，属于 B 型，这两个化合物都具有一定的酪氨酸酶抑制作用。

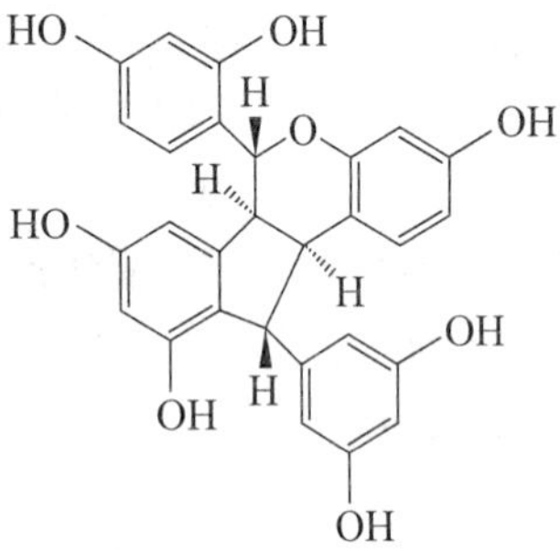

parvifolol C 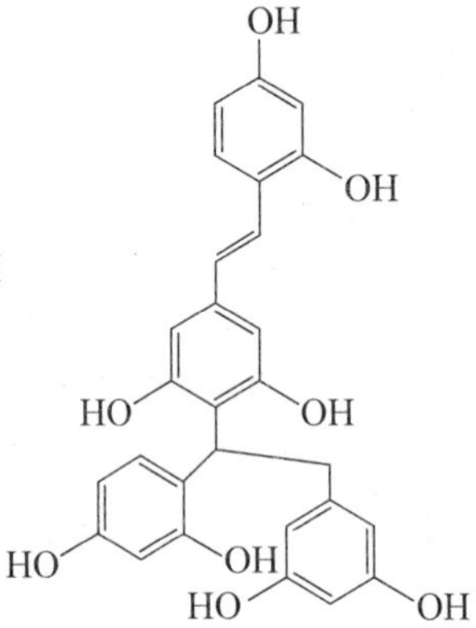　　　　andalasin A 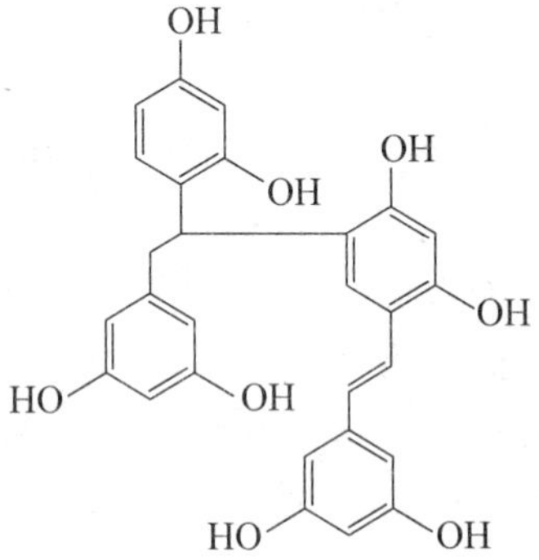　　　　artogomezianol

（五）异单芪低聚体

异单芪低聚体是指由 2 种或 2 种以上的二苯乙烯单体聚合而成的低聚体。目前，已从植物中分离得到的异单芪低聚体都是由 2 种不同的单芪类化合物作为基本单元聚合而成的。按照基本单元的不同，可将异单芪低聚体分为：① 白藜芦醇-氧化白藜芦醇低聚体；② 白皮杉醇-白藜芦醇低聚体；③ 异丹叶大黄素-白藜芦醇低聚体；④ 异丹叶大黄素-氧化白藜芦醇低聚体；⑤ 白皮杉醇-异丹叶大黄素低聚体；⑥ 异丹叶大黄素-买麻藤醇低聚体等。每一类再根据结构中是否含有氧杂环，进一步分为 A 型和 B 型。

1. 白藜芦醇-氧化白藜芦醇低聚体　该类化合物是目前发现的异单芪低聚体中数量最多的一类。从植物灌状买麻藤（*Gnetum gnemon*）中分离得到的 gnemonol F 是由 2 分子白藜芦醇和 1 分子氧化白藜芦醇形成的低聚体，结构中含有 2 个 2,3-二氢苯骈呋喃环结构，属于 A 型白藜芦醇-氧化白藜芦醇低聚体。从植物小叶买麻藤中得到的化合物 2b-hydroxyampelopsin F 是由 1 分子白藜芦醇和 1 分子氧化白藜芦醇聚合而成的，结构中不含氧杂环，属于 B 型白藜芦醇-氧化白藜芦醇低聚体，该化合物对蛋白质糖化有很强的抑制作用，可用于糖尿病并发症的预防。

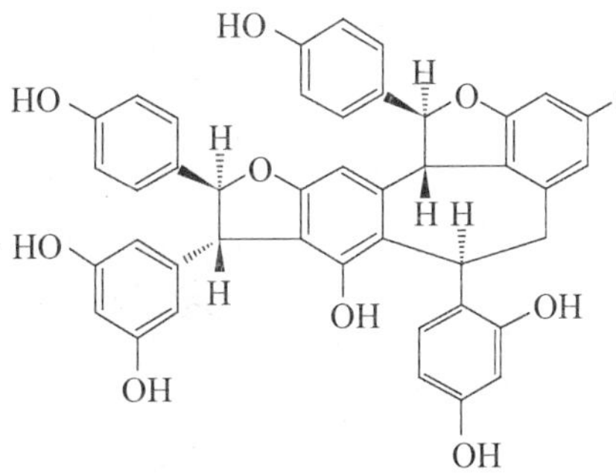

gnemonol F

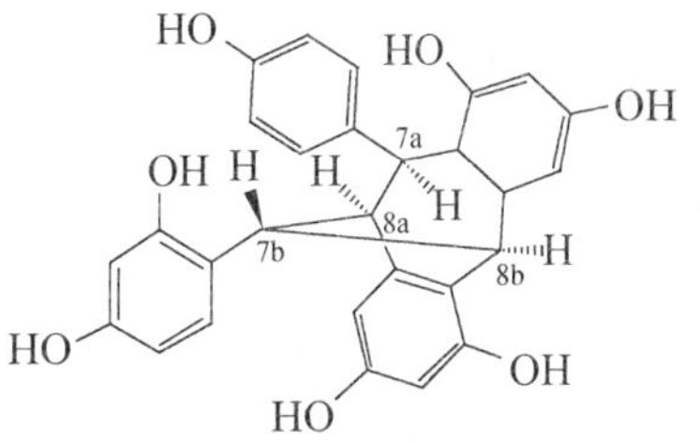

2b-hydroxyampelopsin F

2. 白藜芦醇-异丹叶大黄素低聚体　从买麻藤属植物 *Gnetum venosum* 中分离得到的 gnetin K 是由 2 分子白藜芦醇和 1 分子异丹叶大黄素聚合而成的低聚体，结构中含有 2 个 2,3-二氢苯骈呋喃环结构，属于 A 型白藜芦醇-异丹叶大黄素低聚体。从海南买麻藤中得到的 gnetuhainin Q 是由 1 分子白藜芦醇和 1 分子异丹叶大黄素聚合而成的，含有 1 个 2,3-二氢苯骈呋喃环结构，也属于该类低聚体。

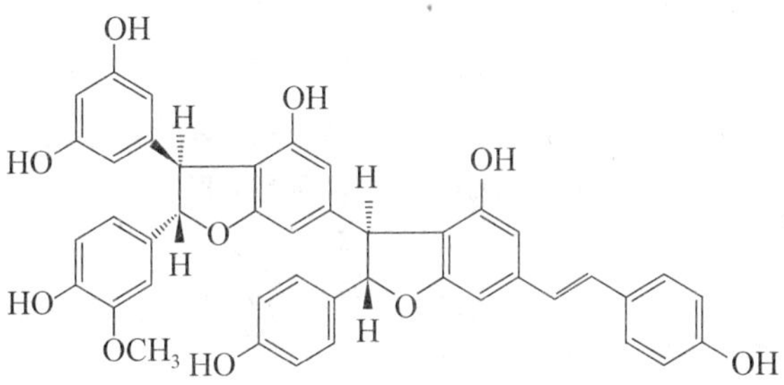

gnetin K

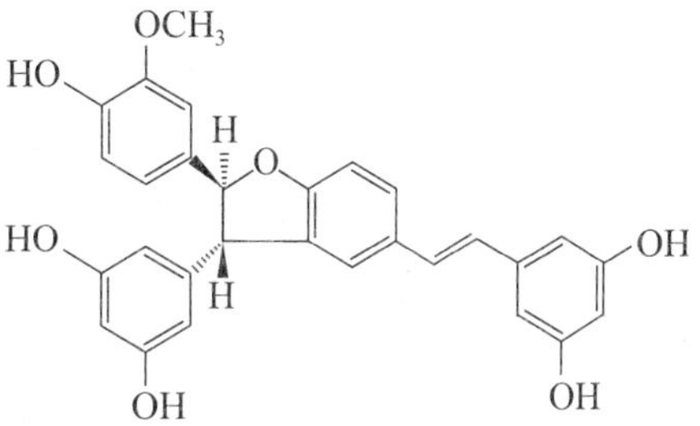

gnetuhainin Q

3. 其他异单芪低聚体　第一个异丹叶大黄素-氧化白藜芦醇低聚体 gnetuhainin J 是从海南买麻藤中分离得到的，由 1 分子异丹叶大黄素和 1 分子氧化白藜芦醇聚合而成的，结构中不含氧杂环，属于 B 型。gneafricanin B 是从 *Gnetum africanum* 中分离得到的 A 型白皮杉醇-异丹叶大黄素低聚体。gnetuhainin K 则是从植物海南买麻藤中得到的 A 型异丹叶大黄素-买麻藤醇低聚体。

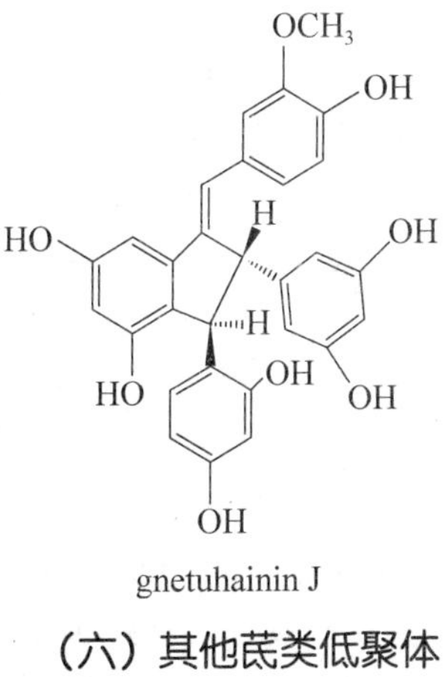

gnetuhainin J

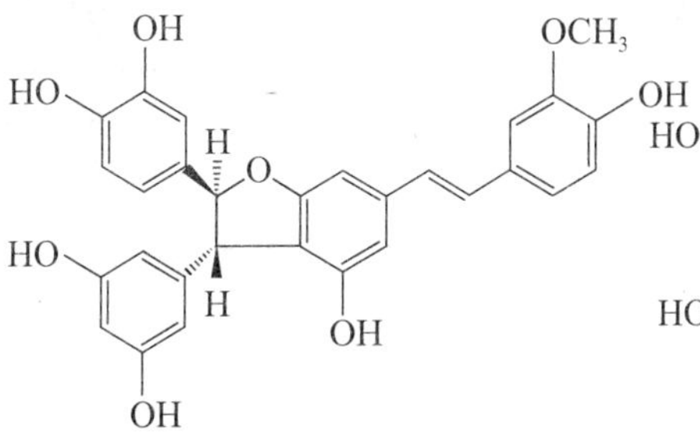

gneafricanin B

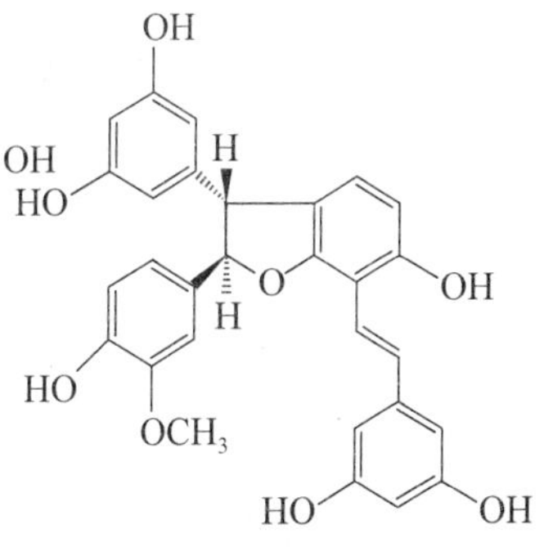

gnetuhainin K

（六）其他芪类低聚体

在组成低聚芪类化合物的基本单元中，除上述 6 种二苯乙烯结构外，还有其他的二苯乙烯单体。如从植物海南买麻藤中得到的 gnetuhainin G 是由 1 分子异丹叶大黄素和 1 分子含有 2-苯基苯骈呋喃结构的二苯乙烯单体聚合而成的。从植物金山葵中得到的 scirpusin C 是由不同于上述 6 种基本单元的 2 种二苯乙烯单体形成的二聚体。

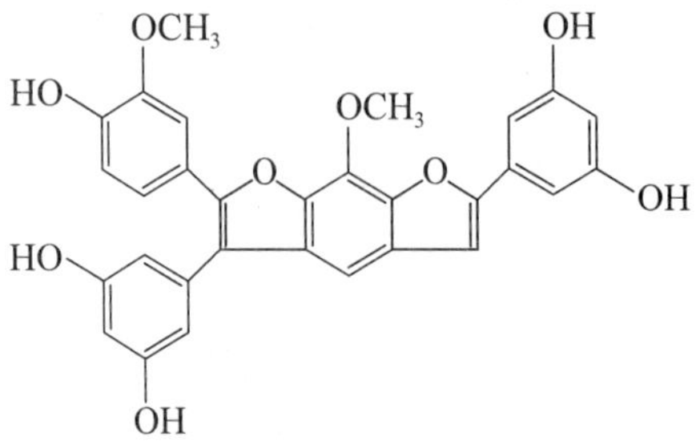

gnetuhainin G

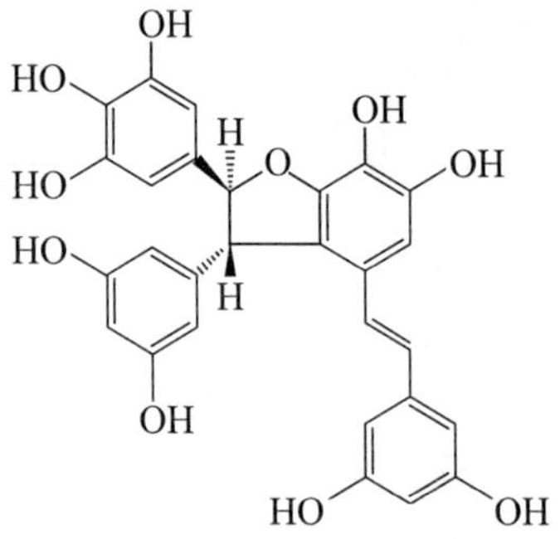

scirpusin C

第 2 节 芪类化合物的理化性质

单芪类化合物一般为无色结晶（如白藜芦醇、氧化白藜芦醇等）或无定形粉末。低聚芪类化合物一般为白色无定形粉末。当其结构中含有较大的共轭体系时，化合物呈淡黄色，黄色，甚至绿色，如从植物海南买麻藤中得到的 gnetuhainin F 和 gnetuhainin G 为绿色无定形粉末。芪类化合物一般难溶于石油醚、苯等非极性有机溶剂，少数可溶于三氯甲烷，在乙酸乙酯、丙酮、甲醇、乙醇等极性较大的有机溶剂中溶解度较大，难溶于水。与糖结合的芪类化合物极性增大，有一定的水溶性。芪类化合物分子中一般都有手性碳，具有光学活性。

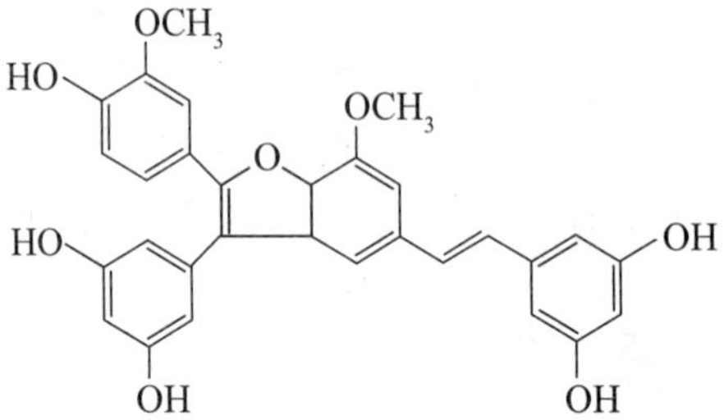

gnetuhainin F

芪类化合物中的双键有顺式和反式两种构型，一般从植物中得到的反式双键结构较多，顺式双键结构相对较少。如白藜芦醇，在葡萄提取物中未检出其顺式白藜芦醇，仅存在反式白藜芦醇。反式双键芪类与顺式双键芪类的稳定性也有一定的差异，一般反式双键的芪类较顺式双键的芪类稳定。

由于双键、羟基等官能团的存在，芪类化合物一般具有如下性质：

一、对紫外光敏感

受紫外光照射，芪类化合物结构中的反式双键转化为顺式双键。用 UV 光照射白藜芦醇，白藜芦醇中的反式双键可转化为顺式双键；从葡萄属植物紫葛（*Vitis coignetiae*）中得到的(＋)-vitisin A 和(＋)-*cis*-vitisin A，通过紫外光照射(＋)-vitisin A，发现（＋)-vitisin A 中的反式双键转化成了顺式双键，也即(＋)-vitisin A 转化成了(＋)-*cis*-vitisin A。

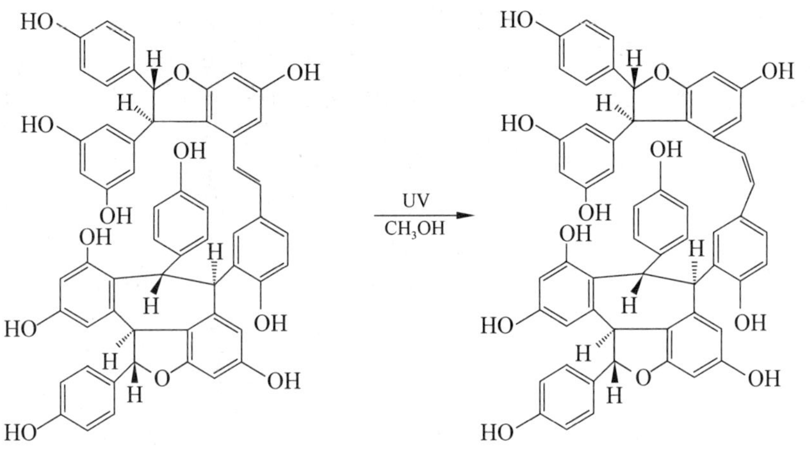

HO
OH
HO
OH
OH
OH
HO
OH
OH
HO

UV
CH_3OH

(+)-vitisin A　　(+)-*cis*-vitisin A

二、对酸碱不稳定

在避光条件下，反式白藜芦醇在较大的pH值范围内较稳定，仅在pH>10时才略有降解，而顺式白藜芦醇只有在中性条件下才稳定。从葡萄属几种植物的根中得到了2个白藜芦醇四聚体γ-viniferin和γ-2-viniferin，用0.1%的盐酸处理后，发现γ-viniferin转化成了γ-2-viniferin。

0.1%HCl
CH_3OH

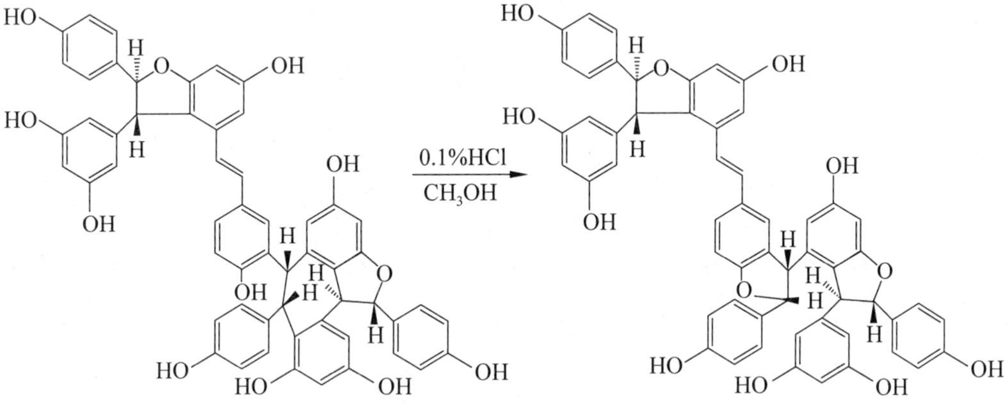

γ-viniferin　　γ-2-viniferin

从龙脑香科 *Stemonoporus affinis* 等几种植物中得到了2个白藜芦醇三聚体stemonoporol和copalliferol A，用甲酸和对甲苯磺酸处理stemonoporol，发现stemonoporol转化成了copalliferol A。

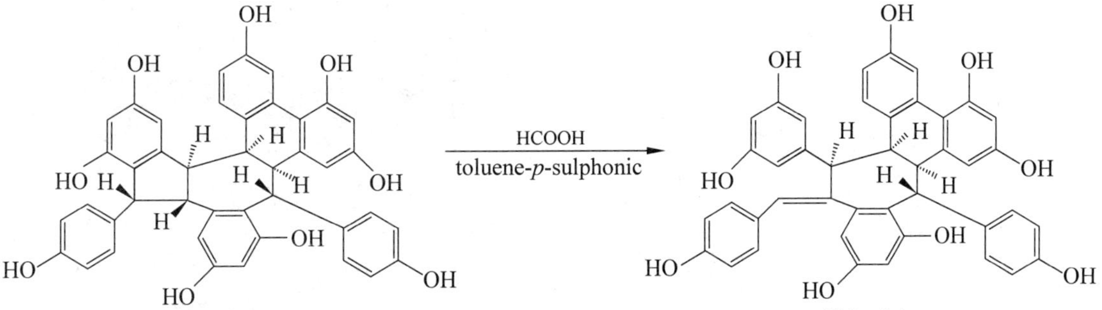

HCOOH
toluene-*p*-sulphonic

stemonoporol　　copalliferol A

先用乙酸酐在吡啶中将(＋)-ε-viniferin酰化，然后用3-氯过氧苯甲酸（*m*-CPBA）氧化，形成两种环氧衍生物：(＋)-*β*-epoxy-ε-viniferin pentaacetate和(＋)-*α*-epoxy-ε-viniferin pentaacetate，再分别于甲醇中用KOH处理，则三元氧环打开，进一步环合，分别形成(＋)-ampelopsin A和化合物**9**。

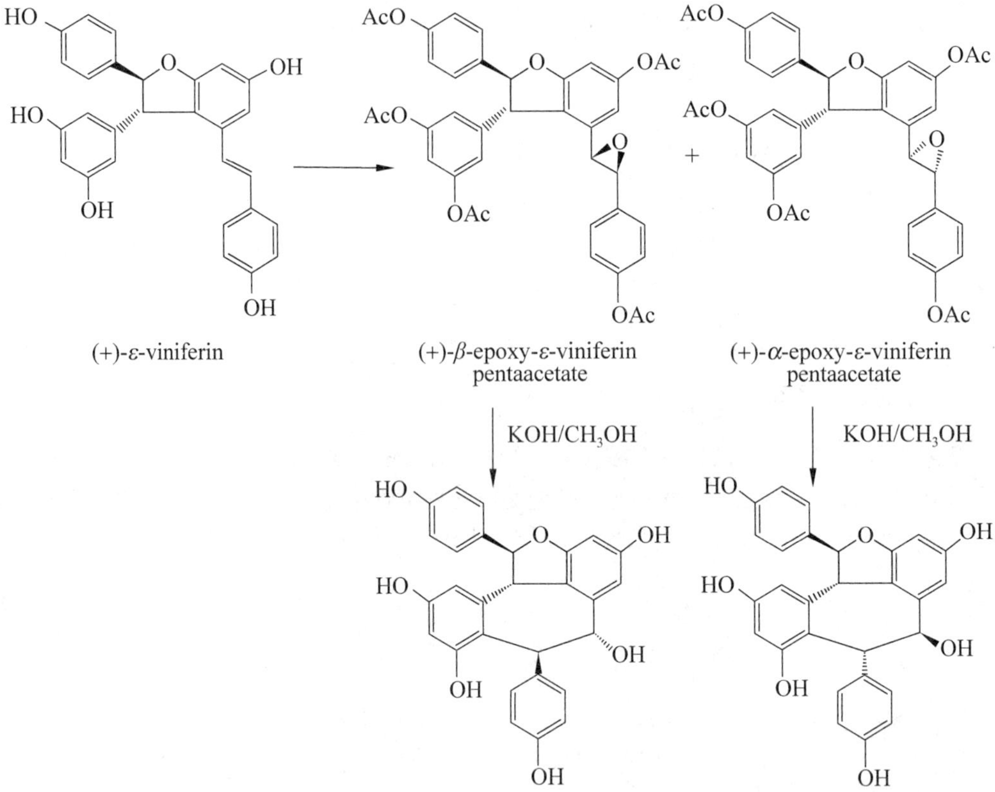

(+)-ε-viniferin

(+)-*β*-epoxy-ε-viniferin pentaacetate

(+)-*α*-epoxy-ε-viniferin pentaacetate

KOH/CH_3OH

(+)-ampelopsin A

化合物9

在酸催化的低聚芪类化合物仿生合成过程中，除H_2SO_4外，HCl、CF_3SO_3H、甲酸、对甲苯磺酸等也常作为催化剂使用。其酸催化环化的机制是先将双键质子化，然后再环化，形成七元环等。

三、可被金属盐催化而聚合

以白藜芦醇为起始原料，以$FeCl_3$为催化剂，合成了(＋)-ε-viniferin，其反应机制是在反应过程中生成了白藜芦醇自由基中间体，自由基之间相互结合后，再经重排，生成了二聚体（＋）-ε-viniferin。

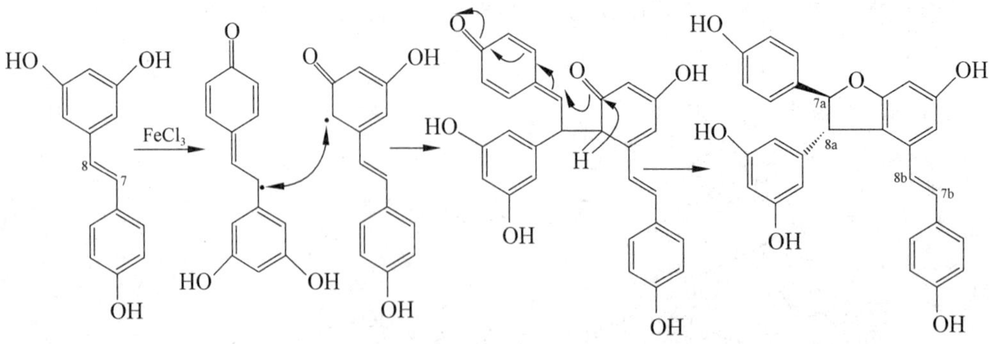

$FeCl_3$

trans-resveratrol

(+)-ε-viniferin

在金属盐催化的低聚芪类化合物仿生合成过程中，除$FeCl_3$外，Ag_2O、$VOCl_3$、$Mn(OAc)_3$等也常作为催化剂使用。

此外，含双键的芪类化合物还具有双键的一般化学性质，如发生双键加成、氧化等反应，低聚芪类化合物的生物合成或仿生合成均与其双键、羟基的存在有着密切的关系。

芪类化合物都具有酚羟基，与三氯化铁试剂或三氯化铁-铁氰化钾试剂形成络合物而显蓝色，因此三氯化铁-铁氰化钾试剂常作为芪类化合物的薄层色谱显色剂。当苯环上羟基的对位无取代（即存在 H）时，可发生 Gibb's 反应或 Emerson 反应。

第3节 芪类化合物的提取与分离

芪类化合物一般具有多个酚羟基，有的还含有双键，遇酸碱或受紫外光照射，容易引起结构的变化，因此，在提取分离过程中应尽量避免接触酸或碱，避免受紫外线照射，同时应尽量避免长时间加热等。

一、芪类化合物的提取

芪类化合物的提取方法比较简单，主要有以下两种方法。

1. 丙酮提取法 将药材粉碎，以丙酮作为提取溶剂，采用浸渍法在室温下浸泡，一般提取 3 次，减压回收溶剂。

2. 醇提取法 将药材粉碎，以甲醇或 95%的乙醇作为提取溶剂，一般在室温下浸渍或渗滤提取，也有少数人采取回流提取方法进行提取，减压回收溶剂。提取物再以水悬浮，以石油醚、三氯甲烷、乙酸乙酯和正丁醇依次萃取，或者以石油醚脱脂后，用乙酸乙酯萃取，或者直接用乙酸乙酯萃取。芪类化合物（尤指芪类低聚体）一般不溶于三氯甲烷，存在于乙酸乙酯萃取部分；对于含有异戊烯基等烃基取代基的单芪类化合物，其极性相对较小，用三氯甲烷即可将其萃取出来；对于与糖结合成苷的芪类化合物，有些可被乙酸乙酯所萃取，有些含糖基较多的芪类则需要用正丁醇进行萃取。

上述提取方法，有一个共同的特点，即在室温下进行，其中丙酮提取法应用得最多。除文献中提到的浸渍法、渗滤法外，目前实验室常用的超声波提取法、组织破碎提取法等均可应用于室温下芪类化合物的提取。

二、芪类化合物的分离

分离芪类化合物常用的填料有硅胶、Sephadex LH-20、C_{18}键合硅胶（ODS）、聚酰胺等。一般不用氧化铝，因为芪类化合物中酚羟基较多，具有一定的酸性，与氧化铝易发生化学吸附，难以洗脱。

1. 硅胶柱色谱法 以硅胶作为吸附剂分离芪类化合物是最常用的一种方法，一般用于初步分离或粗分。常用的有常压硅胶柱色谱法和真空液相色谱法（vacuum liquid chromatography，VLC）两种。常压硅胶柱色谱一般用 $CHCl_3$-CH_3OH 梯度洗脱，将丙酮提取物或乙酸乙酯萃取物分成若干部分，再采用硅胶柱色谱或其他方法进一步分离。VLC 一般用于样品经粗分后所得某一部分的再分离，常用的洗脱剂有 $CHCl_3$-CH_3OH、EtOAc-$CHCl_3$-CH_3OH 等混合溶剂。

2. 凝胶滤过法 采用 Sephadex LH-20 柱色谱法，可以将分子大小不同的芪类化合物分离，也是一种常用的分离方法。该方法常用于分离过程中某一小部分样品的再纯化或分离，上样量较少，常用 CH_3OH、$(CH_3)_2CO$ 或混合溶剂如 $CHCl_3$-CH_3OH（1∶1）、$(CH_3)_2CO$-CH_3OH（5∶1）、$(CH_3)_2CO$-H_2O（10∶1）等进行洗脱。

3. 反相硅胶色谱法 由于芪类化合物含有多个酚羟基，极性较大，比较适合于用反相硅胶柱色谱法进行分离，常用的有常压 ODS 柱色谱、中压液相色谱（MPLC）和高效液相色谱（HPLC）。样品经硅胶柱色谱分离后，可再用常压 ODS 柱色谱进一步粗分，常以不同比例的 CH_3OH-H_2O 进行洗脱。采用 MPLC（ODS 柱）法时，以不同比例的 CH_3OH-H_2O 作流动相，或采用 HPLC 法（ODS 柱）时，以不同比例的 CH_3CN-H_2O 或 CH_3OH-H_2O 作流动相，进行进一步分离。

4. 聚酰胺柱色谱法 一般样品经硅胶柱色谱粗分后，可再用聚酰胺柱色谱进一步分离，常以不同比例的 CH_3OH-H_2O 作为洗脱剂。但是，在芪类化合物的分离过程中，聚酰胺柱色谱柱应用较少，仅有个别文献报道。

5. 硅胶制备薄层色谱 硅胶薄层制备色谱（PTLC）最常用于芪类化合物的分离。一般样品经上述多种方法处理后，即可采用硅胶薄层色谱制备其单一的化合物。常用的展开系统有不同比例的 EtOAc-$CHCl_3$-CH_3OH-H_2O（其中最常用的混合溶剂比例为 15∶8∶4∶1）、EtOAc-$CHCl_3$-CH_3OH（60∶30∶7）、$CHCl_3$-CH_3OH-H_2O（45∶15∶2）等混合溶剂。例如，Ito 等将植物白达玛脂树的丙酮提取物用硅胶柱色谱、Sephadex LH-20 柱色谱等进行分离后，最后采用 PTLC，以 EtOAc-$CHCl_3$-CH_3OH-H_2O（15∶8∶4∶1）为展开剂，得到了白藜芦醇的四聚体(＋)-isohopeaphenol；以 EtOAc-$CHCl_3$-CH_3OH-H_2O（20∶10∶11∶5）混合溶剂为展开系统，得到了目前惟一的白藜芦醇八聚体 vateriaphenol A 和两个白藜芦醇四聚体的葡萄糖苷 vaticaside B 和 vaticaside C。

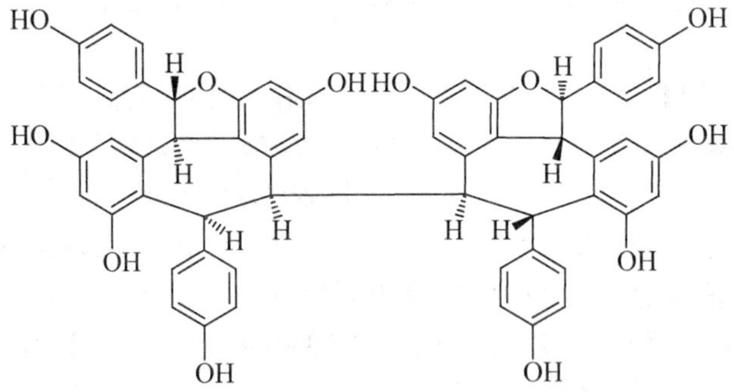

(+)-isohopeaphenol

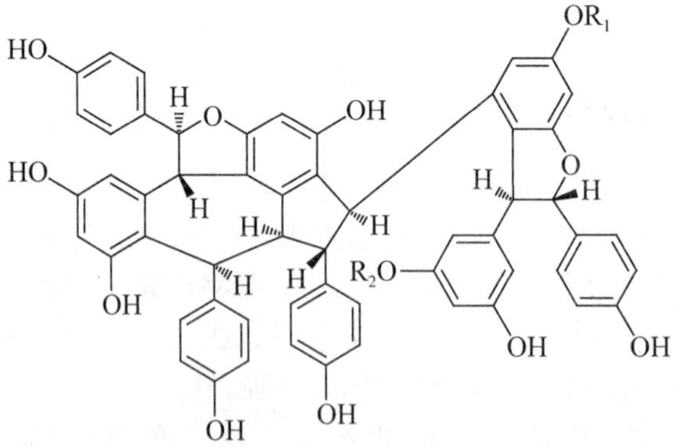

vaticaside B R_1=H, R_2=Glc
vaticaside C R_1=Glc, R_2=H

实例 10-1 从 *Vatica rassak* 中分离芪类化合物（图 10-1）。

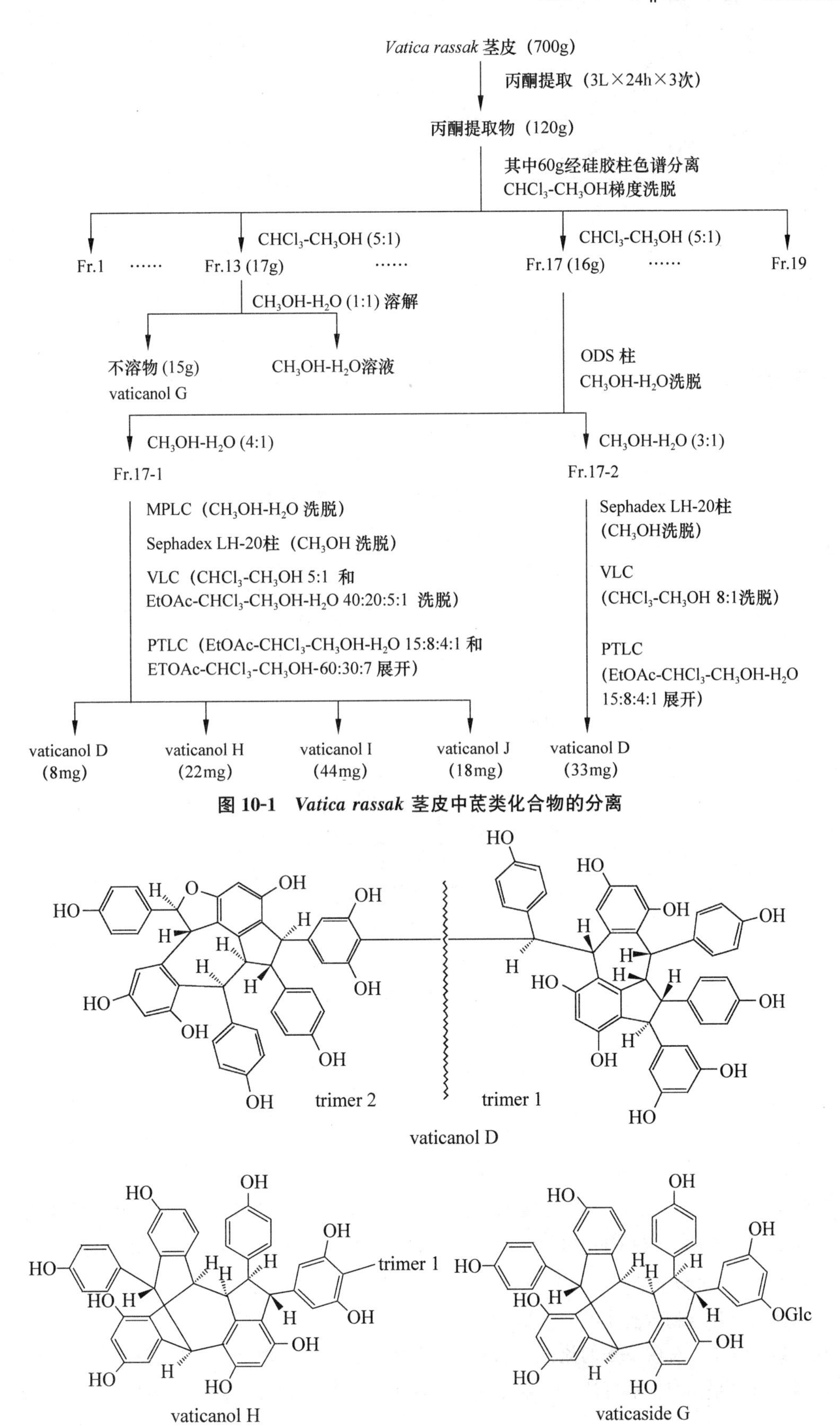

图 10-1 *Vatica rassak* 茎皮中芪类化合物的分离

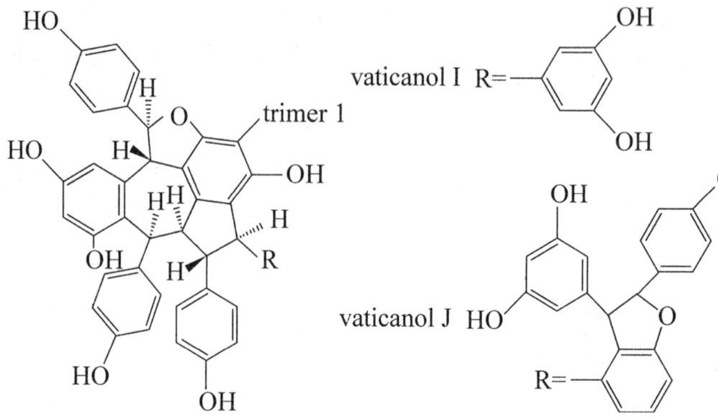

实例 10-2 从植物全盘花（*Holodiscus discolor*）中分离芪类化合物（图 10-2）。

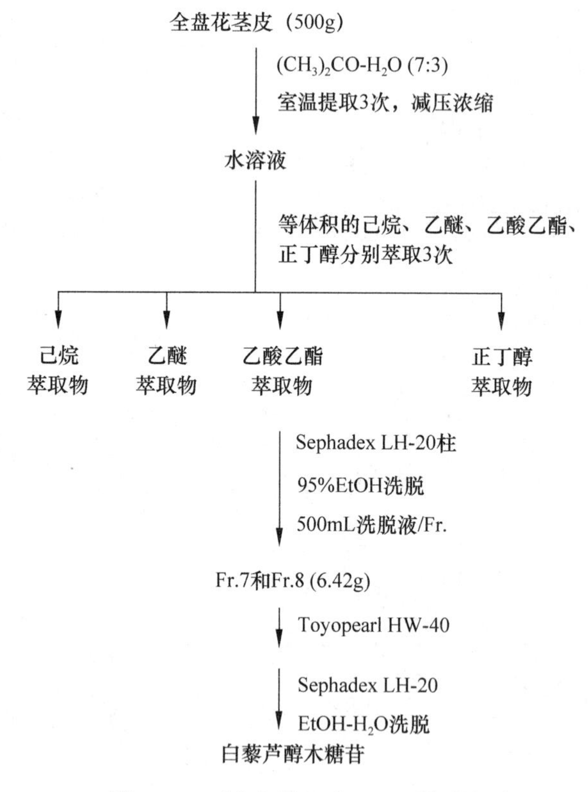

图 10-2 全盘花茎皮中白藜芦醇木糖苷的分离

在分离过程中，① 采用了双向纸色谱法，展开剂为（a）*t*-BuOH-HOAc-H_2O（3∶1∶1），（b）6％HOAc 水溶液，以香草醛-盐酸为显色剂，R_{fa}=0.4，R_{fb}=0.15；② 采用硅胶薄层色谱法，展开剂为 C_6H_6-$(CH_3)_2CO$-CH_3OH（6∶3∶1），R_f=0.25；③ 将化合物水解，水解液用纸色谱检查，以标准品 *D*-木糖作对照，用 EtOAc-C_5H_5N-H_2O（8∶2∶1）混合溶剂展开，苯胺-邻苯二甲酸显色，证实该化合物含有木糖。

在分离过程中，洗脱下来的流分可以采用硅胶薄层色谱、聚酰胺薄膜色谱或纸色谱检查。其中纸色谱也可以采用双向展开法，一般第一相为水饱和的醇性溶剂，如 *n*-BuOH-HOAc-H_2O（4∶

1∶5，上层，BAW）或 t-BuOH-HOAc-H_2O（3∶1∶1）；第二相为酸水溶液，如 2%～6% 的 HOAc 水溶液。

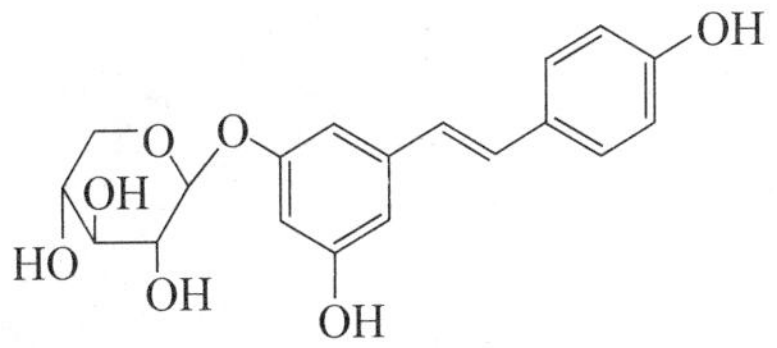

白藜芦醇木糖苷

第4节 芪类化合物的结构研究

在天然芪类化合物的结构研究中，主要运用 UV、IR、MS、^{1}H-NMR、^{13}C-NMR、2D-NMR 等波谱技术来确定其平面结构，利用 NOESY、X-单晶衍射或者 CD 谱等方法来确定其立体构型。

一、芪类化合物的紫外光谱

单芪类化合物紫外光谱的最大吸收波长（λ_{max}）一般在 320nm 附近。低聚芪类化合物因聚合方式的不同而不同，当结构中含有双键时，双键与两个苯环相连而构成一个大的共轭体系，其紫外最大吸收峰在 320nm 附近；当结构中没有双键时，苯环之间通过单键相连，其紫外最大吸收峰在 280nm 附近。

二、芪类化合物的红外光谱

芪类化合物所含有的官能团酚羟基、苯环、双键等在红外光谱中都具有特征频率的振动吸收峰。一般情况下，酚羟基在 3400～3350cm^{-1} 有强而宽的振动吸收峰，苯环在 1600～1450cm^{-1} 区域有 3～4 个振动吸收峰，双键在 1670～1620cm^{-1} 区域有弱而尖的振动吸收峰。此外，根据红外指纹区的振动吸收峰不同可以区别双键为顺式或反式，若为反式双键，在 965cm^{-1} 处有一个较强的吸收峰，若为顺式双键，则在 730～670cm^{-1} 处有一个中等强度的吸收峰。

三、芪类化合物的质谱

在芪类化合物的结构研究中，质谱一般用来确定化合物的相对分子质量或分子式。由于芪类化合物中含有多个酚羟基，电子轰击质谱一般不能给出分子离子峰，因此，常采用快原子轰击质谱（FAB-MS）、电喷雾质谱（ESI-MS）等以获取其分子离子峰，从而确定其相对分子质量。由于从植物中得到的样品量较少，目前多采用高分辨质谱（如 HRFAB-MS 或 HRESI-MS 等）直接确定化合物的分子式。

四、芪类化合物的核磁共振氢谱和碳谱

（一）单芪类化合物的氢谱

常见的单芪类化合物有 6 种：白藜芦醇、白皮杉醇、丹叶大黄素、异丹叶大黄素、氧化白藜芦醇、买麻藤醇，它们也是组成低聚芪类化合物的基本单元，其氢谱数据见表 10-1。

表 10-1　各种二苯乙烯单体的¹H-NMR 数据（δ,m,J Hz）

H	白藜芦醇	异丹叶大黄素	丹叶大黄素	白皮杉醇	氧化白藜芦醇	买麻藤醇
1						
2	7.56，d，8	7.20，d，2	7.09，d，2	7.08，d，2		
3	6.96，d，8				6.45，d，2	6.42，d，8
4						6.84，t，8
5	同 H-3	6.81，d，8	6.88，d，8	6.80，d，8	6.37，dd，8，2	6.42，d，8
6	同 H-2	7.01，dd，8，2	7.02，dd，8，2	6.92，dd，8，2	7.37，d，8	
7	7.16，d，16	7.00，d，17	7.02，d，16	7.00，d，16	7.30，d，16.5	7.53，d，17
8	6.91，d，16	6.90，d，17	6.84，d，16	6.80，d，16	6.85，d，16.5	7.44，d，17
9						
10，14	6.64，d，2	6.52，d，2	6.56，d，2	6.55，d，2	6.51，d，2	6.46，d，2
11，13						
12	6.28，t，2	6.25，t，2	6.29，t，2	6.28，t，2	6.20，t，2	6.23，t，2
—OCH_3		3.89，s	3.84，s			

1. 氢谱的相同点　上述 6 种二苯乙烯单体都具有相同的 B 环和反式双键，氢谱中其质子信号的 δ 和 J 相似（表 10-2）。①B 环上的 3 个 H 可简单地看作 AX_2 偶合系统，由于 10 位和 14 位化学环境相同，则 H-10 和 H-14 信号重叠，积分面积为 2 个 H，其信号出现在 δ 6.4～6.7 区域内，与间位的 H-12 偶合而裂分为 d 峰，J 约为 2Hz；H-12 的信号出现 δ 6.2～6.3 范围内，因同时与 H-10 和 H-14 偶合而裂分为 t 峰，J 约为 2Hz。② 中间双键一般为反式取代，H-7 和 H-8 的信号出现在 δ 6.8～7.6 范围内，一般 $\delta_{H-7}>\delta_{H-8}$，其偶合常数 J 为 16～17Hz。

表 10-2　各种二苯乙烯单体中¹H-NMR 数据的相同点

结构片段	取代模式	δ_H 比较	H	
			No.	δ，m，J (Hz)
B 环	3，5-二取代苯环（AX_2）	$\delta_{H-10,14}>\delta_{H-12}$	H-10，H-14	6.4～6.7，d，2
			H-12	6.2～6.3，t，2
中间双键	反式取代双键（AX）	$\delta_{H-10,14}>\delta_{H-12}$	H-7	7.0～7.6，d，16～17
			H-8	6.8～7.5，d，16～17

2. 氢谱的不同点　A 环上的质子信号因取代基的种类或取代位置的不同而不同（表 10-3）。

（1）白藜芦醇：A 环上有 4-OH 取代，其余未取代位置上的 4 个 H 构成了 AA′BB′偶合系统，可简单地将其看成 AX 偶合系统，则 H-2 和 H-6 为一组信号，出现在 δ 7.56 处，H-3 和 H-5 为一组信号，出现在 δ 6.96 处，其积分面积均为 2 个 H，相互偶合裂分，呈 d 峰，J 约为 8Hz，由于 4-OH 的影响，相对于 H-2 和 H-6 的信号而言，H-3 和 H-5 的信号总是处于较高场处。

（2）异丹叶大黄素、丹叶大黄素、白皮杉醇：它们的 A 环相似，在 3 位和 4 位均有羟基和（或）甲氧基取代，H-2、H-5 和 H-6 构成了 ABX 偶合系统，可简单地将其看成 AMX 偶合系统。H-2 的信号出现在 δ 7.0～7.2 区域内，呈 d 峰，J 为 2Hz；H-5 的信号出现在 δ 6.8～6.9 范围内，呈 d 峰，J 约为 8Hz；H-6 的信号出现在 δ 6.9～7.1 范围内，呈 dd 峰，J 约为 8Hz 和 2Hz。

（3）氧化白藜芦醇：A 环上有 2，4-二羟基取代，H-3 和 H-6 的信号为 d 峰，H-5 为 dd 峰，其信号均出现在δ 6.3～7.4区域内。

(4) 买麻藤醇：A环上有2，6-二羟基取代，H-3和H-5化学环境相同，其信号重叠，出现在δ 6.42处，呈d峰，J为8Hz；H-4的信号出现在δ 6.84处，因同时与H-3和H-5偶合裂分而呈t峰，J约为8Hz。

表10-3　各种二苯乙烯单体中^{1}H-NMR数据的不同点

单芪类化合物	A环取代	B环偶合系统	H	
			No.	δ，m，J (Hz)
白藜芦醇	4-OH	AX	H-2，H-6	7.56，d，8
			H-3，H-5	6.96，d，8
丹叶大黄素	3-OH，4-OH		H-2	7.05～7.20，d，2
异丹叶大黄素	3-OH，4-OCH_3	AMX	H-5	6.80～6.90，d，8
白皮杉醇	3-OCH_3，4-OH		H-6	6.90～7.05，dd，8，2
			H-2	6.45，d，2
氧化白藜芦醇	2-OH，4-OH	AMX	H-5	6.37，dd，8，2
			H-6	7.37，d，8
			H-2	6.42d，8
买麻藤醇	2-OH，6-OH	AX_2	H-5	6.84，t，8
			H-6	6.42，d，8

(二) 低聚芪类化合物的氢谱和碳谱

由二苯乙烯单体聚合而成的低聚芪类化合物分为A型和B型两种，A型一般含有2-苯基-2,3-二氢苯骈呋喃环结构，单体的聚合有一定的规律，因此其氢谱和碳谱也有一定的规律性；B型是由单体之间通过碳-碳相连而成，聚合没有规律，结构相对较复杂，故其氢谱和碳谱也比较复杂，规律性较差。

1. A型白藜芦醇低聚体

(1) 4-羟基取代苯环的质子和碳信号：在白藜芦醇低聚体中，其4-羟基取代的苯环，如(－)-vitisin B的A_1、B_1、D_1环，多数不参与成键，仍保留原来的4个芳氢，可分为H-2、H-6和H-3、H-5两组，构成AA′XX′系统，其谱形可粗略地看成一个AX偶合系统，一般H-2、H-6的信号出现在δ 7.0～7.5区域内，呈d峰，H-3、H-5的信号出现在δ 6.4～6.9区域内，呈d峰，J均为7.5～9.0Hz。与H-2、H-6信号相比，H-3、H-5的信号总是位于较H-2、H-6信号较高场处，这是由于4-OH与苯环形成p-π共轭而造成的。

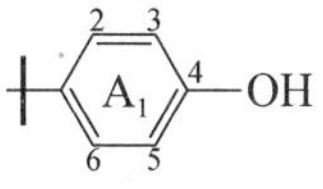

在碳谱中，C-2和C-6的信号出现在δ 127～130区域内，C-3和C-5由于处于氧的邻位而出现在δ 115～117区域内，信号的高度在全氢去偶碳谱中约为其他同类型碳信号高度的2倍。在三聚体或更大的低聚体中，若一个单体中4-羟基苯环上的3位碳与另一个单体相连接时，则取代苯环中所剩下的3个氢形成ABX系统，如(－)-vitisin B的C_1环，其质子信号大致出现在δ 6.0～7.3范围内，偶合常数分别为$J_{2,6}$为2.0～2.5Hz，$J_{5,6}$为7.5～9.0Hz。

(2) 11,13-二羟基取代苯环的质子和碳信号：11,13-二羟基取代的苯环（如(－)-vitisin B的A_2、D_2环）中，H-12和H-10、H-14形成AX_2系统，它们的信号均出现在δ 5.8～7.0区域内。H-10、H-14因对称而具有相同的化学位移值，其信号呈d峰；H-12则因同时与H-10、H-14偶合

而使其信号呈 *t* 峰，*J* 约为 2.0～2.3Hz。在碳谱中，C-10 和 C-14 的信号重叠，均出现在 δ 105～108 范围内，其高度约为 C-12 的 2 倍，C-12 的信号则出现在 δ 100～104 范围内。

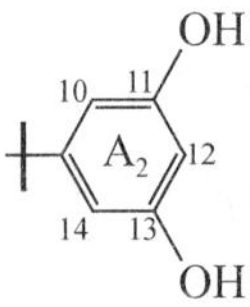

在低聚体中，有的 11,13-二羟基取代苯环上的 C-10 与 11 位羟基都参与构成苯骈二氢呋喃环，如（－）-vitisin B 的 B_2 和 C_2 环，则该取代苯环上仅剩下两个间位氢 H-12 和 H-14，它们的信号均出现在 δ 6.0～6.6 范围内；碳谱中，C-12 的信号在 δ 95～100 区域内，C-14 的信号在 δ 105～110 区域内。当该取代苯环的 C-14 和 13-OH 又与另外的单体形成另一个苯骈呋喃环时，则该苯环上 H-12 的信号呈单峰，出现在 δ 6.4 左右，C-12 的信号则出现在 δ 90～95 区域内。

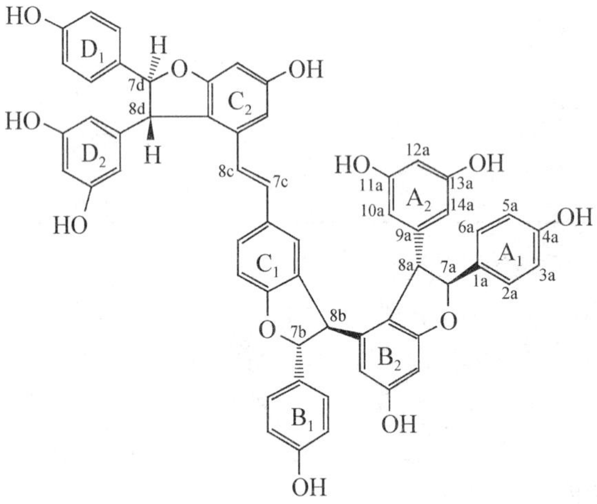

(–)-vitisin B

（3）苯环之间 7 位、8 位的质子和碳信号：通过分析低聚体中白藜芦醇双键（即两个苯环之间的两个碳，编号为 7 位、8 位）上质子和碳信号的变化情况，可以确定白藜芦醇低聚体的聚合度。白藜芦醇及其衍生物的反式双键在聚合后主要以 3 种形式存在：① 仍以反式双键存在［如（－）-vitisin B 的 7c/8c］。它们的质子信号出现在 δ 6.4～7.2 范围内，偶合常数 *J* 约为 16～17Hz；碳信号出现在 δ 130～135（C-7）、δ 120～125（C-8）区域内。少数情况下，以顺式双键存在，此时质子信号出现在 δ 5.5～6.1 区域内，*J* 约为 11～14Hz。② 形成苯骈二氢呋喃环结构，H-7 与 H-8 多处于反式，如（－）-vitisin B 的 7a/8a、7d/8d，由于 C-7 与一个氧原子和一个苯环相连，导致 H-7 和 C-7 的信号分别出现在 δ 5.0～5.9 和 δ 85～95 的较低场区域内，C-8 处于两个苯环的苄位，所以 H-8 和 C-8 的信号分别出现在 δ 3.8～4.9 和 δ 45～60 区域内。在这种呋喃环结构中，反式 H-7 和 H-8 之间的偶合常数一般为 3.5～6.5Hz，而顺式的偶合常数 *J* 一般为 7.0～8.5Hz；当 C-8 及其相连的苯环参与形成七元环时，H-7 和 H-8 的二面角发生变化，它们之间的偶合常数较大，一般 *J* 为 8.5～12.5Hz，如 pauciflorol C，反式 H-7a 和 H-8a 的偶合常数 *J* 为 8.5Hz，反式 H-7d 和 H-8d 的偶合常数 *J* 为 9.5Hz。③ 参与形成脂环：如 pauciflorol C 的 7b/8b 和 7c/8c，在这种情况下，H-7 和 H-8 的信号出现在 δ 2.0～6.9 范围内，*J* 为 0～12Hz；C-7 和 C-8 的信号则出现在 δ 35～65 区域。在 pauciflorol C 中，H-7b 和 H-8b 为顺式，信号没有裂分，均呈单峰；H-7c 和 H-8c 为反式，呈 d 峰，*J* 为 4.7Hz；而 H-8b 和 H-8c 的偶合常数 *J* 则为 12Hz。

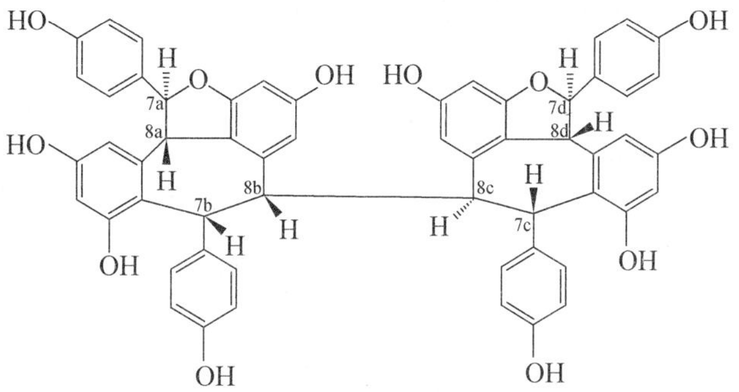

pauciflorol C

（4）季碳信号：该类低聚体中的季碳信号也有一定的规律性。白藜芦醇单体在聚合后，C-1的信号出现在 δ 130～136，C-9 的信号出现在 δ 141～149（C-9 参与二氢呋喃环结构形成）或 δ 130～140（C-9 与双键碳相连）区域内，C-10 和 C-14 的信号一般在 δ 119～124 范围内，连氧季碳的信号一般出现在 δ 155～160 区域内，与二氢呋喃环中的氧相连的季碳信号则出现在 δ 160～162 范围内。

2. 其他低聚体 其他低聚体如异丹叶大黄素低聚体、白皮杉醇低聚体、白藜芦醇与氧化白藜芦醇低聚体等的 A 型结构大都含有 2-苯基-2,3-二氢苯骈呋喃环结构，其氢谱和碳谱的数据与白藜芦醇低聚体的波谱数据类似。

由于白皮杉醇在聚合时可形成二氧六环结构，则参与聚合的 7a 位和 8a 位的氢及碳的化学位移值比较特殊，如 longusol C 的 H-7a 和 H-8a 的信号出现在 δ 4.79～4.85 范围内，而其碳的信号则出现在 δ 80 处，这是区别具有二氧六环结构白皮杉醇低聚体与其他低聚体的重要依据。

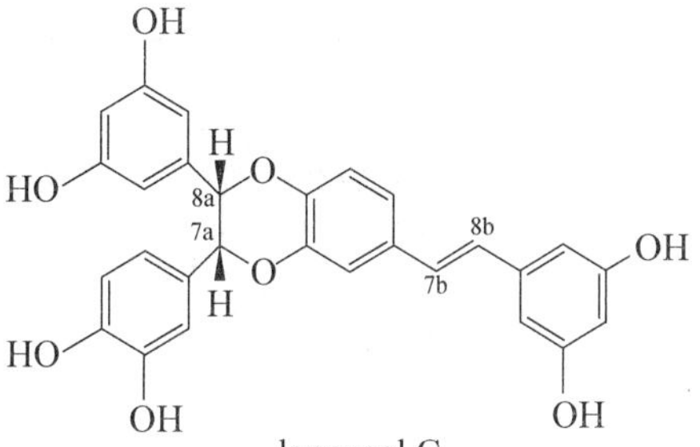

longusol C

五、芪类化合物的立体构型测定

1. 绝对构型的确定 1990 年，Kurihara 等应用化学反应和^{1}H NMR 的方法，并与已知绝对构型的化合物 gnetin F 比较，将（－）-ε-viniferin 两个手性碳确定为（7a *R*，8a *R*）构型，并测定了 $[\alpha]_D^{23}$ 为负值的（－）-ε-viniferin 的 CD 谱，确认在 $\Delta\varepsilon_{237}$ 处为负的 Cotton 效应。据此，1996 年 Li 等将 $[\alpha]_D^{20}$ 为正值的（＋）-ε-viniferin 的绝对构型确定为（7a *S*，8a *S*）构型，并测定了其 CD 谱，在 $\Delta\varepsilon_{235}$ 处为正性的 Cotton 效应。因此，反式 A 型白藜芦醇二聚体的 $[\alpha]_D^{20}$、CD 谱及其绝对构型之间的关系得到了明确的解释。

对于结构中含有七元环或六元环化合物绝对构型的确定，Ito 等将（＋）-ampelopsin A 和（＋）-ampelopsin B 进行全甲基化，再将其 8d 位氧化成为羰基，运用较为成熟的饱和环己酮八区律对其羰基氧化物进行分析，并与实际测得的 CD 谱中 357nm 处呈正的 Cotton 效应相比较，从而得出该化合物的绝对构型；（＋）-vitisin D 含有两个七元环，结构对称，其 CD 谱与已知绝对构型的

（＋）-ampelopsin A 和（＋）-ampelopsin B 的 CD 谱相同，从而确定其绝对构型。

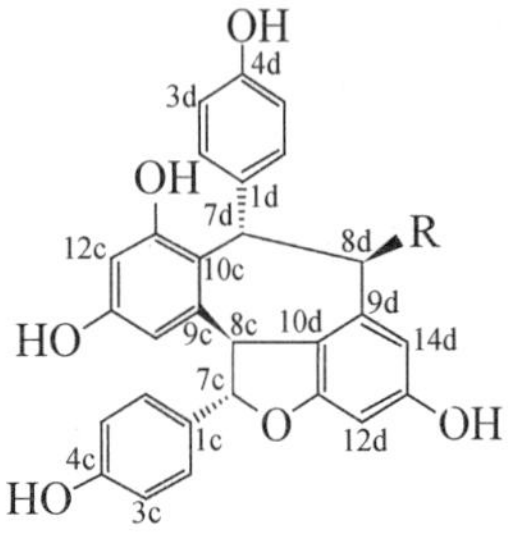

(+)-ampelopsin A, R=OH
(+)-ampelopsin B, R=H

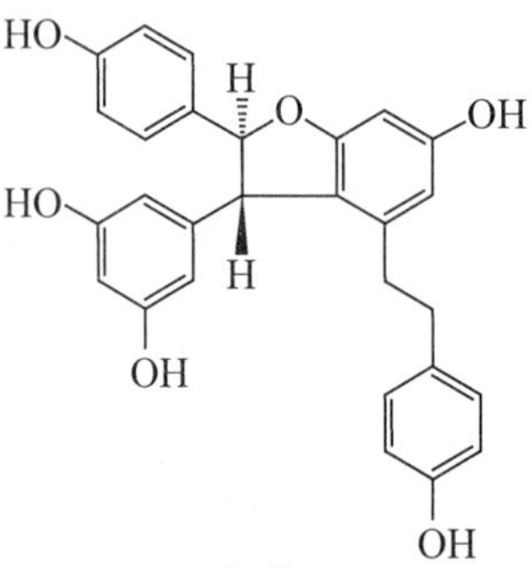

gnetin F

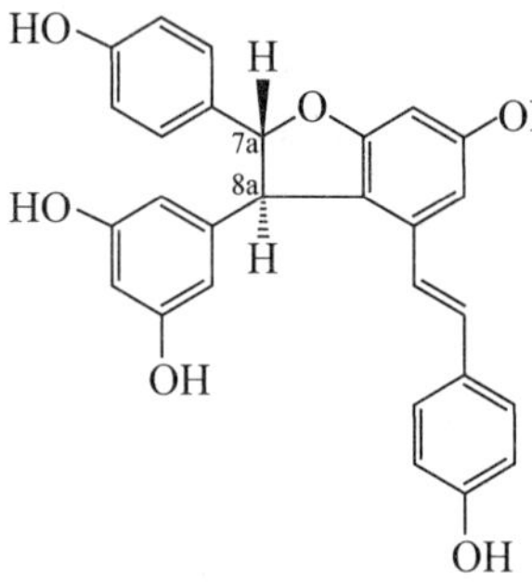

(−)-ε-viniferin

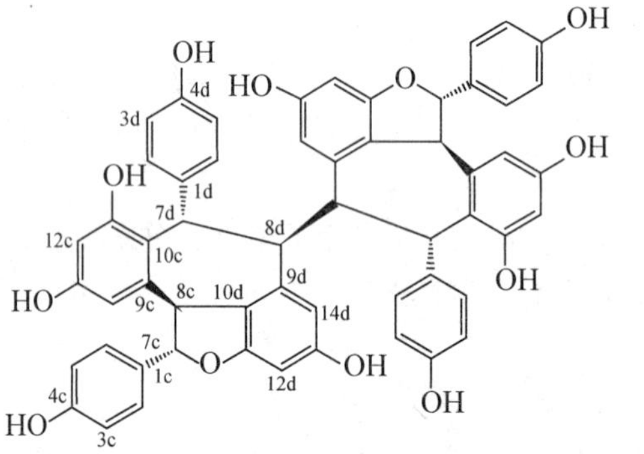

(+)-vitisin D

2. 相对构型的测定　A 型白藜芦醇低聚体大都含有两个以上的手性碳原子，一般位于两个单体相连的位置上，形成苯骈二氢呋喃环结构。该类化合物的相对构型可以通过二氢呋喃环上两个氢原子偶合常数的大小、NOE、NOESY 或 NOE 差谱（DIFNOE）等加以推断。如 balanocarpol，其 NOE 差谱中，H-7a、H-8a、H-8b 及 7b 位上取代的 4-羟基苯环的 H-2(6)有 NOE 增益，而 H-7b、8a 位羟基上的氢及 7a 位上取代的 4-羟基苯环的 H-2(6)有 NOE 增益，说明 7a 位的 4-羟基苯环、8a 位上的羟基、8b 位上的取代苯环在同一侧，7b 位上的 4-羟基苯环则在另一侧，由此确定了化合物 balanocarpol 各手性碳的相对构型。

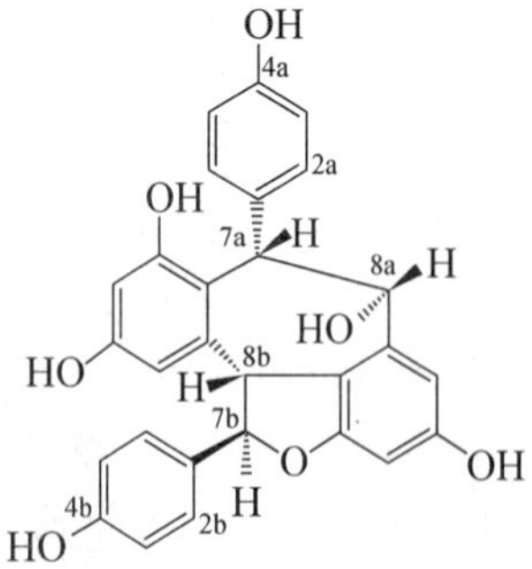

balanocarpol

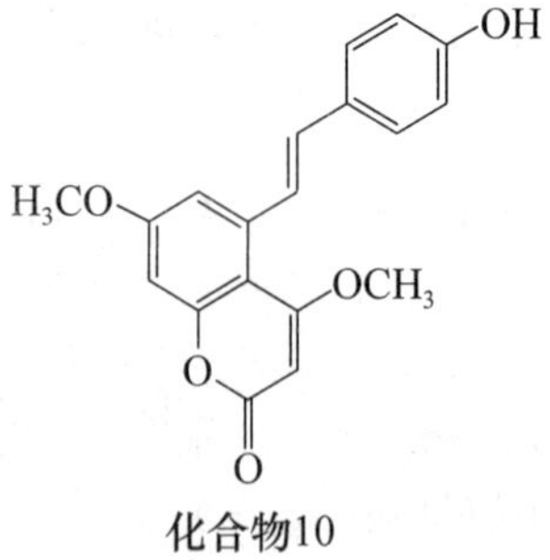

化合物10

有些单芪类化合物，如从植物 *Ekebergia benguelensis* de 得到的化合物 10（5-[（1E)-2-(4-hydroxyphenyl)ethenyl] 4,7-dimethoxy-3-methyl-2H-1-benzopyran-2-one），极性较小，可以形成结晶，通过 X-单晶衍射测定证实了其骨架结构。

白藜芦醇低聚体类似物为极性较大的多酚类化合物，天然得到的纯品多为无定形粉末，不易结晶，很难用X-单晶衍射法测定其立体结构，但可以通过制备其溴代物，培养单晶，然后用X-单晶衍射法确定其立体结构，如hopeaphenol。

六、芪类化合物结构研究实例

实例10-3 反式白藜芦醇-3-O-β-D-吡喃木糖苷的结构鉴定。

从蔷薇科（Rosaceae）植物全盘花（*Holodiscus discolor*）的树皮中分离得到一种粉末状化合物A。其$[\alpha]_D^{29}$为-7.4（CH_3OH，c 2.15）。FAB-MS负离子谱给出$[M-H]^-$ 359和一个碎片离子峰m/z 227。酸催化水解液中含有*D*-木糖，从而推断负离子峰227为由$[M-H]^-$失去一个木糖基所形成的离子碎片。化合物A的氢谱、碳谱数据见表10-4。

表10-4 化合物A的氢谱和碳谱

位置	^{1}H NMR δ ppm (J Hz)	^{13}C NMR δ ppm	位置	^{1}H NMR δ ppm (J Hz)	^{13}C NMR δ ppm
1		129.7	13		159.2
2,6	7.42，2H，d，J=8.6	128.7	14	6.71，1H，t，J=1.7	107.9
3,5	6.84，2H，d，J=8.6	116.3	xylosyl		
4		158.1	1′	4.97，1H，d，J=6.9	102.2
7	7.07，1H，d，J=16.4	129.5	2′	3.50，1H，m	74.2
8	6.93，1H，d，J=16.4	126.3	3′	3.53，1H，m	77.3
9		140.7	4′	3.65，1H，m	70.5
10	6.75，1H，br s	106.7	5′	3.94，dd，J=5.0，11.2	66.3
11		159.9		3.43，dd，J=9.7，11.2	
12	6.48，1H，t，J=2.1	103.8			

在碳谱中，在δ100～160和δ60～80区域分别给出13个碳信号和4个碳信号，根据该化合物中存在一个木糖基，推断δ102.2或者δ103.8为木糖的端基碳信号，则δ100～160区域内所余下的碳信号为化合物A中苷元的碳信号。根据该化合物氢谱中各质子信号的积分面积及HETCOR谱分析，确定苷元中有5个季碳原子（δ140.7、159.9、159.2、129.7和158.1）和7个CH（δ106.7、103.8或102.2、107.9、126.3、129.5、128.7和116.3），其中δ128.7和δ116.3碳信号较强，分别为2个碳所形成，结合氢谱分析，推断该化合物中含有2个取代的苯环和1个双键，可能为芪类化合物。

在氢谱中，δ7.42（2H，d，J=8.6Hz）和δ6.84（2H，d，J=8.6Hz）显示该化合物中存在一个1,4-二取代的苯环结构，结合碳谱中的对称碳信号δ128.7、116.3以及它们在HMBC谱中的相关性分析，进一步证明了该结构的存在。质子信号δ6.75（1H，br. s）、δ6.48（1H，t，J=2.1Hz）和δ6.71（1H，t，J=1.7Hz）在HMBC谱中存在着相互之间的相关关系，表明为它们是1,3,5-三取代苯环结构中的质子信号。信号δ6.93（1H，d，J=16.4Hz，H-8）和δ7.07（1H，d，J=16.4Hz，H-7）的偶合常数较大，为反式取代双键上的质子信号；在HMBC谱中，信号δ6.93与1,3,5-三取代苯环结构中的碳信号δ103.8和δ107.9相关，而δ7.07则与1,4-二取代的苯环结构中的碳信号δ128.7和δ116.3相关，故该化合物的苷元部分应为反式白藜芦醇。

化合物A含有木糖基。在氢谱中，δ4.97（1H，d，J=6.9Hz）为吡喃木糖基的端基质子信号，结合HECTOR谱知其端基碳信号为δ102.2。在HMBC谱中，质子信号δ4.97与碳信号

δ 159.9 相关，表明该木糖基与白藜芦醇的 1,3,5-三取代苯环结构中 δ 159.9 的碳相连，形成了白藜芦醇木糖苷。在 ^{1}H-NMR 谱中，糖端基质子 δ 4.97 的偶合常数为 6.9Hz，表明其苷键为 β-构型。因此，该化合物为（*E*）-白藜芦醇-3-*O*-β-*D*-吡喃木糖苷［（*E*）-resveratrol 3-*O*-β-*D*-xylopyranoside］，其结构式为：

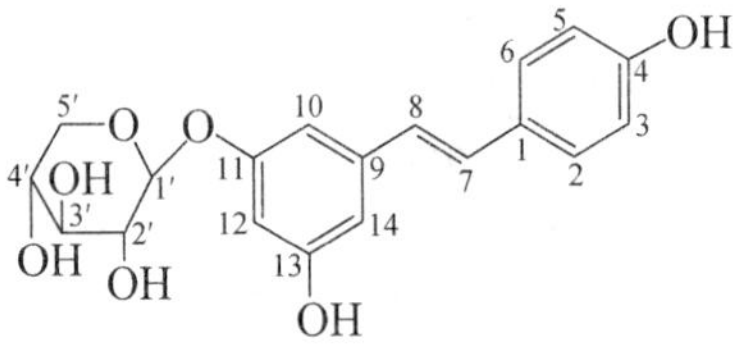

84

第 5 节 芪类化合物的生物活性

1. 防治心血管疾病作用 芪类化合物有很强的捕获自由基能力，具有很强的抗氧化作用，因此，对心血管系统具有很好的保护作用。白藜芦醇是人们发现的第一个芪类化合物，在葡萄酒中含量丰富，具有抑制动脉粥样硬化和血栓形成舒张血管等多种生物活性。研究发现葡萄皮中含有大量的白藜芦醇，在带皮发酵时白藜芦醇进入红葡萄酒，从而使葡萄酒具有一定的保健作用。此外，lespedezavirgatol 具有很好的抗氧化作用，在浓度为 1.5μmol/L 时，其 ORAC（氧化自由基吸收能力）值为 762.96，而同浓度下维生素 C 的 ORAC 值则为 164.56；在大鼠肾组织匀浆和血浆中的抗脂质过氧化作用，其 IC_{50} 值分别为 0.16mmol/L 和 0.18mmol/L，而维生素 C 的 IC_{50} 值分别为 3.05mmol/L 和 5.54mmol/L。gnemonside A 具有降血脂作用。（+）-vitisin C 则有较强的抗血小板聚集作用（IC_{50} 为 3.1μmol/L）。

2. 抗癌作用 目前发现了很多具有抗癌作用的芪类化合物。白藜芦醇具有很好的抗癌作用，可促进肿瘤细胞凋亡、诱导肿瘤细胞分化、阻止细胞周期、干扰相关信号传导通路、抑制肿瘤血管生成等，对肝癌、胃癌、食管癌、白血病、宫颈癌等均具有较好的治疗作用。combretastatin A-2～A-5 通过抑制微管聚合而具有抗有丝分裂作用，其中 combretastatin A-4 的活性最强，其磷酸盐 combretastatin A-4 phosphate（CA-4-P）已经进入第Ⅲ期临床试验，有希望成为治疗甲状腺癌的新药。lakoochin B 对乳腺癌细胞株、鼻咽癌细胞也具有较好的抑制作用（IC_{50} 分别为 3.1 和 6.1μg/mL）。

3. 抗炎作用 许多芪类化合物具有抗炎作用。白藜芦醇可抑制细胞间黏附分子-1（ICAM-1）和血管细胞黏附分子-1（VCAM-1）表达；抑制 NF-κB 激活，减少细胞因子形成等作用。gnetupendin A 对环氧化酶-Ⅱ有抑制作用。许多低聚芪类化合物对白三烯 B_4（leukotiene B_4）具有很好的抑制作用。

4. 治疗糖尿病作用 白藜芦醇三聚体 2b-hydroxyampelopsin F 对蛋白质糖化有很强的抑制作用，可用于糖尿病并发症的预防。2′-*O*-demethylbidwillol B、addisofuran A 和 addisofuran B 对于 2 型糖尿病靶点蛋白质酪氨酸磷酸酶 1B 的抑制活性 IC_{50} 为 13.6～15.7μmol/L，它的线性异戊烯基链对其活性影响较大，当其环合时活性降低。

5. 拮抗组胺受体作用 gnetuhainin N 对组胺受体有一定的拮抗作用，gnetuhainin R 对组胺受体的拮抗作用很强，IC_{50} 为 0.1μmol/L。

6. 抗菌、抗病毒作用 lakoochin A 和 lakoochin B 都具有抗结核分支杆菌的作用。(*E*)-resveratrol 3-(6-galloyl)-*O*-*β*-*D*-glucopyranoside 与抗生素合用，可增强其对耐甲氧西林金黄色葡萄球菌（MRSA）的抑制作用。从植物红花锦鸡儿地上部分分离得到的 scirpusin B 具有抗 HIV-1（ⅢB）活性，EC_{50}为 7μg/mL。

7. 保肝作用 从韩国民间用药地锦槭（*Acer mono*）中得到的 5-*O*-methyl-(*E*)-resveratrol 3-*O*-*β*-*D*-glucopyranoside 和 5-*O*-methyl-（*E*）-resveratrol 3-*O*-*β*-*D*-apiofuranosyl-（1→6)-*β*-*D*-glucopyranoside 可抑制 H_2O_2 损伤大鼠肝细胞所致还原型谷胱甘肽的减少，对肝脏具有保护作用。

参考文献

李娜，李小妹，黄开胜，等，2001. 白藜芦醇低聚体类似物的结构与分布［J］. 药学学报，36（12）：944-950.

李小妹，李娜，黄开胜，等，2002. 白藜芦醇低聚体类似物的光谱特征、生源与生物活性［J］. 药学学报，37（1）：69-74.

董雯，王蓉，2016. 白藜芦醇诱导细胞自噬在神经退行性疾病进展中的作用［J］，药学学报，51（1）：18-22.

中国医学科学院药物研究所，1999. 中草药现代研究：仪器分析卷［M］. 北京：北京医科大学北京协和医科大学联合出版社：101-125.

AJA I，COSTA G D，PEDROT E，et al，2019. Unusual stilbene glucosides from *Vitis vinifera* roots［J］. OENO One，53（3）：589-595.

ANDREI V，COPOLOVICI D，MUNTEANU F D，et al，2019. Detection of biomedically relevant stilbenes from wines by mass spectrometry［J］. Advancements of Mass Spectrometry in Biomedical Research，1140：665-682.

GONZALEZ-LAREDO R F，CHAIDEZ-GONZALEA J，AHMED A A，et al，1997. A stilbene xyloside from *Holodiscus discolor* bark［J］. Phytochemistry，46（1）：175-176.

HUANG K S，LIN M，WANG Y H，1999. Synthesis of amurensin H，a new resveratrol dimer from the roots of *Vitis amurensis*［J］. Chinese Chemical Letters，10（10）：817-820.

ITO J，GOBARU K，NIWA M，et al，1998. Absolute configuartions of some oligostilbenes from *Vitis vinifera* 'Kyohou'［J］. Tetrahedron，54：6651-6660.

ITO T，TANAKA T，IINUMA M，et al，2003. Two new oligostilbenes with dihydrobenzofuran from the stem bark of *Vateria indica*［J］. Tetrahedron，59：1255-1264.

ITO T，TANAKA T，NAKAYA K，et al，2001. Anovel bridged stilbenoid trimer and four highly condensed stilbenoid oligomers in *Vatica rassak*［J］. Tetrahedron，57：7309-7321.

KEYLOR M H，MATSUURA B S，STEPHENSON C R，2015. Chemistry and biology of resveratrol-derived natural products［J］. Chemical Reviews，115（17）：8976-9027.

KORHAMMER S，RENIERO F，MATTIVI F，1995. An oligostilbene from *Vitis* roots［J］. Phytochemistry，38（6）：1501-1504.

KURIHARA H，KAWABATA J，ICHIKAWA S，et al，1990.（-）-ε-viniferin and related oligostilbenes from *Carex pumila* Thunb（Cyperaceae）［J］. Agricultural and Biological Chemistry，54（4）：1097-1099.

LI W W，DING LS，LI B G，et al，1996. Oligostilbenes from *Vitis heyneana*［J］. Phytochemistry，42（4）：1163-1165.

NGUYEN T T A，HA M T，PARK S E，et al，2020. Stilbenes with potent protein tyrosine phosphatase-1B inhibitory activity from the roots of *Polygonum multiflorum*［J］. Journal of Natural Products，83（2）：323-332.

SAMARAWEERA U，SOTHEESWARAN S，SULTANBAWA MUS，1982. Polyphenols from *Stemonoporus* species［J］. Phytochemistry，21（10）：2585-2587.

SHEN T，WANG X N，LOU H X，2009. Natural stilbenes：an overview［J］. Natural Product Reports，26：916-935.

SIEMANN E H，CREASY L L，1992. Concentration of the phytoalexin resveratrol in wine［J］. American Journal of Enology and Viticulture，43（1）：49-52.

SOTHEESWARAN S，PASUPATHY V，1993. Distribution of resveratrol oligomers in plants［J］. Phytochemistry，32

（5）：1083-1092.

TAKAYA Y，YAN K X，TERASHIMA K，et al，2002. Chemical determination of the absolute structures of resveratroldimers，ampelopsins A，B，D and F [J]. Tetrahedron，58：7259-7265.

TANAKA T，ITO T，IDO Y，et al，2000. Stilbenoids in the stem bark of *Hopea parviklora* [J]. Phytochemistry，53（8）：1015-1019.

TIE F F，LUAN G X，ZHOU W N，et al，2018. Effects of the oligostilbenes from *Iris lactea* Pall. var. *chinensis*（Fisch.）Koidz on the adipocytes differentiation of 3T3-L1 cells [J]. Pharmazie，73（2），98-103.

TRELA B C，WATERHOUSE A L，1996. Resveratrol：isomeric molar absorptivity and stability [J]. Journal of Agricultural and Food Chemistry，44：1253-1257.

ZHANG C C，GENG C A，HUANG X Y，et al，2019. Antidiabetic stilbenes from peony seeds with PTP1B，α-glucosidase，and DPPIV inhibitory activities [J]. Journal of Agricultural and Food Chemistry，67，6765-6772.

ZHOU D，CHANG W H，LIU B，et al，2020. Stilbenes from the tubers of *Bletilla striata* with potential antineuroinflammatory activity [J]. Bioorganic Chemistry，97：103715.

学习重点

芪类化合物是指具有1,2-二苯乙烯骨架的单体及其聚合物，作为一类独特的化合物，已经形成了一个新的研究领域。芪类化合物分为单芪类化合物和低聚芪类化合物。低聚芪类化合物首先按照组成的基本单元不同分为6类，每一类再按照结构中是否含有氧环分为A型和B型，反式2-苯基-2,3-二氢苯骈呋喃环是其A型的结构特征。芪类化合物的稳定性受多种因素的影响，如受紫外光照射，其结构中的反式双键可转化为顺式双键；接触酸碱可引起结构中某些脂环的形成或变化；$FeCl_3$等金属盐可催化芪类化合物的聚合。芪类化合物一般难溶于石油醚、苯等非极性溶剂，易溶于乙酸乙酯、丙酮、甲醇等溶剂，难溶于水，据此可以设计芪类化合物提取与分离方法。芪类化合物的结构鉴定中，主要根据氢谱、碳谱及2D NMR确定其平面结构，根据NOESY、CD谱等确定其立体构型。很多芪类化合物具有较强的生物活性，如白藜芦醇、combretastatin A-4等，在食品及医药领域具有重要的应用价值。

思考题

1. 参与芪类低聚体聚合的常见单体有哪些？在结构上有何特点？
2. 芪类低聚体如何分类？最初的分类标准是什么？
3. 芪类化合物的主要提取方法有哪些？常用的提取溶剂是什么？
4. 芪类化合物对紫外光较敏感，在紫外光照射下如何变化？
5. 如何根据A型白藜芦醇低聚体氢谱分析该芪类低聚体由几个基本单元聚合而成？
6. 在芪类低聚体的苯骈二氢呋喃环中，如何确定7位和8位手性碳的绝对构型？

（孙隆儒）

第11章 鞣质

学习要求

1. 掌握鞣质的定义及化学结构分类、物理性质和化学性质。
2. 熟悉鞣质主要的提取分离、含量测定及化学检识方法。
3. 了解鞣质的主要生物合成途径、结构研究的化学方法及其波谱学特征、生物活性。

鞣质又称单宁（tannin），是一类来源于植物的结构比较复杂的多元酚类化合物，它常与植物中的蛋白质结合而形成不溶于水的沉淀。

鞣质常见于高等植物的次生代谢产物中，特别是在种子植物的次生代谢产物中更为常见。我国传统中药中鞣质的资源非常丰富，如地榆、石榴皮、诃子、丹皮、虎杖、侧柏、仙鹤草、老鹳草、槐花米、大黄、金樱子等均含有大量鞣质。例如中药五倍子是五倍子蚜 *Melaphis chinensis* (Bell) Baker 寄生在漆树科植物盐肤木（*Rhus chinensis* Mill.）、青麸杨（*Rhus potaninii* Maxim.）或红麸杨［*Rhus punjabensis Stew. var. sinica* (Diels) Rehd. et Wils.］叶上形成的虫瘿（galls），其中鞣质的含量可高达70%以上。

由于具有多元酚的化学结构，鞣质的化学性质不稳定，常常导致中药提取物变色，生成沉淀，鞣质单体的分离、提纯困难，难以深入开展研究。因此，在过去很长的一段时间里，研究人员常把鞣质作为中药提取物中的无效成分加以清除。

近年来，由于分离技术的不断提高，鞣质单体的分离和结构测定研究取得了很大进展，促进了鞣质生物活性的研究。研究发现鞣质类化合物具有多种生物活性，它是药用植物中一类非常重要的化学成分。目前，药用植物中鞣质的研究已经成为一个非常活跃的领域。

第1节 鞣质的化学结构及分类

根据化学结构和性质，可以将鞣质大抵分为三大类，即可水解鞣质（hydrolysable tannins）、缩合鞣质（condensed tannins）和复合鞣质（complex tannins）。

一、可水解鞣质

可水解鞣质一般是由若干个没食子酸或其衍生物通过苷键与葡萄糖或通过酯键与多元环醇连接而成的，可以在酸、碱或酶的作用下发生水解。根据其水解产生酚酸的种类，可水解鞣质可分为没食子酸鞣质（gallotannin）和鞣花酸鞣质（ellagitannin）两类。

1. 没食子酸鞣质 没食子酸鞣质是一类最简单的鞣质类化合物，其结构中主要含有以没食子酰基为代表的多元酚酸基团和多元醇基团。没食子酸鞣质结构中的多元酚酸基团最常见的是没食子酰基，此外，还有咖啡酰基（caffeoyl）、肉桂酰基（cinnamoyl）和香豆酰基（coumaroyl）。没食子酸鞣质结构中含有糖，除了最常见的葡萄糖外，还有 *D*-金缕梅糖（D-hamamelose）、木糖（xylose）等，其结构中最常见的多元环醇有奎宁酸（quinic acid）、莽草酸（shikimic acid）和原槲皮醇（protoquercitol）等。

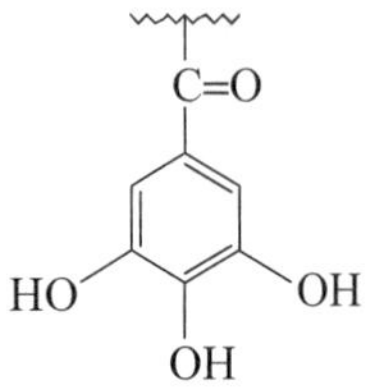

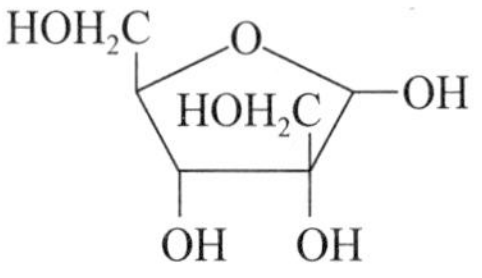

没食子酰基（galloyl） *D*-金缕梅糖（D-hamamelose）

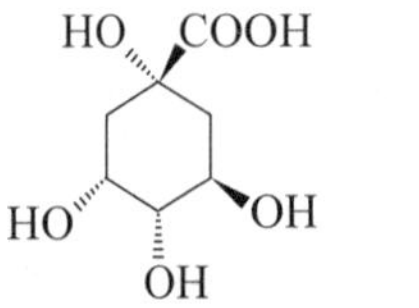

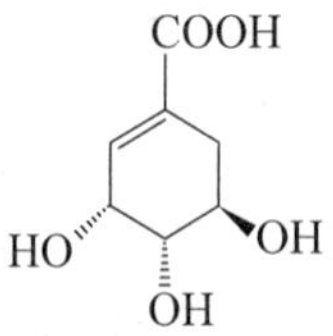

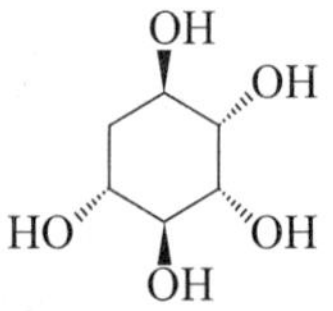

奎宁酸（quinic acid） 莽草酸（shikimic acid） 原槲皮醇（protoquercitol）

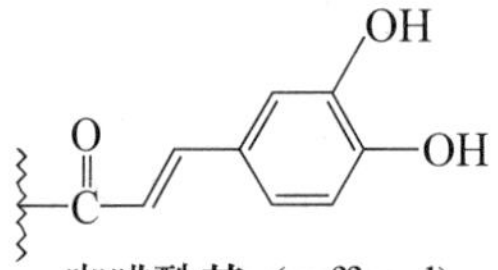

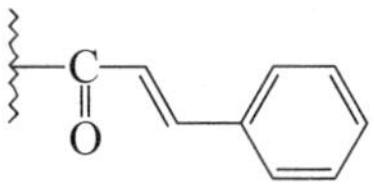

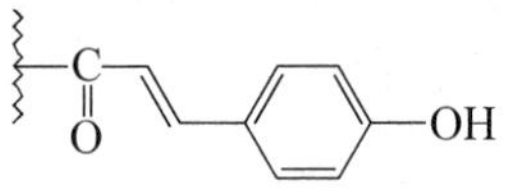

咖啡酰基（caffeoyl） 肉桂酰基（cinnamoyl） 香豆酰基（coumaroyl）

我国是中药五倍子的主产国，产量约占世界总产量的95%，其中四川、贵州、湖南、湖北、陕西和云南6省的产量占全国总产量的80%左右。国际上把五倍子称为中国五倍子（Chinese gallnut）。研究证明五倍子鞣质基本结构是1,2,3,4,6-五-*O*-没食子酰-*β*-*D*-葡萄糖，在2、3、4位上还可再连接多个没食子酰基，分别用Gx、Gy、Gz表示，结构如下：

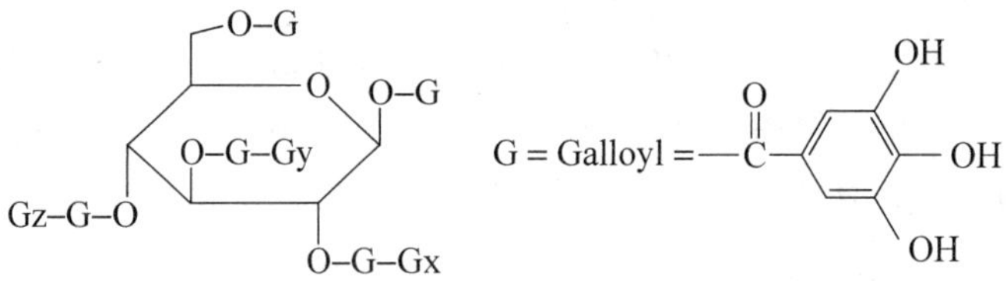

G = Galloyl =

五倍子鞣质（Chinese gallotannins）

深入的研究表明，2,3,4,6-四-*O*-没食子酰-*β*-*D*-葡萄糖和1,2,3,4,6-五-*O*-没食子酰-*β*-*D*-葡萄糖在许多植物的次生代谢产物中都广泛存在，是可水解鞣质和植物多酚类成分生物合成途径中的关键的中间物质。

2. 鞣花酸鞣质 鞣花酸鞣质是一类含有六羟基联苯二甲酰基（hexahydroxydiphenoyl，HHDP）或脱水六羟基联苯二甲酰基（dehydrohexahydroxydiphenoyl，DHHDP）结构的可水解鞣质，水解后可生成鞣花酸（逆没食子酸，ellagic acid）。虽然一些天然来源的鞣花酸鞣质的结构中并不含有鞣花酸，但是水解过程中所产生的HHDP或DHHDP可以通过失水反应生成鞣花酸。

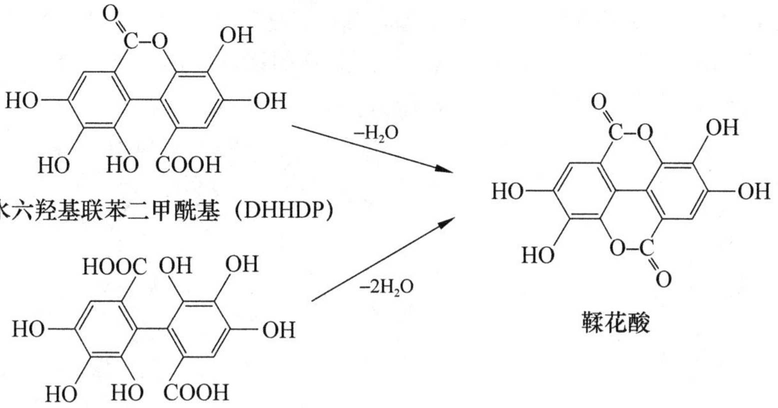

脱水六羟基联苯二甲酰基（DHHDP）

$-H_2O$

六羟基联苯二甲酰基（HHDP）

$-2H_2O$

鞣花酸

鞣花酸鞣质在药用植物的次生代谢产物中广泛存在，例如中药诃子中的诃子次酸（chebulinic acid），老鹳草中的老鹳草素（geraniin），仙鹤草中的仙鹤草因（agrimoniin）等。

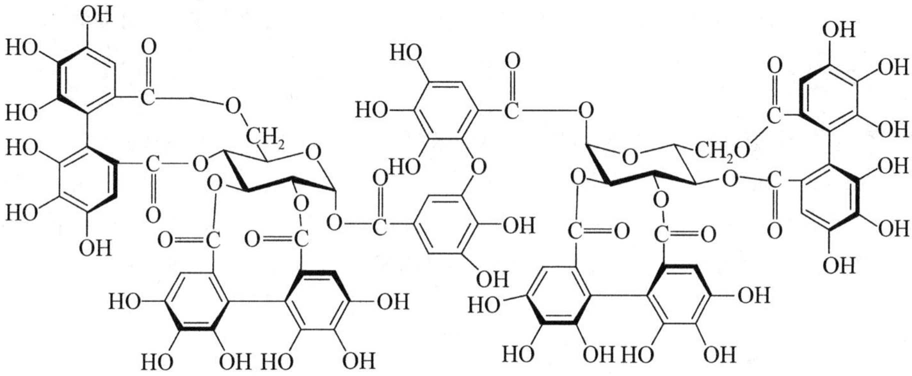

仙鹤草因 (agrimoniin)

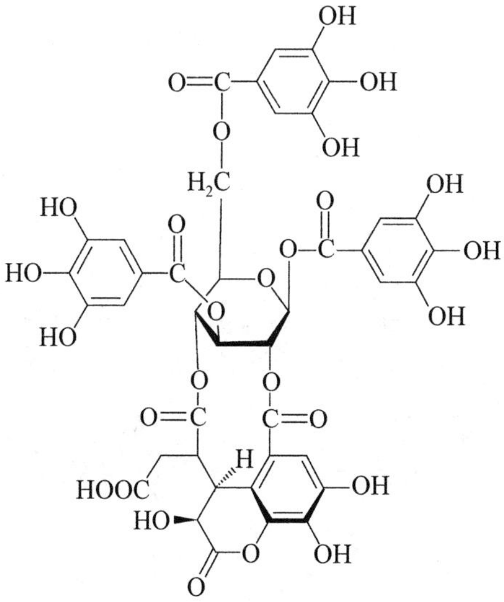

诃子次酸 (chebulinic acid)

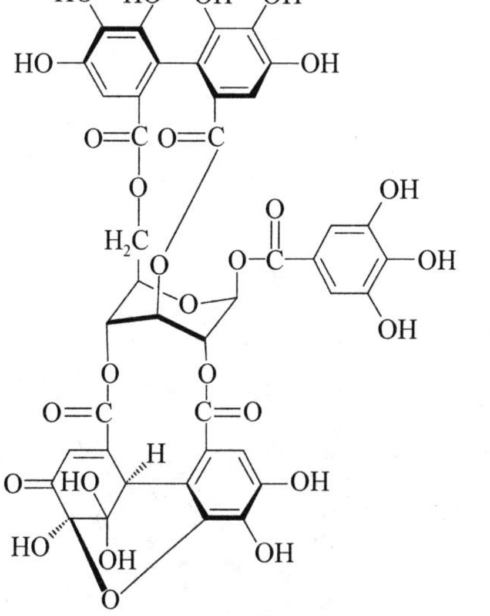

老鹳草素 (geraniin)

碳-苷鞣质是鞣花酸鞣质中特殊的结构类型，其特点是其结构中所含的葡萄糖是开环的，取代基与葡萄糖的端基碳（C-1）直接以碳-碳键连接。这样的结构使得鞣质化合物的稳定性增强，水解难度增大。具体的例子如木麻黄宁（casuarinin）和栗木鞣花素（castalagin）。

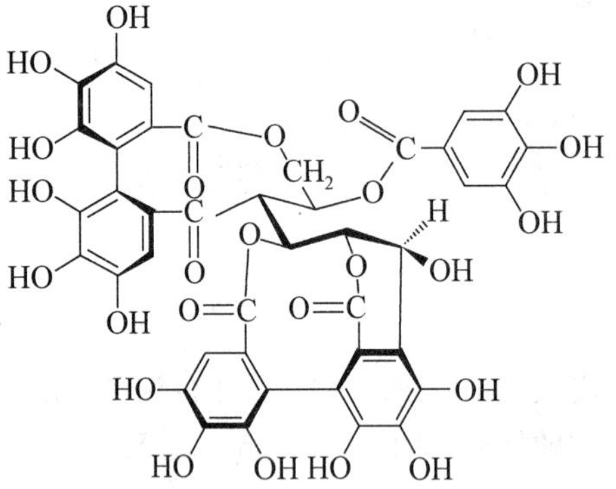

木麻黄宁(casuarinin) 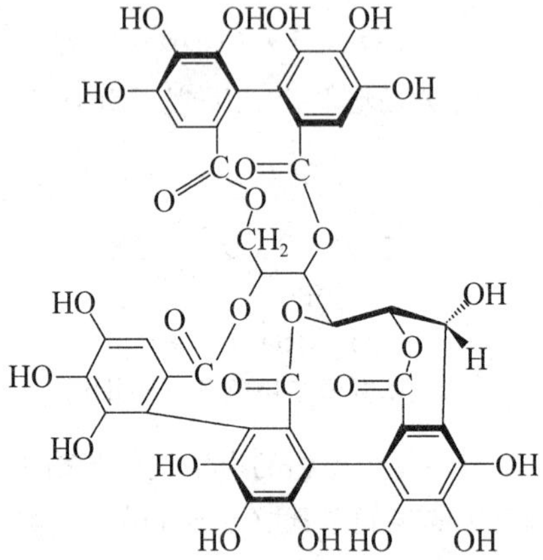　　栗木鞣花素(castalagin)

二、缩合鞣质

缩合鞣质是羟基黄烷类化合物通过碳-碳键相联缩合而成，黄烷-3-醇（flavan-3-ol）和黄烷-3，4-二醇（flavan-3，4-diol）是其中最重要的结构单元。酸、碱或酶处理均不能使缩合鞣质发生水解，缩合鞣质水溶液与空气接触或久置会进一步缩合成分子量更大、难溶于水的暗棕色或红棕色沉淀，俗称“鞣红”。缩合鞣质中常见的儿茶素类结构如下图所示，主要的结构差异发生在2、3位的立体构型上。

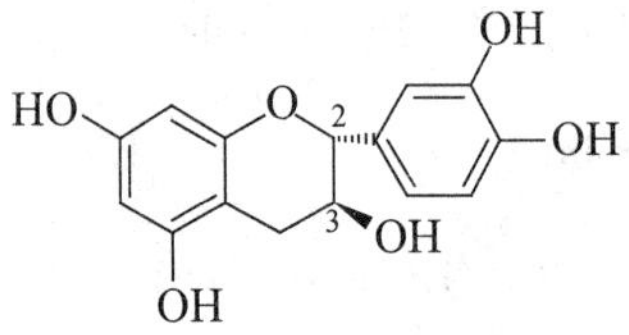

(+)-儿茶素 (*2R,3S*)
(+)-catechin

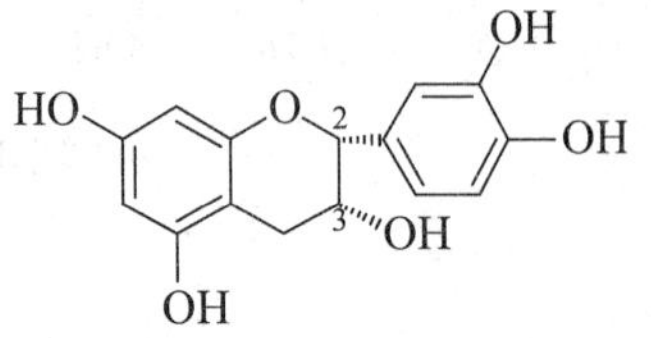

(−)-表儿茶素(*2R,3R*)
(−)-epicatechin

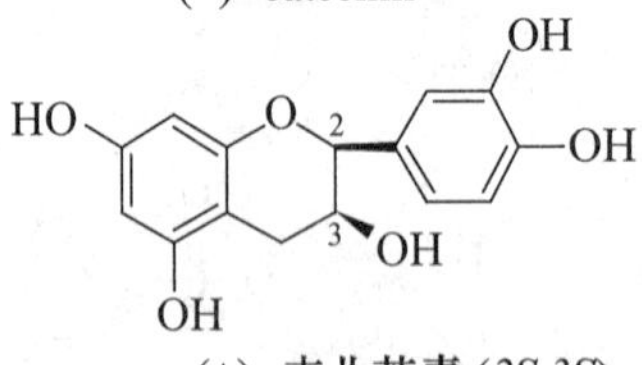

(+)-表儿茶素 (*2S,3S*)
(+)-epicatechin

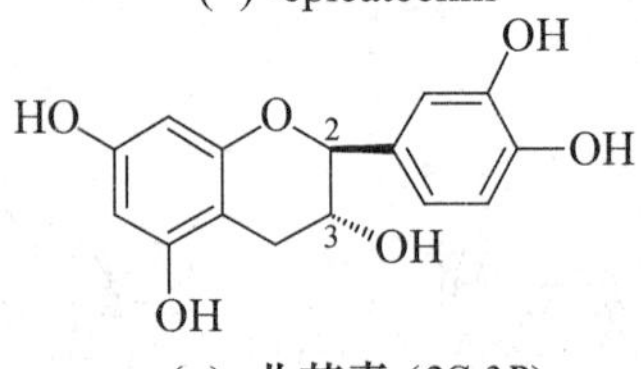

(−)-儿茶素 (*2S,3R*)
(−)-catechin

棓儿茶素类结构的B环上含有3个邻位羟基，也是组成缩合鞣质的重要单元，常见的有下列两种：

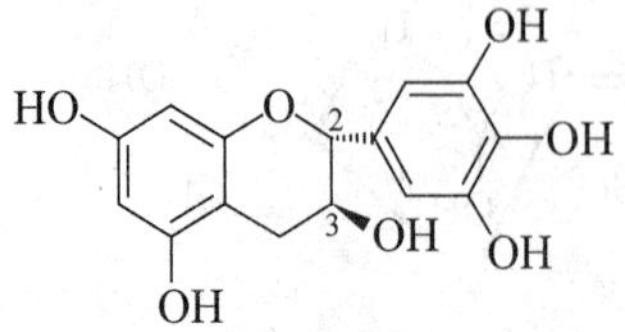

(+)-棓儿茶素 (*2R,3S*)
(+)-gallocatechin

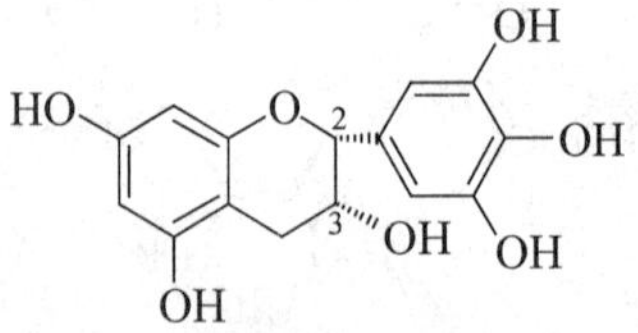

(−)-表棓儿茶素 (*2R,3S*)
(−)-epigallocatechin

根据聚合度差异，缩合鞣质可分为二聚体、三聚体、四聚体、五聚体和六聚体等类型。按照结构单元缩合方式的不同，缩合鞣质可分为C-4与C-8位缩合［如前花青素B-1（procyanidin B-1）和前花青素C-1（procyanidin C-1）］、C-4与C-6位缩合［如前花青素B-5（procyanidin B-5）］，以及除碳-碳键相连外，同时还在C-2与C-7或C-2与C-5间通过形成醚键相连［如原花色素A-2（proanthocyanidin A-2）］等多种类型。

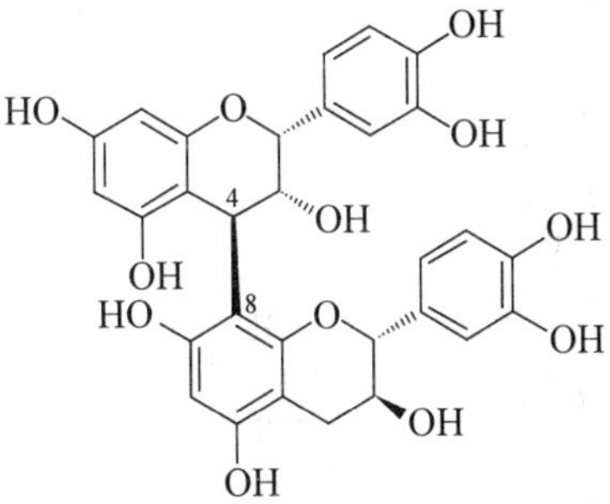

前花青素B-1
procyanidin B-1

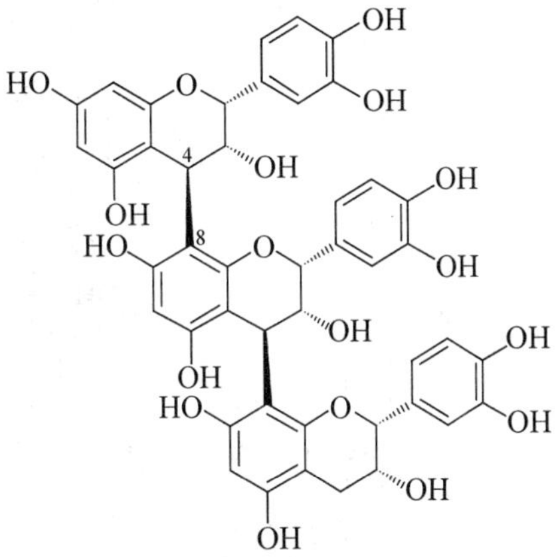

前花青素C-1
(procyanidin C-1)

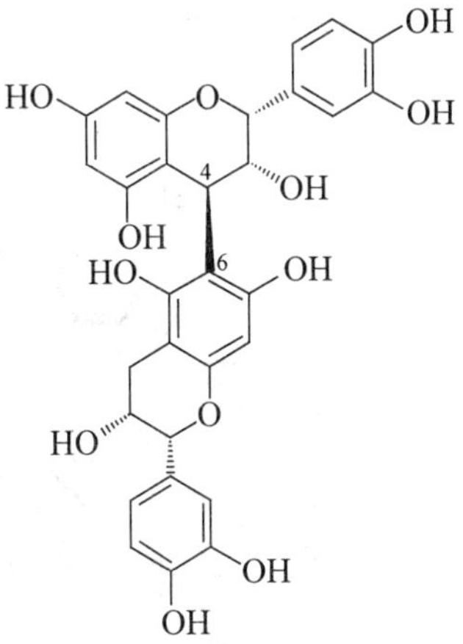

前花青素B-5
procyanidin B-5

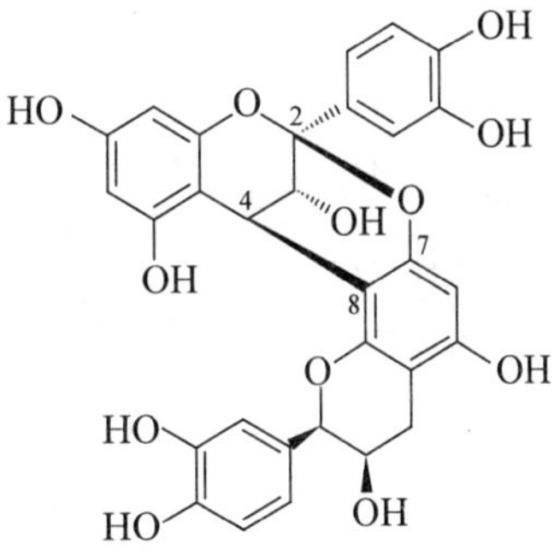

原花色素A-2
proanthocyanidin A-2

从樟科植物肉桂（*Cinnamomum cassia*）的树皮中分离出的多种鞣质即属于缩合鞣质，如以(-)-表儿茶素结构单元通过C-4*β*与C-8之间碳-碳键连接进行线性缩合的四聚体肉桂鞣质A_2（cinnamtannins A_2）、五聚体肉桂鞣质A_3（cinnamtannins A_3）和六聚体肉桂鞣质A_4（cinnamtannins A_4）。

三、复合鞣质

随着鞣质研究的深入，一些具有新颖且复杂结构的鞣质类成分不断被发现，统称为复合鞣质。例如从壳斗科植物狭叶栎（*Quercus stenophylla*）中获得的狭叶栎鞣质A（stenophynin A），其结构特征是在典型的可水解鞣质部分的糖上以碳-碳键再连接一个黄烷醇，从桃金娘科番石榴属植物番石榴（*Psidium Guajava*）叶子中获得的番石榴素A（guavin A）和番石榴素C（guavin C），其结构中的可水解鞣质部分的葡萄糖均为开链型。

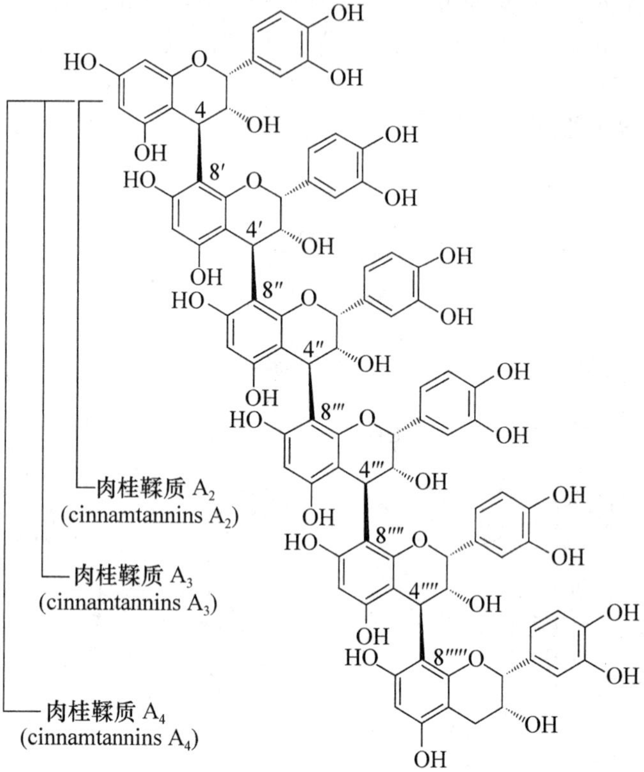

肉桂鞣质 A_2 (cinnamtannins A_2)

肉桂鞣质 A_3 (cinnamtannins A_3)

肉桂鞣质 A_4 (cinnamtannins A_4)

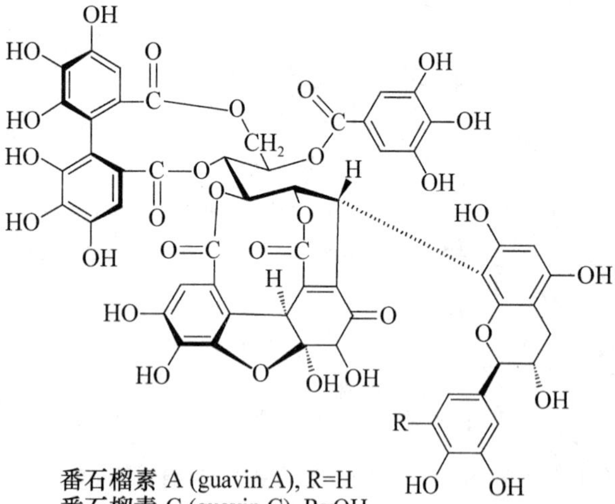

番石榴素 A (guavin A), R=H
番石榴素 C (guavin C), R=OH

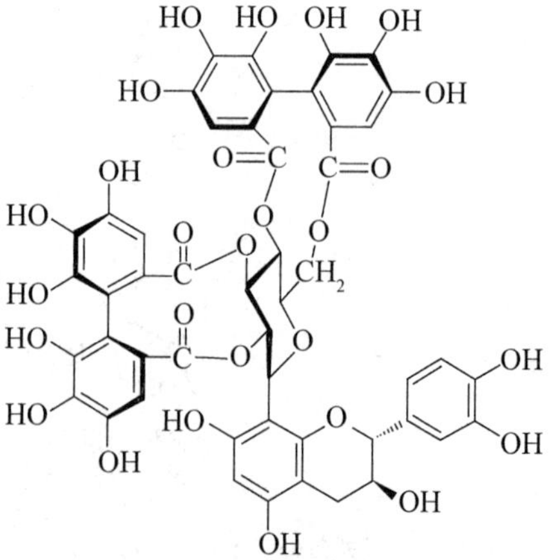

狭叶栎鞣质A (stenophynin A)

又如从蔷薇科植物地榆（*Sanguisorba officinalis*）中获得的地榆查尔黄烷 A-1（gambiriin A-1）和地榆查尔黄烷 B-3（gambiriin B-3），其结构中均含有一个 C 环开环的黄烷单元。从印度和锡兰产的黑茶中获得到的茶叶提取物（theogallinin），是没食子酰基奎宁酸通过碳-碳键与一个黄烷单元缩合而成，同时获得的茶黄素（theaflavonin）与 desgalloyl theaflavonin，则都是由两个黄烷结构单元通过 B 环-B′环之间的碳-碳键缩合构成。从乌龙茶中也分离得到结构新颖的复合鞣质乌龙茶素（oolongtheanin）。这些复合鞣质结构的阐明，充分体现了鞣质类化合物的结构多样性与复杂性。现在已发现复合鞣质广泛存在于同时含有可水解鞣质与缩合鞣质的植物中。

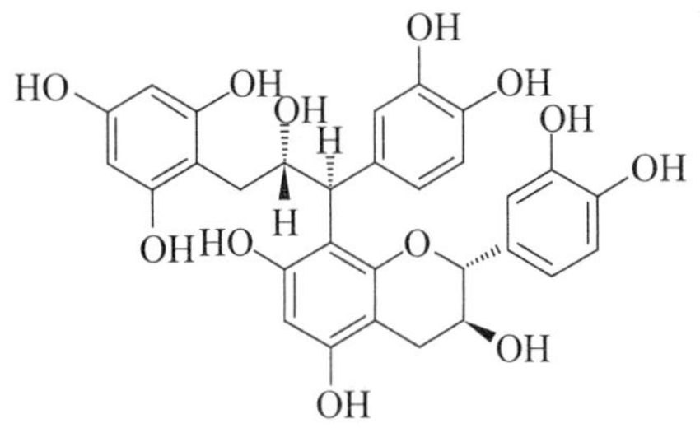

地榆查尔黄烷A-1(gambiriin A-1)

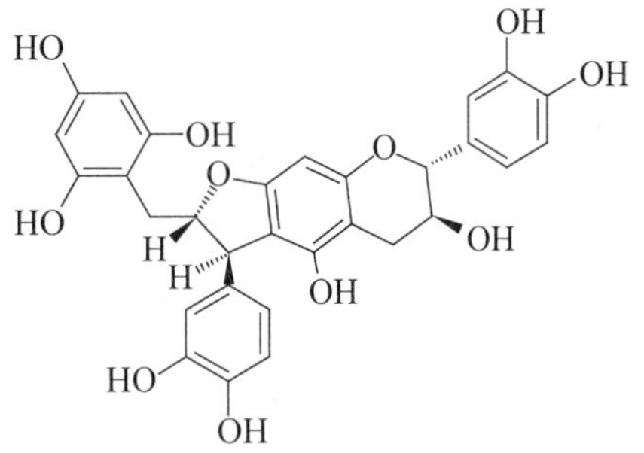

地榆查尔黄烷B-3(gambiriin B-3)

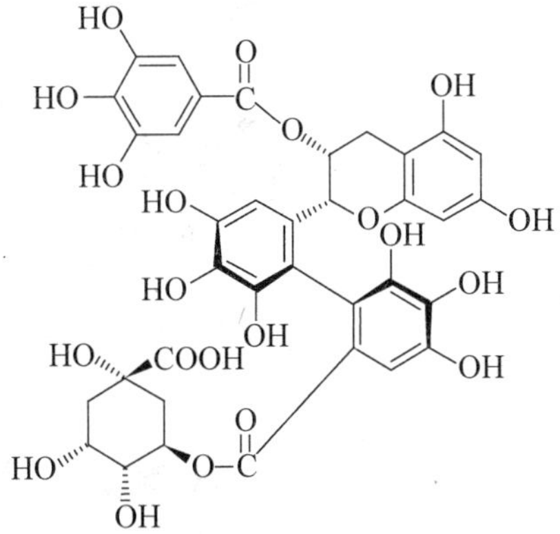

茶叶提取物 (theogallinin)

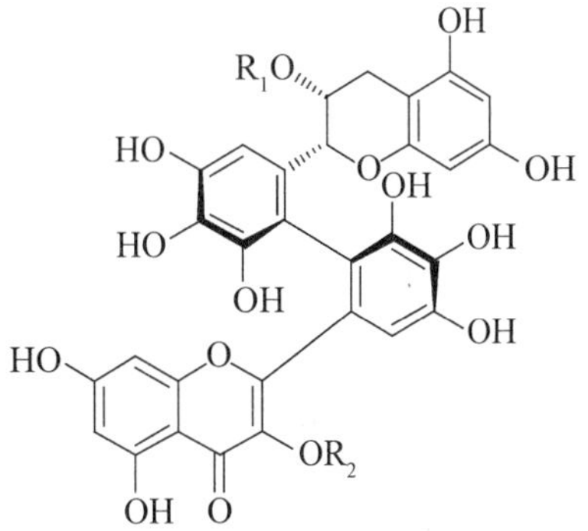

茶黄素 (theaflavonin) R_1=galloyl, R_2=β-*D*-Glc
去酰基茶黄素 (desgalloyl theaflavonin) R_1=H, R_2=β-*D*-Glc

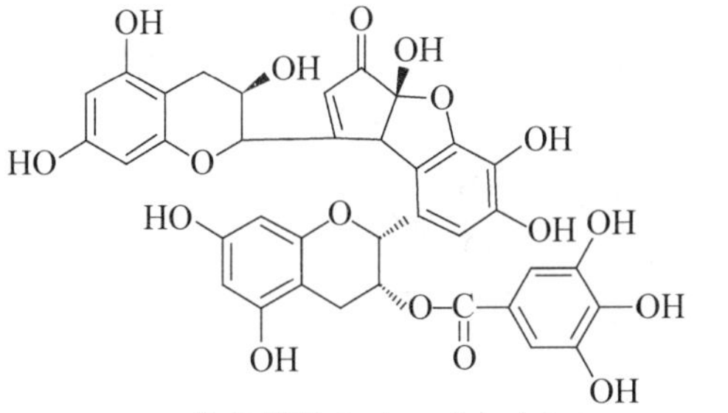

乌龙茶素 (oolongtheanin)

第2节 鞣质的主要生物合成途径

一、可水解鞣质的生物合成途径

可水解鞣质的生物合成过程分为3个阶段：第一阶段为五没食子酰基葡萄糖的合成阶段。没食子酸和尿苷二磷酸葡萄糖（uridine diphoshate glucose，UDP-glucose）在葡萄糖转移酶的作用下，生成β-葡萄糖棓苷（β-D-glucogallin），β-葡萄糖棓苷是活泼的没食子酰基供体，在4-O-galloyltransferase的作用下生成五没食子酰基葡萄糖（图11-1）。第二阶段为五没食子酰基葡萄糖在没食子酰基转移酶A、B、C和D的作用下，合成多种缩酚酸鞣质。在第三阶段中，由于没食子鞣质和缩酚酸鞣质分子中的没食子酰基之间距离较近，在酶的作用下，可水解鞣质结构中的多元酚酸基团发生脱氢、偶合、重排、裂环、氧化环合等变化，形成鞣花酸鞣质。

总的来说，可水解鞣质中的酚酸结构的两条主要生物代谢途径如图11-2所示。

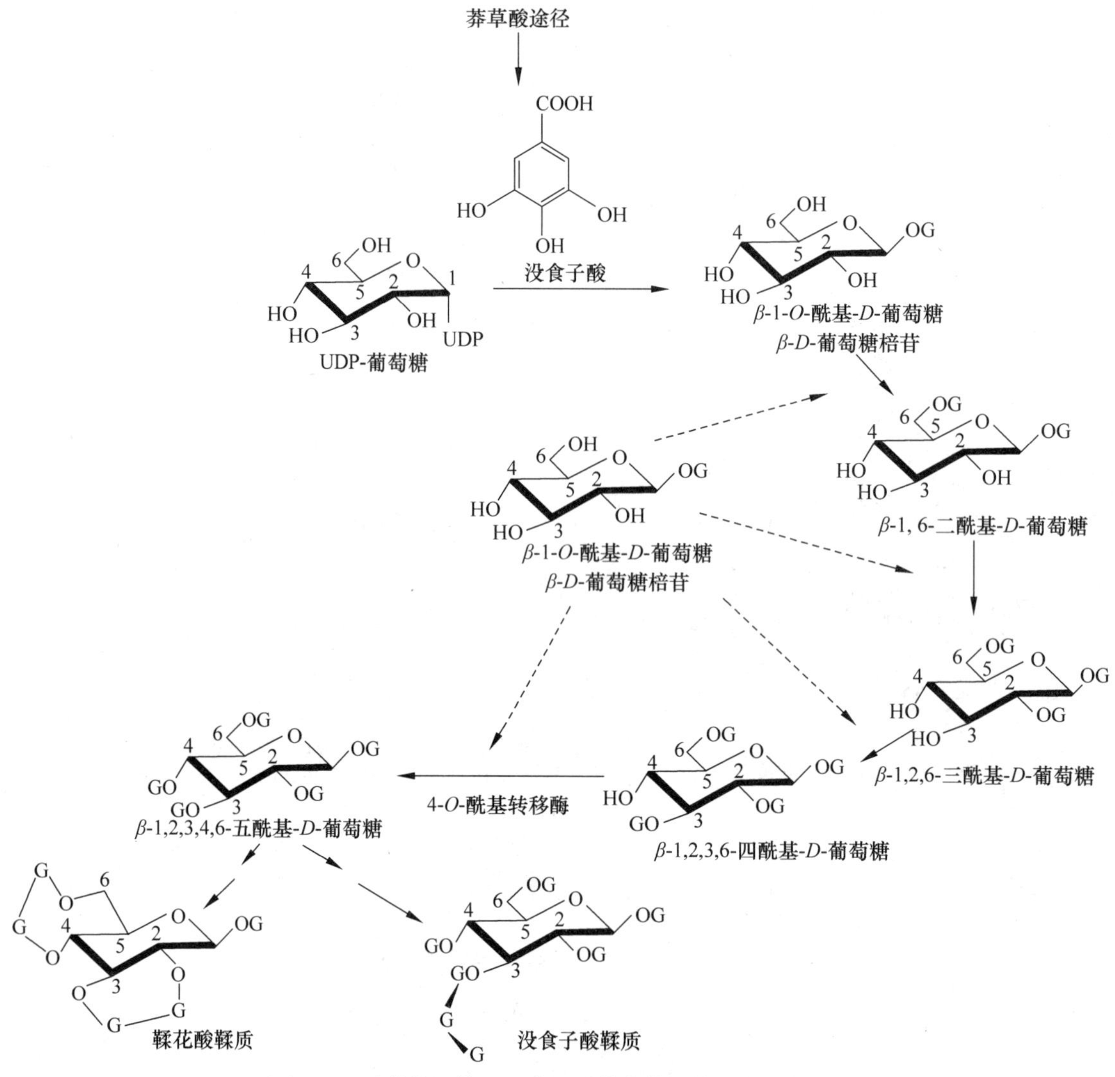

图 11-1　酶催化下的五没食子酰基葡萄糖的生物合成途径

1. 氧化偶联途径　2 分子没食子酰基通过 C-C 键氧化偶联，形成六羟基联苯二甲酰基（hexahydroxydiphenoyl，HHDP），或 2 分子没食子酰基通过脱水，形成 C—O—C 醚键氧化偶联 2 个芳环，生成去水双没食子酰基（dehydrodigalloyl，DHDG）。HHDP 或 DHDG 均可通过 C-C 键氧化偶联，与没食子酰基进一步形成三聚或四聚的联苯类化合物。

2. 芳环氧化途径　没食子酰基通过氧化偶联形成的联苯酚酸类化合物可在酶的催化作用下发生芳环氧化，进而形成醌、酮、环氧、开环等产物。它们之间的衍生关系见图 11-2。

上述这些复杂的酚酸类化合物与糖类或其他多元醇以醚键、酯键或苷键相结合就形成了植物界存在的多种多样的可水解型鞣质。

二、缩合鞣质的生物合成途径

缩合鞣质的生物合成途径（图 11-3）是以糖酵解途径和莽草酸途径为基础，经中间体香豆酰辅酶 A（p-coumaroyl CoA）或丙二酸单酰辅酶 A（malonyl CoA），形成羟基黄烷类化合物 3,4-黄烷二醇（flavan-3,4-diols，leucoanthocyanidins），由于 3,4-黄烷二醇容易转变成 4-碳正离子，形成

1. 氧化偶联途径

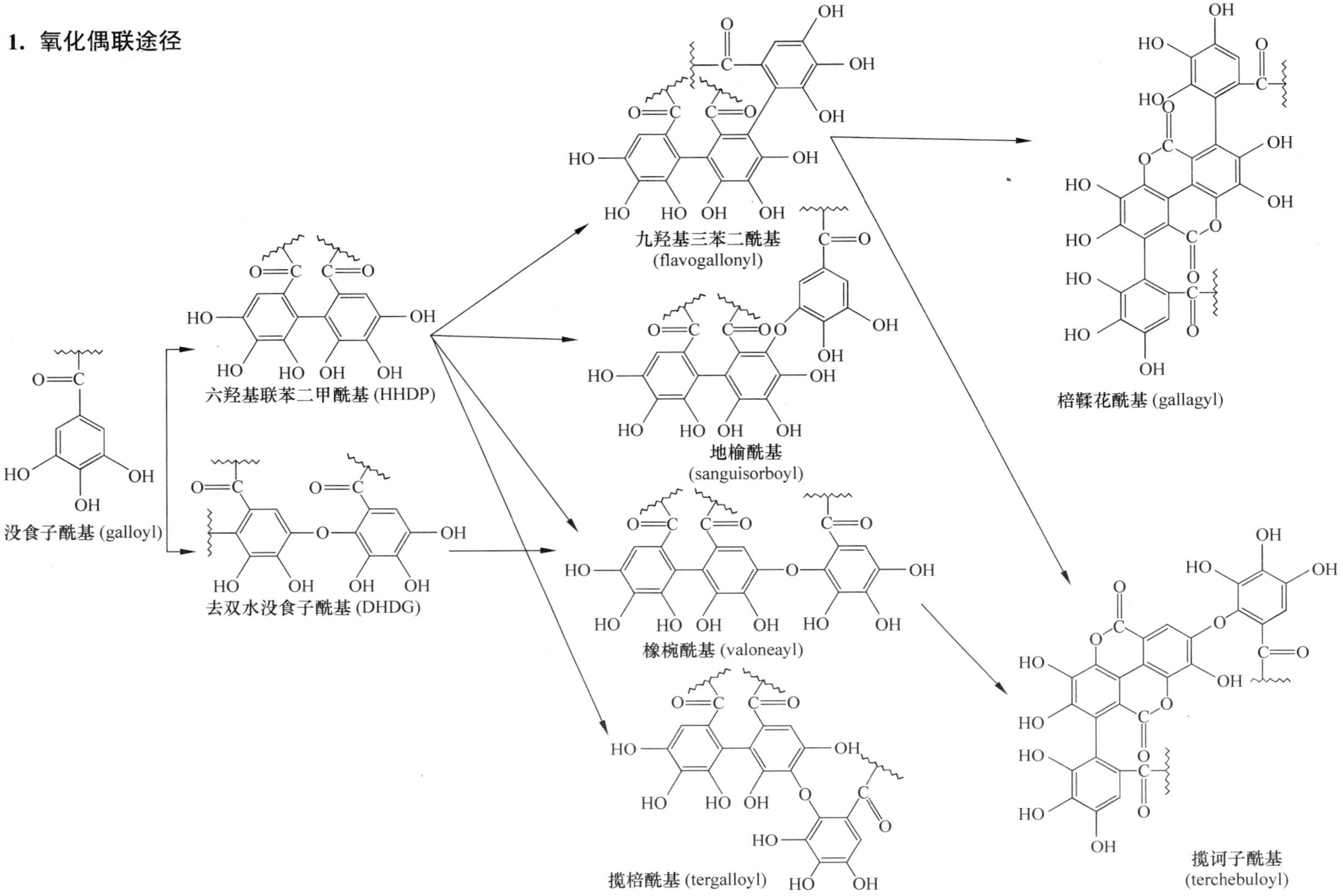

图 11-2 可水解鞣质中酚酸结构的两条生物合成途径示意图

2. 芳环氧化途径

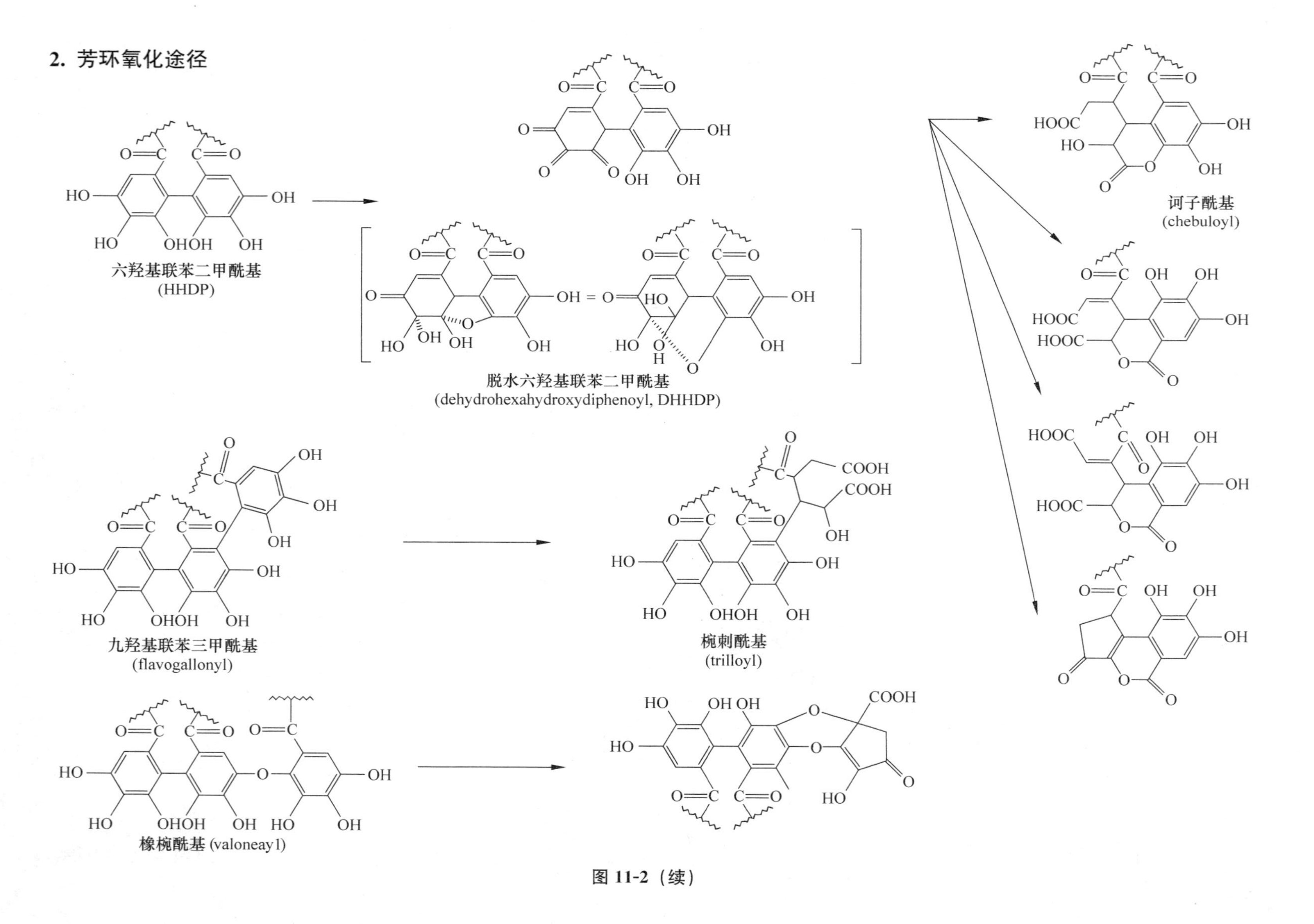

图 11-2（续）

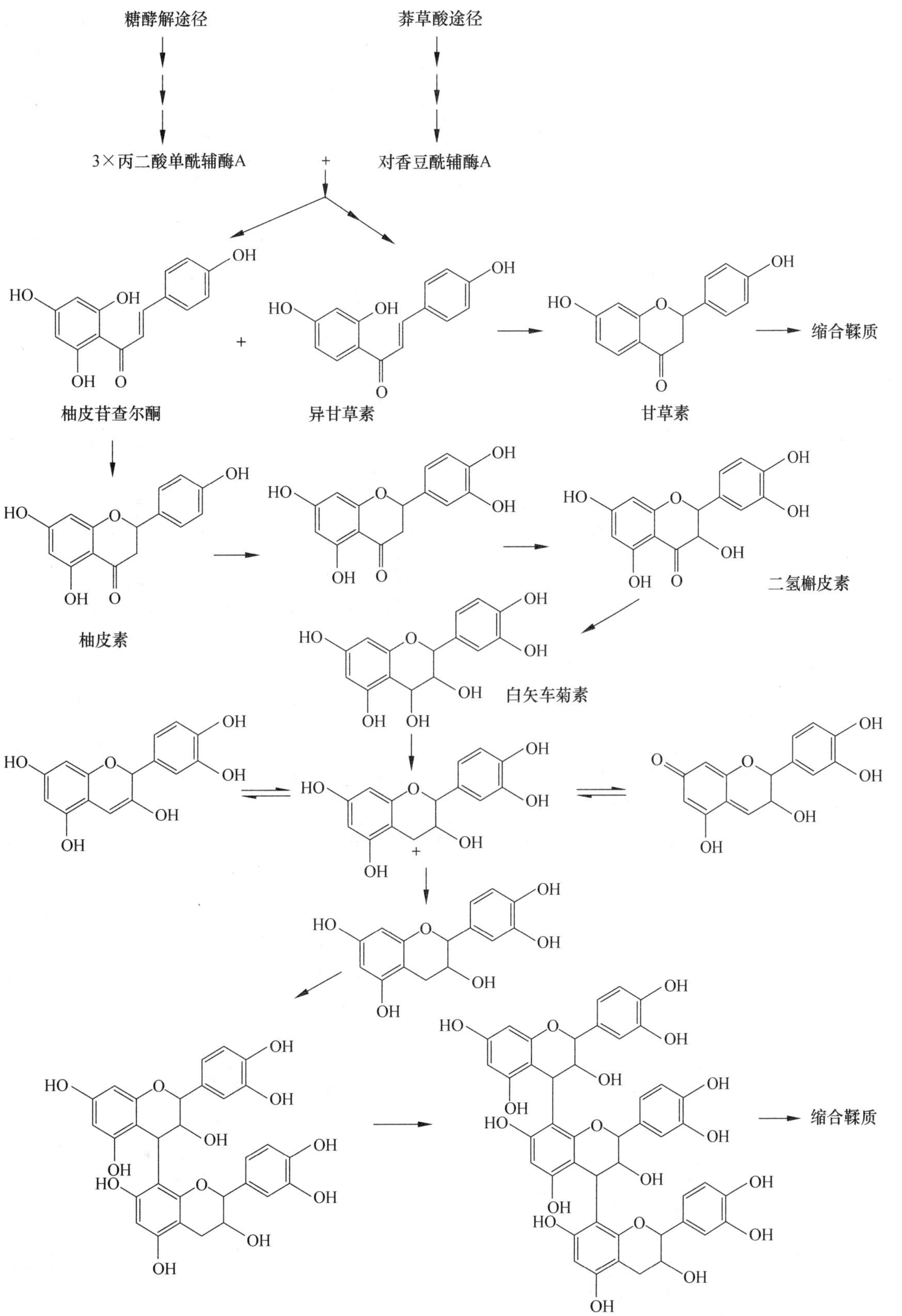

糖酵解途径

3×丙二酸单酰辅酶A

莽草酸途径

对香豆酰辅酶A

柚皮苷查尔酮

异甘草素

甘草素

缩合鞣质

柚皮素

二氢槲皮素

白矢车菊素

缩合鞣质

图 11-3 缩合鞣质的生物合成途径

亲电中心，可以与另一分子黄酮醇（flavan-3-ol）的C-8或C-6位发生缩合，将两个黄烷分子连接起来。目前普遍的观点认为，3,4-黄烷二醇是亲电试剂，生成4-黄烷基碳正离子，与3-黄烷醇或已有的稠合产物（为亲核试剂）发生分子间聚合，生成缩合鞣质。

第3节 鞣质的理化性质

一、物理性质

1. 性状 鞣质类化合物相对分子质量通常在500～3000（或4000）之间，多为非结晶形粉末，味涩，由于结构中多含有如HHDP等较长的共轭片段和诸多的酚羟基等增色团，通常呈现浅黄色、棕色或褐色。由于结构中含有很多酚羟基，特别是邻位酚羟基，鞣质很容易被氧化，尤其是在水溶液状态下稳定性较差。

2. 溶解性 鞣质属于极性较强的一类化合物，易溶于水、甲醇、丙酮、乙醇等强极性溶剂，也可溶于乙酸乙酯。不溶于极性小的有机溶剂如乙醚、三氯甲烷、苯等。微量水的存在可增加鞣质在有机溶剂中的溶解度。

二、化学性质

1. 酸性 鞣质结构中含有多个酚羟基，因此其水溶液显弱酸性。

2. 还原性 鞣质是多元酚类化合物，具有强还原性，能还原斐林试剂，容易被氧化，碱性环境下氧化更快。

3. 沉淀反应

（1）鞣质分子中的酚羟基与蛋白质中的酰胺基通过形成分子间氢键生成不溶于水的沉淀，这是鞣质最具特征性的反应之一。鞣质与蛋白质的结合在一定条件下是可逆的。如用丙酮回流鞣质与蛋白质所形成的沉淀，鞣质可溶于丙酮，从而与蛋白质分离。这一性质可用于分离鞣质与非鞣质类成分，实验室中常用的蛋白质是明胶。

（2）弱酸性的鞣质能与生物碱相结合形成不溶于水或难溶于水的沉淀，因此鞣质可以用作检测生物碱的沉淀试剂。

（3）鞣质结构中的邻位酚羟基可与许多金属离子发生螯合，如Ca^{2+}、Pb^{2+}、Zn^{2+}、Sn^{2+}、Fe^{3+}，螯合产物的生成一般会降低鞣质类成分的水溶性而产生沉淀，且往往伴随着颜色的变化。如鞣质水溶液与三氯化铁作用可生成蓝黑色或绿黑色的水溶性物质或沉淀，这一性质被应用于制造蓝黑墨水。

此外，不论是可水解鞣质还是缩合鞣质，在酸、碱、氧化剂或酶的作用下均不稳定，容易发生降解、聚合、氧化、异构化等反应，这是研究鞣质化学难度较大的原因之一。

第4节 鞣质的提取分离及化学检识

一、鞣质成分的预检测

在计划开展对某种植物的鞣质类成分的提取与分离工作之前，建议首先了解其中所含鞣质的种类和性质，以便设计出较为合理的提取分离方法。通常采用的预实验方法如图11-4所示。

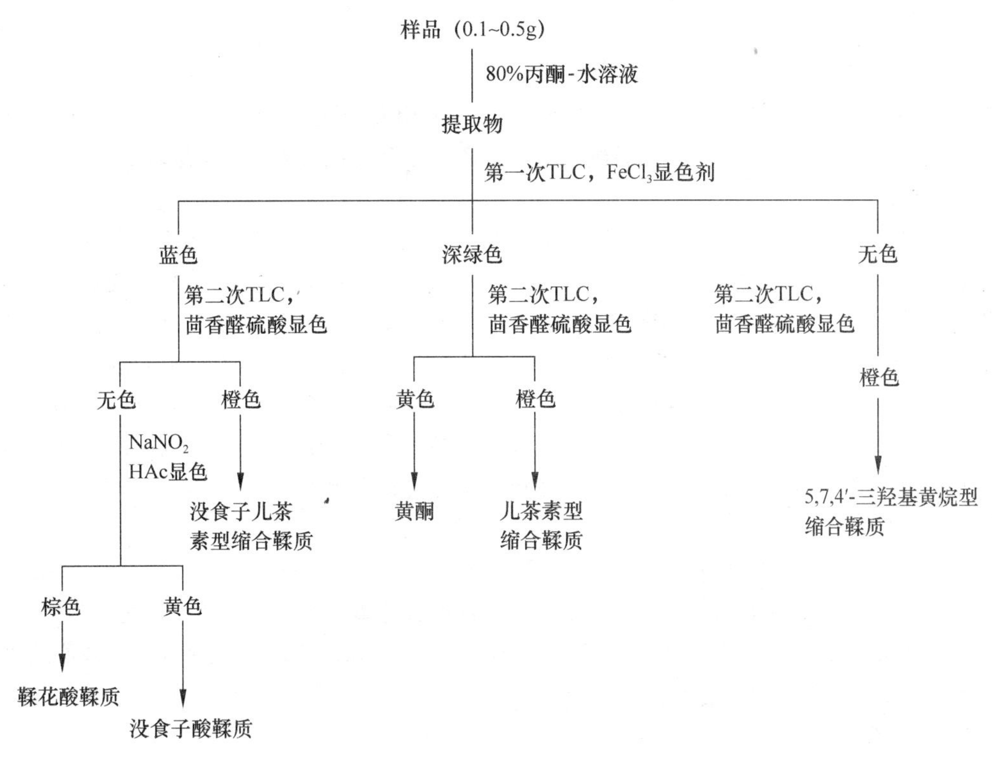

图 11-4 鞣质成分预检测的一般流程

二、鞣质成分提取条件的选择

由于鞣质能够与过渡元素的金属离子，如 Sn^{2+}、Fe^{3+}、Fe^{2+} 等发生螯合反应，生成沉淀并造成鞣质颜色改变，因此提取鞣质时应避免使用铁、铜、铝等金属容器，尽量采用玻璃容器和不锈钢容器。

研究鞣质类成分，最好选用新鲜的原料。鞣质遇酸、碱均不稳定，在提取的过程中应避免使用酸或碱，注意溶剂的 pH 值。鞣质类化合物对热不稳定，提取过程宜在低温下完成，常采取冷浸法提取，特别是可水解鞣质对热极不稳定，在整个提取及浓缩的过程中应控制温度低于 50℃，最好采用冷冻干燥。

鞣质在植物体内常常与蛋白质以氢键的形式形成稳定的分子复合物，提取鞣质类成分的溶剂不仅要求对鞣质类成分具有较好的溶解性，还需要有断裂鞣质与蛋白质之间氢键的作用，因此有机溶剂与水的混合体系（有机溶剂占 50%～70%）对鞣质的提取率较高。常见的有机溶剂与水的混合体系有甲醇-水、乙醇-水和丙酮-水。其中，丙酮与甲醇、乙醇相比，与鞣质发生溶剂化反应的可能性要小一些，且沸点较低，有利于在低温下浓缩样品，因此最为常用。如果所提取的鞣质对热极不稳定，最好选用纯丙酮提取，因为可在较低的温度下浓缩。不同溶剂体系对芍药中五没食子酰葡萄糖的提取效率见表 11-1。

表 11-1 不同溶剂体系对 5g 芍药中五没食子酰葡萄糖的提取效率

溶剂	五没食子酰葡萄糖/mg	溶剂	五没食子酰葡萄糖/mg
乙酸乙酯	0.14	乙醇-水（1∶1）	1.82
丙酮	0.95	丙酮-水（1∶1）	1.98
乙醇	1.19		

三、鞣质类成分分离与纯化方法

1. 溶剂法 将含有鞣质的水溶液中的低极性成分先用石油醚、环己烷或乙醚等低极性溶剂萃取去除，再用乙酸乙酯萃取，可得到较纯的鞣质。乙酸乙酯对鞣质的分离效果较好。

2. 沉淀法

（1）乙酸铅、碱式乙酸铅、碳酸铅、氢氧化铜或氢氧化铝等均能与鞣质结合生成不溶于水的沉淀，其中以碳酸铅和碳酸铜较为常用，因为在沉淀过程中它们很少使鞣质发生变化。具体方法是向鞣质的水溶液中加入沉淀剂的饱和水溶液至鞣质沉淀完全，鞣质被沉淀出来。用水洗净沉淀后将其悬浮于水中，通入硫化氢气体，滤除金属硫化物沉淀，减压浓缩即得鞣质粗品。

（2）蛋白质与鞣质相结合的性质亦可用于鞣质的分离过程。实验中常用的蛋白质是明胶。具体方法是向鞣质的水溶液中加入明胶溶液至鞣质沉淀完全，滤取沉淀，用丙酮回流，鞣质溶于丙酮，蛋白质不溶于丙酮而析出，实验室中常用此方法分离鞣质提取液中的鞣质与非鞣质成分。

3. 色谱法

（1）薄层色谱：在对鞣质类成分进行 TLC 分析时，常采用硅胶色谱、纤维素色谱和纸色谱。由于许多鞣质能与聚酰胺形成不可逆的吸附，所以聚酰胺色谱只适用于检测少数简单鞣质。

硅胶色谱常用的展开系统为苯-甲酸乙酯-甲酸，纤维素色谱常用的展开系统为 2%乙酸水溶液或正丁醇-乙酸-水，不同的色谱类型及展开剂比例适用于不同类型和不同分子大小的鞣质，其具体情况见表 11-2。

表 11-2　不同色谱类型的展开系统及适用鞣质类型

色谱类型	展开剂	缩合鞣质（n=聚合度）	可水解鞣质
硅胶色谱	苯-甲酸乙酯-甲酸 2∶7∶1	n 为 1～3	没食子酸鞣质、鞣花酸鞣质
	苯-甲酸乙酯-甲酸 1∶7∶1	n 为 3～6	鞣花酸鞣质
	苯-甲酸乙酯-甲酸 1∶5∶2		鞣花酸鞣质
纤维素色谱	2%乙酸水溶液	儿茶素单体	没食子酸鞣质、鞣花酸鞣质
	正丁醇-乙酸-水（4∶1∶5 上层）		鞣花酸鞣质

在紫外光下，没食子酰酯与没食子酸鞣质均呈现紫色荧光斑点，氨气熏后斑点荧光增强；鞣花酸鞣质在紫外光下的紫色荧光斑点经氨气熏后变黑。$FeCl_3$-铁氰化钾显色后，鞣质类成分呈现蓝色斑点，浸入 0.2～2mol/L 的稀盐酸后经水洗可消除蓝色背景。Vanillin-HCl 使缩合鞣质呈现红～粉红色斑点。KIO_3 可使没食子酸或没食子酸鞣质呈现橙红色或紫色斑点，$NaNO_2$ 可使鞣花酸鞣质呈现橙色或棕色斑点。

（2）柱色谱：柱色谱是现代分离纯化大量鞣质化合物的主要方法，常用的色谱填料有凝胶、大孔树脂、纤维素以及反相 ODS 等。

常用的凝胶类色谱填料有 MCI-gel CHP-20P、Toyopearl HW-40 以及 Sephadex LH-20。在对鞣质提取物进行粗分时常采用聚乙烯凝胶 MCI-gel CHP-20P 柱色谱，洗脱溶剂是甲醇-水体系，经过 MCI-gel CHP-20P 柱色谱粗分获得的部分，可以进一步利用 Sephadex LH-20 柱色谱进行分离。Toyopearl HW-40 是一种由乙烯醇和甲基丙烯酸酯共聚而成的半坚硬、亲水性凝胶树脂，也是分离大量鞣质样品时常用的一种凝胶填料，其洗脱溶剂是甲醇-水、丙酮-水体系。在分离结束后，MCI-gel CHP-20P 和 Toyopearl HW-40 均可采用与大孔树脂重生方法类似的手段，用碱水处理再生，重复使用。

Sephadex LH-20是羟丙基葡聚糖凝胶，它不仅具有一定的分子筛作用，同时还对含有酚羟基的化合物有一定的吸附作用。常用的洗脱体系有甲醇、甲醇-水、乙醇、乙醇-水以及丙酮、丙酮-水系统，在分离鞣质类成分的时候，常常会采用梯度洗脱的方式或变换溶剂体系，进行反复凝胶柱色谱来获得较好的分离效果。

大孔树脂柱色谱在大规模工业生产上被广泛地应用于从植物粗提取液中富集鞣质，常用的如Diaion HP-20，常用的洗脱溶剂为乙醇-水体系。

纤维素柱色谱可用于不同类型的可水解鞣质的分离，常用微晶纤维素柱，洗脱溶剂为2%乙酸水，洗脱剂中含有酸，所以溶剂不能采用常规的减压方式回收，可将洗脱液直接用MCI-gel CHP-20P吸附，水洗除酸后，再用甲醇洗脱下来。

(3) 高效液相柱色谱：鞣质极性较强，结构中酚羟基和醇羟基较多，呈现弱酸性，特别是对于聚合度较高的鞣质化合物，利用薄层色谱往往难以检测，通过开放柱色谱的手段也难以获得很好的分离效果，因此高效液相色谱对于结构极为相似的鞣质混合物的分离具有重要的作用。Gen-Ichiro Nonaka在分离桂皮鞣质时采用TSK gel Silica 60正相色谱柱，以n-Hexane-MeOH-THF-HCOOH（45∶40∶13.5∶1.5）为流动相，成功分离了桂皮中的缩合鞣质单体、二聚体、三聚体和五聚体，但对于不同类型的缩合鞣质二聚体未能分开。采用Nucleosil 5 C18反相色谱柱时，以乙腈-水（4∶1加适量的磷酸）为流动相，成功分离了桂皮中不同类型的缩合鞣质二聚体。

Chiralcel OD或OC高效液相手性色谱柱可用于分离不同立体构型的鞣质异构体。例如用Chiralcel OC手性色谱柱，用正己烷-异戊醇（35∶65，加0.5%乙酸）为流动相，可分离左旋的和右旋的表儿茶素。

四、鞣质的含量测定

鞣质的含量测定方法已经比较成熟，常用的有以下几种：

1. 磷钼钨酸-干酪素比色法 是《中国药典》(2015年版）中采用的鞣质含量测定方法，是基于在碱性溶液中，酚类化合物可以将磷钨钼酸还原，使W^{+6}还原为W^{+5}，生成蓝色化合物，颜色的深浅与酚含量呈正相关，在760nm的波长处有最大吸收值，可用于测定酚类物质的含量。干酪素的主要成分为乳液中的酪蛋白，可选择性地结合有生理活性的鞣质。测定操作中，先用干酪素结合鞣质后，再测定酚类物质的含量，用总酚量减去不被干酪素吸附的多酚量，即得鞣质的含量。该方法具有操作简便、选择性好和测定结果可靠等优点，在操作的过程中需要避光。

2. 分光光度计法 此法常常用于测定果汁、果渣、啤酒、茶叶等食品中的总鞣质含量，该方法常选用Folin-Ciocalteu试剂、氯化铁、5%盐酸-丁醇、Folin-Denis试剂、偏钒酸铵等显色剂，检测的波长范围一般为500～700nm。

3. 络合量法 根据鞣质与金属离子能生成络合物沉淀的原理，对剩余金属离子含量进行滴定。该方法避免了沉淀转移、洗涤等繁琐的操作程序，还可以省略空白对照实验，准确度和精密度都较高，终点也比较清晰明显。

4. 高效液相色谱法 无论可水解鞣质还是缩合鞣质都可以用该方法进行含量测定。高效液相色谱法测定鞣质含量具有系统误差小、样品用量少、重现性好等优点，含量测定的样品只需要经过一般的提取处理便可直接用于含量测定。由于鞣质类成分较为复杂，实际操作中常常采用高效液相色谱检测可水解鞣质的酸水解产物没食子酸或鞣花酸含量，从而间接测定可水解鞣质含量。对于鞣质结构类型明确的样品，可优选高效液相色谱法。

五、鞣质结构类型的化学检识

化学方法在鞣质的结构鉴定工作中是一种重要的手段。通过一些特殊的化学反应，在鞣质化合物结构未明的情况下，可以对鞣质化合物的结构类型有一个初步的认识。常用的鉴别方法如下：

（1）当鞣质化合物与稀无机酸共沸时，如产生暗红色的鞣红沉淀，则提示其为缩合鞣质，否则可推测为可水解鞣质。

（2）缩合鞣质与盐酸和甲醛微热，可发生 Mannich 反应而进一步缩合产生鞣红沉淀。

（3）当鞣质化合物与溴水反应，若产生橙红色或黄色沉淀（芳环被溴代），则提示其为缩合鞣质，否则可推测为可水解鞣质。这是因为可水解鞣质的没食子酰基的吸电子效应和空间位阻等原因，使得可水解鞣质难于被溴代的缘故。

（4）三氯化铁试剂与可水解鞣质可发生蓝色或蓝黑色反应，并常有沉淀产生；而缩合鞣质遇到三氯化铁试剂则发生绿色或墨绿色反应。

（5）当鞣质化合物与石灰水试剂作用，产生青灰色沉淀提示其为可水解鞣质，若产生棕色或棕红色沉淀则提示其为缩合鞣质。

（6）当鞣质化合物与乙酸铅试剂作用，不论其为可水解鞣质还是缩合鞣质，均可产生沉淀，但缩合鞣质所产生的沉淀可溶于稀乙酸。

此外，缩合鞣质结构中的黄烷醇之间的 C-C 连接不能被酸、碱或酶催化所断裂，但在酸性条件下，可被苄硫醇断裂。通过化学降解的方法，可以确定缩合鞣质中羟基黄烷醇之间缩合的位置，这是研究缩合鞣质化学结构的一种重要的方法。

第5节 鞣质的结构研究

一、鞣质类化合物的紫外光谱

可水解鞣质的紫外光谱一般在 205～224nm 和 260～283nm 范围内显示两个中等强度的特征吸收峰。

二、鞣质类化合物的红外光谱

鞣质化合物的红外光谱的主要特征是酯羰基吸收峰、苯环吸收峰和羟基吸收峰。鞣质结构中的酯羰基吸收峰一般在 1740～1710cm^{-1}，鞣质化合物的结构中往往含有多个酯羰基，各自所处的化学环境互不相同，结果会导致红外谱中的吸收峰加强且变宽，出现裂分的现象。鞣质结构的苯环吸收峰一般会在 1620～1420cm^{-1} 的范围内出现 3 个特征吸收峰，而其羟基吸收峰会在 3400cm^{-1} 左右呈现强峰。

三、鞣质类化合物的核磁共振氢谱

可水解鞣质化合物主要的结构片段为没食子酰基、HHDP 和五没食子酰基葡萄糖，比较特殊的结构片段是 DHHDP。在这类化合物的氢核磁共振谱中，主要出现的是芳氢质子信号和五没食子酰基葡萄糖上的氢质子信号，多数的质子信号都可以获得较好的分辨。在 ^{1}H-NMR 中，没食子酰基上的 2 个对称芳氢呈现为一个积分为两个氢的单峰，位于 δ 7.1～7.3；HHDP 上的 2 个对称芳氢呈现为两个单峰，位于δ 6.4～6.9，很容易识别；五没食子酰基葡萄糖的氢信号位于δ 4～6，具体如下图所示。

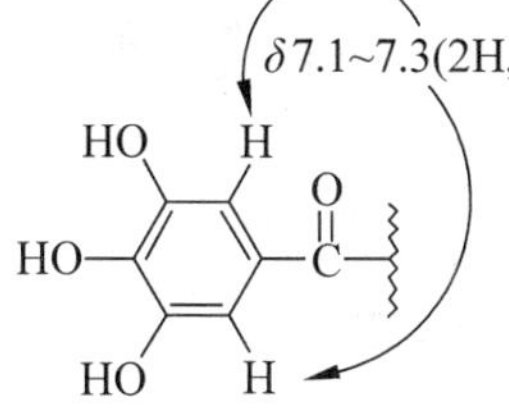

没食子酰基 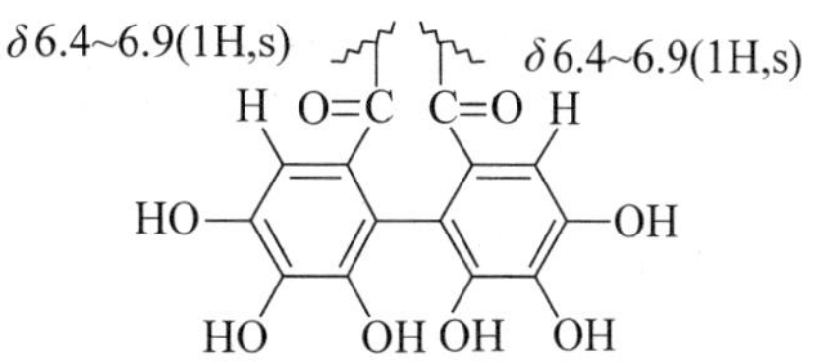　　　　六羟基联苯二甲酰基

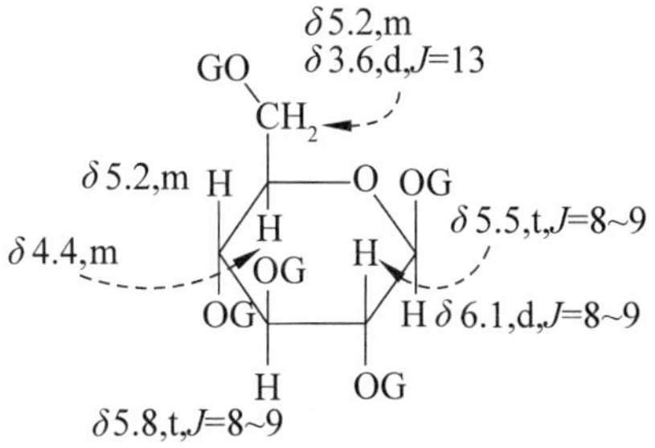

β-五没食子酰基葡萄糖 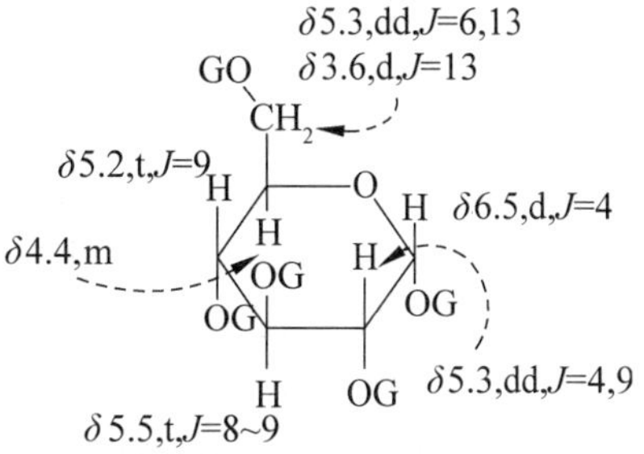　　　　α-五没食子酰基葡萄糖

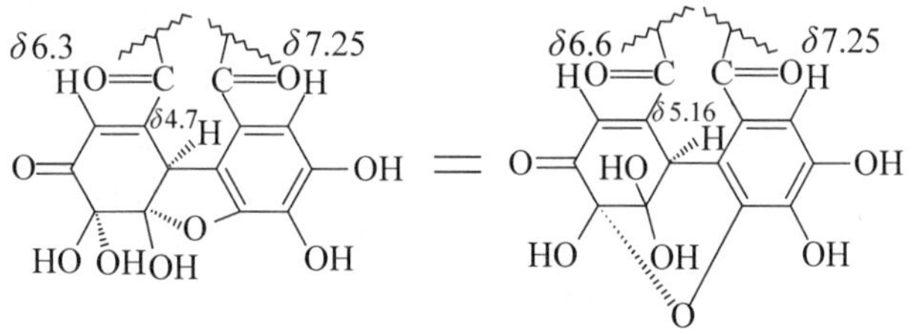

脱水六羟基联苯二甲酰基

缩合鞣质由于其结构中存在多个相似的黄烷醇结构单元，并经常伴随着旋转异构的立体构型问题，信号重叠比较严重，给结构解析带来了困难。但在其^{1}H-NMR中，相对比较容易将结构中的A、B和C环的氢信号区分开来，A环与B环的氢信号处在不饱和氢信号区域，且B环的氢信号处于较低场，C环的氢信号处在饱和氢信号区域，处于较高场。由于C环2、3或4位上连接的基团不同，相应的氢化学位移会表现出较大的变化，易于辨认。例如，黄烷醇C环4位上氢信号一般位于δ 2.5～3.2，但当4位有另一黄烷醇取代时，受A环的影响，4位上氢信号将向低场位移至δ 4.5～4.8。在实际解析工作中，常根据^{1}H-NMR中δ 4.5～4.8区间内所出现的C环4位上氢信号的个数来判断该缩合鞣质的聚合度。缩合鞣质结构中常见的结构片段中的氢信号化学位移值如下图所示。

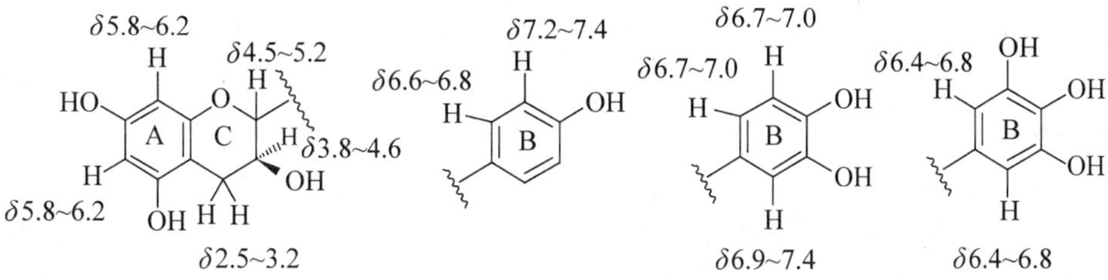

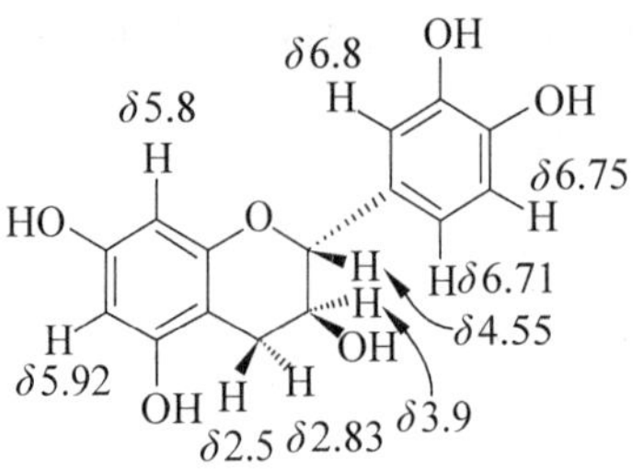

δ6.8 OH
δ5.8 H OH
H δ6.75
HO O H
H H δ6.71
H H δ4.55
δ5.92 OH
OH H H δ3.9
δ2.5 δ2.83

(+)-儿茶素（2*R*,3*S*）

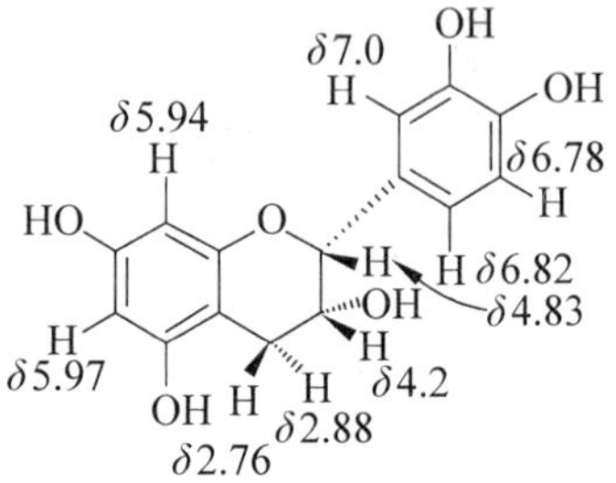

δ7.0 OH
δ5.94 H OH
H δ6.78
HO O H
H H δ6.82
OH δ4.83
H H
δ5.97 δ4.2
OH H H
δ2.76 δ2.88

(−)-表儿茶素（2*R*,3*R*）

H
HO O H
A C H
H OH
OH H δ4.5~4.8
HO O H
A C H
H OH
OH H H
δ2.5~3.2

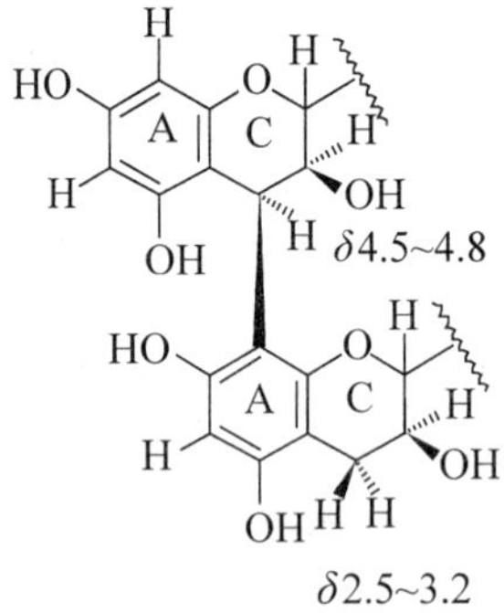

四、鞣质类化合物的核磁共振碳谱

可水解鞣质化合物的主要结构片段，如没食子酰基和HHDP以及特殊的DHHDP结构片段的碳核磁共振数据如下图所示：

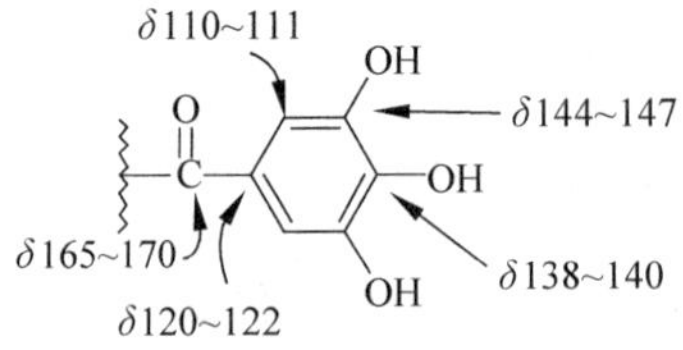

δ110~111
OH
O δ144~147
C OH
δ165~170 δ138~140
δ120~122 OH

没食子酰基

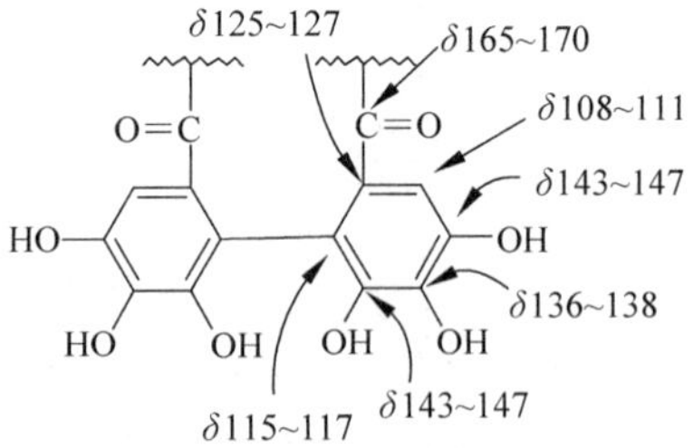

δ125~127 δ165~170
O=C C=O δ108~111
δ143~147
HO OH
δ136~138
HO OH OH OH
δ115~117 δ143~147

六羟基联苯二甲酰基

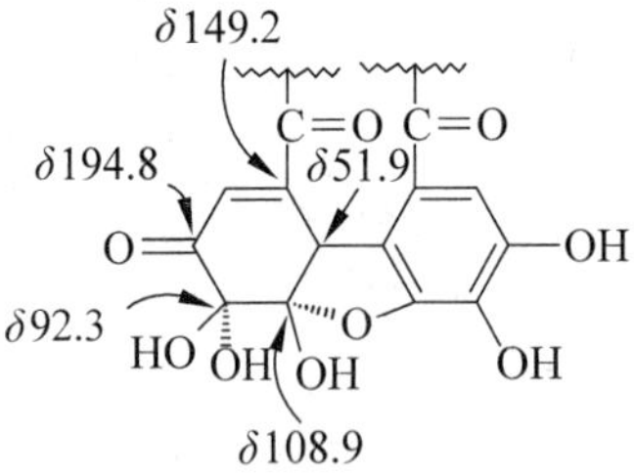

δ149.2
C=O C=O
δ194.8 δ51.9
O OH
δ92.3 O
HO OH OH OH
δ108.9

δ154.5
δ128.6 CO CO δ113.5
δ191.8 δ115.3 δ144.6
O HO OH
δ96.3 δ46.2 δ139.0
HO OH OH
δ92.5 O δ143.4

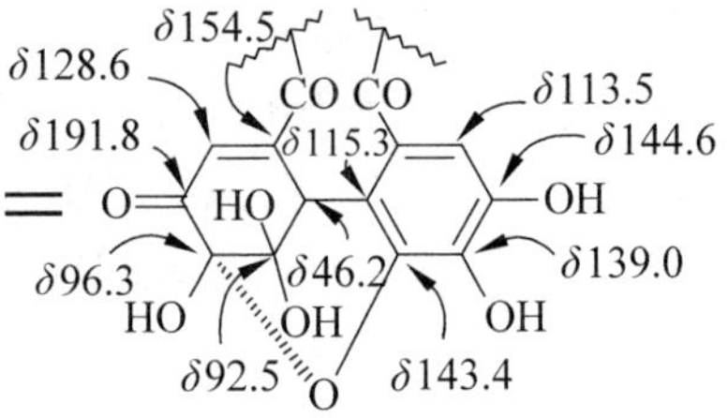

脱水六羟基联苯二甲酰基

可水解鞣质中糖结构的碳核磁共振信号化学位移值在δ 50～100之间，如果糖上羟基与没食子酰基或HHDP相连接，会使得直接与该羟基相连的碳核磁共振信号向低场位移。例如从中药五倍子中分离获得的六没食子酰基葡萄糖，通过HPLC分析并制备分离得到3种异构体（表11-3）。将它们的碳核磁共振谱分别与五没食子酰基葡萄糖的碳核磁共振谱比较，可以发现化合物**2**的3位碳（C-3）核磁共振信号向低场位移至73.9，并与其5位碳（C-5）的核磁共振信号重叠，因此推测第六个没食子酰基（G）应该连接在C-3位上。同理，可以认为化合物3的第六个G接在糖的C-2位上，而化合物**4**的第六个G接在糖的C-4上。

表11-3 五没食子酰基葡萄糖（1）与3个六没食子酰基葡萄糖异构体（2,3,4）的^{13}C-NMR（in Acetone-d_6）数据

No.	1	2	3	4
	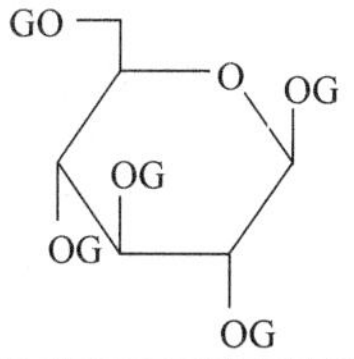	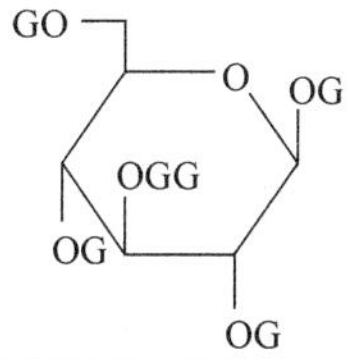	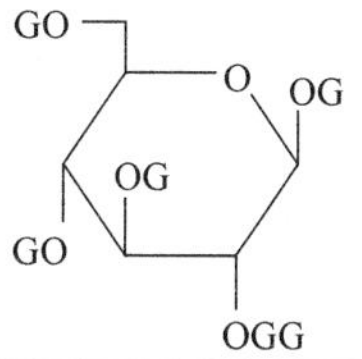	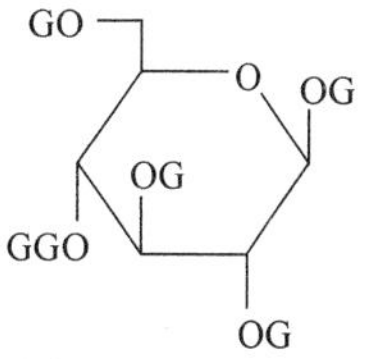
C-1	93.3	93.3	93.3	93.3
C-2	71.7	71.7	72.1	71.7
C-3	73.5	73.9	73.5	73.5
C-4	69.3	69.3	69.3	69.7
C-5	73.9	73.9	73.9	73.9
C-6	62.8	62.8	62.8	62.8

缩合鞣质中常见的结构单元，儿茶素和表儿茶素的^{13}C-NMR（in CD_3OD-d_4）数据如下图所示。

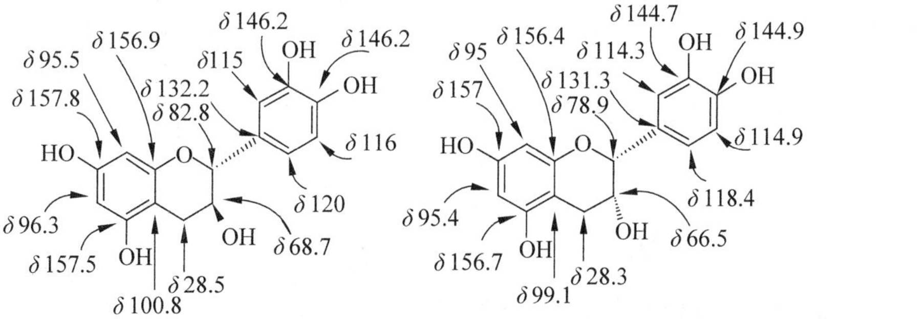

(+)-儿茶素（2*R*,3*S*）　　　　(−)-表儿茶素（2*R*,3*R*）

儿茶素或表儿茶素结构中的3个sp^3杂化碳，C-2、C-3、C-4的核磁共振信号的变化可以提供有关缩合鞣质聚合度的重要信息。例如，当C-4上连接一个芳环，则其C-4的碳核磁共振信号会向低场位移至δ36.5～37。

五、鞣质类化合物的质谱

由于鞣质类化合物的相对分子质量较大，并且难于汽化，在应用质谱法研究鞣质类化合物结构时，常需选用适当的离子源。如采用负离子模式快原子轰击质谱（FAB-MS）可以测定相对分子质量在1900以下的准分子离子峰，同时还能获得分子离子减去没食子酸的特征碎片离子，$[M-H-152]^-$、$[M-H-170]^-$两个特征碎片离子峰能证明鞣质类化合物的结构中含有没食子酸单位。采用电喷雾质谱（ESI-MS）可获得相对分子质量在2300以下的准分子离子峰。应用基质辅助激光解吸电离飞行时间质谱MALDI-TOF-MS，分析鞣质类化合物的结构可以获得大量的信息。

可水解鞣质的质谱中，主要发生酯键的断裂，而缩合鞣质的质谱中，主要发生黄烷C环的RDA裂解，详见下图。

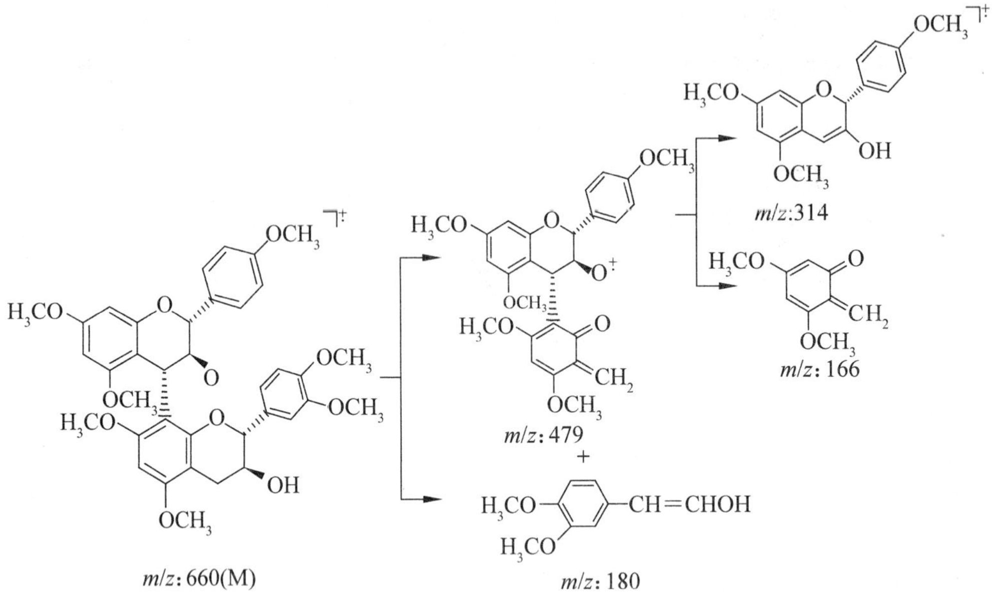

m/z: 660(M)　　m/z: 479　　m/z: 180　　m/z:314　　m/z: 166

六、鞣质类化合物的立体化学研究

鞣花酸鞣质的结构中，由于空间位阻的原因，往往存在 R 构型和 S 构型的立体异构，而缩合鞣质结构单元黄烷醇的 C-4 位存在 α 构型和 β 构型的相对构型的问题。目前确定鞣质绝对构型最有效的方法是圆二色谱（CD）法。在 235nm 附近的 Cotton 效应，可以用来判断鞣花酸鞣质类化合物结构中 HHDP 结构片段或 valoneoyl 结构片段的绝对构型，如 HHDP 为 R 构型时，在 λ=235nm，呈现负 Cotton 效应，同时在 λ=264nm，呈现正 Cotton 效应，S 构型时则相反。原花青素类缩合鞣质结构中的黄烷结构片段的 4 位为 β 构型时，在 210～240nm 处有正 Cotton 效应，为 α 构型时，则呈现负 Cotton 效应。

七、鞣质类化合物结构研究实例

实例 11-1　木麻黄宁结构鉴定

柔毛水杨梅（*Geum japonicum* Thunb. var. chinense F. Bolle）为蔷薇科路边青属植物，在我国主要分布于云南、贵州、广西、广东、陕西、四川、湖南、湖北、安徽、山东、浙江等地。功能为补虚益气、祛风除湿、消肿散瘀。主治腹泻、痢疾、白带、崩漏、风湿腰腿痛、跌打损伤、痈肿疮疡。以诱导早期新生血管形成和心肌细胞再生活性实验结果为导向，从柔毛水杨梅活性部位追踪分离得到 gemin A、casuarinin、pedunculagin、potentillin、tellimagrandin Ⅱ等 5 个鞣质类成分。

将柔毛水杨梅干燥全草 5kg，甲醇室温浸泡提取 3 次，每次 6 天。38℃减压浓缩提取液，用三氯甲烷、乙酸乙酯和正丁醇依次萃取，取正丁醇萃取物经 Dioian HP 20 型大孔吸附树脂柱色谱，水-甲醇梯度洗脱，合并流分，进行 Sephadex LH 20 柱色谱分离，用纯甲醇及体积分数为 50%的丙酮水溶液洗脱，根据 TLC 检测结果，合并流分，再进一步进行 Toyopearl HW 40F 柱色谱分离，得到化合物 casuarinin。

casuarinin：棕色粉末，$FeCl_3$ 试剂显蓝色并有沉淀产生；与稀酸共沸，无鞣红沉淀产生，可推测其为可水解鞣质；$[\alpha]_D$+45°（c1.0 in methanol）；UV λ_{max}^{MeOH}：220 和 260nm；IRν_{max}^{KBr}：3394（OH）、1728（C=O）、1612、1450、1315、1176、1033cm^{-1}。正离子 ESI-MS 给出 m/z 959 $[M+Na]^+$、915、597、639、621、603、549，负离子 ESI-MS 给出 m/z 935 $[M-H]^-$、917、633、301（HHDP 的特征离子

峰）。以上数据提示其相对分子质量为 936，结合^{1}H 和^{13}C-NMR 数据，推测其分子式为 $C_{41}H_{28}O_{26}$。

在^{1}H-NMR（400MHz，CD_3OD）中，δ 7.11（2H，s）、6.81（1H，s）、6.50（1H，s）、6.37（1H，s）显示有 5 个芳香氢信号，分别是 1 个没食子酰基（galloyl）和 2 个六羟基联苯二甲酰基（HHDP）上的氢信号；δ 4.0～5.6 区间显示有单糖的氢信号，其中 δ 5.5（1H，J=4.5Hz）为糖端基氢信号。^{13}C-NMR（100MHz，CD_3OD）中可见 41 个碳信号，其中 δ 170.9、170.4、169.4、167.1、167.0 显示有 5 个羰基碳信号；在 δ 105.1～147.0 区间可见 30 个芳香碳信号，结合 DEPT135 谱图可知，δ 105.1、107.6、109.1、110.3、110.3 为 5 个叔碳信号，其余 25 个为季碳；在 δ 65.0～77.9 区间可见 5 个叔碳和 1 个仲碳信号，推测糖端基开环。根据^{1}H-^{1}H COSY 归属于开环糖上的氢信号；再根据 HSQC 和 HMBC 分别归属了开环糖的碳信号和与它们相连的酯羰基碳信号；接着依据 HMBC 确定了与羰基直接相连的苯环上的氢信号，结合文献确定该化合物为木麻黄宁（casuarinin），其数据归属见表 11-4。

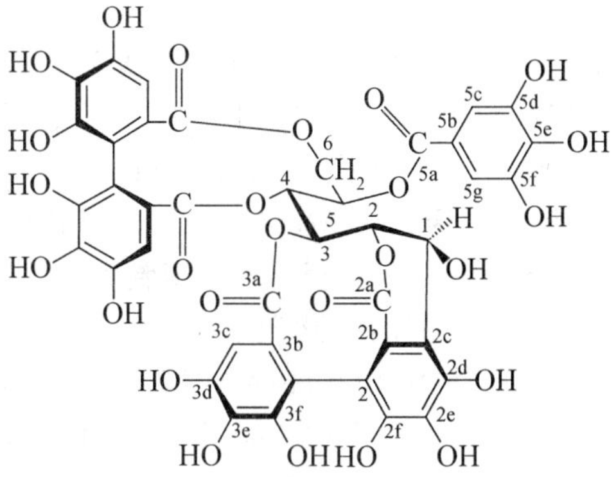

木麻黄宁

表 11-4　木麻黄宁的^{1}H-NMR（400MHz）和^{13}C-NMR（100MHz）数据（in CD_3OD-d_4）

位置	^{1}H δ，m，J（Hz）	^{13}C	位置	^{1}H δ，m，J（Hz）	^{13}C
C-2a		167.1	C-5d，5f		146.4
C-3a		170.9	C-5e		140.3
C-3c	6.37（s）	105.1	C-6a		170.4
C-3d		146.5	C-6c	6.50（s）	107.6
C-3e		135.7	C-6d		145.8
C-3g		116.7	C-6e		137.0
C-4a		169.4	C-6g		116.0
C-4c	6.81（s）	109.1	葡萄糖		
C-4d		145.8	C-1	5.51（d，J=4.5）	68.7
C-4e		137.8	C-2	4.68（m）	77.9
C-4g		116.7	C-3	5.37（br. s）	70.6
C-5a		167.0	C-4	5.46（dd，J=1.7，8.6）	74.7
C-5b		120.7	C-5	5.31（dd，J=8.6，3.0）	71.6
C-5c，5g	7.11（s）	110.3	C-6	4.93（dd，J=3.0，13.2）；4.05（d，J=13.2）	65.1

第 6 节　鞣质的生物活性

随着对鞣质类成分化学结构研究的深入，鞣质的生物活性研究也得到了深入的展开。现代药理学研究表明，鞣质类化合物具有独特和多样的生物活性，现将其主要的生物活性列举如下。

1. 抗氧化作用 鞣质类成分的化学结构中往往具有较多邻位酚羟基的结构，具有较强的还原性，在生物体内表现出较强的超氧自由基清除能力。例如，虎杖鞣质可以显著地抑制由于 CCl_4 而造成的肝脂质过氧化损伤，并且作用强于维生素 C；五没食子酰基葡萄糖和鞣花酸均具有较强的清除过氧自由基的能力；昌化鹅耳枥中的鞣花单宁具有较强的抗氧化活性，尤其是抗皮肤衰老活性。

2. 抗菌作用 鞣质类化合物对多种细菌、真菌、酵母菌有抑制作用。例如，石榴皮鞣质对金黄色葡萄球菌的细胞壁、细胞膜结构及菌体内蛋白合成具有明显的抑制作用；槟榔鞣质能有效地控制牙龈卟啉菌和福赛类杆菌的生长；茶叶鞣质能抑制幽门螺旋菌的生长；柿子鞣质可抑制白喉菌、破伤风杆菌、葡萄菌等病菌的生长；五倍子中的没食子酸鞣质对致龋齿产生的胞外糖基转移酶活性有较强的抑制能力；鞣质单宁酸对金黄色葡萄球菌，大肠杆菌，肺炎克雷伯菌及沙门氏菌的生长都具有抑制作用。

3. 抗病毒作用 关于鞣质类化合物抗艾滋病病毒的作用研究进展令人关注。目前认为鞣质抗 HIV 作用与其抑制 RNA 反转录酶、阻止病毒在细胞上的吸附有关。从乌药茎中分离缩合鞣质类化合物原花青素 B_1（procyanidin B_1）、肉桂鞣质 B_1（cinnamtannin B_1）和肉桂鞣质 B_2（cinnamtannin B_2）具有抗 HIV-1 整合酶的活性。从 *Lepidobotrys staudtii* 茎皮中分离的 1,3,4,5-四-*O*-没食子酰奎宁酸可保护靶细胞不受 HIV-1 和 HIV-2 侵袭而致细胞病变的能力，并对 HIV-1 和 HIV-2 的细胞 DNA 聚合酶及逆转录酶显示了很强的抑制能力。

4. 抗肿瘤作用 近期的研究表明，鞣质类化合物的抗肿瘤作用令人瞩目。目前认为鞣质类化合物主要是通过抑制 DNA 拓扑异构酶Ⅱ的活性来发挥抗肿瘤作用的，并且发现鞣质结构中的酚羟基数目与其抗肿瘤作用有关，但并不是惟一因素。从虾子花（*Woodfordia fruticosa*）的花中分离得到的大环可水解鞣质虾子花鞣质 D（woodfordin D）和月见草素 A（oenothein A）具有很强的抗肿瘤活性；从月见草中分离得到的大环可水解鞣质月见草素 B（oenothein B），被证实是通过增强机体免疫功能而抑制肿瘤生长的。五味子鞣质通过 MAPK/MMP 途径体外诱导人肺鳞癌细胞凋亡并抑制其迁移和侵袭。

5. 抗阿尔兹海默症 阿尔茨海默氏病的病因尚不清楚，目前研究表明其发病机制与是 Aβ 斑块的形成有关，其中 β-分泌酶（BACE1）在 Aβ 的形成具有重要作用，而 tau 蛋白是细胞内 NFT 的核心成分，因此 BACE1 和 tau 蛋白被认为是预防阿尔兹海默症的重要治疗靶标。文献报道，单宁酸（tannic acid）可以通过抑制 BACE1 的表达并选择性抑制 BACE1 的酶活性来降低 Aβ 的含量，同时单宁酸对 Aβ 和 tau 蛋白的聚集也存在抑制活性。

鞣质类化合物还具有不同程度的抗炎、抗心血管疾病、抗过敏等多种生物活性。多年来，鞣质一直被认为是药用植物中的无效成分，在研究的过程中被当作干扰物质除去。上述对于鞣质类化合物生物活性的研究进展，改变了人们对鞣质的认识，随着现代分离技术的进步与生物活性研究的深入，会有更多结构新颖、复杂的鞣质化合物被发现，相应的生物活性及其作用机制会被进一步认识，为鞣质的开发利用打下基础。

参考文献

董金甫，李瑶卿，洪邵梅，等，1995. 茶多酚（TPP）对 8 种致病菌最低抑制浓度的研究 [J]. 食品科学，16（1）：6-12.

国家药典委员会，2020. 中华人民共和国药典（四部）[M]. 北京：中国医药科技出版社.

江苏新医学院，1977. 中药大辞典（上册）[M]. 上海：上海科技出版社.

李建宽，刘宏伟，王乃利，等，2006. 柔毛水杨梅的化学成分 [J]. 沈阳药科大学学报，23（11）：694-697.

南京林业大学，1993. 栲胶生产工艺学 [M]. 北京：中国林业出版社：299.

石碧，狄莹，2000. 植物多酚 [M]. 北京：科学出版社.

松长青，周本宏，易慧兰，等，2016. 石榴皮鞣质的抗菌活性及其对金黄色葡萄球菌的抗菌机制 [J]. 中国医院药学杂志，36 (4)：259-265.

肖悦，刘天佳，黄正蔚，等，2004. 5 种天然药物对变形链球菌在唾液获得性膜黏附的影响 [M]. 四川大学学报（医学版），35 (5)：687-689.

于德泉，吴毓林，2005. 天然产物化学进展 [M]. 北京：化学工业出版社.

姚新生，1994. 天然药物化学 [M]. 2 版. 北京：人民卫生出版社.

曾伟成，蔡钦榕，杨辉，等，2002. 虎杖鞣质抗脂质过氧化作用研究 [J]. 中药药理与临床，18 (6)：18-19.

张朝凤，孙启时，王峥涛，2003. 乌药茎中鞣质类成分及其抗 HIV-1 整合酶活性研究 [J]. 中国药学杂志，38 (12)：911-913.

吴立军，2007. 实用天然有机产物化学 [M]. 北京：人民卫生出版社.

BORS W，MICHEL C，1999. Antioxidant capacity of flavanols and gallate eaters：pulse radiolysis studies [J]. Free Radical Biology & Medicine，27：1413-1426.

BRAIDY N，JUGDER B E，POLJAK A，et al，2017. Molecular targets of tannic acid in Alzheimer's disease [J]. Curr Alzheimer Res，4 (8)：861-869.

GRUNDHÖFER P，NIEMETZ R，SCHILLING G，et al，2001. Biosynthesis and subcelluar distribution of hydrolyzable tannins [J]. Phytochemistry，57(6)：915-927.

HASHIMOTO F，NONAKA GI，NISHIOKA I，1992. Tannins and related compounds. CXIV. structures of novel fermentation products，theogallinin，theaflavonin and desgalloyl theaflavonin from black tea，and changes of tea leaf polyphenols during fermentation [J]. Chemical & Pharmaceutical Bulletin.，40 (6)：1383-1389.

HASLAM E，CAI Y，1994. Plant polyphenol (vegetable tannins)：gallic acid metabolism [J]. Nat Prod Rep，41：66.

HEIDI R B，TAWNYA C M，MICHAEL J C，et al，1996. HIV-inhibitory gallotannins from *Lepidobotry staudii* [J]，Natural Product Letters，8：133-136.

KARAMAIL K，TEUNIS V R，2001. Tannins：classification and definition [J]. Natural Product Reports.，18：641-649.

KASHIWADA Y，NONAKA GI，NISHIOKA I，et al，1993. Tannins as potent inhibitors of DNA topoisomerase II in vitro [J]. Journal of Pharmaceutical Sciences，82 (5)：487-492.

KOLODZIEJ H，1984. Occurrence of procyanidins in *Nelia Meyeri* [J]. Phytochemistry，23 (8)：1745-1752.

MIYAMOTO K I，NOMURA M，SASAKURA M，et al，1993. Antitumor activity of oenothein B，a unique macrocyclic ellagitannin [J]，Jpn J Cancer Res，84：99-103.

MORIMOTO S，NONAKA G I，NISHIOKA I，1986. Tannins and related compounds. XXXⅧ. isolation and characterization of flavan-3-ol glucosides and procyanidin oligomers from cassia bark (*Cinnamomum cassia* Blume) [J]. Chem Pharm Bull，34 (2)：633-642.

NISHIZAWA M，YAMAGISH T，NONAKA GI，et al，1982. Tannins and related compounds. parts 5. isolation and characterization of polygalloylglucose from Chinese gallotannin [J]. Journal of the Chemical Society-Perkin Transactions 1，12：2963-2968.

NONAKA G I，1989. Isolation and structure elucidation of tannins [J]. Pure and Applied Chemistry，61 (3)：357-360.

OH D X，RAIJATELISTIA E，JU S W，et al，2015. A rapid，efficient and facile solution for dental hypersensitivity：the tannin-iron complex [J]. Sci Rep，5：10884

OKUDA T，YOSHIDA T，ASHIDA M，et al，1983. Tannins of casuarina and stachyurus species，part 1. structures of pendunculagin，casuarictin，strictinin，casuarinin，casuariin，and stachyurin [J]. Journal of the Chemical Society-Perkin Transactions 1，1765-1772.

OKUDA T，YOSHIDA T，HATANO T，et al，1987. Guavins A，C，and D，complex tannins from *Psidium Guajava* [J]. Chemical & Pharmaceutical Bulletin.，35 (1)：443-446.

OKUDA T，YOSHIDA T，HATANO T，1991. Chemistry and biological acitivty of tannins in medicinal plants [J]. Economic and Medicinal Plant Research，5：129-165.

OKUDA T，YOSHIDA T，TSUTOMU H，1989. New methods of analyzing tannins [J]. Journal of Natural Products，52

（1）：1-31.

REYES A W B，HONG T G，Hop H T，et al. 2017. The in vitro and in vivo protective effects of tannin derivatives against salmonella enterica serovar typhimurium infection [J]. Microb Pathog，109：86-93.

TAKASHI T，NONAKA G I，NISHIOKA I. 1983. 7-*O*-galloyl-(＋)-catechin and 3-*O*-galloylprocyanidin B-3 from *Sanguisorba officinalis* [J]. Phytochemistry，22 (11)：2575-3578.

TSUCHIYA H，SATO M，KATO H，et al. 1997. Simultaneous determination of catechins in human saliva by high performance liquid chromatography [J]. Journal of Chromatography B，703：253-258.

YOSHIDA T，CHOU T，MATSUDA M，et al. 1991. Woodfordin D and cenothein A trimeric hydrolysable tannins of macro ring structure with antitumor activity [J]. Chemical & Pharmaceutical Bulletin，39 (5)：1157-1162.

YIN J，AHN H S，HA S Y，et al，2018. Anti-skin ageing effects of phenolic compounds from *Carpinus tschonoskii* [J]. Nat Prod Res，33：1-4.

ZHAO H J，LIU T，MAO X，et al. 2015. Fructus phyllanthi tannin fraction induces apoptosis and inhibits migration and invasion of human lung squamous carcinoma cells in vitro via MAPK/MMP pathways [J]. Acta Pharmacol Sin，36 (6)：758-768.

学习重点

鞣质是来源于植物的一类结构比较复杂的多元酚类化合物。根据其理化性质，可以将鞣质分为可水解鞣质、缩合鞣质和复合鞣质三大类。其中可水解鞣质一般是由若干个没食子酸或其衍生物通过苷键与葡萄糖或通过酯键与多元环醇连接而构成。根据其水解产生酚酸的种类，可水解鞣质可分为没食子酸鞣质（gallotannin）和鞣花酸鞣质（ellagitannin）两类。缩合鞣质是羟基黄烷类化合物以碳-碳键相连缩合而成，经酸、碱或酶处理均不能使其发生水解，以儿茶素结构为代表的黄烷-3-醇（flavan-3-ol）和黄烷-3,4-二醇（flavan-3,4-diol）是缩合鞣质类化合物重要的结构单元。提取鞣质常采用丙酮或丙酮-水在低温下冷浸提取，避免使用金属容器以及酸或碱。鞣质的分离可用溶剂法、沉淀法和色谱法，常用的色谱填料有凝胶、大孔树脂、纤维素以及反相ODS等。磷钼钨酸-干酪素比色法是《中国药典》(2015年版）中采用的鞣质含量测定方法。确证鞣质化合物的结构可综合采用紫外、红外、NMR等方法，圆二色谱法是确定鞣质绝对构型的有效方法之一。随着现代分离技术的进步与生物活性研究的深入，鞣质类化合物被发现具有抗氧化、抗菌、抗病毒、抗肿瘤等作用，对鞣质的研究及应用将日益广泛。

思 考 题

1. 根据理化性质和水解产物的情况，鞣质可以分为哪些结构类型？各类型结构的特点是什么？
2. 提取鞣质类化合物时有哪些注意事项？
3. 常用的鞣质类化合物分离纯化方法有哪些？
4. 可以利用哪些化学方法来区分可水解鞣质与缩合鞣质？
5. 鞣质类化合物有哪些主要的波谱学特征？

（邱 莉）

第12章 海洋药物

学习要求

1. 掌握海洋药物的研究特点。
2. 熟悉常见海洋天然产物的主要结构类型及其特点。
3. 了解海洋药物的发展历史和来源，海洋天然产物的生物活性及其在拓展药源方面的意义，海洋药物的一般研究方法。

第1节 概 述

在海滩上，人们随处可捡到一类漂亮的贝壳——芋螺，它们会分泌毒液作为“捕食武器”，其主要成分被称作芋螺毒素。但是，采用常规的动物试验方法很难研究这些毒素的药理作用。20世纪80年代初，美国犹他大学一批18岁左右的新生在奥利维拉（Olivera）教授实验室积极介入芋螺毒素毒性研究。他们不受固有科研模式的束缚，抛开当时大多数实验室长期惯用的所谓的标准方法即腹腔内膜注射法，而直接将芋螺毒素组分注射到哺乳动物中枢神经系统。这一创新性试验的结果显示：颅腔注射法引发了小鼠不同的行为症状反应，由此才逐步揭开了芋螺毒素药理多样性的面纱。在此基础上，这些学生继续深入开展研究，其中麦金托什（McIntosh）从幻芋螺（*Conus magus*）中发现了“摇荡肽”（shaker），并进一步分离出ω-芋螺毒素MVIIA并开发上市。这就是目前临床上非常重要的一种海洋药物——强效镇痛剂齐考诺肽（ziconotide）。海洋药物（marine drugs）是指由来源于海洋生物的天然产物所开发的药物。

尽管对陆生来源的天然产物研究方兴未艾，但海洋是一个巨大的天然产物宝库，海洋生物多样性决定了海洋天然产物的结构多样性和生物活性多样性，海洋天然产物已成为药学研究和新药开发的一个新的快速增长领域。海洋药物学就是应用化学和生物学技术从海洋生物中研究和开发新的药物的一门新兴交叉应用学科。历经半个多世纪的发展，海洋药物学已逐渐发展成为一个比较完整的学科体系，研究领域在不断拓展，研究水平在迅速提高。研究领域涉及药物化学、药理学、分子生物学、基因工程、遗传学、生物资源学和临床医学等众多相关学科。海洋药物学的发展既得益于上述各学科的研究方法和技术的进步，同时也促进了各学科的相互融合和相互渗透。对海洋药物的研究，不仅可以发现新的海洋生物种类以及结构新颖、生物活性和作用机制独特的化合物，而且还可推动提取分离和化学结构鉴定技术的提高，以及有机合成化学、有机化学理论、生物技术和生命科学的发展。本节仅从海洋药物的发展历史、研究特点和来源3个方面对其加以介绍。

一、海洋药物的发展历史

海洋约占地球表面积的71.2%，占生物圈（biosphere）体积的95%，是迄今所知最大的生命栖息地。多种多样的海洋生态环境造就了海洋生物的多样性、复杂性和特殊性，生物种类达30多门，可能超过200万种，海洋生物总量占地球总生物量（biomass）的87%。与陆生植物研究相比，人们对海洋生物的认识和利用还相当有限，利用率仅在1%左右。

海洋药物学的发展大致可分为4个阶段：①1960年以前为孕育期；②1960—1970年代为形成期；③1980年进入快速发展期；④2000年以后为成熟期。

1. 孕育期 海洋药物的现代研究萌芽可以追溯到19世纪末。1881年斯坦福（Stanford）发现了褐藻中的多糖褐藻胶；1909年田原描述并命名了河鲀鱼卵的神经毒性成分河鲀毒素（tetrodotoxin，TTX）；1922年日本学者从异足索沙蚕（*Lumbriconeris heteropoda*）体内分离到具有杀虫作用的沙蚕毒素（nereistoxin）；20世纪30年代初，Bergmann等开始了对海绵的研究，并于20年后从海绵 *Crypthoteca crypta* 中得到3个核苷类化合物 spongothymidine、spongouridine和spongosine，成为抗癌药Ara-C和抗病毒药Ara-A的先导化合物；1945年意大利的Giuseppe Brotzu从撒丁岛海洋淤泥中分离到顶头孢霉菌（*Cephalosporium acremonium*），并从其代谢物中发现若干头孢菌素类化合物；1953年从日本海藻 *Digenea simplex* 中分离得到海人草酸（kainic acid）。尽管这些学者注意到了海洋天然产物的潜力，但由于当时正值合成药物和抗生素的黄金时代，海洋药物的研究一直没有引起科学界的重视。

2. 形成期 随着合成药物暴露出来的问题，在“反应停事件”出现后，世界范围内掀起了回归自然的热潮。20世纪60年代，河鲀毒素的结构鉴定完成；以 spongothymidine为模板合成的阿糖胞苷（cytarabine，Ara-C）被批准在临床用于治疗各种白血病；从柳珊瑚中得到前列腺素 (15*R*) -PGA_2，改变了以往人们认为前列腺素只存在于哺乳动物的传统认识；日本科学家下村修从水母 *Aequorea victoria* 中分离出绿色荧光蛋白，后来成为当代生物化学研究的最重要工具之一，并因此获得2008年诺贝尔化学奖。这些发现提高了人们对海洋天然产物的认识水平，在1967年举办的第一届国际海洋天然产物会议上提出了“向海洋要药（Drugs from the sea）”的口号，从而全面揭开了海洋药物研究与开发的帷幕。20世纪60年代末至70年代初，出现了研究海洋药物的一个小高潮。在此期间，Scheuer等相继出版了《Chemistry of Marine Natural Products》、《Marine Natural Products-Chemical and Biological Perspectives》、《Marine Pharmacology》和《海洋天然物化学》（日本化学会）等专著，标志着海洋天然产物化学已成为一门独立的新学科。

3. 快速发展期 进入20世纪80年代，随着分离技术（如HPLC制备等）和结构鉴定技术（如二维核磁共振技术和软电离质谱技术等）的进步，海洋药物的研究发展迅速。一些结构比较复杂的海洋天然产物[如短裸甲藻毒素（brevetoxin，1981）、大田软海绵酸（okadaic acid，1981）、苔藓虫素（bryostatin，1982）、岩沙海葵毒素（palytoxin，1982）、软海绵素（halichondrin，1985）以及 cephalostatin 1（1988）等]相继被分离并完成结构鉴定。90年代，代表着现代结构鉴定技术最高应用水平的刺尾鱼毒素（maitotoxin，1993）完成了结构鉴定；中西香尔、平田义正、安元健和岸义人等因研究“赤潮”及调查西加鱼中毒事件等而对海洋聚醚类成分的研究备受关注；Pettit等对耳状截尾海兔（*Dolabella auricularia*）中的抗肿瘤活性多肽 dolastatin的研究以及西班牙PharmaMar公司对红树海鞘（*Ecteinascidia turbinata*）中的生物碱 ecteinascidin 743（Et-743）的开发研究等工作，为之后海洋创新药物的临床应用奠定了基础。

4. 成熟期 进入21世纪，海洋药物研究经过近数十年的积累取得了令人瞩目的成绩，在新药开发方面已逐步进入收获期，已有至少 11 种创新药物经 FDA 或欧洲药品管理局（European Medicine Agency，EMA）等发达国家和地区的药品监管机构批准上市用于肿瘤、慢性疼痛等多种疾病的治疗，有 70 个以上的化合物处于各期临床研究中，有上千个海洋活性化合物处于成药性评价和临床前研究中。目前每年有上千篇海洋天然产物的文献报道，新结构的海洋天然产物以超过 1 000 个/年的速度递增，并不断发现具有新型化学结构和显著生物活性的先导化合物，为海洋新药的研制提供了坚实的物质基础。

5. 我国海洋药物研究概况 我国是一个海洋大国，也是最早将海洋生物用作药物的国家之一，应用海洋药物的历史可追溯到 2000 多年前。早在公元前 3 世纪的《黄帝内经》中就记载了以乌贼骨为丸、饮以鲍鱼汁治疗血枯（贫血）；《神农本草经》、《本草纲目》和《本草纲目拾遗》等早期医药学文献共收录海洋药物 110 种；现代的《中华海洋本草》（2009）记载了我国海洋药用生物物种 1 479 种、海洋中药材 613 种；《中华人民共和国药典》（2020 版）一部收载海洋中药材 14 种、含海洋中药材的中成药 100 余种。

20 世纪 70 年代末，中山大学龙康侯教授对南海珊瑚成分的研究开启了我国现代意义的海洋药物研究。1978 年 3 月全国科学大会上“向海洋要药”的提案被国家采纳，以及后来提出的“开发海洋湖沼资源，创建中国蓝色药业”的战略设想，促进了我国海洋药物研究的繁荣。2015 年我国海洋战略的发布，为海洋药物研发提供了强劲动力。目前我国研究者已从各类海洋药源生物中发现了 3 000 余个结构新颖的小分子化合物和 500 余个海洋多糖（寡糖）类化合物。在海洋多糖的研发中已取得了丰硕的成果，上市了藻酸双酯钠、岩藻聚糖硫酸酯等一系列海洋多糖药物，还有多个品种处于临床研究阶段，初步奠定了我国海洋药物产业化的基础。当然，这些药物品种单一，从一个侧面反映出我国海洋药物总体创新能力尚待加强。不过，近年来亦有角鲨烯、甘露醇烟酸酯和甘露特钠（GV-971）等上市，河鲀毒素和海星甾醇琥铂酸酯 A1998 等进入临床研究，以及芋螺毒素衍生物 SO3 和鲨鱼肝再生因子（SHRF）等处于临床前研究。这些小分子化学药或基因工程蛋白质/多肽药物的研发表明我国在海洋创新药物领域正在迎头赶上。

当前国内外海洋药物研究的热点领域主要包括：扩大海洋生物的化学研究仍将是海洋活性物质研究的主要课题，并形成新一轮热潮；组合化学技术以及基因工程、细胞工程、蛋白质工程和发酵工程等生物技术与海洋药物研究紧密结合，从多方面解决海洋创新药物研制中遇到的难题；对海洋微生物资源的研发形成热潮；探索性开展对深海、极地海洋生物的研究等。

二、海洋药物研发的优、劣势

海洋药物研究与开发拥有三大优势：海洋生物的多样性、海洋天然产物的化学多样性和这些天然产物的生物活性多样性。

1. 生物多样性 据不完全统计，可能具有重要开发潜力的海洋生物多达 15 万种以上，生物多样性远远超过陆地生物。而且，海洋生物生活在具有一定水压、较高盐度、较小温差、有限溶解氧、有限光照和低营养的海水化学缓冲体系中，生长环境与陆生生物迥然不同，造成其生存繁殖方式、适应机制和新陈代谢等的复杂性和特殊性。比如，海洋生物间存在各种共生现象，并广泛存在着生存竞争，海洋生物具有很强的再生能力、防御能力和识别能力，以防范天敌的进攻和有害微生物的附着，并维持物种之间的信息传递，而这些独特的功能往往与其体内的次生代谢产物密不可分。

2. 化学多样性 海洋生物的多样性、复杂性和特殊性决定了海洋天然产物的化学结构多样性、复杂性和新颖性。海洋生物体内存在的代谢产物结构类型丰富，不仅包含了陆地生物天然产物几乎所有的类型，还包含许多与陆地生物生源不同、结构特殊和生理活性明显的海洋天然产物，包括大环内酯类、聚醚类、特殊肽类、C_{15}乙酸原化合物、前列腺素类似物、皂苷类和有机卤化合物（特别是溴化物）等。

3. 生物活性多样性 海洋天然产物的多样性、复杂性和新颖性造成其生物活性的多样性。而且，由于海洋生物物种之间的生态作用远比陆生生物复杂和广泛，而这些作用多通过物种间的化学作用物质（如信息素、种间激素、拒食剂等）来实现，这些生物活性物质的活性常比陆生生物活性物质要强，其生理和药理作用更独特。已发现的诸多海洋天然产物在抗肿瘤、治疗心脑血管疾病、抗菌、抗病毒、神经系统活性、抗炎和抗过敏等方面表现出出色的药理活性。因此，海洋生物资源已成为拓展天然药用资源的新空间和创新药物发现的重要源泉。

当然，海洋药物研发也存在较多困难因素，相比起陆地来源的天然药物研发来说，主要概括为三大劣势：药源难以解决、提取分离困难、结构鉴定困难，其中以药源问题为主要瓶颈。

1. 药源问题 海洋药物开发的一个重要瓶颈是药源问题。造成药源难以解决的主要原因包括：①海洋生物分布范围广泛，从潮间带到水深数千米的深海均有存在，且种类繁多，某些品种的分布密度极低，目前对海洋生物的认识和研究仍相当有限，大量采集非常困难，或会造成对海洋生态不可逆的破坏；②海洋生物活性物质的含量大多较低，在经人工采集、处理、运输、贮存过程中又会损失部分有效成分，因此对样品的采集量又有较高要求；③目前研究较广泛的多为海洋动物，动物样品采集后易腐败变质，会影响活性成分的研究；④海洋活性化合物的结构大多比较复杂，全合成困难，常难以通过化学手段解决药源问题，或因化学合成成本过高而没有经济价值；⑤海洋生物特别是一些低等海洋生物的养殖非常困难，多数在目前条件下无法实现。

目前，各国科学家正积极研究药源问题的解决办法，如从海水养殖（如草苔虫的养殖）、细胞培养（如海绵细胞的培养）、基因工程技术（用于一些海洋微生物以及肽类、蛋白质活性成分的研究）和化学合成（如一些活性甾体、肽类、寡糖的合成和修饰）等方面进行探索，但完全解决问题尚需时日。

2. 提取分离问题 海洋药物提取分离的困难在于：①许多活性成分在生物体内含量极微（如西加毒素在鱼体内的含量只有$1\times10^{-9}\sim10\times10^{-9}$，因此，既使能够完全提取，也只能从1 000kg鱼肉中获得几个毫克的样品）；②结构和理化性质极其类似的化合物常共存于同一生物体内，难以分开；③海洋生物研究较多的为动物样品，与植物样品相比，杂质多，分离程序差异大，分离困难。目前的解决办法主要依赖于多种先进的色谱分离手段，但成本较高。此外，也可直接制备活性部位用于新药开发，而不分离成单体，但创新度不足，较难获得国际公认。

3. 结构鉴定问题 海洋天然产物大多结构极其复杂，结构鉴定较为困难。但随着各种先进波谱技术，如FAB-MS、ESI-MS、1D-NMR、2D-NMR、3D-NMR、CD、单晶X射线衍射等，及化学沟通技术的日新月异，目前结构鉴定问题已难以阻滞海洋药物的研发进程。

三、海洋药物的来源

几乎所有海洋生物都能够产生具有生物活性的次生代谢产物。其中，海洋植物主要为除微藻之外的各种藻类，而生长于潮间带的红树林植物也是较有特色的海洋植物，其代谢产物具有较丰富的结构多样性和生物活性多样性；海洋动物一直以来都是海洋药物学研究的主要对象，特别是多孔动物门（海绵动物门，Porifera）、腔肠动物门（Coelenterata）、软体动物门（Mollusca）、棘皮动物门（Echinodermata）和苔藓动物门（Bryozoa）等海洋低等无脊椎动物以及脊索动物门的被囊动物亚门（Tunicata）等，目前依然是海洋天然产物的主要来源；海洋微生物则是近年来海洋药物研究领域的热点之一。从海洋药物开发的角度对目前研究较多的海洋生物类别简介如下。

1. 藻类 海洋藻类（algae，seaweed）是低等隐花植物，按生活习性可分为漂浮生活和附着生活两大类，是海洋中的初级生产者，承担着食物链的基础环节。海洋动物的许多活性物质直接或者间接来源于藻类。藻类资源丰富，全世界藻类约有 30 000 余种，根据其光合色素的类型分为绿藻、褐藻和红藻等。多数海藻的代谢产物相对于其他海洋生物较为简单，以萜类为主，最大特点是富含卤素；但也有一些附着生活的红藻和褐藻的次生代谢产物具有丰富的结构多样性，如网地藻科（Dictyotaceae）的褐藻。此外，卤素取代的酚类化合物也是藻类的一类特征成分，特别是溴酚类。

2. 海绵 海绵（sponge）是一类原始而奇特的最简单的多细胞生物。海绵种类繁多，资源极为丰富，约占海洋生物总量的 1/15，已知有 15 000 多种，分布极为广泛。与海藻、珊瑚及其他无脊椎动物相比，海绵孕育着更多结构新颖的次生代谢产物，其中萜类化合物约占 37%，含氮化合物约占 41%。海绵与微生物在长期的进化过程中形成了密切的共生关系（symbiosis），微生物可占海绵本体干重的 30%～70%，因此，许多从海绵中获得的天然产物可能是其共生的微生物，如共生菌（symbiotic bacteria）的次生代谢产物。

3. 腔肠动物 腔肠动物（coelenterate）包括海葵、珊瑚和水母等，研究较多的是珊瑚（coral）。珊瑚是海洋低等无脊椎动物，全球约有 7 000 多种，有“海洋中的热带雨林”之称。其代谢产物主要有脂类、萜类、甾体和前列腺素类化合物，其中萜类化合物约占 85%，且多具有抗肿瘤活性。

4. 软体动物 软体动物（molluscs）中研究较多的是海兔（sea hare），它以海藻为食并可以储藏海藻中的化学成分。对海兔中生物活性物质的研究已导致多个创新药物上市或进入临床试验。

5. 被囊动物 被囊动物（tunicate，ascidian）在进化地位上十分特殊，位于脊椎动物和无脊椎动物之间，约有 2 000 种。其中海鞘类占绝大多数，从中发现了许多功能独特的新结构化合物，其中含氮化合物约占 89%。如从加勒比海被囊动物红树海鞘中分离出来的 Et-743 是一个广受关注的抗癌药物，目前已经上市用于软组织肉瘤和卵巢癌的治疗。

6. 棘皮动物 棘皮动物（echinoderm）是具有特殊水管系统的一大类无脊椎动物，已知约 7 000 种，常见的有海参、海星、海胆等。棘皮动物产生的甾体或三萜皂苷是其体内常见的毒素，多具有抗肿瘤活性。

7. 海洋苔藓动物 海洋苔藓动物（marine bryozoan）俗称苔藓虫，约 4 000 余种，属于海洋污损生物。从草苔虫中分离的 bryostatin 大环内酯类抗癌活性成分是苔藓动物具有代表性的代谢产物，其他的代谢产物还包括生物碱、甾醇和脑苷脂等。

8. 海洋微生物 海洋微生物（marine microorganism）包括细菌、真菌和放线菌等，微藻也常被看作海洋微生物。海洋微生物产生结构特殊的大环内酯类、肽类、聚醚类和生物碱类等代谢产物。海洋微生物由于其次生代谢产物丰富、可重复发酵、采集中对海洋生态环境破坏小等特点，被认为是人类最可能开发利用的海洋药物资源的一大明星，已成为海洋新天然产物的重要来源；目前约 1/3 的海洋新化合物来源于海洋微生物，是海洋生物活性物质研究的热点之一。

第2节 海洋天然产物的结构类型

当前，从海洋生物中发现的天然产物超过 30 000 个，仅 2019 年就有 1 490 个新的海洋天然产物被发现。海洋天然产物结构千差万别，按照化学结构分类主要有：大环内酯类、聚醚类、肽类、生物碱类、C_{15}乙酸原类、前列腺素类、萜类、甾体及其苷类和多糖类等。下面仅就海洋天然产物中结构特殊、生理活性明显的几种类型加以介绍。

一、大环内酯类化合物

大环内酯类（macrolides）是海洋生物中常见的一类具有多种生物活性特别是抗肿瘤活性的化合物，结构中含有内酯环，环的大小差别较大，从十元环到六十元环均有。根据结构类型不同可以分为简单大环内酯类、含氧环的大环内酯类、多聚内酯类和其他大环内酯类。

1. 简单大环内酯类　简单大环内酯是由长链脂肪酸形成的环状内酯，环的大小各异，但环上常有羟基或烷基取代，多数仅有一个内酯环。如从海洋软体动物 *Aplysia depilans* 的皮中分离得到的 alplyolides A（**1**）和 B（**2**），为长链多不饱和脂肪酸的内酯。该类化合物具有强的毒鱼活性，为自身的化学防御物质。

从海洋微生物 *Streptomyces* 属细菌代谢物中分离到的大环内酯类化合物 anthracimycin（**3**）具有显著的抗炭疽杆菌活性（MIC＝0.031μ g/mL），对耐甲氧西林金黄色葡萄球菌（MRSA）也有一定的抑制作用。Palmyrolide A（**4**）是从蓝藻代谢物中分离到的一种大环内酯类化合物，可抑制小鼠大脑皮层神经元自发的钙离子流（IC_{50}＝3.7μmol/L），并具有潜在的钠离子通道抑制活性，保护小鼠神经细胞免受藜芦碱和乌本苷引起的钠离子超载的伤害（IC_{50}＝5.2μmol/L）。

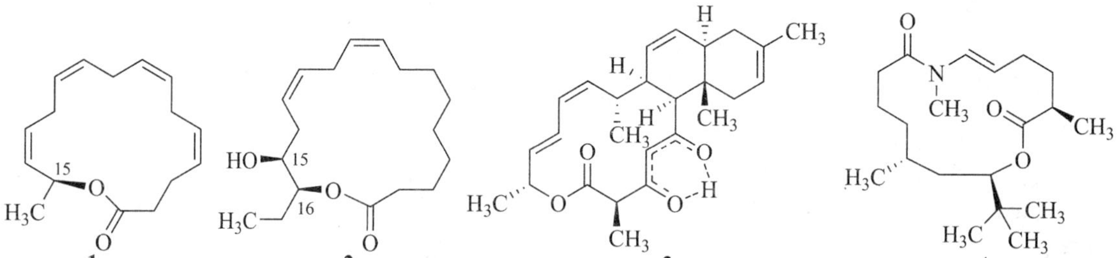

2. 含氧环的大环内酯类　大环内酯化合物由于环结构上常含有双键、羟基等，在次生代谢过程中氧化、脱水，可形成含氧环的大环内酯类化合物，氧环的大小有三元氧环、五元氧环、六元氧环等。从 *Amphidinium* 属不同的菌株培养液中分离得到 45 个含 12～26 元环的大环内酯类化合物 amphidinolides，在其环上存在不同大小的含氧环，如 amphidinolides B（**5**）和 C（**6**）等。它们大多具有很强的细胞毒性，对 L-1210 和 KB 细胞的 IC_{50}最低分别可达到 0.14ng/mL 和 0.06ng/mL。

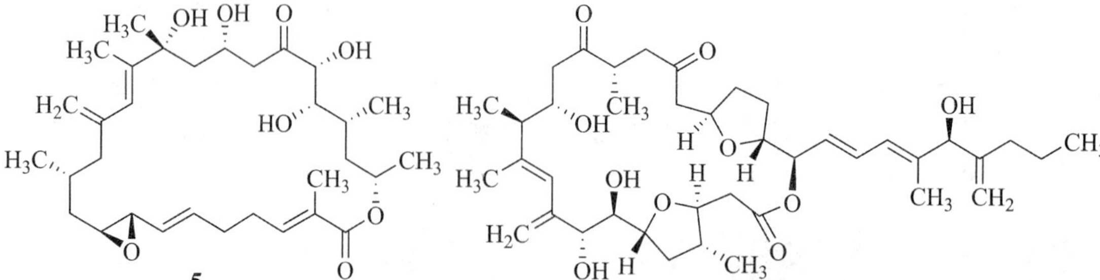

从海绵 *Cinachyrella enigmatica* 中分离得到的 enigmazole A（**7**）是第一个源于海洋生物的磷酸化大环内酯类化合物，通过美国国家癌症研究所（National Cancer Institute，NCI）60 种人肿瘤细胞株的细胞毒性筛选，表明其具有显著的广谱抗肿瘤活性，GI_{50} 达 1.7μmol/L。从美国南加州的海洋苔藓动物总合草苔虫（*Bugula neritina*）中分离得到的 bryostatins 类化合物，为内酯环高度氧化成分，对治疗白血病、淋巴癌、黑色素瘤及其他肿瘤具有较好的疗效，目前已经确定结构的该类化合物达 24 个。由于该类化合物具有较高的抗肿瘤活性和较低的毒性，是较有发展前途的一类抗肿瘤活性物质。Bryostatin 1（**8**）还具有免疫增强、诱导分化、增强其他细胞毒药物活性等作用，正处于 II 期临床研究阶段。

7

8

3. 多聚内酯类 多聚内酯的结构特点是内酯环上有超过一个酯键存在，生物活性多以抗真菌作用为主。例如从红藻 *Varicosporina ramulosa* 中分离得到的 colletoketol（**9**），以及从海洋微生物 *Hypoxylon oceanicum* LL-15G256 中分离得到的 15G236γ（**10**）和 15G256δ（**11**），均具有抗真菌活性。

9

10 R=CH_2OH
11 R=CH_3

4. 其他大环内酯类 海洋中的大环内酯类化合物是活性最广的化合物类型之一，结构特征也复杂多样。除上述介绍的化合物外，在海洋天然产物中经常可以见到内酯环含有氢化吡喃螺环的化合物，如从海绵 *Hyrtios altum* 中分离得到的 altohyrtins A（**12**）、B（**13**）和 C（**14**），从海绵 *Cinachyra* sp. 中分离获得的 cinachyrolide A（**15**）等。经 NCI 研究证明该类化合物抗肿瘤谱特殊，细胞毒活性高，IC_{50} 值可达 0.03nmol/L，是目前发现的细胞毒活性最强的类别之一。

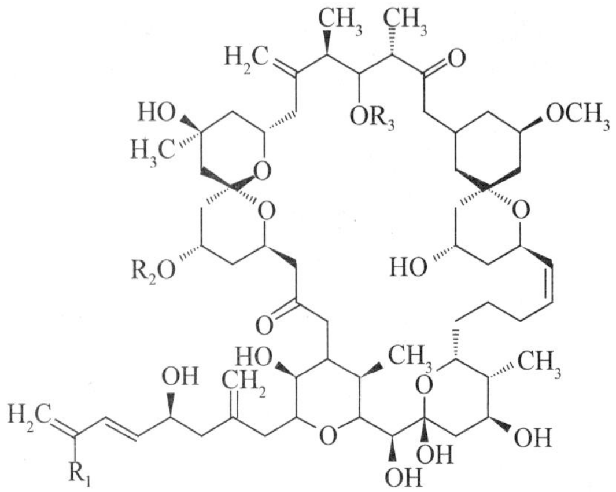

12 R_1=Cl, R_2=R_3=Ac
13 R_1=Br, R_2=R_3=Ac
14 R_1=H, R_2=R_3=H
15 R_1=Cl, R_2=Ac, R_3=H

特别值得指出的是 Et-743（**16**），从被囊动物红树海鞘（*Ecteinascidia turbinata*）中分离得到，已作为创新药物上市，对晚期软组织肿瘤如直肠癌、乳腺癌、肺癌、黑色素瘤、间皮癌等有好的疗效，还能够抑制产生多药耐药基因 *MDR*1，因此不易产生多药耐药。其作用机制与一般烷化剂不同，能与组成 DNA 的鸟嘌呤结合，使 DNA 构象发生变化；Et-743 的第三个环又与蛋白结合，从而表现出特殊的抗肿瘤作用机制。

此外，从海洋微生物 *Nostoc linckia* 中分离得到的 borophycin（**17**）是含有硼原子的大环内酯化合物，对人 KB 细胞和 LoVo 肿瘤具有明显的抑制作用。抗疟霉素 aplasmomycin（**18**）也是从海洋微生物灰色链球菌中分离得到的含有硼原子的化合物。

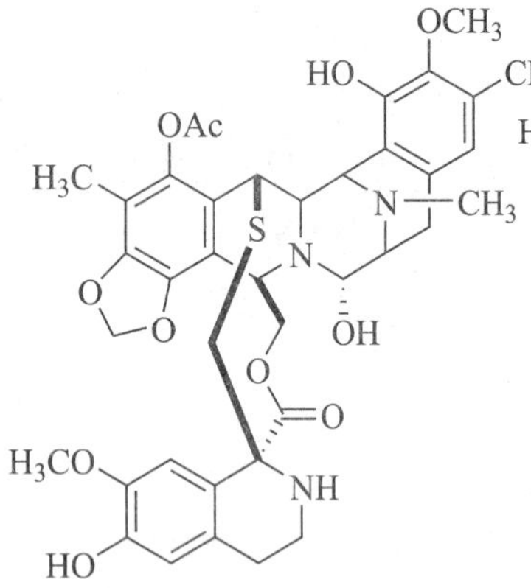

16 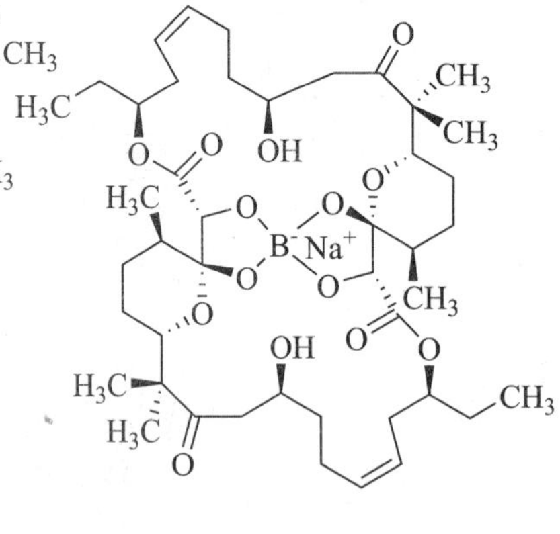　　**17** 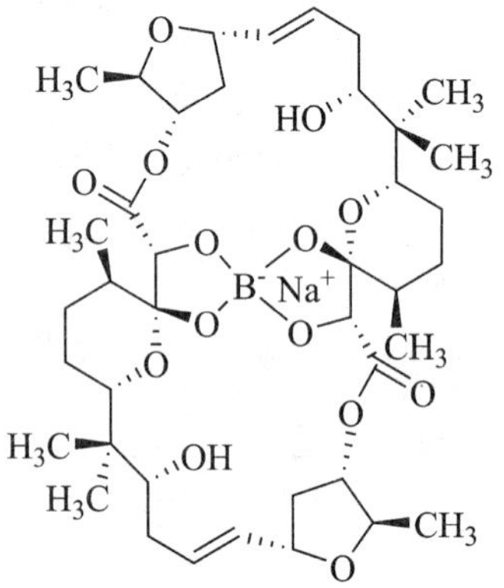　　**18**

二、聚醚类化合物

聚醚类化合物（polyethers）是海洋生物中的一类特有的毒性成分，一些是沿海赤潮产生毒鱼作用的主要化学作用物质。根据结构类型不同，可以分为梯形稠环聚醚、线形聚醚、大环内酯聚醚和聚醚三萜等。

1. 梯形稠环聚醚　该类聚醚化合物的结构特点是含有多个以六元环为主的醚环，醚环间反式骈合，聚醚的同侧为顺式，氧原子相间排列，形成一个梯子状结构，又称“聚醚梯”（polyether ladder），聚醚梯上有无规则取代的甲基等。这类化合物极性低，为脂溶性毒素。能够兴奋钠通道，在 16ng/mL 浓度即显示毒鱼作用。该类毒素能被贝壳类食用蓄积，当人误食这种贝壳后，往往产生神经毒性或胃肠道反应，严重者危及生命。

如从形成赤潮的涡鞭毛藻（短裸甲藻 *Ptychodiscus brevis*）中分离得到的毒性成分短裸甲藻毒素 B（brevetoxin B，**19**），是引起大量鱼类死亡的主要毒素。从一些泥鳗或其他微藻（如具毒岗比甲藻 *Gambierdiscus toxicus*）中分离到的西加毒素（ciguatoxin，**20**）等都属于该类聚醚化合物。

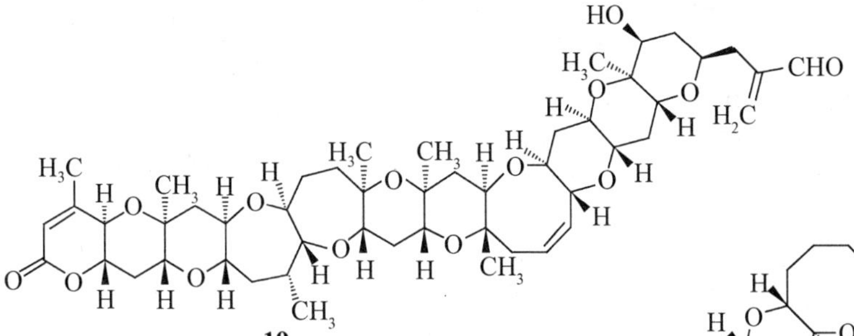

从具毒岗比甲藻中分离得到的刺尾鱼毒素（maitotoxin，**21**）是目前分离得到的结构最大的聚醚类化合物。其结构通过 3D-NMR 技术、化学降解并与已知合成小分子化合物比较，于 1993 年得以确定。该化合物是目前被明确鉴定结构的、相对分子质量最大的非聚合物天然产物（分子式 $C_{164}H_{256}O_{68}S_2Na_2$），亦被认为是目前发现的非蛋白质类毒性最大的化合物之一，对小鼠的 LD_{50} 一般小于 200ng/kg，甚至达到 50ng/kg。

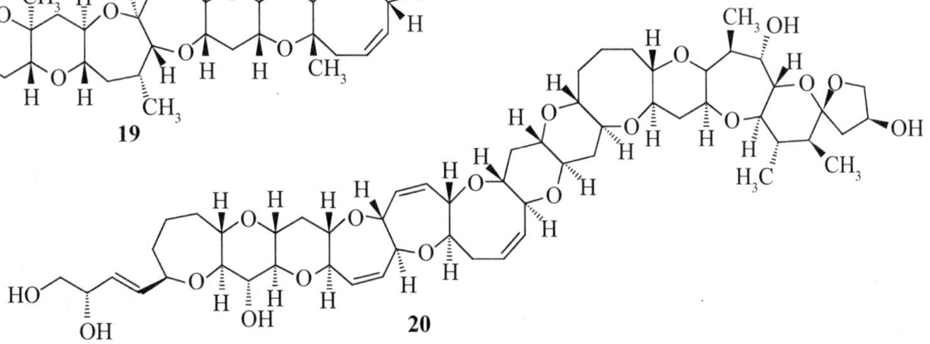

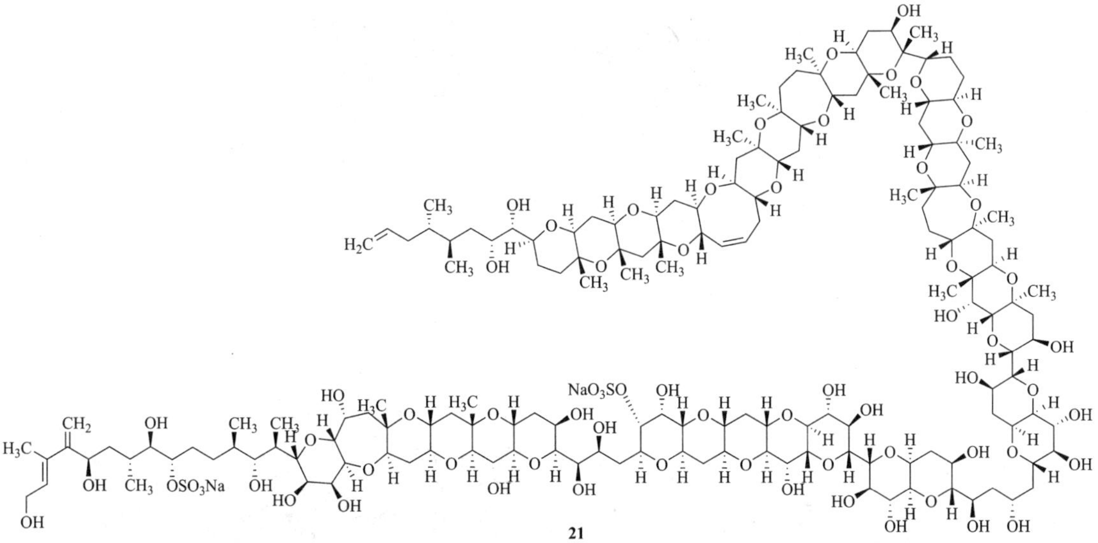

2. 线形聚醚 线形聚醚类化合物同样含有高度氧化的碳链，但与聚醚梯类化合物不同的是其结构中仅有部分羟基形成醚环，因多数羟基游离而具有水溶性。例如，从多种岩沙海葵 *Palythoa* spp. 中分离的岩沙海葵毒素（palytoxin，**22**）含有 129 个碳原子，64 个手性中心。利用^{1}H-NMR、^{13}C-NMR 和^{15}N-NMR 等核磁共振技术对该化合物的信号进行了完全归属。岩沙葵毒素对小

鼠的 LD_{50} 为 0.15μg/kg，对兔的 LD_{50} 为 25ng/kg，可与 Na^+/K^+ 泵结合，抑制 ATP 酶活性。

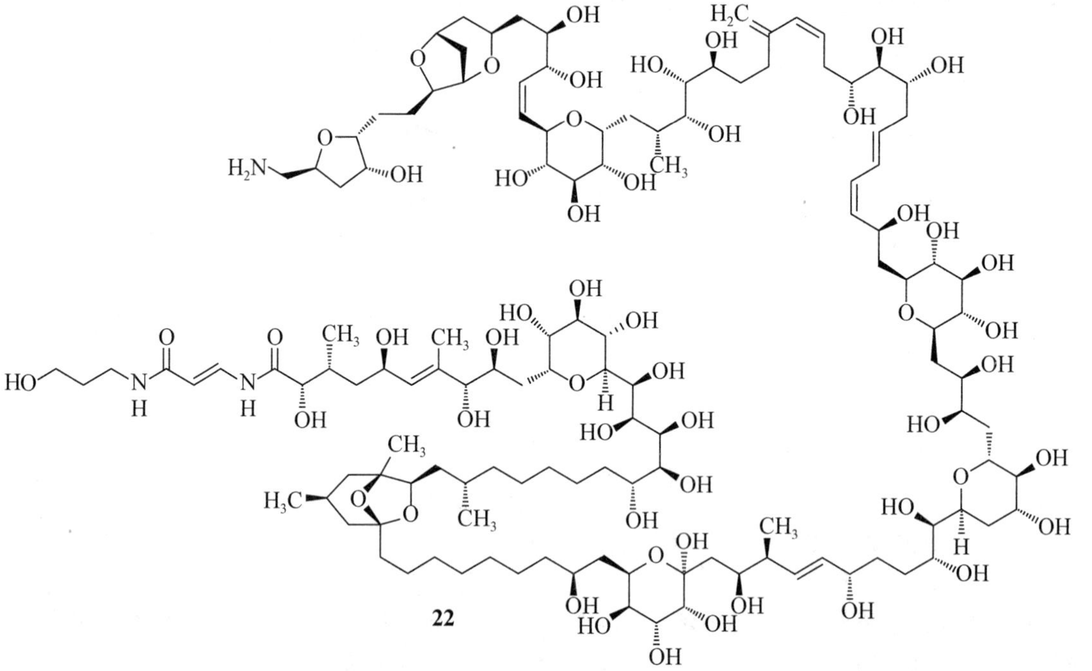

22

3. 大环内酯聚醚 有的聚醚类化合物可以首尾相连，形成大环内酯，如扇贝毒素 2（pectenotoxin 2，PTX2，**23**）；有的聚醚局部形成大环，如从海绵 *Halichondrai okadai* 中分离得到的软海绵素 B（halichondrin B，**24**），对 B-16 黑色素瘤细胞的 IC_{50} 为 0.093ng/mL。**24** 在 5.0μg/kg 剂量时，对接种了 B-16 黑色素瘤细胞和 P388 白血病细胞小鼠的生命延长率（T/C）分别高达 244%和 236%。

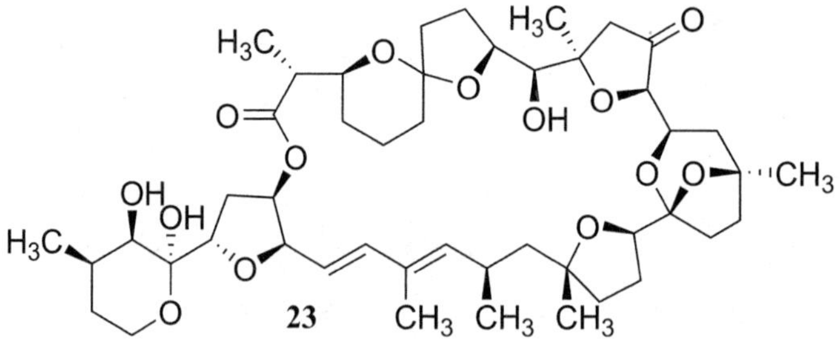

23

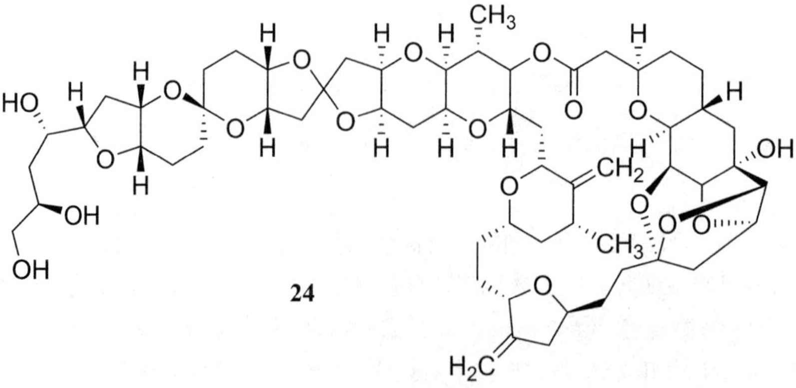

24

4. 聚醚三萜 聚醚三萜为红藻和一些海绵中所含有的一类化合物，氧化度较高，含有多个醚环，但生源过程则是由角鲨烯衍生而来，亦可归属于三萜类化合物。如从红藻 *Laurencia intricata* 中分离得到的 teurilene（**25**）。

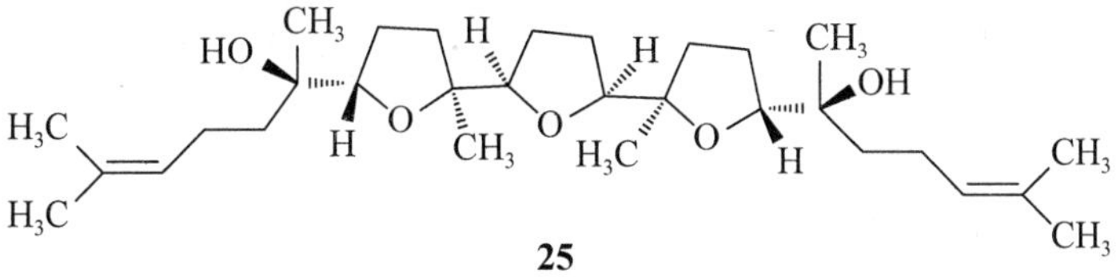

25

三、肽类化合物

自 1902 年第一个生物活性多肽促胰液素（secretin）问世以来，至今已有数万种生物活性多肽被发现。海洋生物已成为此类生物活性物质的一个重要来源。由于海洋特殊环境的影响，组成海洋多肽化合物的氨基酸除常见的氨基酸外，还有大量的特殊氨基酸，如 β-氨基异丁酸（**26**）、*L*-baikiain（**27**）、海人草酸（α-kainic acid，**28**）和软骨藻酸（domoic acid，**29**）等。有些氨基酸本身具有多种生物活性。海洋肽类化合物常见的有直链肽、环肽、肽类毒素和其他肽类等。

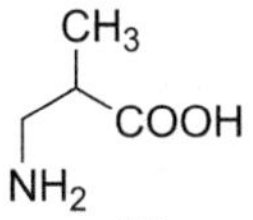

26 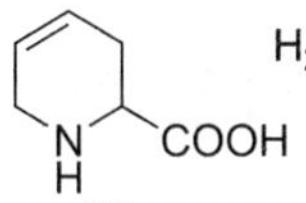 **27** 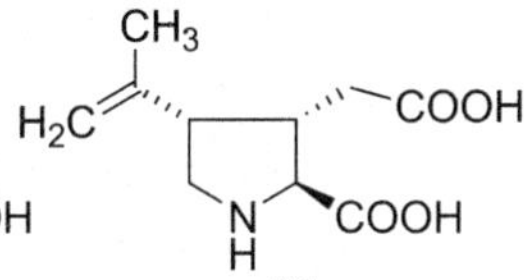 **28** 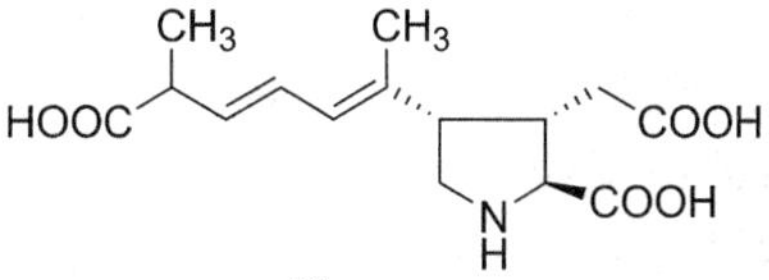 **29**

1. 直链肽 例如，从被囊动物 *Didemnum rodriguesi* 中分离得到的 minalemines A～F（**30～35**）为含有胍基的直链肽，其中，**33～35** 因含有磺酸基而具有良好水溶性。

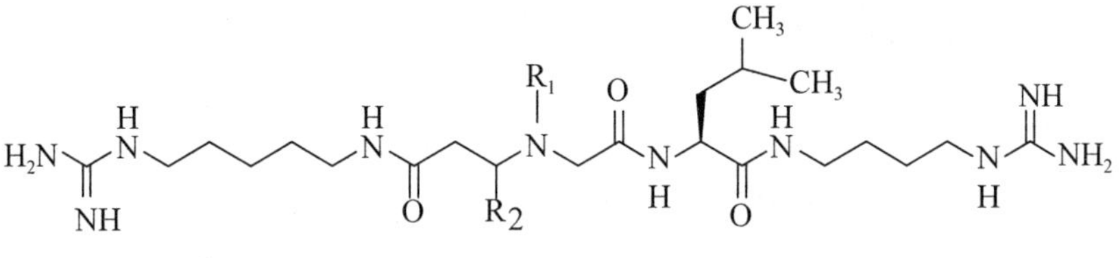

	R_1	R_2
30	H	C_7H_{15}
31	H	C_8H_{17}
32	H	C_9H_{19}
33	SO_3H	C_7H_{15}
34	SO_3H	C_8H_{17}
35	SO_3H	C_9H_{19}

海兔毒素（dolastatin）是一类从耳状截尾海兔（*Dolabella auricularia*）中分离到的抗癌活性肽，主要是直链肽，也有少数环肽（如 dolastain 3）。Dolastatins 10（**36**）和 15（**37**）即是具有较强肿瘤细胞毒性的直链肽，如 **36** 对 P388 白血病细胞的 IC_{50} 为 0.04ng/mL。这两种直链肽的合成衍生物 TZT-1027 和 tasidotin（synthadotin，ILX-651）分别进入 III 期临床试验，用于治疗非小细胞肺癌等肿瘤，但因严重毒副作用等原因，致使其开发前景尚需进一步明确。此外，对 **37** 的另一种合成衍生物 cemadotin（LU103793）也开展了 II 期临床试验，但其对转移性胸腺癌和非小细胞肺癌的治疗率较低并易产生严重的毒副作用。

值得欣喜的是，以 **36** 的衍生物 monomethyl auristatin E（**38**）为主要成分的免疫偶联物制剂泊仁妥西布凡多汀（brentuximab vedotin，SGN-35）已于 2011 年被 FDA 批准上市（商品名 Adcetris®），用于间变性大 T 细胞系统性恶性淋巴瘤和霍奇金淋巴瘤的治疗。同样以 dolastatins 类直链肽为主要成分的免疫偶联物制剂还有 glembatumumab vedotin（CDX-011）和 SGN-75 等，分别处于各期临床研究阶段。

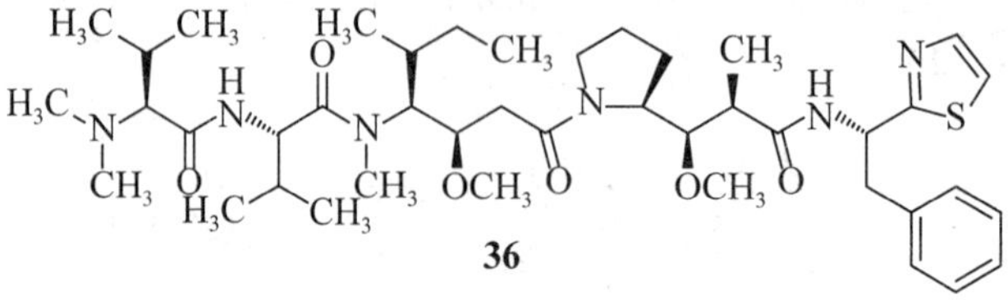

36

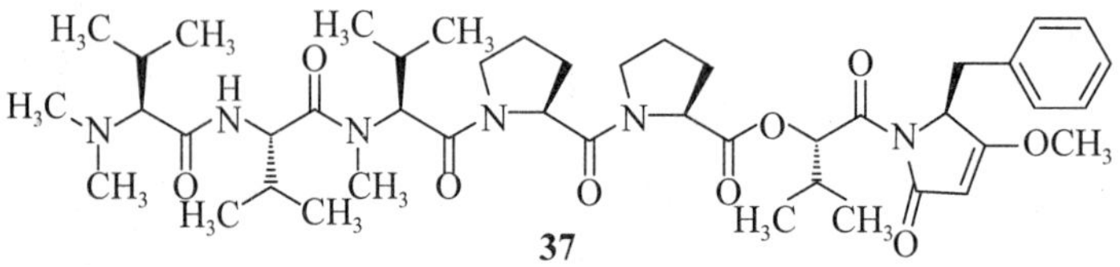

37

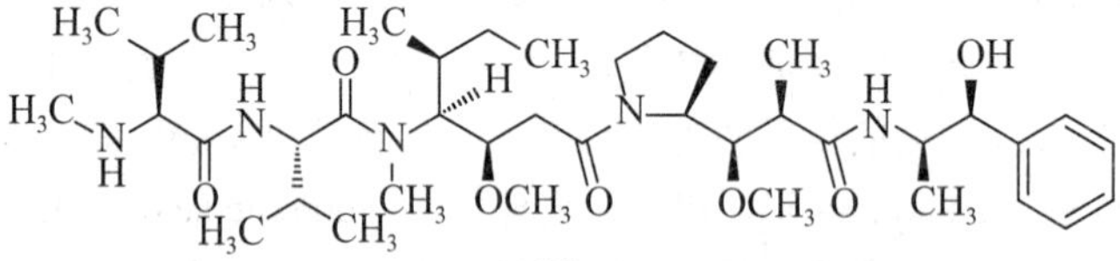

38

2. 环肽　海洋环肽类化合物主要来源于海鞘、海兔、海绵和海藻（主要是微藻）等类海洋生物，较之于陆地生物来源的环肽，其结构更为独特和丰富。

膜海鞘素 B（didemnin B，**39**）是 1984 年经 FDA 批准进入临床研究的一个环肽化合物，从加勒比海膜海鞘 *Trididemnum solidum* 中分离得到，但未能开发成功。从该种海鞘中发现的脱氢膜海鞘素 B（dehydrodidemnin B）亦从另一种地中海海鞘 *Aplidium albicans* 中分离得到，又命名为 plitidepsin 或 Aplidine®（**40**），结构上与 **39** 仅相差 2 个氢原子，对多种肿瘤有效并部分克服了 **39** 的较强毒副作用。环肽 **40** 被欧盟委员会（European Commission，EC）和 FDA 作为孤儿药用于多发性骨髓瘤的治疗，已于 2012 年 12 月由西班牙 PharmaMar 公司启动 III 期临床研究（2018 年已在澳大利亚上市）。

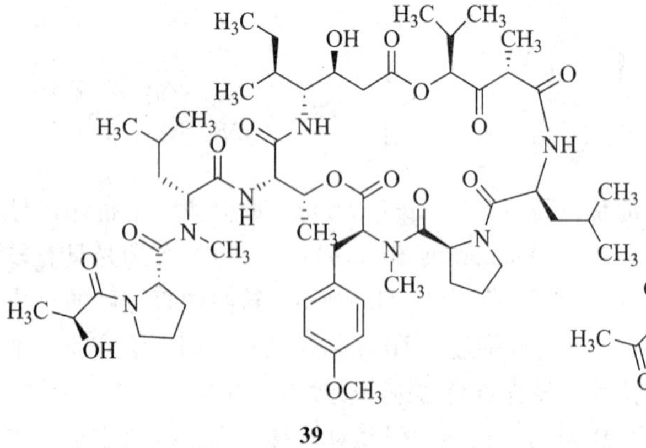

39

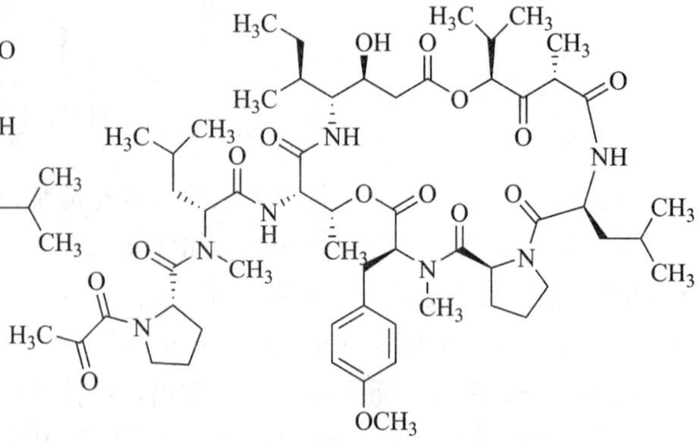

40

从海兔 *Elysia rufescens* 中分离得到的环肽 kahalalide F（**41**）对结核杆菌具有较高的抑制活性。PharmaMar 公司合成了该化合物的类似物 elisidepsin（PM02734），已作为抗癌药物进入 II 期临床试验。

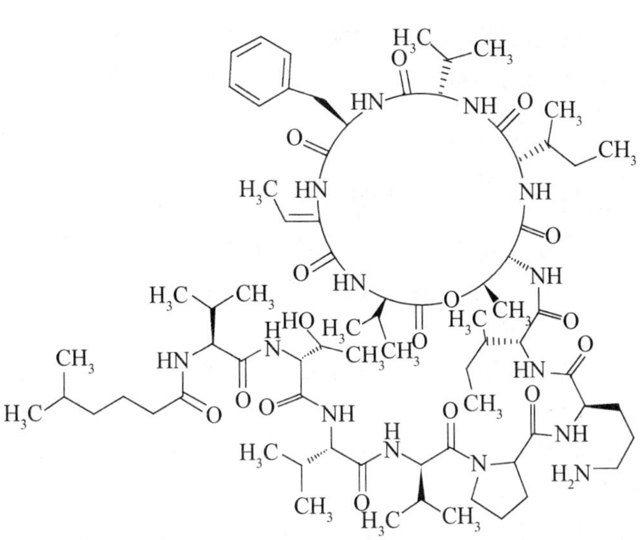

41

3. 肽类毒素 一些具有显著神经系统或心脑血管系统毒性的多肽和蛋白质成分常被统称为肽类毒素，如芋螺毒素（conotoxin）、海葵毒素、海蛇毒素、水母毒素、章鱼毒素和海胆毒素等。

芋螺毒素作为一类具有神经药理活性的多肽，存在于芋螺属（*Conus*）软体动物分泌的毒液中，被认为是其"捕食武器"。此类毒素一般含有7～41个氨基酸，同源芋螺毒素的分子多样性是芋螺毒素的显著特征，据估计在已知的数百种芋螺中可能存在数万种甚至十几万种结构不同的芋螺毒素，具有镇痛、神经保护、抗惊厥和镇咳等方面的巨大应用潜力，是新药开发的重要潜在资源。不同结构的芋螺毒素的作用靶标不同，有的作用于配体门控离子通道（烟碱受体、5-HT_3受体和NMDA受体等），有的作用于电压门控离子通道（Ca^{2+}通道、Na^+通道和K^+通道等），有的作用于加压素受体、神经紧张素受体和磷脂等，据此可以根据作用靶标分类。

对芋螺毒素药理多样性的发现来自于美国犹他大学Olivera教授及在其实验室做研究的一批大学新生。其中，Clark从芋螺中发现了"睡虫肽"（sleeper），Griffin发现了"懒虫肽"（sluggisher），McIntosh发现了"摇荡肽"，目前这些毒素多数已进入临床研究阶段。特别是从"摇荡肽"中分离出的ω-芋螺毒素MVIIA，其合成品齐考诺肽（ziconotide，**42**）已分别于2004年和2005年获得美国和欧洲授权上市，商品名Prialt®，用于治疗适合鞘内注射并且对全身镇痛药不能耐受或无效的严重慢性疼痛患者。该化合物是含有25个氨基酸的线性多肽，结构中的6个半胱氨酸通过3个二硫键连接形成稳定的三维结构。ω-芋螺毒素MVIIA为N型钙离子通道抑制剂，具有极强的镇痛作用，ED_{50}为49nmol/L，其镇痛作用和持续时间均强于吗啡。

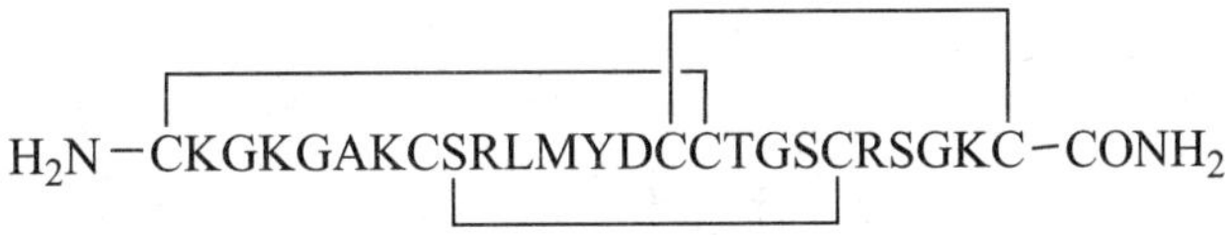

H_2N-CKGKGAKCSRLMYDCCTGSCRSGKC-$CONH_2$

42

4. 其他肽类 随着对海洋中存在的肽类化合物的研究日益深入，一些结构新颖、活性广泛的新肽不断被发现。已从海藻、腔肠动物、软体动物、被囊动物等海洋生物及寄生或共生在这些生物体内的微生物中发现了大量肽类化合物。有相对分子质量较小的二肽、寡肽，也有相对分子质量较大的多肽、蛋白质，它们是活性化合物的重要来源。这些肽类成分不仅可作为新药进行开发，也常被用于生物工程等其他领域的研究。研究较多的肽类化合物包括海藻凝集素、藻胆蛋白、鲨素、麝香蛸素、鲨鱼软骨血管形成抑制因子、降钙素、海洋生物酶和抗冻蛋白等。

四、生物碱类化合物

生物碱是海洋生物的第二大类次生代谢产物，主要来自海绵，其次是海鞘和海洋微生物等，大多有抗肿瘤、抗菌、抗病毒、抗炎等活性，而且结构复杂多变。根据生物碱类化合物的结构，可分为由氨基酸衍化而成的生物碱、甾体和萜类生物碱、肽类生物碱、含有喹啉环的生物碱、含有异喹啉环的生物碱和其它类型生物碱。

1. 由氨基酸衍化而成的生物碱　由氨基酸衍化而成的生物碱是海洋来源生物碱的主要组成部分。作为生物碱前体的氨基酸有芳香族氨基酸（苯丙氨酸、酪氨酸、色氨酸）和二氨基酸（鸟氨酸、赖氨酸）等。如从海绵 *Rhaphisia pallida* 中得到的 pallidin（**43**）是含有色氨酸的哌嗪醌类生物碱；来源于一种海绵的 xestospongin C（**44**）是 2 个氧杂喹诺里西啶环由两串锯齿状亚甲基链构成的大环化合物，结构奇特；从橙杯珊瑚（*Tubastrea aurea*）中分离到的 tubastrine（**45**）则含有胍基结构。这些海洋生物碱的生源均为氨基酸。

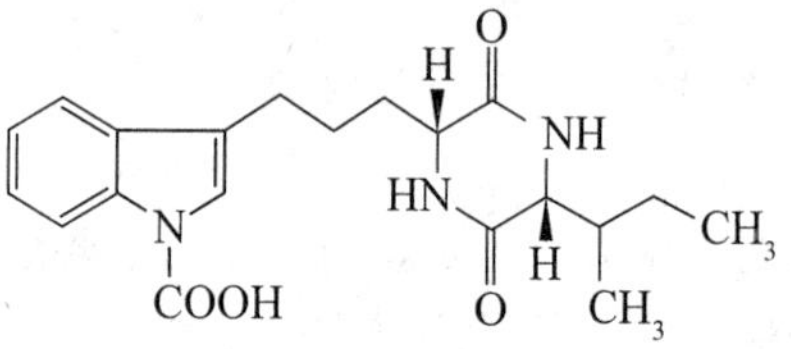

43 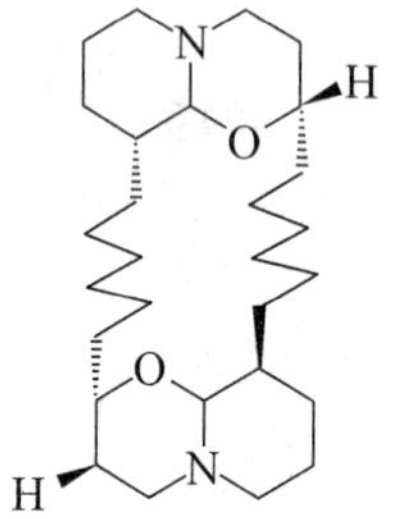　**44** 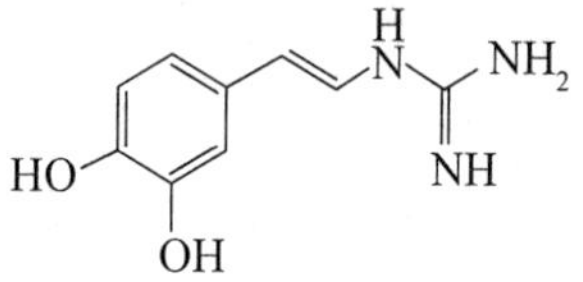　**45**

2. 甾体和萜类生物碱　甾体和萜类生物碱在海洋生物中也有存在。例如，从白斑角鲨（*Squalus acanthias*）中获得的一种甾体生物碱 squalamine（**46**），为有效的内皮细胞增殖抑制剂，目前作为治疗老年性黄斑变性药物已进入 III 期临床试验，作为新生血管抑制剂类抗癌药物已完成 II 期临床研究。Ageloxime B（**47**）是从中国南海群海绵 *Agelas mauritiana* 中分离到的二萜生物碱，对新型隐球菌和耐甲氧西林金黄色葡萄球菌均具有一定的抑制作用，IC_{50} 分别为 4.96μg/mL 和 9.20μg/mL。

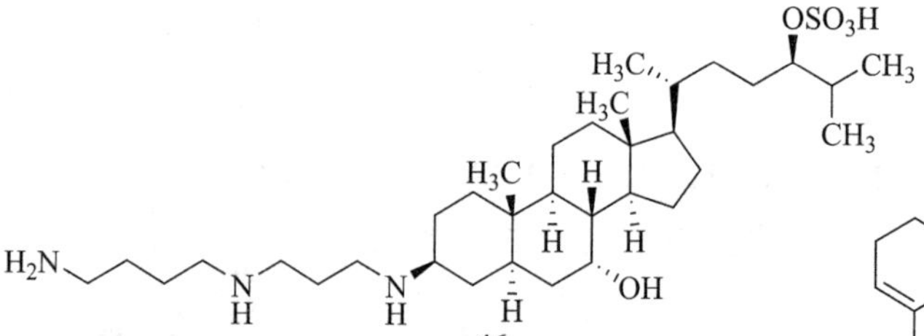

46 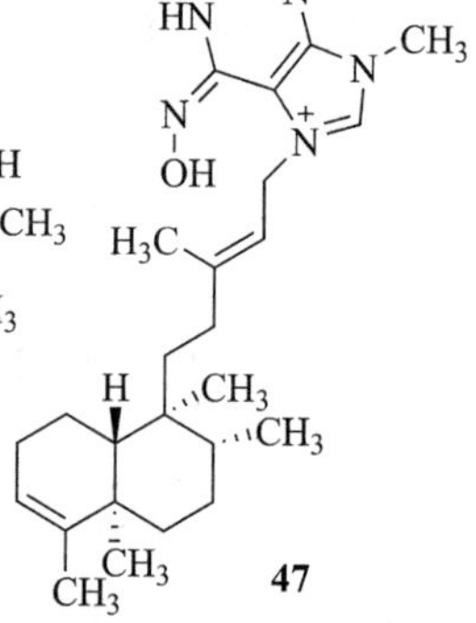　**47**

3. 肽类生物碱　从海绵 *Geodia baretti* 中分离到溴代脱氢色氨酸和脯氨酸构成的环状二肽 **48** 是典型的肽类生物碱。从被囊动物 *Lissoclinum patella* 中获得的含有噻唑环的亲脂性环肽 ulithiacyclamide（**49**）对 L-1210 和人 T 细胞白血病 ALL 细胞的 ED_{50} 分别为 0.35μg/mL 和 0.01μg/mL。

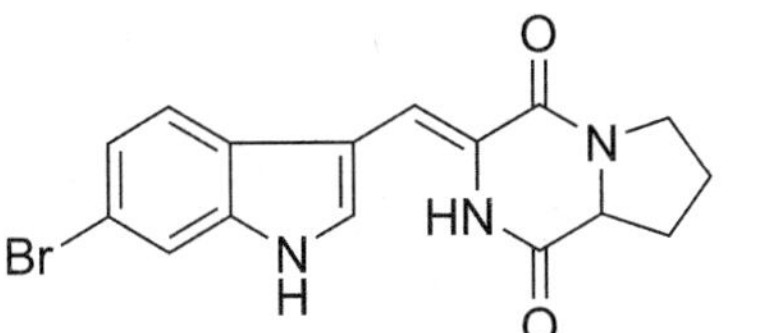

48 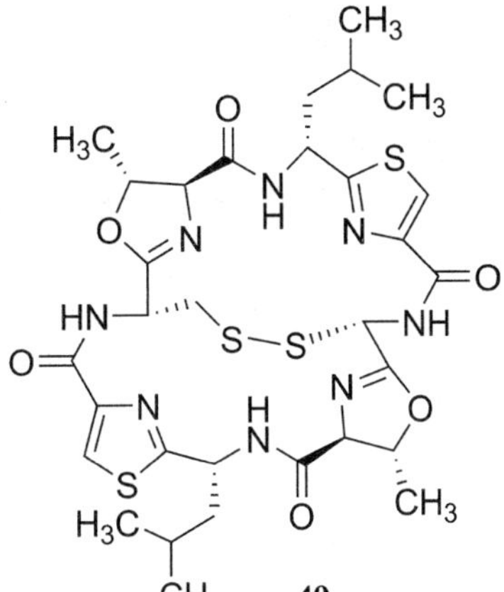　　49

4. 含有喹啉环的生物碱　从 *Eudistoma* 属被囊动物中得到的喹啉类生物碱 eudistone A（**50**）具有抗病毒和抗菌活性。从海鞘 *Cystodytes dellechiajei* 中分离到的喹啉类生物碱 cystodimine A（**51**）也具有抗菌活性，对大肠埃希菌和藤黄微球菌的 MIC 分别为 1.2μmol/L 和 2.4μmol/L。Methyl-penicinoline（**52**）和 penicinoline（**53**）是从海洋真菌 *Penicillium* sp. 的代谢物中分离到的生物碱，具有一定的细胞毒性，抑制肝癌细胞的 IC_{50} 分别为 11.3μmol/L 和 13.2μmol/L。

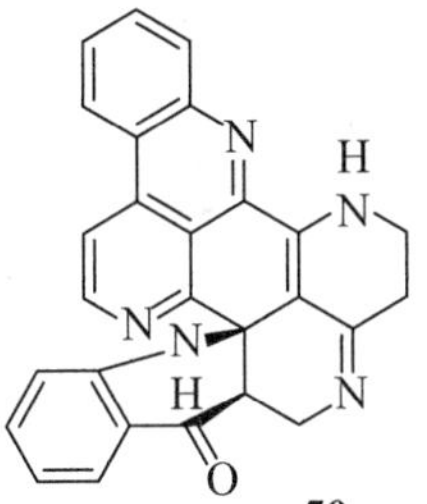

50 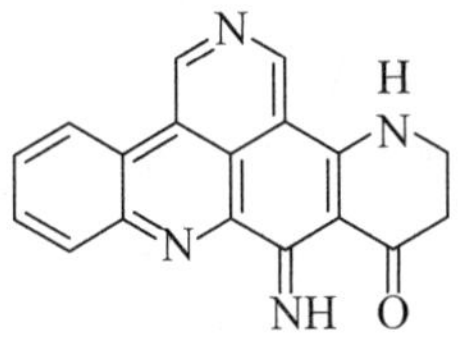　　51 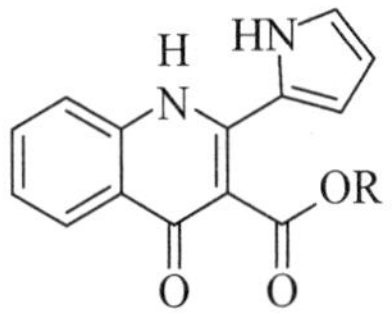　　52 R=CH_3　53 R=H

5. 含有异喹啉环的生物碱　前文所述，从红树海鞘中分离到的大环内酯化合物 Et-743（**16**）含有四氢异喹啉结构，也是一种生物碱，具有显著的抗肿瘤活性。从裸鳃类 *Jorunna funebris* 中得到的 jorumycin（**54**）具有抗肿瘤和抗菌的活性。从海洋细菌中得到的含有异喹啉环的生物碱 saframycin C（**55**）亦具有抗肿瘤活性。

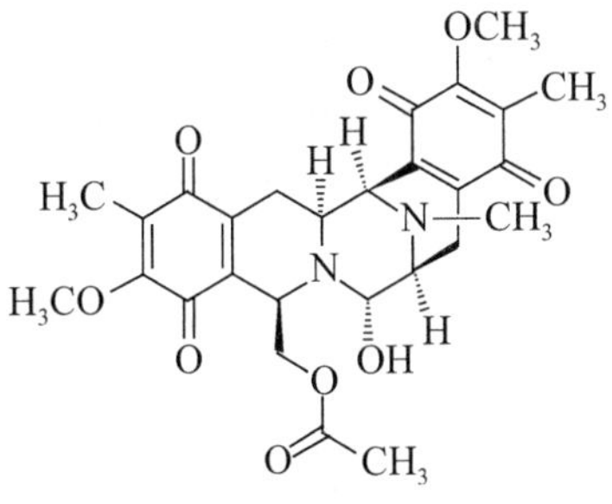

54 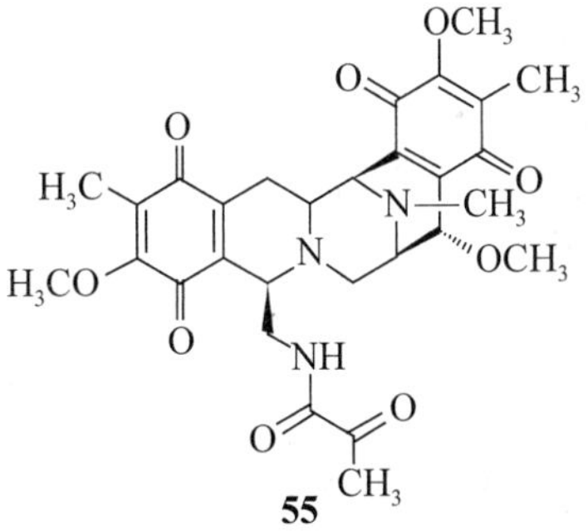　　55

6. 其他类型生物碱　其他类型的生物碱还包括嘌呤苷、脲苷、核苷、脑苷脂及各种杂环生物碱，当然，因为生物碱的定义至今尚无一个令人满意的表述，对其中的部分类别是否归属于生物碱尚存争议。从 *Mycale* 属海绵中分离得到的 mycalisine A（**56**）为一种修饰的核苷，可强烈抑制海星受精卵的分裂，ED_{50} 为 0.5μg/mL。从日本海绵 *Agelas mauritiamus* 中分离得到一类神经酰胺苷（脑苷脂）类化合物 agelasphins，体外试验无细胞毒性，但对荷瘤小鼠的体内试验表明其为有效的抗肿瘤剂，可激活巨噬细胞和 NK 细胞，从而发挥抗肿瘤作用。其合成的衍生物 KRN 7000（**57**）目前已进入 II 期临床研究。从海绵 *Stelletta* sp. 中提取得到的吲哚里西啶类生物碱（*S*）-stellettamide B（**58**）具有诱导海鞘类动物幼虫变态的作用。

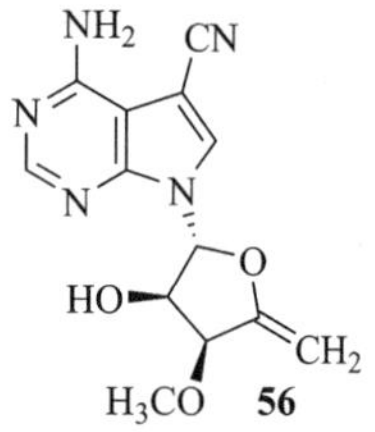

56 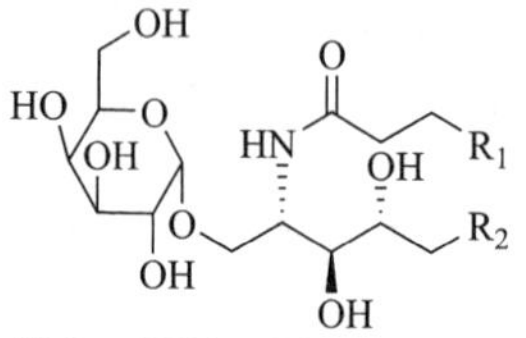　**57** $R_1=(CH_2)_{21}CH_3$; $R_2=(CH_2)_{11}CH_3$ 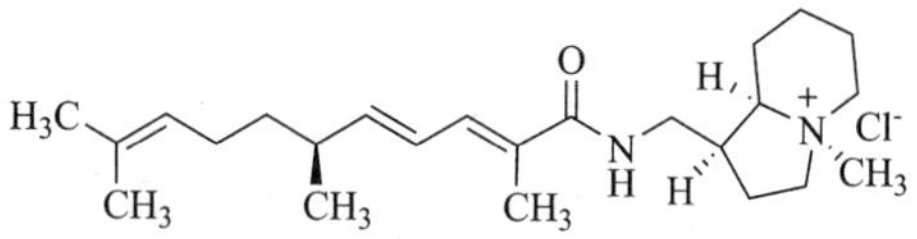　**58**

五、C_{15} 乙酸原化合物

乙酸原化合物（acetogenin）系指由乙酸乙酯或乙酰辅酶 A 生物合成的一类化合物，陆生番荔枝科（Annonaceae）植物等含有该类型化合物达 300 多个。这里主要介绍从十六碳-4，7，10，13-四烯酸（**59**）衍生而来的 15 个碳原子的非萜类化合物。

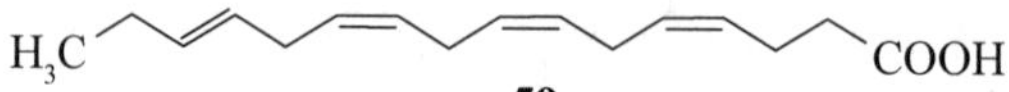

59

非萜类 C_{15} 乙酸原化合物主要存在于红藻 *Laurencia* 属中，包括直链型、环氧型、碳环型和其他类似乙酸原化合物等结构类型，结构相对简单，分子中往往含有氧原子和（或）卤族元素。

1. 直链化合物　无氧取代的 C_{15} 乙酸原化合物，如 *trans*-laurencenyne（**60**），结构中含有三键。直链化合物可以被氧化形成含有羟基或被卤族元素所取代的衍生物，如 **60** 的双键被氧化形成相应的 6，7-二醇衍生物 **61**。

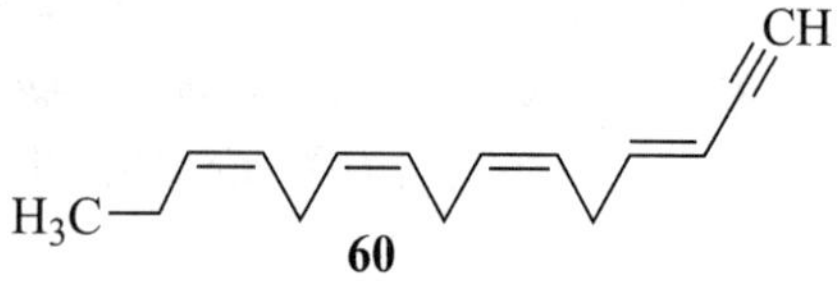

60 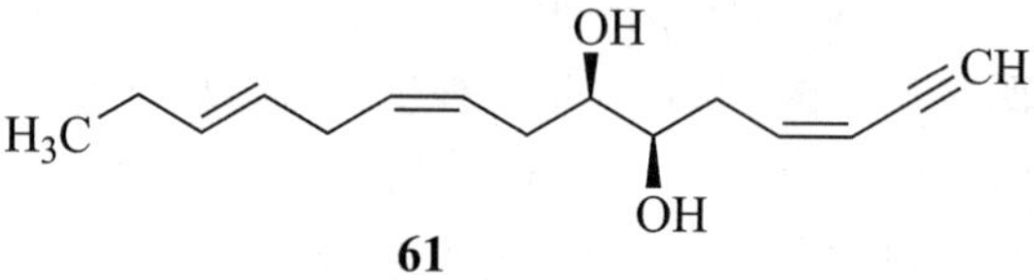　**61**

2. 环氧化合物　不同位置的双键被氧化后可以形成不同大小的氧环，从三元氧环到十二元氧环不等，如化合物 bisezakyne A（**62**）为含有五元氧环的 C_{15} 乙酸原化合物。从 *Laurencia japonensis* 中分离得到的 japonenynes A（**63**）和 B（**64**）是含有五元和六元含氧环稠合的化合物，在结构中有溴原子取代。

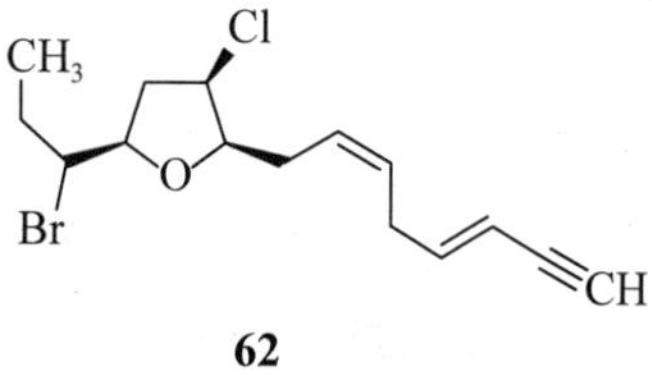

62 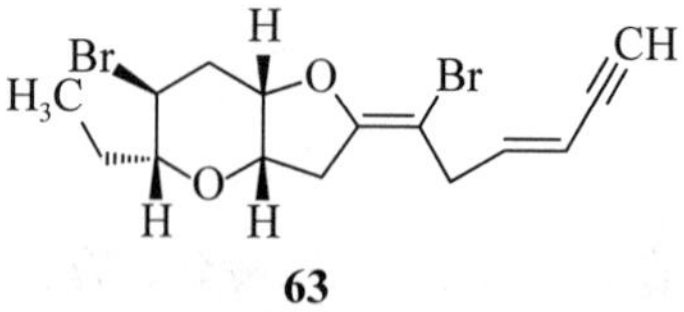　**63** 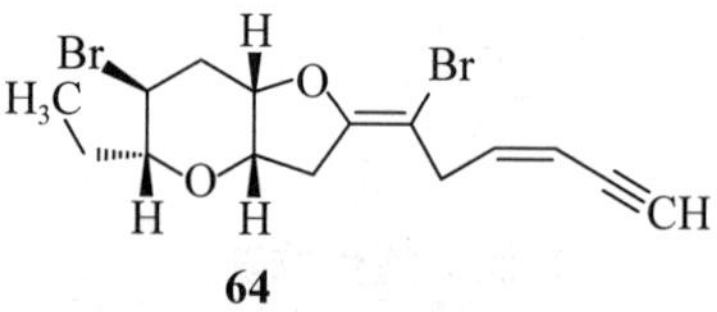　**64**

E-isoprelaurefucin（**65**）为含有七元氧环的化合物，laurencienyne B（**66**）为含八元氧环化合物，(+)-obtusenyne（**67**）为含九元氧环化合物，分别从 *Laurencia* 属不同种的红藻中分离得到。

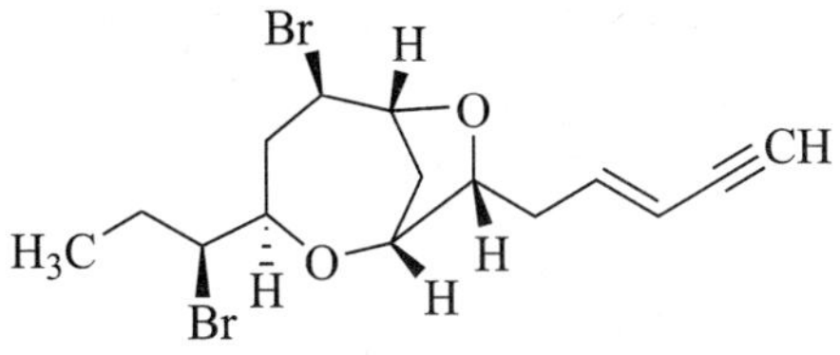

65

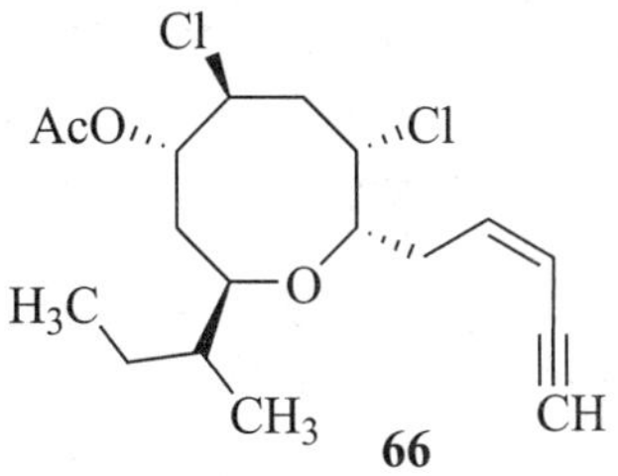

66

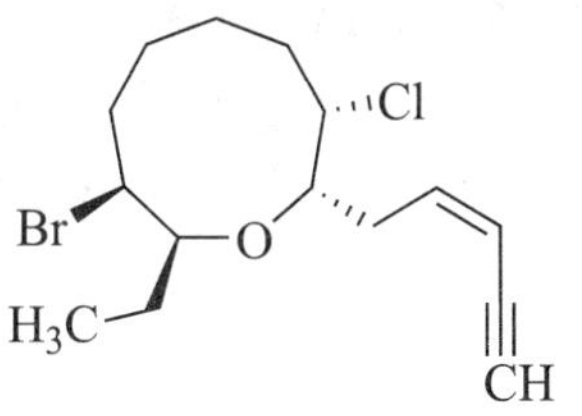

67

从 *L. obtuse* 中分离得到的 obtusallene I（**68**）的结构中含有十二元氧环，同时还含有六元氧环桥和丙二烯结构。从 *L. poitei* 中分离得到的 poitediene（**69**）则是氧化度相对较高的二溴代化合物。

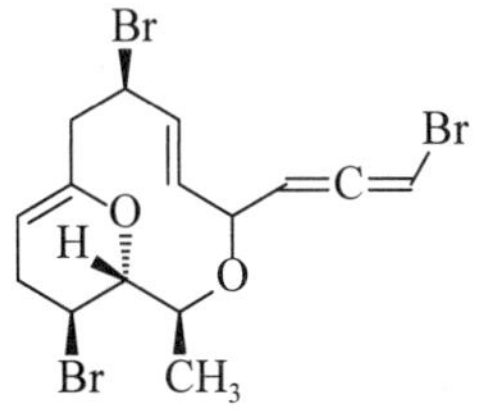

68

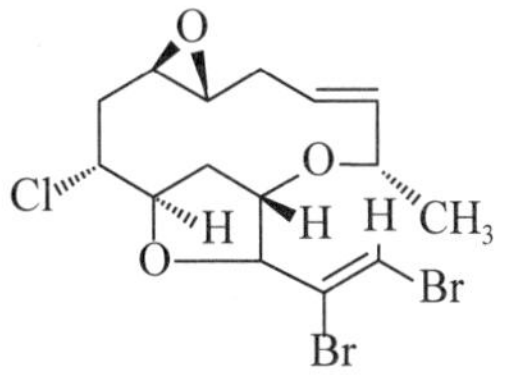

69

3. 碳环化合物 从马来西亚红藻中分离得到的 lembynes A（**70**）和 B（**71**）是分子中含有碳环的化合物，前者结构中含有一个六碳环，后者结构中则含有一个五碳环，且均含有五元氧环。

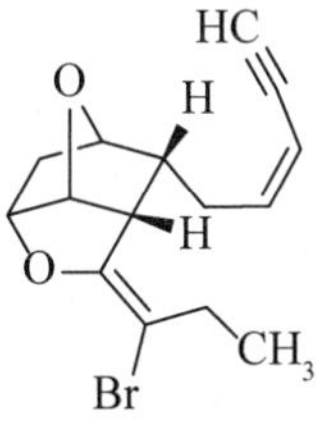

70

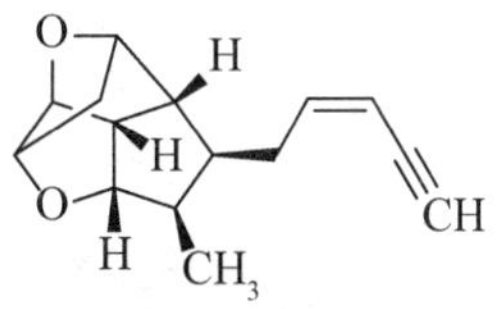

71

4. 其他类似乙酸原化合物 从海洋生物中分离得到的一些化合物在结构中含有类似的乙烯或乙炔结构，成直链或环状而无分支，其生源途径与 C_{15} 乙酸原化合物相同，如从海绵 *Xestospongia naria* 中分离到的二炔酸 **72** 是十八碳溴代不饱和酸，即属于 C_{15} 乙酸原类似化合物。

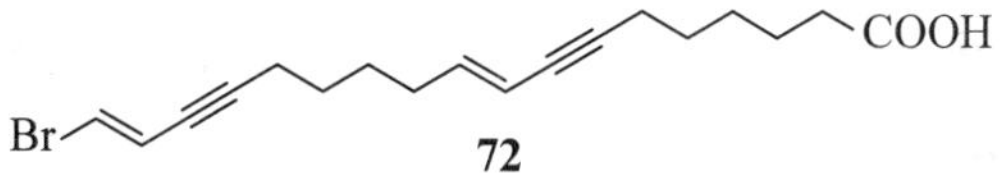

72

综上所述，目前发现的绝大多数 C_{15} 乙酸原非萜类化合物有共轭的烯炔或丙二烯侧链，通常伴有卤素取代（如氯代、溴代等），虽然结构并不复杂，但由于含有手性中心较多，且双键又存在顺反异构，给结构确定工作带来了一定困难，有些情况下需借助于单晶 X 射线衍射法。

六、前列腺素类似物

前列腺素（prostaglandin，PG）是一类具有重要生物活性、含 20 个碳原子的非二萜不饱和脂肪酸衍生物，一般由 1 个环戊烷骨架与 1 个七碳侧链和 1 个八碳侧链组成。1969 年，Weinheimer 等从海洋腔肠动物佛罗里达柳珊瑚 *Plexaura homommalla* 体内首次分离得到前列腺类似物

(15*R*) -PGA_2（**73**）及其衍生物**74**。由于合成获得大量前列腺素类化合物比较困难，这一发现引起人们从海洋生物中寻找前列腺素的兴趣，陆续从海洋生物中分离得到多种前列腺素类似物。不过，近年来已鲜见该类型的新化合物被发现。

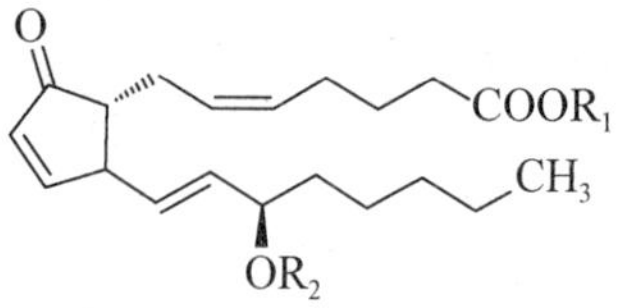

73 R_1=R_2=H
74 R_1=CH_3, R_2=Ac

从日本八放珊瑚 *Clavularia viridis* 中分离得到的前列腺素类似物有17，18-dehydroclavulone I（**75**）和 clavulactone I（**76**）等。从海鞘中分离到 clavirins I（**77**）和 II（**78**）。

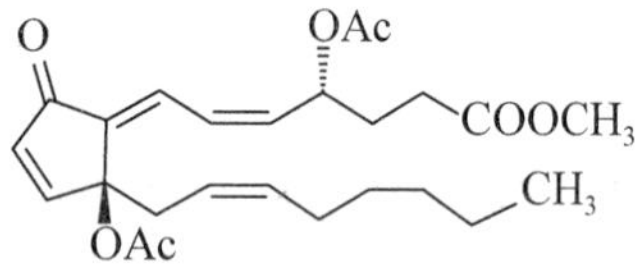

75 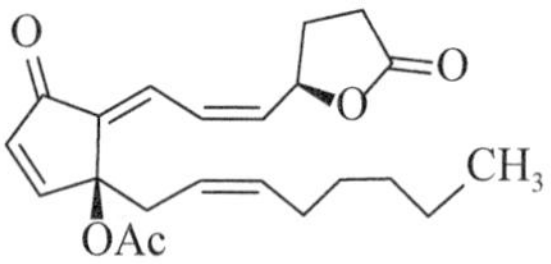 **76** 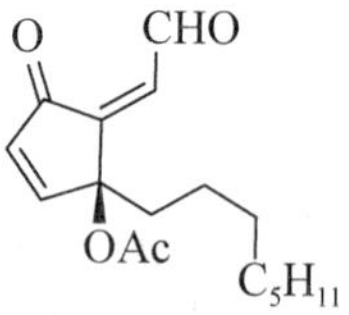 **77** 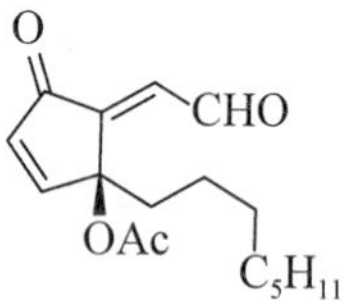 **78**

除表现出前列腺素样活性外，从海洋生物中分离得到的前列腺素类化合物还具有一定的抗肿瘤活性，特别是一些含卤素取代的化合物。如从八放珊瑚 *Clavularia viridis* 中分离到的含溴前列腺素 bromovulone III（**79**）对前列腺癌细胞 PC-3 和结肠癌细胞 HT-29 的 IC_{50} 均为 0.5μmol/L。

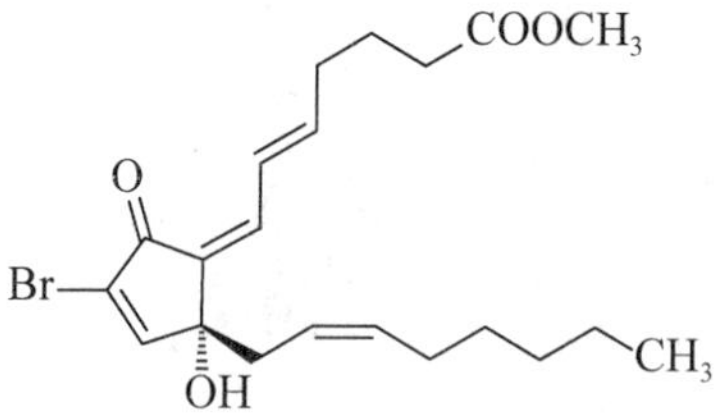

79

七、甾体及其苷类

甾体（steroid）是海洋生物中含有的一类重要生物活性成分。与陆生植物所含甾体的结构相比，除具有基本的环戊烷骈多氢菲甾核外，海洋甾体化合物具有更为丰富的结构骨架和支链结构，如分子高度氧化且伴有碳键断裂而形成开环甾体结构等。根据其结构差异，可以分为简单甾体化合物、开环甾体化合物和甾体苷类等类型。

1. 简单甾体化合物 海洋中的简单甾体化合物具有基本的环戊烷骈多氢菲甾核，但其取代基类型和存在形式比陆生植物甾体更为新颖和多样。Agosterol A（**80**）是从 *Spongia* 属海绵中分离得到的多羟基乙酰化甾醇，能够完全逆转两种细胞膜糖蛋白过度表达引起的人肿瘤细胞多药耐药性（MDR），分子结构中各基团均为活性必需基团。从 *Axinyssa* 属海绵中分离获得的9（11）-dehydroaxinysterol（**81**）对人卵巢癌、肺癌、胸腺癌、前列腺癌、胃癌、黑色素瘤等肿瘤细胞具有强的生长抑制活性，IC_{50} 均小于1.0μg/mL。从软珊瑚 *Litophyton viridis* 中分离得到的 litosterol（**82**）为19-羟基甾醇，具有显著的抗结核活性，对结核杆菌的最小抑制浓度（MIC）为3.13μg/mL。

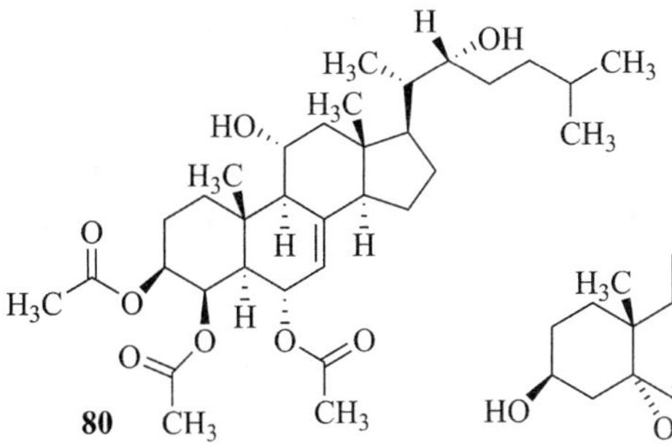
80
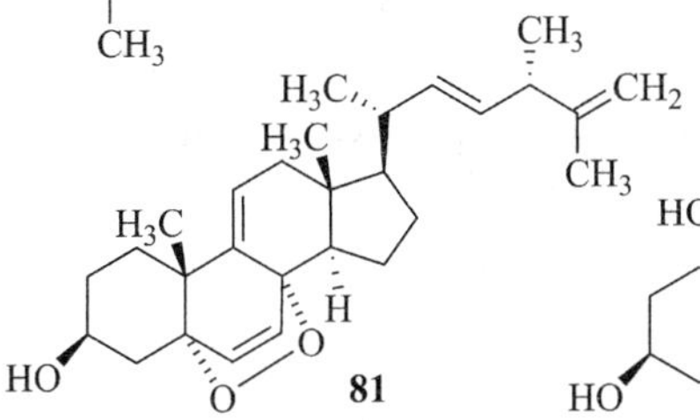
81
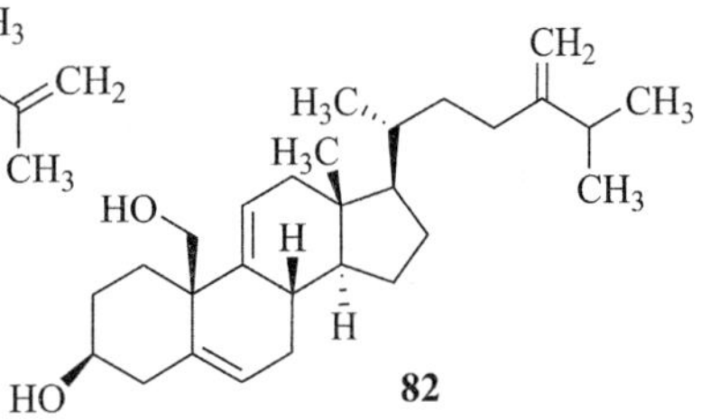
82

从软珊瑚 *Sarcophyton crassocaule* 中分离获得的 4 个甾体化合物 **83**～**86** 具有类似马尿素（hippurin）的结构，化合物 **83** 和 **85** 为 C-22 异构体。从 *Crella* 属海绵中分离得到的 crellastatin A（**87**）是两个甾醇通过侧链相互连接，结构非常罕见，具有一定的细胞毒活性。

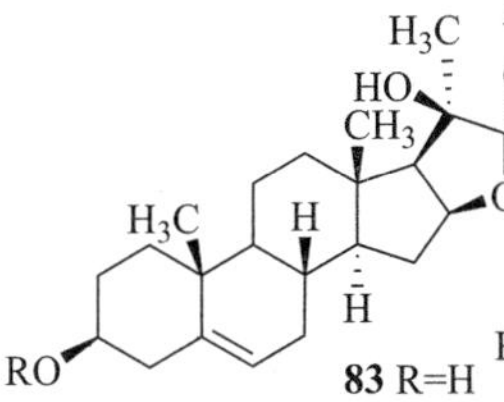
83 R=H
84 R=Ac
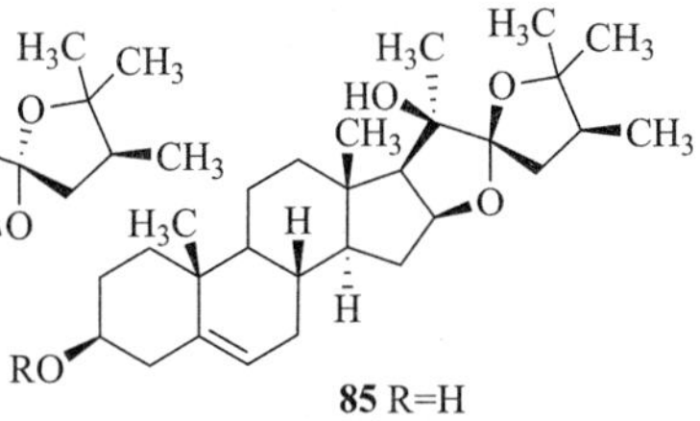
85 R=H
86 R=Ac

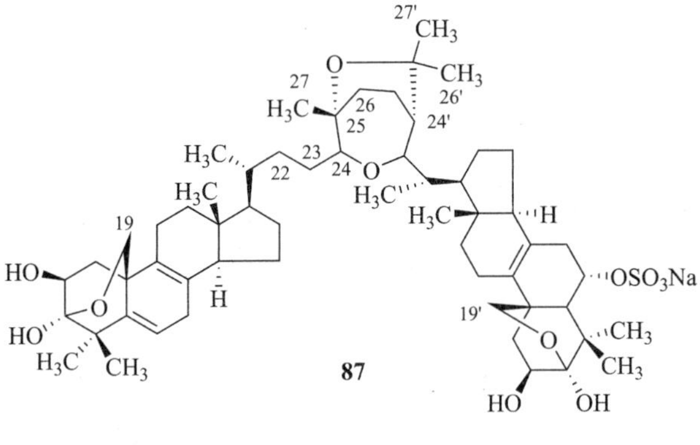
87

2. 开环甾体化合物 开环甾体化合物主要存在于海绵、柳珊瑚、软珊瑚等海洋生物中，按照开环的位置又可分为 6 类：5，6-、9，10-、8，9-、8，14-、9，11-和 13，17-开环甾体化合物，其中 9，11-开环甾体为主要结构类型。

从海绵 *Hippospongia communis* 中分离得到的 hipposterol（**88**）是第一个 5，6-开环甾体化合物，此后陆续从同种海绵中分离鉴定了一系列该类型的甾体成分，如 **89**～**91**，其结构的差别仅在于 C-17 侧链的不同。

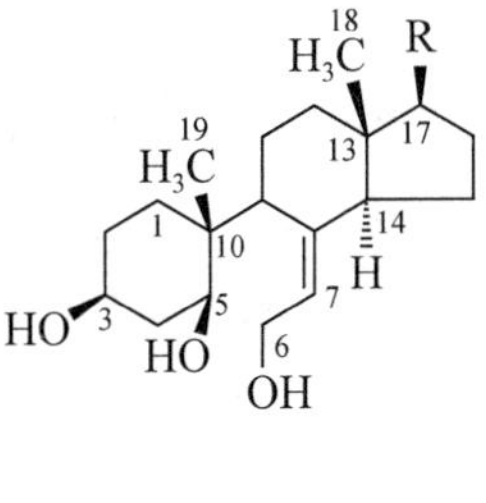
88 R=
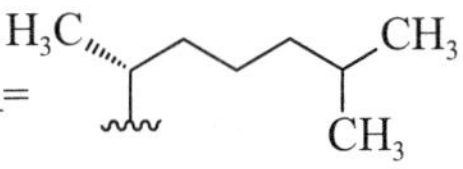
89 R=
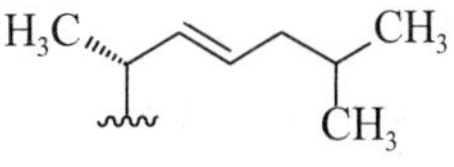
90 R=
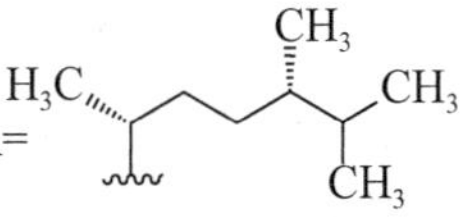
91 R=
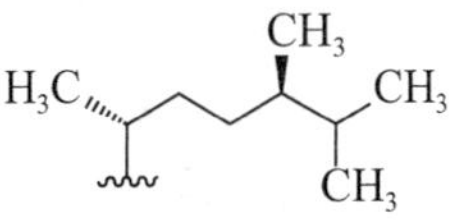

9，10-开环的甾体具有B环开环结构，是一组维生素D结构类似物，多数具有生物活性。例如，从*Astrogorgia*属柳珊瑚中分离得到的astrogorgiadiol（**92**）能够抑制海星卵细胞分裂；从*Muricella*属柳珊瑚中分离获得的calicoferols F～I（**93～96**）对人白血病K562细胞具有显著的细胞毒活性，其LC_{50}为3.2～12.1μg/mL；此外，化合物**92**、**94**和**95**对磷脂酶A_2具有抑制作用。

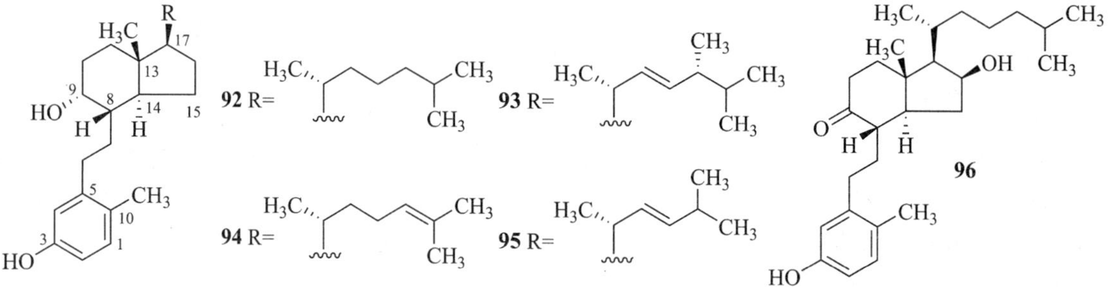

8，9-开环甾体具有B/C环开环结构，该类型化合物包括从太平洋海绵*Jereicopsis graphidiophora*中分离获得的jereisterol A（**97**），从塞内加尔海绵*Microscleroderma spirophora*中获得的化合物**98**等。

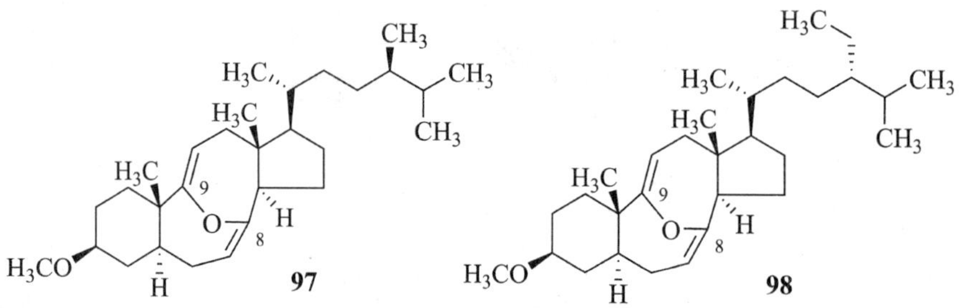

8，14-开环甾体具有C环开环结构，从太平洋海绵*J. graphidiophora*中获得的jereisterol B（**99**）为此类型的第一个结构，此后陆续从海绵*Theonella swinhoei*中分离得到了swinhosterols A（**100**）和B（**101**）。

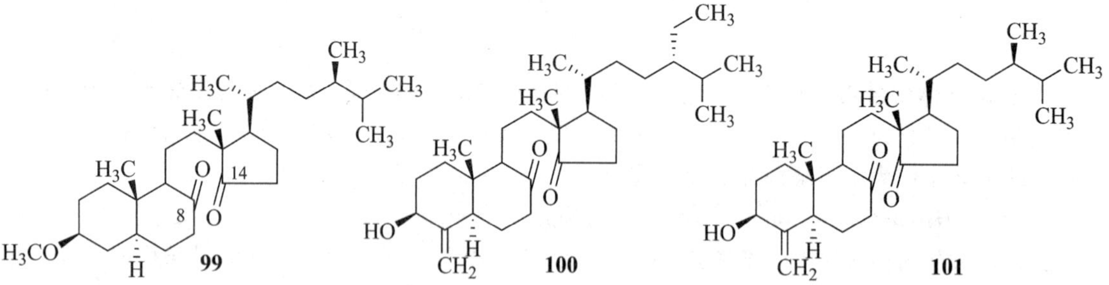

9，11-开环的甾体化合物主要存在于海绵、海鞘和肠腔动物（水母纲、珊瑚纲等）体内，C-9位均含有羰基基团。如blancasterol（**102**）是从*Pleraplysilla*属海绵中分离获得，对小鼠白血病细胞、敏感和耐药的人胸腺癌细胞有较强的细胞毒活性，EC_{50}均小于10μg/mL。从海绵*Spongia agaricina*中分离得到的**103**，分子中含有5，6-环氧基团，对小鼠白血病P388、人肺癌A549、人结肠癌HT29和人黑色素瘤MEL28等4种细胞株有显著的细胞毒活性。其他9，11-开环甾体包括从*Sclerophytum*属软珊瑚中分离获得的nicobarsterol（**104**）和从海绵*Euryspongia arenaria*中获得的stellattasterenol（**105**）等，它们分子中都有通过醚键形成的七元环。

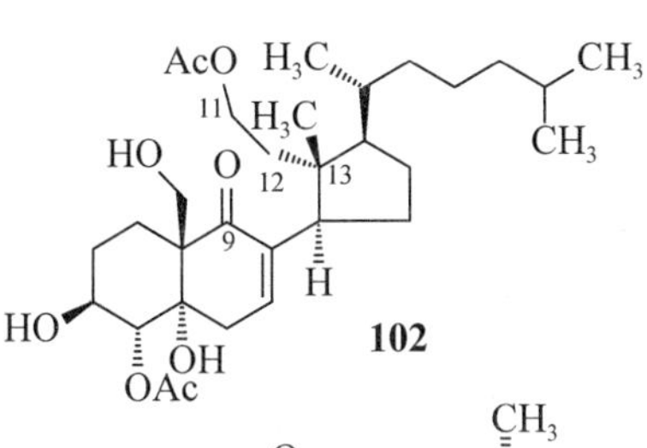

102 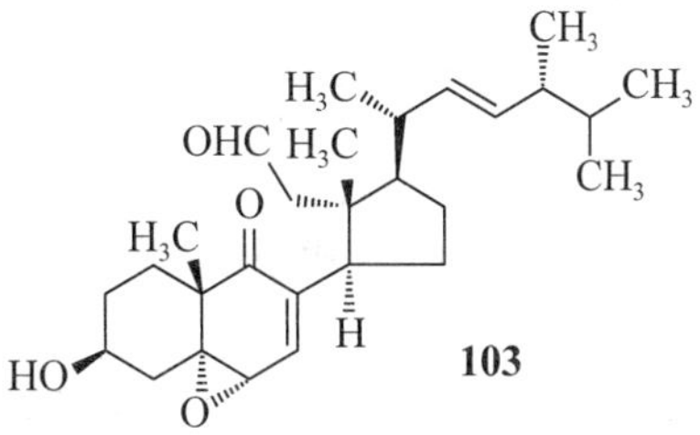 103 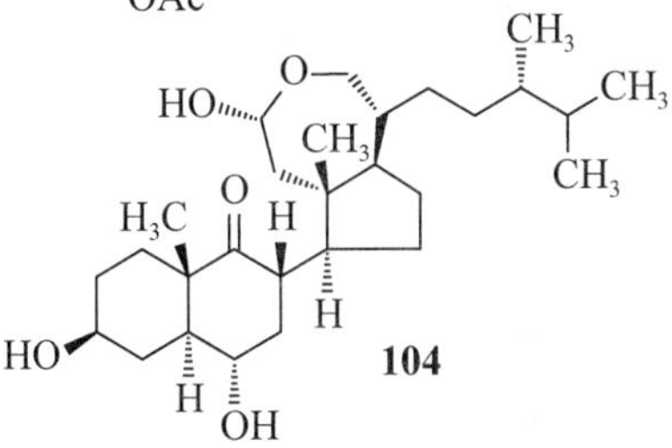 104 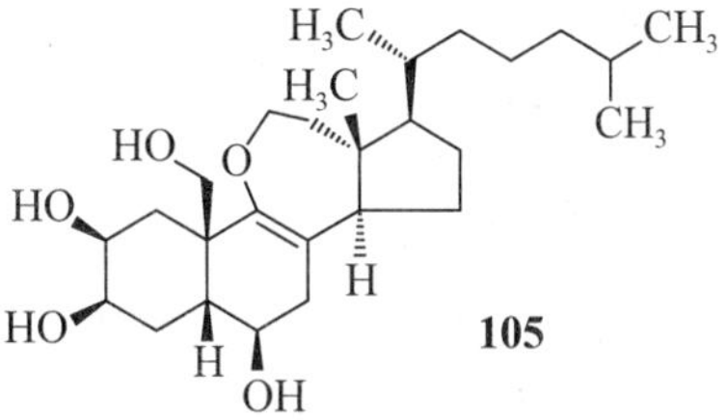 105

从 *Dendronephthya* 属八放珊瑚中分离得到 isogosterones A～D（**106～109**），其分子高度氧化，D环断裂，属于13,17-开环甾体化合物。这4个化合物能够抑制海洋生物纹藤壶（*Balanus amphitrite*）的生长，EC_{50} 为 2.2μg/mL。

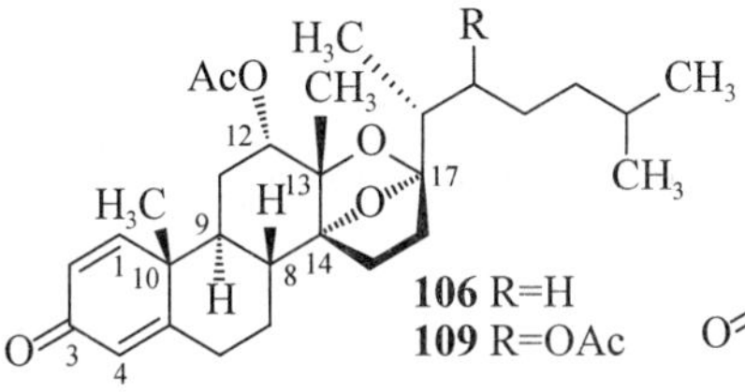

106 R=H
109 R=OAc
107 R=H, OAc 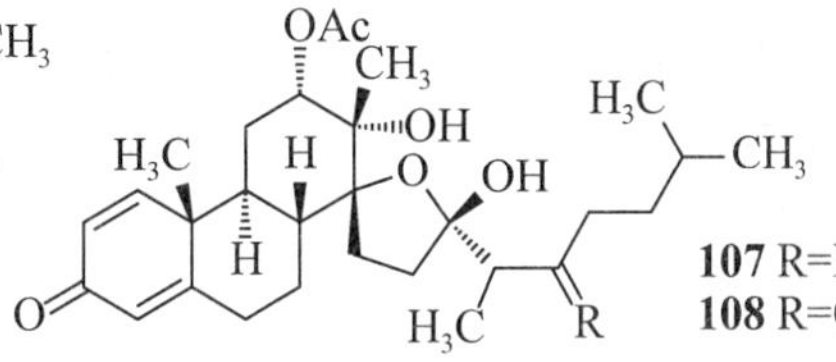
108 R=O

3. 甾体苷类 尽管从其他海洋生物得到的甾体化合物中也发现少数以糖苷的形式存在，但海星（starfish）无疑是甾体苷类化合物最丰富的来源。海星甾体苷按照结构特点可分为3类：环式甾体皂苷、多羟基甾体苷和海星皂苷（asterosaponin）。近50年来已从海星纲3个主要目（瓣海星目、柱海星目、钳棘目）的70余种海星中至少分离获得500个以上的甾体化合物，基本为后两类成分。从 *Echinaster* 属海星中发现的 sepositoside A（**110**）为环式甾体皂苷，在化学分类学上被认为是该属的特征成分。从海星 *Anasterias minuta* 中分离得到的 minutoside A（**111**）则属于多羟基甾体苷类成分，具有一定的抗真菌活性。海星皂苷专指具有 $\Delta^{9(11)}$-3β，6α-二羟基甾体母核，并在3位硫酸化、6位糖基化的一类特定的大分子甾体化合物，如从至少15种海星中发现的 thornasteroside A（**112**）。海星皂苷已被证实具有多种生理和药理活性：溶血活性、肿瘤细胞毒性、抗病毒作用、抗革兰氏阳性菌活性、阻断哺乳动物神经肌肉传导作用、Na^+-K^+-ATP 酶抑制作用、抗溃疡作用以及抗炎、麻醉和降血压活性等。

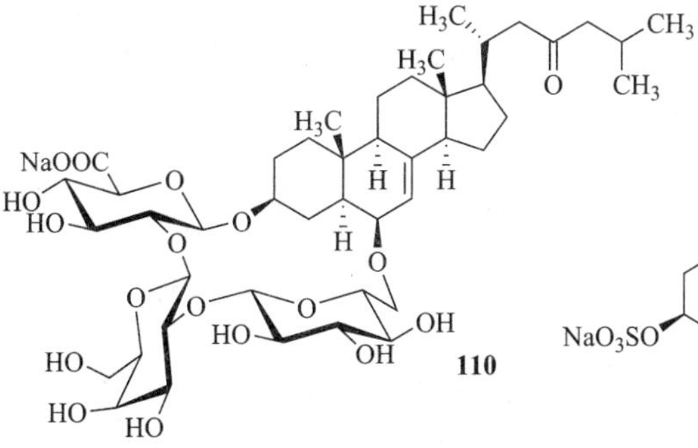

110 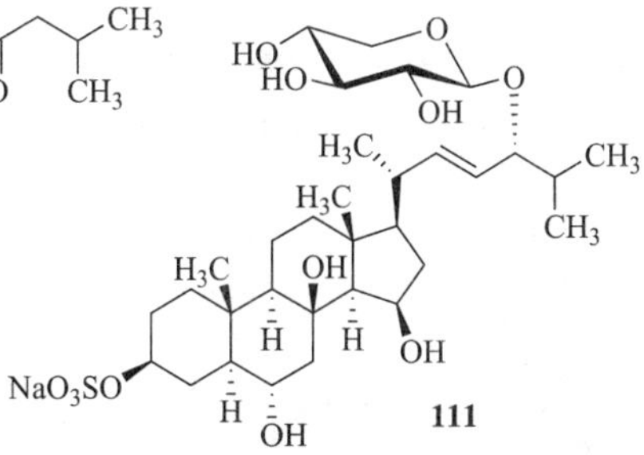 111

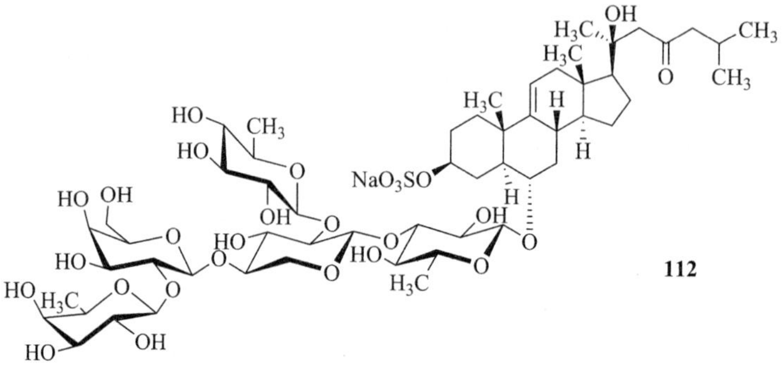

112

八、萜类化合物

萜类（terpenoids）是海洋生物活性物质的重要组成部分，广泛分布于海藻、珊瑚、海绵、软体动物等海洋生物中。海洋来源的萜类化合物以单萜、倍半萜、二萜、二倍半萜为主，三萜和四萜的种类和数量都较少。例如，红藻中的凹顶藻含有多种类型的含卤单萜和倍半萜；珊瑚次生代谢产物中以倍半萜和二萜为主等。由于海洋生物的生存环境与陆地生物显著不同，海洋生物次生代谢产物中含有许多陆地生物中未曾发现过的具有新结构类型和特殊生物活性的萜类化合物。

1. 单萜和倍半萜类 从红藻 *Plocamium cartilagineum* 与 *Laurencia nidifica* 中分离得到多个卤素取代的开链或成环单萜及倍半萜，代表化合物如 **113～115**。海绵中的倍半萜数量和种类都很多，新的碳骨架层出不穷。例如，从一种 *Hyrtios* 海绵中得到的 15-oxopuupehenol（**116**），具有显著的抗肿瘤和抗疟疾活性。

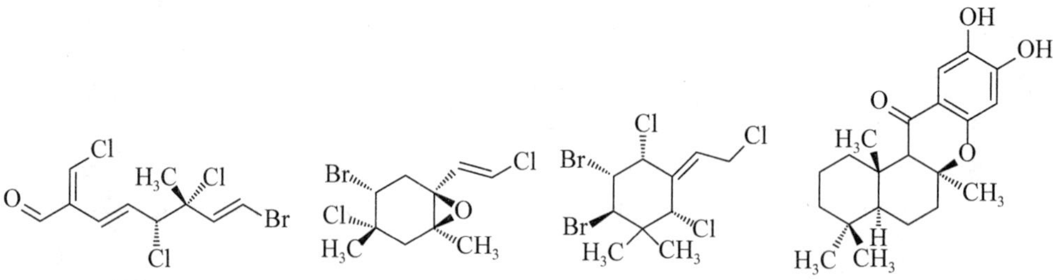

113　114　115　116

2. 二萜类 海绵、腔肠动物、红藻、绿藻和褐藻类海洋生物等都含有二萜类化合物，结构比较独特的如：边缘列子藻（*Stoechospermum marginnatum*）中的 spatane 型二萜 17，18-epoxy-5*R*，16-dihydroxyspata-13-ene（**117**）；厚缘藻 *Dilophus okamurai* 中的开环 spatane 型二萜 dilkamural（**118**）；同属舌形厚缘藻（*D. ligulatu*）中的 xenicane 型二萜 dilopholide（**119**）。Xenicane 型二萜是褐藻次生代谢产物的特征化合物类型，不少具有抗肿瘤活性。褐藻 *Callophycus serratus* 中的含有苯甲酰基的溴代大环内酯二萜 bromophycolide H（**120**）对乳腺癌细胞 DU4475 有较强的抑制作用。柳珊瑚 *Dichotella gemmacea* 中的 briarane 型二萜 gemmacolide Y（**121**）对肿瘤细胞 A549 和 MG63 具有显著的细胞毒性，IC_{50} 均小于 0.3μmol/L，该类型二萜的结构特殊，近年来在珊瑚中有大量发现。

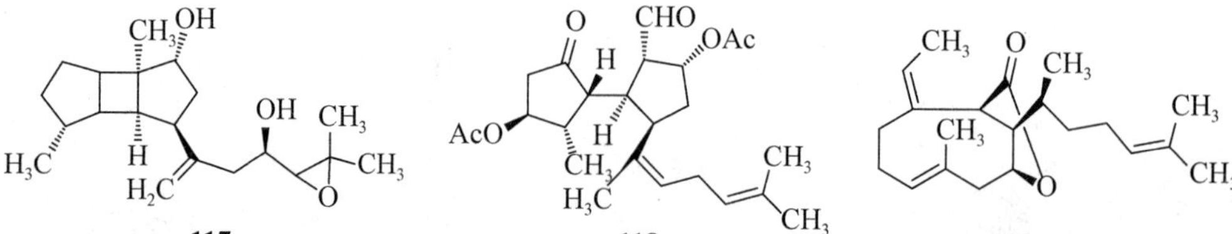

117　118　119

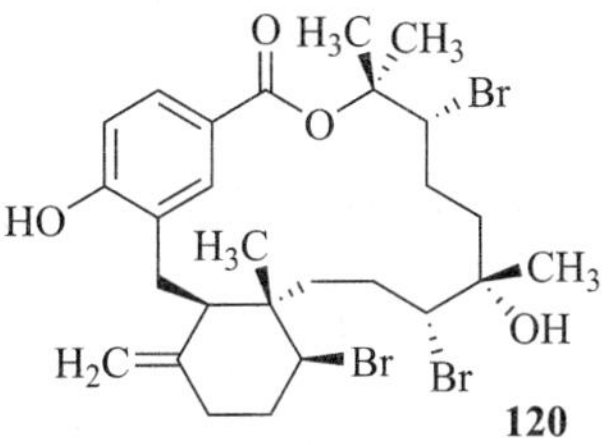

120 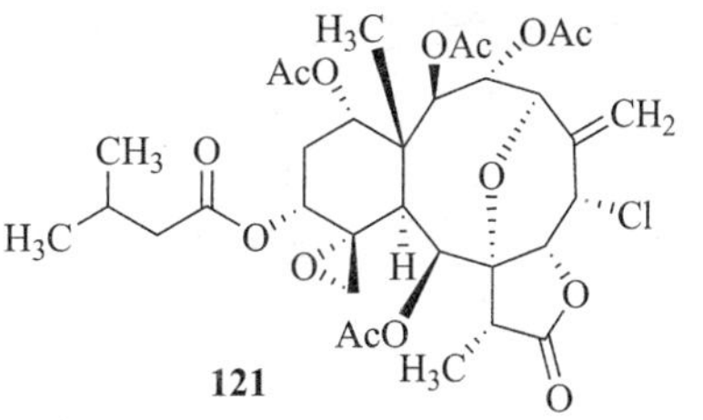　　121

3. 二倍半萜类　海洋生物中的二倍半萜类化合物比陆地生物少，但在海绵中发现较多二倍半萜类化合物，多有抗菌活性，如从土耳其一种海绵 *Ircinia variabilis* 中分离得到的 variabilin（**122**）等。从 *Fascioscingia cavernosa* 中分离得到的 cacospongionolide F（**123**）则具有强的细胞毒性。Alotaketal A（**124**）从海绵 *Hamigera* sp. 中分离得到，具有独特的 alotane 结构，能够激活 cAMP 分子信号通路，EC_{50} 为 18nmol/L。

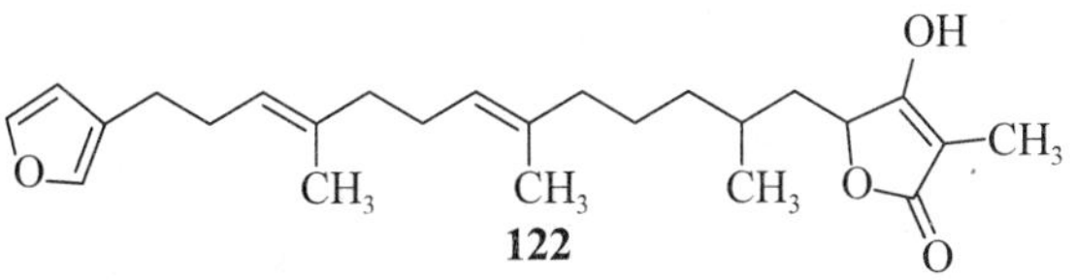

122

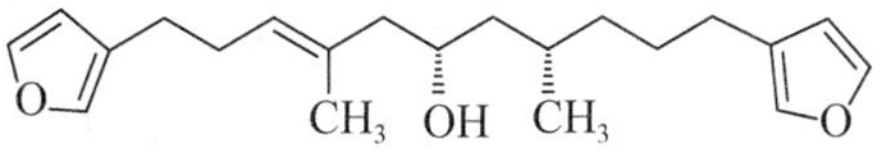

123 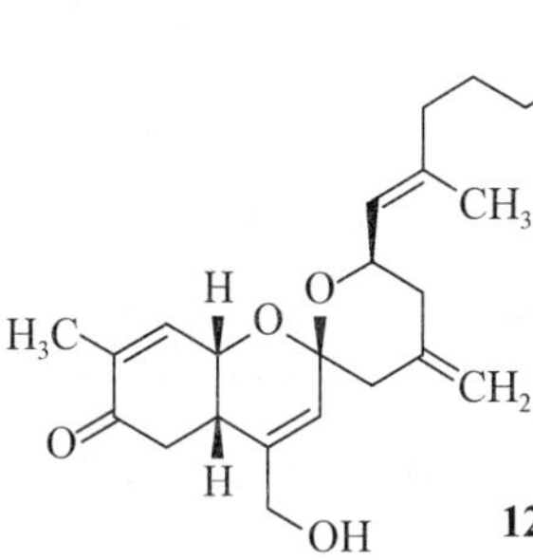　　124

4. 三萜类　从海洋生物中分离到的游离三萜化合物并不多，仅部分海藻和海绵中含有，属于角鲨烯衍生物的聚醚类化合物，即前文所述聚醚三萜。多数情况下含两个环系，即环氧庚烷-环烷烃骨架。Teurilene（**25**）和 intricatetraol（**125**）等化合物是从红藻 *Laurencia intricata* 中分离得到的聚醚三萜，表现出较强的细胞毒活性，对 HeLa S_3 细胞的 IC_{50} 为 4.3μg/mL。Sipholenol（**126**）、sipholenones A（**127**）和 B（**128**）则是从海绵 *Siphonochalina siphonella* 中分离得到，具有抗结核作用。

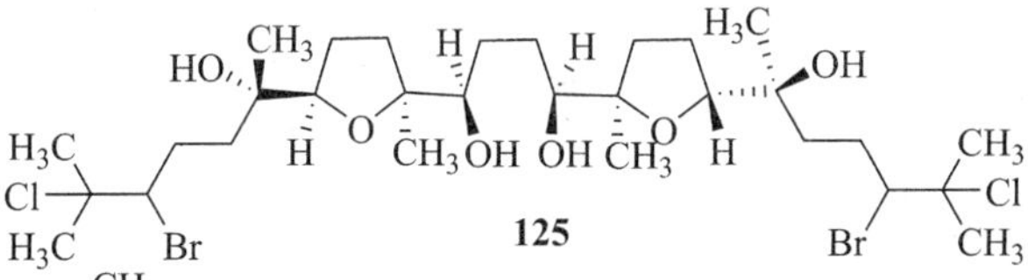

125

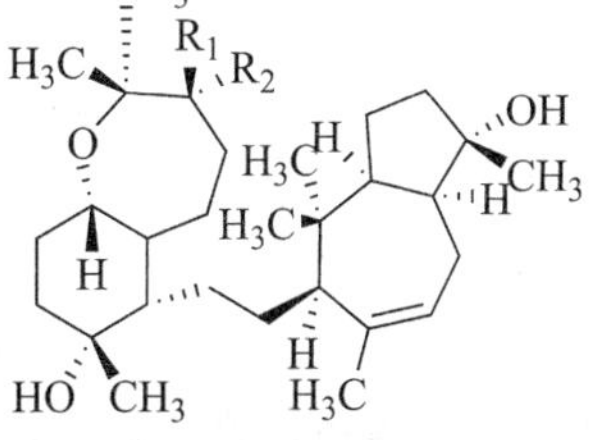

126 $R_1 = H, R_2 = OH$
127 $R_1, R_2 = O$

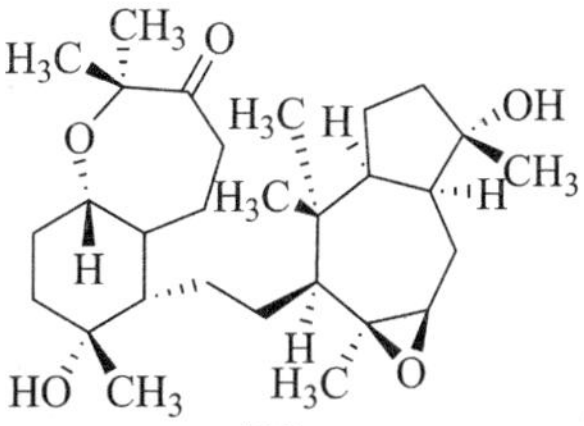

128

另外，从海绵和海参中发现有羊毛脂烷型三萜皂苷。其中，以海参皂苷（sea cucumber glycoside）的存在更为广泛，目前已分离到 300 多个，具有抗肿瘤、抗真菌、抗病毒和溶血等多种生理和药理活性。如从方柱五角瓜参（*Pentacta quadrangulasis*）中分离得到的海参皂苷 philinopside A

（**129**）对 11 种人肿瘤细胞显示显著的细胞毒活性，同时还能抑制肿瘤新生血管的生成，动物体内试验结果表明其对小鼠 S180 肉瘤的抑制率为 59.4%；从二色桌片参（*Mensamaria intercedens*）中分离得到的海参皂苷 intercendenside A（**130**）对人肺癌 A549 等 10 种肿瘤细胞株的 IC_{50} 为 0.96～4.0μg/mL。

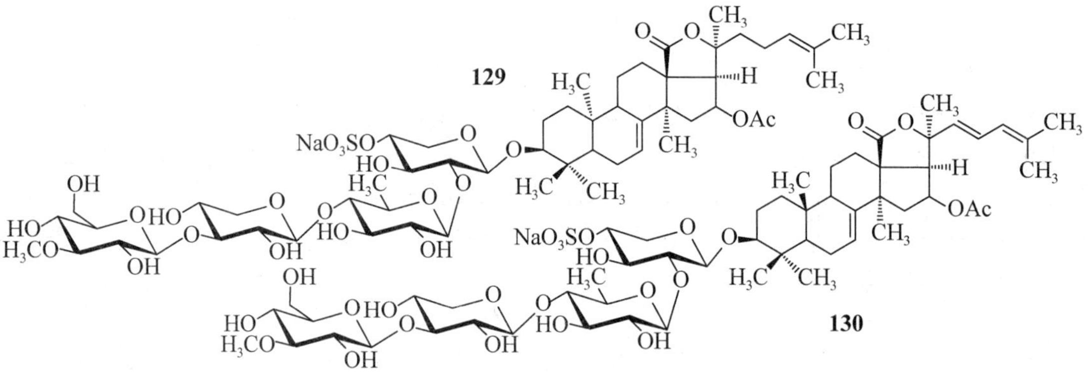

第 3 节 海洋药物的生物活性

海洋生物活性物质是指海洋生物体内含有的对生命现象具有影响的微量或少量物质，包括海洋药用物质、生物信息物质、海洋生物毒素和生物功能材料等。下面主要介绍海洋药用物质的生物活性研究。

实际上，β-内酰胺类抗生素头孢菌素 C（cephalosporin C）应该是最早发现的海洋药物之一，于 20 世纪 50 年代从海洋真菌中分离得到，目前已发展成系列的头孢类抗菌药物，成为临床抗感染的主要用药之一。目前，在国际上上市（FDA 和 EMA 等药品监管机构批准）的海洋小分子药物至少有头孢菌素、利福霉素、阿糖胞苷、阿糖腺苷、氟达拉滨磷酸酯、ω-3-脂肪酸乙酯、齐考诺肽、奈拉滨、曲贝替定、甲磺酸艾日布林和泊仁妥西布凡多汀等 11 种，还有 70 个以上的海洋天然产物处于各期临床研究之中。目前已上市和处于各期临床研究中的代表性海洋药物如表 12-1 所示。

表 12-1　已上市和处于临床研究中的代表性海洋药物

编号	药物名称	研发阶段	结构类型	生物来源	分子靶点	适应症
1	头孢菌素 C（cephalosporin C）	上市（半合成 cephalosporin）	β-内酰胺抗生素	海洋真菌	细菌黏肽转肽酶	抗菌
2	利福霉素（rifamycin，Rifampin®）	上市	大环内酰胺抗生素	海洋放线菌	敏感菌 RNA 聚合酶	抗结核、麻风病
3	阿糖胞苷（cytarabine，Ara-C）	上市	核苷酸	海绵	DNA 聚合酶	急、慢性淋巴细胞和髓性白血病
4	阿糖腺苷（vidarabine，Ara-A）	上市	核苷酸	海绵	病毒 DNA 聚合酶	单纯病毒疱疹感染
5	氟达拉滨磷酸酯（fludarabine phosphate，Fludara®）	上市	核苷酸	海绵	DNA 聚合酶	白血病、淋巴瘤
6	ω-3-脂肪酸乙酯（omega-3-acid ethyl esters，Lovaza®）*	上市	脂肪酸酯	海鱼	甘油三酯合成酶	高甘油三酯血症

续表

编号	药物名称	研发阶段	结构类型	生物来源	分子靶点	适应症
7	齐考诺肽（ziconotide，Prialt®）	上市	多肽	芋螺	N型钙离子通道	鞘内注射用于慢性顽固性疼痛
8	奈拉滨（nelarabine，Arranon®，Atriance®）	上市	核苷酸	海绵	DNA聚合酶	急性T淋巴细胞白血病
9	曲贝替定（trabectedin，Et-743，Yondelis®）	上市	生物碱（大环内酯）	海鞘	DNA烷基化	软组织肉瘤、卵巢癌
10	甲磺酸艾日布林（eribulin mesylate，E7389，Halaven®）	上市	大环内酯	海绵	微管	晚期难治性乳腺癌
11	泊仁妥西布凡多汀（brentuximab vedotin，SGN-35，Adcetris®）	上市	抗体-药物偶联物	海兔	CD_{30}^{+} 微管	霍奇金淋巴瘤
12	普利提环肽（plitidepsin，Aplidine®）	III期临床**	环肽	海鞘	Racl和JNK激活	急性淋巴母细胞性白血病、多发性骨髓瘤
13	索博列多汀（soblidotin，TZT-1027）	III期临床	多肽	海兔	微管	非小细胞肺癌
14	河鲀毒素（tetrodotoxin，Tectin®）	III期临床	生物碱	河鲀	钠离子通道	慢性疼痛
15	glembatumumab vedotin（CDX-011）	III期临床	抗体-药物偶联物	海兔	NMB糖蛋白＋微管	乳腺癌
16	普利纳布林（plinabulin，NPI2358）	III期临床	二嗪哌酮（环二肽）	海洋曲霉菌	微管	非小细胞肺癌、脑肿瘤
17	泰斯多汀（tasidotin，synthadotin，ILX-651）	III期临床	多肽	海兔	微管	非小细胞肺癌、黑色素瘤等
18	玛丽佐米（marizomib，salinosporamide A，NPI-0052）	III期临床	β-内酯-γ-内酰胺	海洋放线菌	20S蛋白酶体	多发性骨髓瘤
19	squalamine lactate（MSI-1256F）	II/III期临床	甾体生物碱	鲨鱼肝脏	内皮细胞增殖抑制	老年性黄斑变性（III期）、非小细胞肺癌（II期）
20	草苔虫内酯1（bryostatin 1，NSC339555）	II期临床	大环内酯	苔藓虫	蛋白激酶C	白血病、食管癌等
21	艾莉丝环肽（elisidepsin，PM02734，Irvalec®）	II期临床	环肽	海兔	溶酶体膜	鼻咽癌、胃癌
22	Cemadotin（LU103793）	II期临床	多肽	海兔	微管	胸腺癌、非小细胞肺癌
23	PM00104（Zalypsis®）	II期临床	生物碱	被囊类裸鳃动物	DNA结合	宫颈癌、子宫内膜癌等
24	KRN7000	II期临床	脑苷脂	海绵	巨噬细胞和NK细胞	实体瘤
25	LAQ824（NVP-LAQ824）	II期临床	生物碱	海绵	组蛋白脱乙酰酶抑制	多发性骨髓瘤
26	DMXBA（GTS-21）	II期临床	生物碱	海生蠕虫	α-烟碱型乙酰胆碱受体	早老性痴呆
27	IPL576，092	II期临床	甾醇	海绵	炎症调控因子	抗炎平喘

续表

编号	药物名称	研发阶段	结构类型	生物来源	分子靶点	适应症
28	lurbinectedin（PM01183）	II 期临床	生物碱（大环内酯）	海鞘	DNA 烷基化	急性白血病等
29	HTI-286	I 期临床	多肽	海绵	微管	前列腺癌、膀胱癌等
30	哈米特林（hemiasterlin，E7974）	I 期临床	多肽	海绵	微管	鼻咽癌、前列腺癌
31	brentuximab vedotin（SGN-75）	I 期临床	抗体-药物偶联物	海兔	CD_{70}^{+} 微管	肾细胞癌、非霍奇金淋巴瘤
32	ASG-5ME	I 期临床	抗体-药物偶联物	海兔	SLC44A4^{+} 微管	胰腺癌
33	spisulosine（ES-285）	I 期临床	脂肪胺	海蛤	诱导神经酰胺	实体瘤
34	discodermolide（XAA296A）	I 期临床	多羟基内酯	海绵	微管	紫杉醇抗性肿瘤
35	拟柳珊瑚素（pseudopterosins）***	I 期临床*	二萜糖苷	珊瑚	花生四烯酸代谢	创伤修复

* 同类已上市的药物尚有 Vascepa® 和 Epanova®。** Aplidine® 于 2018 年作为抗肿瘤药物在澳大利亚上市。*** 拟柳珊瑚素因其显著的抗炎作用已被开发成多种化妆、护肤品的添加剂，如以 pseudopterosin E 为主要有效成分的 Resilience™ 乳膏具有减轻皮肤皱纹的功效。

1. 抗肿瘤活性 对海洋抗肿瘤活性物质的研究，主要集中在无脊椎动物如海鞘、海绵、海兔、软珊瑚等海洋生物的研究方面，化合物类型主要是大环内酯、生物碱和多肽等。半个世纪以来，从海洋生物中分离到了数千种在体外试验中显示较强肿瘤细胞毒性的化合物，其中数百个成分经动物体内试验显示显著的抗肿瘤作用，有数十个化合物已进入临床研究阶段，6 种海洋抗癌药物已经上市。表 12-1 所列出的 35 种目前已上市和处于各期临床研究中的代表性海洋药物中，就有 26 种用于肿瘤化疗。因此，诸多学者预言："今后最有前途的抗癌药物将来自海洋"。

除前文中已有论述的化合物外，普利纳布林（**131**）是分离自海洋曲霉菌 *Aspergillus* sp. 的低分子环二肽的合成衍生物，可选择性作用于内皮微管蛋白的秋水仙碱结合位点，抑制微管蛋白聚合，阻断微管装配；PM00104（**132**，Zalypsis®）来源于分离自被囊类裸鳃动物 *Joruna funebri* 的一种生物碱，是经化学合成而得到的结构类似物，它能与 DNA 形成加合物从而导致 DNA 双链断裂，使细胞分裂停止在 S 期，进而诱导肿瘤细胞死亡；玛丽佐米（**133**）于 2003 年分离自海洋放线菌 *Salinispora tropica*，是第二代可逆性的蛋白酶体阻滞剂；discodermolide（**134**）为多羟基内酯，分子中含有六元内酯环，该化合物还具有免疫抑制活性。

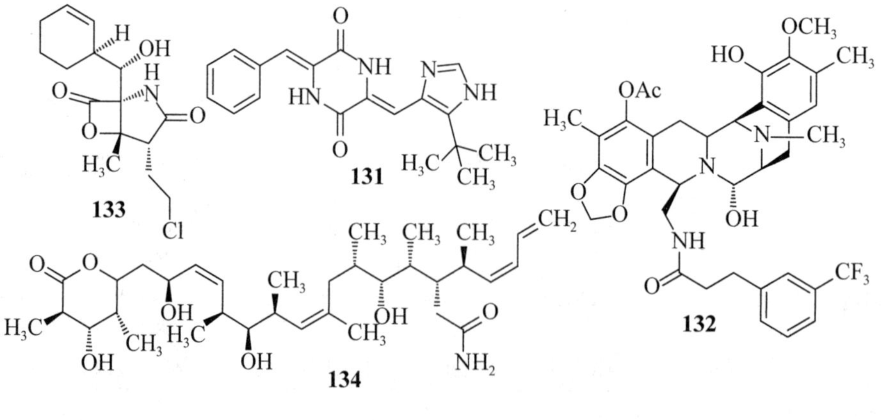

133 **131** **132** **134**

2. 神经系统活性 源于海洋的神经系统活性物质主要为各种海洋生物毒素，结构类型主要涉及生物碱、聚醚和肽类等。海洋生物毒素特异作用于神经和肌肉细胞膜上的离子通道，从而影响与离子通道有关的一系列细胞调控活动，具有广泛的神经系统活性。表 12-2 列出了一些具有神经系统活性的海洋生物毒素，其中从河鲀中得到的生物碱类化合物河鲀毒素（**135**）拟作为镇痛药物（治疗慢性疼痛），现已进入 III 期临床试验，而在我国作为戒毒药的研究已进入 II 期临床试验。

表 12-2 代表性的具有神经系统活性的海洋生物毒素

毒素	主要作用靶点	结构类型	主要来源
石房蛤毒素（saxitoxin，STX）	钠离子通道阻滞剂	生物碱	石房蛤、*Alexandrium* 属甲藻等
河鲀毒素（tetrodotoxin，TTX）	钠离子通道阻滞剂	生物碱	河鲀、蝾螈等，细菌等微生物
膝沟藻毒素（gonyautoxin，GTX）	钠离子通道阻滞剂	生物碱	膝沟藻
短裸甲藻毒素（brevetoxin，BTX）	钠离子通道激活剂	聚醚	短裸甲藻
岩沙海葵毒素（palytoxin，PTX）	钠、钾离子通道	聚醚	岩沙海葵
西加毒素（ciguatoxin，CTX）	电压依赖型钠离子通道激活剂	聚醚	西加鱼类、具毒岗比甲藻
刺尾鱼毒素（maitotoxin，MTX）	电压依赖型钠离子通道激活剂、钙离子通道活化	聚醚	具毒岗比甲藻
虾夷扇贝毒素（yessotoxin，YTX）	钠离子通道激活剂	聚醚	*Dinophysis* 属多种甲藻、具刺膝沟藻等
海葵毒素（anthoplerin toxin，AP）	钠、钾离子通道	多肽	海葵

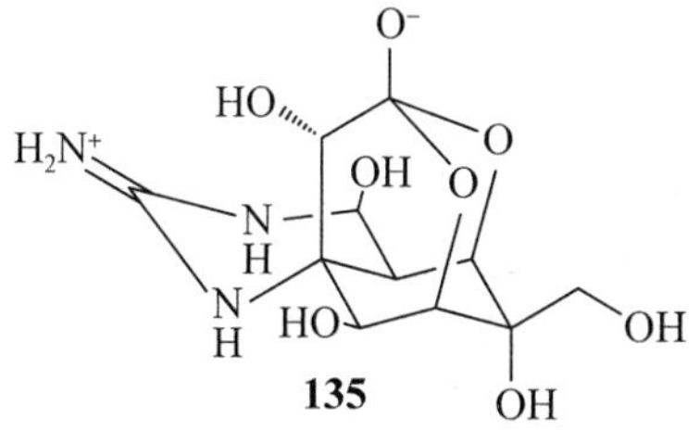

135

3. 心、脑血管活性 海洋天然产物在心、脑血管疾病方面的研究主要涉及核苷、海洋生物毒素和藻酸双酯钠等海洋多糖。例如，从海洋软体动物 *Anisodoris nobilis* 中分离得到的 doridosine（**136**）属于核苷类药物，可以减慢心律、减弱心肌收缩力、舒张冠脉血管，具有持续降压作用；岩沙海葵毒素（**22**）和类水母毒素等具有降压、抗心律失常等作用；麝香蛸毒素是迄今所知最强的降压物质，效应比硝酸甘油强数千倍；一些硫酸多糖如藻酸双酯钠等具有降血脂、改善心脑供血的作用。

4. 抗病毒活性 海洋抗病毒活性物质主要存在于海绵、珊瑚、海鞘、海藻等海洋生物中，其结构类型主要是萜类、核苷、硫酸多糖、生物碱和其他含氮杂环类化合物。阿糖腺苷（vidarabine，Ara-A，**137**）是第一个源自海洋核苷的抗病毒药物，于 20 世纪 70 年代被批准用于治疗单纯疱疹病毒感染。从海绵 *Dysidea avara* 中分离得到的 avarol（**138**）和 avarone（**139**）为萜类化合物，可抑制 HIV 逆转录酶活性，对病毒的装配和释放也有阻断作用。海藻硫酸多糖能够干扰 HIV 病毒吸附和渗入细胞，阻断病毒与靶细胞的结合，并可以与病毒结合形成无感染力的多糖病毒复合物，当其浓度为 2×10^{3} U/mL 时，对病毒逆转录酶的抑制率高达 92%，而对正常细胞无影响。

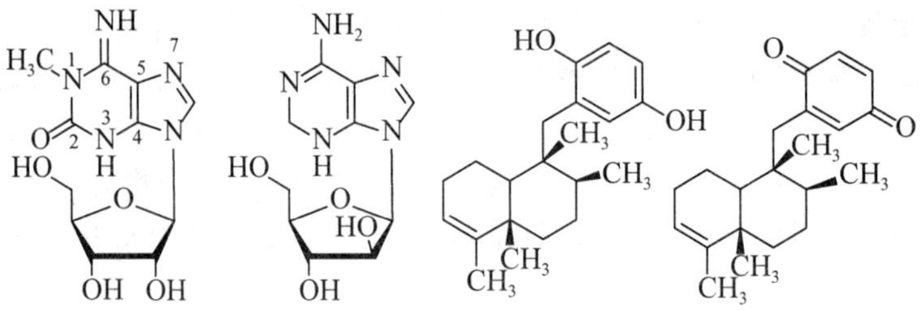

136　137　138　139

5. 抗菌活性　海洋抗菌活性物质主要来自于海洋微生物所产生的次生代谢产物及海绵和海藻等。Marinopyrrole A（**140**）是从 *Streptomyces* 属海洋放线菌中分离得到的含双吡咯环的卤代生物碱，对耐甲氧西林金黄色葡萄球菌具有显著的抑制活性，MIC_{90} 为 0.31μmol/L。从 *Marinispora* 属海洋放线菌的次生代谢产物中分离到了聚酮类化合物 marinomycin A（**141**），亦为大环内酯，对 MRSA 和耐万古霉素肠球菌显示显著的抑制活性，如对后者的 MIC_{90} 可达 0.13μmol/L。

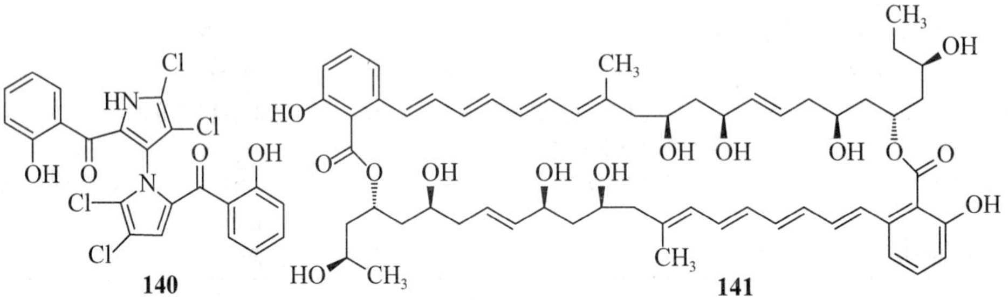

140　141

海洋天然产物的生物活性还包括免疫抑制、抗结核、抗炎、抗过敏等。例如，从帕劳海域海绵 *Luffariella variabilis* 中分离到的二倍半萜化合物 manoalide（**142**）抑制磷脂水解酶 A_2，具有良好的抗炎活性。又如从海绵 *Xestospongia bergquistia* 中分离得到的五环甾体 xestobergsterols A（**143**）和 B（**144**）能够抑制 anti-IgE 诱导的小鼠腹膜肥大细胞组胺的释放，IC_{50} 分别为 0.05μmol/L 和 0.1μmol/L，为临床常用抗过敏药物 IC_{50} 的数千分之一。

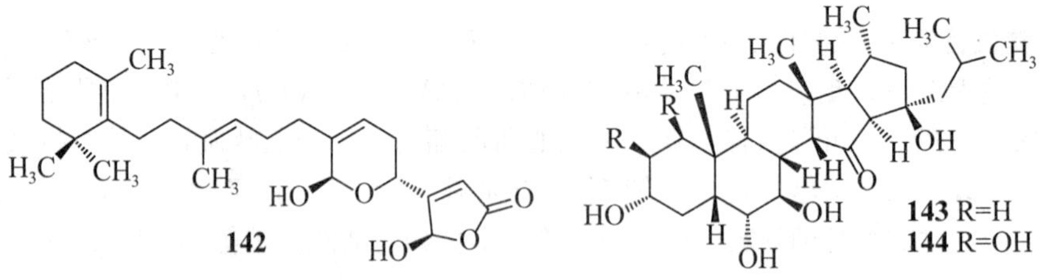

142　**143** R=H　**144** R=OH

第 4 节　海洋药物的研究实例

由于海洋生物生活环境的特殊性，使得海洋活性物质具有种类繁多、结构特异、活性强而含量少等特点。因此，从海洋中探寻药物往往要经历一个比从陆生植物中发现药物更为漫长的过程，本节仅就研究较为成熟的抗肿瘤药物为例来说明海洋药物的开发。

一、红树海鞘中的抗肿瘤物质

1972 年，美国伊利诺斯大学实验室发现加勒比海红树海鞘（*Ecteinascidia turbinate*）提取物含有抗肿瘤活性物质，随后开展了抗肿瘤活性成分的分离和结构鉴定工作，并于1990年发现ecteinascidin 743（Et-743，**16**）。该化合物为大环内酯四氢异喹啉类生物碱，利用NMR及单晶X射线衍射法确定了其结构，1996年实现化合物的全合成。此后，该化合物在美国和欧洲进入II期/III期临床试验，而且用于乳腺癌的III期临床研究取得了很好的结果。2007年9月，欧盟批准该药用于晚期软组织肿瘤的治疗，FDA亦于2009年批准其用于软组织肉瘤和卵巢癌的治疗，其通用名为trabectedin（曲贝替定），由西班牙Zeltia公司生产的产品商品名为Yondelis®，它已成为一个广受关注的现代海洋药物。

16 Et-743 R=CH_3
145 Et-729 R=H

1. 提取分离 有关Et-743分离的方法包括专利方法较多，其提取分离过程大体如图12-1所示。

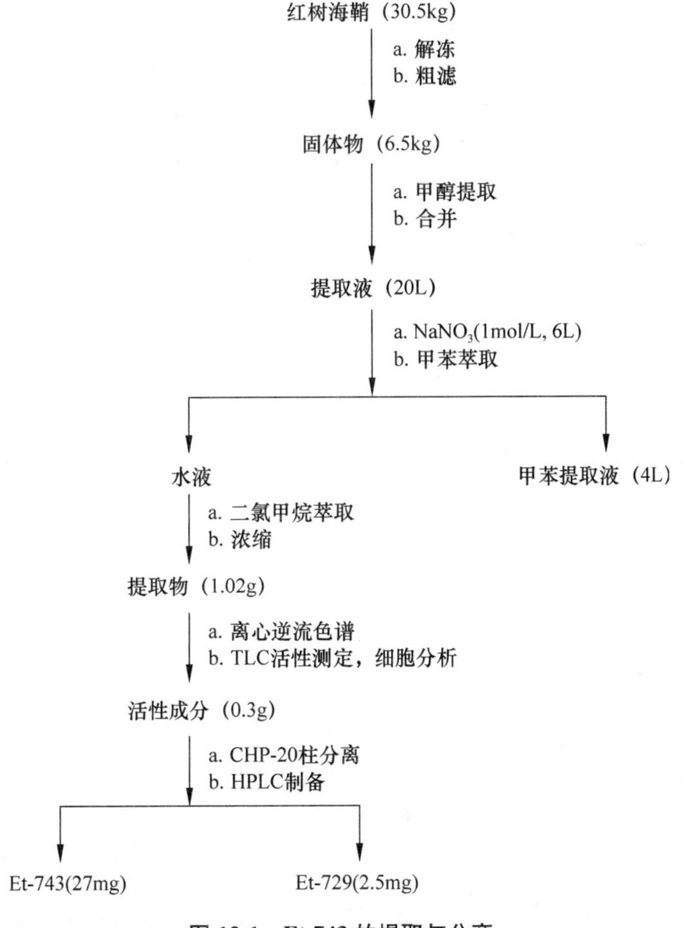

图12-1 Et-743的提取与分离

说明：新鲜采集红树海鞘的样品（30.5 kg），在采集地速冻，解冻后，粉碎、过滤，固体物用甲醇提取，提取液以甲苯萃取脱脂，水液用二氯甲烷萃取，浓缩回收二氯甲烷，活性跟踪进行柱色谱分离，最后经 HPLC 纯化得到 Et-743（27mg）和 Et-729（**145**，2.5mg）。

2. 结构确定 Et-743 的结构确定过程主要依靠现代波谱技术实现，详细的推导过程不再赘述，这里仅给出主要的质谱裂解特征以及^{1}H-NMR 和^{13}C-NMR 的数据归属。

（1）质谱：FAB-MS/MS 测定，高分辨质谱显示 m/z760.2522 $[M-H]^+$。MS/MS 的信号可以方便质谱碎片的归属，质谱碎片的形成情况如图 12-2 所示。

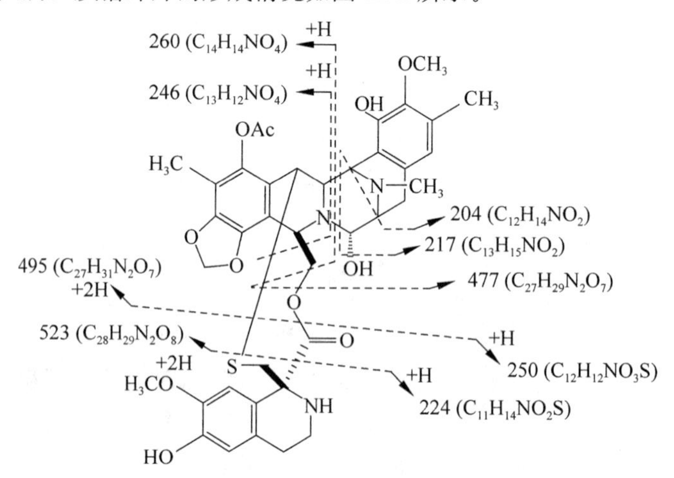

图 12-2 Et-743 的质谱信号对应的质谱裂解过程

（2）NMR 信号归属：NMR 的信号归属通过测定 1D-和 2D-NMR 结果确定，其信号归属见表 12-3。

表 12-3 Et-743 的^{1}H-NMR 和^{13}C-NMR 信号归属

No.	δ_C	δ_H（J in Hz）	No.	δ_C	δ_H（J in Hz）
1	56.3，d	4.78，br s	1′	65.3，s	
3	58.8，d	3.72*	3′	40.3，t	3.13，dt(4.0，11.0)
4	42.7，d	4.58，br s			2.77，ddd(3.5，5.5，11.0)
5	142.2，s		4′	28.6，t	2.60，ddd(3.5，10.5，16.0)
6	113.9，s				2.42，ddd(3.5，3.5，16.0)
7	146.5，s†		5′	115.6，d	
8	141.9，s		6′	146.4，s†	
9	116.0，s		7′	146.4，s†	
10	122.0，s		8′	111.3，d	6.42，br s
11	55.6，d	4.40，br d（3.5）	9′	125.4，s	
13	54.0，d	3.52，br s	10′	128.8，s	
14	24.5，t	2.91，2H，br d（4.5）	11′	173.1，s	
15	120.9 d	6.55，s	12′	43.1，t	3.38，br d（15.5）
16	131.2，s				2.05*
17	145.1，s		13′		
18	149.8，s		14′		
19	119.2，s		5-OAc（C=O）	169.8，s	
20	131.5，s		（CH_3）	20.5，q	2.29，s
21	92.1，d	4.26，d（3.0）	6-CH_3	9.9，q	2.01，s
22	61.2，t	5.14，d（11.0）	16-CH_3	16.1，q	2.28，s
		4.09，dd（11.0，2.0）	17-OCH_3	60.2，q	3.72，s
OCH_2O	103.1，t	6.07，d（1.0）	7′-OCH_3	55.7，q	3.58，s
		5.98，d（1.0）	12 NCH_3	41.1，q	2.23，s

注：根据 COSY 和去偶合谱归属氢信号，碳谱根据 APT、DEPT 归属。测定溶剂为 CD_3OD∶$CDCl_3$（3∶1）。* 信号与甲基信号重叠；† 信号可以互换。

(3) HMBC信号归属：Et-743的HMBC谱可以归属H与C间的相互关系，确定化合物中碳的连接关系，对进一步确定骨架结构非常重要。H与C间的相关性如图12-3所示。

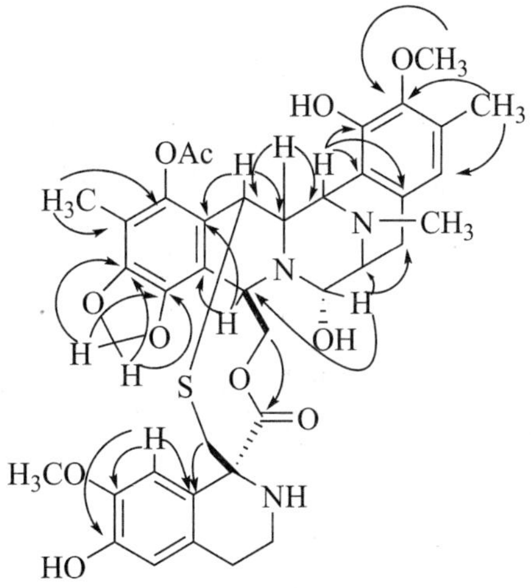

图12-3 HMBC确定的Et-743结构中H与C间的相关性

3. 生源合成 Et-743的生源合成过程符合氨基酸途径，其可能过程如图12-4所示。

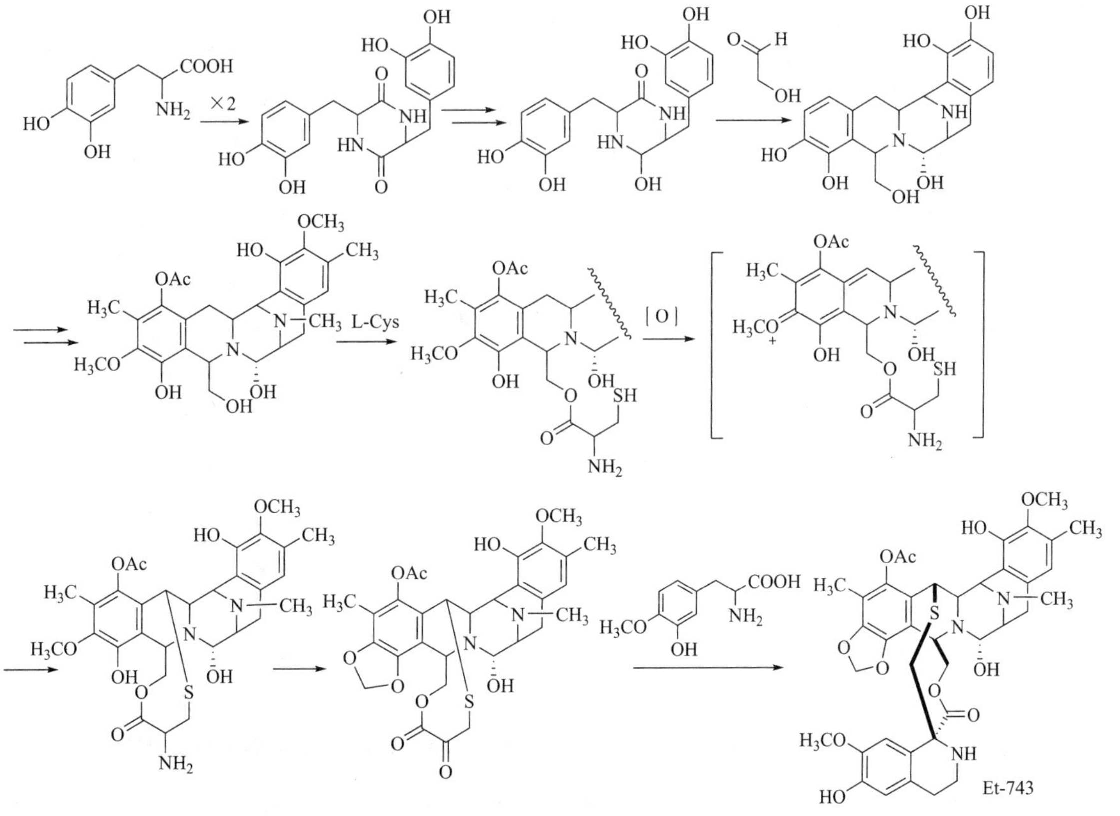

图12-4 Et-743的生物合成过程

4. 抗肿瘤试验 体外抑瘤试验结果见表12-4，体内抑瘤试验结果见表12-5。Et-743抗肿瘤作用机制是抑制DNA和RNA的合成；对DNA双螺旋中guanine N_2 选择性烷基化，抑制RNA聚合酶活性，对 DNA 聚合酶活性影响较小。目前临床应用：每 21 天 1 次，1 次 $1.5mg/m^2$，24h 连续静脉滴注。

表 12-4　Et-743 体外抑瘤试验结果

肿瘤类型	IC_{50}/（nmol/L）	肿瘤类型	IC_{50}/（nmol/L）
colon（直肠癌）	<1	SCL（小细胞肺癌）	23
CNS（中枢神经瘤）	<1	breast（乳腺癌）	<100
melanoma（黑色素瘤）	<1	ovarian（卵巢癌）	2020
renal（肾癌）	<1	prostate（前列腺癌）	3430
NSCL（非小细胞肺癌）	4	leukemia（白血病）	>10000

表 12-5　Et-743 对裸鼠的体内抑瘤试验结果

动物模型	肿瘤类型	活性	T/C%	无肿瘤/天
MX-1	乳腺癌	9/10 CR	<1	9/10（23）→4/10（58）†
MEXF989	黑色素瘤	6/6 CR	0.2	6/6（35）
LXFL529	非小细胞肺癌	3/4 CR	0.1	3/7（33）
HOC22	卵巢癌	5/6 CR	<1	5/6（120）
MRIH121	肾癌	5/5 PR	30	—/5（39）
PC2	前列腺癌	5/5 PR	44	—/5（20）

注：CR（complete response）：完全反应；PR（partial response）：部分反应；T/C%：肿瘤相对增殖率。†9/10（23）→4/10（58）：第 23 天观察时，10 只裸鼠中 9 只无肿瘤；到第 58 天观察时，10 只裸鼠中 4 只无肿瘤。

Et-743 对不同肿瘤细胞具有一定的选择性，图 12-5 列出了 Et-743 对不同肿瘤细胞的抑制作用。

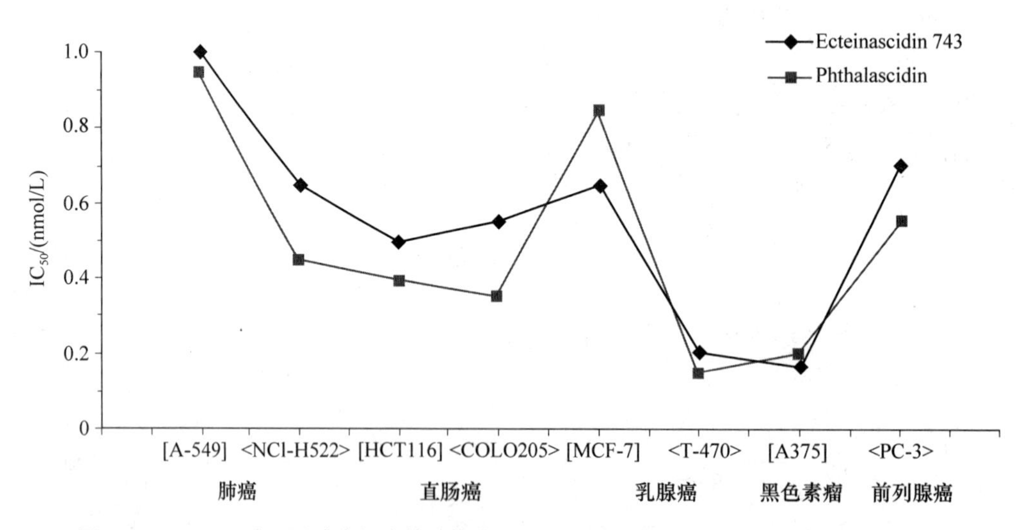

图 12-5　Et-743 对不同肿瘤细胞的杀伤作用（以 Et-743 的衍生物 phthalascidin 为对照）

5. 构效关系　通过研究 Et-743 及其衍生物与抗肿瘤活性的关系，发现结构中的关键基团对抗肿瘤的作用至关重要，如 4，12′位的含硫桥环打开不影响抗肿瘤作用，但 11′位的内酯或酰胺结构对抗肿瘤作用非常关键。此外，21 位的取代基 OH 或 CN 被置换，抗肿瘤作用明显下降；18 位的 OH、5 位的乙酰基、7，8 位的亚甲二氧基对发挥抗肿瘤作用都是必需的。以 Et-743 的衍生物

phthalascidin 为例，构效关系说明如图 12-6 所示。

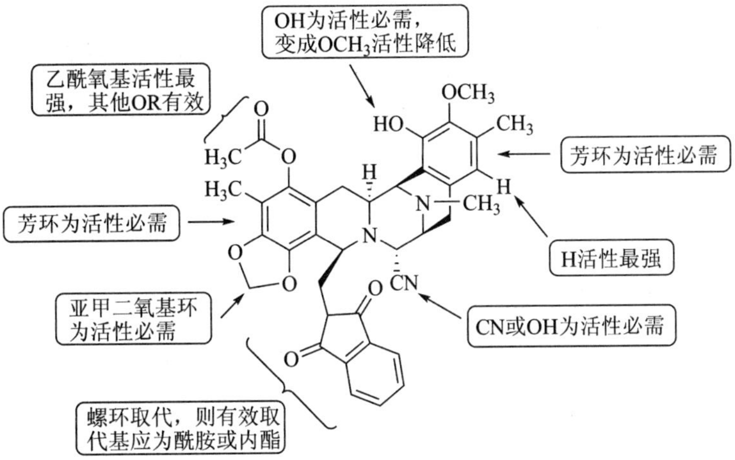

OH为活性必需，变成OCH_3活性降低

乙酰氧基活性最强，其他OR有效

芳环为活性必需

芳环为活性必需

H活性最强

亚甲二氧基环为活性必需

CN或OH为活性必需

螺环取代，则有效取代基应为酰胺或内酯

图 12-6　Et-743 衍生物 phthalascidin 的构效关系

6. 化学合成　已有几种 Et-743 的合成方案见诸报道，并合成出以克计量的 Et-743 供进一步临床试验的需要。1996 年，Corey 等首次提出了一条对映选择性全合成 Et-743 的路线。4 年后，Manzanares 等又报道了以易获得的化合物 Cyant-safracin B 开始半合成 Et-743 的路线（图 12-7）。Safracin B 可通过细菌 *Pseudomonas fluorescens* 发酵获得，选择性控制发酵过程，在 30L 发酵液中能产生 3g 左右的产物。通过菌种选育和发酵工艺优化，safracin B 的产量可达 327mg/L。该合成路线的步骤较 Corey 等的合成路线简单，有一定的可行性。

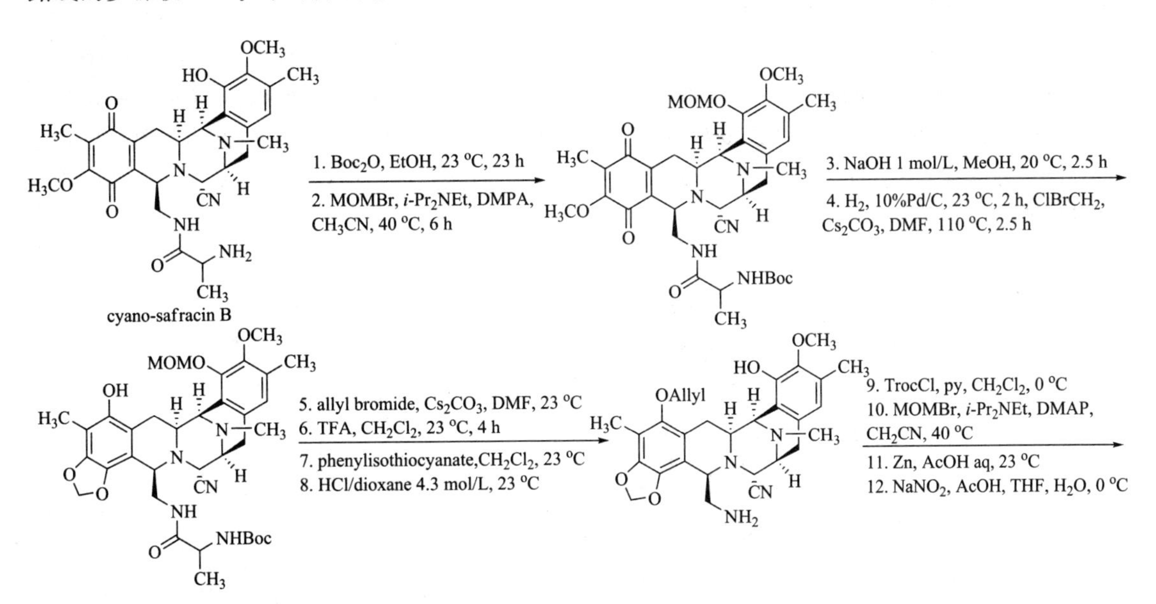

图 12-7　Et-743 的半合成路线

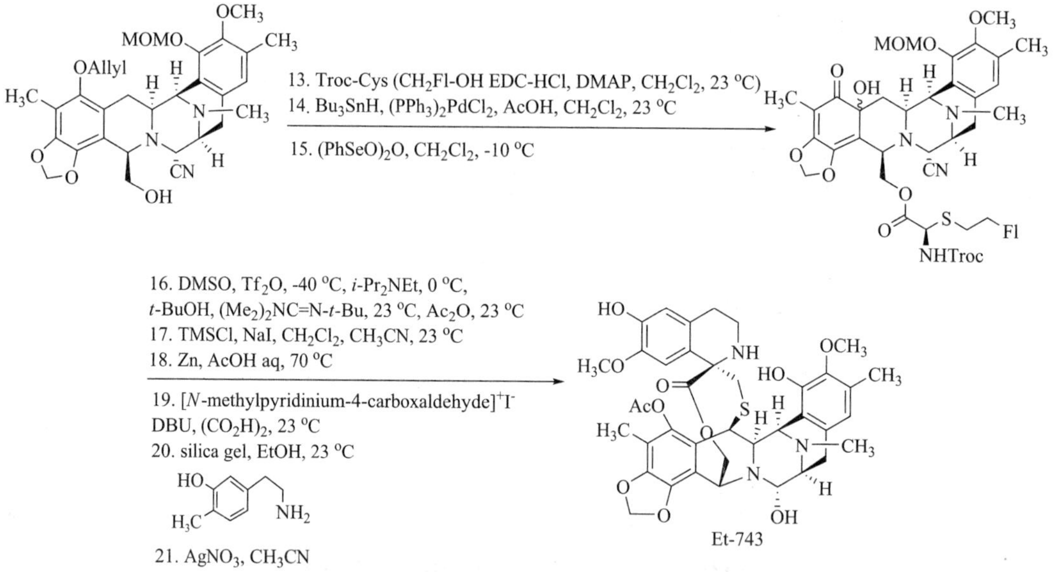

13. Troc-Cys (CH_2Fl-OH EDC-HCl, DMAP, CH_2Cl_2, 23 °C)
14. Bu_3SnH, $(PPh_3)_2PdCl_2$, AcOH, CH_2Cl_2, 23 °C
15. $(PhSeO)_2O$, CH_2Cl_2, -10 °C

16. DMSO, Tf_2O, -40 °C, *i*-Pr_2NEt, 0 °C, *t*-BuOH, $(Me_2)_2NC{=}N$-*t*-Bu, 23 °C, Ac_2O, 23 °C
17. TMSCl, NaI, CH_2Cl_2, CH_3CN, 23 °C
18. Zn, AcOH aq, 70 °C
19. [*N*-methylpyridinium-4-carboxaldehyde]$^+$I$^-$ DBU, $(CO_2H)_2$, 23 °C
20. silica gel, EtOH, 23 °C
21. $AgNO_3$, CH_3CN

Et-743

图 12-7（续）

二、总合草苔虫中的抗肿瘤物质

从总合草苔虫（*Bugula neritina*）中提取的抗癌活性成分苔藓虫素类（bryostatins，草苔虫内酯）大环内酯是从海洋生物中开发抗癌药物最典型的例子之一，代表着海洋药物研究的发展趋势。1968 年，美国亚利桑那州立大学 Pettit 研究小组在对海洋无脊椎动物和脊椎动物的广泛研究中，首次发现了总合草苔虫的抗癌活性。经过十多年的努力，Pettit 小组于 1982 年成功地从采集于加利福尼亚海域的总合草苔虫中分离得到第一个具有抗癌活性的大环内酯类化合物 bryostatin 1（**8**），并用单晶 X 射线衍射法确定了它的完整结构。目前，已从苔藓虫中得到 24 个同类的活性单体化合物，即 bryostatins 1～21 及 9-*O*-methylbryostatins 4、16 和 17，其结构上的主要差别在于 C-7 和 C-20 取代基的不同。bryostatin 1 和 bryostatin 4（**146**）经美国国家癌症研究所（NCI）的生物鉴定，都已进入 II 期临床试验阶段。

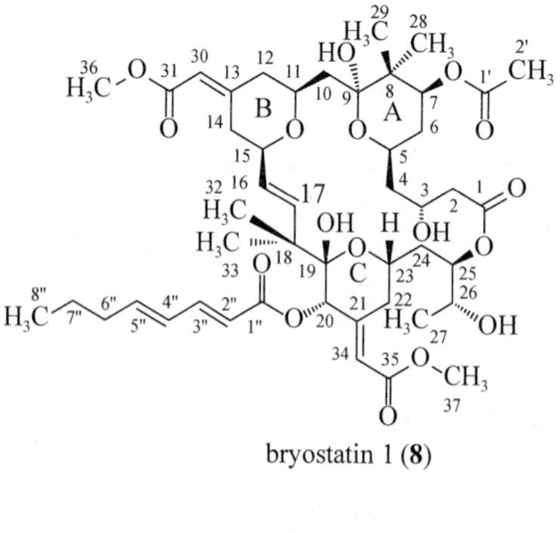

bryostatin 1 (**8**) 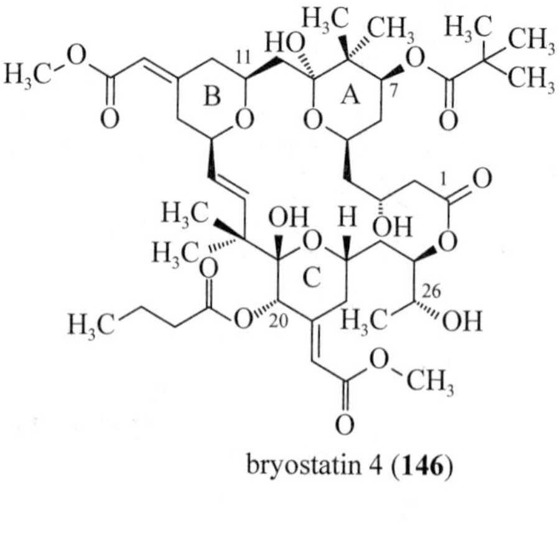　　　　bryostatin 4 (**146**) bryostatin 2 (**147**)

bryostatin 3 (**148**)

1. 提取分离 bryostatins 类化合物属脂溶性成分，是一种具有 26 元环的大环内酯类化合物。其具体分离多采用活性追踪的方法，对于如何将粗提物中的非活性部分除去，寻找其活性最强部分，Pettit 小组摸索出了一套行之有效的方法，其提取与分离过程如图 12-8 所示。

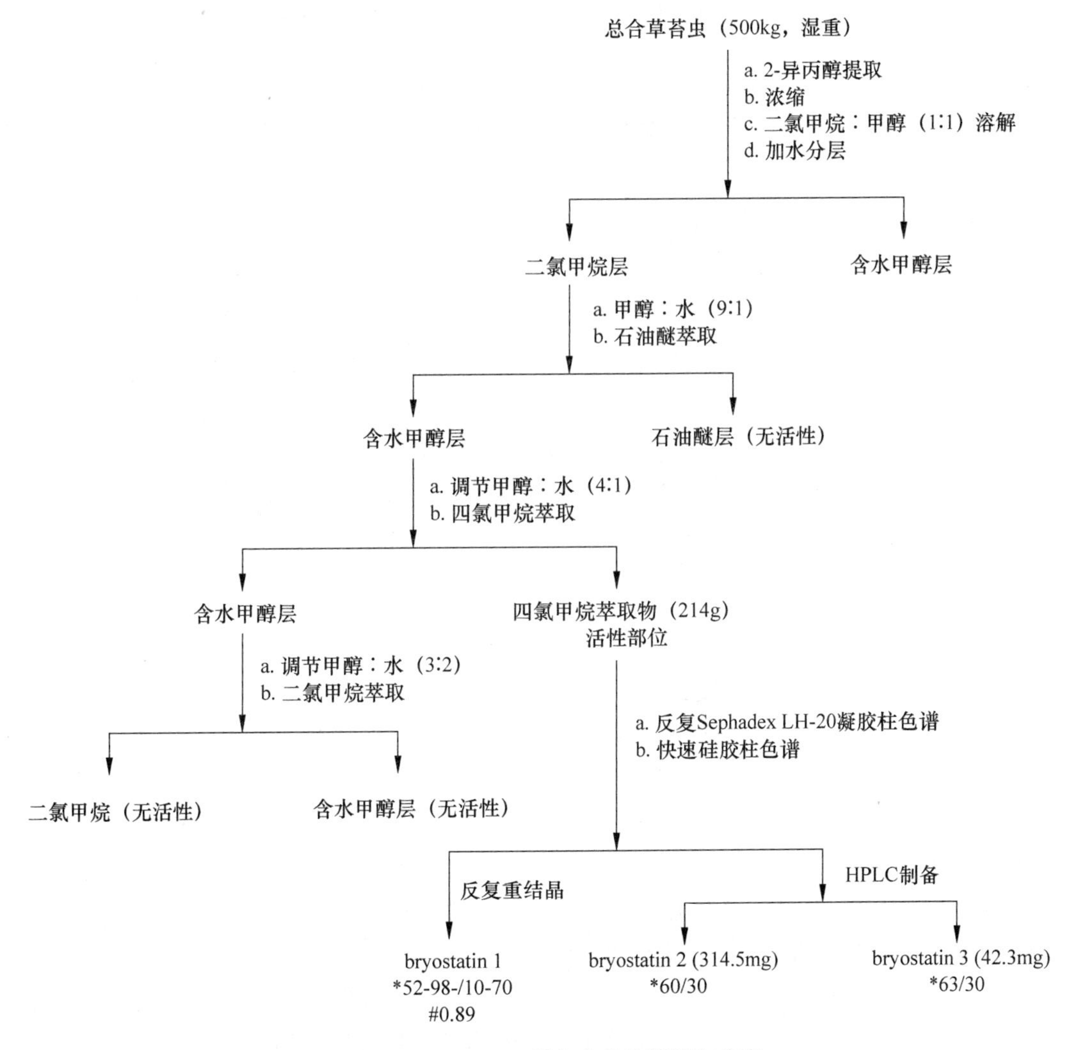

图 12-8 Bryostatins 类化合物的提取与分离

注：* P388 生命延长%/剂量（μg/kg）；# P388 ED_{50}（μg/kg）

按照图 12-8 的分离流程获得活性部位，进一步分离纯化，可以获得相应的单体化合物（**8**，**147** 和 **148**）。此类化合物定性鉴别多采用薄层色谱法，TLC 条件是以正己烷-丙酮（7∶3）为展开剂，大茴香醛为显色剂［茴香醛-乙酸-硫酸（1∶97∶2）］，R_f 值约为 0.2～0.3。通过重结晶获得的 bryostatin 1 的最终含量虽未报道，但按 1988 年 NCI 组织实施的从南加州海域采集的天然样本计算，用近 2 年的时间采集 13 000kg 样品，经溶媒提取和化学分离，最后仅得到 18g 样品，可见此类化合物在天然界的含量有限。

2. 结构确定 综合单晶 X 射线衍射、质谱和核磁共振谱确定了 bryostatin 1 的结构，而其他 bryostatins 类化合物主要是通过多种波谱技术并与 bryostatin 1 的波谱数据进行比较来确定结构。这里介绍一个最近发现的大环内酯 bryostatin 21（**149**）的结构鉴定过程。

Bryostatin 21（**149**）为白色粉末。根据其 HR-ESI-MS 在 m/z 903.4347 处显示的［M＋Na］$^+$ 峰，可以得知其分子式为 $C_{45}H_{68}O_{17}$，提示分子中含有 12 个不饱和度。UV 光谱在 225nm 显示有吸收峰。IR 光谱提示了分子中羟基（3459cm^{-1}）和羰基（1723cm^{-1}）的存在。这些光谱特征结合初步的^{1}H-NMR 和^{13}C-NMR 分析，可以推测化合物为 bryostatins 类成分。

COSY 谱显示分子中含有 6 个独立的结构单元：a（C-2—C-3）、b（C-4—C-5—C-6—C-7）、c（C-11—C-12）、d（C-14—C-15—C-16—C-17—C-18—C-32）、e（C-22—C-23—C-24—C-25—C-26—C-27）和 f（C-2″—C-3″—C-4″），如图 12-9 所示。其核心的苔藓吡喃环（bryopyran）可以分解为 A、B 和 C 这 3 个结构片段进行解析。

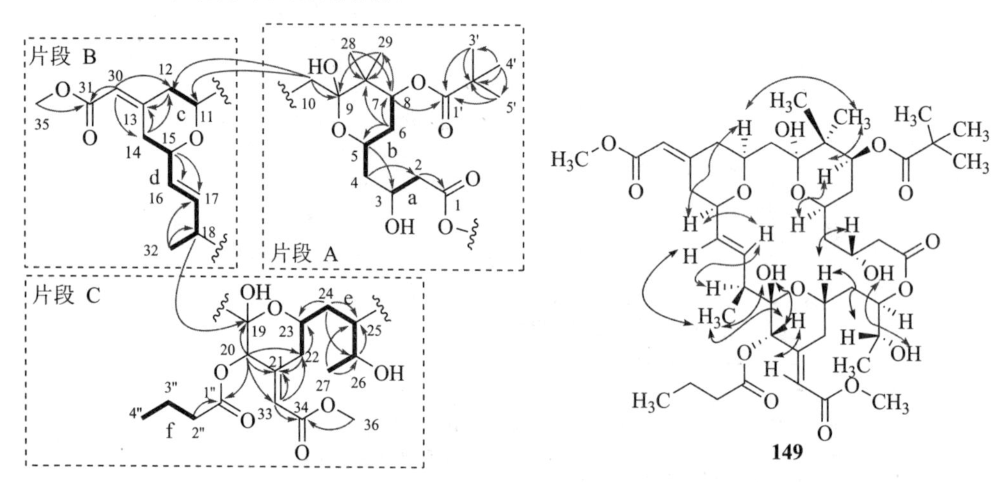

图 12-9　Bryostatin 21 的关键 COSY、HMBC 和 NOESY 相关

—— COSY；⟶ key HMBC；⟷ selected NOE

片段 A 包含 C-1 到 C-10。基于 H-2（δ_H 2.52）到 C-1（δ_C 172.4）、H_2-4（δ_H 1.58/1.94）到 C-2（δ_C 42.1）、H-5（δ_H 4.24）到 C-3（δ_C 68.3）的 HMBC 相关，可以确定 C-1 到 C-7 的连接次序。根据 H-6b（δ_H 1.72）到 C-8（δ_C 41.3）、H_3-28（δ_H 1.05）和 H_3-29（δ_H 0.95）到 C-7（δ_C 72.5）、C-8（δ_C 41.3）和 C-9（δ_C 101.8）、H-10b（δ_H 2.12）到 C-9 的 HMBC 相关，确定了 C-7 到 C-10 的连接，同时也确定了两个甲基 CH_3-28 和 CH_3-29 都连接在 C-8 位。

片段 B 包含 C-11 到 C-18。结构单元 c 和 d 通过季碳 C-13 连接可以经 H_2-12（δ_H 2.11/2.22）/C-13、H-14b（δ_H 3.68）/C-12（δ_C 44.1）及 H-14b/C-13 的 HMBC 相关确定。

片段 C 包含 C-19 到 C-27。C-19 到 C-21 的连接是基于 H-20（δ_H 4.99）与 C-19（δ_C 99.5）、C-21（δ_C 150.9）、C-22（δ_C 31.6），以及 H-22b（δ_H 3.70）与 C-20（δ_C 73.2）、C-21 的 HMBC 相关

确定的。

从甲氧基 H_3-35（δ_H 3.72）及烯烃 H-30（δ_H 5.69）到羰基 C-31（δ_C 166.7），从甲氧基 H_3-36（δ_H 3.69）及烯烃 H-33（δ_H 6.05）到羰基 C-34（δ_C 166.7）的 2 组 HMBC 相关，确定了分子中 2 个丙烯酸甲酯基团的存在。这 2 个丙烯酸甲酯基团分别连接在 C-13 和 C-21，由 H-30/C-12、H-30/C-14（δ_C 36.4）、H-33/C-20、H-33/C-21 和 H-33/C-22 的 HMBC 相关确定。由 H_3-3′（δ_H 1.20）、H_3-4′（δ_H 1.20）和 H_3-5′（δ_H 1.20）到 C-1′（δ_C 178.0）和 C-2′（δ_C 39.0）的 HMBC 相关，确定分子中存在 1 个三甲基乙酸基团，该基团经 H-7（δ_H 5.11）/C-1′的 HMBC 相关，确定连接在 C-7 位上。同样的，分子中的由 COSY 和 HMBC 相关证实存在的 1 个丁酸片段连接在 C-20 位。通过与已知草苔虫内酯类化合物对比核磁数据，可以确定分子中 3 个六元氧环的存在，同时也确定了 3 个羟基分别连接在 C-3、C-9、C-19 和 C-26（δ_C 70.2）位。

从 H-10a（δ_H 1.70）到 C-12、H-10a 到 C-9 和 C-11（δ_C 71.3）的 HMBC 相关，可以将结构片段 A 和 B 经 C-10 连接到一起。结构片段 B 和 C 经 C-18—C-19 连接到一起，可由 H_3-32（δ_H 0.90）与 C-18 及 C-19 的 HMBC 相关得以证实。虽然没有观察到 H-25（δ_H 5.21）与 C-1 的 HMBC 相关，但是考虑到分子中还剩余的 1 个不饱和度及 C-25（δ_C 73.5）化学位移处于较低场的特点，可以确定 C-25 与 C-1 是通过 1 个氧原子相连的。这样，bryostatin 21 的平面结构确定如图所示。在结构方面，C-18 位缺少 1 个甲基，这与其他所有已知 bryostatin 类化合物相比明显不同。

Bryostatin 21 的相对构型是通过偶合常数分析和 NOESY 相关分析确定的，如图 12-9 所示。近乎相同的 NMR 化学位移和偶合常数提示了 bryostatin 21 与其他所有的已知 bryostatins 类化合物具有相同的相对构型。C-16/C-17 双键的相对构型确定为反式是依据于两者氢信号较大的偶合常数（16.2Hz）。基于 H-20 与 H-33 之间存在强 NOESY 相关，并且缺少 H-33 与 H-22 之间的 NOESY 相关，可以确定 C-21/C-33 的双键为 *E* 构型。H-5/H-7、H-7/H_3-29、H_3-29/H-11、H-11/H-15、H-15/H-17、H-17/H-18 及 3-OH/26-OH 之间存在的 NOE 相关信号，证实这些氢在同一平面，为 α-取向。同样，H_3-32/19-OH、H_3-32/H-20、H-20/19-OH、H-23/H-26 及 H-3/H-23 之间的 NOE 相关信号，证实这些氢也在同一平面，为 β-取向。因此，bryostatin 21 的相对构型确定为 $3R^*$，$5R^*$，$7S^*$，$9S^*$，$11S^*$，$15R^*$，$18S^*$，$19S^*$，$20S^*$，$23S^*$，$25R^*$，$26R^*$。综上所述，确定了 bryostatin 21 的化学结构，其 ^{1}H-NMR 和 ^{13}C-NMR 信号归属见表 12-6。

表 12-6 bryostatin 21 的 ^{1}H-NMR 和 ^{13}C-NMR 信号归属

No.	δ_C	δ_H（*J* in Hz）	No.	δ_C	δ_H（*J* in Hz）
1	172.4，C		8	41.3，C	
2a	42.1，CH_2	2.47，dd（12.0，2.4）	9	101.8，C	
2b		2.53，d（12.0）	10a	42.1，CH_2	1.70，m
3	68.3，CH	4.14，m	10b		2.12，m
3-OH		4.24，d（12.6）	11	71.3，CH	3.96，t（8.4）
4a	39.8，CH_2	1.58，dt（14.4，3.6）	12a	44.1，CH_2	2.22，d（8.4）
4b		1.94，t（12.6）	12b		2.11，d（8.4）
5	65.6，CH	4.20，t（17.4）	13	156.5，C	
6a	33.1，CH_2	1.44，q（12.0）	14a	36.4，CH_2	1.94，d（10.2）
6b		1.72，m	14b		3.68，d（10.2）
7	72.5，CH	5.11，dd（4.8，11.4）	15	78.7，CH	4.16，m

续表

No.	δ_C	δ_H（J in Hz）	No.	δ_C	δ_H（J in Hz）
16	132.4，CH	5.41，ddd（1.2，7.2，15.6）	27	19.6，CH_3	1.23，d（6.6）
17	132.5，CH	5.92，dd（4.8，16.2）	28	17.0，CH_3	1.05，s
18	39.7，CH	2.66，m	29	21.0，CH_3	0.95，s
19	99.5，C		30	114.3，CH	5.69，s
19-OH	5.46，s		31	166.7，C	
20	73.2，CH	4.99，s	32	10.9，CH_3	0.90，d（6.6）
21	150.9，C		33	120.5，CH	6.05，s
22a	31.6，CH_2	2.02，m	34	166.7，C	
22b	3.70，m		35	51.1，CH_3	3.72，s
23	64.6，CH	4.05，m	36	51.0，CH_3	3.69，s
24a	35.6，CH_2	1.84，m	1′	178.0，C	
24b		1.99，m	2′	39.0，C	
25	73.5，CH	5.21，m	3′	27.1，CH_3	1.20，s
26	70.2，CH	3.78，m	4′	27.1，CH_3	1.20，s
26-OH		3.20，brs	5′	27.1，CH_3	1.20，s

注：测定溶剂为 $CDCl_3$。^{1}H-NMR 为 600 MHz，^{13}C-NMR 为 150 MHz。

3. 生物合成 目前仅有一篇关于草苔虫内酯生物合成的报道：新采集到的总合草苔虫速冻后粉碎，加入放射性标记的化合物培养以产生草苔虫内酯。研究发现参与草苔虫内酯生物合成的起始物有乙酸乙酯、甘油和 S-腺苷甲硫氨酸，而丙酸酯、正丁酸酯、异丁酸酯和琥珀酸酯并不参与该生物合成路线。

4. 生物活性 目前分离得到的 24 个 bryostatin 化合物对 P388 白血病细胞的体内外试验都有明显活性，其中 bryostatin 1 最早进入临床试验，它对鼠 P388 白血病和 M5076 网状细胞瘤作用较好，但对乳腺癌、结肠癌和肺癌无明显效果。bryostatin 1 具有广泛的生物活性，包括免疫调节、生长抑制、诱导分化，但其作用机制相对复杂，主要涉及蛋白激酶 C（protein kinase C，PKC）调节。bryostatin 1 还有明显的协同治疗作用，表 12-7 列出了 bryostatin 1 与其他化疗药物的协同治疗效果。

表 12-7 Bryostatin 1 与其他化疗药物的协同治疗

细胞株	治疗程序†	细胞毒化合物	结果
人髓样白血病细胞 HL-60	b24/cc6	阿糖胞苷	凋亡细胞数加倍
人白血病 U937	cc6/b15	紫杉醇	凋亡细胞数加倍
鼠淋巴细胞白血病 P388	cc/b	auristatin PE 星状孢子素	加入他莫西芬生长抑制增加 200 倍
人急性淋巴细胞白血病 Reh	b24/cc	多拉司他汀 10 auristatin PE 长春新碱	auristatin PE 和长春新碱增强细胞凋亡功能比多拉司他汀 10 强
慢性淋巴细胞白血病 WSU-CLL	b/cc	2-氯脱氧腺苷	动物实验表明，用 5 天 bryostatin 1，接着用 2-氯脱氧腺苷 5 天，抑制肿瘤生长从 37 天延长到 76 天
扩散性大细胞淋巴瘤 WSU-DLCL2	b24/cc	长春新碱 阿糖胞苷	动物实验表明，长春新碱抑制肿瘤生长从 16 天延长到 38 天，而阿糖胞苷未见变化

注：† b 表示 bryostatin 1，cc 表示其他化疗药物；例如：b24/cc6＝bryostatin 1 给药 24 小时后，接着用其他化疗药物 6 小时后观察结果。

5. 构效关系 通过 bryostatin 1 和其衍生物的结构与抗肿瘤活性的关系分析，表明 bryostatin 3 中，因 19 位羟基与 35 位羰基形成内酯而消失的 C-21 位取代基对其生理活性并无影响；尽管 bryostatin 4 在 C-20 位上具有特殊结构并显示明显的抗癌活性，但研究者认为 C-20 位上的直立键（*E*，*E*）-2，4-二烯-辛酸酯取代基并不是其抗癌活性的功能基团。后来研究者通过化学结构修饰发现，草苔虫内酯上的活性位点包括 C-1、C-9 和 C-26 上的氧原子。

6. 结构优化 Bryostatins 类化合物资源有限，天然提取过程复杂，而化学合成没有商业价值，因此通过化学方法合成简化类似物是一种极具有吸引力的解决药源问题的途径。Wender 综述了草苔虫内酯类似物 A～E（**150～154**）对 PKC 的作用（表 12-8），结果表明，类似物 A 和类似物 C 有很好的活性，一些试验结果甚至优于 bryostatin 1。

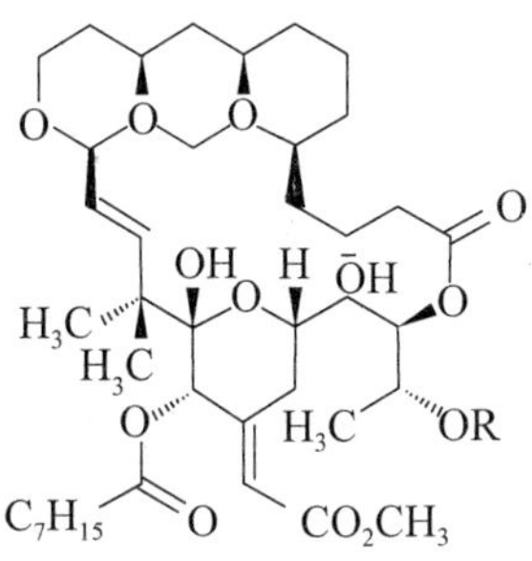

150 类似物A R=H；**151** 类似物B R=Ac 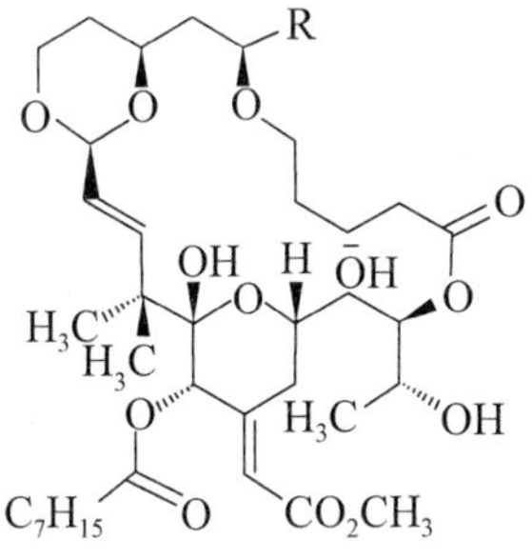 **152** 类似物C R=*t*-Bu；**153** 类似物D R=H 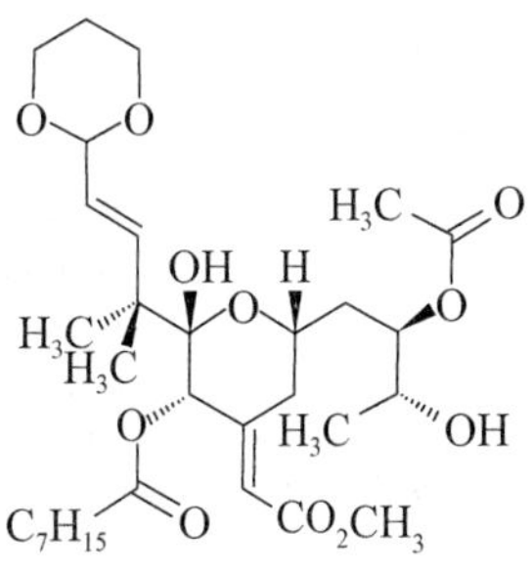 **154** 类似物E

表 12-8 Bryostatin 类似物的 PKC 亲和力

同系物	K_i/（mol/L）
类似物 A	3.4×10^{-9}
类似物 B	$>10\,000\times10^{-9}$
类似物 C	8.3×10^{-9}
类似物 D	47×10^{-9}
类似物 E	$>10\,000\times10^{-9}$

参考文献

邴晖，高炳淼，于海鹏，等，2011. 海洋生物毒素研究新进展［J］. 海南大学学报自然科学版，29（1）：78-85.

黄静，袁叶飞，2018. 天然药物化学［M］. 北京：科学出版社.

刘宸畅，徐雪莲，孙延龙，等，2015. 海洋小分子药物临床研究进展［J］. 中国海洋药物，34（1）：73-89.

裴月湖，娄红祥，2016. 天然药物化学［M］. 7 版. 北京：人民卫生出版社.

乔梁，刘延凯，李德海，等，2015. 6 个上市的小分子海洋药物的全合成方法［J］. 中国海洋药物，34（6）：95-108.

邱峰，2013. 天然药物化学［M］. 北京：清华大学出版社.

汤海峰，易杨华，姚新生，2002. 海洋甾体化合物的研究进展［J］. 中国海洋药物，21（2）：42-43.

王成，张国建，刘文典，等，2019. 海洋药物研究开发进展［J］. 中国海洋药物，38（6）：35-69.

易杨华，焦炳华，2006. 现代海洋药物学［M］. 北京：科学出版社.

易杨华，2004. 海洋药物导论［M］. 上海：上海科学技术出版社.

阮汉利，张宇，2016. 天然药物化学［M］. 2 版. 北京：中国医药科技出版社.

曾洋洋，韩章润，杨玫婷，等，2013. 海洋糖类药物研究进展［J］. 中国海洋药物，32（2）：67-75.

张善文，黄洪波，桂春，等，2018. 海洋药物及其研发进展［J］. 中国海洋药物，37（3）：77-92.

张书军，焦炳华，2012. 世界海洋药物现状与发展趋势［J］. 中国海洋药物，31（2）：58-60.

CARROLL A R，COPP B R，DAVIS R A，et al，2021. Marine natural products［J］. Natural Product Reports，38（2）：362-413.

COREY E J，GIN D Y，KANIA R S，1996. Enantioselective total synthesis of ecteinascidin 743［J］. Journal of the American Chemical Society，118（38）：9202-9203.

CUEVAS C，FRANCESCH A，2009. Development of Yondelis®（trabectedin，ET-743），a semisynthetic process solves the supply problem［J］. Natural Products Reports，26（3）：322-337.

EI SAYED K A，BARTYZEL P，SHEN X，et al，2000. Marine natural products as antituberculosis agents［J］. Tetrahedron，56（7）：949-953.

ERBA E，BERGAMASCHI D，BASSANO L，et al，2001. Ecteinascidin-743（ET-743），a natural marine compound with a unique mechanism of action［J］. European Journal of Cancer，37（1）：97-105.

EXPÓSITO M A，LÓPEZ B，FERNÁNDEZ R，et al，1998. Minalemines A-F：sulfamic acid peptide guanidine derivatives isolated from tunicate *Didemnum rodriguesi*［J］. Tetrahedron，54（26）：7539-7550.

FERNANDEZ J J，SOUTO M L，NORTE M，et al，2000. Marine polyether triterpenes［J］. Natural Products Reports，17（3）：235-246.

FRICKER J，2001. Underwater treasures for cancer treatment［J］. Drug Discovery Today，6（12）：603-604.

JEEDIGUNTA S，KRENISKY J M，KERR R G，2000. Diketopiperazines as advanced intermediates in the biosynthesis of ecteinascidins［J］. Tetrahedron，56（21）：3303-3307.

KAN Y，UEMURA D，HIRATA Y，et al，2001. Complete NMR signal assignment of palytoxin and *N*-acetylpalytoxin［J］. Tetrahedron Letters，42（18）：3197-3202.

KHALIFA S A M，ELIAS N，FARAG M A，et al，2019. Marine natural products：a source of novel anticancer drugs［J］. Marine Drugs，17（9）：491.

MANN J，2001. Natural products as immunosuppressive agents［J］. Natural Products Reports，18（4）：417-430.

MAYER A M S，GLASER K B，CUEVAS C，et al，2010. The odyssey of marine pharmaceuticals：a current pipeline perspective［J］. Trends in Pharmacological Sciences，31（6）：255-265.

MURATA M，NAOKI H，MATSUNAGA S，et al，1994. Structure and partial stereochemical assignments for maitotoxin，the most toxic and largest natural non-biopolymer［J］. Journal of the American Chemical Society，116（16）：7098-7107.

MUTTER R，WILLS M，2000. Chemistry and clinical biology of the bryostatins［J］. Bioorganic & Medicinal Chemistry，8（8）：1841-1860.

NEWMAN D J，CRAGG G M，2014. Marine-sourced anti-cancer and cancer pain control agents in clinical and late preclinical development［J］. Marine Drugs，12（1）：255-278.

RINEBART K L，2000. Antitumor compounds from tunicates［J］. Medicinal Research Reviews，20（1）：1-27.

DA ROCHA A B，LOPES R M，SCHWARTSMANN G，2001. Natural products in anticancer therapy［J］. Current Opinion in pharmacology，1（4）：364-369.

SCHWARTSMANN G，DA ROCHA A B，BERLINCK R G S，et al，2001. Marine organism as a source of new anticancer agents［J］. Lancet Oncology，2（4）：221-225.

WENDER P A，HINKLE K W，KOEHLER M F T，et al，1999. The rational design of potential chemotherapeutic agents：synthesis of bryostatin analogues［J］. Medicinal Research Reviews，19（5）：388-407.

YU H B，YANG F，LI Y Y，et al，2015. Cytotoxic bryostatin derivatives from the South China Sea bryozoan *Bugula neritina*［J］. Journal of Natural Products，78（5）：1169-1173.

学习重点

海洋天然产物资源已成为拓展天然药用资源的新空间和创新药物发现的重要源泉；海洋药物学是应用现代化学和生物学技术从海洋生物中研究和开发新药的一门新兴的交叉应用学科。海洋药物研究与开发拥有海洋生物的多样性、海洋天然产物的化学多样性和生物活性多样性这三大优势，也存在药源难以解决、提取分离困难和结构鉴定困难这三大劣势。海洋药物的来源比较广泛，主要有藻类、海绵、腔肠动物、软体动物、被囊动物、棘皮动物、海洋苔藓动物和海洋微生物等。常见的海洋天然产物结构类型有大环内酯类、聚醚类、肽类、生物碱类、C_{15}乙酸原类、前列腺素类、甾体及其苷类、萜类等。海洋活性成分的研究主要集中在抗肿瘤、神经系统活性、心脑血管活性、抗病毒和抗菌等方面，以抗肿瘤活性物质的研究为主。从海洋中探寻药物往往要经历比从陆生植物中发现药物更为漫长的过程，在逐步解决药源等难题以后，目前至少有11种海洋小分子药物在国际市场上市，还有70个以上的海洋天然产物处于各期临床研究之中；海洋药物学的发展已逐步进入成熟期。

思 考 题

1. 简述海洋药物研究的优缺点。
2. 简述海洋药物提取分离困难的原因及解决方法。
3. 目前研究较多的海洋生物类别主要有哪些?
4. 试述海洋来源大环内酯类化合物的结构特征和分类。
5. 试述海洋药物的来源。
6. 按生物活性分类，目前研究较多的海洋生物活性物质的结构类型主要有哪些?
7. 试述造成海洋药物开发瓶颈的药源问题产生的原因。

（汤海峰）

第13章 天然药物研究与开发

学习要求

1. 熟悉　天然药物化学研究开发的一般程序、思路和方法。
2. 了解　天然药物研究与开发实例

天然药物是人类与疾病作斗争的重要武器，在历史上对人类的生存繁衍发挥了至关重要的作用。在远古时期，人类就利用自然界的植物（早期的原始的天然药物）来缓解疾病带来的痛苦，并代代流传下来。在其他药物（合成药物、疫苗等）出现之前，天然药物是人类用来战胜疾病的法宝之一。

在古代，天然药物的发现更多的是基于尝试和经验，如神农尝百草等，发现自然界植物在治疗疾病方面的用途，流传并记载下来，这些基于经验发现的天然药物，其活性成分与机理均不清楚。直至十九世纪初，随着科学的发展以及人类对自然认识的逐步深入，发现天然药物能治疗疾病与其含有特定的化学物质有关，且这些特定的化学物质逐步被人们所发现认识，如鸦片中的吗啡（morphine，1806年），以及随后发现的吐根碱（emetine，1816年）、奎宁（quinine，1820年）、阿托品（atropine，1831年）、可卡因（cocaine，1860年）、麻黄碱（ephedrine，1887年）、利血平（reserpine，1952年）等，这些特定的化学物质（活性成分）具有与原植物相同的功效。这些能够治疗疾病的植物中活性成分的发现，开启了天然药物研究的序幕，天然药物的研发也进入新的阶段。

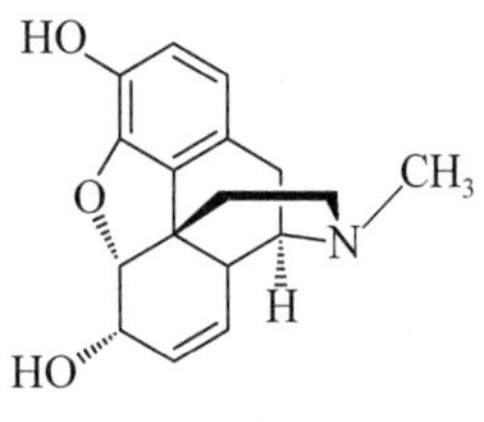

吗啡 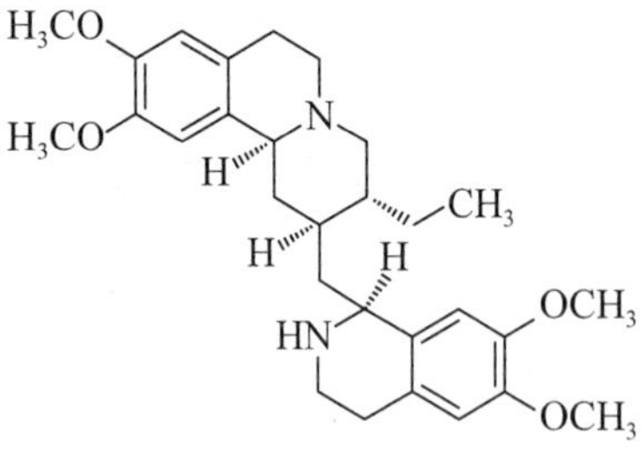　　吐根碱 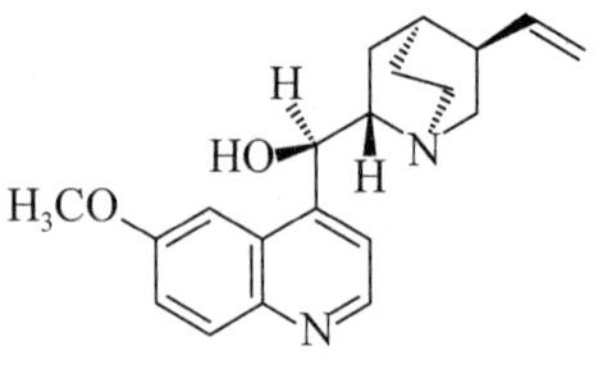　　奎宁

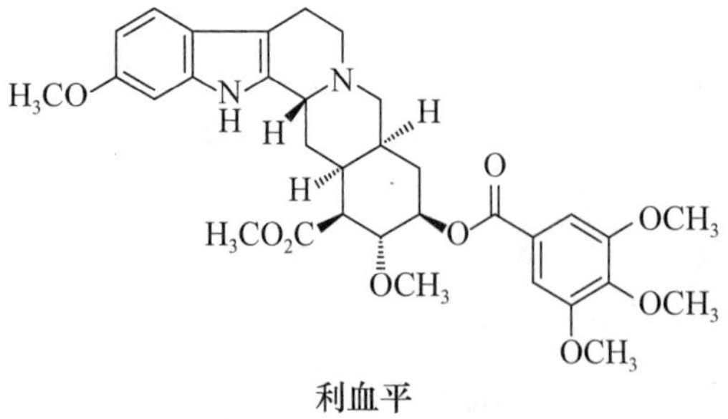

利血平 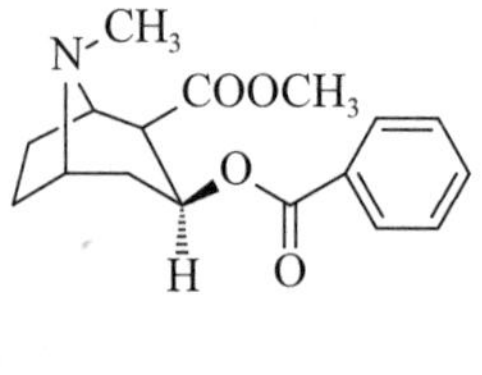　　可卡因 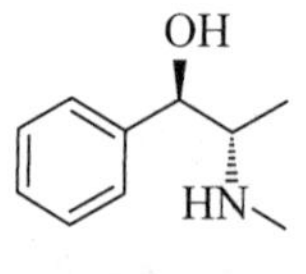　　麻黄碱

将植物中含量较大的活性成分直接提取出来作为药物使用，是天然药物研究开发的一种方式，如19世纪从植物中发现的一系列生物碱类化合物。此外，还有一些从天然药物活性部位开发而来的新药，如从银杏叶中提取的银杏内酯研制而成的治疗心血管疾病的药物银杏叶制剂，从黄山药中获得的总皂苷开发而成的地奥心血康胶囊等。天然产物或天然药物所含有的活性成分是创新药物研究的重要源泉。David J. Newman等分析了1981—2019年所有上市的药物，其中>40%的药物直接或间接来源于天然产物或以天然产物作为药效团（图13-1）。

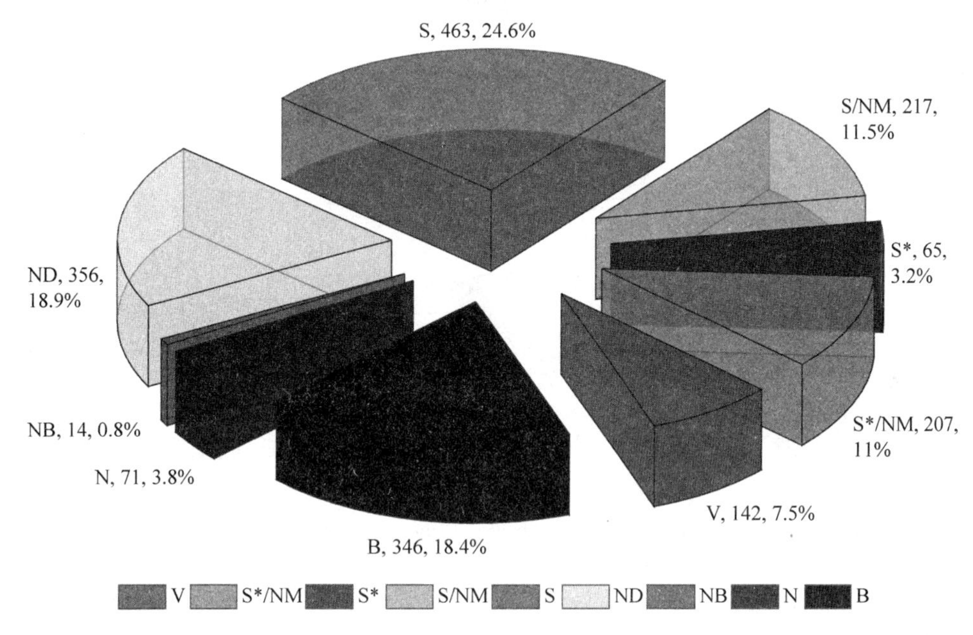

"V"，疫苗；"S* /NM"，模拟天然产物药效团药物；"S* "，以天然产物药效团为先导化合物的合成药物；"S/NM"，模拟天然产物药物；"NM"，模拟天然产物；"S"，合成药物；"ND"，天然产物衍生物；"NB"，植物药（提取物或有效部位）；"N"，天然产物；"B"，生物大分子

图13-1　1981—2019年所有上市的药物来源分类

第1节　天然药物研发的基本过程

一、天然药物、中药注册管理办法

在我国，天然药物主要指中药。在研究开发天然药物前，有必要了解相关的注册管理要求。中药的注册管理办法，原国家食品药品监督管理局（已整合到新组建的国家市场监督管理总局）曾于2007年7月10日发布第28号文件（自2007年10月1日起实施），其中对中药、天然药物的注册管理做出了明确规定。2019—2020年，为贯彻实施《中医药法》、新修订的《药品管理法》和《药品注册管理办法》，落实中药审评审批制度改革要求，遵循中医药研究规律，体现中医药特色，传承精华，守正创新，推动中药产业高质量发展，国家药品监督管理局组织制定了《中药注册分类及申报资料要求》（国家药品监督管理局2020年9月27日发布第68号文件）。

新的《中药注册分类及申报资料要求》主要遵循以下理念：

（一）尊重中药研发规律，突出中药特色。

充分考虑中药注册药品的产品特性、创新程度和审评管理需要，不再仅以物质基础作为划分注册类别的依据，而是遵循中医药发展规律，突出中药特色，对中药注册分类进行优化。

（二）坚持以临床价值为导向，鼓励中药创新研制。

中药创新药注重满足尚未满足的临床需求，中药改良型新药需体现临床应用优势和特点。不再仅强调原注册分类管理中“有效成分”和“有效部位”的含量要求。

（三）加强古典医籍精华的梳理和挖掘，促进中药传承发展。

新增“古代经典名方中药复方制剂”注册分类，发挥中医药原创优势，促进古代经典名方向中药新药的转化。丰富古代经典名方中药复方制剂范围，明确按古代经典名方目录管理的中药复方制剂和其他来源于古代经典名方的中药复方制剂的注册申报路径。

（四）完善全生命周期管理，鼓励中药二次开发。

拓宽改良型新药范畴，鼓励药品上市许可持有人对已上市中药开展研究，推动已上市中药的改良与质量提升，促进中药产业高质量发展。

根据中药注册分类要求，《中药注册分类及申报资料要求》中指出，中药是指在我国中医药理论指导下使用的药用物质及其制剂。中药注册分类如下：

1. 中药创新药。指处方未在国家药品标准、药品注册标准及国家中医药主管部门发布的《古代经典名方目录》中收载，具有临床价值，且未在境外上市的中药新处方制剂。一般包含以下情形：

1.1　中药复方制剂，系指由多味饮片、提取物等在中医药理论指导下组方而成的制剂。

1.2　从单一植物、动物、矿物等物质中提取得到的提取物及其制剂。

1.3　新药材及其制剂，即未被国家药品标准、药品注册标准以及省、自治区、直辖市药材标准收载的药材及其制剂，以及具有上述标准药材的原动、植物新的药用部位及其制剂。

2. 中药改良型新药。指改变已上市中药的给药途径、剂型，且具有临床应用优势和特点，或增加功能主治等的制剂。一般包含以下情形：

2.1　改变已上市中药给药途径的制剂，即不同给药途径或不同吸收部位之间相互改变的制剂。

2.2　改变已上市中药剂型的制剂，即在给药途径不变的情况下改变剂型的制剂。

2.3　中药增加功能主治。

2.4　已上市中药生产工艺或辅料等改变引起药用物质基础或药物吸收、利用明显改变的。

3. 古代经典名方中药复方制剂。古代经典名方是指符合《中华人民共和国中医药法》规定的，至今仍广泛应用、疗效确切、具有明显特色与优势的古代中医典籍所记载的方剂。古代经典名方中药复方制剂是指来源于古代经典名方的中药复方制剂。包含以下情形：

3.1　按古代经典名方目录管理的中药复方制剂。

3.2　其他来源于古代经典名方的中药复方制剂。包括未按古代经典名方目录管理的古代经典名方中药复方制剂和基于古代经典名方加减化裁的中药复方制剂。

4. 同名同方药。指通用名称、处方、剂型、功能主治、用法及日用饮片量与已上市中药相同，且在安全性、有效性、质量可控性方面不低于该已上市中药的制剂。

天然药物是指在现代医药理论指导下使用的天然药用物质及其制剂。天然药物参照中药注册分类。

二、中药、天然药物研究开发的方式

根据中药、天然药物的注册管理要求，从中药、天然药物开发新药有多种方式，归纳起来主要有如下三种。

1. 单一活性成分或其衍生物的开发　通过对中药、天然药物活性成分的研究，从中发现有药用价值的活性单体成分，进而直接将该单体成分开发成新药（图 13-2），如从植物中发现的小檗碱（berberine）、紫杉醇（paclitaxel，商品名 taxol）、三尖杉酯碱（harringtonine）、石杉碱甲（huperzine A）等，此种类型的新药较少，毕竟活性成分往往在植物体内含量较低，植物所产生的次级代谢产物首先是服务于自身，而不是为人类的健康服务。在研究中药、天然药物活性成分的过程中，结合现代药物筛选系统，往往会发现一些有活性，但活性不是特别强，或某方面不足的单体化合物，这些化合物有潜在的药用价值，可以称之为先导化合物（lead compounds）。先导化合物是指有一定的生物活性，但因其活性不够显著或毒副作用较大无法将其开发成新药的、具有潜在药用价值的化合物。可以将这些化合物经过结构修饰、构效关系等研究，开发为新药（化学药品一类），如普鲁卡因（procaine）、蒿甲醚（artemether）、依托泊苷（etoposide）等，都是天然先导化合物经过构效关系和结构修饰等研究开发出来的新药。

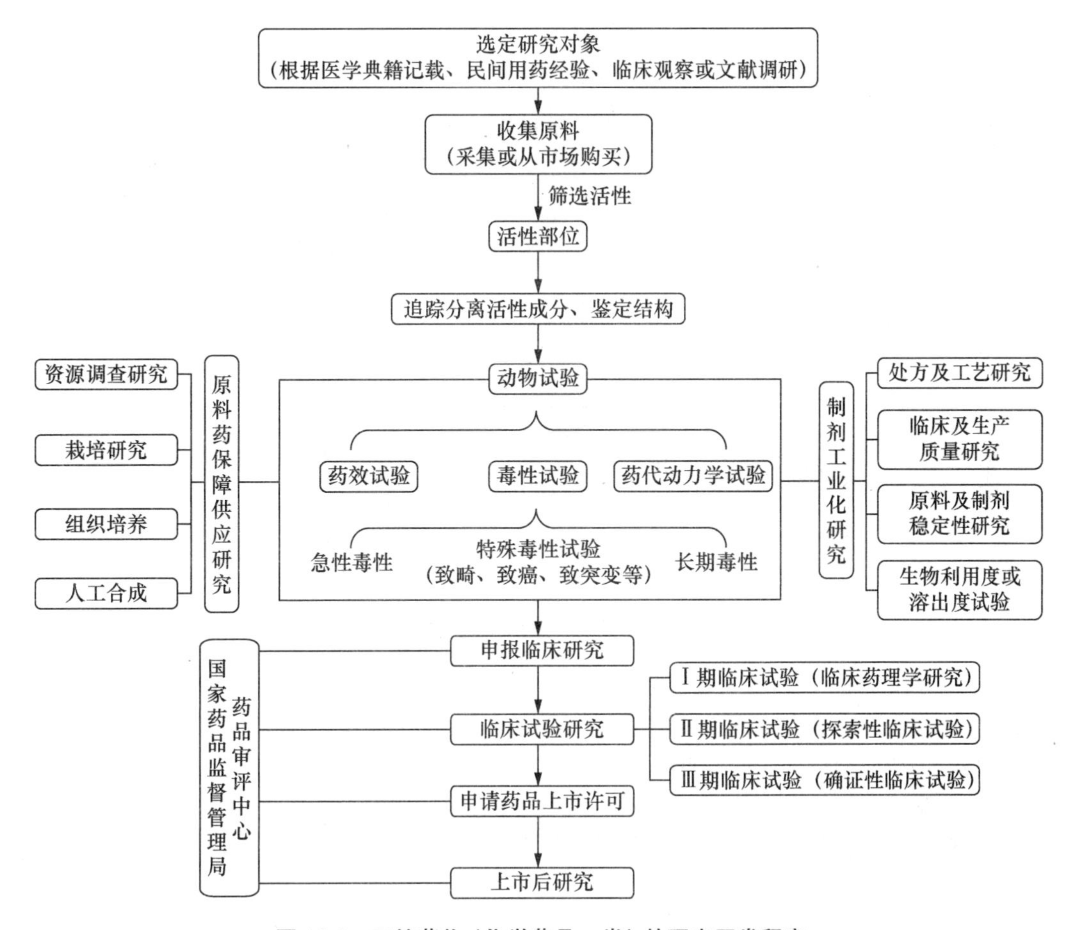

图 13-2　天然药物（化学药品一类）的研究开发程序

小檗碱　　三尖杉酯碱　　紫杉醇

2. 有效部位的开发　天然药物的有效成分往往不止一种，这些成分在一起可能还有协同作用。在基本搞清天然药物化学成分的基础上，利用现代药效学研究方法，结合工艺研究，去粗取精（去掉无效成份），减量增效或等效（药效等于或大于原中药或天然药物），获得有效部位，进而将其开发成新药。如目前临床上广泛使用的丹参滴丸、地奥心血康、银杏宁等。因有效部位的成分与含量已明确或基本明确，故采用这种方法开发的新药，具有药品质量易于控制、临床疗效稳定等特点。如丹参中总酚酸的开发（图 13-3）。

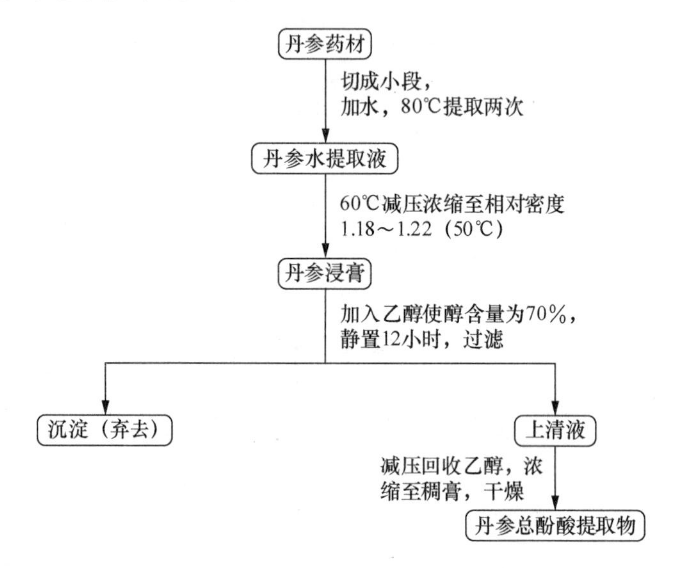

图 13-3　丹参总酚酸提取物制法流程图

3. 复方中药的开发　一些临床疗效明确的古方、验方、偏方等，其有效成分可能不是很明确，可以将这些古方、验方、偏方开发成新的复方中药。复方中药的研究开发主要有两种途径：第一种是将老药改变剂型（如由口服液改成片剂、注射剂等）或改变给药途径或增加适应症；第二种是经药效学研究，结合工艺研究，将古方、验方等开发成新的配伍复方中药。采用这种形式开发的新药虽然有效成分不明确，药品的质量控制难度较大，但它具有生产工艺简单、成本较低、符合传统医药理论、适合我国国情等特点。

上述从天然药物、中药开发新药的途径中，单一成分的新药研发（中药、天然药物中单一成分及其制剂，单一成分衍生物），属于化学药品一类新药的原创药物研发，创新性最高，难度也最大，成功与否的关键是能否从中分离得到有药用价值或潜在药用价值的单体化合物。没有新结构、新活性的化合物，创新药物的研究开发就成了无源之水、无本之木。根据国际上开发新药的成熟经验，结合我国国情，从中药或天然药物中开发新药的过程如图 13-4 所示。

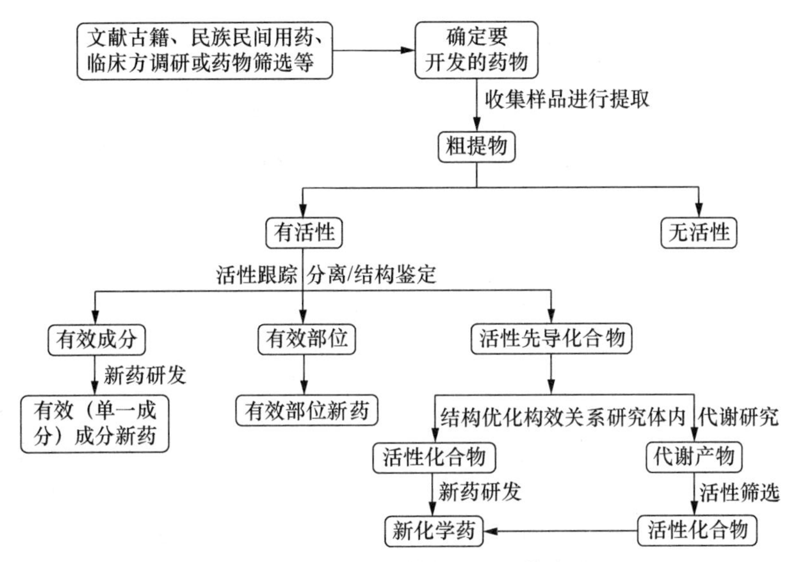

图 13-4　中药或天然药物开发新药的过程

三、药物发现的途径

中药、天然药物新药研究开发的方式主要有三种：单一成分或其衍生物、有效部位、复方中药。在进行开发前，必须寻找发现合适的开发对象，发现有药用价值的可供药用的资源，后面的开发才会水到渠成。药物发现的途径通常有如下几种：

（一）通过传统或民间用药习惯发现药物

中药是我国人民在长期与疾病作斗争的过程中形成的，利用自然资源的经验总结，在我国具有数千年的用药历史，加之各个少数民族几乎都有使用草药治疗疾病的传统，并形成各自特色的用药经验，如蒙药、藏药、苗药、维医药等，记载或流传了大量具有药用价值的植物、动物（如麝香、熊胆、牛黄）、矿物（如砒霜），并经长期的临床使用验证，对某些疾病疗效显著。中药（民族药）的使用经验，为现代天然药物的发现提供了基础与依据。根据中药的传统功效及文献记载的适应症开发出来的新药，如从黄花蒿中发现青蒿素（artemisinin），从麻黄中发现麻黄碱（ephedrine）等，都是非常典型的例子。此外，还可结合现代医学对民族民间药物进行开发，用现代医学阐释其功效，并发现新的功效或适应症。如夹竹桃科植物萝芙木（*Rautolfia serpentina*），在印度自古就被用作治疗毒蛇咬伤的解毒剂，还可用于治疗发烧、头痛、呕吐、胃痛、精神病等疾病，因此被认为是一种“万能药”。此“万能药”在临床试验中发现具有很好的降血压和镇静活性。化学成分研究表明，萝芙木含有许多吲哚类生物碱（含量，0.7～2.4%），具有治疗作用的成分主要是利血平（reserpine）、瑞西那明（rescinnamine）和地血平（deserpidine）。其中利血平和地血平被开发作为抗高血压药和温和的镇静剂而广泛使用。

利血平 R=OCH_3
地血平 R=H

瑞西那明

（二）基于化学生态学发现药物

任何生物的生存都不是孤立的：同种个体之间有互助有竞争，植物、动物、微生物之间也存在复杂的相生相克关系。化学生态学（chemical ecology）是从化学的视角研究生物和生物以及生物和环境之间，通过次生代谢产物为媒介的相互化学关系及其作用规律的交叉学科。化学生态学研究从化学的视角揭示了生物之间、生物与环境之间相互作用的化学机制：植物、动物、微生物与环境的相互作用，往往依靠特定的化学媒介（次生代谢产物）起作用。这种相互作用所依靠的特定的化学媒介，为我们发现药物活性分子提供了重要的启示与线索：结合这些化学媒介的生物学功能，发现药物分子。青霉素的发明人弗莱明发现青霉能抑制葡萄球菌的生长，由此断定青霉中含有某种化学物质，发明了神奇的抗菌药物青霉素（penicillin，1928 年）。青霉素的发明是利用生物的相克关系发现药物的典型例子。又如植物受侵染后产生植物抗毒素这一特殊的化学媒介，对真菌有抑制作用，结合这一线索进行抗真菌药物的开发。当下广泛研究的、具有多种生物效应的白藜芦醇（resveratrol），是葡萄受到真菌侵染后产生的代谢产物，该化合物具有抗肿瘤、抗真菌、抗氧化等活性，目前已在临床应用。生物在特定的环境相互作用过程中，往往都会产生特定的次生代谢产物，这些化合物往往具有潜在的药用价值。

青霉素　　　　白藜芦醇

（三）通过体内外生物活性筛选发现药物

基于实验筛选发现生物活性分子的形式主要有两种：一种是针对特定的疾病，如癌症、艾滋病等，建立相对应的筛选方法，如美国国家癌症研究所（NCI）在 1957 年开始实施植物提取物的抗癌活性评估工作，至今已有 3 万多种植物、10 万多种提取物被评价（图 13-5），发现了紫杉醇、喜树碱等疗效显著的抗肿瘤药物。此外，NCI 也建立了针对艾滋病的筛选，发现具有抗艾滋病病毒

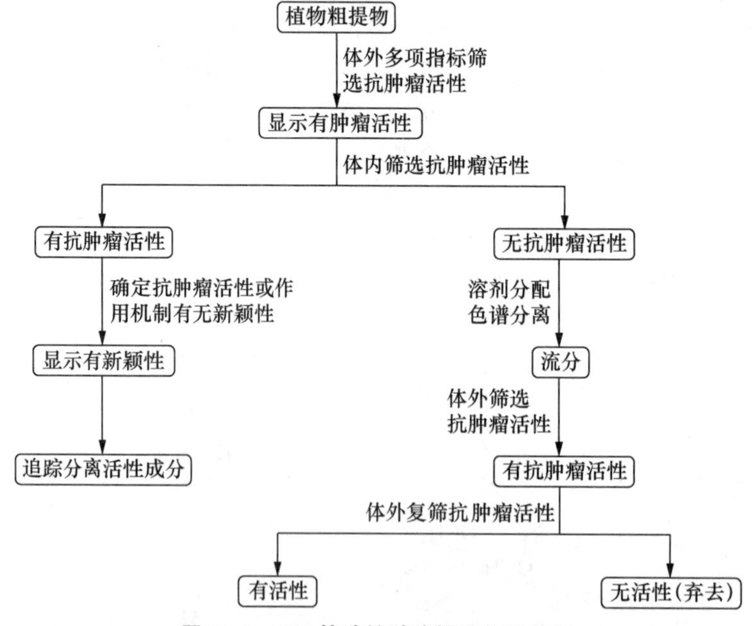

图 13-5　NCI 筛选抗肿瘤提取物流程图

的提取物及活性成分，进行新药研究开发。第二种是随机筛选，建立各种筛选系统，对样品进行多种生物学效应评价，如国家新药筛选中心，对一种样品进行多种筛选。虽然很多天然产物已经被筛选，但生命科学深入研究发现的新靶标，有助于天然产物库中分子的新用途与新功能的发现，并为其成为新的先导化合物与药物提供了可能。实验筛选需要制备样品并构建药物筛选方法，是现代药物开发中发现先导化合物最常用的方法之一。

（四）通过虚拟筛选发现药物

虚拟筛选（virtual screening）也称计算机筛选，是将药物筛选的过程在计算机上模拟（如利用分子对接软件模拟目标靶点与候选药物分子之间的相互作用），预测化合物的活性，发现活性分子（图13-6）。从原理上来讲，虚拟筛选分为基于受体的虚拟筛选和基于配体的虚拟筛选。基于受体的虚拟筛选，从靶蛋白的三维结构出发，研究靶蛋白结合位点的特征性质以及它与小分子化合物之间的相互作用模式，根据结合能等相关的参数，获得有潜力的活性分子，如分子对接技术。基于配体的虚拟筛选一般是利用已知活性的小分子化合物，根据化合物的形状相似性或药效团模型在化合物数据库中搜索能够与它匹配的化学分子结构，如药效团筛选。需要注意的是，虚拟筛选只是对化合物的活性做出预测，需要结合实验对这些挑选出来的化合物进行进一步的活性验证。

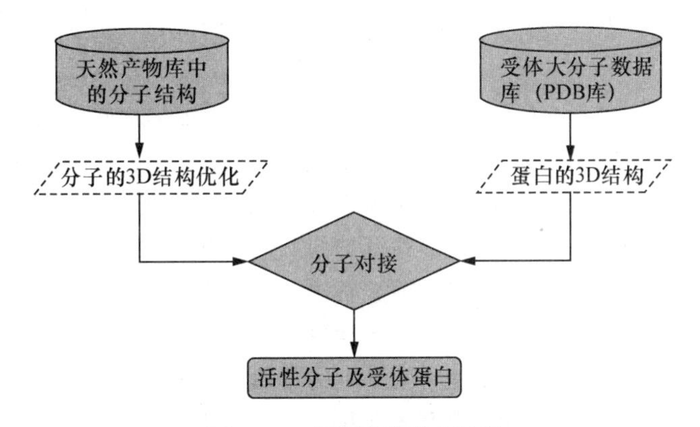

图13-6　虚拟筛选基本过程

（五）通过研究体内代谢过程发现药物

在药物体外的筛选过程中，有些药物本身并不具有很强的活性，进入体内后，在体内生理条件、肠道微生物等的影响下，发生生物转化，产生代谢产物，通过代谢产物发挥药效。因此，研究药物的体内代谢产物，并测试代谢产物活性，也是发现药物分子的线索与途径之一。近年来，新兴起的药物代谢组学研究药物本身的代谢变化，以及药物引起的内源性代谢物的变化，两者相结合系统全面地反映了体内生物化学过程和药物状态的变化，进而阐明了药物作用机制，揭示了药效基团作用于病变部位的本质过程。药物代谢研究对药物的发现有重要意义。例如，中药秦皮具有清热利湿的作用，在临床上具有较好的治疗痢疾的效果，其含有的主要成分秦皮素并无抗菌活性，但在体内秦皮素代谢为3，4-二羟基苯丙酸（图13-7），代谢产物3，4-二羟基苯丙酸的抗菌作用则优于氯霉素。

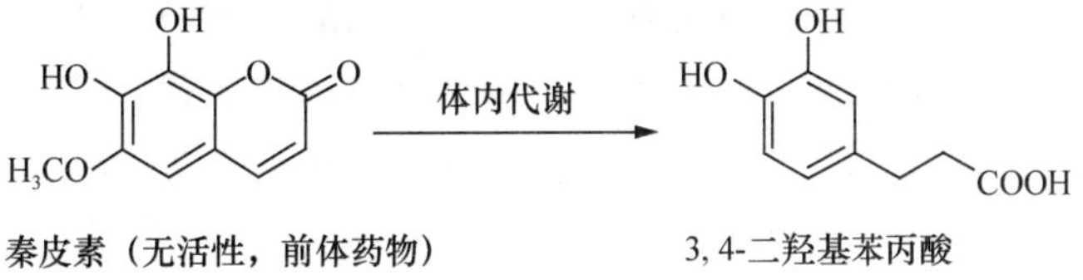

OH　HO　O　O　H_3CO　—体内代谢→　OH　HO　COOH

秦皮素（无活性，前体药物）　　3, 4-二羟基苯丙酸

图13-7　秦皮素的体内代谢

（六）基于天然药物活性成分的结构修饰发现药物

在以天然药物化学为支撑的天然药物与中药研究中，结合活性测试，发现很多活性天然产物，但这些活性天然产物往往存在一些问题，难以直接开发利用，如药效不理想，有一定的毒副作用，含量低，难以从天然原料中直接获得，结构复杂难以合成等。因此，我们只能以这些活性天然产物为基础，经过一系列的化学修饰或结构改造、构效关系等研究，进而发现高效低毒的活性化合物，并开发成新药。如多种植物中均存在的鬼臼毒素（podophyllotoxin），具有显著的抗肿瘤活性，但具有较大的毒副作用，限制了其临床应用。在对其进行构效关系、结构修饰研究后得到的化合物依托泊苷（etoposide）和替尼泊苷（teniposide），已经开发为抗肿瘤药物。

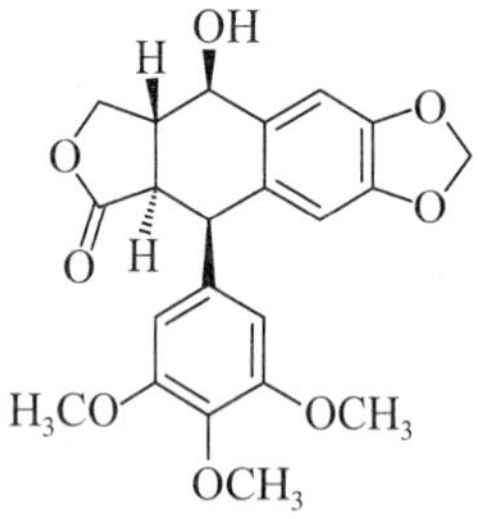

鬼臼毒素

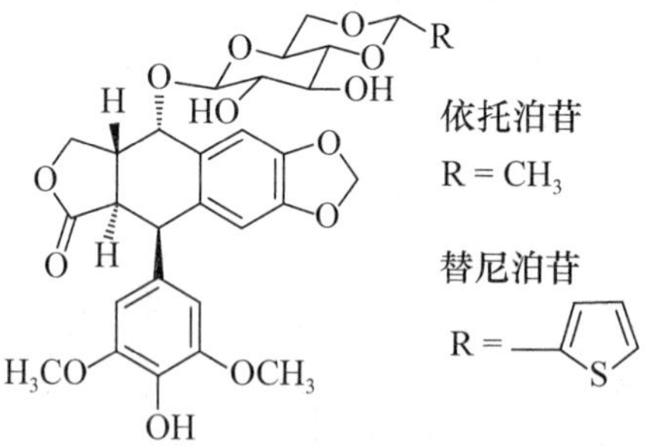

依托泊苷 $R = CH_3$

替尼泊苷 R =

自 19 世纪初发现植物中含有的活性成分具有与原植物相同的功效以来，天然药物研究在药物发现策略中一直具有重要地位。但在 20 世纪八九十年代，由于受组合化学（combinational chemistry）与高通量筛选（high through-put screening）的影响，天然药物研究曾一度进入低谷，很多制药公司放弃了天然药物相关的研究开发。遗憾的是，组合化学并没有给药物发现带来惊喜，受此影响，新药研发也因此进展缓慢或止步不前。基于此，具有结构与生物活性多样性优势的天然产物又重新受到重视。随着近年来提取分离和结构鉴定新技术的快速发展，微量的、结构新颖的活性天然产物不断被发现，以天然药物化学为基础的天然药物研发工作重新受到重视。各大制药公司也重新开始重视从天然产物中筛选发现先导化合物，认为天然产物仍然是开发新药（特别是发现新的药物先导化合物）的最重要源泉。现在组合化学应用的主要优势集中在先导化合物的优化方面。作为药物开发源头的先导化合物，如免疫抑制、肿瘤、心血管疾病及代谢疾病领域的药物开发，仍然很难从合成药物库中得到先导化合物。大自然创造的天然产物，往往具有难以想象的独特结构与生物活性，从天然产物中寻找发现先导化合物依然是一种很好的选择。

四、天然药物研究开发需要注意的问题

创新药物研发是一项综合性、系统性的工程，天然药物的研发也不例外。结合新药研发的过程，以中药、天然药物为基础的新药研发需要注意以下问题：

1. 原创药物的研发　在国家重大新药创制政策支持下，近年来我国天然药物、中药研制发展速度进一步加快。据统计，2011—2017 年中药新药注册申请数量达 628 件。虽然中药新药申请注册数量较多，但其中六类中药新药“未在国内上市销售的中药、天然药物复方制剂”申请数量约占总数的 70%，反映了我国中药新药基础研究相对较为薄弱，而中药基础研究相对薄弱是影响创新中药研究与开发的重要因素。一些申报中药新药的资料，只是单纯为了申报新药而申报，申报内容仅是简单的药效指标评价，缺乏深入的药效物质基础与作用机理研究。中药的疗效毋庸置疑，相对于药效物质基础，作用机理的阐明更需加强。深入研究中药的作用机理，不仅对于阐明受试药物的作用特点具有重要意义，而且对于进一步提升中药价值、发现活性成分、开发创新中药具有重要的指导作用。

2. 新药研发中的交流与合作　创新药物的研发是一个系统工程，新药研发具有高技术、高风险、高回报、知识密集型的特点，涉及化学、生物、医学、制剂、临床药学、药理、毒理等多学科领域。由于新药研发很复杂，因此新药研发需要多部门紧密配合、密切合作。我国现有的研发项目，往往不是以一个有机的研究整体进行的，而是分成若干部分，委托不同的研究单位完成，以发挥各单位的优势。在此过程中，化学研究与生物学研究要紧密配合，密切合作，切实解决研发过程中的问题，往应用的方向推进。

3. 天然产物的系统筛选　自20世纪80年代以来，天然药物化学研究取得长足的进步，新发现的天然产物数量以几何级数增加，结构多样性的天然产物为药物先导化合物的发现提供了来源。受制于分离得到的天然产物的量、活性筛选条件的限制，得到的天然产物往往只是进行了某方面的活性筛选，缺乏系统的生物学筛选与后续的跟进研究。所谓“活性成分研究”，多半只是将分离得到的化合物在测定结构之后，再送至有关活性筛选部门进行某种活性筛选，收效甚微，导致虽然发现获得的天然产物数量巨大，但没有发挥应有的价值。对此，在获得天然产物的量有限的情况下，应尽可能进行多方面的筛选，发现尽可能存在的生物学活性，重视天然化合物的实际应用价值，而不是仅仅满足于发现一些新化合物发表论文。

4. 体内活性的评价　随着生命科学的发展，器官、组织、酶、受体等很多体外活性筛选方法被建立，这些方法往往具有简易、快速、高效等特点，能快速筛选评价提取物、天然产物活性。但生物体是一个复杂的系统，受多种因素调节，体外筛选等非整体水平筛选，往往不能代表药物在体内的药效。药物疗效的发挥并不只取决于它与药物靶点等某部位的作用强弱，还与它的吸收、分布、代谢、排泄等有关。因此，在中药、天然药物研发过程中，得到的单体成分，往往由于含量较低不足以进行动物实验，但对原材料充足的提取物尽可能采用整体动物进行药效评价，研究药物的吸收、分布、代谢、排泄等，在获得药物的疗效等相关参数时，观察药物对整个机体的影响，进行相对全面综合的评价。

5. 微量成分的研究　常用的中药、天然药物经过数十年的天然药物化学研究，其含有的主要化学成分（含量相对较高）已基本清楚，但这些主要成分并不就代表中药的药效成分。除了主要成分，还有一些微量成分，过去这些微量成分由于技术限制，往往难以获得，但这些微量成分很有可能是活性成分或药效成分。新的提取分离方法的出现以及结构鉴定技术的快速发展，使得中药天然药物中微量成分的获取、鉴定与活性研究成为可能。微量成分往往具有新颖的结构与显著的生物活性，可能是中药发挥药效的重要或关键药效物质。如天麻、金银花等中药中含有的微量成分，具有与这些中药临床功效一致的药理活性。中药中微量成分的发现，对进一步阐明药效物质基础、研发单一成分药物等具有重要意义。

6. 新兴学科知识的应用　整体观念是中医药之精髓之一。中医药认为疾病是机体整体功能的失衡，用药是对整个机体的调节，从而调节失衡状态以恢复到平衡状态，但传统医学理论对作用机理的阐释很难被现代医学所理解与接受。系统生物学、网络药理学、生物信息学等新兴学科所倡导的多成分、多靶点及系统调控，与中医药的整体观不谋而合，系统生物学、网络药理学、生物信息学知识的引入，阐释了中药所包含的多成分作用于多靶点，进而调节机体平衡。此外，代谢组学、微生物组学，特别是肠道微生物组学，是近年来快速发展的学科，其研究揭示了肠道菌群调节机体内源性代谢小分子的动态平衡，与人体的多种疾病有密切联系。药物在体内的吸收、代谢等也与肠道微生物有密切关系。中药、天然药物的研究开发要借助这些相关学科的知识，为我所用，与时俱进，“汇今朝之科技，扬中药之精粹”。

第2节 天然药物中生物活性成分的研究方法

中药上千年的临床使用经验证明其有效性，但很多中药的药效物质基础并不清楚，这也是中医药难以走出国门的原因之一。对于中药活性成分的研究，通常有两种思路：

第1种思路是化学成分分离与生物活性测试分开进行，即先分离得到单体再进行活性测试。该种研究思路中分离与活性测试工作分开，活性测试在分离得到单体后进行，导致前期分离有一定的盲目性（不管是否有活性，均需要先得到纯品），如分离方法和手段选择不当，在分离过程中活性成分很容易丢失，特别是那些可能具有很强活性的微量成分。

第2种思路是化学成分分离工作与活性测试交替进行，即活性导向分离。这种活性导向分离，往往能够得到活性成分，但由于分离的每一步均需要活性监测，导致工作量加大、周期变长。

一、原生活性成分研究思路

中药、天然药物疗效的物质基础是其含有的活性成分。中药和天然药物中原生活性成分（区别于代谢后产生活性的成分）的研究一般分为下列五步进行：

第1步，选定天然药物。根据医学典籍记载、民间验方、临床用药经验或文献调研，选定需要开发的天然药物，并用动物实验等模型初步评价该药的药效，在开发前再次确认该药的开发价值，并确认所使用的活性测试模型与检测指标的合理性与可靠性。对于使用体内与体外相结合进行筛选的，还需确定在活性成分追踪分离中，所使用的体外活性测试方法及指标的合理性与可靠性，即体外测试方法与指标是否能反映该药的药效。

第2步，确定有效部位。根据原料药提取物中化学成分的性质，将其粗分成几个部分，按等剂量不等强度的原则对每部分均进行活性测试，确定有效部位。一般常用的方法是按化学成分极性大小，将粗提物依次用石油醚、二氯甲烷（或氯仿）、乙酸乙酯、正丁醇萃取，分为各个萃取部分。也可利用大孔树脂进行分段处理。然后对各部分分别进行活性测试，确定活性部位。需要注意的是，如果每部分均有活性，但活性均不强，则说明所采用的方法（萃取或大孔树脂分段等）欠合理，需要改用其他方法进行粗分，直到找到其中某一部分或几部分活性强、而剩余部分无活性或活性很弱为止。

第3步，活性导向分离。采用各种色谱方法和其他方法对活性部位进行分离，每次分离所得组分均需经过活性测试（此阶段一般采用合理可靠的体外方法进行活性测试），对于无效的组分常弃去不再研究，只研究那些有效或有活性的组分，直到追踪到活性单体成分。活性追踪分离或导向分离过程中，需要时时进行活性测试，因此要有药理工作者的配合，带来工作量及研究费用的增加，但采用这种方法可大大减少分离工作的盲目性，时时监测能及时发现在分离过程中造成的活性成分的丢失，特别是微量活性成分（微量成分往往活性很强）。

第4步，确定化学结构。根据理化性质、波谱数据、化学方法等确定单体成分的化学结构，对已明确化学结构的单体进行活性评价（确定化学结构一般不消耗样品，而进行活性评价则需要消耗样品，故先确定结构，后测试活性）。

第5步，确定有效部位含有的活性成分。结合有效部位、单体化合物的药效评价，确定有效部位所含有的活性成分。对于从活性部位得到的含量较高的单体成分，则较容易进行系统的药效评价，确定该单体成分是否能代表有效部位的药效以及进一步开发的价值。但多数活性成分在植物中的含量往往较低，最后分离得到的单体化合物的量不足以进行系统全面的药效评价，此时，结合有效部位与单体化合物的药效评价，进行相应的工艺研究（除掉无效成分，去粗取精），开发有效部位新药。

天然药物及中药中原生活性成分的研究过程如图 13-8 所示（供参考）。

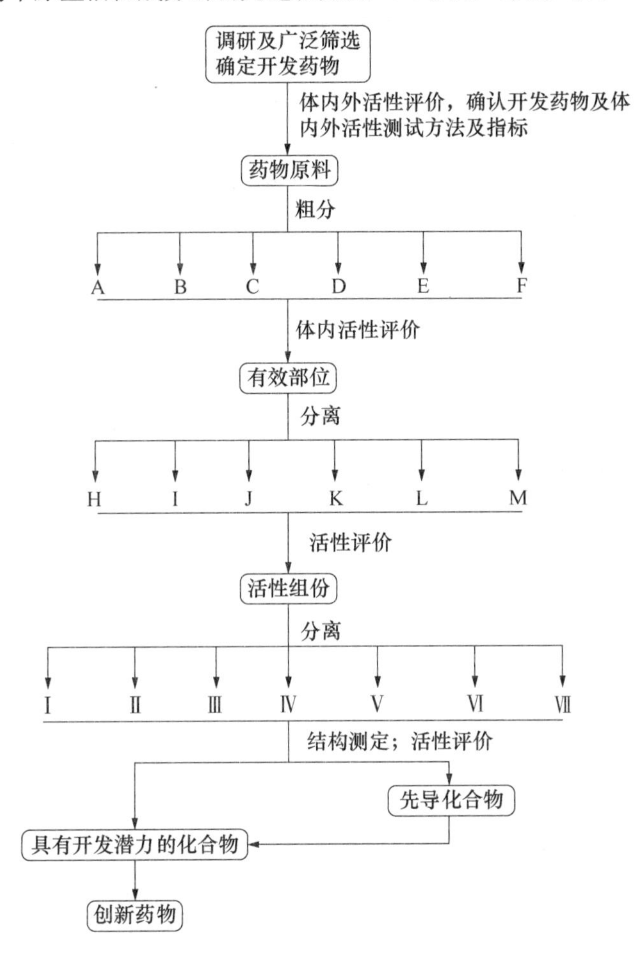

图 13-8 天然药物及中药中原生活性成分的研究过程

二、前体活性成分研究思路

对于一些临床疗效显著的传统方、民间验方，在采用活性追踪的方法进行活性成分研究的过程中，可能很难发现其中含有的活性成分。原因是多方面的，可能是分离方法不当造成活性化合物变化或分散，可能是选择的活性评价体系不够合理，也可能是各组分协同作用产生药效，还有一种可能则是药物在肠道菌群和肝脏酶的作用下，经体内代谢产生的代谢产物才是该药物在体内真正发挥药效的物质基础。如中药秦皮具有清热利湿的作用，在临床上具有较好的治疗痢疾的效果，其含有的主要成分秦皮素并无抗菌活性，但在体内秦皮素代谢为 3，4-二羟基苯丙酸，代谢产物 3，4-二羟基苯丙酸的抗菌作用优于氯霉素。这些成分实际上也是中药的有效成分，被称为前体活性成分。

对于天然药物中这类生物活性成分的研究，常采用体内代谢的方法进行，研究其动物体内的代谢产物，即将天然药物（既可以是天然药物中的某种成分，也可以是提取物）给药后，分别收集动物的粪便、尿样、胆汁等，然后采用各种提取分离方法提取、分离、纯化经动物代谢后的产物，并采用谱学等方法确定它们的化学结构，然后进行生物活性评价，对于有开发价值的化合物按照图 13-9 的方法进行进一步开发（供参考）。

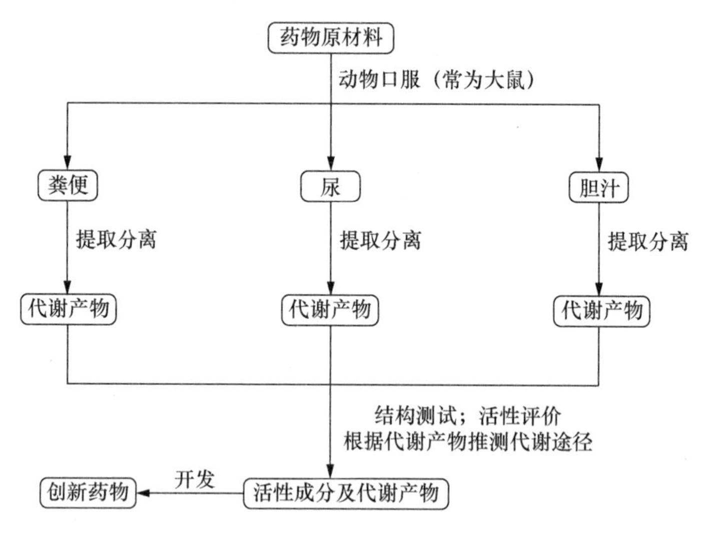

图 13-9　天然药物及中药中前体活性成分的研究

三、活性成分的结构优化

天然药物化学研究在揭示天然药物和中药的化学成分，阐明其药效物质基础的同时，活性成分的发现也为单一成分的创新药物研究提供了可能。在考虑对单一活性成分进行开发时，往往会遇到一些问题，如有的单一成分药效不理想或存在一些不良反应，如普鲁卡因；有的因理化性质不适合制成适宜的剂型使用，如青蒿素；有的化合物在植物中含量极低，原料药来源难以得到保障，如紫杉醇；这类具有一定的生物活性，但由于某些缺陷而无法将其开发成新药的，通常被称为药物先导化合物。对中药天然药物中活性成分（先导化合物）采用相应的技术进行结构优化，并对所获得的衍生物进行构效关系研究，进而开发出高效低毒、理化性质更优的创新药物，是新药开发的重要途径之一。

$OSi(C_2H_5)_3$　　DPC/DMAP　脱保护

合成的侧链　　保护的巴卡亭Ⅲ
巴卡亭Ⅲ和10-去乙酰基巴卡亭Ⅲ在植物中含量相对较高　　紫杉醇

对中药、天然药物中活性成分进行开发，最经典的例子是获得诺贝尔奖的青蒿素（artemisinin）。青蒿素是从菊科植物黄花蒿（*Artemisia annua* Linn.）的全草中分离得到的一种结构独特（含有过氧桥）的倍半萜类化合物，抗疟疾，具有高效低毒的特点。但其不溶于水，在油中溶解度也不大，生物利用度低，口服后大部分以原形排出，影响其治疗效果。为此，对青蒿素结构进行了一系列的结构修饰，结果发现分子中的过氧桥是其发挥抗疟活性所必须的。为克服上述缺点并尽可能提高抗疟活性，以还原青蒿素为基础，分别进行烷化、酰化及烷氧甲酰化，分别得到烷化还原青蒿素、酰化还原青蒿素及烷氧甲酰化青蒿素等衍生物，发现其中有多个化合物活性比青蒿素高出数倍。

在经过一系列药效、毒性及临床研究综合评价后，发现具有较好油溶性的甲基化还原青蒿素（蒿甲醚，artemether）对恶性疟疾疗效确切，其抗疟疾疗效是青蒿素的 14 倍，且复发率极低、副作用小，已开发成一类新药上市。

青蒿素 —$NaBH_4$→ 还原青蒿素 —ROH→ 蒿甲醚比青蒿素强14倍

青蒿素 —催化氢化→ 氢化青蒿素 无抗疟活性

还原青蒿素 —ClCOOR/吡啶→ 烷氧甲酰化还原青蒿素 比青蒿素强28倍

还原青蒿素 —$(RCO)_2O$或ROCl/吡啶→ 酰化还原青蒿素 比青蒿素强31倍

四、天然药物和中药有效部位的研究

天然药物的开发，除了以发现的单体活性成分为基础的新药开发外，将天然药物特别是中药中的有效部位开发成新药，也是我国创新药物研究的重要方向和途径。有效部位药物不仅仍然具有传统中药多成分、多靶点、多途径协同作用发挥药效的特点，而且经过“去粗取精”，药效增强、服用剂量降低、化学成分相对清楚、质量稳定可控，如丹参有效部位的开发。

丹参为唇形科鼠尾草属植物丹参（*Salvia miltiorrhiza*）的干燥根及根茎，具有活血祛瘀、通经止痛、清心除烦、凉血消痈之功效。经过天然药物化学和药理学的研究表明，丹参中的水溶性成分丹参酚酸是有效部位，丹参酚酸主要包括丹参素、迷迭香酸、丹酚酸 A、丹酚酸 B 等，具有明显的抑制血小板聚集、抗凝血、抗氧化作用，并且能够抗动脉粥样硬化，对心肌缺血再灌注损伤也具有保护作用。丹参总酚酸提取物作为有效部位新药，已成为《中华人民共和国药典》（2010 年版）收藏品种，其制法流程如图 13-3 所示。结合中药的传统功效，寻找发现有效部位，并阐明主要药效成分与作用机理，进而开发有效部位新药，符合中医药多成分、多靶点的特点，有利于中药走向国际主流医药市场，是天然药物研究开发、走向国际市场的重要途径。

第3节 天然药物研究与开发实例

一、青蒿素

青蒿素（arteammuin，artemisinin）源于中国传统中药青蒿，是20世纪中国贡献给世界的唯一一类新药，屠呦呦也因此获得了2015年诺贝尔生理学或医学奖。

1. 青蒿素的发现 青蒿为菊科植物黄花蒿 *Artemisia annua* L. 的干燥地上部分，秋季花盛开时采割，除去老茎，阴干。青蒿味苦、辛、性寒，归肝、胆经，具有清虚热，除骨蒸，解暑热，截疟，退黄之功效。青蒿之名始见于《五十二病方》，《神农本草经》名草蒿，青蒿为其别名，列为下品。东晋葛洪所著《肘后备急方》始载“青蒿一握，以水二升渍，绞取汁，尽服之”治寒热诸症，是历史上最早记载青蒿具有抗疟疾功效。其间各代，如宋《圣济总录》有“青蒿汤”，元《丹溪心法》有“截疟青蒿凡”，明《普济方》有“青蒿散”和“祛痰神应丸”等，皆以青蒿复方配伍治疗疟疾。《本草纲目》以后，清《温病条辨》和《本草备要》也都有青蒿抗疟的记载。

1964年越南战争爆发，当时恶性疟疾流行猖獗，而且对奎宁及奎诺酮类抗疟药物如氯喹（chloroquine）等普遍出现了耐药性，平民与军队的患病人数猛增。1967年北京“5·23抗疟计划”付诸实施，在全国多个研究单位协作下，组织植物化学与药理学等专业200多人，搜寻对抗耐氯喹恶性疟疾的新药。屠呦呦等追索我国历代抗疟方剂，用约200种草药制成380多种抽提物，再筛查抽提物对小鼠疟疾模型的疗效。最后确定，在60℃用乙醚萃取中药黄花蒿所得第191号中性抽提物，对感染鼠疟的小鼠和感染猴疟的猴子以及21例恶性疟、间日疟患者均能奏效。1972年11月，从该抽提物分离出一种具有显著抗疟活性，相对分子质量282的无色结晶，命名为青蒿素。

2. 青蒿素的临床用途 青蒿素属于一种新型的倍半萜内酯，是继乙氨嘧啶、氯喹、伯喹之后最有效的抗疟特效药，尤其是对于脑型疟疾和抗氯喹疟疾，具有速效和低毒的特点，在全球抗击疟疾进程中发挥了重要作用，尤其在疟疾重灾区非洲，青蒿素拯救了上百万人的生命。青蒿素不仅可以抗寄生虫（包括疟原虫和血吸虫），还具有显著的抗炎、调节免疫和抗肿瘤等多方面的药理作用。

3. 青蒿素的结构修饰 青蒿素在水和油性溶剂中均难溶解，难以直接用于临床治疗。对青蒿素进行化学结构修饰，以硼氢化钠或硼氢化钾还原，保留了抗疟活性必须的过氧基，得到药效更高、毒性更小的衍生物二氢青蒿素（dihydroqinghaosu）。以二氢青蒿素为底物，进一步进行结构修饰，合成主要包括醚类、酯类、碳酸酯类的一系列青蒿素类衍生物，其中蒿甲醚（artemether）和青蒿琥珀酸单酯（青蒿琥酯，arteannuinum succinate）是比较有代表性的两种青蒿素类衍生物，现已广泛用于临床，成为中国为数不多的进入国际主流市场的药物。蒿甲醚脂溶性好，临床上制成油针剂或口服片剂；青蒿琥珀酸单酯钠盐，水溶性较好，临床上多制成粉针剂。

二、喜树碱

喜树碱（camptothecin，CPT）是一种修饰的单萜吲哚类生物碱，是从我国特有的珙桐科植物喜树（*Camptotheca acuminate*）中分离得到的具有很强抗癌活性的天然化合物。其有效的抗癌能力及独特的抗癌作用机理引起科学界极大兴趣。

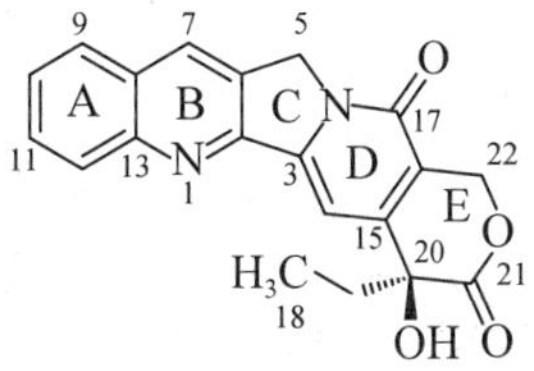

喜树碱

1. 喜树碱发现　喜树是我国特有的一种高大落叶乔木，属山茱萸目珙桐科，广泛分布于长江流域及西南各省区。1966年，美国的Monroe E. Wau首次从喜树茎的提取物中分离出喜树碱。喜树碱分子中有4个六元环和1个五元环，且在E环有1个手性碳原子（C-20，S构型）。喜树中全株均含有CPT，但各器官含量差异较大，含量最高的器官是幼叶，达到了干重的0.4%，分别是种子与树皮中含量的1.5倍和2.5倍。

2. 喜树碱的临床用途　喜树碱是目前生物碱类抗肿瘤药物中药效最好和研究较多的药物，对膀胱癌、消化道癌、白血病等都具有明显的作用。喜树碱具有独特的抗肿瘤作用机制，能够通过抑制拓扑异构酶I的合成而起到抗肿瘤作用。实验证明，喜树碱对多种动物肿瘤有抑制作用，与常用抗肿瘤药物无交叉耐药。

3. 喜树碱结构修饰　天然喜树碱水溶性极差，且具有骨髓抑制和尿血等毒副作用，导致其在临床中使用受到限制，因此对喜树碱的分子修饰及剂型改造是研究热点。喜树碱为五环结构，由共轭吡啶环、吡咯喹啉环和六元羟基内酯环组成，其中20（S）-羟基、E环的α-羟基内酯环和D环的氢化吡啶酮是保持活性的必要结构。喜树碱的分子改造大多是在C-7、C-9、C-10位进行基团修饰，以增加喜树碱的稳定性及改善药物的溶解性。研究发现在10位或是20位修饰的喜树碱衍生物均能有效提高内酯环的稳定性。

10-羟基喜树碱已在我国上市，用于治疗结肠癌等消化道系统肿瘤。伊诺替康（irinotecan）和拓扑替康（topotecan）是已经被FDA批准上市的两种喜树碱类抗肿瘤药。拓扑替康作为治疗小细胞肺癌和卵巢癌药物被葛兰素史克公司推向市场，伊诺替康作为治疗结肠癌药物被辉瑞公司推广。拓扑替康为半合成水溶性喜树碱衍生物，它的广谱抗癌活性比喜树碱高，其毒性反应骨髓抑制作用也较喜树碱小。

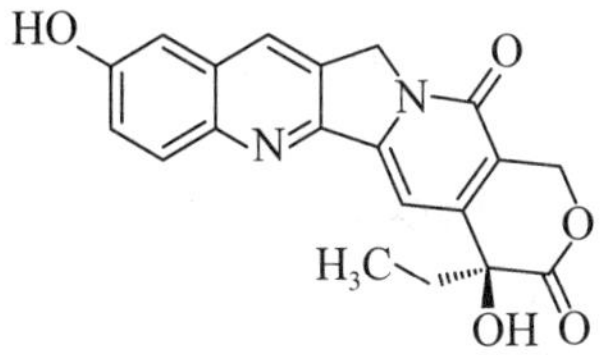

10-羟基喜树碱 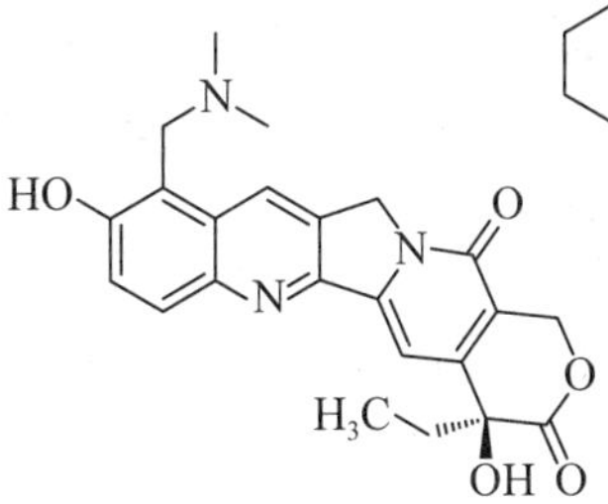　　拓扑替康 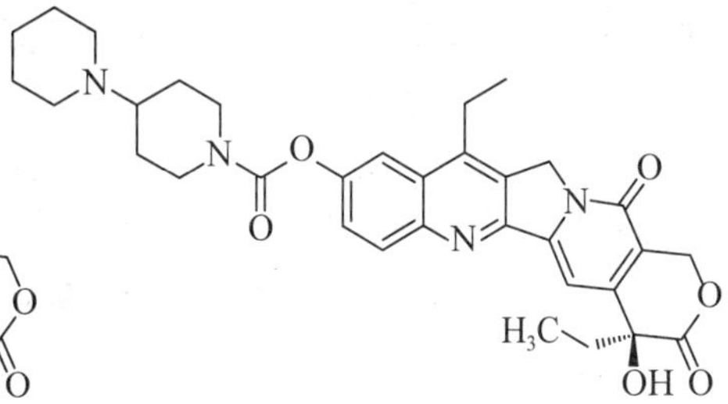　　伊诺替康

三、吗啡

吗啡（morphine）是一种经典的镇痛药物，属于吗啡烷类生物碱，具有悠久的药用历史。

1. 吗啡的发现　吗啡来源于罂粟科植物罂粟 *Papaver somniferum* L.中，1806年塞纳特从鸦片第一次分离得到纯品，以睡梦之神莫菲斯（morphine）的名字将其命名为吗啡。

2. 吗啡的临床用途　吗啡作为外源性镇痛物质，是治疗癌痛的重要药物。它主要作用于阿片μ受体，通过兴奋尾核神经元的电压门控钾离子通道，抑制部分电压门控钙离子通道，使细胞膜超极化，降低神经元兴奋性，使神经元轴突末梢神经递质释放减少，从而阻断神经冲动的传递，从而起到镇痛作用。吗啡还可作用于海马神经元，导致其兴奋性突触后电流增加，并使抑制性突触后电流降低，兴奋突触后抑制性神经元，对其后参与痛觉信号传递的神经元起抑制作用，最终取得镇痛效果。

此外吗啡还具有精神作用、镇静作用、呼吸抑制作用、催吐作用、心血管作用、缩瞳作用及镇咳作用等。

3. 吗啡的结构修饰 为了降低吗啡成瘾性、耐受性等副作用，对吗啡进行结构修饰。经过吗啡和其衍生物镇痛药的结构分析，发现其结构中芳环与特定构象的哌啶环相连接构成了镇痛作用的活性中心。由此为发现更多高效、无成瘾性，低毒副作用的吗啡类镇痛药提供了可能性。纳洛酮（naloxone）、哌替啶（pethidine）、芬太尼（fentanyl）、曲马多（tramadol）、美沙酮（methadone）等都是比较有代表性的衍生物。纳洛酮是吗啡14位和17位上衍生的产物，是吗啡受体的纯拮抗剂，可作为吗啡类药物中毒的解毒剂。

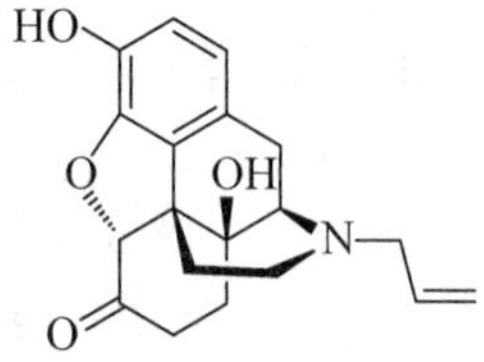

纳洛酮 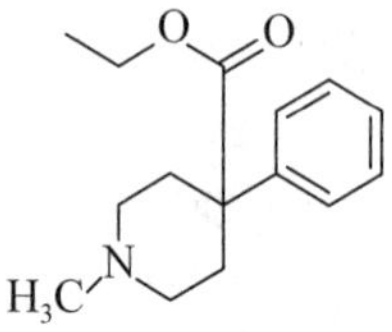　　哌替啶 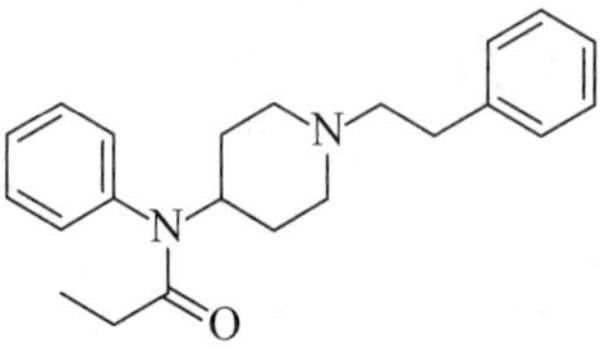　　芬太尼 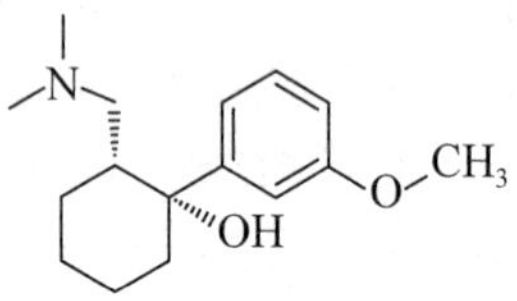　　曲马多

四、长春碱类

1. 长春碱类的发现 长春花为夹竹桃科长春花属植物长春花 *Catharanthus roseus*（L.）G. Don. 的全草，可用于止血、止痛、清洗伤口，治疗坏血病和控制糖尿病。20世纪50年代中晚期，Beer等分别从长春花中提取并发现了长春碱（vinblastine）和长春新碱（vincristine），它们是在从植物中寻找降血糖成分时偶然发现的，与此同时还发现了2个具有抗癌活性的生物碱成分vinleurosine和vinrosidine。自证实此类化合物具有抗肿瘤活性以来，现已正式用于临床的有长春碱、长春新碱、长春地辛（vindesine）及长春瑞宾（vinorelbine）。处于临床研究的还有长春氟宁（vinflunine）、长春甘酯（vinglycinate）及脱水长春碱（anhydrovinblastine）。长春碱类抗肿瘤药物属于双吲哚类生物碱，即由吲哚（上半部分的长春质碱环）和双氢吲哚（下半部分的文多灵环）通过C-15-C-18′连接构成，到目前为止从长春花中已经分离得到的吲哚类生物碱有70余种。

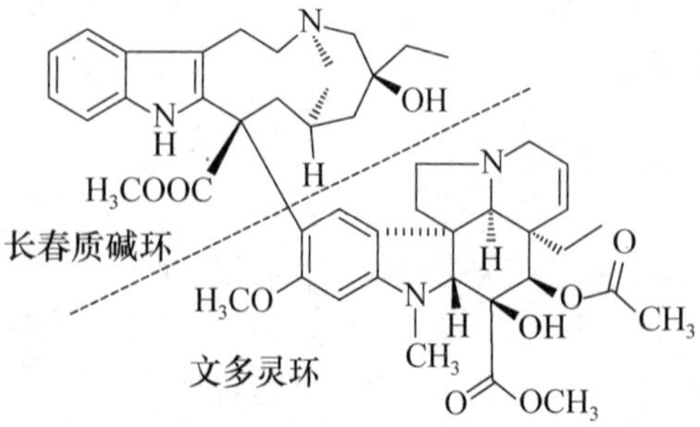

长春碱 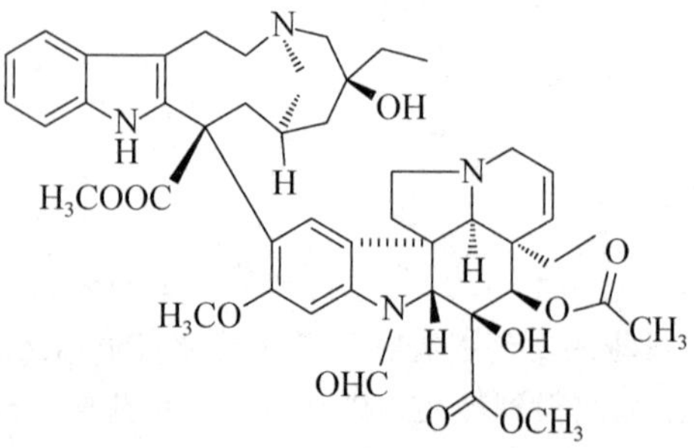　　长春新碱

2. 临床用途　从长春花植物中分离的生物碱，多具抗肿瘤作用，其中以长春碱、长春新碱最有价值，已应用于临床。两者化学结构极相似，但抗瘤谱不尽相同，两药间无交叉抗药性。长春碱在临床上对何杰金氏病、绒毛膜上皮癌疗效较好，对急性白血病、乳腺癌、卵巢癌、睾丸癌、头颈部癌、口咽部癌等均有一定的疗效。长春新碱临床用途较为广泛，主要用于治疗急性淋巴细胞白血病、何杰金及非何杰金淋巴瘤，也用于乳腺癌、支气管肺癌、软组织肉瘤及神经母细胞瘤等，但长春新碱对神经系统及注射局部正常组织刺激性大，限制了其在临床上的使用。

研究表明长春碱类药物可干扰细胞周期的有丝分裂阶段（M期），从而抑制细胞的分裂和增殖。其细胞毒性是通过与微管蛋白结合实现的，它们在微管蛋白二聚体上有共同的结合位点，可抑制微管聚合，妨碍纺锤体微管的形成，从而使分裂于中期停止，阻止癌细胞分裂增殖。

除了抗肿瘤作用外，长春碱类还具有抗菌等其他作用。

3. 结构修饰　长春碱类药物具有较强的抗肿瘤药理活性，但也存在细胞毒性强及水溶性差等问题。因此降低毒副作用和保持其原始药理活性是长春碱类药物结构修饰中优先考虑的基本原则。长春质碱环的C环和D环适当修饰可表现出明显的抗肿瘤活性。对文多灵环的结构修饰主要集中在G环。大多数C-3酰胺和C-3联胺衍生物具有抗肿瘤活性，与此相连的官能团常含有亲水基团或能提供与某一特定肿瘤组织作用的官能团。长春瑞滨是对长春质碱环部分的修饰产物，于90年代初投入临床使用，临床上主要用于治疗非小细胞肺癌、乳腺癌等肿瘤。

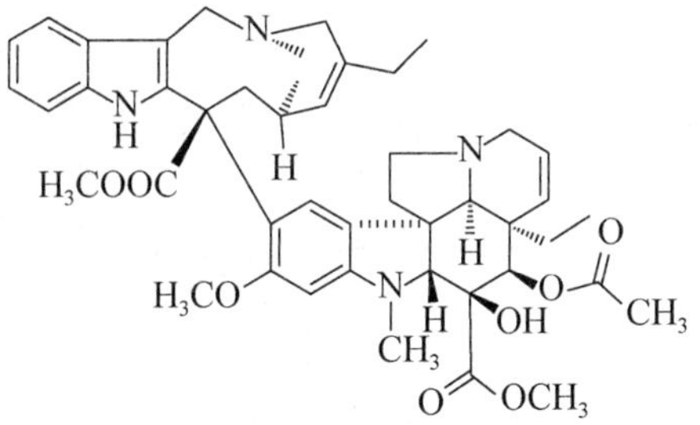

长春瑞滨

五、鬼臼毒素

1. 鬼臼毒素的发现　鬼臼毒素（podophyllotoxin），属于芳基四氢萘内酯类木脂素，主要来源于小蘖科鬼臼属植物的根和茎。早期的时候，从鬼臼属植物桃儿七根和茎中的乙醇提取物中得到鬼臼树脂，用作抗蠕虫药和泻药以及一些毒物的解毒剂。

2. 临床用途　鬼臼毒素临床上作为一种抗肿瘤药物，具有显著的疗效，通过抑制微管聚合和抑制拓扑异构酶II的活性等而起到抗肿瘤作用。

3. 结构修饰　由于鬼臼毒素具有较强的毒性作用，限制了其在临床中的使用，通过对其进行结构修饰，合成了一系列具有抗肿瘤活性且毒副作用较小的化合物。依托泊苷（etoposide）和替尼泊苷（teniposide）是临床上较有代表性的鬼臼毒素衍生物抗肿瘤的药物，于20世纪70年代开始投入临床。近年来，对鬼臼毒素的构效研究也取得了较大的进展，GP-11、NK-611、TOP-53、NPF、GL-331等作为抗肿瘤新药已进入临床研究。研究表明，磺胺基的引入可能会提高鬼臼毒素类药物的抗耐药性。取代苯环二噻环己烷戊酰基的鬼臼毒素衍生物，可以选择性抑制肿瘤细胞而对正常细胞无毒性。

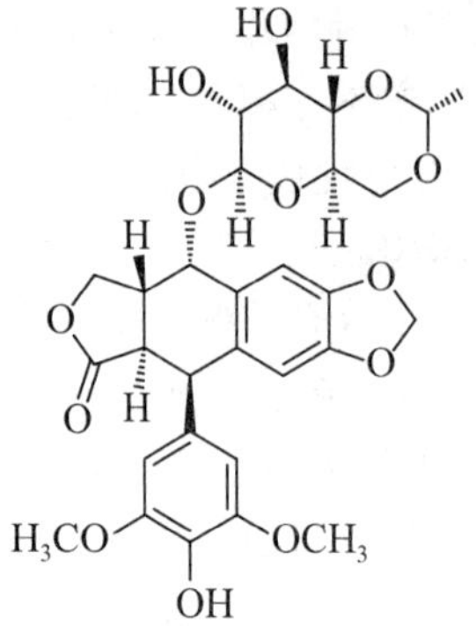

依托泊苷 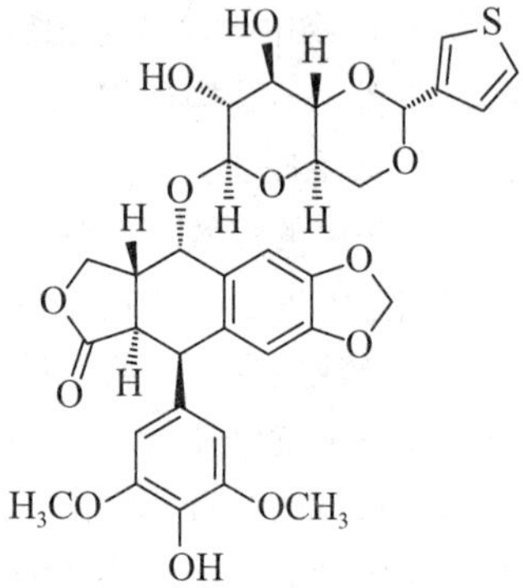　　替尼泊苷

六、强心苷类化合物

1. 强心苷类植物来源　从毛地黄中分离得到多种具有正性肌力作用的强心苷类化合物，临床上应用于治疗充血性心力衰竭及节律障碍等心脏疾病，如毛地黄苷C（lanatoside C）、毛地黄毒苷（digitoxin）、异羟基毛地黄毒苷（地高辛，digoxin）等。

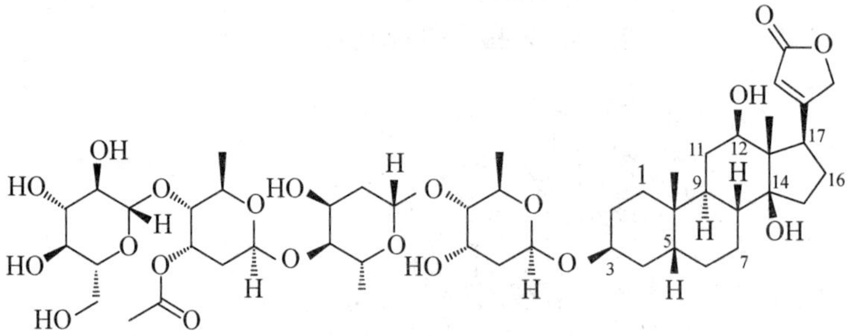

毛地黄苷C

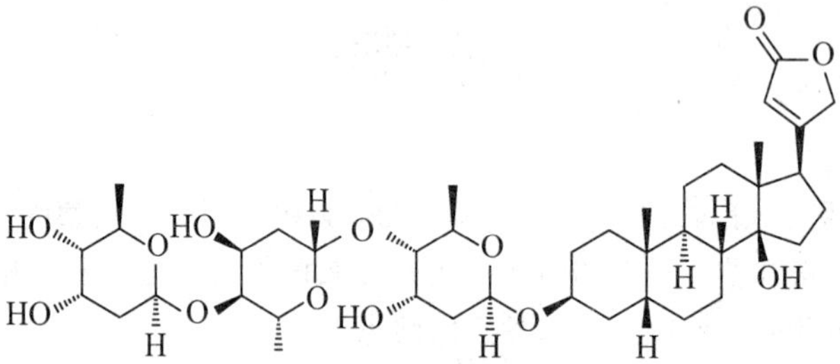

毛地黄毒苷

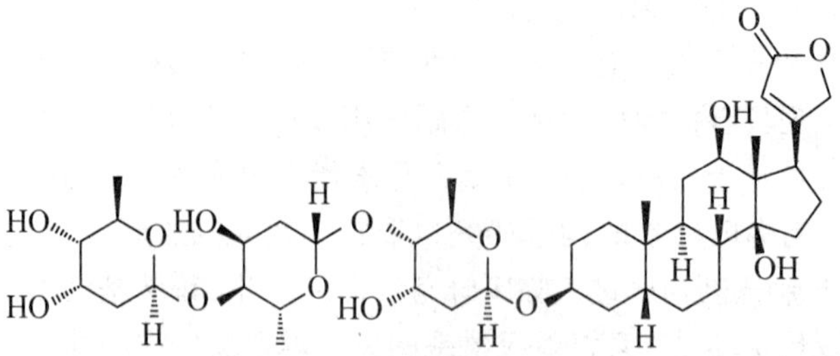

异羟基毛地黄毒苷（地高辛）

2. 临床作用　毛地黄苷C亲水性强，临床上制成注射剂。毛地黄毒苷亲脂性强，临床上多口服用于治疗慢性病。异羟基毛地黄毒苷由于在苷元C-12位上有羟基的存在，其脂溶性降低，水溶

性增强，制成注射剂用于治疗急性病例，药效快，副毒作用小。

3. 结构修饰　毛地黄中强心苷成分结构改造的主要目的是改善其溶解性和降低其毒性，如毛花苷丙（deslanoside），较毛地黄苷C糖基链上少了一个乙酰基，亲水性增强，药效高，毒性小，为一速效强心药。羟基毛地黄毒苷强心作用与地高辛等基本相同，并且由于C-16位上羟基的存在，使其神经毒性较小。为克服羟基毛地黄毒苷几乎不溶于水及难以口服吸收的缺点，对羟基毛地黄毒苷进行结构修饰，将其糖基上的羟基乙酰化，得到五乙酰羟基毛地黄毒苷，临床试验证实其糖基乙酰化产物五乙酰羟基毛地黄毒苷具有适应性好、副作用小和生物效应快等优点。

七、达格列净

达格列净（dapagliflozin）是于2014年经FDA批准上市的一类抗糖尿病的新药，其前体化合物为根皮苷（phlorizin）。

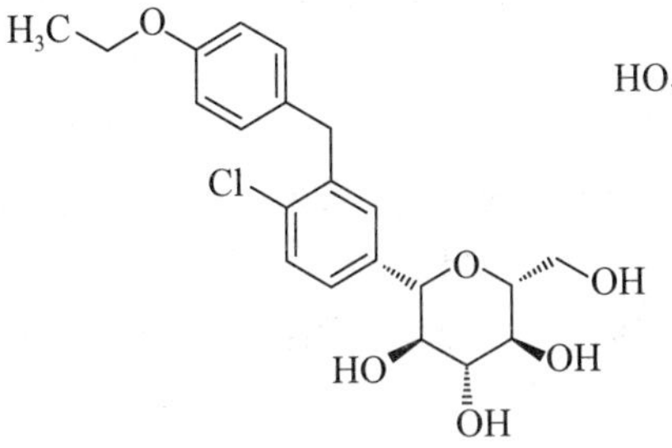

达格列净 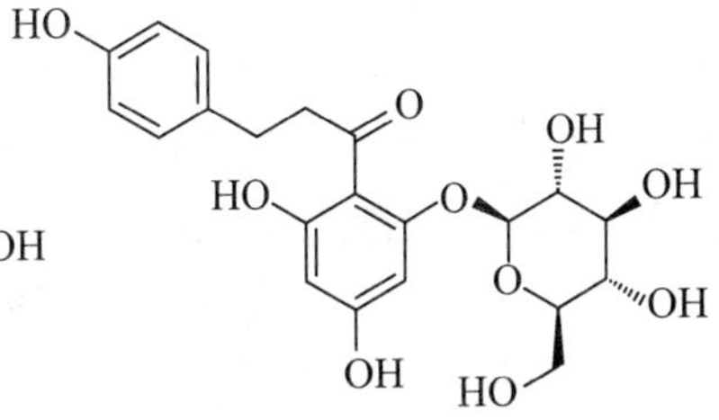　　　　根皮苷

1. 根皮苷的发现　根皮苷是一种二氢查尔酮类物质，主要存在于蔷薇科植物的果实中，具有抗肿瘤、抗氧化、降血糖等生物活性。由于根皮苷高度选择性、竞争性地抑制2型和1型钠-葡萄糖协同转运蛋白（SGLT2和SGLT1）对葡萄糖分子运输的双重活性，使得其降血糖作用被受到强烈关注。但是由于根皮苷在胃肠道中不稳定，*O*-苷键易被断裂而使根皮苷水解，其生物活性降低甚至失效，因而不能直接作为口服药物使用。以根皮苷为先导化合物进行结构改造，使糖基经C-C键与苷元相连，增强了稳定性，由此开发出降血糖药物达格列净（dapagliflozin）。

2. 达格列净的临床用途　达格列净是一个稳定的、可逆的并具有高度选择性的钠-葡萄糖协同转运蛋白2（SGLT2）抑制剂。SGLT2是肾对葡萄糖重吸收过程中的一种重要转运蛋白，相对于在小肠中葡萄糖重吸收的转运蛋白SGLT1，DGZ对于SGLT2的选择性比SGLT1的选择性高1000～3000倍。

达格列净作为一种新型的降糖药物，可通过增加尿糖排泄的方式起到降糖作用。由于糖的排出增多，使自身糖原或者脂肪分解，导致体重减轻，胰岛素敏感性增加，同时由尿量增加可由轻微减压作用，使得达格列净成为代谢综合征的理想药物。

八、阿维菌素

1. 阿维菌素的发现　阿维菌素（avermectin）是1975年从阿维链霉菌 *Streptomyces avermectinius* 中分离得到的十六元环大环内酯类聚酮化合物。阿维菌素包含8个组分：有4个较多的组分（80%～90%）A1a、A2a、B1a和B2a，还有4个较少的组分（10%～20%）A1b、A2b、B1b和B2b，其中量最高和活性最强的是阿维菌素B1a。2015年，日本科学家Satoshi Omura（大村智）、爱尔兰科学家William C. Campbell因研发抗寄生虫特效药物阿维菌素（avermectin）和伊维菌素（ivermectin）做出的巨大贡献与发现青蒿素的我国科学家屠呦呦共同分享了当年度的诺贝尔生理学或医学奖。

2. 临床作用 作为一种绿色生物农药，阿维菌素是一种被广泛使用的农用或兽用杀菌、杀虫、杀螨剂，也称阿灭丁。阿维菌素是神经递质 γ-氨基丁酸（gamma-amino butyric acid，GABA）激活剂，能够阻断寄生虫神经信号传递，使其麻痹致死；同时阿维菌素能够作用于寄生虫谷氨酸门控氯离子通道，通过阻碍其中枢神经系统的谷氨酸门控氯离子通道（glutamate-gated chloride channels），导致大量氯离子流入中枢神经细胞，影响中枢神经递质传递，引发麻痹最终死亡。

在人类疾病防治中，伊维菌素（ivermectin）成功将非洲西部因盘尾丝虫（onchocerciasis）引发的河盲症（river blindness）彻底根治。对于感染淋巴丝虫病（lymphatic filariasis，又名象皮病）的患者，伊维菌素也有明显的改善作用。

3. 结构修饰 阿维菌素不仅是一个优异的产品，而且还是一种宝贵的资源，以它为母核，可用最短的时间、最少的费用开发出更多、更好的新产品。通过对阿维菌素的结构修饰，相继开发的产品有伊维菌素（ivermectin 或 22，23-dihydroavermectin）、埃玛菌素（emamectin，又称甲氨基阿维菌素）、乙酰氨基阿维菌素（eprinomectin）、多拉菌素（doramectin）等。伊维菌素为阿维菌素 B1a 和 B1b 的 C-22，23 双键还原产物，其中双氢 B1a≥80%，双氢 B1b≤20%。实验发现，还原产物伊维菌素比阿维菌素具有更广谱抗虫活性与更高安全性。早在 1981 年，伊维菌素的年销售额就达到了 10 亿美元，创单项兽药销售收入最高记录。多拉菌素为 20 世纪 90 年代研制的新一代大环内酯类抗生素。它是以环已烷羧酸为前体，通过基因重组的阿维链霉菌新菌株发酵后提取得到，结构上可认为是阿维菌素 B1a 的 C-25 位短碳链的环已烷取代产物。多拉菌素是目前治疗和预防体内线虫和体外寄生虫（节肢动物）感染效果最好的抗寄生虫药物之一。

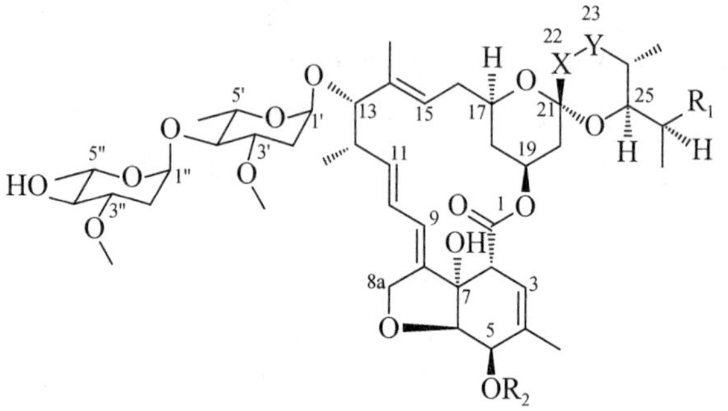

阿维菌素	R_1	R_2	X-Y
A1a	C_2H_5	CH_3	CH=CH
A2a	C_2H_5	CH_3	CH_2-CH（OH）
B1a	C_2H_5	H	CH=CH
B2a	C_2H_5	H	CH_2-CH（OH）
A1b	CH_3	CH_3	CH=CH
A2b	CH_3	CH_3	CH_2-CH（OH）
B1b	CH_3	H	CH=CH
B2b	CH_3	H	CH_2-CH（OH）

阿维菌素

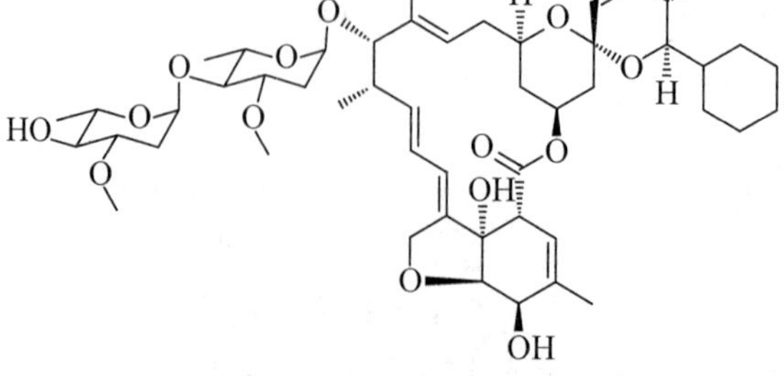

多拉菌素

九、海洋药物类

海洋生物种类繁多，海洋天然产物丰富、活性广泛，使得对海洋天然药物的研究和开发成为近年来各国研究的热点，海洋生物医药具有巨大的经济前景和科研前景。中国虽然对海洋天然药物的研究起步较晚，但是也已取得了巨大的成就。从海洋生物中开发的多种药物现已在国际上上市或正处于临床研究。

对海洋天然药物的研究主要包括抗肿瘤药物的研究、抗病毒药物的研究、抗菌药物的研究、心脑血管系统药物的研究和中枢系统药物的研究。头孢菌素 C（cephalosporin C）属于β-内酰胺类抗生素，是最早开发的海洋药物之一，现已开发成头孢类抗菌药物如先锋霉素等。研究者从海洋生物海绵中分离得到一种非甾体含氮化合物阿糖核苷，并以此为先导化合物，合成抗癌药阿糖胞苷。角鲨胺（squalamine），临床上用于治疗细菌感染，是 Zasloff 博士于 1993 年首次从黑缘刺鲨 *Centrophorus atromarginatus* Garman 的肝脏组织中分离得到。Carragelose 是由德国 Marinomed 公司研发的一种创新型抗病毒鼻腔喷剂，作为非处方药在欧盟上市，其来源于红藻科植物红色海藻，可抑制病毒附着和进入细胞、减少病毒的复制、缓解病毒引起的症状。

头孢菌素 C

角鲨胺

参 考 文 献

陈洪超，付铁军，刘忠荣，等，2005. 地奥心血康中的两个新甾体皂苷［J］. 化学学报，63（9），869-872.

崔岚，王平全，2000. 抗肿瘤药物喜树碱衍生物的研究现状及前景［J］. 中国药房，11（1），42-43.

代鲁平，宋春霞，邵先祥，等，2010. 抗癌药物喜树碱类衍生物的研究进展［J］. 中国药学杂志，45（23），1813-1815.

董建勇，2011. 天然药物化学［M］. 杭州：浙江大学出版社.

杜武勋，朱明丹，肖学风，等，2013. 复方中药药效物质基础研究及其今后应该注意的问题［J］. 时珍国医国药，2013，24（3），692-694.

付炎，王于方，李力更，等，2017. 天然药物化学史话：阿维菌素和伊维菌素［J］. 中草药，48（17）：3453-3462.

郭宗儒，2012. 天然产物的结构改造［J］. 药学学报，47（2），144-157.

郭宗儒，2015. 由根皮苷到坎格列净的上市［J］. 药学学报，50（5），633-634.

荆文光，2010. 黄山药化学成分和质量标准研究［D］. 北京：中国中医研究院.
孔令义，2018. 天然药物化学［M］. 北京：化学工业出版社.
李春杰，谷莹，韩应许，等，2003. 喜树碱及其衍生物的研究进展［J］. 中国药物化学杂志，13（5）：306-310.
李学钊，刘根新，王治仓，等，2015. 多拉菌素研究进展［J］. 中国兽医杂志，51（8）：58-61.
刘志华，孙晓波，2012. 网络药理学：中医药现代化的新机遇［J］. 药学学报，47（6），696-703.
裴月湖，娄红祥，2016. 天然药物化学［M］. 北京：人民卫生出版社.
阮汉利，张宇，2016. 天然药物化学［M］. 北京：中国医药科技出版社.
孙继鹏，易瑞灶，吴皓，等，2013. 海洋药物的研发现状及发展思路［J］. 海洋开发与管理，2013，30（3）：7-13.
屠呦呦，2016. 抗击疟疾：葛洪的启发，青蒿素的发现与应用［J］. 前进论坛，10：14.
王存英，潘显道，魏贤勇，2004. 抗肿瘤药长春碱衍生物构效关系的研究进展［J］. 医学研究通讯，33（4）：38-40.
王莉莉，周应军，2006. 抗癌物质鬼臼毒素及其衍生物研究进展［J］. 国外医药：植物药分册，21（1）：6-9.
王汝琳，2018. 2011—2017年中国中药新药注册申请分析［J］. 中国现代中药，20（7）：910-914.
王思明，王于方，李勇，等，2016. 天然药物化学史话：来自海洋的药物［J］. 中草药，47（10），1629-1642.
王燕，乔善义，MLINSKI T F，等，2009. 海洋天然产物的药物开发［J］. 国际药学研究杂志，36（4）：307-309.
徐丽婷，谢华，2002. 羟基喜树碱的药理作用及临床应用［J］. 医药导报，2002，21（5）：302.
杨晓春，吴镭，2000. 天然药物化学研究在我国新药创制中的作用［J］. 中国新药杂志，9（6），361-363.
DENIS J N，GREENE A E，GUENARD D，et al，1988. Highly efficient，practical approach to natural taxol［J］. J Am Chem Soc，110（17）：5917-5919.
GERWICK W H，FENNER A M，2013. Drug discovery from marine microbes［J］. Microbial Ecology，65（4），800-806.
GORDALIZA M，GARCÍA P A，DEL CORRAL J M，et al，2004. Podophyllotoxin：distribution，sources，applications and new cytotoxic derivatives［J］. Toxicon，44（4），441-459.
IMBERT T F，1998. Discovery of podophyllotoxins［J］. Biochimie，80（3），207-222.
LIN H Y，LI Z K，HAN H W，et al，2015. Synthesis of novel aryl dithian valeryl podophyllotoxin ester derivatives as potential antitubulin agents［J］. RSC Advances，5（59），47511-47521.
MURAKAMI S，AKEMOTO T，SHIMIZU Z，1953. Studies on the effective principles of Digenea simplex ag. I. separation of the effective fraction by liquid chromatography［J］. Yakugaku Zasshi Journal of the Pharmaceutical Society of Japan，73（9），1026-1028.
NEWMAN D J，CRAGG G M，2004. Marine natural products and related compounds in clinical and advanced preclinical trials［J］. Journal of Natural Products，67（8），1216-1238.
NEWMAN D J，CRAGG G M，2020. Natural products as sources of new drugs over the nearly four decades from 01/1981 to 09/2019［J］. J Nat Prod，83（3），770-803.
SCHUMACHER M，KELKEL M，DICATO M，et al，2011. Gold from the sea：marine compounds as inhibitors of the hallmarks of cancer［J］. Biotechnology Advances，29（5），531-547.
ZHANG Z J，TIAN J，WANG L T，et al，2014. Design，synthesis and cytotoxic activity of novel sulfonylurea derivatives of podophyllotoxin［J］. Bioorganic & Medicinal Chemistry，22（1），204-210.

学习重点

进行天然药物开发，有必要了解相关的中药、天然药物注册分类要求，根据注册分类要求，选择合适的开发方式。从中药、天然药物开发新药，主要有三种方式：单一活性成分或其衍生物的开发、有效部位的开发、复方中药的开发。在进行开发前，结合中药传统功效并应用多学科知识，选择合适的开发对象，研究其含有的生物活性成分或者有效部位，进而将单体活性成分或有效部位开发为新药，如青蒿素、喜树碱、长春新碱、鬼臼毒素等，都是发现天然药物中的活性成分进而研究与开发新药的成功范例。

思 考 题

1. 根据国内外新药研发过程，结合我国中药和天然药物，总结从天然药物中开发新药的一般程序。

2. 传统中药多煎煮使用，汤剂中是否含有多糖类成分？如何评价多糖类成分的作用？

3. 结合文献，论述天然产物发现在新药研发中的作用及意义。

4. 简述天然药物中生物活性成分的研究方法。

（郭远强　裴　刚）

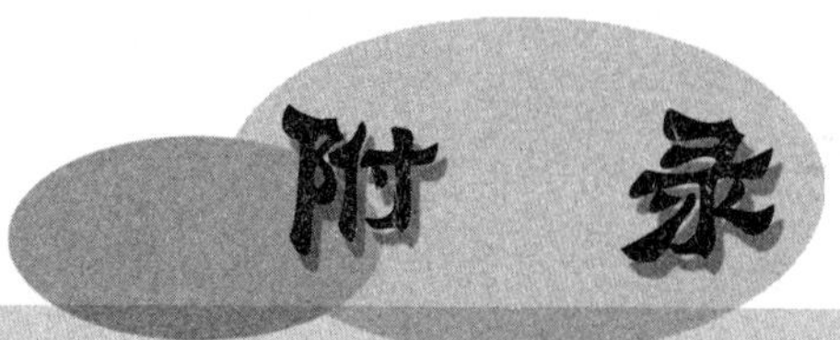

药用天然化合物

一、生物碱类

中文名	英文名	主要来源	作用与用途
马来酸麦角新碱	ergometrine maleate	麦角菌科麦角菌 *Claviceps purpurea* 寄生在黑麦 *Secale cereale* 子房中形成的菌核	收缩子宫药
石杉碱甲	huperzine A	石松科植物千层塔 *Huperzia serrata*	胆碱酯酶抑制剂
左旋多巴	L-dopa	豆科植物油麻藤 *Mucuna sempervirens*	抗帕金森病药
那可丁	narcotine，noscapine	罂粟科植物罂粟 *Papaver somniferum* 和虞美人 *Papaver rhoeas*	镇咳药
利血平	reserpine	夹竹桃科植物萝芙木 *Rauvolfia verticillata*	降血压药
咖啡因	caffeine	茜草科植物咖啡 *Coffea arabica* 和山茶科植物茶 *Camellia sinensis*	中枢兴奋药
茶碱	theophylline	山茶科植物茶 *Camellia sinensis*	平滑肌松弛药。用于支气管性哮喘
秋水仙碱	colchicine	秋水仙科植物秋水仙 *Colchicum autumnale* 和山慈菇 *Iphigenia indica*	抗肿瘤药、抗痛风药
氢溴酸东莨菪碱	scopolamine hydrobromide	茄科植物天仙子 *Hyoscyamus niger* 和颠茄 *Atropa belladonna* 等	抗胆碱药。用于镇静、晕动、麻醉药辅助药
氢溴酸加兰他敏	galanthamine hydrobromide	石蒜科植物忽地笑 *Lycoris aurea* 等	抗胆碱酯酶药。用于重症肌无力，小儿麻痹后遗症
氢溴酸山莨菪碱	anisodamine hydrobromide	茄科植物山莨菪 *Anisodus tanguticus*	抗胆碱药。用于胃肠道绞痛、急性微循环障碍、有机磷中毒
草乌甲素	bulleyaconitine A	毛茛科植物北乌头 *Aconitum kusnezoffii*	镇痛药
高三尖杉酯碱	homoharringtonine	粗榧科植物三尖杉 *Cephalotaxus fortunei* 等	抗肿瘤药
酒石酸麦角胺	ergotamine tartrate	麦角菌科麦角菌 *Claviceps purpurea* 寄生在黑麦 *Secale cereale* 等子房中所形成的菌核	抗偏头痛药
罗通定	rotundine	防己科植物华千金藤 *Stephania rotunda*	镇痛药
硫酸奎宁	quinine sulfate	茜草科植物鸡纳树 *Cinchona succirubra* 和金鸡纳树 *Cinchona calisaya*	抗疟药
盐酸吗啡	morphine hydrochloride	罂粟科植物罂粟 *Papaver somniferum*	镇痛药
盐酸川芎嗪	ligustrazine hydrocliloride		血管扩张药
盐酸麻黄碱	ephedrine hydrochloride	麻黄科植物草麻黄 *Ephedra sinica* 等	β_2 肾上腺素受体激动药。有收缩支气管平滑肌、收缩血管、兴奋中枢作用
盐酸可卡因	cocaine hydrochloride	古柯科植物古柯 *Erythroxylum coca*	局麻药。用于表面麻醉

续表

中文名	英文名	主要来源	作用与用途
盐酸小檗碱	berberine hydrochloride	毛茛科植物黄连 *Coptis chinensis* 和小檗科植物台湾十大功劳 *Mahonia japonica* 等	抗菌药。用于肠道感染、菌痢、眼结膜炎、化脓性中耳炎等
盐酸罂粟碱	papaverine hydrochloride	罂粟科植物罂粟 *Papaver somniferum*	血管扩张药。用于解除动脉痉挛
硝酸毛果芸香碱	pilocarpine nitrate	芸香科植物毛果芸香 *Pilocarpus jaborandi*	缩瞳药。主要用于治疗青光眼
硫酸阿托品	atropine sulfate	茄科植物天仙子 *Hyoscyamus niger* 和洋金花 *Datura metel*	抗胆碱药。可解除平滑肌痉挛，用于急性微循环障碍、有机磷中毒，眼科用于散瞳
硫酸奎尼丁	quinidine sulfate	茜草科植物鸡纳树 *Cinchona succirubra* 和金鸡纳树 *Cinchona calisaya*	抗心律失常药
硫酸长春碱	vinblastine sulfate	夹竹桃科植物长春花 *Catharanthus roseus*	抗肿瘤药
硫酸长春新碱	vincristine sulfate	夹竹桃科植物长春花 *Catharanthus roseus*	抗肿瘤药
磷酸可待因	codeine phosphate	罂粟科植物罂粟 *Papaver somniferum*	镇痛药，镇咳药
磷酸川芎嗪	ligustrazine phosphate	伞形科植物川芎 *Ligusticum wallichii*	血管扩张药。用于缺血性脑血管疾病
氯化筒箭毒碱	tubocurarine chloride	防己科植物 *Chondrodendron tomentosum*	骨骼肌松弛药

二、萜类

中文名	英文名	主要来源	作用与用途
人参茎叶总皂苷	total ginsenosides of ginseng stems and leaves	五加科植物人参 *Panax ginseng*	滋补强壮、安神益智、增强免疫作用
人参总皂苷	total ginsenosides of ginseng roots	五加科植物人参 *Panax ginseng*	治疗肿瘤、肝炎、高血压、动脉粥样硬化、哮喘等
三七三醇皂苷	notoginseng triol saponins	五加科植物三七 *Panax notoginseng*	活血化瘀、活络通脉作用
三七总皂苷	notoginseng total saponins	五加科植物三七 *Panax notoginseng*	活血祛瘀、活络通脉作用，具有抑制血小板聚集和增加心脑血流量的作用，用于心脑血管疾病治疗
川楝素*	toosendanin	楝科植物川楝 *Melia toosendan*	驱蛔虫药
山道年*	santonin	菊科植物山道年 *Artemisia cina*，滨蒿 *Artemisia maritima*	驱蛔虫
丹参酮	tanshinone	唇形科植物丹参 *Salvia miltiorrhiza*	抗菌、抗炎
龙脑	borneol	姜科植物姜 *Zingiber officinale*，樟科植物乌药 *Linclera strychnifolia*，天南星科植物白菖蒲 *Acor us calamus*	开窍醒神，清热止痛
甘草次酸*	glycyrrhetinic acid	豆科植物甘草 *Glycyrrhiza uralensis*	具有肾上腺皮质激素样作用，抗炎、抗免疫、抗肿瘤
关附甲素*	guanfu base A	毛茛科植物黄花乌头 *Aconitum koreanum*	抗心律不齐
齐墩果酸*	oleanolic acid	木犀科植物齐墩果 *Olea europaea*，女贞 *Ligustrum lucidum*	降低转氨酶，用于急性黄疸型肝炎治疗
芫花萜*	yuanhuacin A	瑞香科植物芫花 *Daphne genkwa*Sieb. et Zucc. 和瑞香 *Daphne odora*Thunb. 大戟科植物乌桕 *Stillingia*	中期妊娠引产药，有抗癌作用
松香酸*	abietic acid	松科植物刺桧 *Juniperus oxycedrus*	具有抗菌、抗溃疡、抗血栓、抗肿瘤作用

续表

中文名	英文名	主要来源	作用与用途
松醇*	pinitol	松科植物糖松 *Pinus lambertiana Douglas*，豆科植物夜门关 *Lespedeza cuneata* 和葛 *Pueraria hirsuta*	镇咳、祛痰。用于治疗多年慢性气管炎
环维黄杨星	cyclovirobuxine	黄杨科植物小叶黄杨 *Buxus microphylla*	改善冠脉循环、提高机体耐缺氧能力和防治心绞痛、心律失常；用于冠状动脉粥样硬化心脏病
青蒿素	artemisinin	菊科植物黄花蒿 *Artemisia annua*	抗疟药
穿心莲内酯	andrographolide	爵床科植物穿心莲 *Andrographis paniculata*	抗菌，抗炎。用于上呼吸道感染，痢疾
积雪草总苷	centella total glucosides	伞形科植物积雪草 *Centella asiatica*	促进成纤维细胞的增殖和胶原蛋白的合成；促进伤口愈合。用于抗皱化妆品、瘢痕修复等。
甜菊苷	stevioside	菊科植物甜叶菊 *Stevia rebaudiana*	甜味剂
斑蝥素	cantharidin	芫青科昆虫南方大斑蝥 *Mylabris phalerata*	抗肿瘤药
紫杉醇	taxol	紫杉科植物紫杉 *Taxus caspidata* 和短叶紫杉 *Taxus brevifolia*	抗癌药
雷公藤甲素*	triptolide	卫矛科植物雷公藤 *Tripterygium wilfordii* 和昆明山海棠 *Tripterygium hypoglaucum*	抗炎、免疫抑制、抗肿瘤
愈创木醇*	guaiol	桃金娘科植物柠檬桉 *Eucalyptus citriodora*	镇咳，祛痰。用于治疗支气管炎
樟脑	camphor	樟科植物樟 *Cinnamomum camphora*	皮肤刺激药
薄荷脑	menthol	唇形科植物薄荷 *Mentha haplocalyx*	刺激、清凉、抗炎等作用
麝香草酚	thymol	唇形科多种植物	具杀菌、祛痰作用。用于治疗气管炎、百口咳等
薯蓣皂苷元*	diosgenin	薯蓣科多种植物所含皂苷的水解产品	激素类药物制药工业原料

三、香豆素、黄酮、木脂素

中文名	英文名	主要来源	作用与用途
双香豆素	dicoumarin	豆科植物紫苜蓿 *Medicago sativa* 的腐草，红车轴草 *Ttifolium pratense* 的鲜草	抗凝血药
8-甲氧基补骨脂素	8-methoxypsoralen	豆科植物补骨脂 *Psoralea corylifolia*	光敏作用。用于治疗白癜风，牛皮癣
岩白菜素	bergenin	虎耳草科植物厚叶岩白菜 *Bergenia purpurascens*	镇咳祛痰。用于慢性支气管炎
亮菌甲素	armillarisin A	白蘑科真菌假蜜环菌 *Anmllariella tabescens*	促进胆汁分泌。用于急性胆道感染
秦皮乙素*	esculetin	木犀科植物苦枥白蜡树 *Fraxinus rhynchophylla*	抗炎、抗菌
儿茶素	catechin	豆科植物儿茶 *Acacia catechu*	具有保肝作用，用作抗肝脏毒药物
大豆素	daidzein	豆科植物红车轴草 *Trifolium pratense*	具有雌性激素样作用，可用于防治一些和雌激素水平不平衡有关疾病
水飞蓟素	silymarin	菊科植物水飞蓟 *Silybum marianum*	具有较强保肝作用，用以治疗急、慢性肝炎、肝硬化等疾病

续表

中文名	英文名	主要来源	作用与用途
木犀草素	luteolin	豆科植物落花生 *Arachis hypogaea*、忍冬科植物忍冬 *Lonicera japonica*	具有抗氧化、抗菌、抗炎、解痉、祛痰作用
灯盏乙素	scutellarin	菊科植物短葶飞蓬 *Erigeron breviscapus*	具有保护脑缺血、缺血再灌注损伤、增加脑血流量作用，用于治疗脑供血不足、脑出血所致后遗症、冠心病、心绞痛等疾病
芦丁	rutin	豆科植物槐 *Sophora japonica*	具有维生素P样作用，用作心血管疾病的辅助治疗药物
黄芩苷	baicalin	唇形科植物黄芩 *Scutellaria baicalensis*	具有清热、解毒、消炎作用，用于急、慢性肝炎，上呼吸道感染
银杏黄素	ginkgetin	银杏科植物银杏 *Ginkgo biloba* 的叶	具有扩张冠脉、增加脑血管流量、改善脑血管循环功能的作用，用于治疗心绞痛、冠心病、脑动脉硬化等症
葛根素	puerarin	豆科植物葛 *Pueraria lobata*	具有退热、镇静和扩张冠脉、改善冠脉循环的作用，用于治疗冠心病
橙皮苷	hesperidin	芸香科植物酸橙 *Citrus aurantium* 及其变种或甜橙 *Citrus sinensis*	具有降低毛细血管的脆性，保护毛细血管，防止微血管破裂出血的作用，用于高血压病的辅助治疗
牛蒡子苷*	arctiin	菊科植物牛蒡 *Arctium lappa* 和夹竹桃科植物络石藤 *Trachelospermum jasminosides*	松弛横纹肌、降血压、扩张冠状血管的作用，用于子宫神经肌阻断
五味子酯甲	schisantherin A	木兰科植物华中五味子 *Schisandra sphenanthera*	保肝和降低血清谷丙转氨酶作用，治疗慢性肝炎
鬼臼毒素	podophyllotoxin	鬼臼科植物桃儿七 *Podophyllum hexandrum*	具有抗肿瘤，抗真菌作用
厚朴酚*	magnolol	木兰科落叶乔木植物厚朴 *Magnolia officinalis*	肌肉松弛作用及强的抗菌作用，可抑制血小板聚集。临床上主要用作抗菌、抗真菌药

四、强心苷类

中文名	英文名	主要来源	作用与用途
去乙酰毛花苷（西地兰D）	deslanoside (cediland-D)	玄参科植物毛花洋地黄 *Digitalis lanata* 中的毛花苷丙去乙酰基而得	速效强心药
地高辛	digoxin	玄参科植物毛花洋地黄 *Digitalis lanata* 中的毛花苷丙去葡萄糖，去乙酰基而得	强心药
羊角拗苷	divaricoside	羊角拗 *Strophanthus divaricatus*	用于充血性心力衰竭
洋地黄毒苷	digitoxin	玄参科植物毛花洋地黄 *Digitalis lanata*	强心药
毒毛旋花子苷K	K-strophanthoside	夹竹桃科植物毒毛旋花 *Strophanthus kombe*	强心药。用于急性心力衰竭
铃兰毒素	convallatoxin	百合科植物铃兰 *Convallaria keiskei*	强效强心药
蟾力苏	resibufogenin	蟾蜍科植物中华大蟾蜍 *Bufbufo gargarizans*	强心、升压、兴奋呼吸等作用。用于心力衰竭，外伤性休克

五、挥发油

中文名	英文名	主要来源	作用与用途
八角茴香油（茴香醚）	star anise oil (anethole)	木兰科植物八角茴香 *Illicium verum*	芳香调味剂、健胃药
丁香罗勒油（丁香酚）	ocimum gratissimum oil (eugenol)	唇形科植物丁香罗勒 *Ocimum gratissimum*	局部止痛、防腐
广藿香油（百秋李醇）	patchouli oil (patchouli alcohol)	唇形科植物广藿香 *Pogostemon cablin*	抗菌、抗炎
云香草油（胡椒酮）	oleum cymbopogonis (piperitone)	禾本科植物芸香草 *Cymbopogon distans*	平喘、松弛支气管平滑肌。用于慢性支气管炎
肉桂油（桂皮醛）	cinnamon oil (cinnamaldehyde)	樟科植物肉桂 *Cinnamomum cassia*	驳风药、健胃药
牡荆油（丁香烯）	vitex oil (caryophyllene)	马鞭草科植物牡荆 *Vitex negundo*	祛痰、止咳、平喘。用于慢性支气管炎
细辛脑（α-细辛脑）	asarone	天南星科植物石菖蒲 *Acorus tatarinaivii*	平喘、止咳、祛痰、镇静、解痉、抗惊厥等
松节油（α 及 β 蒎烯）	turpentine oil (α, β-pinene)	松科松属多种植物	皮肤刺激药，用于肌肉关节疼痛
鱼腥草素	decanoyl acetaldehyde	三白科植物蕺菜 *Houttuynia cordata*	抗菌消炎药
茶油（油酸）	tea seed oil (oleic acid)	山茶科植物油茶 *Camellia oleifera* 或小叶油茶 *Camellia meiocarpa*	清热化湿、杀虫解毒
桉油（桉油精）	eucalyptus oil (eucalyptol)	桃金娘科植物蓝桉 *Eucalyptus globulus*	解热、镇痛、抗菌
莪术油	zedoary turmeric oil	莪术（温莪术）*Curcuma kwangsiensis*	跌打损伤、汤火灼伤、刀伤流血、蚊叮虫咬、抗病毒、抗肿瘤
麻油	sesame oil	脂麻科植物脂麻 *Sesanum indicum*	生肌肉、止疼痛、消痈肿、补皮裂
满山红油	dahurlan rhododendron leaf oil	杜鹃花科植物兴安杜鹃 *Rhododendron dauricum*	止咳、祛痰。用于急、慢性支气管炎
蓖麻油（蓖麻酸）	castor oil (ricinoleic acid)	大戟科植物蓖麻 *Ricinus communis*	药用泻剂
薄荷素油	peppermint oil	唇形科植物薄荷 *Mentha haplocalyx*	芳香药、凋味药及驱风药
薄荷脑	(—)-menthol	唇形科植物薄荷 *Mentha haplocalyx*	刺激药、驱风药

括弧内为主要药效成分

六、其他类

中文名	英文名	主要来源	作用与用途
大黄降脂素	rhaponticin	蓼科多种植物	治疗高脂血症
山梨醇	(+)-sorbitol	蔷薇科植物乌梨 *Pyrus aucuparia*	渗透性利尿药
水杨酸	salicylic acid	毛茛科植物升麻 *Cimicifuga foetida*，百合科植物郁金香 *Tulipa gesneriana*	防腐剂、抗真菌剂。治疗皮肤病
天麻素	gastrodin	兰科植物天麻 *Gastrodiaelata*	镇静、抗惊厥
叶酸	folic acid	伞形科植物东当归 *Angelica acutiloha* 和北 *Angelica acutiloba* var. sugiyama	用于叶酸缺乏引起的巨幼细胞性贫血
甘露醇	mannitol	玄参科植物水蔓菁 *Veronica spuria*	镇咳、祛痰、平喘。治疗慢性支气管炎，提高血浆渗透压，降低颅内压、眼内压，治疗青光眼

续表

中文名	英文名	主要来源	作用与用途
白藜芦醇	resveratrol	蓼科植物虎杖 *Polygonum cuspidatum*	抗衰老、抗氧化
阿魏酸	ferulic acid	伞形科植物阿魏 *Ferula assafoetida* 伞形科植物川芎 *Liguslicum chuanxiong* 石松科植物卷柏状石松 *Lycopodium selago*	抗血小板聚集药
没食子酸	gallic acid	五倍子鞣质水解而得	抑菌、制药工业原料
泡番荔枝辛*	bullatacin	番荔枝科植物番荔枝 *Annona squamosa*，牛心番荔枝 *Armona reticulata*	抗肿瘤、杀虫
咖啡酸	caffeic acid	菊科植物一枝黄花 *Solidago virgaurea*	抗菌、抗病毒和蛇毒
南瓜子氨酸*	cucurbitine	葫芦科植物南瓜 *Cucuribita moschata* 和西葫芦 *Cucuribita pepo*	驱虫药
海藻酸	alginic acid	海带科植物海带 *Laminaria japonica* 翅藻科植物昆布 *Eeklonia kurome*	抗肿瘤
海柯皂素	hecogenin	龙舌兰科植物剑麻 *Agave sisalana*	合成甾体激素原料
鹤草酚*	agrimophol	蔷薇科植物仙鹤草 *Agrimoniapilosa*	抗菌、驱绦虫

*：为非药典收载，但具有显著活性的药用天然化合物。各类成分按中文名首字的笔画数排序。

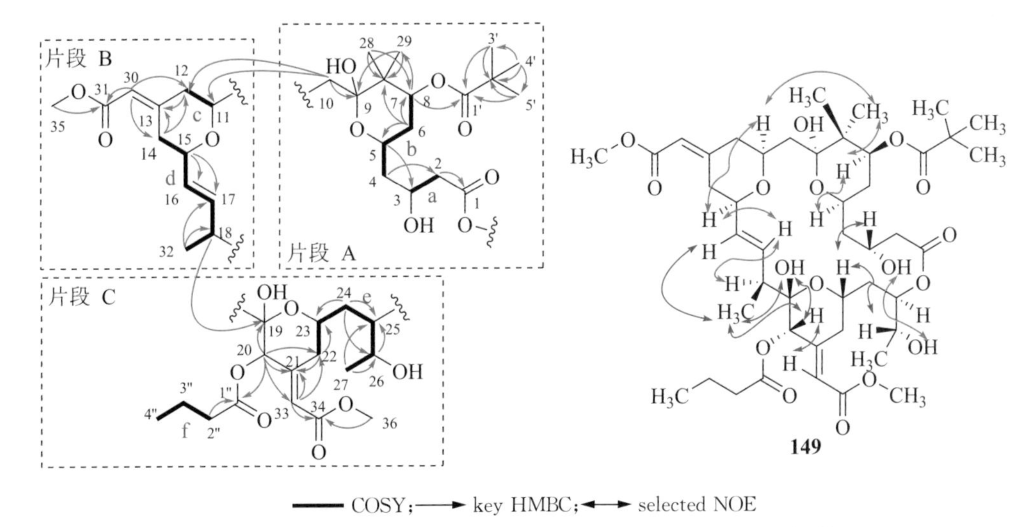

彩图 12-9　Bryostatin 21 的关键 COSY、HMBC 和 NOESY 相关

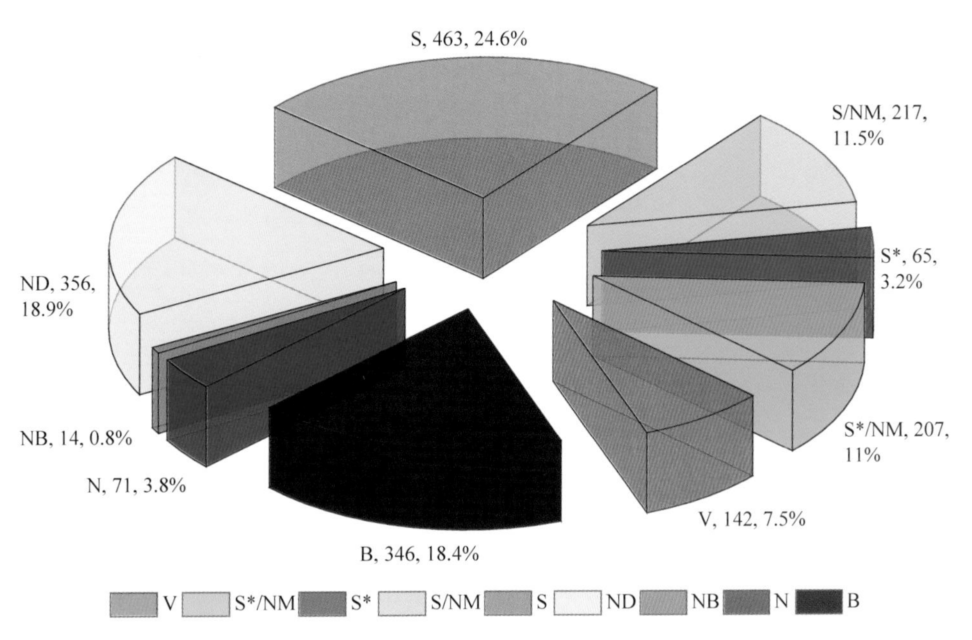

"V",疫苗;"S* /NM",模拟天然产物药效团药物;"S* ",以天然产物药效团为先导化合物的合成药物;"S/NM",模拟天然产物药物;"NM",模拟天然产物;"S",合成药物;"ND",天然产物衍生物;"NB",植物药(提取物或有效部位);"N",天然产物;"B",生物大分子

彩图 13-1　1981—2019 年所有上市的药物来源分类